药师处方审核培训教材

主　审　郑志华
主　编　吴新荣　杨　敏
副主编　李茹冰　王景浩

中国健康传媒集团
中国医药科技出版社

内 容 提 要

药师是药学服务的专业力量，是人民群众合理用药的重要保障，而处方审核是药师日常的主要工作内容，更是其专业技术价值的主要体现方式。本书从处方审核基本知识、常见病处方审核要点、特殊人群药物处方审核要点及特殊情况药物处方审核要点四个方面，对处方审核的相关内容进行了详细的说明。书中更特设了处方实例和练习题部分，将学习与实用相结合，对药师日常的处方审核工作具有切实的指导意义，可尽快提升药师的审方能力和技巧。适合医疗机构及药店药师阅读使用。

图书在版编目（CIP）数据

药师处方审核培训教材／吴新荣，杨敏主编．—北京：中国医药科技出版社，2019.7

ISBN 978 – 7 – 5214 – 1280 – 2

Ⅰ．①药… Ⅱ．①吴… Ⅲ．①药剂师—职业培训—教材 Ⅳ．①R192.8

中国版本图书馆 CIP 数据核字（2019）第 154672 号

美术编辑 陈君杞
版式设计 诚达誉高

出版 **中国健康传媒集团**｜中国医药科技出版社
地址 北京市海淀区文慧园北路甲 22 号
邮编 100082
电话 发行：010 – 62227427 邮购：010 – 62236938
网址 www. cmstp. com
规格 710×1000mm ¹⁄₁₆
印张 49¼
字数 817 千字
版次 2019 年 7 月第 1 版
印次 2020 年 7 月第 7 次印刷
印刷 三河市百盛印刷有限公司
经销 全国各地新华书店
书号 ISBN 978 – 7 – 5214 – 1280 – 2
定价 **138.00 元**

获取新书信息、投稿、为图书纠错，请扫码联系我们。

编委会

前　言

　　"新医改"进入深水区，药学服务工作正面临重大转型的机遇期。医生开具处方，药师审核处方，是国际上通行的保障患者合理用药的机制，但这一机制在我国并未得到很好地落实。

　　原国家卫生部2007年发布的《处方管理办法》明确规定由"具有药师以上专业技术职务任职资格的人员负责处方审核、评估、核对、发药以及安全用药指导"。2011年原国家卫生部等发布的《医疗机构药事管理暂行规定》、2017年原国家卫生计生委等发布的《关于加强药事管理转变药学服务模式的通知》均对药师的处方审核工作提出要求。特别是2018年7月10日，国家卫健委等发布了《医疗机构处方审核规范》，明确了"药师是处方审核工作的第一责任人"，并对处方审核的管理和流程作了具体规范。这对于药师更深入地融入临床，开展药学服务工作，提供了坚实的政策基础。2018年11月国家卫健委等发布的《关于加快药学服务高质量发展的意见》，再次强调了处方审核的重要性。

　　由于历史的原因，我国的药学教育受到传统化教学模式及苏联模式的影响，多年来以培养非临床宽口径药学人才为主，药学本科和研究生教育普遍存在重"科研"、轻"应用"的现象，虽然近年来药学教育模式已有所调整，但目前还不能完全适应现阶段医院药学、社区药学领域对临床药学人才的需求。另外，由于长期以来药师缺少与临床相关的训练，其审方能力与目前临床要求尚有差距，主要表现在药学理论知识不缺，但与临床实践结合能力不强。药师在所有医务人员中作为具有最全面药学知识的专业群体，又使其成为处方审核的必然人选。要让广大药师担负审方的重任，必须在短时间内让药师们具备审方的基本技能，重点放在理论与实践的有机结合上，补齐短板，让药师不仅懂药，还要了解疾病的发生、发展与药物治疗之间的关系；掌握学习的窍门，懂得运用现代手段和工具解决工作中的实际问题；提高学习能力，及时追踪最新医学发展前沿。基于对药师的处方审核能力是其开展药学服务工作的基础的认识，广东省药学会（以下简称"本会"）在 2017 年医院药品零加成全面实施之后，即着手考虑如何有效、快速地全面提高药师的审方能力，并于 2017 年底申报了 2018 年广东省继续医学教育项目——处方审核能力培训学习班，由本会药物治疗学和医院药学两个专业委员会负责具体工作的实施，对处方审核培训的框架、内容、师资、考核、实践等进行了全面、细致的设计。由于事前准备工作充分，在国家卫健委发布《医疗机构处方审核规范》一周后，本学习班即开始招生培训。为保证授课质量，本会动员了广东全省最具权威性的医院的药学专家队伍进行授课；为利于安排授课，同一专题均有数位老师主讲，不同老师的课件均经过专家会议评审，形成统一课件，不同老师授课时必须使用同一课件，以保证授课内容的一致性。在一个月的学习过程中，学员不但要进行密集的知识灌输，在网上进行练习、考核，还要在实际工作中收集案例进行点评，考核不合格的不予发证，被许多学员称为"魔鬼式训练"的一个月。在培训过程中，本会还不断收集学员的反馈，对培训内容进行调整，并于 2018 年 11 月 14 日发布了《广东省药师处方审核能力培训标准》，以保证培训工作的延续性和同一性。

由于本会处方审核能力培训的严谨性与实用性，该学习班一直受到全省药师的热捧。截至 2019 年 5 月，本会已培训超过 1400 名药师，培训质量倍受肯定。海南、广西、大连、山西、河南、河北、湖北等多个省、自治区和市邀请本会派出师资开展当地的处方审核培训，山西、河南、湖北等地的卫生主管部门直接落实此项工作。此外，本会的有关专家还应邀到北京、江苏、黑龙江、辽宁、山东、新疆、重庆、湖南等省、市和自治区进行处方审核培训的经验交流。为让更多的药师接受高质量的审方能力培训，本会还尝试利用互联网手段，不断改善培训模式，提高培训效果。

由于国内目前没有系统的处方审核培训教材，为促进处方审核培训工作的开展，本会在组织了十余期的培训后，总结各方经验，编写了这本《药师处方审核培训教材》。本教材从审方药师必须掌握的法律法规开始，审方的基本要素、审方中的药剂学问题、文献检索工具和应用，到临床常见疾病的药物处方审核要点，逐一阐述，起到温故知新、抛砖引玉的作用。由于各医疗机构的处方纷繁复杂，一本教材不可能涵盖所有处方的方方面面，但本教材希望为广大药师搭建起最坚实的审方知识框架，辅以追踪医学前沿的方法，"授人以渔"，使广大药房一线药师快速适应转型。

本教材的出版，特别要感谢受邀的一群富有热情的、教学经验丰富的药学专家，他们在很短的时间内即完成了书稿的编写、校对；还要感谢广大的学员，正是你们在学习中和学习后给我们提出的宝贵意见，使本书内容能更加完善。

由于时间紧促，书中若有疏漏之处，欢迎广大读者提出批评和指正意见。

编　者
2019 年 5 月

目　　录

第一章 | 总论

第一节　处方审核相关法规及基本要素

一、医疗机构处方审核规范

为规范医疗机构处方审核工作，促进临床合理用药，保障患者用药安全，国家卫生健康委员会、国家中医药管理局、中央军委后勤保障部 3 部门联合制定了《医疗机构处方审核规范》。2018 年 7 月 10 日，国家卫健委医政医管局发布了《关于印发医疗机构处方审核规范的通知》（国卫办医发〔2018〕14 号）。《医疗机构处方审核规范》共包括 7 章 23 条，对处方审核的基本要求、审核依据和流程、审核内容、审核质量管理、培训等作出规定。同时发布了《关于印发医疗机构处方审核规范的通知》解读，通过规范处方审核行为，一方面提高处方审核的质量和效率，促进临床合理用药；另一方面体现药师专业技术价值，转变药学服务模式，为患者提供更加优质、人性化的药学技术服务。

《医疗机构处方审核规范》全文见附录一。

二、处方审核的依据

处方审核的依据主要是与医疗机构药事管理相关的法律法规。

（一）中华人民共和国药品管理法

《中华人民共和国药品管理法》是中华人民共和国主席（第六届）令第 18 号，1984 年 9 月 20 日第六届全国人民代表大会常务委员会第七次会议通过，自 1985 年 7 月 1 日起施行。现行版本由第十三届全国人民代表大会常务委员会第十二次会议于 2019 年 8 月 26 日修订通过，自 2019 年 12 月 1 日起实施。其是以药品监督管理为主要内容，对药品研制和注册、药品上市许可持有人、药品生产经营、医疗机构药事管理、药品上市后管理、药品储备和供应等方面进行科学指导的法律性文件。共 12 章 155 条，其中第六章与医疗机构处方审核相关。

《中华人民共和国药品管理法》第六章的第七十三条：依法经过资格认定的药师或者其他药学技术人员调配处方，应当进行核对，对处方所列药品不得擅自更改或者代用。对有配伍禁忌或者超剂量的处方，应当拒绝调配；必要时，经处方医师更正或者重新签字，方可调配。这一规定明确了医疗机构药师的调配、审核处方的职责。

（二）中华人民共和国执业医师法

《中华人民共和国执业医师法》是中华人民共和国主席（第九届）令第5号，1998年6月26日第九届全国人民代表大会常务委员会第三次会议通过，自1999年5月1日起施行。是从医师准入考核制度、医德约束、相关法律责任，到医师的合法权益，对医疗质量作出法律保障。其共6章48条，其中第二章的第十四条与在医疗机构开具处方的合法性相关，即医师应按其注册的执业地点、执业类别、执业范围执业，从事相应的医疗、预防、保健业务，按需开具处方。第三章的第二十五条，规定医师所用药品、消毒药剂和医疗器械为经国家有关部门批准；除诊疗需要外，不得使用麻醉药品、医疗用毒性药品、精神药品和放射性药品。

（三）医疗机构管理条例

《医疗机构管理条例》是中华人民共和国国务院令第149号，1994年2月26日颁布，1994年9月1日实施。其共7章55条，其中第四章的第三十六条与医疗机构的药品管理相关，明确必须按照有关药品管理的法律、法规，加强药品管理。

（四）医疗机构管理条例实施细则

《医疗机构管理条例实施细则》是根据《医疗机构管理条例》制定的细则，中华人民共和国卫生部令第35号，1994年8月29日发布，1994年9月1日起施行，共8章91条。其中第五章的第五十九条规定了医疗机构不得使用假劣药品，过期和失效药品以及违禁药品。

根据国务院推进简政放权、放管结合、优化服务的改革部署和促进健康服务业发展的工作要求，国家卫生计生委决定对《医疗机构管理条例实施细则》（原卫生部令第35号）作出修改，《国家卫生计生委关于修改〈医疗机构管理条例实施细则〉的决定》已于2017年2月3日经国家卫生计生委委主任会议讨论通过，中华人民共和国国家卫生和计划生育委员会令第12号，自2017年4月1日起施行。修改内容不涉及医疗机构药事管理。

（五）中华人民共和国药品管理法实施条例

《中华人民共和国药品管理法实施条例》是中华人民共和国国务院令第360

号，于 2002 年 8 月 4 日颁布，自 2002 年 9 月 15 日起施行，根据 2016 年 2 月 6 日国务院第 666 号令《国务院关于修改部分行政法规的决定》修订，共 10 章 80 条。其中第四章的第二十五条规定了医疗机构审核和调配处方的药剂人员必须是依法经资格认定的药学技术人员，明确了处方审核和调配处方的药学人员的资质。

（六）麻醉药品和精神药品管理条例

《麻醉药品和精神药品管理条例》是中华人民共和国国务院令第 442 号，2005 年 8 月 3 日公布，2005 年 11 月 1 日起施行，根据 2013 年 12 月 7 日《国务院关于修改部分行政法规的决定》第一次修订，2016 年 2 月 6 日《国务院关于修改部分行政法规的决定》第二次修订。其目的是加强麻醉药品和精神药品的管理，保证麻醉药品和精神药品的合法、安全、合理使用，防止流入非法渠道，共 9 章 89 条。其中第三章的第三十条规定了麻醉药品和第一类精神药品不得零售。第三十二条规定了第二类精神药品的剂量范围和适用人群，可以凭执业医师开具的处方外购，不得向未成年人销售第二类精神药品。第四章的第三十八条、第三十九条、第四十条，规定了医疗机构医师麻醉药品和第一类精神药品的处方权、使用原则、开具麻醉药品和精神药品使用专用处方及用量需符合国务院卫生主管部门，以及医师处方资格档案。第四十条进一步明确了麻醉药品和第一类精神药品处方的调配、核对、登记要求；对不符合规定的，处方调配人、核对人应当拒绝发药。

第八章的第七十三条规定了具有麻醉药品和第一类精神药品处方资格的执业医师，违反本条例的规定开具麻醉药品和第一类精神药品处方，或者未按照临床应用指导原则的要求使用麻醉药品和第一类精神药品的，由其所在医疗机构取消其麻醉药品和第一类精神药品处方资格；造成严重后果的，由原发证部门吊销其执业证书。执业医师未按照临床应用指导原则的要求使用第二类精神药品或者未使用专用处方开具第二类精神药品，造成严重后果的，由原发证部门吊销其执业证书。未取得麻醉药品和第一类精神药品处方资格的执业医师擅自开具麻醉药品和第一类精神药品处方，由县级以上人民政府卫生主管部门给予警告，暂停其执业活动；造成严重后果的，吊销其执业证书；构成犯罪的，依法追究刑事责任。

（七）医疗机构药事管理规定

《医疗机构药事管理规定》是原卫生部、国家中医药管理局、总后勤部卫生部于 2011 年 1 月 30 日联合发出卫医政发〔2011〕11 号文。其目的是为加强医疗机构药事管理，促进药物合理应用，保障公众身体健康，全文共 46 条。其中第四条规定了把医疗机构药事管理和药学工作作为医疗工作的重要组成部分，指出应当设置药事管理组织和药学部门。第五条也强调了从事药学专业技术工作的药学专业技术人员的资格要求。第十八条指出医师应当遵循有关药物临床应用指导原则、临床路径、临床诊疗指南和药品说明书等合理使用药物；药师应对医师处方、用药医嘱的适宜性进行审核。第二十八条要求药学专业技术人员应当严格按照《中华人民共和国药品管理法》《处方管理办法》《药品调剂质量管理规范》等法律、法规、规章制度和技术操作规程，对处方或用药医嘱的合法性、合规性和适宜性审核后，方可进行调剂配发药，发药时应对患者就用法用量和注意事项进行用药交代，指导患者合理用药。第三十五条要求加强对药学专业技术人员的培养、考核和管理，制订培训计划以及继续医学教育，并作为药学专业技术人员考核、晋升专业技术职务任职资格和专业岗位聘任的条件之一。第三十六条尤其重要，对医疗机构药师工作职责进行了较为详细的规定。

1. 负责药品采购供应、处方或者用药医嘱审核、药品调剂、静脉用药集中调配和医院制剂配制，指导病房（区）护士请领、使用与管理药品。

2. 参与临床药物治疗，进行个体化药物治疗方案的设计与实施，开展药学查房，为患者提供药学专业技术服务。

3. 参加查房、会诊、病例讨论和疑难、危重患者的医疗救治，协同医师做好药物使用遴选，对临床药物治疗提出意见或调整建议，与医师共同对药物治疗负责。

4. 开展抗菌药物临床应用监测，实施处方点评与超常预警，促进药物合理使用。

5. 开展药品质量监测，药品严重不良反应和药品损害的收集、整理、报告等工作。

6. 掌握与临床用药相关的药物信息，提供用药信息与药学咨询服务，向公众宣传合理用药知识。

7. 结合临床药物治疗实践，进行药学临床应用研究；开展药物利用评价和药物临床应用研究；参与新药临床试验和新药上市后安全性与有效性监测。

8. 其他与医院药学相关的专业技术工作。

（八）处方管理办法

《处方管理办法》是中华人民共和国卫生部令第53号，于2006年11月27日经卫生部部务会议讨论通过发布，自2007年5月1日起施行。其目的是规范处方管理，提高处方质量，促进合理用药，保障医疗安全。处方包括门诊处方及病区用药医嘱单，由注册的执业医师为患者开具，由取得药学专业技术职务任职资格的药师审核、调配、核对，并作为患者用药凭证的医疗文书，共8章63条。

其中第一章的第二条、第四条明确了开具处方的医师和调配处方的药师的职责，以及应遵循安全、有效、经济的原则；第二章的第五条规定了处方的标准和格式；第六条、第七条规定了药品剂量与数量用阿拉伯数字，剂量应当使用法定计量单位；以及第十二条"处方书写的规则"：

1. 患者一般情况、临床诊断填写清晰、完整，并与病历记载相一致。

2. 每张处方限于一名患者的用药。

3. 字迹清楚，不得涂改；如需修改，应当在修改处签名并注明修改日期。

4. 药品名称应当使用规范的中文名称书写，没有中文名称的可以使用规范的英文名称书写；医疗机构或者医师、药师不得自行编制药品缩写名称或者使用代号；书写药品名称、剂量、规格、用法、用量要准确规范，药品用法可用规范的中文、英文、拉丁文或者缩写体书写，但不得使用"遵医嘱""自用"等含糊不清字句。

5. 患者年龄应当填写实足年龄，新生儿、婴幼儿写日龄、月龄，必要时要注明体重。

6. 西药和中成药可以分别开具处方，也可以开具一张处方，中药饮片应当单独开具处方。

7. 开具西药、中成药处方，每一种药品应当另起一行，每张处方不得超过5种药品。

8. 中药饮片处方的书写，一般应当按照"君、臣、佐、使"的顺序排列；调剂、煎煮的特殊要求注明在药品右上方，并加括号，如布包、先煎、后下等；对饮片的产地、炮制有特殊要求的，应当在药品名称之前写明。

9. 药品用法用量应当按照药品说明书规定的常规用法用量使用，特殊情况需要超剂量使用时，应当注明原因并再次签名。

10. 除特殊情况外，应当注明临床诊断。

11. 开具处方后的空白处画一斜线以示处方完毕。

12. 处方医师的签名式样和专用签章应当与院内药学部门留样备查的式样相一致，不得任意改动，否则应当重新登记留样备案。

医生所开具的处方是否符合处方规范，一直是药师审核工作的内容之一，是对处方形式审查的主要内容之一，这既是对医师开具处方的要求，也是今后允许处方外流时，药师审核必须把关的内容。

第十条、第十一条规定了医师应当在注册地点留样签名或者备案专用签章，方可开具处方；开具麻醉药品和第一类精神药品的医师和调配处方的药师，均需经麻醉药品和精神药品使用知识和规范化管理的培训，考核合格后取得麻醉药品和第一类精神药品的处方权、调配资格；医师不得为自己开具麻醉药品和第一类精神药品处方。这里明确了医师、药师的资格许可问题，也间接表明了这是药师应该审核的内容（由信息系统开出处方的医疗机构，可由信息系统设定处方权和调配资格权限）。

第四章的第十四条、第十七条、第十八条、第二十条明确了医师开具处方的依据，需要按照诊疗规范、药品说明书中的药品适应证、药理作用、用法用量、禁忌、不良反应和注意事项等开具处方；医疗用毒性药品、放射性药品的处方应当严格遵守有关法律法规和规章的规定。应当使用药品通用名、新活性化合物的专利药品名称和复方制剂药品名称。并规定了处方的有效期和药品用量，一般当日有效，特殊情况下需延长有效期的，但有效期最长不得超过3日。处方一般不得超过7日用量；急诊处方一般不得超过3日用量；对于某些慢性病、老年病或特殊情况，处方用量可适当延长，但医师应当注明理由。医疗用毒性药品、放射性药品的处方用量应当严格按照国家有关规定执行。

第二十三条规定了门（急）诊患者麻醉药品、第一类精神药品以及第二类精神药品的处方天数和用量；麻醉药品、第一类精神药品注射剂，每张处方为一次常用量；控（缓）释制剂，每张处方不得超过7日常用量；其他剂型，每张处方不得超过3日常用量。哌醋甲酯用于治疗儿童多动症时，每张处方不得超过15日常用量。第二类精神药品一般每张处方不得超过7日常用量；对于慢性病或某些特殊情况的患者，处方用量可以适当延长，医师应当注明理由。

第二十四条、第二十五条分别规定了门（急）诊和住院癌症疼痛患者和中、重度慢性疼痛患者处方麻醉药品、第一类精神药品的天数和用量。麻醉药品、第一类精神药品注射剂，每张处方不得超过3日常用量；控缓释制剂，每张处方不得超过15日常用量；其他剂型，每张处方不得超过7日常用量。住院患者麻醉药品和第一类精神药品每张处方为1日常用量。

第五章的第二十九条、第三十一条、第三十三条、第三十四条、第三十五条、第三十七条明确了处方调剂人员资格和职责以及操作规范：具有药师以上专业技术职务任职资格的人员负责处方审核、评估、核对、发药以及安全用药指导；药士从事处方调配工作。药师应当按照操作规程调剂处方药品，认真审核处方，准确调配药品，正确书写药袋或粘贴标签，注明患者姓名和药品名称、用法用量，包装；调剂处方时必须做到"四查十对"，即查处方，对科别、姓名、年龄；查药品，对药名、剂型、规格、数量；查配伍禁忌，对药品性状、用法用量；查用药合理性，对临床诊断。发药时向患者进行用药交待与指导，包括每种药品的用法用量、注意事项等。

处方审核包括处方的合法性、规范性、适宜性。药师应当对处方用药适宜性进行审核，审核内容包括：规定必须做皮试的药品，处方医师是否注明过敏试验及结果的判定；处方用药与临床诊断的相符性；剂量、用法的正确性；选用剂型与给药途径的合理性；是否有重复给药现象；是否有潜在临床意义的药物相互作用和配伍禁忌；其他用药不适宜情况。

第三十六条赋予了药师对严重问题处方拒绝调配的权利，药师审核处方，认为存在用药不适宜时，应当告知处方医师，请其确认或者重新开具处方；发现严重不合理用药或者用药错误，应当拒绝调剂，及时告知处方医师，并应当记录，按照有关规定报告，后续对问题作出界定，杜绝问题重复出现。

第七章的第五十四条，明确了处方相关问题相应的法律责任。医疗机构有下列情形之一的，由县级以上卫生行政部门按照《医疗机构管理条例》第四十八条的规定，责令限期改正，并可处以 5000 元以下的罚款；情节严重的，吊销其《医疗机构执业许可证》：使用未取得处方权的人员、被取消处方权的医师开具处方的；使用未取得麻醉药品和第一类精神药品处方资格的医师开具麻醉药品和第一类精神药品处方的；使用未取得药学专业技术职务任职资格的人员从事处方调剂工作的。

（九）医院处方点评管理规范（试行）

医院处方点评管理规范（试行）是原卫生部医政医管局 2010 年 2 月 10 日印发［2010］第 28 号文；是为了规范医院处方点评工作，提高处方质量，促进合理用药，保障医疗安全。其目的是为了进一步加强合理用药管理，充分发挥药学人员的专业技术把关作用，共 6 章 27 条。其中第一章的第四条规定医院应当加强处方质量和药物临床应用管理，规范医师处方行为，落实处方审核、发药、核对与用药交待等相关规定；定期对医务人员进行合理用药知识培训与教育；制定并落实持续质量改进措施。第二十六条明确了药师的职责，需按规定审核处方、调剂药品、进行用药交待或对不合理处方进行干预；由于药师没有对问题处方把好关导致患者造成严重损害，应当依法给予相应处罚。

（十）关于加强药事管理转变药学服务模式的通知

《关于加强药事管理转变药学服务模式的通知》是国家卫生计生委办公厅、国家中医药管理局办公室于 2017 年 7 月 5 日印发［2017］26 号文。医改进入了深水区，药品加成的取消，医疗机构药学服务工作将面临新的任务和挑战，对此提出了进一步加强药事管理，促进药学服务模式转变，维护人民群众健康权益，以适应改革要求。其有关要求如下。

1. 提高对药事工作重要性的认识

（1）高度重视药事管理　药学部门是医疗机构提供药学专业技术服务的重

要部门，药师是提供药学专业技术服务的重要医务人员，以合理用药为核心的药事服务是诊疗活动的重要内容。各级卫生计生行政部门（含中医药管理部门，下同）和医疗机构要高度重视药事管理工作，不断提高药学服务能力。要适应新形势、新变化，采取有力措施，促进药事管理工作健康发展。

（2）转变药学服务模式　各地要结合医学模式转变，推进药学服务从"以药品为中心"转变为"以患者为中心"，从"以保障药品供应为中心"转变为"在保障药品供应的基础上，以重点加强药学专业技术服务、参与临床用药为中心"。促进药学工作更加贴近临床，努力提供优质、安全、人性化的药学专业技术服务。

2. 加强服务能力建设

（1）加强药学部门建设　医疗机构要设置相适应的药学部门，落实《二、三级综合医院药学部门基本标准（试行）》《医院中药房基本标准》等规定，加强药学专业技术人员和设备设施配备。药学部门要发挥管理职能，会同其他职能部门和临床科室，切实加强药品遴选、采购、处方审核、处方调剂、临床应用和评价等各个环节的全过程管理。

（2）建立药师激励机制　各地要重视药师队伍建设，通过完善培养培训、绩效考核和分配机制，保障并逐步提高药师待遇，吸引优秀药学人才，稳定药师队伍。有条件的医疗机构可以开设药师咨询门诊，为患者提供用药咨询和指导。鼓励各地在理顺医疗服务价格过程中，积极与地方价格主管等部门沟通协调，在医事服务费中体现药师劳务技术价值，也可以探索设立药事服务费，建立合理补偿机制，促进合理用药。

（3）加强临床药师队伍建设　各地要大力培训和合理配备临床药师，发展以患者为中心、以合理用药为核心的临床药师队伍。临床药师要积极参与临床药物治疗，实施药学查房和药师会诊，提供药品信息与用药咨询，开展临床药学教学和药学应用研究等，发挥在合理用药中的作用。

3. 规范临床用药行为

（1）落实相关制度规范　各地要进一步落实《药品管理法》《麻醉药品和精神药品管理条例》《医疗机构药事管理规定》《抗菌药物临床应用管理办法》《中成药临床应用指导原则》《医院中药饮片管理规范》等有关法律、法规及规定，按照糖皮质激素类药物、麻醉药品、精神药品、抗菌药物、中成药、中药饮片等药物临床应用指导原则，全面加强管理，促进临床合理用药。

（2）加强处方审核调剂　各地要按照《处方管理办法》，加强处方审核调剂工作，减少或杜绝不合理用药及用药错误。医疗机构要建立完善的处方审核制度，优化管理流程，确保所有处方经药师审核后调配发放。药师审核发现问题，要与医师沟通进行干预和纠正。药师调剂处方时须做到"四查十对"，保障患者用药安全。

（3）加大处方点评力度　医疗机构要按照《医院处方点评管理规范（试行）》开展处方点评，对点评中发现的问题，重点是超常用药和不合理用药，进行干预和跟踪管理。中医医院还要按照《国家中医药管理局关于进一步加强中药饮片处方质量管理强化合理使用的通知》要求，建立严格的中药饮片处方专项点评制度，重点对不符合辨证论治等中医药理论的不合理用药，进行干预管理。将处方点评结果作为科室和医务人员处方权授予、绩效考核、职称评定和评价药师审核处方质量的重要依据，纳入当地卫生计生行政部门对医疗机构的绩效考核指标中。

（4）做好用药监测和报告　医疗机构要建立完善临床用药监测、评价和超常预警制度，对药物临床使用安全性、有效性和经济性进行监测、分析、评估。建立药品不良反应、用药错误和药品损害事件监测报告制度，临床科室、药学部门、医务部门按照各自职责做好相关工作。纳入国家有关临床用药监测网络的，要保证数据上报及时、准确。

4. 提升科学管理水平

（1）创新药事管理方式　各地要创新管理方式，对临床使用不规范、价格昂贵及用药金额占比较大的药品，通过建立重点药品监管目录、负面清单、公开公示等方式，加大监管力度。对问题突出的，要将药品使用情况和人员信息在行业内公示，广泛接受监督与评价。

（2）推行信息化管理　医疗机构要大力加强信息化建设，将临床用药管理要求通过信息化手段予以体现，在此基础上建立药事管理绩效考核制度，提高管理效果和效率。通过多媒体、自助查询机和微信平台等方式，方便患者查询药品用法用量、使用注意事项等信息。通过信息化建设，加强对高血压、糖尿病等慢性病患者的随访，为患者提供药品配送、用药指导服务，加强合理用药宣传，保障用药更加安全。

（3）鼓励开展静脉用药集中调配　鼓励医疗机构根据需要建立静脉用药调配中心，将肠外营养液和危害药品静脉用药进行集中调配与供应。已经建立静脉用药调配中心的，要按照《静脉用药集中调配质量管理规范》和《静脉用药集中调配操作规程》，加强规范管理，保证用药安全。

（4）鼓励开展特色中药服务　中医医院要积极开展接受患者委托，按医师处方制作丸、散、膏等剂型的服务，挖掘整理传统中药加工方法，探索中药饮片代加工、配送等服务，方便人民群众。

地方各级卫生计生行政部门要加强对医疗机构的指导和监管，把药学服务纳入医院评价、医师定期考核和临床重点专科建设等指标体系。对于不履行药事管理职责、违反有关规定的医疗机构，要督促整改、跟踪复查，直至追究有关责任人的责任。国家卫生计生委将会同国家中医药管理局组织对地方进行督导检查。

三、处方审核资质

《医疗机构处方审核规范》明确了处方审核的人员的资质，要求具有 3 年及以上处方调剂经验的药师及以上任职资格，并且接受过处方审核相关的专业知识培训并考核合格。中药药师，还应当培训中医药基本理论、基本知识和基本技能。

处方审核相关的专业知识，包括相关的法律、法规、规章，药品相关的基础理论与实际工作中常见问题及疑难问题，应用文献检索解决问题的工具应用等；并对培训内容考核，考核应该分理论、实践和案例。

四、处方审核流程

《医疗机构处方审核规范》明确了药师是处方审核工作的第一责任人，目前的处方审核分为借助信息系统审核和人工审核两种。其审核内容应该是对处方的合法性、规范性、适宜性各项进行逐一审核：合法性包括处方医师在本机构是否具有合法的处方权，即是否已在本机构注册登记；通常是在医务部门登记备案，在医务部门和药学部门签名留样，并录入信息系统，经相关培训考核合格后，开放相应的权限。如麻醉药品、精神药品、抗菌药物处方权，需经过麻醉药品、精神药品、抗菌药物临床应用知识培训，考核合格后，由医务部门备案授权，在信息系统开放权限方可开出处方。规范性包括处方书写是否符合《处方管理办法》规定，处方是否在有效期内，特别是麻醉药品、精神药品是否按《麻醉药品和精神药品管理条例》要求开具，同时应关注不同疾病情况下的剂型、用量和天数。处方的合法性、规范性审核可以通过信息系统予以限制，人工审核则要求全部由药师把关。处方的适宜性审核，属于技术层面的工作，是体现药师职业素养、技术能力的核心。适宜性审核，按《处方管理办法》中 7 项审核内容、《医疗机构处方审核规范》西药及中成药处方 9 项和中药饮片处方审核要求进行。

对信息系统软件筛选出的不合理处方，药师应进行人工审核；软件不能审核的部分，药师应进行人工审核。药师审核为合理的处方，在纸质处方上手写签名（或加盖专用印章）、在电子处方上进行电子签名后，才进入收费、调配环节。审核判定为不合理处方，由药师（非患者）负责与处方医师沟通，请其确认或重新开具处方，重新进行上述流程。

医院应建立与完善审方规则，包括对医师、药师的要求和对信息系统的要求。

人工审核时，门诊药师难以获取医学相关检查、检验学资料、既往病史、用药史、过敏史等信息，以及患者是否有食物、药物过敏史禁忌证、疾病禁忌证都难以判断；静脉输注的药品给药速度是否适宜，门诊处方包括医嘱单也没有相关描述，药师不能完成静脉输注的药品给药速度的审核。因此，无论是借助信息系统软件审核，还是人工审核，没有强大的信息系统支撑药师作为处方审核工作的第一责任人仍然有其局限性。

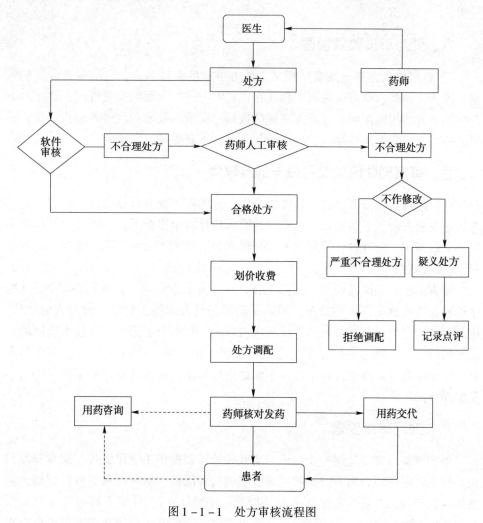

图 1－1－1　处方审核流程图

五、审方软件要求

首先，医院有信息系统支持电子处方，信息系统为处方审核提供必要医学相关的检查、检验学资料、现病史、既往史、用药史、过敏史、电子病历等信息。

其次，知识库的建立，所用审方软件、审方规则应当有明确的临床用药依据。知识库包括药品说明书、国家处方集、临床应用指南、临床诊疗常规、临床路径、循证医学证据等。最后，要保障信息系统的安全。审方软件应该结合本医疗机构的特点、历史数据，建立适合本机构的规则，并根据使用过程中出现的问题作持续改进，因此，没有完美的软件系统，数据库的更新能力决定了审方软件的优劣。

六、处方审核质量管理

《医疗机构处方审核规范》规定了处方审核的必备条件，包括审方人员的资质、场所、设备、审方规则制定和流程，对审方进行全程的质量管理，建立处方审核质量监测指标体系，对处方审核的数量、质量、效率和效果等进行评价，并根据存在的问题提出持续改进的措施并落实，不断完善审方系统。

七、审方药师培训及考核与继续教育

审方药师首先需要经过培训考核合格，才能获得处方审核资格。随着医疗技术迅速发展，新药不断出现，各专科的临床诊疗指南更新不止，因此，药师要不断接受新知识、新理论，紧跟学术发展的步伐，需要每2~3年定期接受具有针对性的继续教育。

处方审核，是医院药师的核心工作之一，是长期以来一直履行的职责。《医疗机构处方审核规范》的发布，明确了药师是处方审核工作第一责任人的地位，使药师作为合理用药把关人的地位再次被肯定，这给予了药师展现技术价值的机会和场所，而机遇与挑战并存，药师要看到承担"第一责任人"可能存在的不足，为此，要针对性地弥补不足，不断地更新知识，确保自身知识储备与医药学发展同步。

八、处方审核要素

处方审核是药师运用专业知识与实践技能，根据相关法律法规、规章制度与技术规范等对医师为患者开具的用药医嘱进行合法性、规范性和适宜性审核，包括住院医嘱和门（急）诊处方（纸质版和电子版处方）。住院医嘱与门（急）诊处方审核不完全相同，住院医嘱是住院患者的用药医嘱，药师在审方过程可以查阅患者的病历，还可以询问患者，直接向患者了解其病情、病史及用药史，能较全面地了解患者的病情，因此，能较准确地评价临床用药的合理性；而门（急）诊处方，目前几乎所有医院均未建立门（急）诊患者的电子病历，药师在审方过程中，既没有病历可供查阅，又无法直接向患者了解其病情，所以门（急）

诊处方的审核只有从处方上的临床诊断获取疾病的信息，存在一定的局限性，审核出来的处方不可避免地存在片面性；这就需要医生准确地书写诊断，将治疗疾病的种类均应书写齐全，以便药师尽可能准确地评价处方用药的合理性。

药师审方需要具备一定的专业知识和能力。进行处方审核的药师必须熟悉药品管理使用的相关法律法规、规章制度；具备全面系统的药物知识，掌握各药物的作用特点；此外，还应了解各疾病的发病原因、临床表现、疾病发展过程中可能引起的并发症以及疾病之间的内在联系；具有一定的外语阅读能力和文献搜索能力。

（一）处方的合法性

处方的合法性包括 3 个方面：处方标准、格式及有效期；医师执业注册信息及签章；药品使用相关规定。处方标准由国家卫生健康委员会统一规定，处方格式由省级卫生行政部门统一制定，处方由医疗机构按照规定的标准和格式印制。处方标准分别规定了处方前记、正文、后记的内容及处方印刷用纸的规格和颜色。处方前记内容包括医疗机构名称、费别、患者姓名、性别、年龄、门诊或住院病历号，科别或病区和床位号、临床诊断、开具日期等，还有可添列特殊要求的项目。如果是麻醉药品和第一类精神药品处方还应当包括患者身份证编号，代办人姓名及身份证编号。处方正文的内容：以 Rp 或 R（拉丁文 Recipe "请取"的缩写）标示，分列药品名称、剂型、规格、数量、用法用量。处方后记的内容为医师签名或者加盖专用签章，药品金额及缴费情况，处方审核、调配，核对发药药师签名或者加盖专用签章。处方笺的颜色：普通处方为白色、儿科处方淡绿色，右上角标注"儿科"；急诊处方为淡黄色，右上角标注"急诊"；精二处方为白色，右上角标注"精二"；麻醉处方、精一处方为淡红色，右上角标注"麻、精一"。

当药师接到医师处方进行审核时，首先需要判断处方的合法性，处方的合法性可从处方、医师、药品使用规定 3 个方面的信息来确认。处方信息：确认处方的标准、格式及处方笺是否符合规定，并确认处方是本医疗机构的处方，且在有效期内（处方的效期为开具当日有效，特殊情况需延长效期的，由开具处方的医师注明有效期限，但最长不得超过 3 日）；医师信息：处方医师应具有相应药品的处方权，且无超地点、超专业范围执业，处方医师的签名式样或专用签章应与本医疗机构备案留存的一致，不得任意改动，否则应当重新登记留样备案（医师不得为自己开具麻醉药品、第一类精神药品处方）；药品使用规定：处方书写应该符合《处方管理办法》的要求，药品使用应遵循我国法律法规、规章制度（《中华人民共和国药品管理法》《处方管理办法》《 医疗机构药事管理规定》

《医院处方点评管理规范（试行）》《中药处方格式及书写规范》《特殊药品管理规定》《麻醉药品和精神药品管理条例》《抗菌药物临床应用管理办法》《麻醉药品临床应用指导原则》《精神药品临床应用指导原则》等法律法规，以及医疗机构的有关规定）。医师所开具的处方如果不符合有关规定，药师不得调配。药师应认真学习相关法律法规，掌握相关规定要求，对医师开具处方的合法性能快速做出判断，如医院有审方系统，可将处方的合法性审核嵌入审方系统，由系统做出判断。

我国境内所发生的医疗行为都必须符合我国相关的法律法规以及医疗机构的相关规定，严格执行符合规定的流程，只有这样，才能确保患者的医疗安全，保护医护人员及医疗机构的切身利益。

（二）处方的规范性

处方的规范性是指医师在开具处方时，书写应规范、完整不缺项、字迹清晰无误，处方规范性审核内容如下：①处方前记的内容。门诊号或住院号、科别、患者姓名、性别、年龄等应书写完整，患者年龄还应当填写实足年龄，对新生儿、婴幼儿应写日龄、月龄，必要时要注明体重，以便精确计算药物剂量。如为麻醉药品和第一类精神药品处方还应当填写患者身份证编号，代办人的姓名和身份证编号。书写临床诊断时，应根据患者患有的不同疾病分别罗列出所有的临床诊断，以便药师审核处方用药是否与临床诊断相符。②处方正文的内容。处方正文是处方的重要组成部分，其内容包括药品信息和医嘱信息。医师开具处方时必须使用药品通用名；处方用语规范，不得使用自用、遵医嘱等用语；处方修改处，医师须重新签名；中药饮片与西药不可开具在同一张处方上；中成药、西药每张处方不得超过 5 个；中药饮片处方的书写，一般应当按照"君、臣、佐、使"的顺序排列，调剂、煎煮的特殊要求应注明在药品右上方，并加括号，如布包、先煎、后下等，对饮片的产地、炮制有特殊要求的，应当在药品名称之前写明；药品用法用量应当按照药品说明书规定的常规用法用量使用，特殊情况需要超剂量使用时，应当注明原因并再次签名。③处方后记的内容。医师签名信息和收费信息。开具处方的医师须在处方规定处签名或盖章，医师签章要规范，且须与在本医疗机构签章备案留样一致；处方除了具有法律性、社会性，还具有经济性，医师开好的处方需缴费后取药。应逐项检查处方前记、正文、后记书写是否清晰、完整、并符合规范。

（三）处方的适宜性

处方用药适宜性的审核是处方审核的重点和难点，是对处方用药的安全性、合理性、经济性做出判断，并对存在安全性、合理性问题的用药进行事前干预。

适宜性审核包括以下 9 个方面。

1. 药品的皮试情况

药品进入体内后形成了抗原引起机体发生变态反应，这些药物使用前必须做皮肤过敏试验（下称：皮试），如青霉素类、部分头孢菌素类、含碘制剂、细胞色素 C、普鲁卡因、破伤风抗毒素等。在药品说明书上均有规定。如果处方上开了药品说明书明文规定在使用前须做皮试的药品，医师应在开具处方的同时注明皮试用药和皮试医嘱，需要根据皮试结果发药的处方上还应注明皮试结果，如青霉素类的口服药。皮试结果阳性者不得使用，由医师改换其他药品，结果阴性者方可使用该药。青霉素类药品使用前必须做皮试；头孢菌素类药物皮试按药品说明书要求，药品说明书规定做皮试的必须做皮试，药品说明书上未明确规定的，则需临床根据患者是否为过敏体质、既往药物过敏史、患者的患病严重程度等综合考虑是否进行皮肤过敏试验。

2. 处方用药与临床诊断是否相符

处方用药与临床诊断是否相符是指处方用药的适应证是否符合临床诊断。临床根据疾病的情况不同而采用不同的治疗方案，对于可以消除的病因，采用对因治疗；对于无法消除病因，或暂时不能消除病因，或危重急救的患者需要紧急处理症状的疾病，应先采用对症治疗；有些因素，虽然不是引起疾病的主要原因，但这些因素的存在影响疾病的控制或恢复，需要消除这些因素而进行辅助性治疗；某些疾病之间存在着互相联系、互相影响，甚至随着疾病的发展会出现并发症，还有些疾病虽然暂时得到控制，但易复发，且在药物治疗过程中，尤其是一些高警示药品，对机体存在一定的毒性，易引发严重的不良反应，因此需要进行必要的预防性治疗。也就是说，临床治疗疾病的原则有：①对因治疗；②对症治疗；③辅助治疗；④预防治疗。处方用药与临床诊断相符性审核的关键在于：了解临床治疗的原则，根据临床诊断的疾病的病因、临床表现、并发症，药物的药效学、药动学、禁忌证，做出判断两者是否相符及适宜，故医师应把患者每个需要治疗的疾病全部列于诊断上，药师根据诊断，逐一进行药品审核。处方上每一种药均应与临床诊断相符，如不相符，药师应与医师沟通，更换药品。如诊断不全，应补全诊断。

用处方案例加深理解，例如：

案例1(临床诊断书写不全)

（1）患者信息：女，69 岁。

（2）临床诊断：甲状腺功能亢进。

（3）处方用药

| 丙硫氧嘧啶片 | 50mg×25 片 | 100mg | tid | po |
| 小檗碱片 | 100mg×54 片 | 100mg | tid | po |

（4）分析如下

甲状腺功能亢进是因多种病导致体内甲状腺激素分泌过多，引起以神经、循环、消化等系统兴奋性增高和代谢亢进为主要表现的一种临床综合征。临床表现为高代谢症候群，同时累及精神神经系统、心血管系统、消化系统、血液系统、生殖系统、内分泌系统等，其中消化系统表现为：食欲亢进、恶心呕吐、腹泻等，其腹泻为胃肠蠕动加快所致，而非细菌感染；小檗碱适用于志贺菌属或大肠埃希菌引起的腹泻，可见，小檗碱的适应证与该诊断不符。针对甲状腺功能亢进引起的腹泻，可选用减缓胃肠蠕动的药物。如果确实同时合并感染性腹泻，应把诊断列出，以便审核。

案例2（临床诊断书写不全）

（1）患者信息：男，68 岁。

（2）临床诊断：焦虑症。

（3）处方用药

| 奥氮平片 | 5mg×14 片 | 5mg | qd | po |
| 头孢泊肟酯分散片 | 100mg×6 片 | 100mg | bid | po |

（4）分析如下

焦虑症是神经症这一大类疾病中最常见的一种，以焦虑情绪体验为主要特征，而不是由细菌感染引起的。头孢泊肟酯分散片为头孢类抗菌药物，从诊断分析，该患者无使用抗菌药物的指征，不应使用，如该患者有合并感染，应补全诊断。

3. 给药剂量和用法是否正确

正确的给药剂量，是保证有效血药浓度的基础，能保证治疗有效。剂量（包括药物浓度）过大或过小均不适宜，更不可超出最大剂量或极量。两次给药间隔时间应根据药物的药动学参数消除半衰期来定，半衰期长的，给药间隔时间可长些，半衰期短的，给药间隔时间就短些，疗程主要视病情而定，对于感染性疾病，易复发的疾病，应足疗程足量治疗，以免细菌产生耐药性和疾病复发。药物的使用方法正确与否，直接影响药物的生物利用，从而影响治疗结果，还有可能引发不良反应或治疗失败。如硝酸甘油片，舌下含服的生物利用度为80%，直接口服的生物利用度只有8%，两者的生物利用度相差10倍。还有一些特殊的剂型：泡腾片、口崩片、控（缓）释胶囊（片），均需要掌握其正确服用方法，以免发生意外。

案例3(剂量不足)

(1) 患者信息:女,29 岁。

(2) 临床诊断:急性上呼吸道感染。

(3) 处方用药

0.9%氯化钠注射液　　0.9%×250ml

头孢呋辛钠针1.5g　　静脉滴注　每日1次

(4) 分析如下

头孢呋辛钠为时间依赖性抗菌药物,只有当$T > MIC$占给药间隔时间的比例超过50%时,才能达到良好的细菌清除率。其$T_{1/2}$为1.2h,每日1次给药难于达到24h内保持有效的血药浓度,这样不仅达不到治疗效果,反而易导致细菌耐药性的产生。建议给药次数改为每8h一次。

案例4(超常规剂量)

(1) 患者信息:男,40 岁。

(2) 临床诊断:强直性脊柱炎。

(3) 处方用药

塞来昔布胶囊　　　　200mg×12 粒　200mg　tid　po

(4) 分析如下

塞来昔布是选择性环氧化酶(COX-2)抑制剂,通过抑制COX-2而阻止炎性前列腺素的产生,减少局部组织水肿和疼痛。治疗强直性脊柱炎时,推荐剂量为每日200mg,每日1次,最大日剂量为400mg,分2次服用。且塞来昔布的$T_{1/2}$是11h,一日1~2次给药可24h维持有效的血药浓度。塞来昔布虽然是选择性COX-2抑制剂,但大剂量或长期使用仍然会损伤胃黏膜,引起出血,应引起重视。

4. 剂型与给药途径是否相符、正确

剂型是根据临床治疗的需求和药物的性质不同而设计成不同的剂型,如:片剂、胶囊剂、控(缓)释胶囊(片)、注射剂、吸入剂、膏剂、透皮吸收贴剂等。各类制剂的质量要求不一样,发挥作用的速度也不一样,给药途径也各有差异。临床使用药物应根据疾病的轻重缓急选择不同的给药途径和与给药途径相适应的药物剂型,如危重抢救的患者和新生儿应选择静脉给药途径,并且应选用与静脉给药途径相适应的注射剂型,普通患者和慢性病的患者可选择口服给药途径,故可选用口服剂型的片剂、胶囊剂、控(缓)释胶囊(片)等。把注射剂开成口服给药途径,把口服剂型开成注射给药途径,这种情形一般不多见,但不能杜绝医生手误而开错,手误不仅仅是在给药途径方面,还有可能存在于各个方

面，如药名开错，把化痰药的氨溴索开成肌松药的维库溴铵，把抗病毒药的阿糖腺苷开成抗肿瘤药的阿糖胞苷，这种错误一旦出现，情况往往非常严重，审方时同样需要认真细心审核。

5. 是否存在重复用药情况

在治疗疾病的过程中，常需要联合用药，由于医生不能了解所有药品的成分或在不知情的情况下，同时使用相同的药物，造成重复用药。重复用药有如下情况：①同种药物重复使用，比如，患者同时或相近时间内就诊多个科室，医生不知情，针对相同的病症开了相同的药物，患者不是同时在同一发药窗口取药，药师也没发现，患者把药取回家后，由于不懂，将每位医生开的药都服用了，这样就造成相同药品重复使用；②含有相同成分的复方制剂联用；③同类药物，相同作用机制的药物合用。重复用药使药物使用剂量增大，药物的疗效在一定剂量范围内，疗效与剂量呈依赖性关系，超出这个剂量范围，药物的疗效不再随剂量的增大而增大，反而发生不良事件，甚至会致命致残，因此，药师在审方的时候应掌握各药品的作用机制及组成，有审方系统的应可查询患者的用药史。

案例5(含有相同成分的复方制剂联用)

(1) 患者信息：女，75岁。

(2) 临床诊断：腰椎间盘突出症。

(3) 处方用药

氨酚羟考酮片	10片	1片	qid	po
复方氯唑沙宗分散片	24片	2片	qid	po

(4) 分析如下

氨酚羟考酮片为复方制剂，每片氨酚羟考酮片含有对乙酰氨基酚325mg和羟考酮5mg；而复方氯唑沙宗分散片也是复方制剂，每片含对乙酰氨基酚150mg和氯唑沙宗125mg；按处方的服用剂量计算，该患者对乙酰氨基酚的每日用量为2.5g，但对乙酰氨基酚的说明书明文规定，成人最大日剂量2g（分4次服用）。该患者为75岁的老年人，老年人常规剂量不宜大于成人剂量的3/4，如此计算该患者的日剂量应为1.5g，分4次服用。可见，对于该患者，对乙酰氨基酚的剂量偏大，大剂量使用对乙酰氨基酚易致肝功能损害。

案例6(相同作用机制的药物合用)

(1) 患者信息：女，53岁。

(2) 临床诊断：2型糖尿病。

(3) 处方用药

盐酸二甲双胍缓释片	500mg×60 片	500mg	bid	po
格列美脲分散片	4mg×30 片	4mg	qd	po
格列本脲片	5mg×30 片	5mg	bid	po
格列齐特缓释胶囊	30mg×30 片	30mg	qd	po

（4）分析如下

格列美脲片、格列本脲片、格列齐特缓释胶囊均为磺脲类降糖药，通过与胰岛 β 细胞膜上的磺酰脲受体结合，促使胰岛素分泌而发挥降血糖的作用。不宜 2 种或 2 种以上的磺脲类药物同时使用。体内的磺酰脲受体数量一定，不会随着药物剂量的增大而增多，超出常用剂量或联合使用 2 种或更多的作用机制相同的药物，并不能增加疗效，反而会增加低血糖的风险。

6. 是否存在配伍禁忌

药物的配伍禁忌是指两种或两种以上的药物配伍在一起，引起药理上或物理化学上的变化，影响治疗效果，甚至影响患者用药安全的配伍。配伍禁忌包括体外配伍禁忌和体内不良相互作用。体外配伍禁忌，如阿米卡星注射液和头孢哌酮钠他唑巴坦钠注射剂在同一输液器中输注，阿米卡星与 β - 内酰胺类抗生素混合时可导致相互失效，联用时必须分瓶、分管滴注；体内不良相互作用，如左氧氟沙星片与铝碳酸镁片同时服用，铝碳酸镁中的铝、镁可减少左氧氟沙星的吸收，从而降低左氧氟沙星的疗效。体内不良相互作用的情况还存在于药物分布、代谢和排泄过程，其中部分的不良相互作用可通过给药顺序、两药给药间隔一定的时间而避免，审方时应予于甄别。

7. 是否存在用药禁忌

用药禁忌包括特殊人群（儿童、老人、肝肾功能不全者、孕妇、哺乳妇女、过敏的患者）禁忌和疾病禁忌。儿童发育尚未完成，机体对药物的处置有别于成年人，一些药物不宜用于儿童，同样，老年人的机体功能在衰退，药物使用的剂量不宜大于成人剂量的 3/4。而肝肾功能不全的患者，一些对肝肾功能有损害的药物不宜使用。孕妇、哺乳妇女的用药尤为慎重，凡是对胎儿、哺乳期婴儿有毒性的药物宜避免使用。还有一些药物禁用于某种疾病，如：左氧氟沙星、亚胺培南、美罗培南不宜用于癫痫患者。存在用药禁忌的药物均应避免使用。

还有特殊人群用药及超说明书用药审核，如：孕妇、儿童、老年人、肝肾功能不全等患者的用药需要全面考虑。这两部分内容在本书第三章与第四章分别详述，这不做叙述。

处方审核的关键，应把疾病情况、患者情况和专业知识技能规范三大审方要素紧密地结合起来，才能全面、客观地评价临床用药的合理性。对于暂时不能判断的合理用药问题，做好记录，查阅药品说明书、药典、国家处方集、临床治疗指南、专业书籍等；还可以向知识渊博经验丰富的临床医师请教；只有不断地学习、实践和积累才能提高处方审核的质量和效率，促进临床合理用药，保障患者用药安全。

（李怡　梁丽梅　邹尚荣　杨敏）

第二节　审方中的药剂学问题

一、药物剂型的重要性

（一）定义

药物剂型（dosage form）是把药品以不同给药方式和不同给药部位等为目的制成的不同"形态"，简称剂型，如散剂、片剂、胶囊剂、注射剂、溶液剂、乳剂、混悬剂、软膏剂、栓剂、气雾剂、滴鼻剂等。各种剂型的给药方式不同，给药部位不同，药物在体内的行为也不同。

以剂型制成的具体药品称为药物制剂（pharmaceutical preparations），简称制剂，如阿司匹林片、胰岛素注射剂、红霉素眼膏剂等。而且把制剂的研制过程也称为制剂（pharmaceutical manufacturing）。

（二）药物剂型的重要性

剂型是为适应诊断、治疗或预防疾病的需要而制备的不同给药形式，是临床使用的最终形式。剂型是药物的传递体，将药物输送到体内发挥疗效，直接关系到治病救人的速度和质量，同时关系到患者顺应性和治疗效果。剂型体现了一个国家的医疗用药水平和工业生产水平。一般来说一种药物可以制备多种剂型，药理作用相同，但给药途径不同可能产生不同的疗效，应根据药物的性质、不同的治疗目的，选择合理的剂型和给药方式。

1. 药物剂型与给药途径

药物剂型的选择与给药途径密切相关。人体可以有 10 余个给药途径，如口服、舌下、皮肤、肌肉、胃肠道、直肠、子宫、阴道、尿道、耳道、鼻腔、颊部、眼等。例如眼黏膜给药途径以液体、半固体剂型最为方便；直肠给药应选择栓剂；口服给药可以选择多种剂型，如溶液剂、片剂、胶囊剂、乳剂、混悬剂等；皮肤给药多用软膏剂、贴剂、液体制剂；注射给药必须选择液体制剂，包括溶液剂、乳剂、混悬剂等。总之，药物剂型必须与给药途径相适应。不同给药途径对药物的吸收、分布、代谢和排泄都有较大影响，表现为强度不同，甚至改变作用性质，如硫酸镁内服用作导泻，但5%注射液静脉注射，能抑制大脑中枢神经，有镇静、解痉作用。

2. 药物剂型与药物作用速度

不同剂型的作用速度存在一定差异。例如：注射剂、吸入气雾剂等起效快，常用于急救；缓（控）释制剂、植入剂等作用缓慢，属长效制剂。

3. 药物剂型与疗效

固体剂型，如片剂、颗粒剂、丸剂的制备工艺不同会对药效产生显著的影响，特别是药物的晶型、粒子的大小发生变化时直接影响药物的释放，从而影响药物的治疗效果。

4. 药物剂型与用药时间

药物在体内发挥作用需要维持一定的浓度，给药时间间隔对于维持稳态血药浓度十分重要。给药频率过高容易中毒，过低则会无效。如抗菌药物，血药浓度在有效与无效之间波动，细菌很容易产生耐药性。给药时间间隔与剂型有着密切关系，对于半衰期短的药物，制成普通制剂每日需要服药3次，而制成缓释或控释制剂可改为每日1次，大大的提高了患者服药的顺应性。

用药疗程是根据疾病及病程确定的，指为达到一定治疗目的而连续用药的时间。一般在症状消失后即可停药，但抗生素往往要保持一定时间；降压药不能突然停药，否则易造成血压反跳，症状加剧；抗结核药则需半年以上。这应根据药物的性质、对胃肠道刺激性、患者的耐受力和需要产生作用的时间来考虑。

5. 药物剂型与剂量

在一定范围内随剂量增加，药物在体内浓度越高，作用也就越强，当超过某一剂量时可能引起中毒。某些药物在不同剂量下产生不同性质的作用，如巴比妥类药物小剂量会产生镇静作用，而大剂量则具有麻醉作用。因此，要根据临床治疗目的选用适宜的剂型与剂量。

6. 药物剂型与药物毒副作用

氨茶碱治疗哮喘病效果很好，但有引起心跳加快的毒副作用，若制成栓剂则可消除这种毒副作用；缓（控）释制剂能保持血药浓度平稳，避免血药浓度的峰谷现象，从而降低药物的毒副作用。

7. 药物剂型的靶向性

有些剂型可产生靶向作用，含微粒结构的静脉注射剂，如脂质体、微球、微囊等进入血液循环系统后，被网状内皮系统的巨噬细胞所吞噬，从而使药物浓集于肝、脾等器官，起到肝、脾的被动靶向作用。

二、药物剂型特点与给药系统

常用剂型有 40 余种，分类方法多种多样，本节按照物质形态分类来介绍。分别为液体剂型，气体剂型，固体剂型，半固体剂型。同时还介绍了制剂发展的新剂型及目前给药系统的发展状况。

（一）液体剂型

1. 搽剂

搽剂（liniments）系指药物用乙醇、油或适宜的溶剂制成的溶液、乳状液或混悬液，专供无破损皮肤揉擦的液体制剂。有镇痛、收敛、保护、消炎、杀菌作用等。不同用途的搽剂分散媒不同：起保护和滋润皮肤的搽剂多用油为分散媒；起止痛和抗炎的搽剂多用醇或二甲亚砜稀释液为分散媒，可增加穿透作用；起镇痛、抗刺激作用的搽剂，多用乙醇为分散媒，使用时用力揉搽，可增加药物的渗透性。搽剂也可涂于敷料上贴于患处。

2. 涂膜剂

涂膜剂（paints）系指药物溶解或分散于含成膜材料溶剂中，涂布患处后形成薄膜的外用液体制剂。用时涂于患处，溶剂挥发后形成薄膜，对患者有保护作用，同时逐渐释放所含药物起治疗作用。一般用于无渗出液的损害皮肤病等。涂膜剂由药物、成膜材料和挥发性有机溶剂组成。常用的成膜材料包括聚乙烯醇（PVA）、聚乙烯吡咯烷酮、聚乙烯缩甲乙醛、聚乙烯缩丁醛、乙基纤维素等。挥发性溶剂常用乙醇、丙酮或两者的混合液。涂膜剂中需加入增塑剂，常用邻苯二甲酸二丁酯、甘油、丙二醇等。

涂膜剂常用溶解法制备，若药物可溶于溶剂中，则直接加入药物溶解；若药物不溶于溶剂中，则先用少量溶剂充分研磨后再加入；中药涂膜剂的制备，应先制成乙醇提取液或提取物的乙醇 – 丙酮液，再加至成膜材料溶液中。涂膜剂具有以下特点：无毒、无局部刺激性；无酸败、变色现象，根据需要可加入防腐剂或抗氧剂；应遮光，密闭贮存；通常在启用后最多可使用 4 周。

3. 洗剂

洗剂（lotions）系指含药物的溶液、乳状液、混悬液，供清洗或涂抹无破损皮肤用的外用液体制剂。洗剂一般轻轻涂于皮肤或用纱布蘸取于皮肤上应用，多以水和乙醇为分散介质。洗剂一般具有清洁、消毒、止痒、收敛和保护的作用，可分为溶液型、混悬型、乳剂型，其中混悬剂居多。乳剂型洗剂储藏时可能会有油相和水相分离，但经振摇应易重新分散；混悬型洗剂放置后的沉淀物，经振摇应易分散，并具有足够稳定性，混悬型洗剂中的水分或乙醇在皮肤上蒸发，有冷却和收缩血管的作用，能减轻急性炎症。混悬型洗剂中常加入甘油和助悬剂，当分散介质蒸发后可形成保护膜，保护皮肤免受刺激，如复方硫磺洗剂，易变质的洗剂应于临用前配置。冲洗剂由药物、电解质或等渗调节剂溶解在注射用水中制成，标签注明为供冲洗用；通常洗剂应调节为等渗溶液，应澄清，其容器应符合注射容器规定；冲洗剂不能用于注射，并应标明该制剂仅可用一次。

4. 滴鼻剂

滴鼻剂（nasal drops）系指由药物与适宜辅料制成的澄明液体、混悬液或乳状液，供滴入鼻腔内用的鼻用液体制剂，也可将药物以粉末、颗粒、块状或片状形式包装，另备溶剂，在临用前配成澄明溶液或混悬液。其主要供局部消毒、消炎、收缩血管和麻醉消毒之用。滴鼻剂以水、丙二醇、液体石蜡、植物油为溶剂，多制成溶液剂，但也可制成混悬剂或乳剂。鼻用水溶液容易与鼻腔内分泌物混合，容易分布于鼻腔黏膜表面，但维持时间短。为促进吸收、防止黏膜水肿，应适当调节渗透压、pH 值和黏度。油溶液刺激性小，作用持久，但不与鼻腔黏液混合。正常人鼻腔液 pH 5.5～6.5，炎性病变时，则呈碱性，pH 值有时高达9，容易使细菌繁殖，影响鼻腔内分泌物的溶菌作用以及纤毛的正常运动，所以碱性滴鼻液不宜经常使用。滴鼻剂 pH 5.5～7.5，应与鼻腔黏液等渗，不改变鼻黏液的正常黏度，不影响纤毛运动和分泌液离子组成，如盐酸麻黄碱滴鼻剂。

经鼻腔用药具有吸收起效快、生物利用度高，使用方便的优点，适合于有效成分易被胃肠道破坏的药物，适用于不易或不愿口服及注射的患者，尤其是儿童。部分药物的鼻腔给药替代口服或注射，具有巨大潜力。

5. 滴耳剂

滴耳剂（ear drops）系指由药物与适宜辅料制成的水溶液，或由甘油或其他适宜溶剂和分散介质制成的澄明溶液、混悬液或乳状液，供滴入外耳道用的液体制剂。一般以水、乙醇、甘油为溶剂，也可用丙二醇、聚乙二醇等。乙醇为溶剂虽然有渗透性和杀菌作用，但有刺激性；以甘油为溶剂作用缓和、药效持久，有吸湿性，但渗透性较差；水作用缓和，但渗透性差。所以滴耳剂常用混合溶剂。滴耳剂对耳道有清洁、消炎、收敛、止痒、润滑作用。慢性中耳炎患者，由于黏稠分泌物存在，使药物很难达到中耳部。制剂中加入溶菌酶、透明质酸酶等，能淡化分泌物，促进药物分散，加速肉芽组织再生。外耳道有炎症时，pH 范围在7.1～7.8 之间，所以外耳道用滴耳剂最好为弱酸性。滴耳剂有左氧氟沙星滴耳液等。用于手术、耳部伤口或耳膜穿孔的滴耳剂应无菌。

6. 含漱剂

含漱剂（gargles）系指用于咽喉、口腔清洗的液体制剂，用于口腔的清洗、去臭、防腐、收敛和消炎，一般用药物的水溶液，也可含少量甘油和乙醇。其溶液中常加适量着色剂，以示外用漱口，不可咽下；有时剂量较大，可制成浓溶液，用时稀释，也可制成固体粉末，用时溶解。含漱剂要求微碱性，有利于除去口腔中的微酸性分泌物，溶解黏液蛋白。

7. 滴牙剂

滴牙剂（drop dentifrices）系指用于局部牙孔的液体制剂。其特点是药物浓度大，往往不用溶剂或用少量溶剂稀释。因其刺激性大、毒性很大，应用时不能直接接触黏膜。滴牙剂由医护人员直接用于患者的牙病治疗。如牙痛水，具有镇静止痛之功效，可用于牙髓炎短时止痛。

8. 灌肠剂

灌肠剂（enemas）系指灌注于直肠的水性、油性溶液或混悬液，以治疗、诊断或营养为目的的一种液体制剂。根据其应用目的可分为下列 3 类：泻下灌肠剂、含药灌肠剂和营养灌肠剂。

泻下灌肠剂常用的有 0.9% 的氯化钠溶液、5% 软肥皂溶液、1% 碳酸氢钠溶液等。一次用量为 250～1000ml，施用时必须温热并缓缓灌入。甘油对肠黏膜有刺激性，故用 50%～60% 甘油水溶液灌肠，用量为 40～150ml。

含药灌肠剂是指在直肠起局部作用或吸收发挥全身作用的液体药剂。很多药物为了避免在胃中被破坏或因对胃黏膜有刺激不宜服用，或避免药物的首过效应，或因为患者处于不能口服给药状态时采用灌肠给药。此类灌肠剂需较长时间保留在肠中，故又称保留灌肠剂，可加入适量附加剂以增加其黏度，例如：0.1% 乙酸、0.1%～0.5% 鞣酸、10% 水合氯醛溶液（一次 10～20ml，加水稀释 1～2 倍后灌入）等。微型灌肠剂是一种直肠给药的新剂型，用量通常在 5ml 以下，一般制成溶液或使用凝胶辅料制成凝胶状制剂，药物以分子或微小粒子状态分散，没有栓剂的熔融、释放于体液的过程，有利于药物的吸收。

营养灌肠剂系患者不能经口摄取营养而应用的含有营养成分的液体药剂。也属于保留灌肠剂。常用的有葡萄糖、鱼肝油及蛋白质等液体药剂。

灌肠剂属于直肠给药剂型中的一种，具有易被直肠吸收，较口服给药吸收快，生物利用度高，可避免肝脏首过效应以及被胃和小肠消化液和酶系的破坏，避免口服药物对胃的刺激等特点。由于直肠的优良吸收特性，除了直肠病变影响吸收不能通过直肠途径给药以外，几乎所有的药物均可制成灌肠剂，通过直肠给药。灌肠剂临床多用于昏迷患者、婴幼儿及不能服药和服药困难者；营养灌肠剂很少采用直肠给药方式，多数通过鼻饲给药。易产生首过效应的药物以及易受酶系破坏的药物，通过直肠给药是一种很好的选择；另外，由于灌肠剂避免了对胃部刺激，许多具有不良气味和味道的药物，为提高治疗依从性，可以通过灌肠用药。

9. 合剂

合剂（mixtures）系指以水为溶剂含有一种或一种以上药物成分的内服液体制剂。在临床上除滴剂外所有的内服液体制剂都属于合剂，如糖浆剂，芳香水剂等。合剂中的药物可以是化学药物，也可以是中药材的提取物。合剂中的溶剂主要是水，有时为了溶解药物可加入少量的乙醇。含有酊剂、醑剂、流浸膏剂等的合剂，制备时应缓慢加入以防止析出沉淀。合剂中可加入矫味剂、着色剂、香精等，以水为溶剂的合剂需加入防腐剂，必要时也可加入稳定剂。合剂可以是溶液型、混悬型、乳剂型的液体制剂，如复方甘草合剂等。口服液目前应用最多，其必须是澄明溶液或允许含有极少量的一摇即散的沉淀物。口服液主要以水为溶剂，少数口服液中含有一定量的乙醇。

（二）气体剂型

1. 气雾剂

气雾剂（aerosols）系指含药、乳液或混悬液与适宜的抛射剂共同装封于具有特制阀门系统的耐压容器中，使用时借助抛射剂的压力将内容物以定量或非定量呈雾状物喷出，用于肺部吸入或直接喷至腔道黏膜、皮肤及空间消毒的制剂。

气雾剂类具有以下优点：①药物可以直接达到作用部位或吸收部位，具有十分明显的速效作用与定位作用，尤其在呼吸道给药方面具有其他剂型不能替代的优势。②药物封装于密闭的容器中，可保持清洁和无菌状态，减少了药物受污染的机会，而且使用后残余的药物也不易造成环境污染。此外，由于容器不透明，避光，不与空气中的氧和水分直接接触，故有利于提高药物的稳定性。③使用方便，一揿（吸）即可，老少皆宜，有助于提高患者的用药顺应性，尤其适用于OTC药物。④全身用药可减少药物对胃肠道的刺激性，并可避免肝脏的首过效应。⑤药用气雾剂等装有定量阀门，故给药剂量准确。

同时气雾剂也存在着缺点：①气雾剂制剂的包装需要耐压容器、阀门系统和特殊的生产设备，故产品成本较高。②作为气雾剂重要组成部分的抛射剂（主要是氟氯烷烃类）可破坏臭氧层，具有严重的环境保护问题。③氟氯烷烃类抛射剂在动物或人体内达到一定的浓度都可以致敏心脏，造成心律失常。由140多个国家签定的《蒙特利尔条约》要求在2005年全面禁止使用氟氯烷烃类抛射剂。因此，开发性能优良的非氟氯烷烃类抛射剂面临着严峻的挑战。

2. 喷雾剂

喷雾剂（sprays）系指含药溶液、乳状液或混悬液填充于特制的装置中，使用时借助手动泵的压力、高压气体、超声振动或其他方法将内容物以雾状喷出的制剂。喷雾剂按内容物组成分为溶液型、乳状液型或混悬型；按用药途径可分为吸入喷雾剂、鼻用喷雾剂及用于皮肤、黏膜的非吸入喷雾剂;按给药定量与否,喷雾剂还可分为定量喷雾剂和非定量喷雾剂。其中,供雾化器用的吸入喷雾剂系指通过连续型雾化器产生供吸入用气溶胶的溶液、混悬液或乳液;定量吸入喷雾剂系指通过定量雾化器产生供吸入用气溶胶的溶液、混悬液或乳液。

由于喷雾剂的雾粒粒径较大,不适用于肺部吸入,多用于舌下、鼻腔黏膜给药,如鼻腔降钙素喷雾剂等。吸入喷雾剂的雾滴(粒)大小应控制在 $10\mu m$ 以下,其中大多数应在 $5\mu m$ 以下。喷雾剂应置凉暗处贮存,防止吸潮。配制喷雾剂时,可按药物的性质添加适宜的附加剂,如溶剂、抗氧剂、表面活性剂等。所加入附加剂应对呼吸道、皮肤或黏膜无刺激性、无毒性。烧伤、创伤用喷雾剂应采用无菌操作或灭菌。目前,临床应用较多的喷雾剂有口腔喷雾剂和鼻用喷雾剂两种亚型。

(1)口腔喷雾剂 口腔黏膜给药具有药物吸收快、酶活性低、可避免肝脏首过效应、给药方便等优点,成为多肽类、蛋白类及疫苗类药物有开发前景的非注射给药途径之一。在众多的口腔黏膜给药剂型中,口腔喷雾剂制备工艺简单,药物通过与黏膜接触而快速吸收,特别适用于需要迅速起效的药物,宜于不便吞咽的患者及儿童用药。它将药物输送到口腔黏膜或口咽等部位发挥局部作用,药物亦可经该部位黏膜吸收而发挥全身作用。口腔喷雾剂可用于治疗多种局部和全身性疾病,然而,由于口腔黏膜的总表面积较小,口腔喷雾剂给药后药物在口腔黏膜的滞留时间通常较短,目前用口腔喷雾剂进行全身给药的制剂产品数量还很有限,特别是大分子和疫苗类药物的口腔喷雾剂还在起步阶段。

(2)鼻用喷雾剂 鼻用喷雾剂是喷雾剂的另一种亚型。人体的鼻腔气道是由鼻中隔、鼻甲及开口于鼻窦并覆盖有高度血管化的黏膜软组织构成的。鼻用喷雾剂的给药过程类似于吸入型气雾剂,但喷雾剂喷出的液滴较大,主要停留在鼻腔而不会进入到气管及肺部,通过鼻腔黏膜吸收发挥作用,所以作用部位又不同于气雾剂。在临床治疗中,鼻用喷雾剂作为一种全新的非注射给药方法,常被用于治疗如疼痛、变应性鼻炎、糖尿病、鼻窦感染等临床疾病,其中局部糖皮质激素鼻喷雾剂可以在炎症的各个阶段发挥强大的抗炎、抗水肿效应,并能促进损伤的纤毛上皮修复,是目前治疗鼻黏膜炎症性疾病的一线药物,在临床上占据主要份额。同时,由于生物制药行业的快速发展,对一些口服生物利用度比较低的生物技术药物,如多肽类、蛋白类以及核酸类药物,鼻用喷雾剂或将成为这些药物局部或全身给药的重要途径。

3. 吸入粉雾剂

吸入粉雾剂(powder aerosols for inhalation)系指微粉化药物或与载体以胶囊、泡囊或多剂量贮存形式,采用特制的干粉吸入装置,由患者主动吸入雾化药物至肺部的制剂，亦称为干粉吸入剂（dry powder inhalations，DPI）。吸入粉雾剂不受定量阀门的限制，最大剂量一般高于气雾剂，同时可避免气雾剂使用氟氯烷烃类抛射剂所造成的人体副作用和环境污染，也不存在像气雾剂那样在使用中阀门掀压与吸入动作必须同步的问题。吸入粉雾剂中的药物粒度大小应控制在10μm以下，其中大多数应在5μm左右。为改善吸入粉雾剂的流动性，可加入适宜的载体和润滑剂，所有附加剂均应为生理可接受，且对呼吸道黏膜或纤毛无刺激性。粉雾剂易吸潮，应置于凉暗处保存，有助于防止粉末的吸湿，保持粉末细度、分散性和良好流动性。

粉末的吸入效果在很大程度上受药物（或药物与载体）粒子的粒径大小、外观形态、荷电性、吸湿性等性质影响。药物经微粉化后，具有较高的表面自由能，粉粒容易发生聚集，粉末的电性和吸湿性也对分散性造成影响。因此为了得到流动性和分散性良好的粉末，使吸入的剂量更加准确，常将药物附着在乳糖、木糖醇等载体上。载体物质的加入可以提高机械填充时剂量的准确度；当药物剂量较小时，载体还可以充当稀释剂。有时也可以加入少量的润滑剂如硬脂酸镁和胶体二氧化硅等，增加粉末的流动性，有利于粉末的"雾化"。

（三）固体剂型

1. 散剂

散剂（powders）系指药物与适宜的辅料经粉碎、均匀混合制成的干燥粉末状制剂。分为口服散剂和局部用散剂。

目前，散剂通常用在中药剂型中，中药散剂系指药材或药材提取物经粉碎、混合均匀制成的粉末状制剂。《中国药典》（2015年版）一部已收载50多种中药散剂，如七厘散、八味清新沉香散等。在现代医疗中，由于片剂、胶囊剂等现代固体剂型的发展，化学药品的散剂已不常见，《中国药典》（2015年版）二部仅收载了3种，如牛磺酸散、磷霉素氨丁三醇散等。散剂除了可直接作为剂型，也是其他剂型如颗粒剂、胶囊剂、片剂、混悬剂、气雾剂、粉雾剂和喷雾剂等制备的中间体。因此，散剂的制备技术与要求在其他剂型中具有普遍意义。

散剂可分为口服散剂和局部用散剂。口服散剂一般溶于或分散于水、稀释液或其他液体中服用，也可直接用水送服。口服散剂可发挥全身治疗作用或局部作用，如小儿清肺散、六味安消散、蛇胆川贝散、蒙脱石散、聚乙二醇4000散剂等。局部用散剂可供皮肤、口腔、咽喉、腔道等处疾病的应用，如皮肤用散剂痱子粉、口腔溃疡散等。专供治疗、预防和润滑皮肤的散剂也称撒布剂或撒粉。

散剂是固体剂型中的分散程度最大的制剂，药物粒径小，比表面积大。散剂的特点：①较其他固体剂型相比，散剂易于分散、溶出快、吸收快、起效快；

②制备工艺简单，易于控制剂量，便于婴幼儿服用；③对剂量大的药物，散剂是一种患者易于接受的固体剂型，如口服每剂量 1~5g 的三硅酸镁散剂，患者对其要比片剂更易接受；④外用散剂覆盖面积大，对外伤可同时发挥保护，收敛，促进伤口愈合等作用。但散剂也同时因为分散度大，可使吸湿性、气味、刺激性、不稳定性等方面的不良影响增加。

散剂在生产和贮藏过程中，应符合以下质量要求：①制备散剂的药物均应粉碎成细粉，口服散剂为细粉，局部散剂应为最细粉；②散剂应干燥、松散、混合均匀、色泽一致；③散剂应密闭贮存，含挥发性或吸潮药物的散剂应密封贮存；④用于烧伤或创伤的局部用散剂应无菌；⑤散剂用于烧伤治疗如为非无菌制剂的，应在标签上标明"非无菌制剂"，在产品说明书中应注明"用于程度较轻的烧伤"。

2. 颗粒剂

颗粒剂（granules）是将药物粉末与适宜的辅料混合而制成的具有一定粒度的干燥颗粒状制剂。除另有规定外，颗粒剂中大于一号筛（2000μm）的粗粒和小于五号筛（180μm）的细粒的总和不超过 15%。颗粒剂可直接吞服，也可冲入水中饮服。

颗粒剂是药物，特别是中药常用的一种口服固体剂型。某些抗生素遇水不稳定，可制成颗粒剂，临用前加水溶解或混悬均匀后服用，如阿莫西林颗粒剂、头孢氨苄颗粒剂。颗粒剂也是小儿常用的剂型之一。中药颗粒剂是在汤剂基础上发展起来的剂型，中药颗粒剂既保持了汤剂吸收快、显效迅速等优点，又克服了汤药服用前临时煎煮、耗时费能、久置易霉败变等不足，如感冒清热颗粒、板蓝根颗粒剂等。

常用固体制剂中，颗粒剂的分散程度小于散剂，大于其他片剂、胶囊剂等固体制剂。与散剂相比具有以下特点：①分散性、附着性、团聚性、吸湿性等均较散剂相比降低；②颗粒剂中多种成分混合后，因用黏合剂制成粒，故避免了散剂中各种成分的离析现象；③贮存、运输方便；④颗粒可通过包衣改变功能，如可根据包衣的材料性质使颗粒具有防潮性、缓释性和肠溶性等功能。与片剂和胶囊剂比较，颗粒剂服用方便，通常药物释放和吸收迅速。

颗粒剂的分类包括：可溶颗粒（通称颗粒）、混悬颗粒、泡腾颗粒、肠溶颗粒、缓释颗粒和控释颗粒等。可溶颗粒加水后应能完全溶解呈澄明溶液，无焦屑等杂质；混悬颗粒系指难溶性药物与适宜辅料制成的颗粒剂，临用前加水或其他适宜的液体振摇即可分散成混悬液，混悬颗粒剂应进行溶出度检查；泡腾颗粒系指含有碳酸氢钠和有机酸（枸橼酸或酒石酸等），遇水可放出大量气体而成泡腾状的颗粒剂，泡腾颗粒剂应溶解或分散于水中后服用；肠溶颗粒系指采用肠溶性材料包裹颗粒或其他适宜方法制成的颗粒剂，肠溶颗粒耐胃酸而在肠液中释放活性成分或控制药物在肠道内的定位释放，可防止药物在胃内分解失效，避免对胃的刺激，肠溶颗粒应进行释放度检查；缓释颗粒系指在规定的释放介质中缓慢、非恒速释放药物的颗粒剂，缓释颗粒剂应符合缓释制剂的有关要求，应进行释放度检查；控释颗粒系指在规定的释放介质中缓慢地恒速释放药物的颗粒剂，控释颗粒应符合控释制剂的有关要求，应进行释放度检查。

颗粒剂在生产与贮藏期间，药物与辅料应混合均匀，颗粒剂应干燥，色泽一致，无吸潮、结块、潮解等现象，颗粒剂的溶出、释放度、含量均匀度、微生物限量应符合要求。

3. 片剂

片剂（tablets）是指药物与药用辅料均匀混合后压制而成的片状制剂，由原药、填料、吸附剂、黏结剂、润滑剂、分散剂、润湿剂、崩解剂、香料、色料等组成。片剂是在丸剂使用基础上发展起来的，创用于19世纪40年代，到19世纪末随着压片机械的出现和不断改进，片剂的生产和应用得到了迅速的发展。近些年来，片剂生产技术与机械设备方面也有较大的发展，如沸腾制粒、全粉末直接压片、半薄膜包衣、新辅料、新工艺以及生产联动化等。中药片剂的研究和生产仅在50年代才开始，随着中药化学、药理、制剂与临床几方面的综合研究，中药片剂的品种、数量不断增加，工艺技术日益改进，片剂的质量逐渐提高。

片剂的优点有：①通常片剂的溶出度及生物利用度较丸剂好；②剂量准确，片剂内药物含量差异较小；③质量稳定，片剂为干燥固体，且某些易氧化变质及易潮解的药物可借包衣加以保护，光线、空气、水分等对其影响较小；④服用、携带、运输等较方便；⑤机械化生产，产量大，成本低，卫生标准容易达到；⑥可以制成不同类型的各种片剂，以满足不同临床医疗的需要。片剂的不足之处包括：①片剂中需加入若干赋形剂，并经过压缩成型，溶出速度较散剂及胶囊剂慢，有时影响其生物利用度；②儿童及昏迷患者不易吞服；③含挥发性成分的片剂贮存较久时含量下降。

（1）口服片剂　指供口服的片剂。此类片剂中的多数药物是经胃肠道吸收而发挥作用，也有的片剂中的药物是在胃肠道局部发挥作用。口服片剂又分为以下若干种。

①普通片（conventional tablets）是指将药物与辅料混合而压制成的片剂，一般应用水吞服，又称之为压制片或素片。

②包衣片剂（coated tablets）是指在片心（压制片）外包衣膜的片剂。包衣的目的是增加片剂中药物的稳定性，掩盖药物的不良气味，改善片剂的外观等等。包衣片又可分为：糖衣片剂（sugar coated tablets）是指主要用糖为包衣材料包制而成

的片剂；薄膜衣片剂（film coated tablets）是指外包高分子材料的薄膜的片剂；肠溶衣片剂（enteric coated tablets）是指外包在胃液中不溶解，但在肠液中可溶的衣层的片剂，目的是防止药物在胃液中被破坏及药物对胃的刺激性等。

③多层片剂（multilayer tablets）是指由两层或数层（组分、配方或色泽不同）组成的片剂，其目的是改善外观或调节作用时间、或减少两层中药物的接触，减少配伍变化等。此种片剂可以由上到下分为两层或多层，也可以是由片心向外分为多层。

④舌下片指置于舌下能迅速融化，药物经舌下黏膜吸收发挥全身作用的片剂。主要适用于急症的治疗，如硝酸甘油舌下片。

⑤口腔贴片指粘贴于口腔，经黏膜吸收后起局部或全身作用的片剂，如甲硝唑口腔贴片。

⑥咀嚼片（chewable tablets）指在口中嚼碎后咽下的片剂。此类片剂较适用于幼儿，幼儿不会吞服片剂，幼儿用片中需加入糖类及适宜香料以改善口感。此类片剂还适用于可压性好、压成之片崩解困难的药物，如铝酸铋、氢氧化铝等。

⑦溶液片（solution tablets）临用前加水溶解而成溶液，此种片剂既有口服者，又有供其他用途者，口服者可达速效目的，如阿司匹林溶液片；其他特殊用途者，例如升汞、季胺类杀菌用药物的片剂，口服有毒。

⑧泡腾片剂（effervescent tablets）指含有泡腾崩解剂的片剂，泡腾片遇水可产生气体（一般为二氧化碳），使片剂快速崩解，多用于可溶性药物的片剂，例如泡腾维生素 C 片等。

⑨分散片剂（dispersion tablets）是指置于温水中可以迅速崩解，药物等分散于水中，形成混悬液的片剂。此种片剂适用于婴幼儿（药味不苦等时）及老年人，并有速释的作用。

⑩长效片剂（prolongedaction tablets）指药物缓慢释放而延长作用时间的片剂。

（2）口腔用片剂

①口含片（buccal tablets）又称"含片"，是指含在颊膜内缓慢溶解而发挥治疗作用的片剂。口含片多用于口腔及咽喉疾患，可在局部产生较久的疗效，例如消炎、消毒等。这种片剂的硬度应较大，不应在口腔中快速崩解。

②舌下片剂（sublingual tablets）指置于舌下或颊腔中使用的片剂，其用法与口含片相同，舌下片剂在口液中徐徐溶解，其中药物通过黏膜而快速吸收并发挥治疗作用，例如硝酸甘油舌下片；其另一特点是可以防止胃肠液的 pH 及酶对药物稳定性的影响，并可避免肝脏的首过效应。其要求与口含片相似。

（3）外用片　指阴道片和专供配制外用溶液用的压制片。前者直接用于阴道，如鱼腥草素外用片治疗慢性宫颈炎、灭敌刚片治疗妇女滴虫病和滴虫性白带。外用溶液片将片剂加一定量的缓冲溶液或水溶解后，使成一定浓度的溶液，如供滴眼用的白内停片、供漱口用的复方硼砂漱口片和呋喃西林漱口片、供消毒用的升汞片等。外用溶液片的组成成分必须均为可溶物。

4. 胶囊剂

胶囊剂（capsules）系指药物（药物与辅料的混合物）填充于空心硬质胶囊壳或密封于弹性软质胶囊壳中的固体制剂。构成上述空心硬质胶囊壳或弹性软质胶囊壳的材料都是明胶、甘油、水以及其他的药用材料，但各成分的比例不尽相同，制备方法也不相同。

胶囊剂是临床应用广泛的一类固体剂型，主要供口服给药，其主要的优点如下：①掩味，改善药物稳定性。药物装入胶囊壳中，可使药物与外界隔离，减少空气、光线、水分的影响，对具不良气味和不稳定的药物有一定遮蔽、保护和稳定作用；②起效迅速。药物以粉末或颗粒填充于胶囊中，与片剂、丸剂等相比，制备过程未受机械压力等因素影响，药物可在胃肠道中迅速分散、溶出和吸收；③液体药物固体化。液态药物或含油量高的药物可填充于软质胶囊中制成固体制剂，服用、携带方便；④延缓或定位释放药物。可将药物制成颗粒或小丸后，根据需要选用适宜包衣材料进行包衣，装入胶囊，使药物具有缓释延效作用。制成肠溶胶囊可将药物定位释放于小肠；制成直肠或阴道给药的胶囊剂，可使药物定位释放于阴道或直肠；治疗肠炎的药物或以结肠为主要吸收部位的蛋白类、多肽类药物，可制成结肠定位释药的胶囊剂。

胶囊剂也存在一些不理想之处。胶囊壳的主要囊材是水溶性的明胶，所以囊芯物（填充的药物）不能是水溶液或稀乙醇溶液，以防囊壁溶化。如填充易风化的药物，水分汽化会使囊材软化；易潮解的药物则会因药物吸水使囊壁干燥、脆裂。因此，这类性质的药物一般不宜制成胶囊剂。胶囊壳在体内溶化后，局部药量很大，因此，易溶性的刺激性药物也不宜制成胶囊剂。

依据胶囊剂的溶解和释放特性，可分为硬胶囊（通称为胶囊）、软胶囊（胶丸）、缓释胶囊、控释胶囊和肠溶胶囊，主要供口服用。

（1）硬胶囊（hard capsules） 系采用适宜的制剂技术，将药物或加适宜辅料制成粉末、颗粒、小片或小丸等填充于空心胶囊中。

（2）软胶囊（soft capsules） 系将一定量的液体药物直接包封，或将固体药物溶解或分散在适宜的赋形剂中制备成溶液、混悬液、乳液或半固体，密封于球形或椭圆形的软质囊材中，可用滴制法或压制法制备。软质囊材是由胶囊用明胶、甘油或其他适宜的药用材料单独或混合制成。

（3）缓释胶囊（sustained – release capsules） 系指在水中或规定的释放介

质中缓慢地非恒速释放药物的胶囊剂。缓释胶囊应符合缓释制剂的有关要求并应进行释放度检查。

（4）控释胶囊（controlled – release capsules）　系指在水中或规定的释放介质中缓慢地恒速或接近恒速释放药物的胶囊剂。控释胶囊应符合控释制剂的有关要求并应进行释放度检查。

（5）肠溶胶囊（enteric – capsules）　系指硬胶囊或软胶囊经药用高分子材料处理或其他适宜方法加工而成；可用适宜的肠溶材料制备而得，也可用经肠溶材料包衣的颗粒或小丸填充胶囊而制成。肠溶胶囊不溶于胃液，但能在肠液中崩解并释放活性成分。

5. 滴丸剂

滴丸剂（guttate pills）系指固体或液体药物与适当物质（一般为基质）加热融化混匀后，滴入不相混溶的冷凝液中、收缩冷凝而制成的小丸状制剂，主要供口服使用。

从滴丸剂的组成、制法看，它具有如下特点：①设备简单、操作方便、利于劳动保护、工艺周期短、生产率高；②工艺条件易于控制，质量稳定，剂量准确，受热时间短，易氧化及具挥发性的药物溶于基质后，可增加其稳定性；③基质容纳液态药物量大，故可使液态药物固化，如芸香油滴丸含油可达83.5%；④用固体分散技术制备的滴丸具有吸收迅速、生物利用度高的特点，如灰黄霉素滴丸有效剂量是100目细粉的1/4、微粉（粒径5μm以下）的1/2；⑤发展了耳科、眼科用药新剂型，五官科制剂多为液态或半固态剂型，作用时间不持久，作成滴丸可起到延效作用。

滴丸剂所用的基质可分为两大类，即水溶性基质和脂溶性基质。水溶性基质包括聚乙二醇类（PEG6000、PEG4000等）、聚维酮（PVP）、硬脂酸钠、泊洛沙姆、硬脂酸聚烃氧（40）酯、明胶等。脂溶性基质包括硬脂酸、单硬脂酸甘油酯、硬脂醇、半合成脂肪酸酯、氢化植物油等。

6. 膜剂

膜剂（films）系指原料药物与适宜的成膜材料经加工制成的膜状制剂。膜剂的给药途径广，可口服、口含、舌下、眼结膜囊内和阴道内给药，也可用于皮肤和黏膜创伤、烧伤或炎症表面的覆盖。膜剂分为单层膜、多层膜复合与夹心膜等，其形状、大小和厚度等视用药部位的特点和含药量而定。一般膜剂的厚度为0.05~0.2mm，面积为1cm²的可供口服，0.5cm²的供眼用。

膜剂适合于小剂量的药物。其优点包括：①药物在成膜材料中分布均匀，含量准确，稳定性好；②一般普通膜剂中药物的溶出和吸收快；③制备工艺简单，生产中没有粉尘飞扬；④膜剂体积小，质量轻，应用、携带及运输方便。其缺点是载药量小。

采用不同的成膜材料可制成不同释药速度的膜剂，既可制备速释膜剂又可制备缓（控）释膜剂。成膜材料的性能和质量不仅对膜剂的成型工艺有影响，而且对膜剂的质量及药效产生重要影响。理想的成膜材料应具有下列条件：①生理惰性，无毒、无刺激、无不适臭味；②性能稳定，不降低主药药效，不干扰含量测定；③成膜，脱膜性能好，成膜后有足够的强度和柔韧性；④用于口服，腔道，眼用膜剂的成膜材料应具有良好的水溶性或能逐渐降解，外用膜剂的成膜材料应能迅速完全释放药物；⑤来源丰富，价格便宜。

（四）半固体剂型

1. 软膏剂

软膏剂（ointments）系指药物与油脂性或水溶性基质混合制成的均匀的半固体外用制剂。常用基质分为油脂性、水溶性和乳剂型基质，其中用乳剂型基质制成的易于涂布的软膏剂称乳膏剂。根据定义，软膏剂中的药物可以溶解于基质中，也可以分散于基质中。但是，若选择合适的基质，使药物溶解于其一相中，从而使药物以分子形式存在，当两相混合时，药物在基质中就分布均匀。这样不仅保证了药物剂量与药效，而且避免由于药物颗粒的存在使软膏局部浓度过高，引起对皮肤的刺激性。因此，乳膏剂中药物的加入方法对保证药物的疗效、降低毒副作用显得尤为重要。

药物透皮吸收是包括药物的释放、穿透和吸收进入血液循环 3 个阶段。是指敷贴在皮肤上的药物，通过汗腺通道，角质层转运与表皮深层转运而被吸收的过程，称之为透皮吸收，古人早有"皮肤隔而毛窍通"的精辟论述。清代名医徐洄溪说"用膏贴之，闭塞其气，使药性从毛孔而入腠理，通经贯络，或提而出之，或攻而散之，较之服药尤有力，此至妙之法也"。也说明了中药外用可经皮肤吸收，达到调畅气血，平和阴阳，疏通脏腑的作用。透皮吸收是药物通过皮肤吸收作用而达到用药与治病目的，无疑先要从皮肤生理结构谈起。皮肤是由很多层组织构成，主要分表皮、真皮和皮下脂肪组织，其中在真皮下脂肪组织的毛囊脂腺、汗腺均开口在表皮。表皮最外层是角质层，由致密的角质化无生命细胞层层叠叠给皮肤造就一道天然屏障。药物透皮吸收要经过如下的 3 条途径才可到达病灶：毛囊、完整的角质层和汗腺。当药物穿过表皮最外层细胞或角质层细胞之间进入皮内时，角质层对药物穿透屏障起限速作用，药物一旦通过角质层扩散速度就会增强。

近年来以脂质体和传递体为载体的局部外用制剂的研制也得到了广泛的关注，具有加强药物进入角质层和增加药物在皮肤局部积累的作用，还可形成持续释放。新基质和新型高效皮肤渗透促进剂的出现促进了新制剂的发展，提高了软膏剂的疗效，并把半固体制剂的研究、应用和生产推向了一个更高的水平。

软膏剂具有热敏性和触变性的特点。热敏性反映遇热融化而流动；触变性反映施加外力时黏度降低，静止时黏度升高，不利于流动。这些性质可以使软膏剂能在长时间内紧贴、黏附或铺展在用药部位，既可以起局部治疗作用，也可以起全身治疗作用。软膏剂主要用于局部疾病的治疗，如抗感染、消毒、止痒、止痛和麻醉等。这就要求药物作用于表皮或经表皮渗入表皮下组织，一般并不期望产生全身性作用。

2. 眼膏剂

现代的眼膏剂（eye ointment）是一个广义的概念，包括狭义的眼膏剂、眼用乳膏剂、眼用凝胶剂。狭义的眼膏剂系指由药物与适宜基质均匀混合，制成溶液型或混悬型膏状的无菌眼用半固体制剂。眼用乳膏剂是由药物与适宜基质混合均匀，制成的乳膏状的无菌眼用半固体制剂。眼用凝胶剂是由药物与适宜辅料制成的凝胶状无菌眼用半固体制剂。

眼膏剂的特点为：①油脂性的眼膏基质具有无水和化学惰性的特点，宜于配制遇水不稳定药物（如某些抗生素）的眼用制剂；②与滴眼剂相比，眼膏剂在结膜囊内滞留时间长，可起到长效作用；③能减轻眼睑对眼球的摩擦，有助于角膜损伤的愈合，可用于眼科手术用药；④夜晚使用可减少给药次数，延长眼内滞留时间。油腻感、引起视力模糊等是眼膏剂的常见缺点。

眼膏剂在生产和贮藏期间应符合下列有关规定：①眼膏剂的基质应过滤并灭菌，不溶性药物应预先制成极细粉，眼膏剂、眼用乳膏剂、眼用凝胶剂应均匀、细腻、无刺激性，并易涂布于眼部，便于药物分散和吸收，每个包装的装量应不超过5g；②包装容器应不易破裂、并清洗干净及灭菌，其透明度应不影响可见异物检查；③眼膏剂还应符合相应剂型制剂通则项下的有关规定，如眼用凝胶还应符合凝胶剂的规定；④眼膏剂的含量均匀度等应符合要求；⑤眼膏剂应避光密封贮藏；⑥眼膏剂在启用后最多可使用4周。

眼膏剂常用的基质，一般用凡士林8份，液状石蜡、羊毛脂各1份混合而成。根据气温可适当增减液状石蜡的用量。其基质中羊毛脂有表面活性的作用，具有较强的吸水性和黏附性，使眼膏和泪液容易混合，并易附着于眼黏膜上，使基质中药物容易穿透眼膜。基质加热融合后用绢布等适当滤材保温过滤，并用150℃干热灭菌1~2h，备用。也可将各组分分别灭菌供配制用。用于眼部手术或创伤的眼膏剂应灭菌或无菌操作，且不添加抑菌剂或抗氧剂。

3. 凝胶剂

凝胶剂（gels）系指药物与能形成凝胶的辅料制成溶液、混悬或乳状液型的稠厚液体或半固体制剂。凝胶剂通常限局部用于皮肤及体腔（如鼻腔、阴道和直肠）。乳状液型凝胶剂又称为乳胶剂。由高分子基质（如西黄蓍胶等）制成的凝胶剂也可称为胶浆剂。小分子无机药物（如氢氧化铝）的小粒子以网状结构存在于液体中形成的凝胶剂，属两相分散系统，也称为混悬型凝胶剂。混悬型凝胶剂可具有触变性，静止时为半固体，而搅拌或振摇时则成为液体。

凝胶剂应符合以下要求：①凝胶剂应均匀、细腻，常温时保持胶状，不干涸或液化；②混悬型凝胶剂中的胶粒应分散均匀，不应下沉结块；③根据需要，凝胶剂中可加入保湿剂、防腐剂、抗氧剂、乳化剂、增稠剂和透皮吸收促进剂等；④凝胶剂基质不应与药物发生相互作用；⑤除另有规定外，凝胶剂应遮光密封，置于25℃以下贮存，并应防冻。

凝胶剂有单相凝胶和双相凝胶之分。双相凝胶是由小分子无机药物胶体小粒以网状结构存在于液体中，具有触变性，如氢氧化钠凝胶。局部应用的由有机化合物形成的凝胶剂系指单相凝胶，又分为水性凝胶和油性凝胶。水性凝胶基质可使用天然、半合成及合成高分子材料。常用的海藻酸盐、明胶、果胶、纤维素衍生物、淀粉及其衍生物、聚维酮、聚乙烯醇、聚丙烯酸类（如卡波姆、聚丙烯酸）等。油性凝胶的基质常由液体石蜡与聚氧乙烯、脂肪油与胶体硅或铝皂、锌皂构成。在临床上应用较多的是水凝胶为基质的凝胶剂。

水性凝胶基质具有以下优点：①无油腻感，易于涂展，易于洗除；②能吸收组织渗出液，不妨碍皮肤正常功能；③稠度小，利于药物释放，特别是水溶性药物的释放。缺点是润滑性较差，容易失水和霉变，常需加入较大量的保湿剂和防腐剂。环境敏感水凝胶也称为智能水凝胶，可对物理刺激（温度、光、电场、压力等）、化学刺激（pH等）和生化刺激（特异的识别分子）等外界刺激产生响应，发生体积变化、凝胶－溶胶转变等物理结构和化学性质的突变。如聚丙烯酸类、壳聚糖衍生物、海藻酸、改性纤维素等pH敏感型水凝胶，泊洛沙姆127等温度敏感型水凝胶。

4. 栓剂

栓剂（suppositories）指药物与适宜基质制成的具有一定形状的供人体腔道内给药的固体制剂。栓剂在常温下为固体，塞入腔道后，在体温下能迅速软化熔融或溶解于分泌液，逐渐释放药物而产生局部或全身作用。早期人们认为栓剂只起润滑、收敛、抗菌、杀虫、局麻等局部作用，后来又发现栓剂尚可通过直肠吸收药物发挥全身作用，并可避免肝脏的首过效应。直肠给药栓剂中药物的主要吸收途径有：①药物通过直肠上静脉，经门静脉进入肝脏，代谢后，再由肝脏进入体循环；②药物通过直肠下静脉和肛门静脉，经髂内静脉绕过肝脏，从下腔大静脉直接进入体循环起全身作用；③药物通过直肠淋巴系统吸收。

栓剂的作用特点是：①药物不受或少受胃肠道 pH 值或酶的破坏；②避免药物对胃黏膜的刺激性；③中下直肠静脉吸收可避免肝脏首过效应；④适宜于不能或不愿口服给药的患者；⑤可在腔道起润滑、抗菌、杀虫、收敛、止痛、止痒等局部作用；⑥适用于不宜口服的药物。

按给药途径不同分为直肠用、阴道用、尿道用栓剂等，如肛门栓、阴道栓、尿道栓、牙用栓等，其中最常用的是肛门栓和阴道栓。为适应机体的应用部位，栓剂的性状和重量各不相同，一般均有明确规定。

（1）肛门栓　肛门栓有圆锥形、圆柱形、鱼雷形等形状。每颗重量约 2g，长 3~4cm，儿童用约 1g。其中以鱼雷形较好，塞入肛门后，因括约肌收缩容易压入直肠内。肛门栓中药物只能发挥局部治疗作用。

（2）阴道栓　阴道栓有球形、卵形、鸭嘴形等形状，每颗重量 2~5g，直径 1.5~2.5cm，其中以鸭嘴形的表面积最大。

（3）尿道栓　有男女之分，男性用的重约 4g，长 1~1.5cm；女性用重约 2g，长 0.60~0.75cm。

以上所述栓剂的重量是以可可豆脂为基质制成的，若基质比重不同，栓剂重量亦不同。按制备工艺与释药特点又可分为以下几种。

（1）双层栓　一种是内、外层含不同药物，另一种是上下两层，分别使用水溶或脂溶性基质，将不同药物分隔在不同层内，控制各层的溶化，使药物具有不同的释放速度。

（2）中空栓　可达到快速释药目的。中空部分填充各种不同的固体或液体药物，溶出速度比普通栓剂要快。

（3）控（缓）释栓　包括微囊型、骨架型、渗透泵型、凝胶缓释型等。

（五）新剂型

1. 固体分散体

固体分散体（solid dispersion，SD）是指将药物以分子、无定型、微晶态等高度分散状态均匀分散在载体中形成的一种以固体形式存在的分散系统。作为一种药物制剂的中间体，固体分散体可以增加难溶性药物的溶出度，提高生物利用度，延缓药物释放，增加药物稳定性和液体药物固体化等用途。

近年来，在药物制剂领域，固体分散体的载体材料多采用一些水溶性、水不溶性聚合物或肠溶性聚合物，糖类，以及脂质类材料等，从而实现增加药物溶出、延缓释放以及改善药物稳定性和掩味等不同作用。固体分散体中药物以分子、无定型、微晶态等高度分散状态存在。高度分散状态是增加药物溶出的基础，但同时也带来固体分散体老化的问题。

药物固体分散体的重要特点如下：①载体中药物以高度分散状态存在；②亲水性载体可增加难溶性药物的溶解度和溶出速率，有助于提高药物的生物利用度，难溶性载体可延缓或控制药物释放，肠溶性载体可控制药物于小肠释放；③利用载体的包载作用，可延缓药物的水解和氧化；④载体可掩盖药物的不良气味和降低刺激性；⑤实现液体药物固体化；⑥药物分散状态高，物理稳定性不好，久贮易产生老化现象。

按药物释放特征分类，固体分散体可分为速释型、缓（控）型和靶向释药型。

（1）速释型固体分散体 速释型固体分散体是利用亲水性载体制备的固体分散体系，这种类型的固体分散物在固体分散体研究中占绝大多数。对于难溶性药物而言，利用水溶性载体制备的固体分散物，不仅可以保持药物的高度分散状态，而且对药物具有良好的润湿性。这在提高药物溶解度、加快药物溶出，从而提高药物的生物利用度方面具有重要的意义。

速释型固体分散体所用的载体多为高分子化合物，有机酸及糖类，主要有聚乙二醇（PEG）4000 和 6000、聚乙烯吡咯烷酮（PVP）、尿素、枸橼酸、琥珀酸、去氧胆水、甘露醇、木糖醇、山梨醇、半乳糖等，对水溶性固体分散载体的研究出现了由单一载体向联合载体及加表面活性剂的载体方向发展趋势。

（2）缓释型固体分散体 缓（控）释型固体分散体是指以水不溶性或脂溶性载体制备的固体分散体，这种分散系可以看作溶解扩散或骨架扩散体系，释放机制与相应的缓释制剂和控释制剂相同，药物释放动力学可能是一级、Higuchi（1/2 级）或零级过程。缓（控）释型固体分散常用的载体有乙基纤维素、蜡脂和丙烯酸树脂（Eudragit）等。

（3）肠溶型固体分散体 肠溶型固体分散体是利用肠溶性材料为载体制备的，定位于肠道溶解和释放药物的固体分散体。随着药剂学的发展和新辅料的出现，逐渐出现了一些肠溶型固体分散体的研究。

利用肠溶性材料制成的固体分散体，能够使许多难溶性药物的生物利用度提高，而且具有缓释性，这对解决以往利用控制溶解制备水难溶性药物的缓释制剂生物利用度较差的问题是一个很有益的启示。肠溶性固体分散体常用的载体材料有羟丙基甲基纤维素邻苯二甲酸酯（HP－55）、邻苯二甲酸乙酸纤维素（CAP）、肠溶型丙烯酸树脂（Eugragit L100 和 S100）等。

2. 包合物

包合物是一类有机晶体。其结构中含有两种结构单位，即包合物是由两种化合物组成的：一种是能将其他化合物囚禁在其结构骨架空穴里的化合物，称为包合剂或主体分子；另一种是被囚禁在包合剂结构的空穴或孔道中的化合物，称为被包合剂或客体分子。

包合物是一种特殊类型的化合物，由分子被包在晶体结构的空腔或大分子固有的空腔中形成，各组分间按一定的比例结合，但不是靠化学键力而是靠组分间紧密吻合，使较小的分子不致脱离。其分子的几何形状是决定因素。包含物一般可分为3类。

(1) 结晶包合物　化合物被包在分子晶体的空腔中，如直链烃被包在尿素晶体结构中形成的管道状包合物，可用以分离不同大小的烃。

(2) 分子包合物　包在较大的有孔穴的环状分子中，如淀粉的降解物环糊精呈现出大环形的分子排列，可与烃、碘、卤代烷、芳烃等形成包合物。

(3) 大分子包合物　分子筛、蛋白质的吸附化合物和蓝色的淀粉－碘化合物等属此类。聚乙烯醇的蓝色碘包合物在伸张状态中呈现出强烈的二色性，工业上用以制造（光）偏振片和护目镜。分子筛在工业上广泛用于分离烃类和石油裂解。大分子包合物在生物体内可能起重要作用。

3. 聚合物胶束及纳米乳与亚微乳

(1) 聚合物胶束（polymeric micelles）　是由合成的两亲性嵌段共聚物在水中自组装形成的一种热力学稳定的胶体溶液。水中自组装的过程，就是共聚物的疏水段因受水分子的排挤，而自动缔合聚集成胶束的疏水核芯，而共聚物的亲水段则形成胶束的亲水外层使胶束在水中稳定。

(2) 纳米乳（nanoemulsion）　系粒径为 10～100nm 的乳滴分散在另一种液体介质形成的热力学稳定的胶体溶液。纳米乳一般在一定条件下可自发（或轻度振摇）形成，其乳滴多为大小比较均匀的球形，外观透明或半透明，可经热压灭菌或离心仍不分层。

(3) 亚微乳（submicroemulsion）　乳滴的粒径在 100～1000nm 范围，其稳定性介于纳米乳与普通乳（乳滴大小为 1～100μm）之间，热压灭菌时间太长或两次灭菌会分层。通常要用高压乳匀机制备，外观不透明或呈乳状。

纳米乳与亚微乳以往均称为微乳。聚合物胶束的疏水核芯可以包载疏水性药物，包载液体药物则成纳米乳或亚微乳，如包载固体药物则成为纳米球或亚微球。纳米乳不易受血清蛋白的影响，在循坏系统中的寿命很长，在注射24h后油相25%以上仍然在血中。

4. 微囊与微球

微型胶囊或微囊（microcapsules）系指固态或液态药物（囊心物），被囊材包裹而成的药库型微小胶囊。微囊中包载的药物可在特定的部位和介质中释放，具有缓释、控释或靶向释放等不同的释药特征；也可使药物溶解和（或）分散在高分子材料中，形成骨架型微小球状实体，称微球（microspheres）。微囊和微球的粒径范围在 1～250μm 之间，属微米级，又统称微粒。

药物制成微囊（或微球），可以实现以下作用：掩盖药物的不良气味及口味；提高药物的稳定性；降低药物对消化道的刺激；液体药物固体化，方便其使用；避免复方制剂中药物的配伍变化；制成缓控释制剂和靶向制剂；包裹活细胞或者生物活性物质。药物微囊是一种制剂中间体，可进一步将其加工成片剂、胶囊剂、注射剂、眼用制剂、贴剂、气雾剂和混悬剂等，应用于临床。

微囊囊心物种类繁多，除了活性药物，也可以是交联剂、催化剂、化学反应剂、显色剂、给湿剂、杀虫剂、矿物油、水溶液、染料、颜料、洗涤剂、食品、液晶、溶剂、气体、疏水化合物及无机胶体等。微囊的囊心物可为油溶性、水溶性化合物或混合物，可以是固体、液体或气体。

制备载药微囊的囊材应具有稳定的理化性质，与药物无配伍变化；具有良好的生物相容性，无毒无刺激性；微囊的囊材应有良好的成膜性，保证适宜的载药量和释药性能。高分子包囊材料本身的性能是选择包囊材料所要考虑的因素，如渗透性、稳定性、溶解性、可聚合性、黏度、电性能、吸湿性及成膜性等。

微囊的常用囊材按来源可分为天然高分子材料、半合成高分子材料和合成高分子材料，按生物降解特征又可分为可生物降解材料和非生物降解材料。生物降解材料可用于植入、口服、注射和栓塞给药，非生物降解材料多供口服给药。

5. 纳米粒

纳米粒（nanoparticles）是由高分子物质组成，粒径在 $10 \sim 100nm$ 范围，药物可以溶解、包裹于其中或吸附在表面上。其属于胶体粒子大小的范畴，是处于原子簇和宏观物体之间的过度区，处于微观体系和宏观体系之间，是由数目不多的原子或分子组成的集团，因此它们既非典型的微观系统，亦非典型的宏观系统。

近十多年，越来越多的科学家致力于纳米材料的相关研究，并在制备、性质和应用方面都取得了丰硕的研究成果。

纳米粒具有一些新异的物理化学特性。纳米粒区别于宏观物体结构的特点是表面积占很大比重，而表面原子既无长程序又无短程序的非晶层。可以认为纳米粒子表面原子的状态更接近气态，而粒子内部的原子可能呈有序的排列。即使如此，由于粒径小，表面曲率大，内部产生很高的 Gilibs 压力，能导致内部结构的某种变形。纳米粒子的这种结构特征使其具有下列 4 个方面的效应：①体积效应；②表面效应；③量子尺寸效应；④宏观量子隧道效应。

纳米材料在医学和生物工程领域也有许多应用，已成功开发了以纳米磁性材料为药物载体的靶向药物，称为"生物导弹"，即在磁性 Fe_3O_4 纳米微粒包敷的蛋白质表面携带药物，注射进入人体血管，通过磁场导航输送到病变部位释放药物，可减少肝、脾、肾等所受由于药物产生的副作用。利用纳米传感器可获取各种生化反应的信息和电化学信息，还可以利用纳米粒子研制成纳米机器人，注入人身的血液，对人体进行全身健康检查，疏通脑血管中血栓，清除心脏动脉脂肪沉积物，甚至还能吞噬病毒，杀死癌细胞等。可以预言，随着制备纳米材料技术的发展和功能开发，会有越来越多的新型纳米材料在众多的高科技领域中得到广泛的应用。

6. 脂质体与泡囊

脂质体（liposomes）是由卵磷脂和神经酰胺等制得的脂质体（空心），具有的双分子层结构与皮肤细胞膜结构相同，对皮肤有优良的保湿作用，尤其是包敷了保湿物质如透明质酸、聚葡糖苷等的脂质体是更优秀的保湿性物质。脂质体（liposome）是一种人工膜。在水中磷脂分子亲水头部插入水中，脂质体疏水尾部伸向空气，搅动后形成双层脂分子的球形脂质体，直径 25 ~ 1000nm 不等。脂质体可用于转基因，或制备药物，利用脂质体可以和细胞膜融合的特点，将药物送入细胞内部。

组成脂质体的磷脂包括天然磷脂和合成磷脂两类。磷脂的结构特点为 1 个磷酸基和 1 个季铵盐基组成的亲水性基团，以及由 2 个较长的烃基组成的亲脂性基团。天然磷脂以卵磷脂（磷脂酰胆碱，PC）为主，来源于蛋黄和大豆，显中性；合成磷脂主要有 DPPC（二棕榈酰磷脂酰胆碱）、DPPE（二棕榈酰磷脂酰乙醇胺）、DSPC（二硬脂酰磷脂酰胆碱）等，其均属氢化磷脂类，具有性质稳定、抗氧化性强、成品稳定等特点，是国外首选的辅料。组成脂质体的胆固醇与磷脂是共同构成细胞膜和脂质体的基础物质。胆固醇具有调节膜流动性的作用，故可称为脂质体"流动性缓冲剂"。

脂质体的特点如下：靶向性和淋巴定向性，即肝、脾网状内皮系统的被动靶向性。用于肝寄生虫病、利什曼病等单核－巨噬细胞系统疾病的防治，如肝利什曼原虫药锑酸葡胺脂质体，其肝中浓度比普通制剂提高了 200 ~ 700 倍。缓释作用，即缓慢释放，延缓肾排泄和代谢，从而延长作用时间。降低药物毒性，即如两性霉素 B 脂质体可降低心脏毒性。提高稳定性，如胰岛素脂质体、疫苗等可提高主药的稳定性。

脂质体应用于注射剂领域起源于 1990 年，注射型两性霉素 B 脂质体作为首个脂质体注射剂，已在国外上市并应用于临床，随后，阿霉素脂质体、盐酸多柔比星脂质体等脂质体产品相继问世，在抗肿瘤、疫苗等领域发挥着不可替代的作用。目前，我国已批准生产的脂质体注射剂主要有抗感染的两性霉素 B 脂质体注射剂、盐酸多柔比星脂质体注射液以及抗肿瘤的紫杉醇脂质体注射剂等。近年来，随着人们对脂质体研究的不断深入，一大批新型脂质体不断涌现，具有靶向性准、药效久、稳定性高、毒副作用小等优点，已成为各类新型载体研究的热点之一。当前，脂质体注射剂研究主要集中于长循环脂质体、纳米结构类脂质体、阳离子类脂质体等。

泡囊（niosomes）又称类脂质体，也有人称囊泡。泡囊是由非离子型表面活性剂组成，也具有类似脂质体封闭的双层结构，但比较不易泄露，也比脂质体稳定。粒径较小的泡囊（如 <50nm），不容易被巨噬细胞吞噬，可以延长在体内的时间，具有优良的组织透过性，尤其是可在有渗漏性血管的组织（如肿瘤、炎症区或梗死区）聚集，即所谓增强透过和滞留效应，因而具有天然的被动靶向作用。泡囊不易被肾排泄，粒径大的泡囊也可在肝脏、脾脏浓集，也有被动靶向的作用。此外，泡囊也具有缓释性、降低药物毒性和提高药物稳定性等特点。

（六）给药系统

药物递送系统（Drug Delivery System，DDS，药物传递系统）是指在空间、时间及剂量上全面调控药物在生物体内分布的技术体系。其目标是在恰当的时机将适量的药物递送到正确的位置，从而增加药物的利用效率，提高疗效，降低成本，减少毒副作用。药物递送系统是医学、工程学（材料、机械、电子）及药学的融合学科，其研究对象既包括药物本身，也搭载药物的载体材料、装置，还包括对药物或载体等进行物理或化学改性、修饰的相关技术。

1. 药物递送系统的目的

（1）药物控释　通常是指给药后能在机体内缓慢释放药物，使血液中或特定部位的药物浓度能够在较长时间内维持在有效浓度范围内，从而减少给药次数，并降低产生毒副作用的风险。随着技术的发展，现在的控释技术不仅能够实现药物的缓释，而且能够对药物释放的空间、时间及释药曲线进行更加精确、智能的调控。

（2）药物靶向　靶向药物是使药物瞄准特定的病变部位，在局部形成相对高的浓度，减少对正常组织、细胞的伤害。根据标靶的不同，药物靶向可分为组织器官水平、细胞水平及亚细胞水平几个层次。根据靶向机制的不同，药物靶向可分为被动靶向、主动靶向、物理靶向等几类。

（3）增强药物的水溶性及稳定性与调节药物代谢时间　通过水溶性高分子（如 PEG）等的直接修饰，或利用胶束、脂质体等载体包裹难溶性药物，从而改善难溶性药物的溶解度和溶出率；此外，可通过表面修饰、改性等手段在药物或其载体表面构筑一个保护层，保护药物免受体内吞噬细胞的清除及各种酶的攻击，从而提高药物在体内的稳定性。综合利用以上技术，还可以起到调控药物在体内的代谢速度的效果。

（4）促进药物吸收及通过生物屏障　促进药物通过肠道黏膜、皮肤等的吸收效率；或者通过表面修饰等方式（如修饰转铁蛋白受体、Tat 穿膜肽等）增加药物穿透特定生物屏障（如血-脑屏障、细胞膜）的能力，提高药效。

进入 21 世纪，药物新剂型研究取得了令人瞩目的发展。通过多学科理论和先进技术相结合，药物制剂的研究、开发和生产已经从经验模式走上了科学化、现代化的道路。现代药物制剂技术如纳米技术、脂质体技术、微囊化技术、微粉化技术、分子包合技术、缓（控）释技术、无针头注射给药技术、激光致孔技术、渗透泵控释技术等日渐成熟，药物剂型与制剂研究已进入了药物传输系统时代。

2. 药物传输系统研究

目前，药物传输系统即第三代、第四代药物新剂型已成为药学领域的重要发展方向，缓（控）释给药系统、经皮给药系统和靶向给药系统是发展的主流和研究的热点，具体方向如下。

（1）缓（控）释给药系统研究　缓（控）释给药系统亦称缓（控）释制剂，是发展最快的新型给药系统。采用缓（控）释制剂技术将药物制成缓（控）释给药系统，将药物按预先设计的速度释放药物，把药物安全、有效地送入体内。与普通制剂相比，其具有多种优点：①减少给药次数，改善患者用药顺应性；②减少血药浓度"峰谷"波动现象，降低毒副反应，提高疗效；③增加药物治疗的稳定性；④避免某些药物对胃肠道的刺激性。缓（控）释制剂按给药途径分有多种形式，如口服缓（控）释制剂、注射缓（控）释制剂、植入型缓（控）释制剂等。

（2）经皮给药系统研究　经皮给药系统是指在经皮肤给药后，药物迅速穿透皮肤，进入血液循环而起全身治疗作用的控释剂。该系统具有超越一般给药方法的独特优点，可以不经过肝脏的首过效应和胃肠道的破坏，且皮肤间层还有储存作用，使药物浓度曲线平缓，避免了"峰谷"现象，提供可预定的和较长的作用时间，维持稳定持久的血药浓度，毒性和不良反应小，使用方便。

（3）靶向给药系统研究　指帮助载体、配体或抗体将药物通过局部给药胃肠道、或全身血液循环而选择性地浓集定位于靶组织、靶器官、靶细胞或细胞内结构的给药系统。

三、剂型给药方法及临床注意事项

（一）给药途径选择的基本原则

目前临床上给药途径多样。其中常见的给药途径有皮下注射、静脉注射、口服、涂抹等。从本质上来说，药物的给药途径，同临床各类病症的治疗效果，有着极为紧密的联系。同一种药物，若给药途径不同，其药效有时有着极为巨大的差别。随着科学技术发展，药物剂型给使用带来更多方便，医生需根据药物性质及治疗目的，合理选择用药方式。

1. 根据临床治疗的需要选择

根据临床治疗需要选择给药途径，选择原则：能外用不口服，能口服不肌内注射，能肌内注射不输液。重症、急救治疗时，要求药物迅速起效，适宜选择静脉注射、静脉滴注、肌内注射、吸入及舌下给药；轻症、慢性疾病治疗时，因用药持久，适宜选用口服给药；皮肤疾病适宜选择外用溶液剂、酊剂、软膏剂、涂膜剂等剂型；腔道疾病治疗时适宜选择局部用栓剂等。

为适应繁多的疾病种类，根据疾病的性质和特点以及患者的年龄和疾病状态，明确在医院用还是家庭用，还可根据患者的经济状况等因素来确定合适的给药途径和相应的剂型。诸如：硝酸甘油剂型常见的有片剂、药膜、注射剂3种，在选择上要按病情来选择，药膜在体内起效时间比片剂快3倍；有一些药物肌内注射后吸收缓慢而不完全，如：地西泮、苯妥英钠、地高辛、奎尼丁等药物肌内注射的吸收并不比口服好。患严重心、肺疾病和肾功能不良者，不宜静脉滴注，以免加重心肺的负担，非用不可时应使药液呈小滴，滴速要慢，同时密切监测患者心、肺、肾功能。又如婴幼儿期肌内注射可因局部血液循环不足而影响药物吸收，故常用静脉滴注。用于老年人、婴儿、抢救危重、急症、昏迷患者时，为更好地发挥药物的疗效，加速或延缓药物的作用，增加药物对某些系统的靶向性、靶组织的滞留性、组织细胞的渗透性等，可选用适宜的赋形剂和新技术制备成的新剂型。抗病毒药利巴韦林在呼吸道分泌物中的浓度大多高于血药浓度，用于呼吸道合胞病毒（RSV）引起的病毒性肺炎与支气管炎时，较好的选择是气雾吸入，此用法必须严格按照给药说明中所述气雾发生器和给药方法进行。

2. 根据药物理化性质和生物学特点选择

在剂型的制备中，药物的物理和化学性质为药用辅料的应用配伍提供依据。药用辅料可溶解、混悬、增稠、稀释、乳化、稳定、保护、着色、矫味或改观药物使之形成有效而适宜的药物制剂。生物药剂学认为药物的分布与疗效有着极为密切的关系，同时亦与药物在组织内的蓄积及不良反应有关。如生物黏附给药系统（BDDS）是现代给药剂型中的一个新分支，按制剂作用于人体组织部位不同，可分为口腔黏附制剂、鼻腔黏附制剂、胃肠道口服黏附制剂、眼部黏附制剂、子宫及阴道黏附制剂、直肠黏附制剂等多种剂型。不同给药途径可以影响药物吸收的量和速度，吸收速度快慢比较如下：静脉注射＞吸入＞肌内注射＞皮下注射＞直肠黏膜＞口服＞皮肤。

3. 根据临床用药的安全性选择

口服是较安全、方便和经济的用药方法，也是最常用的方法。但遇到以下情形时不宜采用：①患者昏迷不醒或不能吞咽；②因胃肠有病，不能吸收；③由于药物本身的性质，不易在胃肠道吸收或能被胃肠的酸碱性、酶所破坏（如胰岛素、青霉素等）；④口服不能达到药物的特定作用（如口服硫酸镁只能起泻下作用，如需发挥镇静作用必须注射）。

在上述情况下都必须采用其他给药方法。婴幼儿期口服时以糖浆剂为宜；周岁以上儿童以咀嚼片为宜，咀嚼片剂量准确、有利于吸收；儿童还可选择冲剂、滴剂、散剂、胶囊剂、混悬剂。

4. 根据患者用药依从性选择

药物治疗的依从性是指患者对医生开具的药物应用的服从程度，也是药物发挥疗效的重要保证，不好的依从性会导致疾病的急剧恶化甚至死亡，也增加了医疗救护的费用。据报道每日用药一次，依从性达75%，每日用药2、3、4次，依从性分别为70%、52%、42%。从疗程上，3日为一疗程，依从性为51%，6日、7日为一疗程，依从性分别为30%和20%。药物的口味、复杂的治疗方案和使用方法、用药种类和频率、以及药物的疗效和药物不良反应等也影响治疗依从性。长效缓释剂型、泡腾片、分散片、口腔崩解片等便于老年人、儿童服用，可提高顺应性。透皮吸收给药制剂（TDDS）局部用药全身起效，临床顺应性较好。非注射途径的给药系统有益于增加患者的顺应性，其给药方式包括鼻腔、口服、直肠、口腔、透皮和肺部给药，然而口服给药还是最受欢迎的给药途径。

（二）外用药物

凡在体表或某些黏膜部位应用，具有杀虫止痒、消肿散结、化腐排脓、生肌收口、收敛止血的一些药物，称为外用药。外治方药有膏、丹、水、酒、散、药线（药丁）等剂型，对患部直接用药。用法包括膏贴、涂、敷、掺、熏、洗、浸、浴、点眼、灌耳、滴鼻、吹喉及药丁插入瘘管等。外用药分别具有解毒消肿、提脓拔毒、祛腐平胬、生肌收口、止血、杀虫、止痒、发泡等作用。部分药物往往同时具有上述某几种功能；有些药物还具有补火壮阳、祛风通络、泻下通滞、散瘀定痛、破结消癥、消痰定喘、镇惊、截疟、开窍等内治作用。

外用药的正确使用对发挥其临床疗效具有十分重要的作用。下面将具体介绍一些外用制剂的使用。

1. 软膏剂

（1）涂敷前将皮肤清洗干净。

（2）对有破损、溃烂、渗出的部位不要涂敷，如急性湿疹，在渗出期采用湿敷方法可收到显著的疗效，若用软膏反可使炎症加剧、渗出增加；相反对于急性无渗出性糜烂则宜用粉剂或软膏。

（3）涂布部位有烧灼或瘙痒、发红、肿胀、出疹等反应者，应立即停药，并将局部药品洗净。

（4）一些药物涂后采用封包（即用塑料膜、胶布包裹皮肤），可显著地提高角质层的含水量，封包条件下的角质层含水量可由15%增至50%，增加药物的吸收，亦可提高疗效。

（5）涂敷后轻轻按摩可提高疗效。

（6）不宜涂敷于口腔、眼结膜。

2. 滴眼剂

（1）清洁双手，头后仰，眼往上望，用示指轻轻将下眼睑拉开成一钩袋状。

（2）将药液从眼角侧滴入眼袋内，每次滴 1~2 滴，滴眼时应距 1~2cm。

（3）轻轻地闭上眼 1~2min，同时用手指轻轻压住鼻梁。

（4）要用手指轻轻按压眼内眦，以防药液分流降低眼内局部用药浓度及药液经鼻泪管流入口腔引起不适。

（5）若同时使用两种药液，宜间隔 10min 以上。

（6）滴眼剂不宜多次打开使用，如药液出现浑浊或变色时，切勿再用。

（7）白天宜用滴眼剂滴眼，反复多次，临睡前应用眼膏剂涂敷，便于附着眼壁维持时间长，有利于保持药物的浓度。

（8）多剂量包装的滴眼液开封后，使用不应超过 1 个月，除非另有说明。医院病房用滴眼液正常的是开封后 1 周丢弃。

3. 眼膏剂

（1）清洁双手，用消毒的剪刀剪开眼膏管口。

（2）头后仰，眼往上望，用示指轻轻将下眼睑拉开成一袋状。

（3）压挤眼膏剂尾部，使眼膏成线状溢出，将约 1cm 长的眼膏挤进下眼袋内（如眼膏为盒装，将药膏抹在玻璃棒上涂敷下眼睑内），轻轻按摩 2~3min 以增加疗效，但注意不要使眼膏管口直接接触眼或眼睑。

（4）眨眼数次，以使眼膏分布均匀，后闭眼休息 2min，一般适于睡前使用。

（5）用脱脂棉擦去眼外多余药膏，盖好管帽。

（6）多次开管和连续使用超过 1 个月的眼膏不要再用。

4. 滴耳剂

滴耳剂主要用于耳道感染或疾患。如果耳聋不宜应用，鼓膜穿孔者也不要使用滴耳剂。

（1）将滴耳剂的温度捂热以接近体温。

（2）使头部微向一侧，患耳朝上，抓住耳垂轻轻拉向后上方使耳道变直，一般每次滴入 5~10 滴，每日 2 次或参阅药品说明书的剂量。

（3）滴入后稍事休息 5min，更换另一只耳。

（4）滴耳后用少许药棉塞住耳道。

（5）注意观察滴耳后是否有刺痛或烧灼感。

（6）连续用药 3 日，患耳仍然疼痛，应停止用药，并向医生或药师咨询。

5. 滴鼻剂

鼻腔和鼻窦内部均为黏膜覆被，鼻腔又深又窄，所以滴鼻时应头往后仰，适当吸气，使药液尽量达到较深部位。另外，鼻黏膜比较娇嫩，滴鼻剂必须对黏膜没有或仅有较小的刺激。

（1）滴鼻前先呼气，头部向后仰，依靠椅背，或仰卧于床上，肩部放一枕头，使头部后仰。

（2）对准鼻孔，瓶壁不要接触到鼻黏膜，每次滴入 2~3 滴，儿童 1~2 滴，每日 3~4 次或每次间隔 4~6h。

（3）滴后保持仰位 1min，后坐直。

（4）如滴鼻液流入口腔，可将其吐出。

（5）过度频繁或延长使用时间可引起鼻塞症状的反复。连续用药 3 日以上，症状未好应向医生咨询。

6. 喷鼻剂

喷鼻剂是专供鼻腔使用的气雾剂，其包装带有阀门，使用时挤压阀门，药液以雾状喷射出来，供鼻腔外用。

（1）喷鼻前先呼气。

（2）头部稍向前倾斜，保持坐姿。

（3）用力振摇气雾剂并将尖端塞入一个鼻孔，同时用手堵住另一个鼻孔并闭上嘴。

（4）挤压气雾剂的阀门喷药，每次喷入 1~2 掀或参阅说明书的剂量，儿童 1 掀，每日 3~4 次，同时慢慢地用鼻子吸气。

（5）喷药后将头尽力向前倾，置于两膝之间，10s 后坐直，使药液流入咽部，用嘴呼吸。

（6）更换另一个鼻孔重复前一过程，用毕后可用凉开水冲洗喷头。

7. 透皮贴剂

（1）用前将所要贴敷部位的皮肤清洗干净，并稍稍晾干。

（2）从包装内取出贴片，揭去附着的薄膜，但不要触及含药部位。

（3）贴于皮肤上，轻轻按压使之边缘与皮肤贴紧。

（4）皮肤有破损、溃烂、渗出、红肿的部位不要贴敷。

（5）不要贴在皮肤的皱褶处、四肢下端或紧身衣服底下。

（6）除说明书特殊注明，否则贴后不宜加温或烤火。

8. 气雾剂

使用气雾剂时，宜按下列步骤进行。

（1）尽量将痰液咳出，口腔内的食物咽下。

（2）用前将气雾剂摇匀，手持气雾剂，通常是倒转位置拿。

（3）将双唇紧贴近喷嘴，头稍微后倾，缓缓呼气尽量让肺部的气体排尽。

（4）于深呼吸的同时揿压气雾剂阀头，使舌头向下；准确掌握剂量，明确每次给药揿压几下。

（5）屏住呼吸约 10～15s，后用鼻子呼气。

（6）用温水清洗口腔或用 0.9% 氯化钠溶液漱口，喷雾后及时擦洗喷嘴。

9. 含漱剂

含漱剂多为水溶液，使用时宜注意。

（1）含漱剂中的成分多为消毒防腐药，含漱时不宜咽下或吞下。

（2）幼儿或恶心、呕吐者暂时不宜含漱。

（3）按说明书的要求稀释浓溶液，如 3% 过氧化氢溶液一般稀释 1 倍、复方硼酸钠溶液一般稀释 10 倍。

（4）含漱后宜保持口腔内药浓度 20min，不宜马上饮水和进食。

（三）口服剂型药物

口服给药法是指药物经口服后被胃肠道吸收入血，通过血液循环到达局部或全身组织，达到治疗疾病的目的。

1. 口服药物的用药时间

口服药物需要根据时间药理学，选择最适宜的服用药物时间。目的在于：①增强药效，提高生物利用度；②减少、规避不良反应；③降低给药剂量，节约医药资源；④提高用药依从性。

激素类药宜在早晨一次服用，比一日 3 次服用副作用小得多，因早晨 6～8 时是肾上腺素分泌的高峰期，晚 10 时最低。夜间进入睡眠时，人体的血压比白天下降 20% 左右；高血压病患者睡前服用降压药，容易导致血压大幅度下降，造成心、脑、肾等的器官供血不足，甚至诱发脑血栓或心肌梗死。患者应注意，如果每日服用一次应安排在早上起床后，每日服用多次最晚一次应安排在睡前 3～4h；抗组胺药如马来酸氯苯那敏（扑尔敏）等，早 7 点服疗效可持续 15～17h，若晚 7 点服则只能持续 6～8h；止痛药宜中午服用，因 11～12 时痛觉最敏感。而最不敏感为上午 9 时。

（1）空腹服用　头孢类抗生素、肠溶红霉素、利福平、驱虫药、盐类泻药（如硫酸镁保持较高浓度，迅速发挥作用，避免食物影响吸收，提高生物利用度）等。

（2）饭前服用　苦味药（饭前 10min）（可增加食欲和胃液分泌）；药用炭（便于吸附有害物及气体）；解痉药如阿托品、止吐药（如甲氧氯普胺饭前 30min），抗酸药如碳酸氢钠（直接作用）、氢氧化铝（保护胃壁）；异烟肼、利福平、氨苄西林（因食物可使其生物利用度下降）等。

（3）饭时服用　助消化药，如多酶片（及时发挥作用）等。

（4）饭后服用　大部分药物可在饭后服用，特别是刺激性药物，如阿司匹林、甲硝唑、吲哚美辛（消炎痛）、强力霉素、盐酸小檗碱（黄连素）、磺胺类、呋喃妥因、苯妥英钠、利尿药（因食物可使其生物利用度增加）等。

（5）睡前服用　催眠药如安定等（使适时入睡）。另外，夜 12 时到次日凌晨 2 时是哮喘病发作期，故平喘药宜睡前服。泻药可睡前服，以便 8～12h 排便。

（6）夜间服用　心脏患者对洋地黄的敏感性夜间比白天高 40 倍，糖尿患者在凌晨 4 时对胰岛素最敏感，较小量就可。

（7）不能同时服用　如异烟肼 + 利福平，二者不可同时早晨服用，因这样可使后者的半衰期缩短，而两药同时用增加前者对肝脏的毒性作用。正确用法为利福平宜清晨空腹服用，异烟肼宜晚上饭前服用（这样既减少二者作用机会，又不影响协同作用）。

（8）定时服用　抗菌药物类（维持有效浓度）。

（9）必要时服用　解痉止痛药、退烧药、心绞痛药等。

2. 口服药物的用药注意

（1）含服药不宜吞服　如四季润喉片、华素片、速效救心丸等。心绞痛发作时，应将硝酸甘油片含于舌下，才能迅速缓解心绞痛症状。

（2）不要破坏药物剂型　控释剂、缓释剂、胶囊剂、肠溶剂等易被胃酸破坏或对胃有刺激性，故不宜掰开服用。肠溶片在胃液中 2h 不会发生崩解或溶解，如果吃药时，把肠溶片嚼碎，也就失去了上述的保护意义；缓释片的外观与普通片剂相似，但在药片外包有一层半透膜，若嚼碎服用，则破坏了半透膜，不能起到缓慢释放药物的作用；控释片是指将药物置入一种人工合成的优质惰性聚合物中，口服后，药物按要求缓慢恒速或接近恒速地释放，即定时定量释放，药物释放完毕，聚合物随之溶化或排出体外，且每日用药次数比普通片剂少。因此，以上剂型不能嚼碎服用。

（3）需要嚼服　复方胃舒平、氢氧化铝片、胶体次枸橼酸铋片。嚼碎后进入胃中很快地在胃壁上形成一层保护膜，从而减轻胃内容物对胃壁溃疡的刺激；酵母片因其含有黏性物质较多，不嚼碎会在胃内形成黏性团块，影响药品的作用。

（4）不宜用热水服用

①助消化药：如胃蛋白酶合剂、胰蛋白酶、淀粉酶、多酶片、乳酶生、酵母片等，此类药中多是酶、活性蛋白质或益生，受热后即凝固变性而失去作用，达

不到助消化的目的。

②维生素类：维生素类中的维生素 C、维生素 B_1、维生素 B_2 性质不稳定，受热后易还原破坏而失去药效。

③止咳糖浆类：此类糖浆为复方制剂，若用热水冲服，会稀释糖浆，降低黏稠度，不能在呼吸道形成一种保护性的"薄膜"，影响疗效。

（5）宜多饮水送服

①平喘药：茶碱或茶碱控释片、氨茶碱、胆茶碱、二羟基茶碱（喘定）等，由于其可提高肾血流量，具有利尿作用，使尿量增多，易致脱水，出现口干、多尿或心悸；同时哮喘者又往往伴有血容量较低。因此，宜注意适量补充液体，多喝白开水。

②利胆药：利胆药能促进胆汁分泌和排出，机械地冲洗胆道，有助于排出胆道内的泥沙样结石和胆结石术后残留的少量结石。但利胆药中苯丙醇（利胆醇）、曲匹布通（舒胆通）、羟甲香豆素（胆通）、去氢胆酸和熊去氧胆酸服后可引起胆汁的过度分泌和腹泻，因此，服用期间应尽量多喝水，以避免过度腹泻而脱水。

③双膦酸盐：阿仑膦酸钠、氯膦酸二钠、帕米膦酸钠、唑来磷酸在用于治疗高钙血症时，因可致电解质紊乱和水丢失，故应注意补充体液，使每日的尿量达 2000ml 以上。不能将氯膦酸盐与含有钙或其他 2 价阳离子的牛奶等食物或药物同服，因为它们会减少氯膦酸盐的吸收。

④抗痛风药：应用排尿酸药如磺吡酮、丙磺舒或别嘌醇的过程中，应多饮水，每日保持尿量在 2000ml 以上，同时应碱化尿液，使酸碱度（pH）保持在 6 以上，以防止尿酸在排出过程中在泌尿系统形成结石。

⑤抗尿结石药：服用中成药排石汤、排石冲剂。或西药消石素后，都应多饮水，保持每日尿量在 2500～3000ml，以冲洗尿道，并稀释尿液，降低尿液中盐类的浓度，减少尿盐沉淀的机会。

⑥电解质：口服补液盐（ORS）粉、补液盐 3 号粉，按说明书要求每袋加足量的凉开水冲溶后服下。

（6）与食物同服　罗红霉素与牛奶同服后吸收良好，分布增高。但利福平、甲硝唑等药物与牛奶、豆浆等同服，形成难溶性不吸收的络合物。据报导，空腹服用利福平，1h 后血药浓度达高峰，与牛奶同服，1h 后很低。服用铁剂不宜饮茶。

（7）用药后的正常反应　如地西泮（抗焦虑药）、马来酸氯苯那敏（抗组胺药）、某些降压药服用后常产生头昏、思想不集中等反应，故不宜从事高度集中或危险的工作，有些药物停用后药效持续达 1～2 日，所以更要注意安全；铋剂、硫酸亚铁等使粪便变黑；利福平服用后，二便、唾液均橘红色；吲哚美辛（消炎痛）服用后粪便变绿。对于这些现象，患者不要惊慌，要咨询医生或药师。

（8）口服生态制剂的正确服用方法　有些微生态制剂要求低温（2～10℃）

下保存，如双歧三联活菌胶囊（培菲康）；有些活菌不耐酸，宜在餐前30min服用，如双歧杆菌活菌，以避免就餐时刺激胃酸的分泌使酸性增加而灭活菌体；大多数微生态制剂不耐热，服用时不宜以热水送服，宜选用温开水；不宜与抗生素、盐酸小檗碱（黄连素）、药用炭、鞣酸蛋白、铋剂、氢氧化铝同服，以免杀灭菌株或减弱药效，可错开时间约2h。

一些常用口服药的用药注意总结详见表1-2-1。

表1-2-1　口服药的用药注意总结

药物分类	用药注意
抗组胺药	有嗜睡的副作用，服药后不能驾车、从事高空作业或进行其他精细与危险性操作，在配发药时需向患者交代；另外西咪替丁餐后服比餐前服效果更佳，一般提倡睡前服用 H_2 受体阻滞剂（抑制夜间胃酸分泌，减少胃酸对溃疡面的刺激，有利于溃疡的愈合）
磺胺类药（复方磺胺甲噁唑）	因磺胺类药主要经肾脏排泄，易形成结晶使尿路刺激和阻塞。大量饮水可以冲走尿结晶，要交待患者多喝水并碱化尿液，减少结晶对尿道的损害
降糖药物	格列美脲：早餐前或第一次主餐前即刻给药
	格列齐特：餐前半小时
	格列吡嗪：餐前半小时
	瑞格列奈：主餐前0~30min内服，多在餐前15min
	二甲双胍：进餐时服用，如有胃部不适可以改为饭后服药
	阿卡波糖：用餐前即刻整片吞服或与前几口食物一起咀嚼服用
	吡格列酮：服药与进食无关，空腹或餐后服药均可
	罗格列酮：服药与进食无关，空腹或餐后服药均可
抗痛风药（别嘌醇、苯溴马隆）	应用排尿酸药治疗痛风时应多饮水，使每日尿量达2000ml以上，同时应碱化尿液，防止尿酸在排出过程中在尿道形成结石
消化科药物	奥美拉唑镁：必须整片吞服，不可嚼碎，应避免与口服咪唑类抗真菌药物如伊曲康唑、氟康唑同时服用。可以睡前服用
	磷酸铝凝胶：胃炎、胃溃疡患者应于饭前半小时服用，十二指肠溃疡患者应该于饭后3h及疼痛时服用
	铝碳酸镁咀嚼片：饭后1~2h、睡前或胃部不适时服用，且需要交待嚼碎服用
	碳酸氢钠：应于餐后1~2h及睡前服用，口服本品后1~2h内不宜服用任何药物
	蒙脱石散：食管炎患者饭后服用；其他患者宜于两餐间服用，急性腹泻时立即服用
	消旋卡多曲：口服每日3次，连续服用不得超过7日
	复方消化酶：饭后即服药。不宜与酸性药物同服，与阿卡波糖合用，后者疗效降低
	双歧三联活菌：饭后半小时用温水送服，婴儿服用可剥开胶囊倒出药粉，温水送服
	酪酸梭菌活菌：饭后半小时用温水送服，避免与抗菌药同服，如必须服用时，需交待与其错开2h服用

续表

药物分类	用药注意
肝胆疾病辅助用药	复方甘草酸苷：饭后服用，高龄患者需慎重给药，因低钾血症发生率高，应注意 复方阿嗪米特：饭后服用，肝功能障碍、急性肝炎、胆道阻塞患者禁用，避免与碱性药物同服 阿德福韦酯/拉米夫定：饭前或饭后服用均可，建议患者不能自行停药，并需在治疗中进行定期监测
微量元素类	铁剂、钙剂：十维铁咀嚼片、维D钙咀嚼片在饭后服用吸收好，交待饭后1~2h嚼碎服用，另外铁剂与茶中的鞣质结合会使铁剂药效降低，服用该药期间不能喝茶 叶酸片：缺铁性贫血需要补充叶酸，但是叶酸分两种，一种大剂量用于贫血患者，还有一种用于妊娠期妇女。如果不遵医嘱用小剂量的叶酸就会降低疗效而耽误最佳治疗时间 维生素E胶囊：脑血管硬化及脑供血不足的男性患者如果光看药品说明书上写的用于治疗习惯性流产而拒绝服用，那么对于患者的治疗来说是极为不利的
心脑血管类	地高辛片：有的药物治疗剂量和中毒剂量很接近，更应按医嘱执行。如用于治疗心功能衰竭的地高辛，有的患者不坚持正规治疗，症状虽然好转，但疗程不够，自认为疾病已治 氯化钾缓释片：氯化钾由于刺激性较大，如不按医嘱合理用药，会损害胃黏膜影响正常饮食或造成高钾血症 普罗帕酮片：严重的阻塞性肺部疾患，明显低血压者禁用 胺碘酮片：本品半衰期长，故停药后换用其他抗心律失常药时应注意相互作用，经常注意心率及血压的变化，如心率小于60次/min者停用 非洛地平缓释片：饭前空腹服用，因本品的生物利用度受饮食影响 美托洛尔：食物可增加口服本品的血浆浓度，达空腹时的一倍，故应空腹服用 卡维地洛：和食物一起服用，其吸收减慢，但对生物利用度没有明显影响，且可减少引起体位性低血压的危险性 卡托普利：胃中食物可使本品吸收减少30%~40%，故宜在餐前1h服药 非诺贝特：与食物同服可使非诺贝特的吸收增加。为减少胃部不适，可与饮食同服 洛伐他汀/辛伐他汀/阿托伐他汀钙：每晚一次顿服 吉非罗齐：一日2次，早餐及晚餐前30min服用 螺内酯：上午10时服用，应于餐后服药，以减少胃肠道反应，并可能提高本药的生物利用度 呋塞米：上午10时服用，避免夜间排尿数增多 硝酸甘油片：应舌下含服，避免首过效应 蚓激酶：必须饭前服用，有出血倾向者慎用

药物分类	用药注意
解热镇痛类	双氯芬酸钠：饭后服用，本品可能诱导或加重老年人胃肠道出血、溃疡和穿孔。服用利尿剂或有细胞外液丢失的老年患者慎用
	复方对乙酰氨基酚：孕妇、哺乳期禁用，另外对肝脏损害比较大，此类解热镇痛药退热时要交代清楚"必要时服用"，不要让有些患者急于退热在短时间内多次重复用药，引起大汗淋漓甚至虚脱。要告知患者，当体温超过38.5℃时口服，若持续发热，可间隔4~6h重复用药1次
	酮洛芬：可饭后服用。与食物、奶类同服时吸收减慢，但吸收仍较完全，可避免对胃肠道刺激
呼吸科用药	复方甘草合剂：含甘草流浸膏，高血压患者要慎用，甘草易导致水钠潴留，会使血压升高。糖尿病患者应禁用，因为甘草有升血糖的作用，所以严格遵照医嘱很重要
	盐酸氨溴索：饭后服用，交待避免同服强力镇咳药，以免稀释痰液堵塞气道
	茶碱缓释片：晚上服用时应该在8~9时，由于哮喘往往在凌晨发作或在凌晨加重，服药时间好选在晚上8~9时
神经系统类	卡马西平片：大剂量时可引起房室传导阻滞，因此应遵医嘱控制剂量
	奋乃静片：长期大量服药可引起迟发性运动障碍，用量和疗程应严格遵医嘱
	帕罗西汀片：停药应逐渐减量，不可骤停。早晨服用较好
	氟桂利嗪胶囊：严格控制药物剂量，当应用维持剂量达不到治疗效果或长期应用出现锥体外系症状时，应当减量或停服药。睡前服用
抗生素类	甲硝唑、头孢菌素等抗菌药可与乙醇发生双硫仑样反应，造成乙醇在体内蓄积而发生中毒，要交待用药期间戒酒或不喝含酒精的饮料
	头孢呋辛酯：本品应于餐后服用，以增加吸收，提高血药浓度，并减少胃肠道反应
	头孢氨苄：本品宜空腹服食，但胃肠道对头孢氨苄反应大者应于饭后1h左右服
	阿莫西林克拉维酸钾：可空腹或餐后服药，分散片则可以把药片在水中溶解后服用
	青霉素V钾片：食物可减少本品的吸收，可空腹服用
	盐酸多西环素：进食对本品吸收的影响小，餐后服药可减少胃肠道反应
	罗红霉素：进食可使生物利用度下降约一半。可空腹服用
	克拉霉素：食物可稍延缓吸收，但不影响生物利用度，可空腹服用
	伊曲康唑：餐后立即服用本品，生物利用度高
	氟康唑：由于半衰期大于24h，所以一定要严格遵照医嘱合理服用，不然容易引起药物蓄积而中毒
抗病毒药物（阿昔洛韦）	为了减轻阿昔洛韦对肾功能的损伤，用药期间需要多喝水
骨质疏松类药物	阿仑膦酸钠片：早餐前至少30min空腹用200ml温开水送服。用药后至少30min方可进食，且在服药后至少30min之内和当天第一次进食前，患者应避免躺卧

药物分类	用药注意
肾上腺皮质激素类	泼尼松片：上午6~8点服用，在分泌高峰期一次用药效果较好，饭后服用避免胃肠道反应
感冒药	复方伪麻黄碱缓释胶囊：应每12h服给药一次，24h内不应超过2粒。虽然盐酸伪麻黄碱为拟肾上腺素药，具有收缩上呼吸道毛细血管作用，但是对于有心脏病、高血压等疾病的患者在选用该药时候一定不能自行判断用药，必须在医生或药师指导下使用，降低出现危险的可能性

（四）注射剂型药物

1. 注射剂概述

注射剂（injection）系指药物制成的供注入体内的无菌溶液（包括乳浊液和混悬液）以及供临用前配成溶液或混悬液的无菌粉末或浓溶液。注射剂作用迅速可靠，不受pH、酶、食物等影响，无首过效应，可发挥全身或局部定位作用，适用于不宜口服和不能口服药物的患者，但注射剂研制和生产过程复杂，安全性及机体适应性差，成本较高。

（1）注射剂优点

①药效迅速：作用可靠，注射剂无论以液体针剂还是以粉针注射贮存，到临床应用时均以液体状态直接注射入人体的组织、血管或器官内。所以吸收快，作用迅速。特别是静脉注射，药液可直接进入血循环，更适于抢救危重病症之用。并且因注射剂不经胃肠道，故不受消化系统及食物的影响。因此剂量准确，作用可靠。

②实用性强：适用于不宜口服给药的患者，如在临床上常遇到神昏、抽搐、痉厥等状态的患者，或有消化系统障碍的患者均不能口服给药，采用注射剂则是有效的给药途径；适于不宜口服的药物，某些药物由于本身的性质，不易被胃肠道所吸收、具有刺激性或易被消化液破坏，如制成注射剂即可解决。注射剂可使个别药物发挥定位药效，如盐酸普鲁卡因注射液可用于局部麻醉；消痔灵注射液等可用于痔核注射；穴位注射可发挥特有的疗效，如当归注射液等。

③耐贮存：注射剂是将药液或粉末密封于特制的容器之中与外界空气隔绝，且在制造时经过灭菌处理或无菌操作，故较其他液体制剂耐贮存。

（2）注射剂缺点　①注射剂使用不便，注射疼痛。②注射剂制造过程复杂，车间设备和包装要求高，生产费用较大，价格亦较高。③毒副作用较大，由于直接注射入血液中，使用不当更易发生危险。

（3）注射剂按照给药部位分类

①皮内注射剂：注射于表皮与真皮之间，一般注射部位在前臂。一次注射剂量在0.2ml以下，常用于过敏性试验或疾病诊断，如青霉素皮试液、白喉诊断毒

素等。

②皮下注射剂：注射于真皮与肌肉之间的松软组织内，注射部位多在上臂外侧，一般用量为 1~2ml。皮下注射剂主要是水溶液，但药物吸收速度稍慢。由于人的皮下感觉比肌肉敏感，故具有刺激性的药物及油或水的混悬液，一般不宜作皮下注射。有时患者血管不易找到或其他原因，大剂量输液也可皮下滴注。

③肌内注射剂：注射于肌肉组织中，注射部位大都在臂肌或上臂三角肌。肌内注射较皮下注射刺激小，注射剂量一般为 1~5ml。肌内注射除水溶液外，尚可注射油溶液、混悬液及乳浊液。油注射液在肌肉中吸收缓慢而均匀，可起延效作用。

④静脉注射剂：注入静脉使药物直接进入血液，因此药效最快，常作急救、补充体液和供营养之用。由于血管内容量大，大剂量的静脉注射剂又称为"输液剂"。其一次剂量自几毫升至几千毫升，且多为水溶液。油溶液和一般混悬液或乳浊液能引起毛细血管栓塞，故不能静脉注射。但近年来研究表明，某些营养性药物与药用油类制成的乳浊液，静脉注射可加速药物的吸收，这些乳浊液的油滴应小于红细胞，其平均直径在 $1\mu m$ 以下。由于血液具有缓冲作用，所以小量缓慢注射时对血液的 pH 值与渗透压无多大影响，若注入大量的注射液则须考虑 pH 值及渗透压。静脉注射较皮下或肌内注射的作用更多，凡能导致红细胞溶解或使蛋白质沉淀的药液，均不宜静脉给药，且静脉注射剂一般不应加入抑菌剂。

⑤脊椎腔注射剂：注入脊椎四周蛛网膜下腔内。由于神经组织比较敏感，且脊椎液循环较慢。故注入一次剂量不得超过 10ml，而且要求使用最纯净的水溶液，其 pH 值为 5.0~8.0 之间，渗透压亦应与脊椎液相等，否则由于渗透压紊乱或其他作用，很快会引起患者头痛和呕吐等不良反应。对脊椎腔注射剂的制备与应用应严格要求。

2. 注射剂的用药注意

（1）注射剂溶媒的选择　临床治疗疾病时，常常会用输液的方式用药。一些可供静脉输注的注射剂，都需要溶媒（又称载体）溶解和稀释后输注。如果溶媒选择不适当会影响药物的稳定性或发生理化反应，致使药物疗效降低，或发生不良反应，严重的还会危及患者生命安全。例如头孢曲松钠如果加入含钙的注射液（如林格液、哈特曼液）中连续滴注，可导致患者血管栓塞性死亡。因此，注射剂溶媒的选择直接关系到用药的安全性和有效性，不容忽视。关于常见溶媒的 pH 值详见表 1-2-2。

注射剂溶媒选择的基本原则：①依据药品说明书选用溶媒。药品说明书是载明药品重要信息的法定文件，是药品使用的法定指南。药品说明书是根据药品与溶媒的理化性质、配伍的相容性、配伍后的稳定性记载的用药方法，是通过科学验证的。②依据患者病情选择溶媒，一般有如下几种情况需要考虑。如果患者有糖尿病史，且心肾功能尚可，可以选用氯化钠注射液；如果患者有高血压、冠心病及心功能不全，应减少氯化钠注射液的摄入，以减轻心脏负担；如果患者肾功能不全，须减少氯化钠注射液的摄入，减轻钠水潴留等。③选择矛盾时的处置。临床上常常会出现药品说明书需要葡萄糖注射液作为溶媒，但是患者有糖尿病须避免糖的摄入的矛盾。例如，一名患有糖尿病的窦性心动过速的患者需要使用胺碘酮注射液，药品说明书指明溶媒只能选择葡萄糖注射液而不能选择氯化钠注射液。因为胺碘酮为苯环上二碘取代物，一般来说碘取代物不稳定，容易发生自发脱碘降解变质。偏酸的环境可抑制胺碘酮的降解。胺碘酮注射液的 pH 值为 2.5~4.0，5% 葡萄糖注射液的 pH 值为 3.2~5.5，而 0.9% 的氯化钠注射液的 pH 值为 4.5~7.0，所以胺碘酮在 0.9% 的氯化钠溶液中更容易降解。而且氯化钠溶液中的氯离子会取代苯环上的碘，而产生沉淀。当然，临床上为了避免葡萄糖摄入过多，也可以选择果糖、木糖醇等非葡萄糖溶液作为溶媒。但是，这类溶液价格较贵，与很多药物存在配伍禁忌，且不是药品说明书推荐的溶媒，所以建议不要作为常规溶媒选用。实际上，糖尿病患者并不是完全不能使用葡萄糖，只是不能过量。在不改变糖尿病患者常规治疗和进食的前提下，临床上可用胰岛素来兑冲输液中的葡萄糖（一般 1U 胰岛素对抗 4~5 g 葡萄糖），且注意应用过程监测血糖即可。

表 1 - 2 - 2　注射剂常用溶媒及其 pH 值

药品名称	pH 范围	备　　注
葡萄糖注射液	3.2~5.5	
葡萄糖氯化钠注射液	3.5~5.5	
0.9% 氯化钠注射液	4.5~7.0	
复方氯化钠注射液	4.5~7.5	含 Ca^{2+}
乳酸钠林格注射液	6.0~7.5	含 Ca^{2+}
复方乳酸钠葡萄糖注射液	3.6~6.5	含 Ca^{2+}
灭菌注射用水	5.0~7.0	

不宜选用氯化钠注射液溶解的药物：普拉睾酮，易出现浑浊。洛铂，氯化钠可促进本品降解，不宜应用氯化钠注射液溶解或稀释。两性霉素 B，可析出沉淀。红霉素，容易出现胶状不溶物，应先溶于注射用水 6~12ml，再稀释于 5% 葡萄糖或葡萄糖氯化钠注射液中。哌库溴铵与氯化钾、氯化钠及氯化钙等联合使用，可使本品疗效降低。多烯磷脂酰胆碱，出现白色浑浊。氟罗沙星用氯化钠/氯化钙等注射液溶解，容易结晶。奥扎格雷钠避免与含钙剂注射液（复方氯化钠

注射液）混合。

不宜选用葡萄糖注射液溶解的药物：氨苄西林、氨苄西林钠/舒巴坦钠、阿莫西林/克拉维酸钾与葡萄糖配伍容易出现浑浊。青霉素易裂解为无活性的青霉酸和青霉素噻唑酸，宜将一次剂量溶于 50～100ml 氯化钠注射液中，0.5～1h 滴完，减少致敏。头孢菌素大多数属于弱酸强碱盐，与葡萄糖注射液产生游离的头孢菌素，若超过溶解度会产生沉淀或浑浊，建议更换氯化钠注射液或加入 5% 碳酸氢钠注射液（3ml/1000ml）。磺胺嘧啶钠为弱碱强酸盐，与酸性葡萄糖注射液配伍可析出磺胺嘧啶，产生浑浊或沉淀，应以注射用水和氯化钠注射液替代。红霉素，预先在葡萄糖注射液中加入 5% 碳酸氢钠注射液（3ml/1000ml）或维生素 C 注射液 [（5～10）ml/1000ml] 使 GS pH 值上升，有助红霉素稳定。胰岛素对于糖尿病患者不宜应用糖溶液。依达拉奉需用氯化钠注射液稀释。苯妥英钠为弱酸强碱盐，与酸性葡萄糖注射液配伍可析出苯妥英沉淀。阿昔洛韦属于弱碱强酸盐，与葡萄糖注射液液配伍后可析出沉淀，宜先用注射用水溶解。呋塞米、布美他尼为碱性较高的钠盐，静脉注射时宜用氯化钠注射液稀释，而不宜应用酸性的葡萄糖注射液。瑞替普酶溶解时宜用氯化钠注射液稀释，而不宜用葡萄糖溶液稀释。依托泊苷、替尼泊苷、奈达铂在葡萄糖注射液中不稳定，可析出。

（2）注射途径的选择　不宜直接静脉注射的药物：①高浓度电解质，如氯化钾、硫酸镁等。10% 氯化钾注射液 10ml 内含氯化钾 1g，注射后血钾浓度立即上升，损害心肌，可引起患者猝死；10% 或 25% 硫酸镁注射液应稀释后静脉注射，否则可能引起呼吸抑制，甚至导致呼吸麻痹。②利尿药，如呋塞米、利尿酸钠等，静脉注射速度过快可引起突发性耳鸣、耳聋。③神经－肌肉接头阻滞剂，氨基糖苷类抗生素如阿米卡星，庆大霉素、链霉素、核糖霉素、妥布霉素、萘替米星等，以及多黏菌素 B、林可霉素、克林霉素，直接静脉注射可发生神经－肌肉接头阻滞，引起呼吸抑制。④非水溶性药物，如氢化可的松注射液、氯霉素注射液的溶剂为乙醇溶液，禁止静脉注射。⑤氨茶碱、苯妥英钠、利多卡因、维生素 K_1 等，静脉注射速度过快可能引起死亡。⑥局部刺激明显的药物，如万古霉素、去甲万古霉素局部刺激强烈，可引起局部剧痛、静脉炎和组织坏死，静脉注射易增加药品的不良反应率，如红颈综合征、血栓性静脉炎、低血压等；氟喹诺酮类、乳糖酸红霉素、磷霉素、亚胺培南/西司他丁钠等，静脉注射易发生静脉炎，故应采用静脉滴注并控制滴速。⑦供肌内注射的药品，如普鲁卡因青霉素、苄星青霉素、维生素 B_1、维生素 B_{12} 等标示用法为肌内注射的药品，仅供肌内注射，不能静脉注射。

只能静脉注射而不宜肌内注射的药物：①局部刺激性大的药物，如大环内酯类抗生素、四环素类抗生素酸性较强，肌内注射具有较强的局部刺激，浓度过高可引起局部刺激、炎症和坏死，故不可肌内注射，宜用稀浓度缓慢静脉滴注。去甲肾上腺素、葡萄糖酸钙（包括其他各种钙盐）、氯化钾（包括其他各种钾盐）、维生素 C、酚磺乙胺、氨甲苯酸（包括其他各种酸类药物）、碳酸氢钠（包括其他各种碱类药物）、去甲万古霉素、两性霉素 B、磷霉素、阿莫西林克拉维酸钾、喹诺酮类抗菌药物、阿昔洛韦及某些抗肿瘤药物等，如果肌内注射可引起局部强烈刺激性疼痛，甚至局部组织坏死。因此，以上局部刺激性大的药物均不适宜肌内注射。②局部吸收差的药物，药物肌内注射后，溶于组织液，进入毛细血管网，再汇入静脉或者直接进入小静脉、或者进入淋巴液再汇入大静脉，进入体循环才能发挥作用，如地西泮等药物，肌内注射吸收慢而不规则、不完全，如果采用肌内注射给药不能达到有效药物浓度，起不到应有的治疗效果，因此不宜肌内注射。③体积大的药物，如膦甲酸钠、甲硝唑等，由于溶解度低等原因，需要大量溶剂才能溶解，造成正常治疗剂量的药物溶液体积过大，不适宜肌内注射。

　　只能肌内注射而不能静脉注射的药物：①油溶液型注射剂。有的药物因在水中不溶解或不稳定或为了延缓药效而采用非水溶剂，如注射用油制成油溶液型注射剂，这类注射剂仅供肌内注射或局部注射，不得用于静脉给药；又如维生素 A、维生素 D_2、维生素 D_3、黄体酮注射液均为灭菌油溶液。②混悬型注射剂，激素类药物常用醋酸酯，多在水中不溶、常制成混悬剂型，如甲泼尼龙醋酸酯混悬液，仅供肌内、关节腔内注射，不能静脉注射。③加入局部止痛药或抑菌药的注射剂。有的药物注射时可引起剧烈疼痛，有时会加入局部止痛剂（如普鲁卡因、利多卡因），一般仅限于肌内或皮下注射，如普鲁卡因青霉素注射液，而有的注射剂制备时不加入局部止痛药，使用前在专用溶剂里加入局部止痛药，如青霉素钾以 0.25% 利多卡因作为溶剂，这些药物不能经静脉注射给药。④可引起严重不良后果的注射剂。氨基糖苷类静脉注射时，血药浓度骤然升高，可引起呼吸抑制作用，只可肌内注射和静脉滴注。⑤因剂型特点或其他原因不能用于静脉给药的注射剂，包括肾上腺素注射液、维生素 B_1、维生素 B_{12}、维生素 B_2、维生素 K_1、硫酸软骨素注射液、预混胰岛素制剂等。

　　常见静脉给药时发生血管外渗引起不良后果的药物：①抗肿瘤药，包括细胞毒类、抗代谢类、生物碱类、抗生素等。外渗发生率 0.5%～6%。多次注射引起血管变硬、疼痛及血栓性静脉炎、局部组织坏死。对注射操作技术要求较高。②钙盐制剂，包括葡萄糖酸钙、氯化钙、亚叶酸钙等。给药过快时，注射部位出现发红、皮疹、疼痛甚至脱皮和皮肤坏死。发现渗漏立即停止注射，氯化钠注射液局部注射，氢化可的松、利多卡因、透明质酸局部封闭，同时抬高患肢及热敷。③外周 α 受体激动药，包括去甲肾上腺素和肾上腺素、多巴胺等。静脉输注时会出现沿静脉径路皮肤变白，局部皮肤脱落、发绀、发红等现象。如发生药液外渗，应在渗漏处迅速用10mg酚妥拉明加氯化钠注射液作局部封闭浸润注射。④高渗性药品，包括20%甘露醇注射液、5%碳酸氢钠注射液、50%葡萄糖注射液、10%氯化钠注射液等，外渗可致组织水肿和皮肤坏死。⑤其他，如加压素等。可使周围血管收缩，引起血栓形成和坏疽。

（五）临床调剂中常见错误

1. 重复用药

重复用药系指一种化学单体的药物，同时或序贯应用，导致作用和剂量的重复。重复用药易发生药品不良反应和用药过量。

（1）一药多名　我国药品一药多名的现象比较严重，同一通用名药品常有多种不同的商品名。假若一个品种有几个厂家生产，就有几个商品名，几十个厂家生产就有几十个商品名，我国有数千家大小不等的药厂，生产同一个品种甚至同剂型、同规格的厂家太多，这样就使同一品种的药物别名竟达几十个不等。常见一药多名的药品见表1-2-3。

表1-2-3　常见一药多名的药品

通用名	别名	通用名	别名	通用名	别名
甲基睾丸素	甲睾酮	头孢噻吩	先锋1号	多柔比星	阿霉素
格列本脲	优降糖	头孢氨苄	先锋4号	表柔比星	表阿霉素
甲巯咪唑	他巴唑；赛治	头孢拉定	先锋6号	地芬尼多	眩晕停
丙硫氧嘧啶	丙硫氧嘧啶	头孢哌酮	先锋必	可待因	甲基吗啡
他莫昔芬	三苯氧胺	维生素AD胶丸	鱼肝油丸	布桂嗪	强痛定
地西泮	安定	二羟丙茶碱	喘定	哌替啶	杜冷丁
艾司唑仑	舒乐安定	15AA	肝安	乙酰唑胺	醋氮酰胺
氯硝西泮	氯硝安定	亚叶酸钙	甲酰四氢叶酸钙	苄星青霉素	长效青霉素
高锰酸钾粉	P.P粉	己烯雌酚	乙底酚（求偶素）	头孢噻啶	先锋2号
阿米卡星	丁胺卡那霉素	苯乙双胍	降糖灵	头孢唑林钠	先锋5号
复方磺胺甲噁唑	复方新诺明	维生素B₂	核黄素	头孢羟氨苄	先锋9号
环磷腺苷葡胺	心舒胺	9AA	肾安	盐酸吗啉胍	病毒灵
吲哚美辛	消炎痛	氨甲苯酸	止血芳酸	多潘立酮	吗丁啉
吡罗昔康	炎痛喜康	亚硫酸氢钠甲萘醌	维生素K₃	酚酞	果导
复方氨基比林	安痛定	利可君	利血生	葡醛内酯	肝泰乐

通用名	别名	通用名	别名	通用名	别名
去痛片	索密痛	异丙嗪	非那根	氢氯噻嗪	双克
酚氨咖敏	扑感敏	地塞米松	氟米松	螺内酯	安体舒通
异烟肼	雷米封	西咪替丁	甲氰咪胍	双嘧达莫	潘生丁
呋塞米	速尿	干酵母	食母生	马来酸氯苯那敏	扑尔敏
缩宫素	催产素	氢氧化铝	胃舒平	泼尼松龙	去氢氢化可的松
普萘洛尔	心得安	胞磷胆碱钠	COP	间羟胺	阿拉明
阿替洛尔	氨酰心安	罗通定	颅痛定	酚妥拉明	立其丁
硝酸异山梨酯	消心痛	苯海索	安坦	桂利嗪	脑益嗪
硝苯地平片	心痛定；拜新同	苯妥英钠	大仑丁	去乙酰毛花苷	西地兰
曲克芦丁	维脑通路	苯巴比妥钠	鲁米那	普罗帕酮	心律平
沙丁胺醇	舒喘灵；喘乐定	吡硫醇	脑复新	美西律	慢心律
醋酸甲羟孕酮	安宫黄体酮	吡拉西坦	脑复康	倍他司汀	培他啶
甲氧氯普胺	胃复安；灭吐灵	维拉帕米	异博定	卡托普利	巯甲丙脯酸
甲硝唑	灭滴灵；灭滴唑	呋喃唑酮	痢特灵	复方甘草合剂	棕色合剂
去甲肾上腺素	正肾素	洛贝林	山梗菜碱	喷托维林	咳必清；托可拉斯
肾上腺素	副肾素	诺氟沙星	氟哌酸	消旋山莨菪碱	654-2
尼可刹米	可拉明				

（2）药品名相近或外包装相似　门诊药房药品纷乱繁杂，许多药品外包装相似，但药理作用相差甚远。有研究称，药名或药品包装相似造成的调剂差错占总调剂差错的1/3 以上。常见药品名相近见表1-2-4，外包装相似的药品见表1-2-5。

表1-2-4　常见药品名相近或外包装相似的药品

序号	药品名称及药理作用分类	
1	长春西汀（周围血管扩张药）	长春新碱（抗肿瘤药）
2	康忻（富马酸比索洛尔片，高血压，心绞痛）	欣康（单硝酸异山梨酯片，冠心病）
3	氯化钾（电解质，低钾血症）	氯沙坦钾
4	安痛定针（复方氨基比林，退烧）	安定针（地西泮，抗焦虑药）
5	雅施达（培哚普利片，降压药）	压氏达（苯磺酸氨氯地平片，降压药）
6	参麦注射液（红参、麦冬，益气固脱，养阴生津源流于参冬饮，补气稍弱，人参、麦冬并重，益气养阴，常用于各种癌症配合放化疗时，可明显增效减毒）	生脉注射液（红参、麦冬、五味子，益气养阴，复脉固脱，源流于生脉散，五味子补益肺气，补气强，重用麦冬，养阴为主，辅以补气，还可用于上消化道出血、中暑、急性酒精中毒、2 型糖尿病及视神经萎缩等）

序号	药品名称及药理作用分类	
7	丁胺卡那（硫酸阿米卡星，抗感染）	丁卡因（局麻药）
8	弥可保（甲钴胺片，周围神经病）	西乐葆（塞来昔布，非甾体抗炎药）
9	利可君（预防和治疗白血球减少症及血小板减少症）	利托君（妊娠中期保胎药） 米多君（用于治疗体位性低血压及女性压力性尿失禁）
10	强痛定（布桂嗪，镇痛药）	安痛定（复方氨基比林，解热镇痛药）
11	得高宁（硝苯地平缓释片）	地高辛（用于心功能不全、伴有快速心室率的心房颤动、室上性心动过速等）
12	奥氮平（抗精神分裂药，中重度躁狂发作，预防双相情感障碍的复发）	奥卡西平（治疗原发性全面性强直－阵挛发作和部分性发作、伴或不伴有继发性全面性发作）
13	咪唑斯汀（季节性和常年性变应性鼻炎、结膜炎、荨麻疹等）	阿司咪唑（息斯敏，治疗季节性变应性鼻炎）
14	阿苯达唑（驱虫药）	咪达唑仑（各种失眠症的短期治疗，适用于入睡困难和手术前器械性诊断性检查前用药）
15	复方甘草片（镇咳祛痰药）	复方甘草酸苷片（改善肝功能异常和湿疹，皮肤炎等）
16	门冬氨酸钾注射液（低钾血症）	门冬氨酸钾镁片（电解质补充药）
17	桂利嗪片（用于脑血栓、脑动脉硬化等）	氟桂利嗪片（预防偏头痛、治疗前庭功能紊乱导致的眩晕）
18	茶碱片（支气管哮喘、慢性喘息性支气管炎及其他支气管痉挛引起的呼吸困难）	氨茶碱片（适用于支气管哮喘、阻塞性肺气肿等缓解喘息症状，心源性肺水肿引起的哮喘）
19	多巴胺注射液（休克综合征以及洋地黄、利尿剂无效的心功能不全）	多巴酚丁胺注射液（用于心力衰竭、心脏术后所致的低排血量综合征）
20	喷托维林片（适用于各种原因引起的干咳）	特布他林片（预防和缓解支气管哮喘）

（3）因品种及规格较多致混淆　外包装相似、药理作用相同而规格不同的药品在临床上也十分常见，据统计，因品种、规格较多而混淆的调剂差错占总调剂差错的1/4以上。常见品种、规格较多的药品见表1－2－5。

表 1 - 2 - 5 常见品种、规格较多的药品

药品名称	品种规格	易混淆类别
阿德福韦酯胶囊	10mg＊14 粒	多规
阿德福韦酯片	10mg＊7 片	
阿卡波糖片（拜糖平）	50mg＊30 片	多规
阿卡波糖片（卡博平）	50mg＊30 片	
阿托伐他汀胶囊	20mg＊7 粒	多规
阿托伐他汀钙片	10mg＊7 片	
氨酚羟考酮胶囊	（5mg:500mg）＊10 粒	多规
氨酚羟考酮片	（5mg:325mg）＊10 片	
多糖铁复合物胶囊（进口）	150mg＊10 粒	多规
多糖铁复合物胶囊（国产）	150mg＊10 粒	
富马酸比索洛尔片	2.5mg＊10 片	多规
富马酸比索洛尔片	5mg＊10 片	
泮托拉唑肠溶胶囊	40mg＊7 粒	多规
泮托拉唑肠溶片	40mg＊7 片	
瑞格列奈片	0.5mg＊60 片	多规
瑞格列奈片	2mg＊60 片	

（4）中成药中含有化学药成分致重复使用　在我国批准注册的中成药中，有 200 多种是含有化学药的中成药，这类制剂不能仅为一般中成药使用。随着中药、化学药联合应用和复方制剂的出现，联合用药现象增多，若不注意处方成分会导致重复用药。例如为了增强疗效，有些中成药中含有解热镇痛药（对乙酰氨基酚、吲哚美辛、阿司匹林）、降糖药（格列本脲）、抗组胺药（氯苯那敏、苯海拉明）、中枢兴奋药（咖啡因）、中枢镇静药（异戊巴比妥、苯巴比妥）、抗病毒药（金刚烷胺）、平喘药（麻黄碱）、利尿剂（氢氯噻嗪）等。

药师在审方过程中若发现有中成药与化学药物联合应用时，一定要先搞清楚成分，避免滥用、与化学药累加应用，以防出现不良反应及严重的功能和器官损害。

2. 药品剂型或给药途径不适宜

（1）破分缓释片、控释片服用　缓释片、控释片服用后能维持稳定有效的血药浓度，对于提高药物疗效、减少服药次数均具有重要作用。破分服用后，破坏了剂型结构，不具有缓释、控释的功能，可使药物在短时间内大量释出，血药浓度增高，发生毒性反应或不良反应的可能性大大增加，如硝苯地平控释片、芬

必得缓释片等均应避免破分服用。

（2）破坏胶囊剂服用　胶囊剂的胶囊壳对药物起遮味、保护等作用，临床上为了儿童用药方便，常把成年人用的胶囊剂破分用于小儿，这样不仅破坏了胶囊壳的保护作用，同时释放了药物不良味道、增加药物的刺激性和副作用。常可造成儿童恶心、呕吐等不良反应，而且还增加了药物污染的机率。

（3）破分肠溶片剂服用　肠溶片剂外的肠溶衣对药物的片芯起保护作用：一方面防止药物在胃液中水解而降低疗效；另一方面减少药物对胃黏膜的刺激。

临床上为了儿童用药或使用方便，常把肠溶片剂破分或研碎服用，大大降低药物疗效，同时增加不良反应。如胰酶片、头孢呋辛酯片等破分使用疗效降低；红霉素肠溶片、阿司匹林肠溶片、吲哚美辛（消炎痛）肠溶片等破分使用常可造成胃溃疡、胃出血等。

（4）舌下含化药或口腔含化药用于口服　舌下含化药是根据药物的脂溶性特点，舌下给药后吸收完全而迅速，血药浓度高，发挥疗效快，如硝酸甘油片、复方丹参滴丸、速效救心丸等，改为口服给药则吸收缓慢，易在肝内灭活，血药浓度低，疗效仅为舌下含服的1/10，且不能发挥急救的作用。

口腔含化药是口腔内部局部给药，仅具有局部治疗功能，如草珊瑚含片、西地碘含片等，如改为口服给药起不到局部治疗作用，疗效大大降低。

（5）注射剂用于口服或外用　注射剂口服或外用不经济，并有可能无效；注射剂口服或外用可能只发挥局部作用，而达不到全身给药的目的；对于只宜注射给药的药物改为口服，或是药物受消化液或胃液酶的破坏，从而失效或减效，或是刺激消化道黏膜造成不良反应等。

（6）肌内注射注射剂用于静脉注射或静脉滴注　由于同一药物不同规格的注射剂所用的溶媒不同，工艺处方不同，制剂工艺和质量标准要求不同，随意替代使用，可引起严重的不良反应，甚至危及患者的生命安全。临床曾有将肌内注射维生素 B_1、B_{12} 静脉滴注使用导致严重不良反应的报道。因此，同是注射剂，不同规格和不同给药途径的药品，也是不能随意替代的。

（7）注射剂用于滴眼使用　注射剂、滴眼剂均有各自不同的质量标准和质量要求。眼睛是人体重要器官，也是最娇嫩的器官，因此眼用制剂在某些方面有其特殊的质量标准和质量要求，如 pH 值、渗透压等要求还高于注射剂，因此随意将注射剂用作滴眼剂使用显然是不妥的。

（8）滴眼剂用于滴耳　滴眼剂与滴耳剂溶剂不同，滴眼剂以水为溶剂，而滴耳剂则以甘油为溶剂。

（9）口服片剂用于阴道　普通口服片剂不含发泡剂或易溶基质，因此在阴道内很难完全溶解，显效甚微，而且一旦发生药物过敏也难以确定其原因。

3. 联合用药不适宜

联合应用药物而无明确的指征，表现在：①病因未明；②单一抗菌药物已能控制的感染；③大处方，盲目而无效应用肿瘤辅助治疗药；④联合应用毒性较大药物，药量未经酌减，增加了不良反应的发生几率。例如患者诊断为肠炎细菌感染性腹泻，给予盐酸小檗碱片、盐酸地芬诺酯片、蒙脱石散剂治疗，而黄连素属于植物类抗感染药物，是治疗痢疾和大肠埃希菌引起轻度急性腹泻的首选药；蒙脱石散剂用于激惹性腹泻以及化学刺激引起的腹泻；地芬酯仅用于急慢性功能性腹泻，不宜用于感染性腹泻。

4. 用法及用量不适宜

剂量即药物治疗疾病的用量。在审核处方时应注意核对剂量和计量单位，同时注意单位时间内进入机体的药量，特别是静脉注射或静脉滴注时的速度，过快也会造成单位时间内进入体内药量过大而引起毒性反应。药品的用法应注意血浆半衰期的影响。血浆半衰期长的药品一般每日 1～2 次，血浆半衰期短的药品一般每日 3～4 次。根据病情和药物作用机制的特点，每种药品服用时应选择适宜的时间。

5. 有配伍禁忌或者不良相互作用

（1）药物相互作用 药物相互作用（drug interaction，DI）是指患者同时或在一定时间内由先后服用两种或两种以上药物后所产生的复合效应，可使药效加强或副作用减轻，也可使药效减弱或出现不应有的毒副作用。作用加强包括疗效提高和毒性增加，作用减弱包括疗效降低和毒性减少。因此，临床上在进行联合用药时，应注意利用各种药物的特性，充分发挥联合用药中各个药物的药理作用，以达到最好的疗效和最少的药品不良反应，从而提高用药安全。其按照发生的原理可分为药物代谢动力学或（和）药效学相互作用，药效学相互作用结果包括无关、协同、相加和拮抗 4 种；药动学相互作用主要是药物在吸收、分布、代谢和排泄方面的相互影响引起。药物相互作用的后果包括期望的（desirable）、无关紧要的（inconsequential）和有害的（adverse）3 种，其中无关紧要的占绝大多数，而我们所关注的是有害的 DI。如肝素钙与阿司匹林、非甾体抗炎药、右旋糖苷、双嘧达莫合用，有增加出血的危险；氢溴酸山莨菪碱与盐酸哌替啶合用时可增加毒性；甲氧氯普胺与吩噻嗪类抗精神病药合用可加重锥体外系反应；氨基糖苷类抗生素与依他尼酸、呋塞米和万古霉素合用，可增加耳毒性和肾毒性，听力损害可能发生，且停药后仍可发展至耳聋。预防药物相互作用产生不良反应的预防措施有以下 4 种。

①实施个体化给药：对于儿童、老年人、肝肾功能减退的特殊人群，临床用药时要特别注意药物的相互作用。因药物在体内的代谢和排泄减少，会引起血药

浓度升高而易发生不良反应，尽量避免联合应用使治疗较难控制的药物或容易导致严重不良相互作用的药物，最好选择更安全的替代药物。

②重视药品说明书：应用一种药物疗效不佳时，就需要更改药品或选择其他药品进行合理配伍。但并非所有配伍都是合理的，有些配伍会使药物的治疗作用减弱，导致治疗失败；有些配伍会使不良反应或毒性增强，引起严重不良反应；还有些配伍使治疗作用过度增强，超出了机体耐受，也可引起不良反应。这些均属配伍禁忌。药品说明书中详细记载了药物的溶剂选择和相互作用。

③重视易发生药物相互作用的高风险人群用药：国内研究报道，年龄不小于65岁的患者服用华法林出血事件发生率显著高于65岁以下患者。因此，对于患各种慢性疾病的老年人，需长期应用药物维持治疗的患者，多脏器功能障碍者，接受多家医院或多名医生治疗的患者，均应详细询问其服药史，综合考虑病情，力求用药少而精。

④牢记易发生药物相互作用的高风险药物：如抗癫痫药物（苯妥英钠）、心血管病药物（奎尼丁、普萘洛尔、地高辛）、口服抗凝药（华法林、双香豆素）、口服降糖药（格列本脲）、抗生素及抗真菌药（红霉素、利福平、酮康唑）及消化道用药（西咪替丁、西沙必利）。华法林是临床常用的抗凝药，抗凝疗效高且价格便宜，但不足之处是与多种药物会发生相互作用，如与头孢菌素类抗生素（头孢哌酮、头孢噻吩等）、大环内酯类抗生素、胺碘酮等合用可增强华法林抗凝作用，与维生素K、口服避孕药和雌激素等能竞争有关酶蛋白，促进凝血因子Ⅱ，Ⅶ，Ⅸ，Ⅹ的生成，拮抗华法林的作用，使抗凝作用减弱。

（2）药物理化配伍禁忌　药物理化配伍禁忌主要表现在静脉注射、静脉滴注及肠外营养液等溶液的配伍方面。药物理化配伍禁忌指由于液体pH值、离子电荷等条件的改变而引起包括药液的浑浊、沉淀、变色和活性降低等变化。临床常见的配伍禁忌有以下6种。

①溶剂选择不当易引起药物不溶：在配药过程中我们经常遇到乳糖酸红霉素针在0.9%氯化钠注射液中溶解不良，直接用0.9%的氯化钠注射液溶解药物，则会生成不溶胶状物，而红霉素乳糖酸盐本身可溶于水，在0.9%氯化钠注射液中相当稳定，如果将粉针溶于注射用水中，再加到0.9%氯化钠注射液中则顺利溶解。阿奇霉素的配制按说明书要求为：将本药用适量注射用水充分溶解后，配制100mg/ml的溶液，再加入到250ml或500ml氯化钠注射液或5%葡萄糖注射液中，最终配制成1~2mg/ml的静脉滴注液。有的注射用粉针在配制时需要用特殊的溶剂溶解，例如硫普罗宁配制时应用所附的专用溶剂溶解后再加入到输液中。盐酸阿霉素配置时，应先加注射用水溶解，再加入5%葡萄糖或0.9%的氯化钠溶液中使用。因此对这些药物中配备的专用溶剂不要随便丢弃，或擅自用其他溶剂

替代。

②析盐：例如氟罗沙星等为第三代喹诺酮类药物，是一种大分子化合物，遇强电解质如氯化钠、氯化钾会发生同离子效应析出沉淀，因而禁与含氯离子的溶液配伍。甘露醇注射液为过饱和溶液，应单独滴注，加入电解质如氯化钾、地塞米松，可加速甘露醇盐析产生结晶，并易引起电解质紊乱导致低钾血症。

③酸碱度改变而引起药物破坏、沉淀或变色：每种输液用药物都有规定的pH 值范围，对所有加入的药物的稳定性都有一定影响。常用的溶媒有 5% 或 10% 葡萄糖注射液、葡萄糖氯化钠注射液、0.9% 氯化钠注射液等，其 pH 范围依次为 3.2 ~ 5.5、3.5 ~ 5.5、4.5 ~ 7.0。青霉素水溶液稳定的 pH 范围为 6.0 ~ 6.5，用葡萄糖注射液配伍，青霉素的 β - 内酰胺环水解而使效价降低。

④药物之间氧化还原反应：维生素 K 类为一种氧化剂，若与还原剂维生素 C 配伍，则维生素 K 被强还原剂维生素 C 破坏，从而失去止血作用。因为维生素 K 为醌式结构物质，可被维生素 C 还原破坏，两类药物易溶于水且极性较大，相遇则发生氧化还原反应致作用减弱或失效。

⑤钙离子的沉淀反应：钙离子可与磷酸盐、碳酸盐生成钙沉淀，钙离子除常用钙盐外，还存在于林格溶液、乳酸钠林格液中。磷酸盐存在于地塞米松、克林霉素磷酸酯、三磷酸腺苷等药物中，碳酸盐存于部分药物的辅料中。头孢曲松不稳定与钙离子配伍生成沉淀，因而不易与葡萄酸钙、林格液、乳酸林格等含钙溶液配伍。头孢曲松与多种药物存在配伍禁忌，宜单独使用。

⑥中药注射液配伍问题：中药注射剂成分复杂，容易受 pH 等因素影响，而使溶解度下降或产生聚合物出现沉淀，甚至可能与其他成分发生化学反应，使药效降低。例如茵栀黄注射液与氯化钠注射液配伍后 pH 发生变化，颜色加深，药效下降，微粒增加。丹参川芎嗪不宜与碱性注射剂一起配伍。双黄连针与氨基糖苷类及大环内酯类等配伍时易产生浑浊或沉淀。中药注射液配伍时除了注意混合液外观发生的理化变化外，有时也会出现虽然外观无变化，但用仪器实测配伍后不溶性微粒增加。

配伍禁忌的防范措施包括：在新药使用前，应认真阅读使用说明书全面了解新药的特性，避免盲目配伍；在不了解其他药液对某药的影响时，可将该药单独使用；两种药物混合时，一次只加一种药物到输液瓶中，待混合均匀后液体外观无异常改变再加入另一种药物，两种浓度不同的药物配伍时，应先加浓度高的药物至输液瓶中后，再加浓度低的药物，以减少发生反应的速度；有色药液应最后加入输液瓶中，以避免瓶中有细小沉淀不易发现；严格执行注射器单用制度，以避免注射器内残留药液与所配制药物之间产生配伍反应；根据药物的药理性质合理安排输液顺序，对存在配伍禁忌的 2 组药液，在使用时应间隔给药，如需序贯给药，则在 2 组药液之间，应以葡萄糖注射液或 0.9% 的氯化钠溶液冲洗输液管过渡；根据药物性质及说明书上载明的情况选择合适的溶媒，避免发生理化反应；中药注射液宜单独使用。在西药注射滴完后，用溶媒冲洗再滴中药注射剂。

6. 适应证不适宜和无适应证用药

无适应证用药，是一点作用都没有，出现的一些效果完全是副作用或是不良反应体现的，比如出现病毒感染应用抗生素，虽然也会出现一些类似炎症的症状，但是抗生素对病毒是没有作用的。而适应证不适宜是非主要的治疗目的，虽有此作用，但是不作为主流，因此药品说明书也不列举。比如，阿托伐他汀钙，确实可以补钙，但是不作为日常应用。

无适应证用药属于超常处方，适应证不适宜属于用药不适宜处方。

四、案例分析

案例1（给药频次不合理）

（1）患者信息：男，4 岁零 3 个月。

（2）临床诊断：急性上呼吸道感染，急性支气管炎。

（3）处方用药

葡萄糖氯化钠注射液	100ml	静脉滴注	qd
注射用头孢美唑钠	1g	静脉滴注	qd

（4）分析如下

头孢美唑钠为时间依赖型杀菌剂，小儿用法：每日 25～100mg（效价）/kg 体重，分 2～4 次静脉注射或静脉滴注。本处方的频次为 qd，达不到疗效。

案例2（药物配伍不适宜）

（1）患者信息：男，79 岁。

（2）临床诊断：上呼吸道疾病，支气管炎。

（3）处方用药

头孢克洛缓释胶囊	0.1875g×12 粒	12 粒	口服	2 粒	一日 2 次
复方甘草口服溶液	100ml	1 瓶	口服	10ml	一日 3 次
羧甲司坦片	0.25g×50 片	42 片	口服	2 片	一日 3 次
复方甲氧那明胶囊	60 粒	42 粒	口服	2 粒	每日 3 次

（4）分析如下

复方甘草口服溶液含有乙醇，与头孢类药物同服产生双硫仑效应；复方甘草口服液、复方甲氧那明胶囊对中枢神经系统产生作用，老年人器官代谢缓慢、耐受较差，不建议同时服用。

案例3(超说明书用法用药)

(1) 患者信息：女，26岁。

(2) 临床诊断：干眼症，结膜炎。

(3) 处方用药

聚乙烯醇滴眼液	0.5ml：7mg×10支*1盒	1滴	tid	外用
左氧氟沙星滴眼液	15mg：5ml×1支	1滴	tid	外用
0.9%氯化钠注射液	10ml×9支	30ml	qd	外用
地塞米松磷酸钠注射液	5mg：1ml×3支	3mg	qd	外用
利巴韦林注射液	0.1g：1ml×6支	0.2g	qd	外用

(4) 分析如下

0.9%氯化钠注射液、地塞米松磷酸钠、利巴韦林注射液说明书均无外用用法，属于超说明书用法。

案例4(与剂型用法不符)

(1) 患者信息：男，2岁零4个月。

(2) 临床诊断：急性气管炎，预防营养元素缺乏。

(3) 处方用药

藿香正气软胶囊	36×(0.45g)	0.225g	餐后口服 bid

(4) 分析如下

藿香正气软胶囊虽可用于气管炎的治疗，因患儿体重较轻，医生开了半粒口服，但此药为软胶囊，软胶囊里面为溶液状，胶囊打开后无法使用，故不合理。

案例5(注射剂溶媒选用不当)

(1) 患者信息：男，33岁。

(2) 临床诊断：胆囊炎。

(3) 处方用药

复方氯化钠注射液	100ml×2袋	100ml	静脉滴注	bid
头孢曲松钠针1.0G(粉)	2支	1g	静脉滴注	bid

(4) 分析如下

溶媒不适宜。复方氯化钠注射液中含有钙离子，禁止与头孢曲松钠混合使用。

案例6(联合用药不适宜)

(1) 患者信息：女，36岁。

(2) 临床诊断：尿道炎，胃痛。

(3) 处方用药

左氧氟沙星片	500mg	7片	1片	qd
铝碳酸镁片	500mg	40片	1片	tid 咀嚼

(4) 分析如下

联合应用不适宜，喹诺酮类不能与含铝、镁的药品联合使用。

案例7(溶媒选择和用量不适宜)

(1) 患者信息：男，56岁。

(2) 临床诊断：脑梗死。

(3) 处方用药

阿司匹林肠溶片	100mg×30	100mg	qd	po
阿托伐他汀钙片（立普妥）	20mg×7	20mg	qn	po
5% GS 250ml + 依达拉奉注射液	30mg	ivgtt	bid	

(4) 分析如下

依达拉奉的溶媒是0.9%的氯化钠溶液，不能用5% GS做溶媒；依达拉奉注射液滴注要求在30min内滴完，因此，溶媒的用量应改为100ml。

案例8(给药途径不适宜)

(1) 患者信息：男，10岁零8个月。

(2) 临床诊断：恶心、呕吐。

(3) 处方用药

0.9% NS 50ml + 异丙嗪针（非那根）	12.5mg	ivgtt	qd

(4) 分析如下

异丙嗪注射剂用于恶心、呕吐肌内注射即可。静脉滴注一般用于术前或术后预防性镇静、镇痛。

案例9(给药剂型剂量不适宜)

(1) 患者信息：男，6个月。

(2) 临床诊断：胃肠功能紊乱。

(3) 处方用药

| 多潘立酮片 | 10mg×2 片 | 2mg | 每日 3 次 | 口服 |
| 维生素 B_6 片 | 10mg×3 片 | 4mg | 每日 3 次 | 口服 |

（4）分析如下

多潘立酮片说明书仅提供成年人用法用量，无儿童使用剂量，并在说明书注意事项注明：该片剂不适用于体重小于 35kg 的儿童。使用剂量难以把握，分包装研磨成粉末后，亦不便于婴幼儿口服。与片剂相比，混悬液更适合儿童使用。维生素 B_6 片用量不适宜，应根据体重换算出用药剂量。

案例 10（超说明书用药及用法用量不适宜）

（1）患者信息：女，24 岁。

（2）临床诊断：手术后伤口愈合不良。

（3）处方用药

甲硝唑氯化钠注射液	0.50g×1 瓶	0.50g	每日 1 次	外用
头孢克肟颗粒	50mg×12 袋	100mg	每日 1 次	口服
甲硝唑片	0.20g×12 片	0.40g	每日 2 次	口服

（4）分析如下

甲硝唑氯化钠注射液用于静脉注射，方中用法为"外用"属超说明书用法。用法用量不适宜，头孢克肟属时间依赖型药物，每日需多次用药，才能维持所需的杀菌浓度，每次 100mg，每日 1 次的给药方法不适宜。

（郑锦坤　梁忠平　李澎灏）

第三节　文献检索工具及应用

一、概述

（一）文献检索的定义

文献检索是以科学的方法，利用检索工具和检索系统，从有序的文献集合中检出所需信息的一种方法。

（二）文献检索与处方审核

处方审核是指药学专业技术人员运用专业知识和实践技能，根据相关法律法规、规章制度与技术规范等，对医师在诊疗活动中为患者开具的处方，进行合法性、规范性和适宜性审核，并作出是否同意调配发药决定的药学技术服务。

合法性审核包括：①处方开具人是否根据《执业医师法》取得医师资格，并进行了执业注册。②处方开具医师是否根据《处方管理办法》在执业地点被授予处方权。③麻醉药品、第一类精神药品、医疗用毒性药品、放射性药品、抗菌药物等药品处方，是否由符合相关法律规定并具有相应处方权的医师开具。

规范性审核包括：①处方是否符合规定的标准和格式，处方医师签名或加盖的专用签章有无备案，电子处方是否有处方医师的电子签名。②处方前记、正文和后记是否符合《处方管理办法》《中药处方格式及书写规范》等有关规定，文字是否正确、清晰、完整，条目是否规范。

合法性、规范性因属于格式、框架等的要求，比较容易判断，尤其是现在处于信息化时代，很多医院都有电子处方系统，可以很容易过滤出合法性、规范性不符合要求的处方。即便没有电子处方系统，药师们在工作中也能够根据日积月累的经验迅速判断出合法性、规范性异常的处方。

适宜性审核包括：①处方用药与诊断是否相符；②规定必须做皮试的药品，是否注明过敏试验及结果的判定；③处方剂量、用法是否正确，单次处方总量是否符合规定；④选用剂型与给药途径是否适宜；⑤是否有重复给药和相互作用情况，包括西药、中成药、中成药与西药、中成药与中药饮片之间是否存在重复给药和有临床意义的相互作用；⑥是否存在配伍禁忌；⑦是否有用药禁忌：儿童、老年人、孕妇及哺乳期妇女、脏器功能不全患者用药是否有禁忌使用的药物，患者用药是否有食物及药物过敏史禁忌证、诊断禁忌证、疾病史禁忌证与性别禁忌证；⑧溶媒的选择、用法用量是否适宜，静脉滴注的药品给药速度是否适宜；⑨是否存在其他用药不适宜情况。

如果是中药饮片处方，应当审核以下项目：①中药饮片处方用药与中医诊断（病名和证型）是否相符；②饮片的名称、炮制品选用是否正确，煎法、用法、脚注等是否完整、准确；③毒麻贵细饮片是否按规定开方；④特殊人群如儿童、老年人、孕妇及哺乳期妇女、脏器功能不全患者用药是否有禁忌使用的药物；⑤是否存在其他用药不适宜情况。

处方的适宜性：由于涉及到药物、疾病、人群等，囊括了生理状态、病理状态、物理作用、化学作用等方面，情况比较复杂，很难在审方一线快速判断出来。即便是有电子化处方的医院，由于处方适宜性审核对应用程序的要求更高，软硬件条件上很难实现。近些年，为了顺应处方前置审核，有些医院开发了处方审核系统，但是开发成本很高，开发速度也未尽人意。有些投入使用的处方审核系统也由于规则的不完整，仍然不能摆脱人工审核。

在处方审核过程中，临床上常见用药不适宜的问题主要分为四个部分：一是处方药物与临床诊断不符，如无适应证用药、超说明书用药、盲目联合用药、过度治疗用药以及出现禁忌证用药；二是用法用量不正确，如老年人未能按老年人的生理状态给予合适的用药剂量、儿童未能准确计算用药剂量、肝肾功能不全患者未能根据其药代动力学特征考虑剂量的调整；三是给药途径不合理，如没有根据临床治疗需求选择剂型、局部治疗用了全身性给药、慢性疾病给予注射剂型等；四是重复给药，如一药多名时，开具了含成分相同的药；所开西药与同时开具的某些中成药含有的化学药成分相同等。

处方审核在保证药物合理使用中至关重要，同时处方审核对于药师而言是非常重要的一项基本技能。但是由于药品的层出不穷，知识信息的爆炸式发展，药师仅仅依靠经验进行审方是远远不够的。我们需要借助一些专业的、权威的文献工具来验证处方的合法性、规范性与适宜性。文献信息检索能够促进信息资源的迅速开发和利用，解决教材内容相对滞后于学科本身发展水平的问题，使我们能够实时更新相关医药信息。通过文献检索，我们可以整合医药信息，为处方审核提供有效可靠的证据。因此学会并熟练掌握审方相关的文献检索工具是非常重要的。

（三）处方审核文献检索工具需要具备的特点

易用易得；具备相互作用检索功能；权威机构开发；能够快速解决审方中的问题。

二、解决审方问题的常用检索工具

（一）用药助手

「用药助手」由国内知名的医学专业网站"丁香园"团队研发，是目前知名度最高的一款药品查询工具，致力于帮助医生做出更合理、更准确的临床决策。

「用药助手」有手机应用和网页版，其中收录了数万份药品说明书和数千份用药指南，使用者可通过药品的商品名、通用名或疾病名称迅速搜索到药品说明书的内容。此外，还可查询到药物相互作用、配伍禁忌、循证用药等信息。

（二）临床指南

「临床指南」是目前知名度最高的一款指南检索和阅读工具，有手机应用和网页版，其中收录了数万份临床指南，按临床专科分类，汇集了最新的国内外指南、专家共识及对指南或共识的解读或翻译。

（三）用药参考

「用药参考」有手机应用、网页版和电脑单机版，其中收录了数万份药品说明书，可从药品信息界面直接链接到［用药指南］中的相关国内外指南。该工具同样可以审查药物相互作用、配伍禁忌。此外，还有药物食物相互作用的审查功能和特殊人群药物使用的注意事项。

（四）用药循证数据库——UpToDate

UpToDate 是基于循证医学原则的临床决策支持系统，并非单纯汇总或报告新近的研究成果，而是基于循证医学原则将现有的医学证据与世界各地专家的临床经验相结合，经过多层多轮的筛选、消化、吸收，原创性地向用户展现高水平的实用医学信息。

特别重要的是，UpToDate 中嵌入了一个药物信息数据库 lexicomp，不仅能直接查阅全面的儿科药物治疗信息，还具备检索药品相互作用的功能。

近年来，有人组织专业人士翻译了中文版的 UpToDate 临床顾问，我们可以更加便捷的阅读最新的临床决策信息。

（五）药智数据

「药智数据」有手机应用和网页版，可在线查询下载药品标准、药品说明书、中国药典、红光外谱图、基本药物目录、医保目录、药材标准、药材辞典、国外药典、保健品化妆品等一系列资料。

其中的合理用药板块囊括了多个国家发布的药品说明书，超说明书用药数据库，基本药物目录查询和临床诊疗指南数据库等。该数据库还可查询药品的研发，一致性评价、生产检验和市场信息。

（六）文献数据库

1. PubMed（https：//www. ncbi. nlm. nih. gov/pubmed）和 EMBASE（https：//www. embase. com/）

PubMed 和 EMBASE 都是多功能、多用途的生物医学数据库，涵盖了至今为止最重要的国际生物医学文献。Pubmed 是美国国立卫生研究院的文献检索系统，采用 Mesh 主题词，检索免费；EMBASE 的前身是著名的荷兰医学文摘，采用 Emtree 主题词，检索收费。

由于两个数据库收录的期刊和文献来源存在差异，在对某一药物或疾病进行检索时，PubMed 和 EMBASE 的检索结果可能存在较大差异。

2. Cochrane Library（https：//www. cochranelibrary. com/）

Cochrane Library 是获取循证医学资源的重要数据库，汇集了关于医疗保健治疗和干预有效性的研究。其高质量的系统综述被誉为提供临床科学证据的最佳来源，是循证医学的黄金标准。该系统由系统评价资料库、疗效评价文摘库、临床对照试验注册资料库、方法学数据库、其他信息源五部分组成。

3. Google Scholar（http：//ac. scmor. com/）

Google Scholar（谷歌学术搜索）是一个可以免费搜索学术文章的网络搜索引擎，该项索引包括了世界上绝大部分出版的学术期刊。

4. 百度学术搜索（http：//xueshu. baidu. com/）

百度学术搜索是百度旗下提供中英文文献检索的学术资源搜索平台，可检索到收费和免费的学术论文，并通过时间筛选、标题、关键字、摘要、作者、出版物、文献类型、被引用次数等精细化检索。

5. CNKI 学术搜索（http：//scholar. cnki. net/）和万方学术搜索（http：//et. sciinfo. cn）

中国知网 CNKI 和万方学术检索是目前全球最大的中文数据库，是面向海内外读者提供中国学术文献、外文文献、学位论文、报纸、会议、年鉴、工具书等各类资源统一检索、统一导航、在线阅读和下载服务的网络平台。

三、常用检索工具在审方时的使用方法

（一）用药助手

1. 在手机上下载「用药助手」APP，首页如图 1 - 3 - 1 所示。

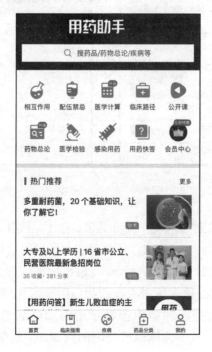

图 1 - 3 - 1

2. 查询药品说明书时，在搜索栏输入药名（商品名或者通用名）即可。

3. 查询相互作用、配伍禁忌时，点击相应的选项，依次搜索并添加所需检索的药品名称，分析结果即可。

（1）查询相互作用时（以阿司匹林和布洛芬为例），先点击"相互作用"选项，依次于搜索框输入所需查询药物：阿司匹林和布洛芬，点击药名右侧的"＋"号，左下角烧瓶图标中会显示所添加药品的个数，如图1-3-2和图1-3-3所示。

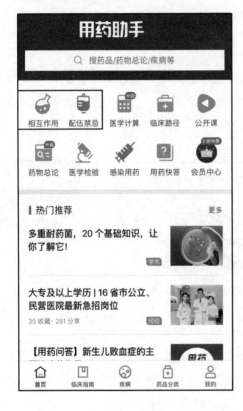

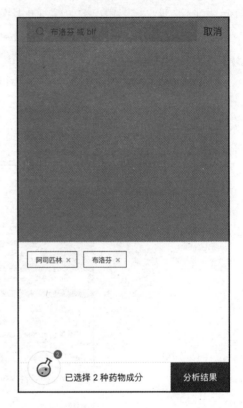

图1-3-2   图1-3-3

（2）点击"分析结果"选项，获得结果如图1-3-4所示。

（3）点击"阿司匹林＆布洛芬"，获得相互作用详情如图1-3-5所示。

（4）查询配伍禁忌时（以阿莫西林/克拉维酸溶媒配伍为例），先点击"配伍禁忌"选项，于搜索框输入所需查询药物：阿莫西林/克拉维酸，点击药名右侧的"＋"号，左下角烧瓶图标中会显示所添加药品的个数，点击"分析结果"，可列出溶媒选项，从中选择你所查询的溶媒5%葡萄糖注射液，就会显示配伍的情况。如图1-3-6至图1-3-9所示。

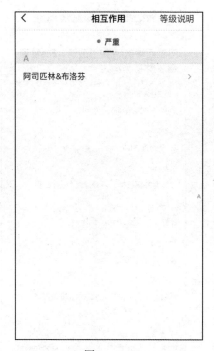

图 1 - 3 - 4

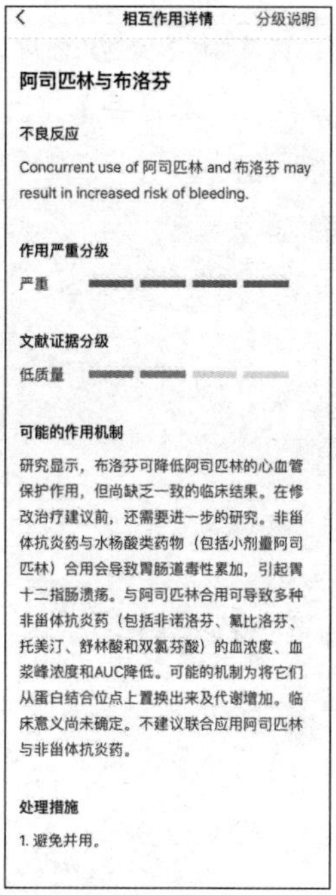

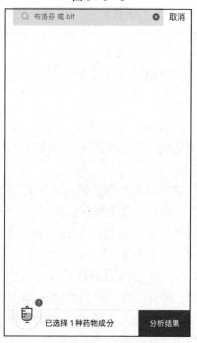

图 1 - 3 - 5

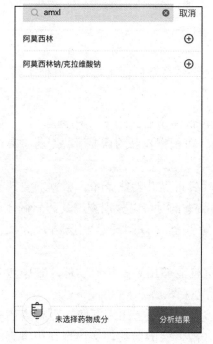

图 1 - 3 - 6

图 1 - 3 - 7

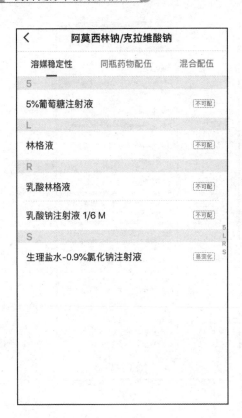

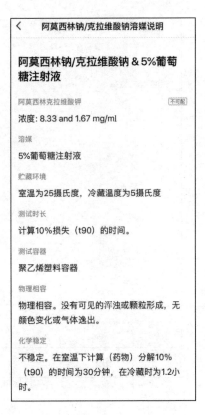

图 1 - 3 - 8 　　　　　　　　　　　　图 1 - 3 - 9

「用药助手」在查询配伍禁忌时很方便，本章节后面还会介绍其他工具。

（二）用药参考

1. 在电脑上使用搜索引擎找到医脉通软件中心，进入「用药参考」选项，可以看到电脑版、网页版、手机版的选项，可根据自己的需要下载用药参考（图1 - 3 - 10）。

2. 以电脑版为例，进入「用药参考」后可见其功能菜单，根据需要选择所需功能。第一个选项为药品查询，进行药品查询时可以分别查询其药品概述、详细说明书、指南描述、药品价格、患者短信等（以阿司匹林肠溶片为例，见图1 - 3 - 11和图1 - 3 - 12）。

3. 第二个选项为用药审查，是处方审核能够用到的核心功能。其中包含相互作用，药食审查，配伍禁忌及禁慎用情况（图1 - 3 - 13）。

（1）查询相互作用时，选择"相互作用"选项，输入框输入需要查询的药品（通用名或者商品名），点击"添加"，需审核的药物即会出现在待审查列表中，点击"审查"按钮，即会出现审查结果。

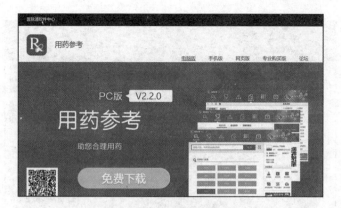

图 1 - 3 - 10

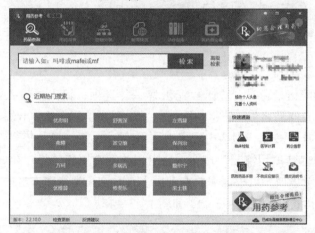

图 1 - 3 - 11

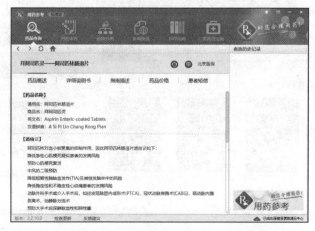

图 1 - 3 - 12

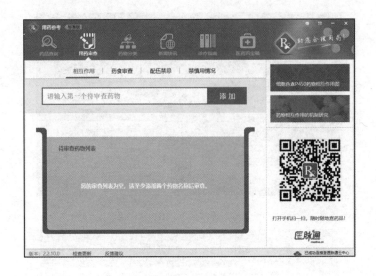

图 1 - 3 - 13

（2）查询配伍禁忌时，选择"配伍禁忌"选项，输入框输入需要查询的药品（通用名或者商品名），点击"添加"，需审核的药物即会出现在待审查列表中，点击"审查"按钮，即会出现审查结果。

（3）选择"禁慎用情况"按钮，会出现儿童常用药禁忌、孕妇常用药禁忌、老人常用药注意事项，可根据需要点击进去查看这几类特殊人群的禁用和慎用药品的列表及原因说明（图 1 - 3 - 14 和图 1 - 3 - 15）。

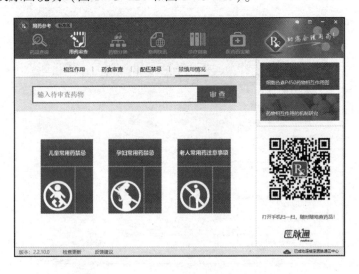

图 1 - 3 - 14

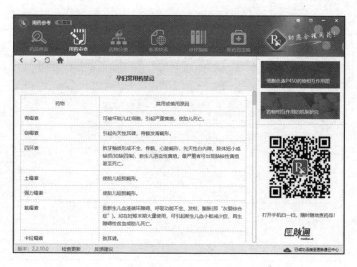

图 1-3-15

（三）用药循证数据库——UptoDate

1. 当其他检索工具不能满意的解释一些问题时，可通过「UptoDate」查询药品的相关临床应用，可以给出一些较权威的循证医学研究资料，从机制上解释这些应用的原理。

（1）以网页版 Up to Date 为例。通过搜索引擎进入「UptoDate」后，可在首页看到检索入口，点击"进入"（图 1-3-16）。

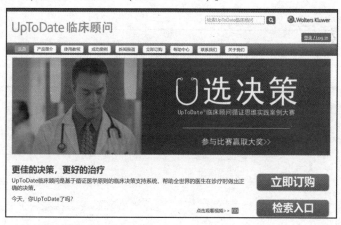

图 1-3-16

（2）输入框输入需检索的药品（以阿司匹林为例，图 1-3-17）。

（3）在搜索结果中显示出与所输入药品相关的内容（图 1-3-18）。

（4）点击进入相关词条，可见此词条下的详细循证内容（图 1-3-19）。

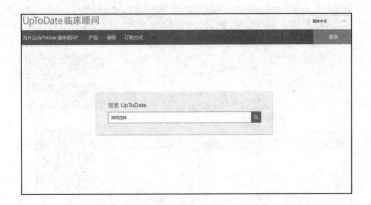

图 1 - 3 - 17

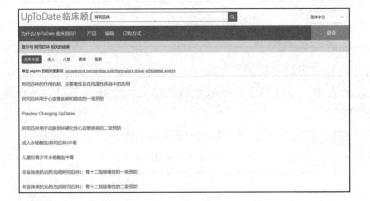

图 1 - 3 - 18

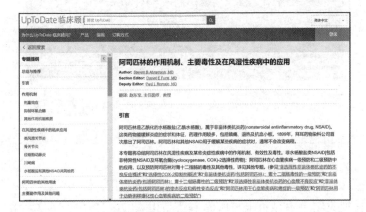

图 1 - 3 - 19

（四）药智数据

1.「药智数据」的入口可从药智网进入（图1-3-20），通过药智数据界面可选择合理用药选项，可以进行相关药品说明书、超说明书用药、其他国家药品说明书、医保目录、基本药物目录、OTC目录、相互作用数据库、临床合理用药数据库等的查询（以阿司匹林为例，见图1-3-21）。

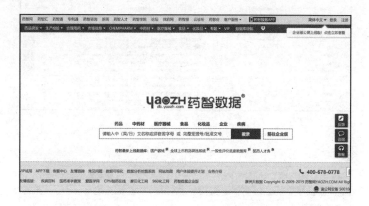

图1-3-20

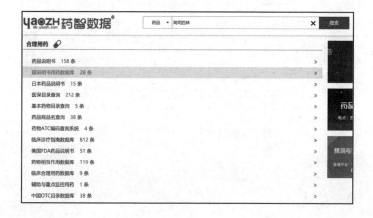

图1-3-21

2. 以查询超说明书为例。输入药品名称（以阿司匹林为例），点击进入超说明书用药数据库，可见所有超说明书用药列表，点击所需查询的超说明书适应证，即可获得该超说明书适应证具体情况（图1-3-22、图1-3-23）。

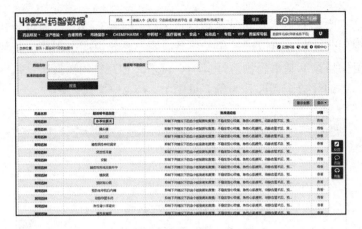

图 1 - 3 - 22

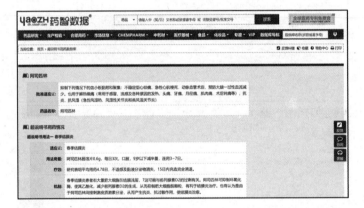

图 1 - 3 - 23

四、案例分析

(一) 用药适应证

案例1

(1) 患者信息：女，40 岁。

(2) 临床诊断：不孕症。

(3) 处方用药

羟氯喹片	0.1g	bid	po	
阿司匹林肠溶片	50mg	qd	po	不可空腹服用
溴隐亭片	1.25mg	qn	po	餐时服

复方多维元素片（23）　　　　1 片　　　　qd　　　　po

（4）文献检索工具在处方审核中的应用

①患者诊断为不孕症，可先在「用药助手」中分别查询羟氯喹片、阿司匹林肠溶片、溴隐亭片和复方多维元素片药品说明书中的适应证信息，如图 1 - 3 - 24 至图 1 - 3 - 27 所示。

②发现处方的 4 种药品中，除溴隐亭外，其他 3 种（羟氯喹片、阿司匹林肠溶片、和复方多维元素片）均无"不孕症"的适应证。溴隐亭的相关适应证是用于与泌乳素无关的女性不孕症。该女性患者临床诊断为不孕症，有用药适应证。继续在「用药助手」中查询溴隐亭用于该适应证的用法用量（图 1 - 3 - 28）。该患者处方中溴隐亭的用法用量为每晚餐时服用一次，每次 1.25mg，用量偏小。然后，可使用「药智数据」查询其他 3 种药品的超说明书适应证用药信息图 1 - 3 - 29 至图 1 - 3 - 31 所示。

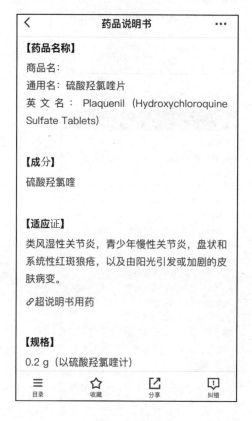

图 1 - 3 - 24　　　　　　　　　　　　图 1 - 3 - 25

药品说明书

【适应证】

溴隐亭用于两种不同类型的适应证：

1. 内分泌学适应证

月经不调及女性不孕证

由泌乳素引起的泌乳素过高或正常情况下：

闭经（乳溢或无乳溢），月经过少

黄体期过短

药物引起的高泌乳素血症（如某些精神治疗药和抗高血压药）

与泌乳素无关的女性不孕症：

多囊卵巢综合征

无排卵周期（与抗雌激素合用，如克罗米酚）

男性高泌乳素血症

与泌乳素有关的性腺功能低下（少精，性欲减退，阳萎）

泌乳素瘤

垂体微小或巨大泌乳素腺瘤的保守治疗

手术前服用，为减少肿瘤体积以利手术切除

目录　收藏　分享　纠错

图 1 - 3 - 26

药品说明书

通用名：多维元素片(23)

英文名：Materna (Compound Multivitamin and Elements Tablets (23))

【成分】

本品为复方制剂，每片含：

维生素A	1500 国际单位	维生素C	100 毫克	锌	25 毫克
β-胡萝卜素	1500 国际单位	生物素	30 微克	铁	60 毫克
维生素D	250 国际单位	叶酸	1 毫克	铜	2 毫克
维生素E	30 国际单位	烟酰胺	20 毫克	锰	25 微克
维生素B₁	3 毫克	泛酸	10 毫克	锰	5 毫克
维生素B₂	3.4 毫克	碘	150 微克	镁	50 毫克
维生素B₆	10 毫克	钼	25 微克	硒	25 微克
维生素B₁₂	12 微克	钙	250 毫克		

辅料为乳糖、交联聚维酮、硬脂酸、硬脂酸镁、二氧化硅、十二烷基硫酸钠、薄膜包衣预混剂（胃溶型）。

【适应证】

用于孕妇及哺乳期妇女多种维生素及矿物质的补充。

目录　收藏　分享　纠错

图 1 - 3 - 27

药品说明书

【用法用量】

溴隐亭应在用餐中服用。

1. 内分泌学适应证

月经不调及女性不孕症

1.25 mg（半片）/次，每天 2-3 次，如果效果不显著，可逐渐增至 2.5 mg（1 片）/次，每天 2-3 次。持续治疗至月经周期恢复正常以及/或恢复排卵。如有需要，可连续治疗几个月经周期以防止复发。

男性高泌乳素血症

1.25 mg（半片）/次，每天 2-3 次，逐渐增加至 5-10 mg（2-4 片）/天。

泌乳素瘤

1.25 mg（半片）/次，每天 2-3 次，逐渐增加至每天数片至数粒，以保证血浆中泌乳素水平得到控制。

肢端肥大症

目录　收藏　分享　纠错

图 1 - 3 - 28

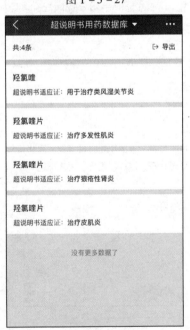

超说明书用药数据库 ▼

共:4条　　　　　　　　　[→ 导出

羟氯喹
超说明书适应证：用于治疗类风湿关节炎

羟氯喹片
超说明书适应证：治疗多发性肌炎

羟氯喹片
超说明书适应证：治疗狼疮性肾炎

羟氯喹片
超说明书适应证：治疗皮肌炎

没有更多数据了

图 1 - 3 - 29

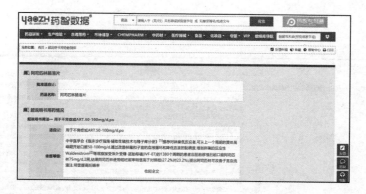

图 1 - 3 - 30

③发现 3 种药品中，只有阿司匹林肠溶片有超说明书适应证，用于提高妊娠率，用法用量见图 1 - 3 - 32。然而，由于复方多维元素片的适应证较广，其药品说明书适应证见图 1 - 3 - 27，可使用 UpToDate 数据库查询补充维生素与矿物质是否可以预防和治疗不孕症。发现目前没有强有力的证据表明饮食变化可以提高生育能力（图 1 - 3 - 33）。

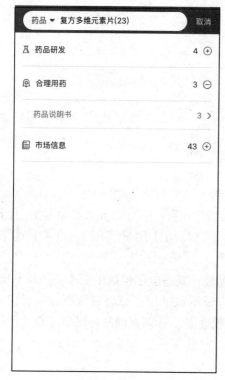

图 1 - 3 - 31

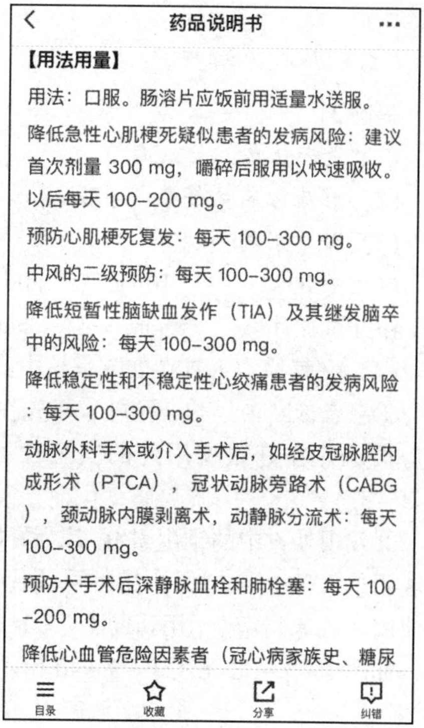

药品说明书

【用法用量】

用法：口服。肠溶片应饭前用适量水送服。

降低急性心肌梗死疑似患者的发病风险：建议首次剂量 300 mg，嚼碎后用以快速吸收。以后每天 100–200 mg。

预防心肌梗死复发：每天 100–300 mg。

中风的二级预防：每天 100–300 mg。

降低短暂性脑缺血发作（TIA）及其继发脑卒中的风险：每天 100–300 mg。

降低稳定性和不稳定性心绞痛患者的发病风险：每天 100–300 mg。

动脉外科手术或介入手术后，如经皮冠脉腔内成形术（PTCA），冠状动脉旁路术（CABG），颈动脉内膜剥离术，动静脉分流术：每天 100–300 mg。

预防大手术后深静脉血栓和肺栓塞：每天 100–200 mg。

降低心血管危险因素者（冠心病家族史、糖尿

目录　收藏　分享　纠错

图 1 - 3 - 32

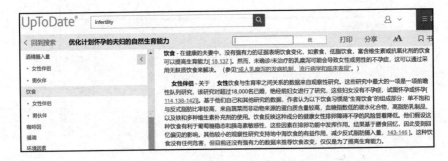

图 1 - 3 - 33

（5）处方点评

①除溴隐亭外，其他药物用于不孕症治疗均不符合药品说明书适应证。

②溴隐亭片 1.25mg 口服，每晚一次，用量偏小。

③有文献报道阿司匹林肠溶片可用于提高妊娠率，但应于饭前用适量水送服。

（二）特殊人群用药

案例 2

（1）患者信息：女，30 岁。

（2）临床诊断：早孕；孕吐。

（3）处方用药

维生素 B_6 片	10mg	tid	po
昂丹司琼片	8mg	bid	po

（4）文献检索工具在处方审核中的应用

①患者诊断为早孕、孕吐，可先在「用药助手」中分别查询维生素 B_6 片和昂丹司琼片在妊娠期用药的安全性、适应证与用法用量（图 1 - 3 - 34 至图 1 - 3 - 37）。

②发现处方中的维生素 B_6 片为妊娠 A 级，其适应证包括用于减轻妊娠呕吐，用法用量每日 10～20mg；昂丹司琼片适应证不包括用于减轻妊娠呕吐。可进一步使用「临床指南」「用药助手」和「药智数据」分别查询与妊娠呕吐有关的指南，如图 1 - 3 - 38 至图 1 - 3 - 40 所示。

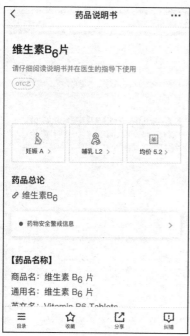

图 1 – 3 – 34

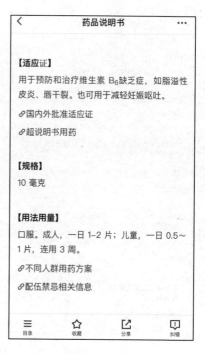

图 1 – 3 – 35

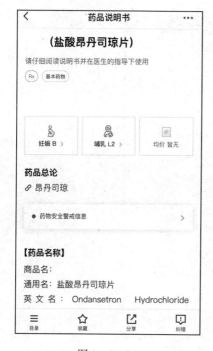

图 1 – 3 – 36

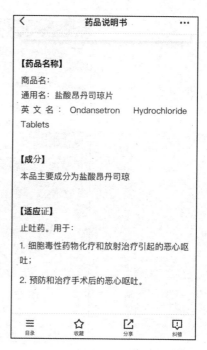

图 1 – 3 – 37

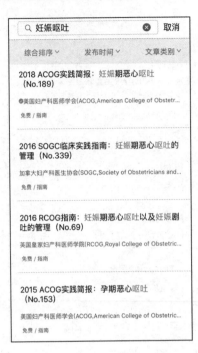

图 1 – 3 – 38

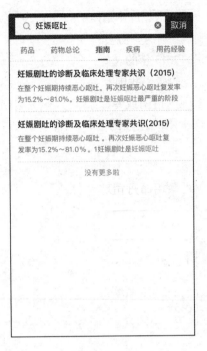

图 1 – 3 – 39

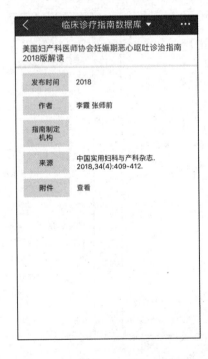

图 1 – 3 – 40

③不同数据库中指南的收录情况不同。「临床指南」中分别收录了美国、加拿大和英国妇产科医师协会的《妊娠期恶心呕吐指南》（图1-3-38）；「用药助手」中收录了我国2015年的《妊娠剧吐的诊断及临床处理专家共识》（图1-3-39）；「药智数据」则收录了我国和英国的相关指南（图1-3-40）。在有可选的情况下，优先参考国内指南或专家共识。在「用药助手」中点击下载，正文总结了妊娠剧吐孕妇常用的止吐药物（图1-3-41）和妊娠剧吐的用药流程（图1-3-42）。

④孕吐患者应先用单药治疗，疗效不佳者先加用苯海拉明，在患者无脱水的情况下可联用昂丹司琼片（图1-3-41、图1-3-42）。

药品	孕期应用安全性	副反应	备注
维生素 B_6	整个孕期可安全使用	—	—
维生素 B_6 + 多西拉敏缓释剂		镇静	
抗组胺药		镇静	
多西拉敏	整个孕期可安全使用	—	我国目前尚无此药
苯海拉明	孕期使用安全；可能轻微增加腭裂风险；在早产分娩前2周使用可能对早产儿有毒性作用		
茶苯海明	在早产分娩前使用可能增加早产儿视网膜病变风险	—	—
吩噻嗪药物异丙嗪	对胚胎可能有轻微的影响，但证据不充分	锥体外系体征、镇静—	口服，也可直肠内给药，或肌内注射效果更佳；静脉应用可能会造成严重软组织损伤
多巴胺拮抗剂甲氧氯普胺	整个孕期均可使用，没有证据显示对胚胎、胎儿、新生儿有不良影响	镇静，抗胆碱能作用迟发性运动功能障碍	连续用药超过12周可能增加迟发性运动功能障碍风险

续表

维生素 B$_6$	孕期应用安全性	副反应	备注
5－羟色胺 3 型受体拮抗剂		便秘、腹泻、头痛、疲倦	
昂丹司琼	胎儿安全性证据有限，对孕妇有潜在的严重心律失常风险	轻度镇静、头痛	单次剂量不超过 16mg
糖皮质激素	胎儿唇裂风险	—	常规止吐方案无效时方可考虑应用，并避免孕 10 周前应用

注："—"无此项；FDA：美国食品与药品监督管理局。

图 1－3－41　妊娠剧吐孕妇常用的止吐药物

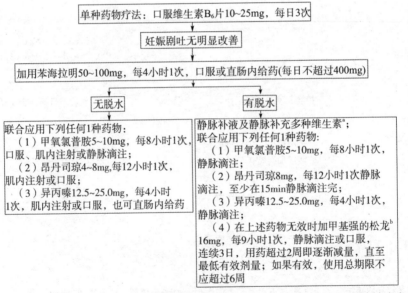

注：①应用该流程时必须排除其他原因引起的呕吐；②在任何步骤，如果有指征都应考虑肠内营养；^{a}建议任何需要水化和呕吐超过3周的患者每日补充维生素B$_1$100mg，连续2~3日，其次，补充多种维生素；^{b}在孕10周前使用糖皮质激素可能会增加胎儿唇裂风险。

图 1－3－42　妊娠剧吐的用药流程

（5）处方点评

①维生素 B$_6$ 片妊娠分级 A，妊娠呕吐患者最大剂量每日 3 次、每次 25mg，用药合理。

②昂丹司琼片妊娠分级 B，可用于妊娠呕吐。《妊娠剧吐的诊断及临床处理

专家共识 2015》推荐维生素 B_6 疗效不佳者先加用苯海拉明，在患者无脱水的情况下可联用昂丹司琼片，最大用量每日 2 次、每次 8mg。

（三）重复用药

案例 3

（1）患者信息：男，2 岁 6 月。

（2）临床诊断：急性鼻咽炎。

（3）处方用药

百咳宁颗粒	1.2g	tid	po
小儿愈美那敏溶液	4ml	tid	po
孟鲁司特钠咀嚼片	4mg	qd	po
盐酸西替利嗪滴剂	0.45ml	qd	po
阿奇霉素干混悬剂	0.15g	qd	po

（4）文献检索工具在处方审核中的应用

①患者诊断为急性鼻咽炎，处方中的 5 种药品中有 2 种是复方制剂。可先用「药智数据」查询药品说明书，明确复方制剂的成分。

②发现百咳宁颗粒是中药制剂，含白果仁、青黛、平贝母；小儿愈美那敏溶液是中西药合剂，含愈创木酚甘油醚、马来酸氯苯那敏、氢溴酸右美沙芬、海葱流浸膏。其中马来酸氯苯那敏和盐酸西替利嗪滴剂同属于抗组胺药，存在重复用药的问题。

（5）处方点评

小儿愈美那敏溶液中含氯苯那敏，与西替利嗪同为抗组胺类药物，存在重复用药，剂量加倍的问题。

（四）相互作用

案例 4

（1）患者信息：男，68 岁。

（2）临床诊断：冠心病，不稳定性心绞痛，心功能 II 级；慢性胃炎。

（3）处方用药

阿司匹林肠溶片	100mg	qd	po
氯吡格雷片	75mg	qd	po
瑞舒伐他汀片	10mg	qd	po
单硝酸异山梨酯片	20mg	qd	po
奥美拉唑肠溶片	20mg	qd	po

（4）文献检索工具在处方审核中的应用

①患者诊断冠心病、不稳定性心绞痛、心功能Ⅱ级和慢性胃炎，使用多种药物治疗。可先在「用药助手」中分析处方中5种药物之间的相互作用。

②发现5种药物之间有2个严重相互作用（图1-3-43）和1个轻度相互作用（图1-3-44）。其中，奥美拉唑和氯吡格雷需避免联用（图1-3-45）；氯吡格雷和阿司匹林、奥美拉唑和阿司匹林应谨慎合用（图1-3-46和图1-3-47）。

③奥美拉唑和氯吡格雷的相互作用与奥美拉唑抑制 CYP2C19 介导的氯吡格雷生物活化有关（图1-3-45）。因为需避免联用且该患者具有两种药物的用药适应证，可进一步查阅「用药助手」中的相关指南，优先选用国内指南或专家共识（图1-3-48）。点击下载《2012 抗血小板药物消化道损伤的预防和治疗中国专家共识》，正文中指出质子泵抑制剂中的泮托拉唑和雷贝拉唑与氯吡格雷联用时，相互作用最小。

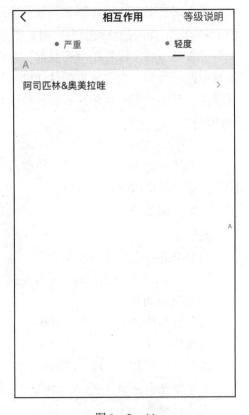

图1-3-43　　　　　　　　　　　　　　图1-3-44

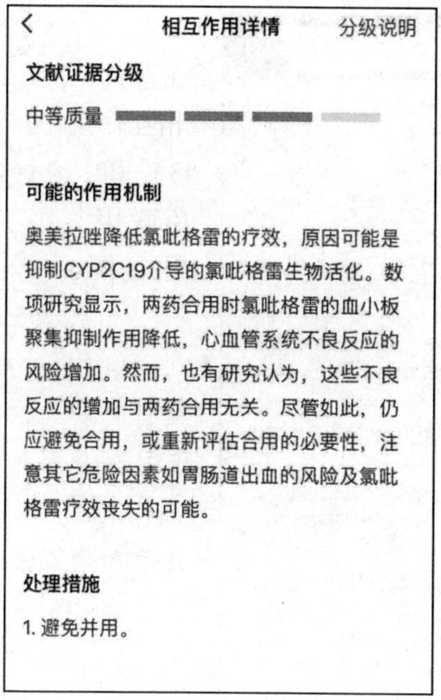

相互作用详情　　分级说明

文献证据分级

中等质量

可能的作用机制

奥美拉唑降低氯吡格雷的疗效，原因可能是抑制CYP2C19介导的氯吡格雷生物活化。数项研究显示，两药合用时氯吡格雷的血小板聚集抑制作用降低，心血管系统不良反应的风险增加。然而，也有研究认为，这些不良反应的增加与两药合用无关。尽管如此，仍应避免合用，或重新评估合用的必要性，注意其它危险因素如胃肠道出血的风险及氯吡格雷疗效丧失的可能。

处理措施

1. 避免并用。

图 1 - 3 - 45

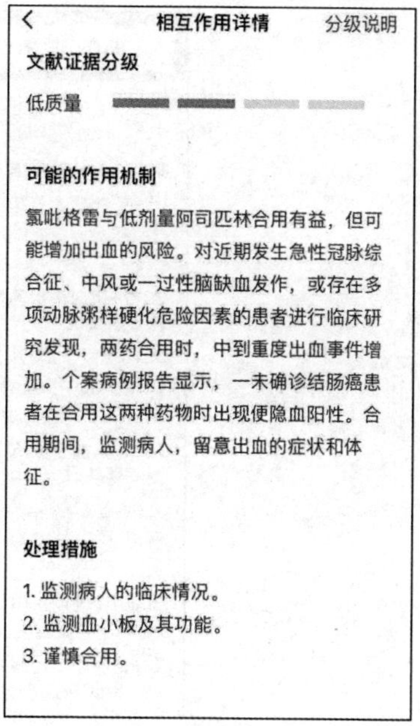

相互作用详情　　分级说明

文献证据分级

低质量

可能的作用机制

氯吡格雷与低剂量阿司匹林合用有益，但可能增加出血的风险。对近期发生急性冠脉综合征、中风或一过性脑缺血发作，或存在多项动脉粥样硬化危险因素的患者进行临床研究发现，两药合用时，中到重度出血事件增加。个案病例报告显示，一未确诊结肠癌患者在合用这两种药物时出现便隐血阳性。合用期间，监测病人，留意出血的症状和体征。

处理措施

1. 监测病人的临床情况。
2. 监测血小板及其功能。
3. 谨慎合用。

图 1 - 3 - 46

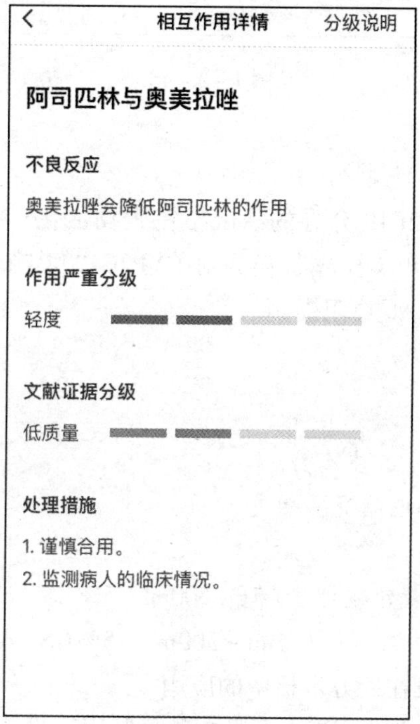

相互作用详情　　分级说明

阿司匹林与奥美拉唑

不良反应

奥美拉唑会降低阿司匹林的作用

作用严重分级

轻度

文献证据分级

低质量

处理措施

1. 谨慎合用。
2. 监测病人的临床情况。

图 1 - 3 - 47

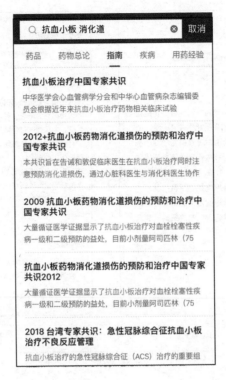

图 1 – 3 – 48

（5）处方点评

奥美拉唑抑制 CYP2C19 介导的氯吡格雷生物活化，降低氯吡格雷的治疗效果。如必需使用，可将奥美拉唑替换为对 CYP2C19 影响较小的同类药物，如泮托拉唑、雷贝拉唑或 H_2 受体阻滞剂。

（五）配伍禁忌

案例5

（1）患者信息：男，5 岁 4 月。

（2）临床诊断：淋巴结炎，咽炎。

（3）处方用药

注射用阿莫西林克拉维酸钾　　0.7g＋500ml　5%GS　qd　ivgtt(免皮试)

痰热清注射液　　　　　　　　5ml＋500ml　5%GS　qd　ivgtt

（4）文献检索工具在处方审核中的应用

①患者诊断淋巴结炎，咽炎。开具 2 种静脉用药物，即抗菌药物注射用阿莫西林钠克拉维酸钾和中药痰热清注射液。可先用「用药助手」查询药品说明书

中有关使用方法的详细信息。

②根据药品说明书，注射用阿莫西林克拉维酸钾可用注射用水、0.9%氯化钠注射液或乳酸钠静脉输注液配制，需4h内用完；也可用林格液、乳酸林格液、氯化钾和氯化钠静脉输注液配制，需3h内用完；配制好的注射液不能冷冻；不能用含有葡萄糖、葡聚糖或碳酸氢盐的静脉输注液配制。可进一步使用「用药参考」（单机版）进行用药审查，审查结果见图1-3-49，不宜配伍。

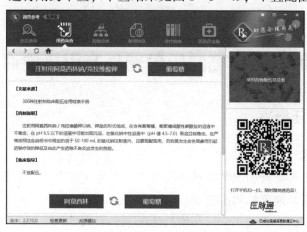

图1-3-49

③根据药品说明书，痰热清注射液可用5%葡萄糖注射液或0.9%氯化钠注射液配制，如需联合使用其他静脉用药物，在换药时需先用5%葡萄糖注射液或0.9%氯化钠注射液（50ml以上）冲管或更换新的输液器。

（5）处方点评

①注射用阿莫西林钠克拉维酸钾在含葡萄糖的溶液中稳定性会降低，所以使用5%葡萄糖注射液作为该药的溶媒是不适宜的，应更换为0.9%氯化钠注射液。

②痰热清注射液为中药注射剂，成分复杂，联用注射用阿莫西林钠克拉维酸钾，在换药前后应冲管或更换新的输液器，应补开冲管医嘱。

五、小结

每位患者的基础疾病或实际情况存在差异，医师在开具处方的过程中可能欠缺考虑，但是也会根据患者的实际情况权衡利弊。

药师需要不断提高临床知识和药学知识，掌握药品的适应证、药代动力学、不良反应、药物相互作用等，结合患者的临床基本情况来判断其合理性，实现精准审方。

（周　婧　彭海莹　方琼彤）

第二章

常见病处方审核要点

第一节 高血压药物处方审核要点

一、高血压概述

(一) 定义

高血压是多种因素引起的体循环动脉压增高为主要表现的心血管综合征，可导致心脏和血管功能和结构的改变。

血压水平是指在未使用降压药物的情况下，非同日 3 次测量上肢血压，收缩压≥140mmHg 和（或）舒张压≥90mmHg。

(二) 血压水平分级

根据收缩压和舒张压水平，可将血压水平分为正常血压、正常高值、高血压、1 级高血压（轻度）、2 级高血压（中度）、3 级高血压（重度）以及单纯收缩期高血压，具体情况见表 2 - 1 - 1。

表 2 - 1 - 1　血压水平分级表

类别	收缩压 （mmHg）		舒张压 （mmHg）
正常血压	< 120	和	< 80
正常高值	120 ~ 139	和（或）	80 ~ 89
高血压[a]	≥ 140	和（或）	≥ 90
1 级高血压 （轻度）	140 ~ 159	和（或）	90 ~ 99
2 级高血压 （中度）	160 ~ 179	和（或）	100 ~ 109
3 级高血压 （重度）	≥ 180	和（或）	≥ 110
单纯收缩期高血压[b]	≥ 140	和	<90

注：a. 若患者的收缩压与舒张压分属不同级别时，则以较高的级别为准；b. 单纯收缩期高血压也可按照收缩压水平分 1，2，3 级；1mmHg = 0.133kPa。

（三）高血压的分类及病因

1. 原发性高血压

以原因不明的血压升高为主要表现的一种独立性疾病，可能由遗传、吸烟、饮酒、过量摄盐、超重、精神紧张、缺乏锻炼等因素导致，占所有高血压患者的90%以上，尚难根治，但能控制。

2. 继发性高血压

血压升高有明确原因，发生与多种因素有关（多原因性高血压），占5%～10%。

（四）高血压的危险因素

根据血压水平、其他危险因素、靶器官损害和已患相关疾病等指标，将总体危险分为低危、中危、高危和很高危4个层次，具体情况见表2-1-2及表2-1-3。

表2-1-2 综合血压水平、危险因素、靶器官损害和临床疾病的
总体危险评估（半定量危险分层）

危险因素、靶器官损害和临床疾病	血压（mmHg）			
	SBP130～139和（或）DBP85～89	SBP140～159和（或）DBP90～99	SBP160～179和（或）DBP100～109	SBP＞180和（或）DBP≥110
无		低危	中危	高危
1～2个危险因素	低危	中危	中/高危	很高危
≥3个危险因素，靶器官损害，或CKD3期，无并发症的糖尿病	中/高危	高危	高危	很高危
临床并发症，或CKD≥4期，有并发症的糖尿病	高/很高危	很高危	很高危	很高危

CKD：慢性肾脏疾病

表2-1-3 简略的危险分层项目内容

危险因素	靶器官损害	临床疾病
年龄＞55（男）、＞65岁（女）	左心室肥厚	脑血管病
吸烟	颈动脉内膜中层增厚、斑块	心脏病
血脂异常	肾功能受损	肾脏疾病
早发心血管病家族史	颈股动脉脉搏波传导速度≥12m/s	周围血管疾病
肥胖		视网膜病变
缺少体力活动		糖尿病
高同型半胱氨酸血症		

二、高血压治疗管理

（一）治疗原则

高血压的治疗原则：达标、平稳、综合管理。

1. 降压达标

不论采用何种治疗，将血压控制在目标值以下是根本。

2. 平稳降压

长期坚持生活方式干预和药物治疗，保持血压长期平稳至关重要；长效制剂有利于每日血压的平稳控制，对减少心血管并发症有益，推荐使用。

3. 综合干预管理

综合考虑伴随合并症；对于已患心血管疾病及具有某些危险因素的患者，应考虑给予抗血小板及调脂治疗，以降低心血管疾病复发及死亡风险。

（二）降压目标

血压达标可最大程度降低心脑血管发病率及死亡率。血压达标不仅仅是要求诊室血压达标，还需做到平稳达标、尽早达标和长期达标。

降压目标值：①普通高血压患者 <140/90mmHg；② 老年（≥65 岁）高血压患者 <150/90mmHg；若可以耐受，可进一步降至 140/90mmHg 以下；③糖尿病、卒中、心肌梗死及肾功能不全和蛋白尿患者在耐受的前提下，最好将血压降至 130/80mmHg 以下。

（三）有效控制血压的方法

有效控制血压的方法主要包括坚持健康的生活方式和服用降压药物；健康的生活方式是基础，合理用药是血压达标的关键，两者必须结合，才能有效控制高血压。

（四）药物降压治疗带来的好处

药物降压治疗可以减少40% ~50% 的脑卒中发生风险，减少15% ~30% 的心梗发生风险，减少50% 的心力衰竭发生风险；要获得降压带来的益处，大多数患者必须长期坚持规范服用降压药。

（五）高血压患者启动药物治疗时机

关于启动药物治疗的时机，不同的指南说法不一，本章节仅针对中国指南对高血压药物治疗时机进行讨论。

1. 在中国心脑血管预防指南（2017）中提到：①对有 0 ~2 个危险因素的初发高血压患者，收缩压在 120 ~139mmHg 和（或）舒张压在 80 ~89mmHg 之间，以生活方式干预为主；1 级和 2 级高血压首先行生活方式干预，1~3 个月未得到控制，则开始药物治疗；3 级高血压应立即药物治疗。②对于有 ≥3 个危险因素，或合并代谢综合征、靶器官损害（蛋白尿、左心室肥厚、视网膜病变Ⅲ ~ Ⅳ级）、肾功能不全或糖尿病的高血压患者，在积极改变生活方式的同时，应立即开始药物治疗。

2. 2017 国家基层高血压防治管理指南中提到的治疗时机则更为严格，认为所有高血压患者一旦确诊，建议在生活方式干预的同时立即启动药物治疗；仅收缩压 < 160mmHg，且舒张压 < 100mmHg，且未合并冠心病、心力衰竭、脑卒中、外周动脉粥样硬化病、肾脏疾病或糖尿病的高血压患者，医生也可根据病情及患者意愿暂缓给药，采用单纯生活方式干预最多 3 个月，若仍未达标，再启动药物治疗。

（六）服用降压药的最佳时机

1. 血压的昼夜节律

正常人血压呈明显的昼夜节律，表现为"双峰一谷"，即 6：00 ~ 10：00 为主峰，16：00 ~ 20：00 为次峰，次日凌晨 2：00 ~ 3：00 为低谷（血压约下降10% ~ 20%）。

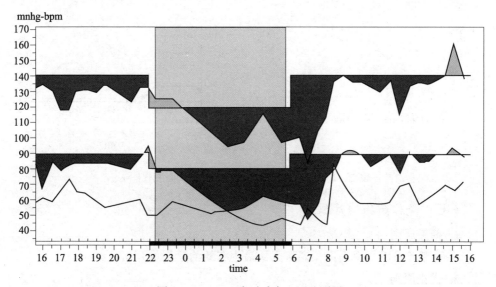

图 2 - 1 - 1　24 小时动态血压监测图

2. 根据血压昼夜节律类型用药

（1）杓型高血压　夜间血压降幅约为白天血压的10% ~ 20%，此类高血压患者一般于早晨 7、8 时服药。

（2）非杓型高血压　夜间血压降幅与白天相比不足 10%，若高压点出现在晚上必须选在晚上服用长效药物降压。

（3）超杓型血压　夜间血压降幅大于或等于白天血压的 20%。

（4）反杓型高血压　夜间血压无下降或反而超过白天血压（＞5%），有两个高压点，患者应于早上 7、8 时主高压点服用长效降压药，下午 2、3 时次高压点服用短效降压药。

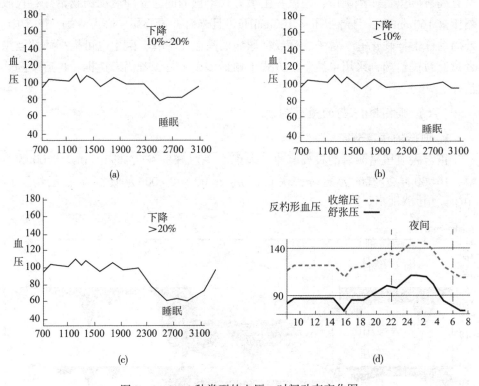

图 2 - 1 - 2　4 种类型的血压 - 时间动态变化图

（七）降压药物治疗原则

1. 剂量原则

一般患者采用常规剂量，老年人从最小有效治疗剂量开始。

2. 优先原则

优先使用每日 1 次给药而有持续 24h 平稳降压作用的长效制剂，优先推荐单片复方制剂。

3. 联合用药原则

对单药治疗未达标者或 2 级以上高血压患者原则上可采用联合治疗方案；对

老年患者起始即可采用小剂量 2 种药物联合治疗，或用固定复方制剂。

4. 个体化原则

根据患者合并症、药物疗效及耐受性，同时考虑患者个人意愿及长期经济承受能力，选择适合患者个体的降压药物。

（八）常用 5 类一线降压药物及其作用机制

1. 钙通道阻滞剂（CCB）

通过阻断钙离子通道，松弛血管平滑肌，降低外周血管阻力，常见为地平类，如硝苯地平、氨氯地平等。

2. 血管紧张素转化酶抑制剂（ACEI）

通过抑制血管紧张素转化酶活性，降低循环中血管紧张素Ⅱ水平，消除其直接的缩血管作用，常见为普利类，如依那普利、贝那普利等。

3. 血管紧张素Ⅱ受体拮抗剂（ARB）

通过阻断血管紧张素Ⅱ与血管紧张素Ⅱ受体的结合而发挥降压作用，常见为沙坦类，如厄贝沙坦、氯沙坦等。

4. 利尿剂

具有利钠排水、降低高血容量负荷的作用，如吲达帕胺、氢氯噻嗪、呋塞米等。

5. β 受体拮抗剂

通过阻断 β 受体，减缓心律，减少心脏血压输出量，如美托洛尔、阿替洛尔、卡维地洛等。

以上 5 大类降压药及固定复方制剂均可作为高血压初始或维持治疗的选择。必要时还可联合使用醛固酮拮抗剂或 α 受体拮抗剂。

（九）常见降压药物特点

1. 肾素 - 血管紧张素系统（RAAS）阻滞剂

ACEI 和 ARB 均属于肾素 - 血管紧张素系统（RAAS）阻滞剂，人体内 90% RAAS 存在于心、脑、肾组织器官及血管组织中，RAAS 阻滞剂具有良好的靶器官保护和心血管终点事件预防作用，对糖脂代谢无不良影响，特别适用于慢性心力衰竭、心肌梗死后伴心功能不全、糖尿病肾病、非糖尿病肾病、代谢综合征、蛋白尿或微量白蛋白尿患者。因 RAAS 阻滞剂对肾小球血流动力学具有明确影响，能够降低肾小球滤过压，使肾小球滤过率（GFR）下降、血肌酐和血钾水平升高。因此在肾功能不全严重至一定程度时，RAAS 阻滞剂的应用可能因为进一步降低 GFR 而恶化肾功能，加重肾衰竭，临床评估出现上述情况时，即为 RAAS 阻滞剂在肾功能不全时禁用的截点。若发现血钾升高（>

5. 5mmol/L）、eGFR 降低 >30% 或血肌酐增高 >30% 以上，应减少药物剂量并继续监测，必要时停药；双侧肾动脉狭窄、高钾血症患者禁用。RAAS 阻滞剂可影响胚胎发育，育龄女性使用 ACEI/ARB 时应采取避孕措施；计划妊娠的女性应避免使用 RAAS 阻滞剂。

RAAS 阻滞剂可分为 ACEI 和 ARB，详见表 2-1-4。

表 2-1-4 RAAS 阻滞剂分类及代表药物

分类	代表药物	常见不良反应	注意事项
ACEI	依那普利、卡托普利、贝那普利、培哚普利等	干咳、血管神经性水肿	ACEI 类药物易引起干咳、若无法耐受，可换用 ARB
ARB	缬沙坦、氯沙坦、厄贝沙坦、坎地沙坦等	血管神经性水肿	

对于无症状的左心室收缩功能异常、慢性心力衰竭和心肌梗死后的高危慢性冠心病患者以及合并高血压、糖尿病等疾病的冠心病患者，服用 ACEI 治疗获益更多。因此建议，若无禁忌证，冠心病患者均应长期服用 ACEI 作为二级预防。具有适应证但不能耐受 ACEI 治疗的患者，可服用 ARB 类药物。常见血管紧张素转换酶抑制剂和血管紧张素Ⅱ受体拮抗剂特点见表 2-1-5，表 2-1-6。

表 2-1-5 常见血管紧张素转换酶抑制剂特点

药品	用法用量	主要不良反应	排泄方式	用药注意	备注
卡托普利	12.5~50mg，bid~tid	血钾水平升高、低血压、咳嗽	肾	宜餐前 1h 服用，避免突然停药	皆与 ARB 联用相关不良反应增加；妊娠、高血钾、双侧肾动脉狭窄者皆禁用
贝那普利	10~20mg，qd~bid	头痛、头晕	肾、胆汁	口服给药后转化为活性产物贝那普利拉而具有活性，服药期间避免补钾	
培哚普利	4~8mg，qd	血钾水平升高、头痛、咳嗽	肾	口服给药后转化为活性产物培哚普利特，食物会减少该转化，故宜饭前服用	
福辛普利	10~40mg，qd	头晕、咳嗽	肝、肾	开始治疗时可能会出现血压骤降，首次给药最好在睡前；已接受利尿剂治疗的患者，尽可能在使用福辛普利治疗前几日停止使用	

表 2-1-6 常见血管紧张素 II 受体拮抗剂特点

药品	用法用量	主要不良反应	禁忌证	用药注意	备注
氯沙坦	50～100mg, qd	咳嗽、上呼吸道感染	严重肝损害者禁用，肾动脉狭窄者慎用	避免与保钾利尿剂联用，与非甾体抗炎药联用有增加肾损害的发生风险，同时降低氯沙坦钾的降压效果	皆与 ACEI 联用相关不良反应增加；准备妊娠的妇女、妊娠期妇女皆应禁用
缬沙坦	80～160mg, qd	低血压、头晕、咳嗽	重度肝损害、肝硬化及胆道阻塞者禁用	可以在进餐时或空腹服用。建议每日在同一时间用药（如早晨）	
厄贝沙坦	150mg, qd	头晕、腹泻	重度肝损害、肝硬化及胆道阻塞者禁用	不宜突然停药	

2. 钙通道阻滞剂（CCB）

钙通道阻滞剂降压作用强，耐受性好，无绝对禁忌证，对代谢无不良影响，适用于糖尿病与代谢综合征患者；CCB 类降压药物更适用于容量性高血压，如老年高血压、单纯收缩期高血压及低肾素活性或低交感活性的高血压，CCB 降压作用不受高盐饮食影响，尤其适用于生活中习惯高盐摄入及盐敏感性高血压患者；CCB 是合并动脉粥样硬化的高血压患者首选降压药物，如高血压合并稳定型心绞痛、颈动脉粥样硬化、冠状动脉粥样硬化及周围血管病（表 2-1-7）。

相对禁忌：充血性心力衰竭、快速心律失常。

表 2-1-7 钙通道阻滞剂分类及代表药物

分类	代表药物	作用机制	优先选用人群	不良反应
二氢吡啶类	氨氯地平、左旋氨氯地平、硝苯地平、尼群地平等	主要作用于血管平滑肌上的 L 型钙通道	容量性高血压；合并动脉粥样硬化的高血压患者	头痛、面部潮红、踝部水肿等
非二氢吡啶类	维拉帕米、地尔硫䓬	对窦房结和房室结处的钙通道具有选择性，且对心脏具有负性变时、降低交感神经活性作用	高血压合并心绞痛、高血压合并室上性心动过速及高血压合并颈动脉粥样硬化患者	

地尔硫䓬和维拉帕米能减慢房室传导，常用于伴有心房颤动或心房扑动的心绞痛患者，在合并心脏房室传导功能障碍或病态窦房结综合征的高血压患者应慎

用，对左室收缩功能不全的高血压患者应避免使用。

根据药代动力学和药效动力学特点，可将 CCB 类降压药物分为三代（如表 2 - 1 - 8 所示）。

表 2 - 1 - 8　CCB 类降压药物分类及特点

分类	代表药物	特点	不良反应
第一代	硝苯地平片	生物利用度低、波动大，半衰期短、清除率高（短效）	心悸和头痛
第二代	硝苯地平缓释片或控释片、非洛地平缓释片	血管选择性高，半衰期较长	
第三代	氨氯地平、拉西地平	起效平缓、作用平稳、持续时间久、抗高血压谷峰比值高	

由于 CCB 具有扩张血管、降低血压的作用，必然出现反射性交感激活，故应尽量使用长效制剂，其降压平稳、持久有效，不良反应小，患者耐受性好，依从性高（表 2 - 1 - 9，表 2 - 1 - 10，表 2 - 1 - 11，表 2 - 1 - 12）。

表 2 - 1 - 9　硝苯地平常释制剂、缓释制剂及控释制剂特点

药品	适应证	用法用量	主要不良反应	禁忌证	用药注意
硝苯地平常释制剂	高血压	起始剂量为 10mg，tid	踝部水肿、头痛	快速性心律失常、心力衰竭者慎用	一般不建议口含用于降压
硝苯地平缓释制剂	老年高血压、单纯收缩期高血压	10~20mg，bid	外周水肿、头痛、面部潮红	快速性心律失常、心力衰竭、肝肾功能不全者慎用	低血压者应谨慎使用，不用于成年人急性降压，但可用于儿童急性降压
硝苯地平控释制剂	高血压、冠心病	30~60mg，qd	水肿、头痛	对硝苯地平过敏者、心源性休克患者、孕妇及哺乳期女性禁用	低血压及严重主动脉瓣狭窄患者，当血压很低时（收缩压≤90mmHg 的严重低血压）应慎用

表 2 - 1 - 10 氨氯地平与左旋氨氯地平特点

药品	用法用量	主要不良反应	相互作用	用药注意
氨氯地平	2.5~10mg, qd	外周水肿、头痛	与克拉霉素联用会增加氨氯地平的血药浓度；与辛伐他汀联用增加肌病的发生风险	重度肝功能不全者应缓慢增量
左旋氨氯地平	2.5~5mg, qd	水肿、头痛	不影响阿托伐他汀、地高辛、乙醇的药代动力学；可与噻嗪类利尿剂、ACEI、抗生素及口服降糖药联用；与西咪替丁或葡萄柚汁联用时不改变本品的药代动力学	

表 2 - 1 - 11 尼群地平、拉西地平及非洛地平特点

药品	用法用量	主要不良反应	禁忌证	相互作用	用药注意
尼群地平	10mg, bid	头痛、面部潮红	严重主动脉狭窄者禁用	与胺碘酮联用出现心动过缓，房室传导阻滞风险增加	服药期间须定期监测心电图
拉西地平	2~4mg, qd	水肿、头痛	严重主动脉狭窄者禁用	与胺碘酮联用出现心动过缓，房室传导阻滞风险增加	对于肾损害者或老年患者无需调整剂量
非洛地平缓释制剂	2.5~10mg, qd	踝部水肿、面部潮红	对二氢吡啶类CCB过敏者禁用，肝功能受损、严重肾损害者慎用	与克拉霉素、伏立康唑等肝药酶抑制剂联用会增加非洛地平的血药浓度	宜早晨服用，老年患者应减量

表 2 - 1 - 12 非二氢吡啶类钙通道阻滞剂

药品	用法用量	主要不良反应	禁忌证	相互作用	用药注意
地尔硫䓬常释制剂	30~60mg, tid	房室传导阻滞，心功能抑制	伴有病态窦房结综合征、已存在二度或三度房室传导阻滞或明显心动过缓者禁用，伴有较轻的房室传导阻滞或心动过缓者慎用	与胺碘酮、地高辛及β受体阻滞剂联用时，使心脏传导抑制作用增强、心动过缓风险增加	地尔硫䓬与心力衰竭发生有关，伴左室功能减退者应慎用，突然停用地尔硫䓬与心绞痛加重有关
地尔硫䓬缓释制剂	90~180mg, qd~bid	房室传导阻滞，心功能抑制	二至三度房室传导阻滞、心力衰竭患者禁用		

药品	用法用量	主要不良反应	禁忌证	相互作用	用药注意
维拉帕米	120～240mg，qd	头痛，便秘，水肿	二至三度房室传导阻滞、左室功能不全者禁用	当维拉帕米与β受体拮抗剂联用时，二者均有心脏抑制作用，应在给予维拉帕米前至少24h停止β受体拮抗剂的治疗	维拉帕米突然停药会导致心绞痛恶化

CCB常见不良反应：①因药物的扩血管作用，可引起头痛和面部潮红；②部分患者可出现反射性心率加快、心搏出量增加；③血管性水肿；④齿龈肥厚，多见于年轻患者；⑤可减弱心肌收缩，减慢心肌传导；⑥可引起胃肠道反应。

3. 利尿剂

利尿剂降压效果好，价格低廉，可显著降低心血管事件的发生率和总死亡率；适用于大多数无禁忌证的高血压患者的初始和维持治疗，尤其适合老年高血压、难治性高血压、心力衰竭合并高血压、盐敏感性高血压等患者；痛风患者禁用噻嗪类利尿剂，高钾血症与肾衰竭患者禁用醛固酮受体拮抗剂（表2-1-13）。

表2-13 利尿剂分类及其代表药物

分类	代表药物	作用强度	不良反应	建议
噻嗪类	氢氯噻嗪、吲达帕胺	中效	低钾血症（发生率与剂量成正相关），长期大剂量应用利尿剂单药治疗时还需注意其导致电解质紊乱、糖代谢异常、高尿酸血症、体位性低血压等不良反应的可能性	利尿剂与ACEI或ARB类药物合用，可抵消或减轻其低钾的副作用
袢利尿剂	呋塞米	强效		
保钾利尿剂	螺内酯、氨苯蝶啶	弱效		
碳酸酐酶抑制剂	乙酰唑胺	少用		

利尿剂与β受体阻滞剂联合应用可能增加糖尿病易感人群的新发糖尿病风险，因此，应尽量避免这两种药物联合使用。

利尿剂常见不良反应：①低钾血症，利尿剂在肾小管排钠的同时也可能因钾的排出增多而导致低钾，大剂量的利尿剂造成的低钾血症可致心脏骤停；②低钠血症，利尿剂引起的钠排出过多，可引起低血压或尿素氮升高，严重者可出现神经系统症状；③高尿酸血症，利尿后由于血容量降低，细胞外液浓缩，加大了肾脏对尿酸的重吸收，严重的高尿酸血症可导致急性痛风的发作；④高血糖和糖耐量降低，利尿剂可抑制胰岛素或肝的磷酸二酯酶的分泌，导致胰岛素抵抗增加和高胰岛素血症；⑤高胆固醇血症，利尿剂可使血清胆固醇水平增加 5% ~ 15%。

4. β 受体拮抗剂

β 受体阻滞剂可减慢心率，降低心肌耗氧量，兼有抗缺血及改善预后的双重作用。适用于高血压伴交感活性增高及心率偏快（静息心率 ≥ 75 次/min）的中青年患者、高血压合并冠心病或心力衰竭、高血压合并心房颤动（心室率快者）。绝对禁忌：合并支气管哮喘、二度及以上房室传导阻滞、严重心动过缓的患者；相对禁忌：慢性阻塞性肺疾病、外周动脉疾病。

根据对 $β_1$ 受体的相对选择性，可以将 β 受体拮抗剂分为 3 类：①非选择性 β 受体拮抗剂，代表药物为普萘洛尔；②选择性 $β_1$ 受体拮抗剂，代表药物为比索洛尔、美托洛尔、阿替洛尔；③非选择性、作用于 β 和 $α_1$ 受体的拮抗剂，代表药物为阿罗洛尔、卡维地洛。

糖脂代谢异常者一般不首选 β 受体拮抗剂，必要时可选用高选择性 $β_1$ 受体拮抗剂；推荐应用无内在拟交感活性、$β_1$ 受体选择性较高或兼有 α 受体阻滞扩血管作用的 β 受体拮抗剂，如比索洛尔、美托洛尔和卡维地洛。这些药物对代谢影响小，不良反应少，可较安全地用于伴有糖尿病、慢性阻塞性肺病以及外周血管疾病的高血压患者。

常用代表药物：比索洛尔、美托洛尔、阿替洛尔等。

用药注意事项：①出现心动过缓不能突然停药，停药后会出现心率明显增快的"反跳"现象，患者会出现心慌；②如果既往有冠心病，突然停药会加重冠心病、心绞痛，要缓慢、逐渐减少药物剂量而停药。

β 受体拮抗剂常见不良反应：①可以诱发或加重哮喘；②可引起心动过缓和传导阻滞，因可减弱心肌收缩力，故可加重严重心力衰竭患者的心衰程度；③可干扰糖和脂类代谢，导致血糖、血总胆固醇、低密度脂蛋白和甘油三酯增高；④突然停药，可使冠心病患者诱发心绞痛。

5. 其他类型降压药

（1）直接血管扩张剂　代表药物有肼屈嗪。作用机制为直接扩张小动脉，降低外周血管阻力，增加心输出量及肾血流量，但有反射性交感神经激活作用，目前已很少使用。

（2）中枢性降压药　代表药物有可乐定、甲基多巴。作用机制为激活延髓中枢 $α_2$ 受体，抑制中枢神经系统释放交感神经冲动而降低血压；因降低压力感受器的活性可出现直立性低血压。

（3）α受体拮抗剂　代表药物有特拉唑嗪、哌唑嗪、多沙唑嗪、乌拉地尔。

6. 具有降压作用的其他药物

（1）硝酸酯类　作用机制为可扩张静脉，减少回心血量，降低心脏前负荷和室壁张力；另外可直接扩张冠状动脉，解除冠状动脉痉挛。

（2）钠－葡萄糖协同转运蛋白2（SGLT2）抑制剂　作用机制为通过减少容量使血压降低。

（3）ATP－敏感性钾通道（K_{ATP}）开放剂　作用机制为开放K_{ATP}通道，引起平滑肌细胞超极化，抑制钙离子内流，从而舒张血管。

（十）不同类型降压药之间可行的联合用药原则

1. 选择降压机制不同、具有协同或相加药效作用的药物。

2. 选择药理作用可以互相抵消或减轻各自副反应的药物。

3. 最好选择同时具有改善或逆转冠心病、糖尿病、肾脏病、动脉粥样硬化、心肌肥厚及心律失常等危险因素的药物。

4. 选择半衰期长的药物，最好每日服用一次，减少漏服，保证血液有效药物浓度，提高患者的依从性。

5. 副作用叠加的药物不能联用；比如β受体拮抗剂与非二氢吡啶类钙通道阻滞剂都有负性肌力作用，降低心脏收缩功能，对于心功能不全的患者，两个药禁忌联合使用；保钾利尿剂和ACEI类药物都会增高血钾，影响电解质代谢，所以也不可联用。

（十一）药物治疗方案

1. 无合并症高血压药物治疗方案

第1步：①收缩压＜160mmHg且舒张压＜100mmHg，单药（二氢吡啶类钙拮抗剂或ACEI/ARB、或利尿剂、或β受体拮抗剂）起始治疗，起始剂量观察2～4周，未达标者采取原药加量，或更换另一种药物，或直接联合使用两种药物，每调整一次观察2～4周。②收缩压≥160 mmHg和（或）舒张压≥100 mmHg，推荐两种药物联合使用，如二氢吡啶类钙拮抗剂＋ACEI/ARB，ACEI/ARB＋利尿剂，二氢吡啶类钙拮抗剂＋利尿剂，或二氢吡啶类钙拮抗剂＋β受体拮抗剂，或者选用相应的固定剂量复方制剂。未达标则采用如上方法增加剂量或更换方案，每调整一次治疗观察2～4周。

第2步：上述两药联合方案血压仍未达标，采取原药加量，或更换药物，或加用第三种药物，可选二氢吡啶类钙拮抗剂＋ACEI/ARB＋利尿剂，或二氢吡啶类钙拮抗剂＋ACEI/ARB＋β受体拮抗剂。

第3步：三种药物足量，观察2～4周仍未达标，可直接转诊；也可采取原药加量，或更换另一种药物，或二氢吡啶类钙拮抗剂、ACEI/ARB、利尿剂、β受体拮抗剂四类药物合用，2～4周仍未达标再转诊。

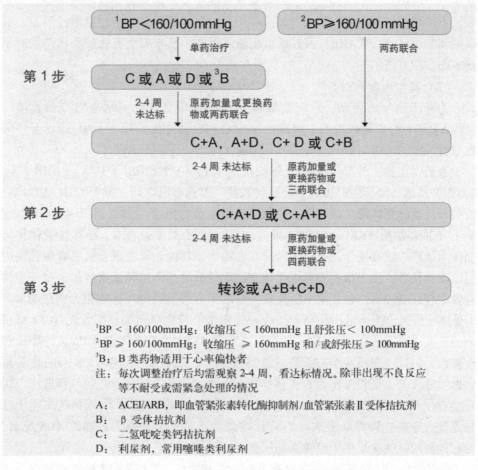

图2－1－3　无合并症高血压药物治疗流程图

2. 有合并症高血压药物治疗方案

（1）高血压合并糖尿病

①降压治疗的启动：收缩压为130～139mmHg或舒张压为80～89mmHg的糖尿病患者，可进行不超过3个月的非药物治疗，如血压不达标，应采用药物治

疗。血压≥140/90mmHg的患者应在非药物治疗的基础上立即开始药物治疗；伴微量蛋白尿的患者应直接接受药物治疗。

②药物推荐：ACEI和ARB为降压首选药物，单药控制效果不佳时，优先推荐ACEI/ARB为基础的联合用药（如ACEI/ARB＋CCB；ACEI/ARB＋利尿剂）

③不推荐使用药物：不推荐ACEI与ARB联合应用，因为动脉粥样硬化性心血管病（arteriosclerotic cardiovascular disease，ASCVD）获益没有增加，不良事件发生率却增加，包括高钾血症、晕厥及肾功能不全。糖尿病和慢性高血压合并妊娠，不推荐使用利尿剂，因为其减少孕妇血容量，可导致子宫胎盘灌注不足。妊娠期间禁用ACEI和ARB，因其可引起胎儿损伤。已知安全有效的降压药物有甲基多巴、拉贝洛尔等。

（2）高血压合并冠心病

①降压治疗的启动：对于2级或3级高血压合并任何水平的心血管风险（Ⅰ/A）和有心血管风险的1级高血压应立刻启动降压治疗（Ⅰ/B），低至中等心血管风险的1级高血压（动态血压验证）也应启动降压治疗。

②药物推荐：推荐使用β受体拮抗剂（Ⅰ/A）和ACEI（Ⅰ/A）/ARB（Ⅰ/B）作为首选，降压同时可减少心肌耗氧量，改善心肌重构。鉴于CCB具有抗心绞痛和抗动脉粥样硬化的作用，心绞痛患者推荐使用β受体拮抗剂＋CCB（Ⅰ/A），不推荐使用ACEI＋ARB（Ⅲ）；在稳定型心绞痛患者中，推荐β受体拮抗剂作为缓解心绞痛发作的一线用药并在左心收缩功能正常的冠心病患者中长期应用以改善预后，优先推荐没有内在拟交感活性的美托洛尔和比索洛尔；对于急性冠脉综合征（ACS）合并高血压且难控制的患者可选择降压作用更为明显的α-β受体拮抗剂卡维地洛；在高血压合并稳定型心绞痛患者中，推荐无ACEI禁忌证的患者均应一线应用ACEI。推荐不能耐受ACEI的患者优选ARB进行降压和改善预后治疗；在稳定型心绞痛或ACS患者中，目前研究证实CCB对心血管预后无明显改善，推荐可作为β受体拮抗剂不能缓解的心绞痛治疗的一种选择，优先推荐使用非二氢吡啶类CCB；在高血压合并ACS患者中，利尿剂优先用于合并充盈压升高、肺静脉阻塞或心力衰竭患者；对于合并心力衰竭的ACS患者，推荐袢利尿剂呋塞米优于噻嗪类利尿剂。

③药物使用注意事项：二氢吡啶类CCB应选用长效制剂。因为短效CCB虽然也能降低血压，但常会加快心率，增加心肌氧耗量；非二氢吡啶类CCB在冠状动脉痉挛患者中可作为首选用药，但由于其抑制心脏收缩和传导功能，二至三度房室传导阻滞和心力衰竭患者禁用，且在使用前应详细询问患者病史，进行心电图检查，并在用药2~6周内复查；β受体拮抗剂长期应用者突然停药可发生反跳现象。

（3）高血压合并慢性肾病

①降压原则：高血压合并 CKD 患者降压治疗的靶目标可以按照糖尿病、年龄、蛋白尿进行分层。

②药物推荐：肾性高血压往往需要联合使用 2 种或 2 种以上降压药物。RAAS 抑制剂优先推荐，在 CKD1～3 期高血压患者使用单药不能达标时，常采用以 RAAS 抑制剂为基础的联合治疗方案，CKD 3～4 期患者需谨慎使用 ACEI 和 ARB，建议初始剂量减半，严密监测血钾、血肌酐水平及 GFR 的变化，及时调整药物剂量和类型。高血压合并 CKD 联合用药可优先选择 CCB ＋ ACEI/ARB。对 CKD 4～5 期的高血压患者常在无肾脏透析保障的条件下应用以 CCB 为基础的治疗并联合 α－β 受体拮抗剂，慎用醛固酮受体拮抗剂。α－β 受体拮抗剂可以用于任何分期的 CKD 合并高血压患者，且不易被透析清除。噻嗪类利尿剂降压作用效果好，安全，价廉，与 ACEI/ARB 联合为固定复方制剂，不仅具有利尿作用，更可从高血压时过度兴奋的 RAAS 方面发挥作用，达到利尿和阻断 AT1 受体的双重作用。

（4）高血压合并心力衰竭

①降压药物选择：优先选择 ACEI/ARB、β 受体拮抗剂及醛固酮受体拮抗剂。推荐采取联合治疗，ACEI/ARB 与 β 受体拮抗剂联用，或 ACEI/ARB 与 β 受体拮抗剂及醛固酮受体拮抗剂联用（黄金三角），可抑制醛固酮和血管紧张素对心肌重构的不良影响，降低心力衰竭患者心源性猝死的发生率，能够进一步降低心力衰竭患者的死亡率和住院率，已成为射血分数降低的心力衰竭患者的基本治疗方案；如经上述联合治疗血压仍不能控制，需应用 CCB 时，可选用氨氯地平或非洛地平。

②用药注意：小剂量起始逐步递增；监测血钾水平变化。患者进食不佳以及使用大剂量袢利尿剂（Ⅰ/C）时，应注意避免发生低钾血症；联合使用 RAAS 抑制剂和醛固酮受体拮抗剂时，应注意防治高钾血症，尤其对肾功能受损患者。

三、特殊人群高血压治疗

（一）老年高血压

1. 临床特点

老年高血压多见单纯收缩压高、脉压增大，肾素活性低，对盐摄入量敏感；血压波动大，表现为昼夜节律异常、体位性或餐后低血压，晨峰血压增高等，有较多危险因素和并发症。

2. 降压目标

应降至 <150/90mmHg，如能耐受可进一步降至 <140/90mmHg。≥80 岁高龄

患者，一般血压不宜＜130/60mmHg。老年高血压合并糖尿病、冠心病、心力衰竭及肾功能不全患者降压目标值＜140/90mmHg。

3. 用药原则

老年高血压降压药物的选择应遵循平稳、有效、安全、不良反应少、服用简单方便、依从性好的原则。

4. 老年高血压药物治疗推荐

（1）CCB、ARB、ACEI 及小剂量利尿剂均为老年高血压患者一线降压用药的推荐。

（2）老年高血压患者，特别是单纯收缩期高血压患者首选 CCB 和利尿剂。

（3）所有种类降压药物均可用于老年糖尿病患者，优选 RAAS 抑制剂，尤其是合并蛋白尿或微量白蛋白尿。

（4）老年高血压合并左室肥厚者初始治疗选择至少一种可以逆转左室肥厚的药物，如 ACEI、ARB、CCB。

（5）老年高血压合并颈动脉粥样硬化患者选择 CCB 和 ACEI。

5. 老年高血压合并心脑血管病的降压策略（详见表 2 – 1 – 14）

表 2 – 1 – 14　老年高血压合并心脑血管病的降压策略

合并症状	推荐药物
卒中	慢性期 ACEI/ARB、利尿剂、长效 CCB
冠心病	β 受体拮抗剂和 ACEI 或 ARB 治疗后血压难以控制，或并发血管痉挛性心绞痛时联合 CCB
慢性心力衰竭	若无禁忌证，选择利尿剂、β 受体拮抗剂、ACEI、ARB 及醛固酮受体拮抗剂；血压不达标时联合氨氯地平或非洛地平
心房颤动	推荐首选 ACEI/ARB，对持续性快速心房颤动患者可选用 β 受体拮抗剂或非二氢吡啶类 CCB 控制心室率
肾功能不全	无禁忌证首选 ACEI 或 ARB；降压未达标时可联合二氢吡啶类 CCB；有液体潴留可联用祥利尿剂
糖尿病	首选 ARB 或 ACEI，可联合长效二氢吡啶类 CCB 或噻嗪类利尿剂

6. 用药注意事项

（1）应强调个体化，结合患者年龄、体质、靶器官功能状态、合并症等选择合理的药物和剂量。

（2）在患者能耐受降压治疗的前提下，逐步、平稳降压，起始降压药物剂量宜小，递增时间需更长，应避免过快降压。

（3）应重视防治低血压包括体位性低血压，禁用易导致体位性低血压的药物（哌唑嗪）；同时也应注意控制老年高血压患者的血压晨峰现象。

（4）老年高血压患者禁用影响认知功能的药物，如可乐定等。

（二）儿童高血压及青少年高血压

1. 临床特点

儿童高血压及青少年高血压是指 18 岁以前发生的高血压。青春期前的儿童高血压，以继发性为主，其中肾性高血压是继发性高血压的首位病因，随着年龄增长，原发性高血压所占比例逐渐升高，并呈现典型的"高血压轨迹现象"。原发性高血压患儿血压升高主要与遗传、胎儿生长发育、母亲妊娠期高血压、肥胖、摄盐过多有关，继发性高血压病因主要包括单基因遗传病，先天性血管和肾脏发育异常，肾性、血管性、肾上腺性及中枢神经系统疾病等（表 2 – 1 – 15）。

表 2 – 1 – 15　儿童及青少年血压水平分类和定义

分　　类	定　　义
正常血压	SBP 和（或）DBP < P 90
高血压前期	SBP 和（或）DBP ≥ P 90 但 < P 95；或高血压 > 120/80mmHg
高血压 1 级	SBP 和（或）DBP ≥ P 99 + 5mmHg
高血压 2 级	SBP 和（或）DBP P 95 ~ P 99 + 5mmHg
白大衣高血压	在诊室测量 SBP 和（或）DBP ≥ P 95，但在临床环境外血压正常
急性高血压和高血压危象	急性血压升高超过同龄儿童血压的 P 99，若同时伴有心、脑、肾、眼底等靶器官损害称为高血压危象

注：SBP，收缩压；DBP，舒张压；P90（P95，P99），同性别、年龄及身高的儿童及青少年血压的第 90（95，99）百分数。

2. 降压目标

无论是原发性还是继发性高血压，降压药物治疗的目标是将血压控制在 P95 以下；对合并肾脏病、糖尿病或出现高血压靶器官损害时，应将血压降至 P90 以下，以减少对靶器官的损害，降低远期心血管病发病率。

3. 治疗时机

（1）绝大多数高血压儿童通过非药物治疗可达标。

（2）对于高血压前期患儿，注重生活方式调整，合并糖尿病或靶器官损害者进行药物治疗。

（3）高血压出现临床症状或合并靶器官损害、糖尿病、继发性高血压，生活方式治疗 6 个月无效者可以启动药物治疗。

4. 治疗原则和方法

儿童高血压药物治疗的原则一般采用升阶梯疗法，从单药最小剂量开始，逐渐增大剂量直至达到满意的血压控制水平，如已达到最大剂量，但疗效仍不满意或出现不能耐受的不良反应，则应考虑联合用药或换另一类药物。

5. 首选药物

CFDA 批准儿童降压药品种：①AECI：是最常使用的儿童降压药之一，被批准的儿童用药仅有卡托普利。②利尿剂：被批准的儿童用药有氨苯蝶啶、氯噻酮、氢氯噻嗪、呋塞米。③二氢吡啶类 CCB：被批准的儿童用药用氨氯地平。④肾上腺受体拮抗剂：被批准儿童用药有普萘洛尔、阿替洛尔及哌唑嗪。⑤ARB：目前尚无被批准的儿童用药。

6. 治疗注意事项

儿童高血压治疗特别强调个体化，在选择降压药物时需结合患儿的病情、病理生理改变、有无并发症、降压药物药理作用、冠心病危险因素、费用等综合考虑。为既能达到疗效又尽量减少药物不良反应，最好使用药效持续时间长（可持续 24h 作用）的药物。经治疗血压控制满意后可逐步减少降压药物剂量直至停药，不可骤停，并注意治疗过程中定期监测血压及评价治疗效果。

（三）妊娠相关高血压

1. 临床特点

血压≥140/90mmHg，以妊娠期 20 周后高血压、蛋白尿、水肿为特征，并伴有全身多脏器的损害。

2. 降压目标

（1）轻度高血压（血压 < 150/100mmHg）可以仅进行生活方式干预。

（2）指南推荐，当血压≥150/100mmHg，特别是合并蛋白尿时，应考虑启动药物治疗。

（3）也有专家共识指出，若无蛋白尿及其他靶器官损害等危险因素，血压≥160/110mmHg 可启动药物治疗。血压控制目标值 < 150/100mmHg。

3. 药物选择原则

在有效控制血压的同时应充分考虑药物对母婴的安全性。

4. 妊娠不同时期降压药物的选择和评估

对有妊娠计划的慢性高血压患者，如患者血压≥150/100mmHg，或合并靶器官损害，建议尽早在高血压专科进行血压水平、靶器官损害状况以及高血压的病因评估，并需进行降压药物治疗，一般在妊娠计划 6 个月前停用 ACEI 或 ARB 类药物，换用拉贝洛尔和硝苯地平。

妊娠早期原则上采用尽可能少的药物种类和剂量，同时应充分告知患者，妊娠早期用药对胎儿重要脏器发育影响的不确定性。妊娠 20 周后，胎儿器官已形成，降压药物对胎儿的影响可能减弱；同时注意在妊娠不同时期及时更换和调整降压药物的种类。

5. 首选药物

甲基多巴，也可选用拉贝洛尔、美托洛尔、氢氯噻嗪、硝苯地平、肼屈嗪。

6. 用药注意事项

（1）对于妊娠相关高血压药物治疗，目前没有任何一种降压药物是绝对安全的。除甲基多巴及氢氯噻嗪在美国食品药品监督管理局的安全性评价中属于 B 类水平外，多数降压药物属于 C 类水平。因此，为妊娠期高血压患者选择药物时，应权衡利弊，并在给药前对患者进行充分的说明。ACEI、ARB、肾素抑制剂具有致畸的不良反应，禁用于妊娠期高血压患者。

（2）妊娠合并重度高血压患者可选用静脉或肌内注射拉贝洛尔、乌拉地尔、尼卡地平。如单药疗效不佳，可合用甲基多巴 + 肼屈嗪、拉贝洛尔 + 肼屈嗪或硝苯地平。妊娠合并高血压患者可应用的口服降压药物详见表 2 - 1 - 16。

表 2 - 1 - 16　妊娠合并高血压患者可应用的口服降压药物

药物	安全性分级	剂量	对孕妇的不良影响
甲基多巴	B	0.5 ~ 3g/d, bid	外周水肿、焦虑、噩梦、嗜睡、口干、低血压、孕妇肝损害，对胎儿无严重不良影响
拉贝洛尔	C	200 ~ 1200mg/d, bid ~ tid	持续的胎儿心动过缓，低血压，新生儿低血糖
氢氯噻嗪	B	12.5 ~ 25mg/d, qd	胎儿畸形、电解质紊乱、血容量不足
硝苯地平	C	30 ~ 120mg/d, qd	低血压，抑制分娩（尤其与硫酸镁连用时）
肼屈嗪		50 ~ 300mg/d, bid ~ qid	低血压、新生儿血小板减少

（四）哺乳期降压药物的推荐

哺乳期母亲如舒张压 <100mmHg，可不服用降压药物，如血压明显升高需服用降压药物时应停止哺乳。近年来有关乳汁中药物分泌的研究数据不断增多，认为有些降压药物在乳汁中分泌少（ <10%），可以在哺乳期用药。通常认为 ACEI 在乳汁中分泌较少，可以用于哺乳期高血压女性。根据 2014 日本高血压指南和美国国立卫生研究院的数据报告，可以用于哺乳期的降压药物见表 2 - 1 - 17。

表 2 - 1 - 17　哺乳期高血压患者可应用的降压药物

药物种类	药物通用名	妊娠药物情况	LactMed	RID（%）
CCB	硝苯地平	可以	可以	1.9
	氨氯地平	可以	缺乏数据建议用其他药物	1.4
	地尔硫䓬	可以	可以	0.87
α - β 受体拮抗剂	拉贝洛尔	可以	可以	
β 受体拮抗剂	普萘洛尔			0.28
中枢性降压药	甲基多巴	可以	可以	0.11
血管扩张剂	肼屈嗪	可以		
ACEI	卡托普利	可以	可以	0.02
	依那普利			0.17

注：RID：乳汁中分泌比。

四、案例分析

案例 1（选药不适宜）

（1）患者信息：男，70 岁。

（2）临床诊断：双侧肾动脉狭窄，继发性高血压。

（3）处方用药

苯磺酸氨氯地平片	5mg×7 片	1 盒	5mg	qd	po
立普妥片	20mg×7 片	1 盒	10mg	qn	po
马来酸依那普利片	10mg×8 片	1 盒	10mg	qd	po
阿司匹林肠溶片	100mg×30 片	1 盒	100mg	qd	po

（4）分析如下

①选用依那普利不适宜：双侧肾动脉狭窄为 ACEI 类药物的禁忌证；建议选用 CCB 或 β 受体拮抗剂。②处方中应使用通用名而非商品名。即阿托伐他汀钙片。③苯磺酸氨氯地平片与阿托伐他汀钙片（经 CYP3A4 代谢）合用增加横纹肌溶解症发生的风险。④药师应注意交代患者，应立即报告原因不明的肌肉疼痛、无力或痉挛，特别是在伴有不适和发热时。建议改其他药物（普伐他汀不通过 P450 酶代谢）。

案例 2（选药不适宜）

（1）患者信息：女，70 岁。

（2）临床诊断：高血压干咳。

（3）处方用药

马来酸依那普利片　　10mg×30 片　　10mg　qd　po

（4）分析如下

选用依那普利不适宜。ACEI 类药物易引起干咳，若无法耐受，可换用 ARB 如厄贝沙坦。

案例3（选药不适宜）

（1）患者信息：女，70 岁。

（2）临床诊断：高血压重度肝损害。

（3）处方用药

厄贝沙坦片　　150mg×30 片　　　　50mg　qd　po

（4）分析如下

①选用厄贝沙坦片不适宜；重度肝损害、肝硬化及胆道阻塞者禁用 ARB，建议选用在肝脏排泄/代谢影响小的 ACEI/CCB 等（遴选药品不适宜）。②不可以用 ARB。

案例4

（1）患者信息：女，65 岁。

（2）临床诊断：高血压3级心绞痛。

（3）处方用药

硝苯地平片控释片	30mg×30 片	30mg	qd	po
美托洛尔片	25mg×30 片	25mg	bid	po
阿托伐他汀片	10mg×30 片	10mg	qn	po
单硝酸异山梨酯缓释片	30mg×30 片	30mg	qd	po
氯吡格雷片	75mg×30 片	75mg	qd	po

（4）分析如下

①鉴于 CCB 具有抗心绞痛及抗动脉粥样硬化的作用，心绞痛患者推荐 β 受体阻滞剂和 CCB 联用（IA）。②CCB 扩张血管降压，短、中效 CCB 在扩血管的同时，由于血压下降速度快，会出现反射性交感激活，心率加快及心脏收缩增强，使血流动力学波动并抵抗其抗压作用。建议应尽量使用长效制剂，以达到降压平稳持久有效，同时不良反应小，患者耐受性好，依从性高，比如：氨氯地平等。

案例5（选药不适宜）

（1）患者信息：女，58 岁。

（2）临床诊断：高血压3级（极高危）、2型糖尿病、糖尿病肾病、慢性肾病（CKD）4期。

（3）处方用药

氢氯噻嗪片	25mg×20 片	25mg	bid	po
卡托普利片	12.5mg×20 片	12.5mg	tid	po

（4）分析如下

①选用氢氯噻嗪不合理：患者肾功能严重受损，氢氯噻嗪类利尿剂作用部位主要是远曲小管管腔的上皮细胞，当肾功能不全时，肾小球滤过率显著降低，导致到达作用部位的药物量也大大减少而无法发挥相应作用。建议改用袢利尿剂呋塞米20mg，qd。②贝那普利能明显减少慢性肾脏病Ⅱ～Ⅳ期患者蛋白尿，降低肌酐水平。建议改用长效ACEI贝那普利5mg，qd，同时提高患者依从性。

案例6（高血压伴急性心肌梗死）

（1）患者信息：女，70岁，血压169/84mmHg。

（2）临床诊断：冠心病，急性前壁非ST段抬高性心肌梗死（心功能Ⅰ级，高血压（3级很高危）。

（3）处方用药

阿司匹林肠溶片	100mg ×30 片	首剂量300mg	qd
氯吡格雷片	75mg×30 片	75mg	qd
卡维地洛片	25mg×30 片	3.125mg	qd
阿托伐他汀片	10mg×30 片	20mg	qd
坎地沙坦片	4mg×30 片	4mg	qd

（治疗方案：ARB＋α－β受体阻断剂）

（4）处方分析

选用ARB不合理：ACEI是高血压合并冠心病和慢性心力衰竭基础用药。《血管紧张素转换酶抑制剂在心血管病中应用中国专家共识》指出，对于ACS中ST段抬高型急性心肌梗死、非ST段抬高型急性心肌梗死及不稳定型心绞痛应用ACEI临床效果良好，临床上治疗这几类疾病推荐首选ACEI；对于冠心病二级预防及心血管病高危患者也推荐使用ACEI。ARB推荐用于不能耐受ACEI的患者，ARB改善冠心病患者预后较ACEI并无明显优势。

建议：该患者无ACEI禁忌证，应首选ACEI类药物，更符合循证证据。

案例7（高血压性心脏病伴心力衰竭）

（1）患者信息：女，54岁，反复心悸、气促，血压180/90mmHg。

（2）临床诊断：高血压3级（极高危），高血压性心脏病，心功能Ⅳ级。

（3）处方用药

阿托伐他汀类	10mg×30片	10mg	qn
硝苯地平控释片	30mg×30片	30mg	qd
福辛普利钠片	10mg×30片	10mg	qd
美托洛尔片	25mg×30片	25mg	bid

（4）分析如下

选用CCB类的硝苯地平不合理：①CCB对心力衰竭患者的心功能及临床转归无明显有益作用，然而，当使用利尿剂联合ACEI/ARB和β受体拮抗剂和（或）醛固酮受体拮抗剂后，高血压合并心力衰竭患者的血压依然>130/80mmHg，则可考虑加用长效二氢吡啶类CCB（氨氯地平或非洛地平）；②CCB如硝苯地平、维拉帕米与地尔硫䓬均有明显的负性肌力作用，应避免用于左心室收缩功能不全的高血压患者；③应尽量使用长效制剂，其降压平稳、持久有效，不良反应小，患者耐受性好，依从性高；④患者心脏彩超有高血压性心脏病表现，LVEF 32%，心衰发作入院，给予抗心衰治疗。在心衰治疗中，利尿剂比其他药物可以更快改善症状，可在数小时或数日内降低肺和周围水肿，但利尿剂不可以单独用于C期心衰，在利尿的基础上可加用醛固酮受体拮抗剂螺内酯进行抗心衰治疗。

建议：①停用硝苯地平控释片，给予氨氯地平5mg，qd；②给予呋塞米治疗，可先静脉和口服同时使用，待症状改善给予口服治疗；③加用螺内酯。

案例8（高血压伴稳定型心绞痛）

（1）患者信息：男，60岁，血压168/82mmHg。

（2）临床诊断：冠心病、稳定型心绞痛、高血压病（2级很高危）、肾功能不全（中度）。

（3）处方用药

阿司匹林肠溶片	100mg×30片	10mg	qd	po
辛伐他汀片	10mg×30片	20mg	qn	po
美托洛尔片	25mg×30片	50mg	bid	po
培哚普利片	4mg×30片	4mg	qd	po
硝酸异山梨酯缓释胶囊	40mg×30片	40mg	qd	po

（4）分析如下

选用培哚普利不合理：①美托洛尔和培哚普利既可以用于冠心病二级预防用药，又是降压药可控制血压。但培哚普利主要经肾脏排泄，而该患者肾功能中度损害，医嘱给予培哚普利可能会加重肾损害。②ACEI中福辛普利片由肝肾双通道排泄，对轻重度肾功能不全的患者（肌酐清除率 10～80ml/min），无需调整剂量，该药是真正双通道代偿排泄的 ACEI 类药，肾功能不全时可代偿性增加经肝脏排泄的比例。

建议：将培哚普利改为福辛普利片，有助于保护肾功能、避免肾损害。

案例 9 (高血压伴糖尿病肾病)

(1) 患者信息：男，65 岁，反复水肿。

(2) 临床诊断：高血压 3 级（极高危），2 型糖尿病，糖尿病肾病（尿毒症期）。

(3) 处方用药（使用胰岛素控制血糖、服用他汀及抗血小板药物）

贝那普利片	10mg×30 片	10mg	qd	po
氢氯噻嗪片	25mg×30 片	25mg	bid	po
螺内酯（安体舒通）	20mg×30 片	20mg	bid	po

(4) 分析如下

该患者有糖尿病伴肾病（尿毒症期），不宜使用氢氯噻嗪。氢氯噻嗪可对代谢产生不利影响，如血糖、血脂、血尿酸等，鉴于患者有水肿的表现，需要使用利尿剂，可选用对代谢影响小的袢利尿剂。

建议：将氢氯噻嗪改为呋塞米（速尿）每次 20mg，每日 2 次，口服。

注意：由于呋塞米有明显的排钾作用，同时加用保钾利尿剂螺内酯，使用时应注意血钾情况。

案例 10 (妊娠高血压)

(1) 患者信息：女，29 岁，血压 170/115mmHg。

(2) 临床诊断：孕 1 产 0 宫内妊娠 31 周单活胎 LOA、妊娠期高血压。

(3) 处方用药

卡托普利片	25mg×30 片	12.5mg	tid	po

(4) 分析如下

妊娠期高血压诊断明确，但选用卡托普利不合理。卡托普利为竞争性血管紧张素转换酶抑制剂，使血管紧张素 I 不能转化为血管紧张素 II，从而降低外周阻力。FDA 对该药的妊娠安全性分级为 C 级（妊娠早期）和 D 级（妊娠中、晚期）。妊娠中晚期使用卡托普利可导致胎儿致死或者新生儿肾脏系统的损害，无尿相关的羊水过少可导致胎儿肺发育不良、发生肢体挛缩、骨骼畸形甚至新生儿死亡等。

建议：改用拉贝洛尔 100mg，每日 3 次，但是要监测孕妇的心率、血压、胎儿心率和生长情况。

案例 11（妊娠伴慢性高血压）

（1）患者信息：女，29 岁，血压 200/115mmHg。

（2）临床诊断：妊娠伴慢性高血压。

（3）处方用药

硝苯地平片	10mg×30 片	10mg	tid	po
拉贝洛尔片	100mg×30 片	100mg	tid	po

（4）服药后情况

口服拉贝洛尔片和硝苯地平片，血压 190/110mmHg，仍有头痛、头晕。

（5）分析如下

妊娠期高血压诊断明确，对于血压 200/115mmHg，仅采用口服降压药不合理。对于妊娠患者，当血压≥180/110mmHg 时，需要静脉降压治疗，以尽快改善临床症状，但是降压速度也不宜过快，以免脑血管灌注不足。

建议：选用拉贝洛尔注射剂 100mg＋5% 葡萄糖 250ml 静脉滴注，根据血压情况调整滴速，以 8h 内降低 30/15mmHg 为宜。

注意：长期服用 β 受体阻滞剂患者若停用，需逐渐减量。

案例 12（选药不适宜）

（1）患者信息：女，36 岁。

（2）临床诊断：妊娠高血压（3 月），甲状腺功能减退。

（3）处方用药

依那普利	20mg	qd	po
左甲状腺素钠片	50mg	bid	po

（4）分析如下

选用依那普利不适宜，妊娠高血压禁用 ACEI 类和 ARB 类，可选择有内在拟交感活性的 β 受体阻滞剂（如拉贝洛尔）。左甲状腺素钠片用法不适宜，左甲状腺素钠片应该将一日需求量早晨 1 次顿服，空腹服用。

案例 13（药物相互作用）

（1）患者信息：女，70 岁。

（2）临床诊断：房颤。

（3）处方用药

胺碘酮	0.2g×10 片/盒	2 盒	0.2g	qd	po
索他洛尔	80mg×24 片/盒	1 盒	80mg	bid	po

（4）分析如下

胺碘酮与索他洛尔联合应用发生相互作用，两药合用可能产生非常严重的相互作用，容易导致尖端扭转型室性心动过速，故禁止联合使用胺碘酮与索他洛尔。

五、小结

高血压治疗的目的是将各类高血压人群的血压降至相应的目标水平，逆转靶器官损害，减少心血管时间及降低病死率，提高生活质量；"最大程度降低心血管疾病"是高血压治疗的最终目标。高血压治疗方式包括早期干预（生活方式、药物治疗）、长期治疗（不随意停药）、平稳控制（控制降压速度与降幅）、个体化给药（根据患者情况调整）。

（刘春霞）

第二节 慢性阻塞性肺疾病药物处方审核要点

一、疾病概述

（一）定义

慢性阻塞性肺疾病（chronic obstructive pulmonary disease，COPD）是一种常见的、可以预防和治疗的肺部疾病，以持续呼吸症状和气流受限为特征，病情呈进行性发展，通常是由于明显暴露于有毒颗粒或气体引起的气道和（或）肺泡异常所导致。COPD主要累及肺部，但也可以引起肺部以外各器官的损害。

（二）流行病学

据调查显示，2012年死于COPD的人数达300多万，占全球疾病死亡人数的6%。COPD目前为世界上第四大死亡病因，预计2020年将发展成第三大死亡病因。COPD患病率、发病率和死亡率因不同国家和不同群体而异，且在发展中国家有暴发性增长趋势。COPD作为一种慢性病，患者常年患病，并过早死于该疾病或其并发症。患者因肺功能进行性减退，也严重影响了日常工作和生活质量，从而导致经济和社会负担加重。根据《2019慢性阻塞性肺疾病全球倡议（GOLD）》（以下简称"2019 GOLD指南"）报道，大多数国家数据显示，与COPD的高患病率相比，仅小于6%的成年人被告知患有COPD，这可能反映了COPD患者普遍存在疾病认知度低和诊断不足等问题。此外，数据显示关于患病率，40岁以上人群更高，男性高于女性。全球范围内，由于持续暴露于COPD危险因素和人口逐渐老龄化，预计COPD疾病负担将在未来几十年内持续增加。

（三）病因及发病机制

1. 病因

COPD 的病因目前尚未完全明确，可能是长期暴露于有毒气体和颗粒产生复杂相互作用的结果，此外也与遗传因素、性别、气道高反应性和儿童时期肺部发育不良等宿主因素有关。目前普遍认为 COPD 的患病率与吸烟有直接关联性，而在许多国家，职业粉尘和化学物质、空气污染（由木材和其他生物燃料燃烧产生）也是 COPD 的主要危险因素。

2. 发病机制

COPD 的发病机制包括炎症机制、蛋白酶–抗蛋白酶失衡机制、氧化应激机制和细支气管周围与间质纤维化。此外，自主神经功能失衡、营养不良、气温变化等也可能参与了 COPD 的发生与发展过程。

（四）症状

COPD 一般起病缓慢，病程较长，有多种临床症状表现。其中慢性的进行性呼吸困难是 COPD 最典型的症状，高达 30% 的患者存在咳嗽和咳痰现象。此外，患者还可能伴有抑郁、食欲不振或营养不良等并发症。由于 COPD 症状通常是由轻至重逐渐发展，患者多在呼吸困难短时加剧的情况下才寻求就医，日常未给予足够重视，因此患者在就医过程中可能未充分告知医生病情。

（五）疾病评估

1. 肺功能分级

肺功能通气持续受限是 COPD 诊断的前提，当患者使用支气管扩张剂后 FEV_1（第一秒用力呼气量）占预计值百分比 <70% 可认为存在气流受限。根据患者气流受限的程度可对患者肺功能进行分级（表 2–2–1）。

表 2–2–1　2019 Gold 指南中 COPD 患者肺功能分级

肺功能分级	气流受限程度	FEV_1 占预计值百分比
GOLD1	轻度	≥80%
GOLD2	中度	50% ≤ FEV_1 <80%
GOLD3	重度	30% ≤ FEV_1 <50%
GOLD4	极重度	FEV_1 <30%

2. 症状评估

COPD 患者的症状可通过改良英国医学研究会呼吸困难指数（mMRC 量表）（表 2–2–2）来做评估，该问卷与患者其他健康指标相结合，能较好地预测患者的疾病死亡风险。而 COPD 患者自我评估量表（CAT 量表）（表 2 - 2 - 3）则能较好地评估患者的疾病恶化风险。

表 2 - 2 - 2　改良英国医学研究会呼吸困难指数（mMRC 量表）

分级	呼吸困难严重程度
mMRC　0 级	我仅在剧烈活动时感到呼吸困难
mMRC　1 级	我在平地快步行走或步行爬缓坡时出现气促
mMRC　2 级	我因气促平地行走时间比同龄人慢或需要停下来休息
mMRC　3 级	我在平地行走 100 米左右或数分钟后，需要停下来休息
mMRC　4 级	我因严重的呼吸困难而无法出门，或穿衣服时出现呼吸困难

表 2 - 2 - 3　COPD 患者自我评估量表（CAT 量表）

我从不咳嗽	① ② ③ ④ ⑤	我总是在咳嗽
我一点痰都没有	① ② ③ ④ ⑤	我有很多痰
我一点都没感到胸闷	① ② ③ ④ ⑤	我感到严重胸闷
当我爬坡或上一层楼梯时并没感觉到喘不过气	① ② ③ ④ ⑤	当我爬坡或上一层楼梯时感到气喘非常严重
我在家里做任何事情都不受 COPD 影响	① ② ③ ④ ⑤	我在家里做任何事情都受 COPD 影响
我想外出时就能外出	① ② ③ ④ ⑤	我由于患有 COPD 而不能外出
我的睡眠非常好	① ② ③ ④ ⑤	我由于患有 COPD 睡眠很糟糕
我精力旺盛	① ② ③ ④ ⑤	我一点精力都没有

注：数字 0 ~ 5 表示严重程度，根据实际情况在数字上打"×"，每个问题只能标记 1 个选项。

3. 综合评估

2019 GOLD 指南根据患者肺功能情况、症状评估和疾病恶化风险评估，对患者的整体病情做出综合评估并分组（图 2 - 2 - 1）。其中，A 组：低风险，症状少；B 组：低风险，症状多；C 组：高风险，症状少；D 组：高风险，症状多。

（六）分期

根据 COPD 患者在不同时期有不同的临床表现，可划分为急性加重期（AE-COPD）和稳定期。急性加重期主要表现为短期内咳嗽、咳痰、气促或喘息加重，痰量增多并呈脓性或黏液脓性，以及伴发热等症状。导致 AECOPD 的常见原因包括有环境影响（如天气变化、空气污染和有害气体等）、病毒或细菌感染、患者用药不规范或依从性差，以及吸入装置使用不正确等。稳定期主要表现为咳嗽、咳痰、气促等症状稳定或较轻。确诊为 COPD 的患者，一般情况下通过教导其正

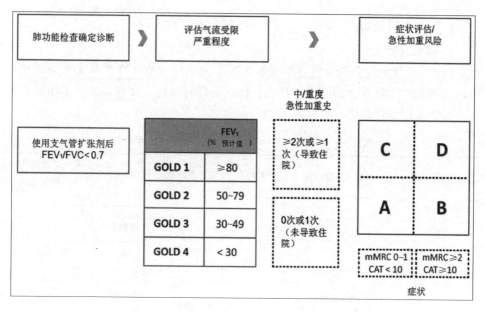

图 2-2-1　2019 GOLD 指南 COPD 病情评估工具

确使用吸入装置，督促其保持良好的用药依从性，可使病情得到良好控制。

（七）合并症

COPD 患者通常伴有多种疾病，包括心血管疾病、骨骼肌功能障碍、代谢综合征、骨质疏松症、抑郁症、焦虑症和肺癌等。患者应当积极诊断和治疗这些合并症，因为它们可以独立地影响 COPD 患者的死亡率和住院治疗效果。

二、治疗药物

（一）2019 GOLD 指南中药物治疗建议

1. 戒烟是关键。药物治疗和尼古丁替代疗法能可靠地提高长期戒烟率。由医疗保健专业人员提供的立法禁烟和咨询可提高戒烟率。

2. 药物治疗可以减少 COPD 症状，减少急性发作的频率和严重程度，改善健康状况和运动耐量。

3. 每种药物治疗方案应根据患者症状的严重程度、恶化风险、不良反应、合并症、药物可获得性和成本，以及患者对各种吸入药物的反应效果，装置使用偏好和使用能力进行个体化选择及指导。

4. 需定期评估患者吸入装置的使用技术。

5. 接种流感疫苗可降低下呼吸道感染的发生率。

6. 接种肺炎球菌疫苗可减少下呼吸道感染。

（二）常用治疗药物

1. 药物分类

COPD 药物治疗是以支气管扩张剂为核心的治疗方案，在扩张支气管的情况下结合患者实际情况，还可进行祛痰、抗感染等其他对症处理。2019 GOLD 指南中 COPD 常用治疗药物分类见表 2 - 2 - 4。

表 2 - 2 - 4　2019 GOLD 指南 COPD 常用治疗药物

药品通用名	吸入装置类型	能否雾化	口服剂型	能否注射	作用持续时间（h）
β₂受体激动剂					
短效（SABA）					
菲诺特罗	MDI	√	片剂；糖浆		4～6
左旋沙丁胺醇	MDI	√			6～8
沙丁胺醇	MDI&DPI	√	片剂；缓释片；糖浆	√	4～6；12（缓释片）
特布他林	DPI		片剂	√	4～6
长效（LABA）					
阿福特罗		√			12
福莫特罗	DPI	√			12
茚达特罗	DPI				24
奥达特罗	SMI				24
沙美特罗	MDI&DPI				12
抗胆碱能类					
短效（SAMA）					
异丙托溴铵	MDI	√			6～8
氧托溴铵	MDI				7～9
长效（LAMA）					
阿地溴铵	DPI；MDI				12
格隆溴铵	DPI		溶液	√	12～24
噻托溴铵	DPI；SMI				24
芜地溴铵	DPI				24
联合短效 β₂受体激动剂和短效抗胆碱能药的复方吸入剂（SABA/SAMA）					
菲诺特洛/异丙托溴铵	SMI	√			6～8
沙丁胺醇/异丙托溴铵	SMI；MDI	√			6～8

续表

药品通用名	吸入装置类型	能否雾化	口服剂型	能否注射	作用持续时间（h）
联合长效 β₂受体激动剂和长效抗胆碱能药的复方吸入剂（LABA/LAMA）					
福莫特罗/阿地溴铵	DPI				12
福莫特罗/格隆溴铵	MDI				12
茚达特罗/格隆溴铵	DPI				12 ~ 24
维兰特罗/芜地溴铵	DPI				24
奥达特罗/噻托溴铵	SMI				24
甲基黄嘌呤类					
氨茶碱			注射液	√	不定，最长 24h
茶碱（SR）			片剂	√	不定，最长 24h
长效 β₂受体激动剂联合糖皮质激素的复方吸入剂（LABA/ICS）					
福莫特罗/倍氯米松	MDI				
福莫特罗/布地奈德	MDI；DPI				
福莫特罗/莫米松	MDI				
沙美特罗/氟替卡松	DPI；MDI				
维兰特罗/糠酸氟替卡松	DPI				
三联扩张剂（LABA/LAMA/ICS）					
氟替卡松/芜地溴铵/维兰特罗	DPI				
倍氯米松/福莫特罗/格隆溴铵	MDI				
磷酸二酯酶-4 抑制剂					
罗氟司特			片剂		
痰液溶解剂					
厄多司坦			片剂		

注：并非所有国家都供应这些药品；某些国家可能还有其他配方和剂量

MDI = 压力型定量气雾吸入剂；DPI = 干粉吸入剂；SMI = 软雾吸入剂

2. 常用药物作用机制及注意事项和不良反应

（1）支气管扩张剂　支气管扩张剂是增加 FEV_1 和（或）改变其他肺活量变量的药物。其机制是通过改变气道平滑肌张力起作用，呼气流量的改善反映了呼吸道的扩张，而不是肺弹性回缩的变化。支气管扩张剂倾向于减少休息和运动期间的动态过度充气，并改善运动表现。这些变化的程度，尤其是在病情严重和非常严重的 COPD 患者当中，并不容易通过休息时测量的 FEV_1 的改善情况来预测。

COPD 治疗中通常定期给予支气管扩张剂以预防或减轻症状，支气管扩张剂毒性与剂量有关，一般不建议定期使用短效支气管扩张剂。

①β_2受体激动剂

作用机制：选择性兴奋支气管平滑肌 β_2受体，激活腺苷酸环化酶，使三磷酸腺苷转化为环磷酸腺苷（CAMP）发挥扩张支气管作用；增加气道黏液运输的速度，有助于分泌物清除；不被儿茶酚胺氧位甲基转移酶所灭活，支气管舒张作用持久；对 β_1受体兴奋所产生的心血管副作用轻，适用于肺源性心脏病患者。

常用药物：短效制剂（SABA）包括沙丁胺醇、特布他林；长效制剂（LABA）既有单药也有与 ICS 或 LAMA 联合应用的制剂。具有选择性作用的 LABA 包括福莫特罗、沙美特罗、茚达特罗、维兰特罗。

注意事项：详见表 2 – 2 – 5，表 2 – 2 – 6。

表 2 – 2 – 5　短效 β_2受体激动剂（SABA）

药物	特点	禁忌	相互作用
丙卡特罗 沙丁胺醇 特布他林	起效快，3 ~ 5min 内见效，主要用于缓解症状，按需使用 主要用于维持症状的缓解，需多次反复用药来	对本品及肾上腺素受体激动药有过敏史者禁用	与其他肾上腺受体激动剂联用，不良反应增加 与茶碱类药物联用可增强松弛支气管平滑肌作用，不良反应增加 联用单胺氧化酶抑制剂和三环类抗抑郁药，不良反应增加

表 2 – 2 – 6　长效 β_2受体激动剂（LABA）

药物	特点	禁忌	相互作用
福莫特罗	吸入 2 ~ 5min 起效，持效12h，半衰期14h 口服 30min 起效，持效20h	对本品过敏者禁用	联用肾上腺素及异丙肾上腺素等儿茶酚胺可能引起心律不齐、或引起心脏停跳，应避免并用 联用黄嘌呤衍生物、糖皮质激素及利尿剂，可能由于致低血钾而导致心律不齐
福莫特罗/布地奈德		对布地奈德、福莫特罗或吸入乳糖（含少量牛乳蛋白质）有过敏反应的患者禁用	联用伊曲康唑可增加布地奈德血药浓度 联用 β 受体阻滞剂能减弱或抑制福莫特罗的作用 联用单胺氧化酶抑制剂（包括特性相似的物质，如呋喃唑酮和丙卡巴肼），可能会突然引起高血压

药物	特点	禁忌	相互作用
沙美特罗	10～20min 起效，持效 12h，半衰期 14h	对本品中任何成分有过敏史者禁用	联用 β 受体阻滞剂，可能使哮喘患者产生严重的支气管痉挛
沙美特罗/氟替卡松		不适用于缓解急性哮喘发作，缓解急性哮喘发作需要使用快速短效的支气管扩张剂（如沙丁胺醇）	联用 β 受体阻滞剂，可能使哮喘患者产生严重的支气管痉挛 联合酮康唑，可使丙酸氟替卡松血浆含量增加
茚达特罗	5min 起效，半衰期 40～52h	未使用长期哮喘控制药物的哮喘患者禁用所有的长效 $β_2$ 受体激动剂 对茚达特罗或其他辅料有过敏史的患者禁用	联用甲基黄嘌呤衍生物、类固醇、或非保钾利尿剂可能会增强潜在的低血钾效应

不良反应：$β_2$ 受体激动剂可以产生窦性心动过速，并有可能在敏感患者中引起心律紊乱。无论以何种方式给药，在使用较高剂量的 $β_2$ 受体激动剂治疗的一些老年患者中，可能会出现剧烈的躯体震颤等现象。尽管可能发生低钾血症，特别是当与噻嗪类利尿剂联合使用时，在慢性心力衰竭患者的静息条件下可导致血氧消耗增加，但这些代谢效应会随着时间的推移而降低（即显示快速耐受）。使用 SABA 和 LABA 后，可发生轻微的氧分压（PaO_2）下降，但这些变化的临床意义尚不确定。尽管之前有关于在哮喘治疗中使用 $β_2$ 受体激动剂的担忧，但在 COPD 中使用 $β_2$ 受体激动剂与肺功能丧失或死亡率升高没有联系。

②抗胆碱能类药物

作用机制：抑制气道平滑肌 M 受体，阻止胆碱能神经兴奋导致的气道平滑肌收缩抑制节后胆碱能神经兴奋引起的黏液过量分泌。与其他支气管扩张剂一起使用，可增加运动量和改善症状及生活质量。

常用药物：短效抗胆碱能药（SAMA）异丙托溴铵；长效抗胆碱能药（LAMA）噻托溴铵、阿地溴铵、格隆溴铵、芜地溴铵。

注意事项：详见表 2-2-7、表 2-2-8。

表 2 - 2 - 7　短效抗胆碱能药物（SAMA）

药物	特点	禁忌	相互作用
异丙托溴铵	吸入 5min 起效，持效 4~6h	肥厚性梗阻型心肌病、快速型心律失常者禁用 对大豆卵磷脂或有关的食品（如大豆和花生）过敏者禁用 对阿托品或其衍生物或本品其他成分过敏者禁用	联用黄嘌呤衍生物、β 肾上腺素能类和抗胆碱能类可增加副作用 吸入卤化羟类麻醉剂如卤烷、三氯乙烯和安氟醚可以增加 β 受体激动剂对心血管作用的易感性

表 2 - 2 - 8　长效抗胆碱能药物（LAMA）

药物	特点	禁忌	相互作用
噻托溴铵	吸入 5min 达血药浓度峰值，持效 24h，半衰期 36h	禁用于对噻托溴铵或本品所含有其他成分如乳糖过敏者 禁用于对阿托品或其衍生物过敏者	同短效 M 胆碱受体激动剂

不良反应：现有研究显示，吸入用抗胆碱能药物是安全的，其不良反应发生率较低且大致相似，主要表现为口干。部分抗胆碱能药物可抑制腺体分泌，使痰液难以咳出，还可引起心率增快、瞳孔扩大和尿潴留等，故不宜用于黏液纤毛清除功能减退和咳嗽无力的老年人，特别是患有前列腺肥大、膀胱排尿无力、青光眼（可能与患者带面罩雾化吸入溶液与眼睛接触有关）或有心脏疾病的老年人。

（2）甲基黄嘌呤类　关于黄嘌呤衍生物的确切效果仍然存在争议，它们可能作为非选择性磷酸二酯酶抑制剂起作用，但也有报道称其具有一系列非支气管扩张剂作用，其疗效存在争议。常规应用黄嘌呤制剂的效果目前临床数据尚不充足，茶碱是最常用的甲基黄嘌呤类药物，该药由细胞色素 P450 酶代谢。多种因素可导致茶碱代谢改变，包括年龄增长药物的清除率下降，患者病理生理状态和联用药物的性质等。

作用机制：抑制磷酸二酯酶（PDE）活性，减少 CAMP 水解，支气管平滑肌 CAMP 水平上升，支气管舒张；增加气道廓清，促进排痰，使通气顺畅；增加机体免疫调节作用；心血管系统作用，强心利尿，兴奋呼吸中枢，消除膈肌疲劳，改善呼吸功能。

常用药物：氨茶碱、茶碱和多索茶碱等。

注意事项：详见表 2 - 2 - 9。

表2-2-9 甲基黄嘌呤类

药物	特点	禁忌	相互作用
氨茶碱		对本品过敏、活动性消化溃疡、未经控制的惊厥性疾病患者禁用	联用地尔硫䓬、维拉帕米、美西律、西咪替丁、雷尼替丁、红霉素、氧氟沙星、环丙沙星等，其血药浓度升高，毒性增加 联用苯巴比妥、苯妥英、利福平，其血药浓度降低；增加锂盐的肾排泄；增加咖啡因或其他黄嘌呤类药物作用和毒性
茶碱		与氨茶碱相同	与氨茶碱相同
多索茶碱	松弛支气管平滑肌痉挛的作用较氨茶碱强10~15倍，并具有茶碱所没有的镇咳作用 无腺苷受体阻断作用，故与茶碱相比较少引起中枢、胃肠道及心血管等肺外系统的不良反应	与氨茶碱相同	与氨茶碱相同

不良反应：治疗窗狭窄是黄嘌呤衍生物的特点，其毒性与剂量有关，且治疗剂量与中毒剂量很接近。甲基黄嘌呤是所有磷酸二酯酶的非特异性抑制剂，这可能与其他广泛的毒性作用有关。常见不良反应包括由心房和室性心律失常引起的心悸和严重的惊厥（无论先前是否有癫痫病史都可能发生），其他还有头痛、失眠、恶心等。

（3）糖皮质激素 COPD药物治疗过程中，糖皮质激素占有重要地位，给药方式包括吸入用药（ICS）和全身用药（口服或静脉）。稳定期患者通常吸入用药控制病情。急性加重期通常全身应用糖皮质激素。糖皮质激素对支气管哮喘的治疗效果较好，但对COPD的效果目前尚不清楚，因此COPD患者应用糖皮质激素需谨慎。

作用机制：减少炎性细胞如巨噬细胞、中性粒细胞、嗜酸性粒细胞、肥大细胞、淋巴细胞的数量，进而减少IL-8、TNF-α等细胞因子的分泌；降低炎症部位血管通透性，减少炎性细胞和体液的渗出；阻断花生四烯酸代谢，减少前列腺素和白三烯的合成等。

常用药物：吸入性糖皮质激素（ICS）包括丙酸倍氯米松、布地奈德和氟替卡松；全身用糖皮质激素包括泼尼松、泼尼松龙和甲泼尼龙等。

糖皮质激素吸入联合疗法：双联吸入疗法（ICS + 一种长效支气管扩张剂）是联合不同作用机制和持效时间的药物进行治疗可以增加支气管扩张的程度，且对于伴有急性加重或中 - 极重度的 COPD 患者不良反应发生率相等或更少，ICS 联合 LABA 对于改善肺功能和健康状况、减少急性加重，比其单一组份更有效。常用的 ICS + LABA 有沙美特罗氟替卡松、布地奈德福莫特罗、丙酸倍氯米松福莫特罗。三联吸入疗法（ICS + 两种长效支气管扩张剂）是在 ICS + LABA 基础上增加 LAMA，可改善肺功能及症状，特别是急性加重风险。

注意事项：详见表 2 - 2 - 10、表 2 - 2 - 11。

表 2 - 2 - 10　全身用糖皮质激素

药物	特点	禁忌	相互作用
可的松 氢化可的松	短效，持效 8 ~ 12h	对本品及肾上腺皮质激素类药物有过敏史患者禁用。高血压、血栓症、胃与十二指肠溃疡、精神病、电解质代谢异常、心肌梗死等患者一般不宜使用，需权衡利弊	巴比妥类、苯妥英、利福平可使本品代谢作用减弱 水杨酸类药可增加本品毒性 本品可减弱抗凝血剂、口服降糖药作用 联用利尿剂（保钾利尿剂除外）可引起低钾血症
甲泼尼龙 泼尼松 泼尼松龙	中效，持效 12 ~ 36h	与可的松相同	与可的松相同
地塞米松 倍他米松	长效，持效 36 ~ 54h	与可的松相同	与可的松相同

表 2 - 2 - 11　吸入用糖皮质激素（ICS）

药物	特点	禁忌	相互作用
倍氯米松		对本品及肾上腺皮质激素类药物有过敏史患者禁用。高血压、血栓症、胃与十二指肠溃疡、精神病、电解质代谢异常、心肌梗死、内脏手术、青光眼等患者一般不宜使用，需权衡利弊	巴比妥类、苯妥英、利福平可使本品代谢作用减弱 水杨酸类药可增加本品毒性 本品可减弱抗凝血剂、口服降糖药作用 联用利尿剂（保钾利尿剂除外）可引起低钾血症

药物	特点	禁忌	相互作用
布地奈德	抗炎作用较强，是倍氯米松的 2 倍，氢化可的松的 600 倍，地塞米松的 20～30 倍。		
氟替卡松	脂溶性居所有糖皮质激素之首	与倍氯米松相同	与倍氯米松相同
曲安奈德	抗炎和抗过敏作用较强而持久，肌内注射后在数小时内生效，经 1～2 日达最大效应，作用可维持 2～3 周。	与倍氯米松相同	与倍氯米松相同

不良反应：①吸入用糖皮质激素（ICS）。来自随机对照试验（RCT）的高质量证据表明 ICS 使用与口腔念珠菌感染，声音嘶哑，皮肤瘀伤和肺炎的患病率升高有关。ICS 单独使用，在血嗜酸性粒细胞计数 <2% 时有可能增加患肺炎的风险。在中度 COPD 患者的研究中，ICS 单独使用或与 LABA 联合使用并未增加肺炎的风险。在不同的 RCT 研究结果中显示，接受 ICS 治疗后骨密度降低和骨折风险增加得到不同的结果，这可能是由于研究设计的差异和（或）ICS 化合物之间的差异引起。观察性研究结果表明 ICS 治疗也可能与糖尿病风险增加和糖尿病控制不良相关。此外，白内障和分枝杆菌感染（包括结核病）的发生是否与使用 ICS 相关，由于没有这些方面的 RCT 数据，尚不能得出确切结论。但在观察性研究和随机对照试验的荟萃分析中发现结核病风险增加。②全身用糖皮质激素。口服糖皮质激素有许多副作用，包括类固醇肌病，可导致 COPD 重度患者的肌肉无力、功能减退和呼吸衰竭。对于急性加重期住院患者或急诊就诊患者，全身用糖皮质激素的疗效已被证明能够降低治疗失败率和疾病复发率，同时改善肺功能和呼吸困难。但是对于稳定期患者，其疗效缺乏高质量的临床证据，故不推荐在稳定期常规全身用糖皮质激素。

（4）磷酸二酯酶 - 4（PDE - 4）抑制剂　该类药物主要指罗氟司特，本品虽没有直接扩张支气管的作用，但对于重度或极重度 COPD 患者可通过每日口服一次，减轻支气管炎症。罗氟司特与长效支气管扩张剂联用，也可起到改善肺功能的作用。有报道指出，在有急性加重住院史的患者中，使用罗氟司特可得到更大获益。

作用机制：PDE－4 是炎症和免疫细胞中的一种主要环腺苷酸代谢酶，PDE－4 抑制剂则有包括抑制炎症介质释放和抑制免疫细胞激活在内的广泛抗炎活性。

常用药物：罗氟司特。

不良反应：与吸入用制剂相比，PDE－4 抑制剂具有更多的不良反应。最常见的是腹泻、恶心、食欲减退、体重减轻、腹痛、睡眠障碍和头痛。这些不良反应通常在治疗早期出现且是可逆的，并随时间推移而持续减轻。在对照研究中，体重过轻者应避免使用罗氟司特治疗，并建议治疗期间监测体重。此外，抑郁患者也应慎用罗氟司特。

（5）抗菌药物　一些早期研究结果显示，预防性持续使用抗菌药物对 COPD 急性加重的发生率没有影响。但近期的一些研究却表明，使用一些抗菌药物（大环内酯类）可能会降低病情的恶化风险。易诱发急性加重的患者，使用阿奇霉素（250mg，每日 1 次；或 500mg，每周 3 次）或红霉素（500mg，每日 2 次）一年可减少急性加重发生的风险。阿奇霉素的使用与细菌耐药性增加、QTc 间隔延长和听力受损有关。事后分析表明，主动吸烟者使用大环内酯类的获益较少。目前尚无数据表明，长期使用阿奇霉素预防治疗 COPD 超过 1 年以上的安全性和有效性。此外，慢性支气管炎和频繁发作的患者使用莫西沙星（400mg，每日 1 次，持续 5 日，每间隔 8 周）进行脉冲治疗，对整体急性加重无明显影响。

（6）黏液溶解剂和抗氧化剂　在没有接受吸入糖皮质激素（ICS）治疗的 COPD 患者中，使用黏液溶解剂（如厄多司坦和 N－乙酰半胱氨酸）进行常规治疗，可减少患者病情恶化和适度改善健康状况。此外，由于研究人群、治疗剂量和并发症治疗的异质性，现有的研究数据并不能准确地识别 COPD 中抗氧化剂的潜在适用群体。

（7）其他具有抗炎作用的药物　两项 2005 年以前的 RCT 研究结果显示，在 COPD 患者中应用免疫调节剂，可使急性加重的严重程度和发作次数降低。但是这种疗法对 COPD 患者维持治疗的长期影响需要进一步的研究来明确。白三烯调节剂（如孟鲁司特钠）的疗效尚未在 COPD 患者中得到充分验证，现有证据不支持其使用。使用抗 Tnf－alpha 抗体（英夫利昔单抗）治疗中度至重度 COPD 后，没有证据显示其有益，也没有证据显示其有害，包括恶性肿瘤和肺炎。没有证据表明补充维生素 D 对未经选择的 COPD 患者的急性加重有积极影响。对于没有心血管或代谢疾病适应证的 COPD 患者，应用辛伐他汀并不能起到预防病情恶化的作用。但对有心血管或代谢疾病适应证的患者，他汀类药物的使用与改善预后（包括减缓病情恶化和降低死亡率）之间的关系已在既往研究中有报道。

三、药物治疗管理

（一）治疗原则

1. 稳定期治疗

减少症状、减少急性发作的频率和严重程度，缓解或阻止肺功能进行性下降，预防疾病进展，并改善运动耐量和健康状况。

2. 急性加重期治疗

减轻急性加重的病情，治疗并发症，缩短住院时间和降低死亡率。

（二）治疗管理

1. 稳定期药物治疗管理

建议采用个性化方法，根据患者的症状水平和恶化风险，启动并升级（降级）患者的治疗。药物治疗可以减轻 COPD 患者的症状、降低病情加重的风险和严重程度，改善健康状况和运动耐受性，稳定期初始治疗方案见图 2 - 2 - 2。不同严重级别的患者治疗方案取决于药物的可获得性以及患者的反应和偏好。稳定期治疗大多使用吸入药物，因此吸入装置的正确使用非常重要。初始治疗中可采用短效支气管扩张剂快速缓解患者症状。2019 GOLD 指南对不同分组的患者具体建议如下。

（1）初始治疗方案

①A 组患者：所有 A 组患者，应根据其呼吸困难的程度给予支气管扩张剂治疗，可选用短效或长效支气管扩张剂。使用支气管扩张剂后的效果应被记录。

②B 组患者：治疗方案推荐选用长效支气管扩张剂，其效果优于短效制剂。没有证据表明，在该组患者中推荐使用的长效支气管扩张剂比另一种长效支气管扩张剂更优（即几种长效支气管扩张剂的治疗效果并无显著差异）。严重呼吸困难的患者，初始治疗可以考虑联用两种支气管扩张剂。B 组患者可能存在并发症，这些并发症对其治疗后症状的改善与预后有影响，应对这些并发症影响的可能性做相关评估。

③C 组患者：初始治疗应包括单用长效支气管扩张剂。两项头对头的对比研究结果显示，在预防病情恶化方面，LAMA 的效果优于 LABA，因此建议 C 组患者初始选择 LAMA。

④D 组患者：一般来说初始治疗可从 LAMA 开始，因为其对缓解呼吸困难和降低急性加重均有改善作用。对于有更严重呼吸困难症状的患者（CAT 评分 ≥ 20），特别是表现呼吸困难和（或）运动受限者，可选用 LAMA + LABA 联合治疗，现有研究已表明联合治疗方案较单药治疗更优。目前尚不能明确 LAMA + LABA 对病情恶化的预防效果是否较 LAMA 更优。因此是否选用 LAMA + LABA

作为初始治疗方案，应评估患者病情后再做决定。在一些患者当中，初始治疗 LABA + ICS 是第一选择；这种方案可以最大程度地减少血嗜酸性粒细胞≥300 个/μl 的患者急性加重。此外，LABA + ICS 也可作为有哮喘病史的 COPD 患者首选。ICS 有可能导致肺炎，因此只有在考虑临床获益和不良反应的发生风险后，才可将 ICS 作为初始治疗选择。

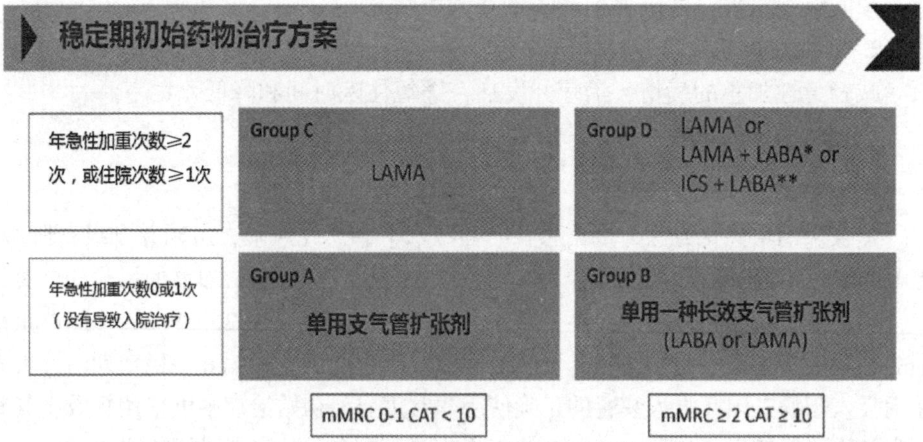

"∗"为当症状很严重时（如，CAT 评分＞20），"∗∗"为当嗜酸性粒细胞≥300

图 2 - 2 - 2　2019 GOLD 指南 COPD 稳定期初始药物治疗方案

（2）2019 GOLD 指南对稳定期药物治疗的推荐意见汇总（表 2 - 2 - 12、2 - 2 - 13、2 - 2 - 14）

表 2 - 2 - 12　支气管扩张剂使用

COPD 稳定期支气管扩张剂使用
吸入用支气管扩张剂是 COPD 症状管理的核心药物，一般规律使用以预防或减少症状（A 级证据）
规律和按需使用 SABA 或 SAMA 可改善 FEV_1 和症状（A 级证据）
SABA 与 SAMA 联合使用在改善 FEV_1 和症状方面优于这两种药物各自单药使用（A 级证据）
LABA 和 LAMA 可显著改善肺功能、呼吸困难、健康状况、并减少急性加重发生率（A 级证据）
LAMA 对减少急性加重发生（A 级证据）和住院次数（B 级证据）的作用优于 LABA
LABA 与 LAMA 联合使用与各自单药相比，均能改善 FEV_1 和减少症状（A 级证据）
ICS 与 LAMA 联合使用与各自单药相比，均能减少急性加重发生率（B 级证据）
噻托溴铵可改善肺康复治疗在提高运动能力方面的效果（B 级证据）
茶碱对 COPD 稳定期患者具有弱支气管舒张作用（A 级证据），因此具有一定的改善症状获益（B 级证据）

表 2 - 2 - 13　抗炎药物使用

COPD 稳定期抗炎药物种类	COPD 稳定期抗炎药物使用
吸入糖皮质激素	对于发生急性加重的中度至极重度 COPD 患者，联合使用 ICS 与 LABA 在改善肺功能、健康状态和减少急性加重方面的有效性优于这两种药物各自单用（A 级证据） 规律使用 ICS 治疗可增加肺炎发生风险，尤其是重症患者（A 级证据） 与 ICS/LABA、LABA/LAMA 或 LAMA 单药相比，ICS/LAMA/LABA 三药联合吸入治疗可改善肺功能、症状、健康状况并减少急性加重（A 级证据）
口服糖皮质激素	长期口服糖皮质激素有许多不良反应（A 级证据），并且没有证据支持其获益（C 级证据）
PDE - 4 抑制剂	在慢性支气管炎，以及重度、极重度和伴有急性加重病史的 COPD 患者中：PDE - 4 抑制剂可改善肺功能并减少中度至重度急性加重（A 级证据），PDE - 4 抑制剂可改善接受固定剂量 LABA/ICS 联合治疗患者的肺功能，并减少急性加重（A 级证据）
抗菌药物	阿奇霉素和红霉素长期治疗 1 年可减少治疗期间的急性加重（A 级证据） 阿奇霉素治疗与细菌耐药发生率升高（A 级证据）和听力测试受损（B 级证据）有关
祛痰药/抗氧化剂	在经选择的人群中，规律使用 N - 乙酰半胱氨酸（NAC）和羧甲半胱氨酸可减少急性加重（B 级证据）
其他抗炎药	在急性加重风险升高且没有他汀类治疗适应证的 COPD 患者中，辛伐他汀不能预防急性加重（A 级证据）。但观察性研究提示，对于因心血管和代谢疾病适应证而服用他汀类的 COPD 患者，他汀类可能对部分结局有积极影响（C 级证据） 白三烯调节剂未在 COPD 患者中经过充分检验

表 2 - 2 - 14　其他药物使用

COPD 稳定期其他药物	COPD 稳定期其他药物使用
α - 1 抗胰蛋白酶补充疗法	静脉补充疗法可能减缓肺气肿的进展（B 级证据）
镇咳药	没有明确的证据显示 COPD 患者可从镇咳治疗中获益（C 级证据）
血管扩张剂	血管扩张剂不能改善结局，还可能使氧合发生恶化（B 级证据）

（3）药物治疗的关键点

①吸入药物治疗关键点：吸入装置的选择应该个体化，包括获取途径、费用、开处方者，以及最重要的是患者的能力和喜好来决定。医师或药师必须提供指导和示范正确的使用方式，以确保患者掌握正确和有效的使用方法，并且在每次复诊时应再次检查患者能否继续正确地使用吸入装置。医师在当前治疗方案需要调整前，应该先评估患者使用吸入装置的技术（和治疗的依从性）。

②支气管扩张剂使用关键点：首选 LABA 和 LAMA，而非短效制剂，仅有偶发性呼吸困难的患者及已使用长效制剂维持治疗的患者需要立即缓解症状除外。患者可以从使用长效支气管扩张剂单药治疗，或两种长效支气管舒张剂联合治疗开始。对于接受一种支气管扩张剂治疗后仍有持续呼吸困难的患者，应升级为两药联合治疗。吸入支气管扩张剂优于口服支气管扩张剂。不建议使用茶碱，除非其他长效支气管扩张剂不可用或不可负担。

③抗炎药物使用的关键点：不建议 ICS 长期单药治疗。对于接受长效支气管扩张剂适当治疗后仍然有急性加重病史的患者，可以考虑使用 LABA 与 ICS 长期联合治疗。不建议长期口服糖皮质激素治疗。对于使用 LABA/ICS 或 LABA/LAMA/ICS 治疗后仍然发生急性加重、有慢性支气管炎和重度至极重度气流阻塞的患者，可以考虑联合 PDE-4 抑制剂治疗。对于适当治疗后仍然发生急性加重的有吸烟史患者，可以考虑大环内酯类治疗。不建议使用他汀类药物预防急性加重。仅建议在有指征的患者中使用抗氧化剂祛痰。

④其他治疗药物使用的关键点：确诊有肺气肿的重度遗传性 α-1 抗胰蛋白酶缺乏症患者可能适于接受 α-1 抗胰蛋白酶补充疗法。不建议使用镇咳药。对于 COPD 继发肺动脉高压的患者，不建议使用批准用于治疗原发性肺动脉高压的药物。可以考虑使用低剂量长效口服和肠外阿片类药物治疗重度 COPD 患者的呼吸困难症状。

（4）后续治疗方案　建议基于药物治疗的效果和安全性选择升（降）级策略（图 2-2-3），应及时评估患者对升（降）级治疗方案的反应效果。考虑变更治疗方案，特别是降级治疗时，应密切监测患者治疗效果再做出变更治疗方案的决定。目前为止，升级治疗的获益尚未得到充分的临床验证，降级治疗使用经验也有限，包括 ICS 的使用。

2. 急性加重期药物治疗管理

COPD 急性加重期（AECOPD）的定义为：呼吸症状急剧恶化，导致额外的治疗。多种因素可导致 AECOPD，最常见的原因是呼吸道感染（病毒和细菌）、暴露于细微颗粒中（PM2.5）和季节变更（冬季好发）。急性加重期治疗目标是尽量减少当前症状恶化带来的负面影响，并防止随后的不良事件。COPD 急性加

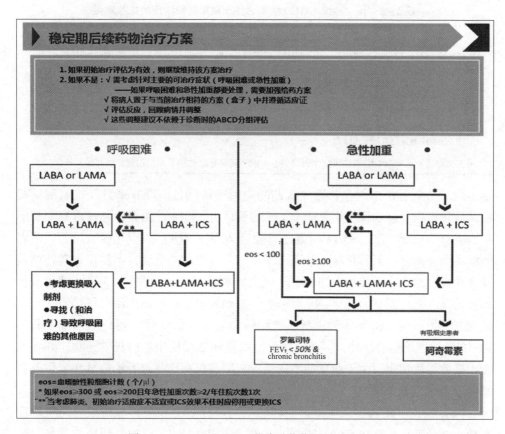

图 2-2-3 2019 GOLD 指南稳定期后续治疗方案

重程度可做如下划分（表 2-2-15）。最常见的治疗药物主要包括 3 种：支气管扩张剂、糖皮质激素和抗菌药物。2019 GOLD 指南急性加重期药物治疗推荐意见见表 2-2-16。

表 2-2-15 COPD 急性加重严重程度

严重程度	治疗方案
轻度	单用短效支气管扩张剂
中度	在 SABA 的基础上加用抗菌药物或糖皮质激素
重度	需要住院治疗或急诊就医；发生急性呼吸衰竭

表 2 - 2 - 16　2019 GOLD 指南急性加重期药物治疗的推荐意见

急性加重期药物治疗推荐意见
急性加重期初始治疗推荐使用 SABA，联用或不联用 SAMA（C 级证据）
全身用糖皮质激素可以改善患者肺功能（FEV₁）、氧合情况、缩短住院天数和康复时间，但疗程不宜超过 5～7 日（A 级证据）
抗菌药物必要时可以使用，能够缩短患者康复时间、降低早期复发和因治疗失败入院的风险，疗程一般 5～7 日为宜（B 级证据）
甲基黄嘌呤类药物由于可能导致副作用增加，一般不建议在急性加重期使用（B 级证据）

（1）支气管扩张剂在急性加重期的应用　虽然目前没有来自随机对照试验的高质量证据，但建议使用 SABA（联或不联用 SAMA）作为急性加重期的初始扩张支气管治疗方案。SABA 可通过计量吸入器（MDI）或雾化吸入给药，两者效果无明显差异，但雾化吸入给药对于重病患者可能更适合。不建议患者连续接受雾化吸入给药，若使用 MDI 给药，应每小时吸 1 剂，重复 2～3 次，然后根据患者的反应效果调整为每 2～4h 吸一次。虽然目前还没有临床研究评估吸入式长效支气管扩张剂（β₂ 受体激动剂、抗胆碱能阻滞剂或联合用药）联用或不联用 ICS 在急性加重期的疗效，但建议在急性加重期继续使用这些长效药物，并在患者出院前尽快使用。由于明显的不良反应，不建议在这些患者中静脉注射甲基黄嘌呤（茶碱或氨茶碱）。

（2）糖皮质激素在急性加重期的应用　研究数据表明，急性加重期全身应用糖皮质激素可缩短患者康复时间、改善肺功能（FEV₁）。此外还能改善氧合情况、降低早期复发风险和减少住院天数。建议可每日口服 40mg 泼尼松，连续 5 日。口服泼尼松和静脉使用同样有效。单独雾化吸入布地奈德可能是治疗某些患者病情恶化时的一种可选的替代方案，与静脉注射甲基泼尼松龙具有类似的疗效。在发生上呼吸道感染的时候，ICS + LABA 联合治疗 10 日的强化方案可减少病情恶化，尤其是对病情严重的患者。最近的研究表明，糖皮质激素对血液中嗜酸性粒细胞水平较低的急性加重期患者，可能疗效较差。

（3）抗菌药物在急性加重期的应用　急性加重期抗菌药物的应用需评估患者是否有适应证。当患者出现呼吸困难、痰量增加和脓痰这 3 种症状，应给予抗菌药物治疗。需要机械通气者（包括有创或无创），伴有脓痰，也建议使用。抗菌药物疗程一般为 5～7 日。抗菌药物选择应根据当地细菌耐药情况选择。通常初始经验性治疗可选用含克拉维酸的青霉素类药物、大环内酯类或四环素。对于频繁急性发作，严重气流受限和（或）需要机械通气的患者，应做深部痰培养，当培养出革兰阴性菌（如铜绿假单胞菌）或耐药菌时，这些致病菌可能对上述抗菌药物不敏感，此时应根据药敏结果选择适合的抗菌药物。抗菌药物的给药途径取决于患者的进食能力和药物的药代动力学特征，一般优先选择口服给药。呼吸困难和痰液改善，被认为是治疗有效。

四、案例分析

案例1

（1）患者信息：女，66岁。

（2）临床诊断：慢性阻塞性肺疾病。

（3）处方用药

0.9%氯化钠注射液	10ml×0.09g×60支	3ml	tid	超声雾化
吸入用复方异丙托溴铵溶液	2.5ml×20支	2.5ml	tid	超声雾化
阿卡波糖片	50mg×60片	50mg	tid	po
阿托伐他汀钙片	20mg×10片	10mg	qn	po

（4）分析如下

患者处方诊断为COPD，但阿托伐他汀为降脂药、阿卡波糖为降糖药，处方上无对应适应证，建议完善处方诊断。该患者COPD治疗方案为SABA＋SAMA，复方异丙托溴铵为复方制剂，其组分为：异丙托溴铵和硫酸沙丁胺醇。

案例2

（1）患者信息：男，77岁。

（2）临床诊断：慢性阻塞性肺疾病。

（3）处方用药

沙美特罗替卡松粉吸入剂	50μg/250μg×1盒	2吸	bid	吸入
噻托溴铵吸入剂	18μg×30粒	1吸	qd	吸入
复方甲氧那明胶囊	30粒	2粒	tid	po
乙酰半胱氨酸片	0.2g×72粒	0.2g	tid	口服

（4）分析如下

祛痰药乙酰半胱氨酸片与镇咳药复方甲氧那明胶囊不宜同时服用，镇咳药对咳嗽反射的抑制作用可能会导致支气管分泌物积聚。需提醒患者两药尽量间隔一段时间使用。成人和12岁及12岁以上的青少年，沙美特罗替卡松粉吸入剂常用量应为：每日2次，每次1吸。

案例 3

（1）患者信息：男，61 岁。

（2）临床诊断：慢性阻塞性肺疾病急性加重期。

（3）处方用药

茶碱缓释片	0.1g×60 片	0.1g	bid	po
阿斯美	30 粒	2 粒	tid	po
沙美特罗替卡松粉吸入剂	50μg/250μg×1 盒	1 吸	bid	吸入
噻托溴铵吸入剂	18μg×30 粒	1 吸	qd	吸入

（4）分析如下

复方甲氧那明胶囊为为复方制剂，其组分为（每粒胶囊中含）：盐酸甲氧那明 12.5mg、那可丁 7mg、氨茶碱 25mg、马来酸氯苯那敏 2mg，与茶碱联用可能导致茶碱实际剂量增大，不良反应发生率增高。"阿斯美"为复方甲氧那明胶囊的商品名，处方中应使用通用名而非商品名。

案例 4

（1）患者信息：男，68 岁。

（2）临床诊断：慢性阻塞性肺疾病。

（3）处方用药

布地奈德福莫特罗粉吸入剂	（320μg：9μg）×1 盒	1 吸	bid	吸入
沙美特罗替卡松粉吸入剂	50μg/250μg×1 盒	1 吸	bid	吸入
噻托溴铵吸入剂	18μg×30 粒	1 吸	qd	吸入
复方甲氧那明胶囊	30 粒	2 粒	tid	po

（4）分析如下

布地奈德福莫特罗粉吸入剂和沙美特罗替卡松吸入剂同为 ICS/LABA 双联制剂，两种药理论作用机制和效果相同，属重复用药，需向患者确认是否需要两种。

案例 5

（1）患者信息：女，54 岁。

（2）临床诊断：慢性阻塞性肺疾病，高血压 2 级，消化性溃疡。

（3）处方用药

地尔硫䓬片	30mg×20 片	30mg	tid	po
茶碱缓释片	0.1g×60 片	0.1g	bid	po
噻托溴铵吸入剂	18μg×30 粒	1 吸	qd	吸入
西咪替丁片	400mg×14 片	400mg	bid	po

（4）分析如下

西咪替丁和地尔硫䓬是 P450 酶的抑制剂，茶碱是 P450 酶系底物，西咪替丁和地尔硫䓬可干扰茶碱在肝内的代谢，与茶碱合用增加茶碱血药浓度和毒性，不良反应发生率增高。低氧血症、高血压或消化道溃疡病史的患者慎用茶碱。

案例 6

（1）患者信息：男，70 岁。

（2）临床诊断：慢性阻塞性肺疾病急性加重期，肾功能不全。

（3）处方用药

0.9%氯化钠针	10ml×3 支	3ml	tid	雾化吸入
氨溴索针	15mg×3 支	15mg		
左氧氟沙星片	0.5g×3 片	0.5g	qd	po
茶碱缓释片	0.1g×120 片	0.2g	bid	po

（4）分析如下

氨溴索针应用于雾化吸入属于超说明书用药，我国目前尚未有氨溴索的雾化专用剂型。若考虑雾化吸入祛痰，建议选用乙酰半胱氨酸雾化剂型。茶碱和喹诺酮类抗菌药物（左氧氟沙星）联用，使茶碱血药浓度升高，不良反应发生率增加，尤其对于老年患者更需谨慎。考虑茶碱的副作用，慢性阻塞性肺疾病急性加重期不推荐使用。患者患有肾功能不全，喹诺酮类药物慎用于肾功能低下患者，建议调整剂量或更换其他对肾脏影响较小的抗菌药物。

案例 7

（1）患者信息：女，74 岁。

（2）临床诊断：慢性阻塞性肺疾病急性加重期。

（3）处方用药

| 复方甘草口服液 | 100ml×1 瓶 | 10ml | tid | po |
| 头孢呋辛酯片 | 125mg×12 片 | 250mg | bid | po |

噻托溴铵吸入剂	18μg×30 粒	1 吸	qd	吸入

（4）分析如下

复方甘草口服液、藿香正气水等中成药里含有乙醇成分，与头孢类药物或易产生双硫仑反应的药物合用，可使血中乙醛浓度上升，出现双硫仑反应（面部潮红、头痛、眩晕、腹痛、胃痛、恶心、呕吐、气促、心率加快、血压降低及嗜睡、幻觉等）。

案例 8

（1）患者信息：男，83 岁。

（2）临床诊断：慢性阻塞性肺疾病，高血压二级。

（3）处方用药

阿托伐他汀钙片	10mg×30 片	10mg	qn	po
美托洛尔缓释片	25mg×30 片	25mg	bid	po
茶碱缓释片	0.1g×120 片	0.2g	bid	po
噻托溴铵吸入剂	18μg×30 粒	1 吸	qd	吸入
沙美特罗替卡松粉吸入剂	50μg/250μg×1 盒	1 吸	bid	吸入

（4）分析如下

美托洛尔为 β 受体阻滞剂，沙美特罗为 β 受体激动剂，两者存在拮抗作用，不建议联用。建议降压药物更换为其他类。

案例 9

（1）患者信息：男，77 岁。

（2）临床诊断：慢性阻塞性肺疾病急性加重期，心律失常。

（3）处方用药

左氧氟沙星片	0.5g×4 片	0.5g	qd	po
胺碘酮片	0.2g×30 片	0.2g	tid	po

（4）分析如下

COPD 急性加重期患者可能存在肺部感染，必要时需联用抗菌药物。但患者本身患有心律失常，而左氧氟沙星可能引起 Q-T 间期延长（尤其对于老年患者），建议更换其他抗菌药物。

案例 10

（1）患者信息：女，45 岁。

（2）临床诊断：慢性阻塞性肺疾病伴急性下呼吸道感染、症状局部灶性癫痫。

（3）处方用药

盐酸左氧氟沙星胶囊	0.2g×12 粒	0.2g	bid	po
盐酸氨溴索注射液	30mg×10 支	30mg	qd	静脉滴注
0.9%氯化钠针	100ml×1 袋	100ml		

（4）分析如下

左氧氟沙星的说明书提示，曾有使用包括该药在内的氟喹诺酮类抗菌药物的患者出现惊厥和中毒性精神病的报道，对已知或怀疑患者有容易发生癫痫或癫痫发作阈值降低的 CNS 疾病或存在其他危险因素的患者应慎用左氧氟沙星。建议选用其他抗菌药物代替左氧氟沙星。此外，根据喹诺酮类药代动力学特点，该类药为浓度依赖性抗菌药物，且药物半衰期较长，一日一次给药即可，左氧氟沙星常用剂量为 0.5g 或 0.75g，qd。然而，目前国内部分厂家的说明书仍为 0.2g，bid，该用法未必能达到理想的抗感染效果。

五、练习题

（一）选择题

1. 下列不属于茶碱的用法是（   ）。
   A. 缓慢静脉注射　　　B. 静脉滴注　　　　C. 口服给药
   D. 快速静脉注射　　　E. 以上都是

2. 下列属于茶碱不良反应的是（   ）。
   A. 心律失常　　　　　B. 头痛　　　　　　C. 恶心、呕吐
   D. 失眠、焦躁　　　　E. 以上都是

3. 下列关于多索茶碱叙述不正确的是（   ）。
   A. 支气管痉挛缓解作用是氨茶碱的 5～10 倍
   B. 大部分通过肝脏代谢
   C. 在肺部分布含量较高
   D. 静脉滴注速度不宜过快一般应在 45min 以上。
   E. 活动性胃、十二指肠溃疡患者可用

4. 下列关于氨茶碱注射液叙述不正确的是（   ）。
   A. 可随乳汁排出，哺乳期妇女慎用
   B. 与别嘌醇、西咪替丁、普萘洛尔合用可使茶碱血清浓度增高
   C. 与锂盐合用时可加速肾脏对锂的排出，使锂盐疗效降低

D. 可与 0.9% 氯化钠配伍使用

E. 与某些大环内酯类、喹诺酮类抗菌药联用可使茶碱血清浓度增高

5. 宜使用布地奈德吸入治疗的患者是（　　）。

　　A. 气道真菌、病毒感染患者

　　B. 肺结核患者

　　C. 支气管扩张患者

　　D. 肺动脉高压病患者

　　E. 慢性阻塞性肺疾病患者

6. 下列属于长效糖皮质激素的是（　　）。

　　A. 地塞米松　　　　　B. 氢化可的松　　　　　C. 泼尼松

　　D. 甲泼尼龙　　　　　E. 泼尼松龙

7. 糖皮质激素下列哪种用药方式可起到快速平喘的作用（　　）。

　　A. 皮下注射给药　　　B. 口服给药　　　　　C. 肌内注射给药

　　D. 吸入给药　　　　　E. 直肠给药

8. 氟替卡松长期吸入使用不会导致（　　）。

　　A. 声音嘶哑　　　　　B. 喉部不适

　　C. 口腔和咽喉白色念珠菌感染

　　D. 腹泻　　　　　　　E. 头痛

9. 下列哪种疾病不具有使用糖皮质激素指征（　　）。

　　A. 细菌性肺炎　　　　B. 真菌性肺炎　　　　　C. 病毒性肺炎

　　D. 心源性哮喘　　　　E. 以上都是

10. 下列描述不正确的是（　　）。

　　A. 严重肝功能不全患者不宜使用泼尼松

　　B. 茶碱的中毒浓度为 $15\sim20\mu g/ml$

　　C. 倍他米松为长效糖皮质激素

　　D. 镇咳药与化痰药宜同时使用

　　E. 信必可都保的主要成分是布地奈德、福莫特罗

11. 沙丁胺醇属于（　　）。

　　A. 长效 β_2 受体激动剂

　　B. 短效 β_2 受体激动剂

　　C. 长效 β_2 受体阻滞剂

　　D. 短效 β_2 受体阻滞剂

　　E. 以上都不是

12. 关于乙酰半胱氨酸叙述不正确的是（　　）。

A. 可与强力镇咳药联合使用

B. 可雾化吸入祛痰

C. 可用于妊娠妇女

D. 与硝酸甘油合用会导致明显的低血压并增强颞动脉扩张。

E. 支气管哮喘患者慎用或禁用。

13. 下列不属于祛痰药物的是（　　　）。

A. 乙酰半胱氨酸片

B. 标准桃金娘油肠溶胶囊

C. 可待因片

D. 溴己新片

E. 桉柠蒎肠溶软胶囊

14. 复方甲氧那明胶囊的成分不包括（　　　）。

A. 盐酸甲氧那明　　　　B. 那可丁　　　　　　　　C. 氨茶碱

D. 马来酸氯苯那敏　　　E. 溴己新

15. 下列关于祛痰药的叙述不正确的是（　　　）。

A. 溴己新溶液显酸性，临床使用应单独给药，避免与碱性药品配伍使用

B. 桉柠蒎为黏液溶解性祛痰药

C. 乙酰胺胱氨酸可与抗菌药物在同一溶液内混合服用

D. 肝肾功能严重损害者禁用氯化铵

E. 标准桃金娘油对细菌和真菌亦具有杀菌作用

16. 下列不属于平喘药物的是（　　　）。

A. 抗胆碱能药　　　　　B. 抗过敏药　　　　　　　C. 肾上腺皮质激素类

D. 茶碱类　　　　　　　E. β受体阻滞剂

17. 下列关于噻托溴铵叙述正确的是（　　　）。

A. 可扩张支气管，适用于慢性阻塞性肺疾病的维持治疗

B. 对于窄角型青光眼、前列腺增生、或膀胱颈梗阻的患者应谨慎使用

C. 不推荐与其他抗胆碱能药物合用

D. 常见便秘、口干等不良反应

E. 以上都是

18. 慢性阻塞性肺疾病急性加重期使用抗菌药物叙述不正确的是（　　　）。

A. 当患者有三种症状，呼吸困难、痰量增加和脓痰，应给予抗菌药物治疗

B. 应根据药敏结果选择适合的抗菌药物

C. 抗菌药物疗程一般为 5~7 日

    D. 呼吸困难和痰液改善，被认为是治疗有效

    E. 抗菌药物首选给药方式为静脉滴注

19. 丙卡特罗的适应证不包括（　　　）。

    A. 支气管哮喘

    B. 喘息性支气管炎

    C. 伴有支气管反应性增高的急性支气管炎

    D. 肺气肿

    E. 慢性阻塞性肺部疾病

20. 下列关于 M 受体阻滞剂叙述正确的是（　　　）。

    A. 异丙托溴铵吸入后可迅速起效

    B. 异丙托溴铵联用黄嘌呤衍生物、β 肾上腺素能类和抗胆碱能类可增加副作用

    C. 噻托溴铵禁用于对阿托品或阿托品衍生物过敏者

    D. 噻托溴铵为长效 M 受体阻滞剂

    E. 以上都是

（二）简答题

1. 慢性阻塞性肺疾病稳定期治疗药物有那几类（列举代表药物）？

2. 慢性阻塞性肺疾病急性加重期治疗药物有那几类（列举代表药物）？

3. 慢性阻塞性肺疾病的病因包括哪些？

4. 与茶碱有潜在相互作用的药物有哪些？

参 考 答 案

（一）选择题

1. D　2. E　3. E.　4. D　5. E　6. A　7. D　8. D　9. E　10. D　11. B　12. A　13. C　14. E　15. C　16. E　17. E　18. E　19. D　20. E

（二）简答题

1. 答：①支气管舒张药，包括短期按需应用以暂时缓解症状，及长期规则应用以减轻症状。β_2 肾上腺受体激动剂，短效主要有沙丁胺醇、特布他林等；长效有沙美特罗、福莫特罗等。抗胆碱能药，短效有异丙托溴铵等；长效有噻托溴铵等。茶碱类，茶碱缓释或控释片、氨茶碱等。②祛痰药，盐酸氨溴索、N－乙酰半胱氨酸、羧甲司坦等。③糖皮质激素，常与长效 β_2 肾上腺受体激动剂联用，如沙美特罗氟替卡松、福莫特罗布地奈德等。

2. 答：①支气管扩张剂，同稳定期。β₂肾上腺受体激动剂，短效主要有沙丁胺醇、特布他林等；长效有沙美特罗、福莫特罗等。抗胆碱能药，短效有异丙托溴铵等；长效有噻托溴铵等。②抗菌药物，当患者呼吸困难加重，咳嗽伴痰量增加、有脓性痰时，应根据患者所在地常见病原菌及药物敏感情况积极选用抗菌药物治疗。如给予β内酰胺类/β内酰胺酶抑制剂；第二代头孢菌素；大环内酯类；喹诺酮类等。③糖皮质激素，口服泼尼松龙或注射用甲泼尼龙等。④祛痰剂，溴己新、盐酸氨溴索等。

3. 答：①吸烟为重要的发病因素，吸烟量越大，COPD 患病率越高；②职业粉尘和化学物质，如烟雾、过敏原、工业废气及室内空气污染等；③空气污染，大气中的有害气体如二氧化硫、二氧化氮、氯气等；感染因素；④蛋白酶 - 抗蛋白酶失衡，蛋白酶增多或抗蛋白酶不足均可导致组织结构破坏产生肺气肿；⑤氧化应激，许多研究表明 COPD 患者的氧化应激增加；⑥炎症机制，中性粒细胞、巨噬细胞、T 淋巴细胞等炎症细胞均参与了 COPD 发病过程；⑦其他，如自主神经功能失调、营养不良、气温变化等。

4. 答：①地尔硫䓬、维拉帕米可干扰茶碱在肝内的代谢，与茶碱合用，增加茶碱血药浓度和毒性；②西咪替丁可降低茶碱肝清除率，合用时可增加茶碱的血清浓度或毒性；③某些抗菌药物，如大环内酯类的红霉素、罗红霉素、克拉霉素、氟喹诺酮类的依诺沙星、环丙沙星、氧氟沙星、左氧氟沙星、克林霉素、林可霉素等可降低茶碱清除率，增高其血药浓度，尤以红霉素和依诺沙星为著，当茶碱与上述药物伍用时，应适当减量；④苯巴比妥、苯妥英、利福平可诱导肝药酶，加快茶碱的肝清除率；⑤茶碱也干扰苯妥英的吸收，两者血浆中浓度均下降，合用时应调整剂量；⑥与锂盐合用，可使锂的肾排泄增加，影响锂盐的作用；⑦与美西律合用，可降低茶碱清除率，增加血浆中茶碱浓度，需调整剂量；⑧与咖啡因或其他黄嘌呤类药并用，可增加其作用和毒性。

（魏理　蒙晓　姜顺军）

第三节　精神疾病药物处方审核要点

一、概述

（一）主要精神障碍介绍

1. 精神分裂症（schizophrenia）

精神分裂症是一组常见病因未明的严重精神疾病，多起病于青壮年，常有思维、知觉、情感、行为等方面障碍，但一般无意识和智能障碍。关于其发病机制目前有多种神经递质假说，其中影响最大的是多巴胺假说。其发病危险因素尚未完全阐明，目前主要认为大脑神经发育障碍导致脑内存在微小病理变化是其发病基础，此外，遗传与环境因素在其发病过程中也起重要作用。

2. 抑郁症（major depressive disorder，MDD）

抑郁障碍是最常见的精神障碍之一，是指由各种原因引起的以显著而持久心境低落为主要临床特征的一类心境障碍，MDD 是抑郁障碍的一种典型状况，有显著情感、认知和自主神经功能改变并在发作间期症状缓解。关于其发病机制，目前神经生化（单胺类递质主导）与神经内分泌系统功能改变是主要研究热点，其发病危险因素涉及生物、心理、社会等多方面。

3. 双相障碍（bipolar disorder，BD）

双相障碍也称双相情感障碍，一般是指临床上既有躁狂或轻躁狂发作，又有抑郁发作的一类心境障碍。其发病危险因素包括年龄、性别、地域、种族和文化、季节、社会经济状况、婚姻及家庭因素、人格特征、代谢综合征以及物质滥用等多个方面。其发病机制尚不十分清楚，可能与中枢神经系统神经递质功能异常有关的理论目前得到学界重视。

4. 癫痫（epilepsy）

一种由多种病因引起的慢性脑部疾病，以脑神经元过度放电导致反复性、发作性、短暂性中枢神经系统功能失常为特征。其临床表现可多种多样，如感觉、运动、意识、情感、自主神经、记忆、认知、行为等障碍。通常认为癫痫发生是内在遗传因素与外界环境因素在个体内相互作用的结果。

5. 注意缺陷多动障碍（attentiondeficit hyperactivity disorder，ADHD）

儿童时期最常见的神经和精神发育障碍性疾病，核心症状表现为与发育水平不相符的注意缺陷、多动和冲动行为，该病呈慢性病程，持续多年甚至终身存在，其病因也尚不十分清楚，通常认为是由多种生物学因素、心理因素和社会因素单独或协同作用造成的一种综合征。

（二）主要精神疾病药物分类

主要分为 7 种：抗精神病药、抗抑郁药、镇静催眠药、抗焦虑药、抗癫痫药、心境稳定剂、ADHD 治疗药。

（三）使用精神疾病药物治疗的基本原则

1. 明确诊断，掌握适应证和禁忌证。

2. 提倡个体化用药，根据患者主要临床症状、疾病类型、身体状况及药物作用特点来选择使用药物。

3. 须向患者或者家属说明用药的相关情况，消除不必要的顾虑，以便提高患者用药的依从性。

4. 精神科用药的规律是药物剂量逐渐递加，要足剂量、足疗程，再递减，不提倡骤停药。

5. 治疗首选单一药物。

6. 对有高复发风险者，须全程维持治疗。

7. 要关注患者病情及药物的不良反应，如发生不良反应患者应及时就诊处理。

二、抗精神病药

（一）定义

抗精神病药是一类主要用于治疗精神分裂症、躁狂发作和其他具有精神病性症状的精神障碍的药物。

（二）常用抗精神病药作用机制及各类的代表药物

1. 抗精神病药的作用机制

典型抗精神病物（第一代抗精神病药物）主要作用于脑内多巴胺（dopamine，DA）D_2受体，为D_2受体阻断剂，其他药理作用包括对α_1、α_2肾上腺素受体、毒蕈碱 M 受体、组胺 H 受体等的阻断作用。与吩噻嗪类等药物相比，新的第二代抗精神病药物（非典型抗精神病药物）具有较高的 5 – 羟色胺（5 – hydroxytryptamine，5 – HT）–2受体阻断作用，称 DA – 5 – HT 受体拮抗剂，对中脑边缘系统的作用比对纹状体系统的作用更具有选择性。

2. 抗精神病药的各类常用代表药物

（1）典型抗精神病药

①吩噻嗪类：氯丙嗪、硫利达嗪、奋乃静、氟奋乃静及其长效针剂、三氟拉嗪等。

②丁酰苯类：氟哌啶醇及其长效针剂、五氟利多等。

③硫杂蒽类：氯哌噻吨及其长效针剂、三氟噻吨及其长效针剂、氯普噻吨等。

④苯甲酰胺类：舒必利等。

（2）非典型抗精神病药

①二苯二氮䓬类：氯氮平、奥氮平、喹硫平、洛沙平等。

②苯丙异恶唑类：利培酮、帕利哌酮、齐拉西酮等。

③喹诺酮类：阿立哌唑等。

④苯甲酰胺类：氨磺必利等。

（三）常用抗精神病药的推荐给药剂量

常用抗精神病药用于精神分裂症长期治疗推荐的（口服）给药剂量见表2-3-1所示，而其他常用的长效抗精神病药物长期治疗中的推荐剂量见表2-3-2所示。

表2-3-1 常用抗精神病药长期治疗推荐的（口服）给药剂量

抗精神病药	起始剂量（mg/d）	服药次数[a]	首发患者给药剂量（mg/d）	反复发作患者给药剂量（mg/d）	最大剂量（mg/d）[b]
氯丙嗪	50~150	2~4	300~500	300~1000	1000
氟哌啶醇	2~8	(1)~2	1~4	3~15	100
奋乃静	4~12	1~3	6~36	12~42	56
氟奋乃静	4~10	2~3	2.4~10	10~20	20~(40)
氨磺必利	100~200	(1)~2	100~300	400~800	1200
阿立哌唑	5~10	1	15~(30)	15~30	30
氯氮平	25	2(4)	100~250	300~800	900
奥氮平	5~10	1	5~20	5~20	30
帕利哌酮[c]	3~6	1	3~9	3~12	12
喹硫平	50~100	2/1	300~600	400~750	750
利培酮	1~2	1~2	1~4	3~10	16
齐拉西酮	40~80	2	40~120	80~160	160

注：a. 推荐的每日服药次数，每日1次=1，每日2次=2等；b. 许多国家批准的最大剂量在不同国家有所不同。在临床实践中，一些抗精神病药在无充分循证依据下甚至超剂量使用，在长期治疗中更是如此，增加剂量可能导致更多副反应，继而可能会降低患者依从性；c. 尚未在首发精神分裂症患者中开展研究。

表2-3-2 长效抗精神病药物在长期治疗中的推荐剂量

抗精神病药物	DI（剂量范围，周）	首发患者（mg）	多次发作患者（mg）
癸酸氟奋乃静	2~4	6.25~37.5	12.5~50
癸酸奋乃静	2~4	12~100	50~200
癸酸氟哌啶醇	4	50~100	100~200
利培酮微球	2	25	25~50
棕榈酸帕利哌酮	4	25~75	25~150

（四）抗精神病药的不良反应

抗精神病药作用于受体后的药理效应如图2-3-1所示。典型抗精神病药的不良反应有锥体外系反应（extrapyramidal reactions，EPS）（如帕金森综合征、急性肌张力障碍、静坐不能及迟发性运动障碍）、内分泌失调（如泌乳素升高）、镇静嗜睡、抗胆碱作用、直立性低血压等。非典型抗精神病的不良反应则主要有体重增加、糖脂代谢异常、高催乳素血症等。抗精神病药常见不良反应见表2-3-3所示。

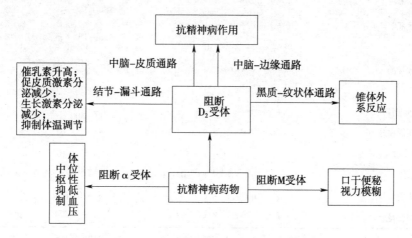

图2-3-1　抗精神病药作用于受体后的药理效应

常见不良反应的处理：如急性肌张力障碍，可口服或肌内注射抗胆碱能药物，肌内注射药物后未缓解可在30min后重复使用；静坐不能，可采用减量、口服β肾上腺素受体阻断剂（普萘洛尔30~60mg/d）、换用影响变小的第二代抗精神病药或口服苯二氮䓬类（benzodiazepines，BZDs）药物；类帕金森症状，可减量或换药、换用第二代抗精神病药、口服抗胆碱能药物；高泌乳素血症，可减量、换用抗精神病药物或加用拮抗剂；体重增加/肥胖，可生活方式干预（饮食控制、体育锻炼）、换药或加用二甲双胍（1000mg/d）。需特别指出的是，氯氮平的严重不良反应主要是血液系统改变，白细胞减少和粒细胞降低，其发生率大约是其他抗精神病药物10倍，并可降低癫痫发作阈值，引发剂量相关的癫痫发作。

表2-3-3　抗精神病药常见不良反应

不良反应	氟哌啶醇	舒必利	氯氮平	奥氮平	利培酮	喹硫平	齐拉西酮	阿立哌唑	帕利哌酮
静坐不能/震颤/类帕金森症状	+++	+/++	0	0/(+)	0/++	0/(+)	0/+	+	0/++

续表

不良反应	氟哌啶醇	舒必利	氯氮平	奥氮平	利培酮	喹硫平	齐拉西酮	阿立哌唑	帕利哌酮
迟发性运动障碍	+++	+	0	(+)	(+)	?	?	(+)	(+)
癫痫发作	+	0	++	0	0	0	0	(+)	0
体重增加/肥胖	+		+++	+++	++	++	(+)	(+)	++
血糖异常	(+)	(+)	+++	+++	++	++	0	0	++
血脂异常	(+)	(+)	+++	+++	++	++	0	0	++
月经异常	++	++		+	++	(+)	0	0	++
催乳素升高	+++	+++		(+)	++	(+)	0	0	++
溢乳	+	++	0		++	(+)	0	0	++
Q-T间期延长	+	(+)	(+)	(+)	(+)	(+)	++	(+)	(+)
体位性低血压	++	0	++	(+)	++	++		0	++
便秘/尿潴留	+	++	+++	++		++	0	0	++
粒细胞缺乏	0/(+)	0/(+)	+	0/(+)	0/(+)	0/(+)	0/(+)	0/(+)	0/(+)
镇静作用	+	0/(+)	+++	+/++	+	++	0/(+)	0	+
恶性综合征	+	?	(+)	(+)	(+)	(+)	?	(+)	(+)

注:"0"为无;"(+)"为偶发;"+"为轻度（发生率<1%）;"++"为中度（发生率<10%）;"+++"为重度（发生率>10%）;"?"为不明确。体重增加（6~10周内）:"+"为低（0~1.5 kg）;"++"为中（1.5~3kg）;"+++"为重（>3kg）。

（五）常用抗精神病药的药物相互作用

1. 氯氮平

强CYP1A2抑制剂氟伏沙明可增高其浓度，氟西汀只在较高剂量时改变其浓度，西咪替丁、选择性5-HT再摄取抑制剂、三环类药物和丙戊酸盐通过抑制CYP1A2和CYP2D6降低其清除，苯妥英和卡马西平诱导CYP2C19和CYP3A4同工酶，降低其血浆浓度，利培酮与氯氮平合并使用可升高其浓度。

2. 利培酮

氟西汀和帕罗西汀的CYP2D6抑制作用可阻断其羟化代谢过程，而酶诱导剂卡马西平增强其代谢，合并使用需增加利培酮剂量，利培酮血浆浓度增高可能会增加发生EPS危险和降低药物疗效，利培酮是一个弱酶抑制剂，对其他药物清除无明显影响。

3. 奥氮平

乙醇可增加其吸收，吸烟患者可能需要较高剂量，卡马西平和吸烟通过诱导

CYP1A2 降低其浓度，氟伏沙明可显著增高其浓度。

4. 喹硫平

苯妥英为 CYP3A4 诱导剂，能增加其清除率，合并使用硫利达嗪，使其清除率增加，需调整剂量。

5. 齐拉西酮

与其他药物发生有临床意义的相互作用可能性较小。

6. 阿立哌唑

与 CYP2D6 和 CYP3A4 酶的抑制剂合用可提高其血药浓度，此外其对肾上腺素 α 受体有拮抗作用。

7. 氨磺必利

在与蛋白结合、CYP450 同工酶方面无有临床意义的药物相互作用，但禁止与可能引起尖端扭转型室性心动过速的药物联合应用，即 I a 类（如奎尼丁、氢化奎尼丁、丙吡胺）及Ⅲ类（如胺碘酮、索他洛尔、多非利特、伊布利特）抗心律失常药物、某些精神镇静药物（如硫利达嗪、氯丙嗪、左美丙嗪、三氟拉嗪、氰美马嗪、舒必利、硫必利、舒托必利、匹莫齐特、氟哌啶醇、氟哌利多）及其他药物如苄普地尔、西沙必利、美沙酮、二苯马尼、静脉用红霉素、咪唑斯汀、静脉用长春胺、卤泛群、喷他咪丁、司氟沙星、莫西沙星。

8. 帕利哌酮

无明显相互作用。

（六）抗精神病药在特殊人群中的使用

1. 在儿童和青少年人群选择抗精神病药时，主要考虑因素是它们在不良反应与安全性方面的差异，如体重增加方面，奥氮平引起体重增加的风险，远高于其他抗精神病药物，故有学者建议将奥氮平列为儿童和青少年患者的二线选择；再比如，在儿童患者中，第一代抗精神病药较多引起迟发性运动障碍，但要注意非典型抗精神病药也可引起的迟发性运动障碍。

2. 老年患者使用抗精神病药，推荐以第二代抗精神病药替代第一代抗精神病药，但第二代抗精神病药也有常见不良反应，尤其是镇静和体位性低血压，此外抗胆碱能副反应还会加重那些与年龄相关的疾病，如尿潴留、精神错乱、便秘或肠梗阻，体重增加可使心血管疾病或骨关节炎恶化，泌乳素水平升高可降低骨密度，加重骨质疏松。老年人常伴有躯体疾病，心脏病患者首选对心脏副作用小的药物，如利培酮、奥氮平、喹硫平等，避免使用强抗胆碱能作用药物或对肾上腺素能受体作用强的药物；肝脏病患者宜选择低毒性高效价药物，如利培酮等；肾脏病患者使用抗精神病药治疗时应减少剂量；糖尿病患者尽量不用氯氮平、奥氮平等，宜换用其他对糖脂代谢不良影响较小的抗精神病药物。

三、抗抑郁药

(一) 定义

抗抑郁药是一类治疗各种抑郁状态的药物，但对正常人的情绪没有提升作用，不仅能治疗各类抑郁症，还对焦虑、惊恐、强迫、恐惧、慢性疼痛等都有一定疗效。

(二) 常用抗抑郁药的作用机制及各分类的代表药物

1. 三环类抗抑郁药 (tricyclic antidepressants, TCA)

TCA 机制为抑制突触前膜对去甲肾上腺素 (norepinephrine, NE) 和 5 - HT 的再摄取，增加突触间隙中有效的 NE 和 (或) 5 - HT 的水平，延长 NE 和 5 - HT 作用于相应受体的时间而起抗抑郁作用，代表药有：阿米替林、氯米帕明、多塞平等。马普替林为四环类，其药理机制与 TCA 相似。

2. 单胺氧化酶抑制剂 (monoamine oxidase inhibition, MAOI)

MAOI 机制为影响单胺神经递质的降解过程，并在突触前膜蓄积，增加单胺神经递质释放并与突触间隙中的 5 - HT 结合，又迅速解离，在突触前膜大部分的 5 - HT 重新摄取，代表药有：吗氯贝胺。

3. 选择性 5 - HT 再摄取抑制剂 (selective serotonin reuptake inhibitors, SSRI)

SSRI 机制为选择性抑制 5 - HT 转运体，拮抗突触前膜对 5 - HT 的重摄取，代表药有：氟西汀、氟伏沙明、帕罗西汀、舍曲林、西酞普兰、艾司西酞普兰等。

4. 选择性 5 - HT 与 NE 再摄取抑制剂 (serotonin and norepinephrine reuptake inhibitors, SNRI)

SNRI 具有 5 - HT 和 NE 双重摄取抑制作用，在高剂量时还产生对 DA 再摄取抑制作用，代表药有：文拉法辛、度洛西汀和米那普仑等。

5. 其他类型抗抑郁药

其他类型抗抑郁药还有选择性去甲肾上腺素再摄取抑制剂 (noradrenaline reuptake inhibitors, NRI) 瑞波西汀，去甲肾上腺素和特异性 5 - 羟色胺能抗抑郁药 (noradrenergic and specific serotonergic antidepressant, NaSSA) 米氮平，去甲肾上腺素多巴胺再摄取抑制剂 (norepinephrine - dopamine reuptake inhibitor, NDRI) 安非他酮，褪黑素 MT_1/MT_2 受体激动剂和 5 - HT_{2c} 受体拮抗剂阿戈美拉汀，以及 5 - HT 受体拮抗/再摄取抑制剂 (serotonin antagonists and reuptake inhibitors, SARI) 曲唑酮等。

（三）常用抗抑郁药的推荐

抗抑郁药在 MDD、焦虑及相关障碍等疾病治疗中均有广泛应用。抑郁障碍的治疗中，常用抗抑郁药的分级推荐如表 2 - 3 - 4 所示。抗抑郁药在焦虑及相关障碍治疗中的推荐见表 2 - 3 - 5 所示。

表 2 - 3 - 4　常用抗抑郁药的分级推荐

抗抑郁药	药理机制	日剂量范围（mg/d）
A 级推荐		
氟西汀	SSRI	20 ~ 60
帕罗西汀	SSRI	20 ~ 50
氟伏沙明	SSRI	100 ~ 300
舍曲林	SSRI	50 ~ 200
西酞普兰	SSRI	20 ~ 60
艾司西酞普兰	SSRI	10 ~ 20
文拉法辛	SNRI	75 ~ 225
度洛西汀	SNRI	60 ~ 120
米氮平	NaSSA	15 ~ 45
米那普仑	SNRI	100 ~ 200
安非他酮	NDRI	150 ~ 450
阿戈美拉汀	MT_1 和 MT_2 激动剂；$5 - HT_{2c}$ 拮抗剂	25 ~ 50
B 级推荐药物		
阿米替林	TCA	50 ~ 250
氯米帕明	TCA	50 ~ 250
曲唑酮	SARI	50 ~ 400
瑞波西汀	NRI	8 ~ 12
C 级推荐药物		
吗氯贝胺	MAOI	150 ~ 600

表 2 - 3 - 5　抗抑郁药在焦虑及相关障碍治疗中的推荐

抗抑郁药	惊恐障碍	社交恐怖症	强迫障碍	广泛性焦虑障碍	创伤后应激障碍
艾司西酞普兰			√	√	
氟西汀			√		
氟伏沙明			√		
帕罗西汀	√	√	√	√	√

续表

抗抑郁药	惊恐障碍	社交恐怖症	强迫障碍	广泛性焦虑障碍	创伤后应激障碍
帕罗西汀控释片	√	√			
舍曲林	√		√		
氯米帕明			√		
文拉法辛缓释片	√	√		√	
度洛西汀				√	

（四）抗抑郁药的不良反应

不同抗抑郁药的常见不良反应有所不同，如 SSRI 最常见不良反应为胃肠道反应、激活/坐立不安、性功能障碍和如偏头痛等神经系统疾病；TCA 最常见的为抗胆碱能反应、心血管系统反应及抗组胺能反应等，但大部分新型抗抑郁药的总体耐受性要优于 TCA，抗抑郁药的常见不良反应及处理措施见表 2 - 3 - 6 所示。

表 2 - 3 - 6　抗抑郁药的常见不良反应及处理措施

常见不良反应	相关药物	处理措施
心律失常	TCA	心功能不稳定或心肌缺血者慎用
高血压	SNRI，安非他酮	尽量使用最小有效剂量；加用抗高血压药
直立性低血压	TCA，曲唑酮，MAOI	加用氟氢化可的松；增加食盐摄入
便秘	TCA	保证摄入充足水分；泻药
口干	TCA，SNRI，安非他酮	建议使用无糖口香糖或糖果
胃肠道出血	SSRI	确定合并用药是否会影响凝血
肝脏毒性	阿戈美拉汀	提供有关的教育和监测肝功能
恶心、呕吐	SSRI，SNRI，安非他酮	饭后或分次给药
排尿困难	TCA	加用氨甲酰甲胆碱
性唤起，勃起功能障碍	TCA，SSRI，SNRI	加用西地那非 、他达拉非、丁螺环酮或安非他酮
阴茎异常勃起	曲唑酮	泌尿科紧急治疗
肌阵挛	TCA，MAOI	氯硝西泮
癫痫	安非他酮，TCA	评估其他病因，加用抗惊厥药
激越	SSRI，SNRI，安非他酮	晨服
静坐不能	SSRI，SNRI	加用 β 受体阻滞剂或苯二氮䓬类药物

续表

常见不良反应	相关药物	处理措施
镇静	TCA，曲唑酮，米氮平	睡前给药，添加莫达非尼或哌甲酯
失眠	SSRI，SNRI，安非他酮	早晨服用，加用镇静催眠药；增加褪黑素
胆固醇增高	米氮平	加用他汀类药物
体重增加	SSRI，米氮平，TCA，MAOI	鼓励运动，更改抗抑郁药物，可考虑使用 TCA 或其他较少引起体重问题的安非他酮
视力模糊	TCA	加用毛果芸香碱滴眼液
多汗	TCA，某些 SSRI，SNRI	加用特拉唑嗪、可乐定或苯扎托品
跌倒风险	TCA，SSRI	监测血压；评估镇静作用，视力模糊，或精神错乱；改善环境

（五）常用抗抑郁药的药物相互作用

1. 氟西汀

通过对多种 CYP 同工酶（CYP2D6、CYP2C19、CYP3A4、CYP2C9）的抑制作用，可升高氯氮平、阿立哌唑、伊潘立酮及利培酮活性成分血药浓度；增加 S－华法林活性对映体血药浓度，增加出血风险，需要监测 INR；增加 β 受体阻断剂（如普萘洛尔、美托洛尔）血药浓度及可能发生严重心动过缓；增加钙通道阻滞剂（如硝苯地平、维拉帕米）中毒症状（如水肿、恶心、面部潮红）；抑制他莫昔芬活性代谢产物生成，减低他莫昔芬临床疗效，临床上应避免合用；抑制 TCA 羟化作用，增加 TCA 血药浓度和毒副作用（镇静、口干、尿滞留）。

2. 帕罗西汀

通过抑制 CYP2D6，可升高氯氮平、阿立哌唑、伊潘立酮及利培酮活性成分血药浓度，可增加地昔帕明血药浓度与可能毒副作用，增加托莫西汀血药浓度，减少曲马多的镇痛效应，抑制他莫昔芬活性代谢产物生成，减低他莫昔芬临床疗效，应避免合用。

3. 舍曲林

通过抑制葡萄糖醛酸化，增加拉莫三嗪血药浓度，易引起其毒副作用；通过抑制 CYP2D6，增加利培酮血浆药物浓度。

4. 阿戈美拉汀

强效 CYP1A2 抑制剂（如氟伏沙明、环丙沙星等）可显著增加阿戈美拉汀血药浓度，应禁止合用。

5. 氟伏沙明

氟伏沙明是一种已知的 CYP1A2 抑制剂，同时也抑制 CYP3A4、CYP2C9 和

CYP2C19。可增加茶碱血药浓度，可能增加其副作用，临床上应避免合用；可增加华法林血药浓度，延长凝血酶原时间，需要监测INR；可增加普萘洛尔血药浓度，轻微降低心率和血压；增加阿米替林、丙米嗪、氯米帕明血药浓度与可能的毒副作用；还可增加氯氮平、奥氮平、利培酮、喹硫平、阿立哌唑等多种抗精神病药物的血药浓度。

6. 度洛西汀

强效CYP1A2抑制剂（如氟伏沙明、环丙沙星等）可显著增加度洛西汀血药浓度，应避免合用；可显著增加地昔帕明血药浓度；抑制他莫昔芬活性代谢产物生成，减低他莫昔芬临床疗效；帕罗西汀、氟西汀等CYP2D6抑制剂抑制其代谢，提高其血药浓度；增加美托洛尔血药浓度与可能毒副作用；与MAOI、TCA、SSRI和其他血清素能药物有可能出现5-HT综合征。

7. 米氮平

氟伏沙明可显著增加其血药浓度，可能引起5-HT综合征；与曲马多或DA受体阻断剂合用可增加不宁腿综合征的风险；与卡马西平、苯妥英钠合用显著降低其血药浓度；与西咪替丁合用可增加其血药浓度。

8. 艾司西酞普兰

可增加地昔帕明血药浓度；增加可乐定的中枢效应（如降低体温和镇静作用）；与SNRI和其他血清素能药物合用可能出现5-HT综合征。

9. 安非他酮

与氯吡格雷合用，可增加其血药浓度；可增加地昔帕明血药浓度，可能发生不良反应；可增加文拉法辛血药浓度，可能发生5-HT综合征；增加美托洛尔血药浓度，可能发生严重的心动过缓；可抑制他莫昔芬活性代谢产物生成，减低他莫昔芬临床疗效。

此外，抗抑郁药与MAOI、增强5-HT能神经功能的药物合用会出现5-HT综合征，对正服用MAOI的患者应禁用。

（六）抗抑郁药在特殊人群中的使用

1. 孕妇期妇女

目前孕妇使用最多的抗抑郁药是SSRI，应尽可能使用单一药物并考虑患者既往治疗情况；除帕罗西汀外，孕期使用SSRI并未增加患儿心脏疾病和死亡风险，但能增加早产和低体重风险；SSRI和米氮平可能与发生自然流产有关，孕晚期使用抗抑郁药可能与产后出血有关。

2. 产后抑郁障碍

应首选SSRI，除氟西汀外，抗抑郁药在乳汁中的浓度很低。

3. 老年人群

首选 SSRI，最大优点是除抗抑郁疗效肯定外，其抗胆碱能及心血管系统不良反应轻微而易耐受，SNRI 亦可用于老年抑郁障碍治疗，但不足之处是高剂量时可引起血压升高，需逐渐增加剂量并注意监测血压改变；米氮平能显著改善睡眠质量，适用于伴失眠、焦虑症状老年抑郁障碍患者；阿戈美拉汀通过生物节律也可改善老年患者的抑郁情绪；应慎用 TCA，因有明显抗胆碱能作用及对心脏毒性作用。

四、镇静催眠药

（一）定义

镇静催眠药是一类对中枢神经系统具有抑制作用的药物，小剂量时引起安静或嗜睡状态，大剂量时可诱导入睡、延长睡眠时间。其多数药在改善睡眠的同时，又能减轻焦虑症状、安定情绪。

（二）镇静催眠药的作用机制及代表药物

1. BZDs

BZDs 主要通过加强 γ - 氨基丁酸（γ - aminobutyric acid，γ - GABA）对 $GABA_A$ 受体的作用而发挥作用，与 $GABA_A$ 受体结合后，增加了氯离子通道的开放频度，使细胞膜超极化，妨碍去极化的产生而起到抑制作用，进而产生镇静、催眠、抗焦虑、抗惊厥（抗癫痫）及肌肉松弛等作用。

代表药物有：地西泮、阿普唑仑、艾司唑仑、氯硝西泮、咪达唑仑、劳拉西泮等。根据半衰期的长短，一般分为短效（半衰期在 10h 内），如三唑仑、咪达唑仑；中效（半衰期一般在 10~24h），如阿普唑仑、奥沙西泮、艾司唑仑；长效（半衰期一般 24h 以上）如地西泮、氯硝西泮。短、中效类药物多用于治疗失眠，而长效类药物多用于焦虑障碍和酒依赖的戒断。

2. 巴比妥类

巴比妥类药物主要是通过激活 $GABA_A$ 受体，增加氯离子的通透性使细胞膜超极化，从而使中枢有抑制作用。代表药物有：苯巴比妥、异戊巴比妥、司可巴比妥。

3. 其他镇静催眠药

代表药物有：唑吡坦、佐匹克隆、艾司佐匹克隆、右佐匹克隆、扎来普隆、雷美替胺、水合氯醛等。

（三）镇静催眠药的临床应用

1. 焦虑与焦虑障碍

一般 BZDs 有较好耐受性，可用于惊恐障碍初始治疗，常和抗抑郁药联合使用快速控制焦虑症状，但一般要求 4 周内逐渐减量，常用药物有劳拉西泮、奥沙西泮、阿普唑仑、氯硝西泮、地西泮；急性焦虑发作选用短效类，间断性严重焦虑选用中、短效类，慢性持续性焦虑选用长效类；BZDs 对强迫症本身无作用，但常用于强迫障碍的辅助治疗。

2. 失眠障碍

失眠障碍的治疗一般遵循个体化用药，合理选择药物，按需、间断、足量用药，合理撤药，预防依赖、成瘾的原则。需强调失眠的精准用药，如入睡困难可选用唑吡坦、扎来普隆、佐匹克隆、咪达唑仑；夜间易醒可选用艾司唑仑；早醒可选用长效的地西泮，对于焦虑抑郁合并失眠的患者，可考虑抗抑郁药（单药或组合）加用镇静催眠药物（如非 BZDs 药物或褪黑素受体激动剂）。

3. 酒依赖戒断综合征（alcohol withdrawal syndrome，AWS）

BZDs 是目前公认治疗 AWS 最有效、最安全、治疗研究最充分的药物。中、长效 BZDs（如氯氮䓬、地西泮、氯硝西泮）能更有效控制癫痫发作、平稳控制 AWS，反跳现象轻微，滥用风险低，但起效慢，存在过度镇静和呼吸抑制；中、短效 BZDs（如奥沙西泮、劳拉西泮、咪达唑仑），起效快，过度镇静和呼吸抑制风险小，尤适用于老年或肝功能损害严重者（奥沙西泮、劳拉西泮不经肝代谢，肝功能损害的 AWS 患者为首选），但耐受和滥用风险较高。

此外，BZDs 和巴比妥类在控制癫痫发作、其他类型癫痫等方面亦有重要应用，在后面部分有重点讲述，此处不做重点讨论。为方便不同药物间剂量换算，常见的 BZDs 和非 BZDs 口服等效剂量见表 2 - 3 - 7 所示。

表 2 - 3 - 7　常见 BZDs 和非 BZDs 口服等效剂量表

药物名称	等效剂量（mg）	药物名称	等效剂量（mg）
地西泮	10	替马西泮	20
氯硝西泮	1	咪达唑仑	15
氯氮䓬	30		
奥沙西泮	50	唑吡坦	20
劳拉西泮	1 ~ 2	佐匹克隆	20
溴西泮	10	扎来普隆	15
阿普唑仑	0.5 ~ 1		
氟西泮	30	戊巴比妥	100
硝西泮	5	司可巴比妥	100
艾司唑仑	1 ~ 2	异戊巴比妥	100
三唑仑	0.25	苯巴比妥	30

（四）镇静催眠药的不良反应

1. BZDs 的不良反应

BZDs 较常见不良反应为过度镇静、运动与意识障碍，较少见神经系统、消化系统、骨骼肌系统的不良反应，性功能障碍、精神方面、心血管系统、呼吸系统、泌尿系统、血液系统等则较罕见，长期使用可出现耐受性和依赖、反跳性症状和撤药症状。针对不良反应的预防，一般可以从以下 3 个方面进行处理：

（1）合理选药　入睡困难宜选中短效 BZDs、早醒宜选长效 BZDs；肝损害选奥沙西泮或劳拉西泮；缓慢增量、避免高剂量；推荐常规疗程不超 1 个月；可小剂量间断使用；做好知情告知。

（2）合理停药　可采用逐渐减量，先短后长，先快后慢，后期间断服药；或者以长代短、其他药物替代的替代法避免严重撤药反应。

（3）对症处理　对于躯体不良反应明显的可减量或换药；对于停药困难的，可加辅助药物（如卡马西平减轻 BZDs 停药症状，普萘洛尔减轻停药引起的激越、心动过速，但抗精神病药对撤药症状无效，应避免使用）。

2. 非 BZDs 的不良反应

巴比妥类药物短期反复使用可出现耐受性，长期连续使用则出现依赖性，少数患者服药后可出现变态反应，个别出现剥脱性皮炎、粒细胞减少症等严重反应。服用催眠剂量巴比妥类药物后，次日晨起可出现头晕、困倦、精神不振、定向障碍等不良反应。唑吡坦常见不良反应包括意识模糊、精神病样反应、头晕、眩晕、共济失调、头痛、嗜睡、肌力减弱、警觉度降低、复视等，治疗剂量时可出现顺行性遗忘，可能出现习惯性、依赖性及反跳性失眠，极少宿醉效应。佐匹克隆和右佐匹克隆等非 BZDs 有较好耐受性，常见不良反应有味觉异常、头晕等。

3. 镇静催眠药的中毒处理

镇静催眠药中毒均与其脂溶性，易通过血－脑屏障有关。对于急性中毒治疗，一般立即予以清除毒物。①洗胃：用活性炭吸附，对各种镇静催眠药有效；②强力利尿：对巴比妥有效，对酚噻嗪无效；③血液净化：血液透析，血液灌流。同时采用特效解毒剂（氟马西尼是 BZDs 拮抗剂，0.2mg 缓慢静注，总量可达 2mg）以及对症和相应并发症治疗。

（五）常用镇静催眠药的药物相互作用

一般镇静催眠药与易成瘾或可能成瘾的药物合用，会增加其成瘾性，饮酒、其他镇痛药、TCA 合用，可使药效增强，而与中枢神经抑制药合用时，药效增加，用时应慎之。

巴比妥类和水合氯醛等镇静催眠药物一般为肝药酶诱导剂，与其他药物合用，使其本身或其他药物代谢加快，多数情况使目标药物血药浓度降低，药理活性减弱。常用BZDs代谢示意图见图2-3-2所示，参与常用BZDs和非BZDs代谢的主要代谢酶及抑制剂与诱导剂见表2-3-8所示。如体内相互作用研究表明，红霉素可使阿普唑仑和三唑仑的浓度增加>100%，此时应降低BZDs剂量或避免合并红霉素，奈法唑酮、氟西汀、氟伏沙明可增加阿普唑仑或三唑仑（地西泮和氯氮草例外）的浓度，需要停止合并用或调整剂量。

（六）常用镇静催眠药在特殊人群中的使用

1. 老年人

通常剂量需减半，最小有效剂量开始，尽可能短期给药，不主张长期、大剂量给药，避免半衰期长的药物。

2. 妊娠和哺乳期妇女

原则上不主张孕期服用任何BZDs，其中氟西泮、艾司唑仑、三唑仑、替马西泮为妊娠X类，应禁用，地西泮、氯氮草、氯硝西泮、劳拉西泮、奥沙西泮、阿普唑仑、咪达唑仑为妊娠D类，可能增加致畸风险。苯巴比妥可能对胎儿产生致畸作用。镇静催眠药通常具有一定的亲脂性，易进入大脑，乳汁中浓度可能较高，故哺乳期妇女慎用此类药。

3. 特殊躯体疾病患者

重度慢性阻塞性肺病避免用BZDs，肝脏疾病患者使用奥沙西泮、劳拉西泮更安全，BZDs对患有呼吸暂停综合征患者有禁忌证，任何情况下存在呼吸抑制时应谨慎用药。苯巴比妥禁用于严重肺功能不全、肝硬化、血卟啉病史、贫血、哮喘史、未控制的糖尿病、过敏等患者。

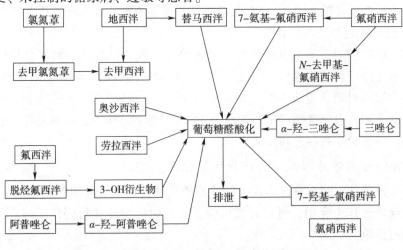

图2-3-2　常用BZDs代谢示意图

表 2 – 3 – 8　参与常用 BZDs 和非 BZDs 代谢的主要代谢酶及抑制剂与诱导剂

代谢酶	药物	诱导剂	抑制剂
CYP3A4	地西泮、阿普唑仑、艾司唑仑、氯硝西泮、咪达唑仑、右佐匹克隆、艾司佐匹克隆、唑吡坦	圣约翰草、皮质醇类激素、抗逆转录病毒药、卡马西平、苯妥英、苯巴比妥	奈法唑酮、地尔硫䓬、红霉素、酮康唑、氟康唑、伊曲康唑、克霉唑、沙奎那韦、维拉帕米、葡萄柚汁、醋竹桃霉素
CYP2C19	地西泮	圣约翰草、卡马西平、苯妥英、苯巴比妥、利福平	氟伏沙明、雌二醇、西咪替丁、奎尼丁、反苯环丙胺
UGT	劳拉西泮、奥沙西泮	激素类避孕药物、卡马西平、苯妥英、苯巴比妥	丙戊酸、丙磺舒

五、抗焦虑药

（一）定义

主要用于缓解各种焦虑症状的药物，应用范围广泛，种类众多，包括各种具有中枢或外周神经系统抑制作用的药物。

（二）常用抗焦虑药的作用机制及代表药物

1. 抗抑郁药

通过抑制 5 – HT 转运体，拮抗突触前膜对 5 – HT 的重摄取，提高 5 – HT 浓度而发挥抗焦虑作用。代表药有 SSRI（帕罗西汀、氟西汀、氟伏沙明、西酞普兰等）、SNRI（文拉法辛、度洛西汀等）以及 TCA（阿米替林、丙米嗪）、NaS-SA（米氮平）等。

2. BZDs

通过增强杏仁核和皮质 – 纹状体 – 丘脑 – 皮质环路内的前额叶皮质中的 GA-BA 作用以缓解焦虑症状。代表药有：地西泮、氯硝西泮、阿普唑仑等。

3. 新型抗焦虑药

激动脑内 5 – HT_{1A} 受体从而产生抗焦虑作用。代表药有：丁螺环酮、坦度螺酮等。

4. 其他药

氟哌噻吨美利曲辛、普萘洛尔等。

（三）常用抗焦虑药的临床应用

抗抑郁药在焦虑及相关障碍治疗中的推荐见表 2 – 3 – 5 所示。BZDs 一般推荐用于焦虑障碍，丁螺环酮一般推荐用于广泛性焦虑障碍。常用抗焦虑药在不同类型的焦虑及相关障碍治疗中的推荐治疗剂量见表 2 – 3 – 9 所示。

表 2 – 3 – 9 常用抗焦虑药在不同类型的焦虑及相关障碍治疗中的推荐治疗剂量（mg/d）

抗焦虑药物	惊恐障碍	广泛性焦虑障碍	社交恐怖症	强迫障碍	创伤后应激障碍
西酞普兰	20～60		20～40		
艾司西酞普兰	10～20	10～20	10～20	10～20	
氟西汀	20～40		20～40	20～60	20～40
氟伏沙明	100～300		100～300	100～300	
帕罗西汀	20～60	20～50	20～50	20～60	20～40
舍曲林	50～150	50～150	50～150	50～200	50～100
文拉法辛	75～225	75～225	75～225		75～225
度洛西汀		60～120			
米氮平				30～60	30～60
阿米替林					75～200
氯米帕明	75～250			75～300	
丙米嗪	75～250				75～200
阿普唑仑	1.5～8				
氯硝西泮	1～4		1.5～8		
地西泮	5～20	5～15			
劳拉西泮	2～8	2～8			
丁螺环酮		15～60			

（四）常用抗焦虑药的不良反应

丁螺环酮的常见不良反应有恶心、头晕、目眩、耳鸣、头痛、神经过敏、兴奋、咽喉痛、鼻塞等，其他不良反应有心动过速、困倦、口干、疲劳和出汗，较大剂量时可出现烦躁不安。坦度螺酮的主要不良反应有嗜睡、步态蹒跚、恶心、倦怠感、情绪不佳、食欲下降以及实验室检查值异常（AST、ALT 升高）。氟哌噻吨美利曲辛可出现一过性不安和失眠。

（五）常用抗焦虑药的药物相互作用

1. 丁螺环酮

与 CYP3A4 抑制剂或诱导剂合用作用会增强或降低；与服用 MAOI 同服可能会使血压升高；与氟西汀合用，可能抑制本品的 5 – HT 能作用，使焦虑症状加重；与西酞普兰合用，可使 5 – HT 重吸收受抑制，从而出现 5 – HT 综合征。

2. 坦度螺酮

与丁酰苯类药物如氟哌啶醇等合用有可能增强 EPS 症状；与钙拮抗剂如尼卡地平、氨氯地平、硝苯吡啶等合用有可能增强降压作用。

3. 氟哌噻吨美利曲辛

禁止与 MAOI 同时使用，可能导致 5 – HT 综合征；可能会加强 NE、肾上腺素、麻黄素、异丙肾上腺素、去氧肾上腺素及苯丙醇胺（局麻药、全麻药和鼻去充血药中含有的成分）等对心血管的影响，降低胍乙啶、倍他尼定、利舍平、可乐定、甲基多巴抗高血压作用，在使用 TCA 治疗期间建议回顾所有抗高血压治疗。TCA 会增强此类药物在眼、中枢神经系统、肠道、膀胱的作用，可能会增加发生麻醉性肠梗阻、高烧等风险，应避免合用。会增强酒精、巴比妥类和其他中枢神经抑制药物的抑制作用。镇静剂（氟哌噻吨）与锂合用会增加发生神经毒性风险。会降低左旋多巴作用，而增加其心脏不良反应风险。

（六）常用抗焦虑药在特殊人群中的使用

丁螺环酮对于严重肝肾功能不全、重症肌无力患者禁用，青光眼、癫痫患者及对本品过敏者禁用，儿童、妊娠期妇女及分娩期禁用。氟哌噻吨美利曲辛禁用于循环衰竭、任何原因引起的中枢神经系统抑制（如急性酒精、巴比妥类或鸦片类中毒）、昏迷状态、肾上腺嗜铬细胞瘤、血恶病质、未经治疗的闭角性青光眼。其他焦虑药如抗抑郁药与 BZDs 的不良反应、药物相互作用以及特殊人群中的使用前面已有阐述，不再赘述。

六、抗癫痫药

（一）定义

抗癫痫药（antiepileptic drugs，AEDs）是用于控制癫痫发作治疗的药物。

（二）常用 AEDs 的作用机制及代表药物

目前对于 AEDs 的作用机制尚未完全了解，有些 AEDs 是单一作用机制，而有些 AEDs 可能是多重作用机制。目前临床使用的 AEDs 主要包括传统 AEDs 和新型 AEDs。

1. 传统 AEDs

卡马西平、丙戊酸、氯硝西泮、乙琥胺、苯巴比妥、苯妥英钠、扑米酮等。

2. 新型 AEDs

加巴喷丁、拉莫三嗪、左乙拉西坦、奥卡西平、普瑞巴林、托吡酯、替加宾、氨己烯酸等。

（三）常用 AEDs 的临床应用

AEDs 对中枢神经系统的不良影响在治疗开始最初几周明显，以后逐渐消退。减少治疗初始阶段不良反应可提高患者依从性，应该从较小剂量开始，缓慢增加剂量直至发作控制或最大可耐受剂量。儿童一律按体重计算药量，但最大剂量不应该超过成人剂量。治疗过程中患者如果出现剂量相关不良反应（如头晕、嗜睡、疲劳、共济失调等）可暂时停止增加剂量或酌情减少当前用量，待不良反应消退后再继续增加剂量至目标剂量。

常用 AEDs 的使用剂量见表 2 - 3 - 10 所示，一般根据发作的类型选择 AEDs，选药原则见表 2 - 3 - 11 所示。

表 2 - 3 - 10　常用 AEDs 的使用剂量

药物	服药人群	每日维持剂量	每日最大剂量	服药次数（次/d）
卡马西平	儿童	10 ~ 20mg/kg（<6 岁）	400mg	2
		400 ~ 800mg（6 ~ 12 岁）	1000mg	2 ~ 3
	成人	400 ~ 1200mg	1600mg	2 ~ 3
氯硝西泮	儿童	0.1 ~ 0.2mg/kg		2 ~ 3
	成人	4 ~ 8mg	20mg	3
苯巴比妥	儿童	3 ~ 5mg/kg		1 ~ 3
	成人	90mg	500mg	1 ~ 3
苯妥英钠	儿童	4 ~ 8mg/kg	250mg	2 ~ 3
	成人	250 ~ 300mg		2 ~ 3
丙戊酸钠	儿童	20 ~ 30mg/kg		2 ~ 3
	成人	600 ~ 1200mg	1800mg	2 ~ 3
拉莫三嗪	儿童（单药）	2 ~ 10mg/kg		2
	成人（单药）	100 ~ 200mg	500mg	2
	儿童（合用丙戊酸类药物）	1 ~ 5mg/kg		2
	成人（合用丙戊酸类药物）	100 ~ 200mg		2
	儿童（合用肝酶诱导类 AEDs）	5 ~ 15mg/kg		2
	成人（合用肝酶诱导类 AEDs）	100 ~ 200mg		2
左乙拉西坦	儿童	20 ~ 60mg/kg		2
	成人	1000 ~ 4000mg		2
奥卡西平	儿童	20 ~ 30mg/kg	45mg/kg	2
	成人	600 ~ 1200mg	2400mg	2
托吡酯	儿童	3 ~ 6mg/kg		
	成人	100 ~ 200mg		2

表2-3-11 根据发作类型的AEDs选药原则

发作类型	一线药物	添加药物	可以考虑的药物	可能加重发作的药物
全面强直阵挛发作	丙戊酸、拉莫三嗪、卡马西平、奥卡西平、左乙拉西坦、苯巴比妥	左乙拉西坦、托吡酯、丙戊酸、拉莫三嗪		
强直或失张力发作	丙戊酸	拉莫三嗪	托吡酯	卡马西平、奥卡西平、加巴喷丁、普瑞巴林
失神发作	丙戊酸、拉莫三嗪	丙戊酸、拉莫三嗪	氯硝西泮、左乙拉西坦、托吡酯	卡马西平、奥卡西平、苯妥英钠、加巴喷丁、普瑞巴林
肌阵挛发作	丙戊酸、左乙拉西坦、托吡酯	左乙拉西坦、丙戊酸、托吡酯	氯硝西泮	卡马西平、奥卡西平、苯妥英钠、加巴喷丁、普瑞巴林
局灶性发作	卡马西平、拉莫三嗪、奥卡西平、左乙拉西坦、丙戊酸	卡马西平、左乙拉西坦、拉莫三嗪、奥卡西平、加巴喷丁、丙戊酸、托吡酯	苯妥英钠、苯巴比妥	

对于癫痫持续状态的处理，一般应遵循尽早治疗、遵循处理流程，尽快终止发作，同时查找病因（如有可能，进行对因治疗）以及维持呼吸、循环、水电解质平衡等支持治疗。癫痫持续状态的临床处置及药物治疗流程见图2-3-3所示。

（四）常用AEDs的不良反应

所有AEDs均可能产生不良反应，但严重程度个体间差异较大，最常见不良反应为对包括中枢神经系统在内的全身多系统的影响和特异体质反应。常用AEDs的不良反应见表2-3-12所示。

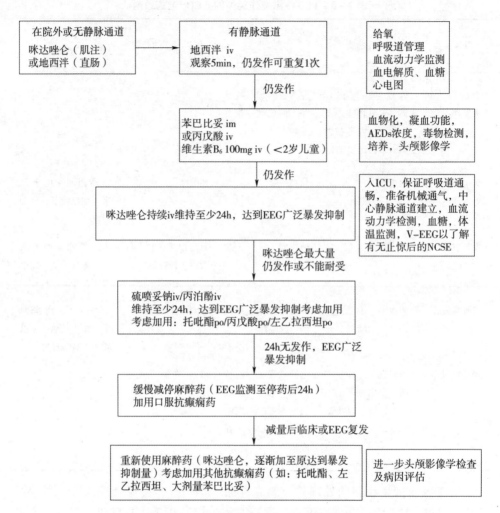

图 2 - 3 - 3　癫痫持续状态临床处理流程

表 2 - 3 - 12　常用 AEDs 的不良反应

药物	剂量相关副作用	长期治疗副作用	特异体质副作用
丙戊酸钠	震颤、厌食、恶心、呕吐、困倦	体重增加、脱发、月经失调或闭经、多囊卵巢综合征	肝毒性（尤其 2 岁以下儿童）、急性胰腺炎（罕见）、血小板减少、丙戊酸钠脑病
卡马西平	头晕、视物模糊、恶心、困倦、中性粒细胞减少、低钠血症	低钠血症	皮疹、再生障碍性贫血、Stevens - Johnson 综合征、肝损害

续表

药物	剂量相关副作用	长期治疗副作用	特异体质副作用
拉莫三嗪	复视、头晕、头痛、恶心、呕吐、困倦、共济失调、嗜睡	攻击行为、易激惹	皮疹、Stevens – Johnson 综合征、中毒性表皮溶解症、肝衰竭、再生障碍性贫血
奥卡西平	疲劳、困倦、复视、头晕、共济失调、恶心	低钠血症	皮疹
左乙拉西坦	头痛、困倦、易激惹、感染、类流感综合征	较少	无报告
托吡酯	厌食、注意力、语言、记忆障碍、感觉异常、无汗	肾结石、体重下降	急性闭角性青光眼（罕见）
苯妥英钠	眼球震颤、共济失调、厌食、恶心、呕吐、攻击行为、巨幼红细胞性贫血	痤疮、齿龈增生、面部粗糙、多毛、骨质疏松、小脑及脑干萎缩（长期大量使用）、性欲缺乏、维生素 K 和叶酸缺乏	皮疹、周围神经病、Stevens – Johnson 综合征、肝毒性

（五）常用 AEDs 的药物相互作用

1. 丙戊酸钠

禁止与美尔奎宁、圣约翰草合用。与抗凝血药和抗血小板聚集药合用可能会增加出血倾向。与氨曲南、亚胺培南、美罗培南联合应用可能出现因丙戊酸血药浓度减低而导致的痉挛性反应。可增加齐多夫定血清药物浓度，导致其毒性增加。有酶诱导作用的 AEDs（如苯妥因、苯巴比妥、卡马西平）会降低其血浆浓度。

2. 卡马西平

有肝酶诱导作用，与氯磺丙脲、氯贝丁酯、去氨加压素、赖氨加压素、垂体后叶素、加压素等合用可加强抗利尿作用，需减量。与含雌激素避孕药、环孢素、洋地黄类（可能地高辛除外）、雌激素、左甲状腺素或奎尼丁合用时药效降低，应改用仅含孕激素（黄体酮）的口服避孕药。与 MAOI 合用可引起高热或（和）高血压危象、严重惊厥甚至死亡，两药应用至少间隔 14 日。

3. 拉莫三嗪

其主要经葡萄糖醛酸化代谢，有明显抑制其葡萄糖醛酸化的药物为丙戊酸钠，明显诱导其葡萄糖醛酸化的药物有卡马西平、苯妥英钠、扑米酮、苯巴比妥、利福平、洛匹那韦、利托那韦、阿扎那韦、炔雌醇/左炔诺孕酮合剂。

4. 奥卡西平

与激素类避孕药合用可能会使其失效。与锂剂合用能导致神经毒性反应风险增加。

5. 托吡酯

与其他易引起肾结石的药物合用可能会增加肾结石风险。

6. 苯妥英钠

长期应用对乙酰氨基酚患者可增加肝脏中毒危险。为肝酶诱导剂，与皮质激素、洋地黄类（包括地高辛）、口服避孕药、环孢素、雌激素、左旋多巴、奎尼丁、土霉素或 TCA 合用可降低这些药物效应。长期饮酒可降低其浓度、疗效，但服药同时大量饮酒可增加其血药浓度。与氯霉素、异烟肼、保泰松、磺胺类合用可能使其血药浓度增加，增加毒性。与抗凝剂合用，开始增加抗凝效应，持续应用则降低。

（六）常用 AEDs 在特殊人群中的使用

1. 儿童癫痫患者

应参照标准体重给药，并结合临床疗效和血药浓度调整给药剂量。注意监测药物不良反应，尤其注意丙戊酸在年龄小于 2 岁或有遗传代谢病儿童发生肝损害的风险增加。对于 Alpers 病合并癫痫患儿应禁用丙戊酸。

2. 女性癫痫患者

癫痫女性发生内分泌紊乱、多囊卵巢综合征机率增加，尤其在服用丙戊酸时更加明显，使用时应慎重，对于计划生育的女性也尽量避免使用。妊娠期使用 AEDs 可能对癫痫女性后代智力发育造成影响，尤其苯巴比妥和丙戊酸。乳汁中 AEDs 浓度相对比较低，对于绝大多数服用 AEDs 妇女来说，哺乳相对是安全的。

3. 老年癫痫患者

服用多种药物的老年慢性病伴癫痫患者应系统性考虑服用的非 AEDs 与 AEDs 之间的相互作用。绝经后老年女性患者易出现骨质疏松，应尽可能避免使用有肝酶诱导作用 AEDs，并补充维生素 D 和钙剂。

七、心境稳定剂

(一) 定义

心境稳定剂也称抗躁狂药，是一类治疗躁狂以及预防 BD 的躁狂或抑郁发作且不会诱发躁狂或抑郁发作，对反复发作的情感障碍也有预防作用的药物。

(二) 常见心境稳定剂的代表药物

稳定情绪的机制现不清，可能与 Na^+、K^+、Ca^{2+} 通道中的电解质有关，与 5-HT、DA、GABA 等神经递质也有关。代表药有：①锂盐，如碳酸锂。②AEDs，如丙戊酸盐、卡马西平、拉莫三嗪等。③非典型抗精神病药，如利培酮、奥氮平、喹硫平、阿立哌唑、齐拉西酮等。

(三) 心境稳定剂的临床应用

心境稳定剂在躁狂发作急性期、BD Ⅰ型抑郁发作急性期、BD Ⅱ型抑郁发作急性期、BD Ⅰ型巩固/维持期和 BD Ⅱ型巩固/维持期的药物治疗推荐建议分别见表 2-3-13、2-3-14、2-3-15、2-3-16 和 2-3-17 所示。

表 2-3-13　躁狂发作急性期的药物治疗推荐建议 (包含 MECT/ECT)[a]

首选推荐	次选推荐	不推荐
单用：锂盐 (A)、丙戊酸盐[b] (A)、奥氮平 (A)、利培酮 (A)、喹硫平[c] (A)、阿立哌唑 (A)、齐拉西酮 (A)、帕利哌酮 (A)、MECT[d] (A)、氟哌啶醇[e] (A)、氯丙嗪[e] (A)	单用：卡马西平 (B)、奥卡西平 (C)、氯氮平 (A)、ECT[d] (A)	单用：加巴喷丁 (D)、托吡酯 (D)、拉莫三嗪 (D)、维拉帕米 (D)
合用 (在锂盐/丙戊酸盐[b]基础上)：奥氮平 (A)、利培酮 (A)、喹硫平[c] (A)、阿立哌唑 (A)、BZDs (B)；或锂盐 + 丙戊酸盐[b] (A)、抗精神病药 + MECT[d] (A)	合用：锂盐 + 卡马西平 (B)、抗精神病药 + ECT[d] (A)；或上述基础上加 BZDs (B)	合用：利培酮 + 卡马西平 (C)、奥氮平 + 卡马西平 (C)

注：a. 推荐表所列药物或组合部分未获得我国 NMPA 批准用于治疗双相躁狂，仅为中国专家建议，供临床参考；b. 丙戊酸盐包括双丙戊酸钠、普通剂型丙戊酸盐、丙戊酸镁；c. 喹硫平包括喹硫平普通片剂、喹硫平缓释片；d. MECT (改良电抽搐治疗)、ECT (电抽搐治疗)，若患者此次躁狂发作已曾行 MECT 无效，无需再行 ECT，MECT/ECT 应慎与抗惊厥药 (包括 BZDs) 合用；e. 第一代抗精神病药中的氟哌啶醇 (注射剂型)、氯丙嗪有良好抗躁狂、镇静作用，但总体副作用偏大，长期使用有迟发性运动障碍或肌张力障碍等副作用且有诱发转抑郁风险，建议典型抗精神病药仅用于急性躁狂发作阶段 (轻躁狂发作不推荐使用)，躁狂症状缓解后可考虑停用。

表 2-3-14　BD Ⅰ型抑郁发作急性期药物治疗推荐建议[a]

首选推荐	次选推荐	不推荐
喹硫平（A），奥氮平（A），锂盐+拉莫三嗪（A）锂盐[b]（B），拉莫三嗪（B），丙戊酸盐[b]（B），奥氮平+氟西汀（B），锂盐+丙戊酸盐（B），锂盐/丙戊酸盐+喹硫平（B），锂盐/丙戊酸盐+安非他酮（B）	卡马西平（C），喹硫平+SSRI（C），丙戊酸盐+拉莫三嗪（C），锂盐+卡马西平（C），喹硫平+拉莫三嗪（C），锂盐+MAOI（C），锂盐/丙戊酸盐+文拉法辛（C），锂盐/丙戊酸盐/非典型抗精神病药+TCA（C）	齐拉西酮单药治疗，齐拉西酮或阿立哌唑增效治疗

注：a. 推荐表所列药物或组合目前均未获得我国 NMPA 批准用于治疗 BD，仅作为中国专家建议，供临床医生参考；b. 锂盐治疗剂量和中毒剂量较接近，应定期监测血锂浓度。急性期治疗建议血锂有效浓度为 0.6~1.2mmol/L；丙戊酸盐有效浓度 50~100μg/ml；c. 随机双盲安慰剂对照试验结果提示，齐拉西酮单药治疗、齐拉西酮或阿立哌唑增效治疗与安慰剂比较没有明显优势。

表 2-3-15　BD Ⅱ型抑郁发作急性期药物治疗推荐建议[a]

首选推荐	次选推荐
喹硫平（A）	拉莫三嗪（C），锂盐（C），丙戊酸盐（C），锂盐/丙戊酸盐+SSRI（C），锂盐+丙戊酸盐（C），非典型抗精神病药+抗抑郁药物（C），喹硫平+拉莫三嗪（C），上述药物/组合+MECT（C）

注：a. 推荐表所列药物或组合目前均未获得我国 NMPA 批准用于治疗 BD，仅作为中国专家建议，供临床医生参考。

表 2-3-16　BD Ⅰ型巩固/维持期药物治疗推荐建议

首选推荐	次选推荐	不推荐
单药：锂盐（A），拉莫三嗪（A），双丙戊酸盐（A），奥氮平（A），喹硫平（A），利培酮长效针剂（B），阿立哌唑（A），齐拉西酮（A）联合：锂盐/双丙戊酸盐+喹硫平（A）/奥氮平（A）/利培酮长效针剂（B）/阿立哌唑（B）/齐拉西酮（B）	单药：卡马西平（B），帕立哌酮缓释剂（B）联合：锂盐+双丙戊酸盐，锂盐+卡马西平，锂盐/双丙戊酸盐+奥氮平，锂盐+利培酮，锂盐+拉莫三嗪，奥氮平+氟西汀，锂盐/双丙戊酸盐+氯氮平，锂盐/双丙戊酸盐+MECT	加巴喷丁，托吡酯，抗抑郁剂单药治疗

表2-3-17　BD Ⅱ型巩固/维持期药物治疗推荐建议

首选推荐	次选推荐	不推荐
单药：锂盐（A），拉莫三嗪（A），喹硫平（A）	单药：双丙戊酸盐，卡马西平（C），奥卡西平（C），非典型抗精神病药物，氟西汀（B） 联合：锂盐/双丙戊酸盐/非典型抗精神病药物+抗抑郁剂（C），锂盐/双丙戊酸盐+喹硫平（C），锂盐/双丙戊酸盐+拉莫三嗪（C），锂盐+双丙戊酸盐，锂盐+非典型抗精神病药物，双丙戊酸盐+非典型抗精神病药物	加巴喷丁

（四）常用心境稳定剂的不良反应

由于锂盐治疗窗窄，易发生中毒，先兆或早期症状为呕吐、腹泻、呆滞、困倦、抽动、眩晕、粗大震颤、构音不清和轻度意识障碍，典型中毒表现为不同程度意识障碍伴有构音障碍、反射亢进、共济失调、锥体束征阳性等神经系统征象，严重的可出现血压下降、心律失常、昏迷、肺部感染、少尿或无尿，甚至死亡。一般当血锂浓度上升到1.4mmol/L以上即可能锂中毒，此时需立即停用锂盐，予大量0.9%氯化钠溶液或高渗钠盐促进其排泄或人工血液透析。不同血锂浓度与其中毒反应间的关系见表2-3-18所示。

表2-3-18　不同血锂浓度与其中毒反应间的关系

血锂浓度（mmol/L）	不良反应
1.0~1.5	细震颤、恶心
1.5~2.0	齿轮样震颤、恶心和呕吐、嗜睡
2.0~2.5	共济失调、意识混浊
2.5~3.0	构语障碍、粗大震颤
>3.0	谵妄、抽搐、昏迷、死亡

（五）常用心境稳定剂的药物相互作用

锂盐：与氨茶碱、咖啡因或碳酸氢钠合用，可增加其尿排出量，降低血药浓度与药效。与氯丙嗪及其他吩噻嗪衍生物合用，可使氯丙嗪血药浓度降低。与碘化物合用，可促发甲状腺功能低下。与去甲肾上腺素合用，可使其升压效应降低。与肌松药（如琥珀胆碱等）合用，肌松作用增强，作用时效延长。与吡罗昔康合用，可导致血锂浓度过高而中毒。此外需注意，钠盐能促进锂盐排泄，服用锂盐时需注意钠盐正常摄入，低钠饮食可增加锂盐中毒风险。

（六）常用心境稳定剂在特殊人群中的使用

锂盐在 12 岁以下儿童、妊娠头 3 个月、肾功能不全者和严重心脏疾病患者中禁用。哺乳期妇女使用本品期间应停止哺乳。其他心境稳定剂的不良反应、药物相互作用以及特殊人群中的使用前面已有阐述，不再赘述。

八、ADHD 治疗药

（一）定义

ADHD 治疗药，是能够提高中枢神经系统功能，主要用于改善注意力，临床主要用于治疗 ADHD 的一类药物。

（二）常用 ADHD 治疗药的作用机制及代表药

注意力的保持与集中主要与前额叶 NE 通路、中脑 DA 通路有关，通常认为注意力不集中是由于该两种神经递质功能不足所致，而 ADHD 治疗药主要通过加强 NE 和 DA 系统功能而起作用，常用药物有中枢兴奋类药物如哌甲酯等和非中枢兴奋类药物如托莫西汀（一种 SNRI 类药物）等。

（三）常用 ADHD 治疗药的临床应用

ADHD 治疗药主要是针对 ADHD 核心症状（如注意力缺陷、多动和冲动）且应考虑用于 6 岁及 6 岁以上患儿，推荐哌甲酯和托莫西汀作为治疗的一线用药，对于共患焦虑障碍的 ADHD 患者，推荐首选托莫西汀治疗。

（四）常用 ADHD 治疗药的不良反应

1. 哌甲酯

多数不良反应轻、中度，主要为失眠、头晕、心悸、头痛、恶心、厌食等。

2. 托莫西汀

不良反应主要包括胃肠道症状（如食欲减退、上腹痛）、嗜睡、头痛、喜怒无常与易怒，严重不良反应如自杀、肝脏疾病等较罕见，与中枢兴奋剂相似，也会引起心率加快，血压升高。

（五）常用 ADHD 治疗药的药物相互作用

1. 哌甲酯

不应用于正在使用或 2 周内使用过 MAOI 的患者。可升高血压，与抗高血压药合用，效应减弱，与升压药合用需谨慎。可能抑制香豆素类抗凝剂、抗惊厥药和一些抗抑郁药代谢，如合用，应减少上述药物剂量。与抗 M 胆碱药合用可增效。与肾上腺素受体激动药、中枢兴奋药合用，作用相加，可诱发紧张、失眠、激动甚至惊厥或心律失常。

2. 托莫西汀

可加强沙丁胺醇（或其他 β$_2$ 受体激动剂）作用导致心率加快和血压升高，在合用初期尤其明显。CYP2D6 抑制剂帕罗西汀、氟西汀、奎尼丁可提高其稳态血浆药物浓度。不应与 MAOI 合用或在停用 MAOI 两周内使用。

（六）常用 ADHD 治疗药在特殊人群中的使用

哌甲酯不可用于 6 岁以下儿童，且禁用于有明显焦虑、紧张、激越症状患者（可能使症状加重）、青光眼患者、有家族史或诊断抽动秽语综合征患者以及正在或 14 日内使用过 MAOI 治疗患者（可能导致高血压）等。托莫西汀同样不可用于 6 岁以下儿童，不推荐用于患有狭角性青光眼患者，也不应在妊娠期使用，除非潜在的对于胎儿的利益大于潜在的危险性。

九、案例分析

精神疾病药物用药处方医嘱审核常见问题有：处方颜色错误（如第一类精神药品处方为淡红色，右上角标注"麻、精一"；第二类精神药品处方为白色，右上角标注"精二"）、诊断与用药不相符、儿科用药方面问题（如超年龄、超剂量等）、药物用法不当、多种精神科药物联用且剂量较大或不足、用药疗程偏长、（不良）药物相互作用、配伍禁忌等。现举例如下。

案例 1（超剂量）

（1）患者信息：男，32 岁。

（2）临床诊断：失眠症。

（3）处方用药

唑吡坦片　　　10mg×21 片　　　30mg　　　qn　　　po

（4）分析如下

说明书用法是睡前服 1 片，用了 3 倍量。

建议：医生修改用量。

案例 2（重复用药）

（1）患者信息：男，24 岁。

（2）临床诊断：双相障碍。

（3）处方用药

阿普唑仑片　　　0.4mg×28 片　　　早 1　　　中 1　　　睡前 2　　　po

劳拉西泮片　　　2mg×7 片　　　1mg　　　qn　　　　　　po

佐匹克隆片	7.5mg×7片	7.5mg	qn	po

（4）分析如下

二类精神药品一般不可超2种，因更易产生依赖性。

建议：建议医生最好只用一种二类精神药品。

案例3（不良药物相互作用）

（1）患者信息：男，19岁。

（2）临床诊断：抑郁症。

（3）处方用药

氟伏沙明片	50mg×30片	150mg	bid	po
阿戈美拉汀片	25mg×14片	25mg	qn	po

（4）分析如下

氟伏沙明是强效 CYP1A2 和中度 CYP2C9 抑制剂，可明显抑制阿戈美拉汀的代谢，使阿戈美拉汀的浓度增高60倍。

建议：建议医生改用其他药。

案例4（多种精神科药物联用）

（1）患者信息：女，25岁。

（2）临床诊断：未定型分裂症。

（3）处方用药

利培酮片	2mg×28片	4mg	qn	po
舒必利片	0.1g×56片	0.4g	qn	po
喹硫平片	0.1g×30片	0.2g	qn	po
丙戊酸钠缓释片	0.5g×14片	0.5g	qn	po

（4）分析如下

联用3种抗精神分裂症药，且都在睡前服用增加药物的不良反应的风险。

建议：建议医生减少同类药物的使用。如确认要联用3种，找有权限的医生重签名。

案例5（诊断与用药不符）

（1）患者信息：女，54岁。

（2）临床诊断：睡眠障碍待查。

（3）处方用药

奥氮平片	10mg×15片	10mg	qn	po
舍曲林片	50mg×60片	100mg	bid	po

氨磺必利片	0.2g×60 片	0.4g	bid	po

（4）分析如下

诊断为睡眠障碍待查，但同时使用 2 种抗精神病药、1 种抗抑郁药。

建议：建议医生修改处方或确认诊断。

案例 6（重复用药）

（1）患者信息：男，59 岁。

（2）临床诊断：精神分裂症。

（3）处方用药

利培酮片	2mg×56 片	2mg	bid	po
丙戊酸钠片	0.2g×28 片	0.2g	bid	po
佐匹克隆片	7.5mg×14 片	7.5mg	qn	po
右佐匹克隆片	3mg×14 片	3mg	qn	po

（4）分析如下

右佐匹克隆是佐匹克隆的异构体。

建议：建议医生只用一种。

案例 7（药物用法不当、诊断与用药不相符）

（1）患者信息：女，25 岁。

（2）临床诊断：抑郁症。

（3）处方用药

氟西汀胶囊	20mg×60 粒	(2＋1/4) 粒	bid	po
喹硫平片	0.1g×30 片	0.1g	bid	po
丙戊酸镁缓释片	0.25g×84 片	0.5g	tid	po
奥拉西坦胶囊	0.4g×90 粒	1.2g	tid	po

（4）分析如下

胶囊服 1/4 粒，剂量不好掌握。缓释片一日 3 次用法不能发挥缓释片最好的作用。诊断与用药不相符。

干预建议：告知医生更改用量及用药次数。建议医生修改处方。

案例 8（诊断与用药不符、多种精神科药物联用）

（1）患者信息：女，46 岁。

（2）临床诊断：偏执型分裂症。

（3）处方用药

米氮平片	15mg×28 片	30mg	qd	po
苯海索片	2mg×28 片	2mg	bid	po
丁螺环酮片	5mg×28 片	10mg	qd	po
艾司西酞普兰片	5mg×56 片	10mg	bid	po

（4）分析如下

同时使用 3 种抗抑郁药，且诊断与用药不符。

建议：建议医生修改处方。

案例 9（用药疗程偏长）

（1）患者信息：男，45 岁。

（2）临床诊断：成人多动症。

（3）处方用药

    哌甲酯缓释片　　　18mg×14 片　　　18mg　　qd　　po

（4）分析如下

该药用于儿童多动症时可开 30 日用量，但成人只能开 7 日用。

建议：建议医生修改处方。

案例 10（超年龄）

（1）患者信息：男，4 岁。

（2）临床诊断：注意缺陷多动障碍。

（3）处方用药

    哌甲酯缓释片　　　18mg×14 片　　　18mg　　qd　　po

（4）分析如下

该药禁用小于 6 岁的儿童。

建议：建议医生改用其他药物。

十、练习题

（一）选择题

1. 患者，女，66 岁。半年前出现睡眠障碍，食欲降低，情绪低落，反复出现自杀念头，意识清楚。经检查，确诊为抑郁症。该患者患有青光眼，下列抗抑郁药中该患者不能使用的是（　　　）。

    A. 氟西汀　　　　　　B. 丙米嗪　　　　　　C. 文拉法辛

    D. 舍曲林　　　　　　E. 帕罗西汀

2. 患者，男，46 岁。无明显诱因下闷闷不乐、精力不济、和他人交流减少、自我评价下降并伴有早醒和食欲不振，1 个月后去当地某医院就诊，诊断为抑郁症，予氟西汀 20mg/d 治疗。治疗 1 周后家人觉得病情未明显改善，自行换用帕罗西汀 20mg/d 治疗，10 日后家人觉得未达到治疗目标，再次带患者到精神专科就诊并要求换药，试分析根据药物治疗原则应继续使用下列哪种药物？（　　　　）

  A. 帕罗西汀   B. 氟西汀   C. 阿米替林

  D. 丙米嗪   E. 多塞平

 3. 下列关于奥卡西平的描述，不正确的是（　　　　）。

  A. 奥卡西平与卡马西平存在交叉过敏

  B. 病情好转可立即停用奥卡西平

  C. 用于癫痫强直阵挛性发作

  D. 哺乳期妇女使用奥卡西平应暂停哺乳

  E. 老年人使用奥卡西平易发生低钠血症

 4. 患者，男，18 岁。因发作性意识丧失，伴四肢抽搐 3 年，发作有几种形式，患者呈四肢强直阵挛发作，全身或者上下肢不自主抖动，可连续抖动伴行走不能，四肢强直阵挛发作较少，2~3 次/年，不自主抖动发作较多，晨起较明显。曾经用卡马西平、苯妥英钠治疗。下列药物中可以选用的是（　　　　）。

  A. 丙戊酸钠   B. 米氮平   C. 卡马西平

  D. 苯妥英钠   E. 拉莫三嗪

 5. 患者，男，39 岁。孤僻，寡言约 1 年，近期由于被上级批评后出现失眠。不上班且紧闭门窗，声称有人监视自己，在家中不敢谈话，怕有人下毒而不吃饭菜。药物治疗应首选（　　　　）。

  A. 丙米嗪   B. 碳酸锂   C. 氯丙米嗪

  D. 利培酮   E. 氯硝西泮

 6. 患者，女，65 岁，大学退休老师。病史 3 年，初期主要表现失眠，入睡困难为主，最初曾服用扎来普隆分散片，出现头痛，后改用佐匹克隆，疗效均不明显，之后换用苯二氮䓬类药物，能改善睡眠。不属于苯二氮䓬类的是（　　　　）。

  A. 阿普唑仑   B. 艾司唑仑   C. 三唑仑

  D. 氯西泮   E. 酒石酸唑吡坦

 7. 口服地西泮不适用于（　　　　）。

  A. 焦虑症   B. 失眠症   C. 夜惊和夜游症

  D. 肌肉痉挛   E. 手术麻醉

 8. 具有镇静、催眠、抗惊厥、抗癫痫作用的药物是（　　　　）。

  A. 苯巴比妥   B. 苯妥英钠   C. 硫喷妥钠

  D. 戊巴比妥   E. 司可巴比妥

9. 属于选择性 5 - HT 再摄取抑制剂的是（　　）。

    A. 氟西汀　　　　　　　B. 舍曲林　　　　　　　C. 西酞普兰

    D. 帕罗西汀　　　　　　E. 以上都是

10. 治疗注意缺陷多动障碍首选的中枢神经兴奋药是（　　）。

    A. 托莫西汀　　　　　　B. 苯丙胺　　　　　　　C. 哌甲酯

    D. 文拉法辛　　　　　　E. 舍曲林

11. 患者，女，50 岁。近 1 周无故担心外地工作儿子会出事，夜里翻来覆去无法入睡，可选用的药物是（　　）。

    A. 阿司匹林　　　　　　B. 苯海索　　　　　　　C. 丙米嗪

    D. 艾司唑仑　　　　　　E. 尼莫地平

12. 锂中毒的早期表现为（　　）。

    A. 反复呕吐腹泻　　　　B. 手足颤　　　　　　　C. 意识障碍

    D. 肌阵挛和反射亢进　　E. 以上都是

13. 米氮平的不良反应不包括（　　）。

    A. 嗜睡　　　　　　　　B. 头晕　　　　　　　　C. 乏力

    D. 食欲和体重下降　　　E. 镇静

14. 患者，男，22 岁，大四学生。自诉近 1 年来学习成绩下降，注意不能集中，记忆下降，看书时常常是看了后面的就忘了前面的。失眠严重，主要为入睡困难、多梦，醒后感到头脑浑浊，无清新之感。容易疲劳、精力下降，工作稍久就觉得疲惫不堪；有时出现头晕眼花、心慌、胸闷、腹胀、多汗及肌肉酸痛不适等症状。此患者选用下列哪种治疗方法为宜?（　　）

    A. 丁螺环酮 + 心理治疗

    B. 利培酮 + 心理治疗

    C. 阿普唑仑 + 心理治疗

    D. 脑复康 + 心理治疗

    E. 单用心理治疗

15. 苯妥英钠的不良反应有（　　）。

    A. 嗜睡　　　　　　　　B. 牙龈增生　　　　　　C. 惊厥

    D. 低血压　　　　　　　E. 呼吸抑制

16. 帕罗西汀与苯妥英钠合用，会使帕罗西汀的血药浓度（　　）。

    A. 不变　　　　　　　　B. 升高　　　　　　　　C. 降低

    D. 呈曲线状　　　　　　E. 不确定

17. 属于 5 - HT 拮抗药/再摄取抑制剂的是（　　）。

    A. 文拉法辛　　　　　　B. 米氮平　　　　　　　C. 曲唑酮

D. 舍曲林　　　　　　E. 氟西汀

18. 苯二氮䓬类药物中，催眠、抗焦虑作用强于地西泮的是（　　）。

    A. 奥沙西泮　　　　　B. 三唑仑　　　　　　C. 硝西泮

    D. 氯氮䓬　　　　　　E. 苯巴比妥

19. 服用下列抗精神病药物的患者，为使其锥体外系不良反应最小可以选用（　　）。

    A. 氟哌啶醇　　　　　B. 氯氮平　　　　　　C. 三氟拉嗪

    D. 氟奋乃静　　　　　E. 奋乃静

20. 常用于治疗以兴奋躁动、幻觉、妄想为主的精神分裂症的药物是（　　）。

    A. 氟哌啶醇　　　　　B. 氟奋乃静　　　　　C. 硫利达嗪

    D. 氯普噻吨　　　　　E. 三氟拉嗪

（二）简答题

1. 使用精神科药物治疗的基本原则是什么？

2. 请审核处方并提出处理办法。

患者，男，65 岁，临床诊断为抑郁症。

处方：米氮平片　　30mg×23 片　　45mg　　qn　　po

      喹硫平片　　0.1g×225 片　　1.5g　　qn　　po

3. 简述常用抗抑郁药的作用机制及各分类的代表药物。

4. 简述锂盐的不良反应及处理措施。

参 考 答 案

（一）选择题

1. B　2. B　3. B　4. A　5. D　6. E　7. E　8. A　9. E　10. C　11. D　12. E
13. D　14. C　15. B　16. C　17. C　18. B　19. B　20. A

（二）简答题

1. 答：①明确诊断，严格掌握适应证和禁忌证；②个体化用药，根据患者主要症状、疾病类型、躯体状况和药物药理特点选择药物；③向患者和患者家属说明用药的有关问题，解除其不必要的顾虑，提高服药的依从性；④一般情况下，剂量需递增，足剂量、足疗程、可递减、不宜骤停；⑤尽可能单一用药；⑥对具有高复发风险的患者，应采用全程维持治疗；⑦密切观察病情变化和可能的不良反应，并及时处理；

2. 答：①该患者65岁老年人；②喹硫平片睡前服15片，用量过大。处理办法：建议医生修改喹硫平片的用量。

3. 答：（1）三环类抗抑郁药（TCA）　机制为抑制突触前膜对去甲肾上腺素（NE）和5-羟色胺（5-HT）的再摄取，增加突触间隙中有效的 NE 和/或5-HT的水平，延长 NE 和5-HT 作用于相应受体的时间而起抗抑郁作用，代表药有：阿米替林、氯米帕明、多塞平等。马普替林为四环类，其药理机制与 TCA 相似。

（2）单胺氧化酶抑制剂（MAOI）　机制为影响单胺神经递质的降解过程，并在突触前膜蓄积，增加单胺神经递质释放并与突触间隙中的5-HT 结合，又迅速解离，在突触前膜大部分的5-HT 重新摄取，代表药有：吗氯贝胺。

（3）选择性5-HT 再摄取制剂（SSRI）　机制为选择性抑制5-HT 转运体，拮抗突触前膜对5-HT 的重摄取，代表药有：氟西汀、氟伏沙明、帕罗西汀、舍曲林、西酞普兰、艾司西酞普兰等。

（4）选择性5-HT 与 NE 再摄取抑制剂（SNRI）　具有5-HT 和 NE 双重摄取抑制作用，在高剂量时还产生对 DA 再摄取抑制作用，代表药有：文拉法辛、度洛西汀和米那普仑等。

（5）其他类型抗抑郁药　还有选择性去甲肾上腺素再摄取抑制剂（NRI）瑞波西汀、去甲肾上腺素和特异性5-羟色胺能抗抑郁药（NaSSA）米氮平、去甲肾上腺素多巴胺再摄取抑制剂（NDRI）如安非他酮、褪黑素 MT_1/MT_2 受体激动剂和 $5-HT_{2c}$ 受体拮抗剂阿戈美拉汀，以及5-HT 受体拮抗/再摄取抑制剂（SARI）曲唑酮等。

4. 答：由于锂盐治疗窗窄，易发生中毒，先兆或早期症状为呕吐、腹泻、呆滞、困倦、抽动、眩晕、粗大震颤、构音不清和轻度意识障碍，典型中毒表现为不同程度意识障碍伴有构音障碍、反射亢进、共济失调、锥体束征阳性等神经系统征象，严重的可出现血压下降、心律失常、昏迷、肺部感染、少尿或无尿，甚至死亡。一般当血锂浓度上升到 1.4mmol/L 以上即可能锂中毒，此时需立即停用锂盐，予大量 0.9% 氯化钠注射液或高渗钠盐促进其排泄或人工血液透析。

（温预关　李小芳　朱秀清）

第四节　心律失常药物处方审核要点

一、概述

(一) 心律失常的危害

心律失常的危害主要表现在 3 个方面：①发生率高，心律失常是一种常见病、多发病，几乎可发生于所有年龄段人群；②表现形式多样，心律失常种类繁多，大多数情况下无症状，具有隐蔽性，但是又常会阵发性发作，带来不适和恐慌，常发生于电解质紊乱和有结构性心脏病的患者中，症状无特异性，容易和原发疾病症状共同出现，相互混淆；③危险性高，心律失常有一些类型具有致命性、致残性，是引起血流动力学障碍，造成患者晕厥和心源性猝死的最主要的原因之一。引起心律失常的基础疾病常不能根除，所以心律失常具有长期存在、反复发作的特点。

(二) 心律失常常见症状

心律失常最常见的症状表现为心慌、心悸、胸部不适、颈部不适，如果持续发作，性质严重，会降低心输出量，导致周围组织器官灌注不足，从而产生疲倦、运动耐量下降、头晕、目眩等症状，严重的时候会导致晕厥。对于一些已存在心脏储备功能不全的患者，会诱发心衰发作。长期的频繁的快速心律失常，会导致心脏结构发生改变，发生心动过速介导（或心动过速诱发）的心肌病。如果心律失常发作造成血流动力学紊乱，可引起严重的后果，出现心脏骤停和心源性猝死。

患者是否有症状，以及症状的类型常决定需不需要采取治疗措施。症状的类型和严重程度与心律失常的病因、基础心脏疾病的性质和严重程度有关。症状的严重程度经常提示治疗的紧迫性。

(三) 治疗目的

治疗心律失常主要有以下 3 个目的：①消除症状；②预防致死性心律失常引起的死亡和血流动力学障碍；③减少心律失常其他可能风险（例如，降低心房颤动患者脑卒中风险）。总的说来，心律失常治疗的目的主要在于针对严重症状，改善远期预后等。

某些心律失常（例如，症状性心动过缓伴晕厥或持续性室性心动过速）需紧急处理。其他心律失常（例如，异位性房性和室性期前收缩）虽然引起不适和担忧，但无需立即处理。结构性心脏病的存在是决定心律失常紧急干预、评估、治疗和预后的关键因素。

（四）治疗手段

传统的心律失常治疗方式，主要是通过抗心律失常药物，改善症状，提高生活质量。针对心律失常，逐渐开发和推广了许多非药物的治疗手段，包括心脏起搏、射频消融、外科消融、植入心脏转复除颤器、同步化治疗等。尽管非药物治疗技术不断进步，相关的概念也不断进展，但抗心律失常药物仍是终止心律失常急性发作的主要手段。

而今，更加注重循证证据，关注抗心律失常药物能否降低心律失常死亡率以及总的死亡风险。关注心律失常与原发病的关系，强调对原发病的积极治疗，双管齐下，改善心律失常的发生与发展。非药物治疗手段在改善远期预后和治疗相关安全性等方面，也需进一步证据支持。今后，需要继续创新与探索有效治疗技术。

（五）难点及审方重点

心律失常难点是对电生理的理解、对心电图的解读、对心律失常的诊断以及对心律失常急性发作的处理。虽然抗心律失常药物在临床广泛使用的品种相对不多，开发的新药也屈指可数，但是，抗心律失常药物因有其特殊且复杂的药理作用，使用不当易造成严重的后果，故安全是药师在抗心律失常药物合理使用防线上的重点关注。药师对抗心律失常药物处方审核时需注意：①严控适应证。使用抗心律失常药物（作用于离子通道的抗心律失常药物）必须要有相应的心律失常的诊断；②严控剂量，不同的剂量，差之毫厘，谬之千里；③严查药物相互作用，抗心律失常药物与其他的药物之间容易发生药效学和药动学上的有临床意义的相互作用，从而增加了抗心律失常药物的严重的不良反应，即致心律失常作用；④关注基础疾病、电解质和肝肾功能，同一类型的心律失常，不同的人群选择的抗心律失常药物可能存在差异，审方时需要关联患者相关的信息，包括疾病史，药物不良反应史，肝肾功能和电解质等实验室信息，及时发现并终止可能给患者带来风险的抗心律失常药物。

二、心脏电生理和心律失常病理及生理

全身血液循环依赖于连续的、协调良好的心脏电活动。

（一）细胞电生理

心肌细胞膜上存在电势（跨膜电位），离子在细胞膜上的流动形成了循环的电势变化，参与其中的主要是 K^+，Na^+ 和 Ca^{2+}。将一个周期中，膜电位的变化绘制出来，这就是动作电位图（图 2 - 4 - 1）。动作电位反应了心肌细胞的电冲

动和电传导。静息状态时，心肌细胞膜存在静息电位，因为大多数的钠离子在细胞外，大多数的钾离子在细胞内，细胞膜内的电压成负电压。

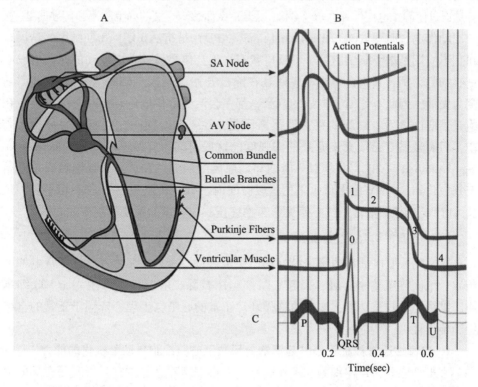

A. 心脏传导系统解剖学；B. 心脏细胞的动作电位图；C. 体表心电图与动作电位的关系；
SA. Note 窦房结；AV. Note 房室结

图 2 - 4 - 1　心脏传导系统

动作电位可以分为 5 个阶段。0 期与快速钠离子通道（电压依赖性的钠离子通道）开放，钠离子顺着浓度梯度，从细胞外快速进入到细胞内导致的心肌细胞除极化有关，在除极过程中，钙离子通道也开放，但钙离子内流要慢得多，此时收缩发生。1 期复极主要是由瞬时外向钾电流的激活及钠电流相应的迅速衰减引起的。2 期复极平台期，慢速钠离子通道和钙离子通道的钠离子和钙离子内流与钾离子外流相互抵消，处于平衡状态。3 期快速复极，由钙离子电流衰减和复极化钾电流（延迟整流钾电流）逐渐激活引起。4 期时，通过 Na^+，K^+ - ATP 酶，将钠离子泵出细胞，将钾离子泵入细胞内。钠钙交换器则使用钠离子的势能将钙泵至细胞外，此时恢复到静息电位。

动作电位的形状取决于细胞的位置。心脏的不同部位的细胞，由于细胞膜上的离子通道的密度不同，形成的动作电位形态也是不一样的。0 期的向上斜率与传导速度相关，斜率越陡，除极越快，传导越快。静息电位影响了 0 期的向上斜率，静息电位越负，0 期的向上斜率越陡，传导速度越快。药物可通过阻断快钠离子通道或者是通过使静止电位不那么负（例如，I类）从而影响 0 期的向上斜率和传导速度。

动作电位时程（Action potential time，APD）是指从 0 期到 3 期结束的这段时间。不应期是指心肌细胞处于不反应状态，不会传播另一个电冲动的时间。以心室肌细胞为例，其中，绝对不应期是在除极开始到复极 – 55mV，钠通道由激活变为失活，因此不论给予多强的刺激，都不会产生动作电位。相对不应期是指在绝对不应期之后，细胞的兴奋性逐渐回复，在一定时间内，受刺激后可发生兴奋，但刺激强度必须大于原来的阈强度的这段时间。有效不应期（Effective Refractive Period，ERP）是绝对不应期和局部反应期的总和。是从 0 期除极化开始至复极化到 – 60mV 膜电位水平的这段时间内。APD 长短一般与 ERP 相平行。延长 APD 或 ERP，常常是抗心律失常药物终止心律失常的重要作用方式之一。

（二）正常心脏电生理

正常的心脏电活动由窦房结自动产生电冲动（脉冲），然后通过正常电冲动传导，依次传至整个心脏，引起心肌细胞序贯除极和复极，产生兴奋—收缩耦连，维持心脏收缩功能，实现血液循环。正常的心脏电生理，依赖于正常的自律性和传导性。

1. 自律性通常被称为心脏起搏器，反映了心肌细胞自动除极化的能力

心脏细胞分为自律细胞和工作细胞。工作细胞静息电位时，一般而言不能够自动的除极。自律细胞（如窦房结和房室结细胞）静息电位依赖于钙离子通道的开放，缓慢钙内流，一旦达到了阈电位，就引起一次动作电位，产生一次冲动。自律细胞主要位于窦房结、房室结和浦肯野纤维中。窦房结通常是主要的起搏器，因为它到达阈值比正常心脏的其他自律细胞快，60 ~ 100 次/min 自动除极。房室结除极化频率是 40 ~ 60 次/min，浦肯野纤维除极化频率是 40 次/min。正常情况下，房室结和浦肯野纤维起搏被窦房结更频繁的电冲动所抑制。如果正常的传导系统被破坏（例如，心肌梗死），房室结或浦肯野纤维可暂时成为主导的起搏器。

2. 心脏传导系统起源于窦房结的电冲动通过专门的结内通路向下传播

依次激活心房肌和房室结。房室结短暂地保持电冲动后，然后把它传导给希氏束。希氏束向右、左束支传导，再通过浦肯野纤维向心室心肌传导。同时，心脏相邻细胞也相互传导冲动。

3. 正常的心电图

体表心电图（Electrocardiograph，ECG）记录了一系列对应于心脏解剖位置的电活动。这些电活动描述为 P 波、QRS 波和 T 波。P 波代表心房的除极，QRS 波代表心室除极，T波代表了心室复极。为了评估完整的传导系统，需获得不同部位的传导间期。心电图或心内电极测量的正常间期如表2-4-1所示。

表1　正常的心脏电生理学间隔（ECG）

间隔	正常指数（ms）	电生理活动
P-R	120~200	心房的除极
QRS	<140	心室的除极
QTc	<440	心室的复极
J-T	—	心室的复极

注：QTc间期为校正心率的Q-T间隔。常见的计算QTc方法为（Q-T）间期/（R-R）间期（Bazett公式）。

J-T间期为由Q-T间期减去QRS间期得到。

正常的心电图包括：①心率60~100次/min；②每个QRS波前都有P波，波的形态正常，P波到P波，R波到R波的间期是正常且规则的（节律规则）。P波出现在QRS波之前通常表示冲动起源于窦房结，随后传导到心室。异常出现的P波提示除了窦房结外的心房部位开始起搏。不规则的节律可能是由来自于窦房结以外的冲动引起的，在正常冲动还未开始之前发生一次冲动（过早搏动）。③P-R和QRS波在正常范围内，QRS波的形态是正常的。来自心室以上的冲动，通过束支正常传导到心肌，产生正常的窄QRS波群。冲动源于心室产生宽的、奇异的QRS波。

（三）心律失常产生机制

当冲动的产生和（或）传导发生异常时，就产生了心律失常。心律失常的发生机制通常是以下三种之一：自律性增高、触发激动或折返。

1. 冲动产生异常包括自律性增高和触发活动两种情况

（1）心脏自律性增强　是指由正常的心脏起搏组织或心肌内的异常组织加速产生动作电位，前者称为正常自律性增强，后者称为异常自律性。产生异常起搏点的原因包括心肌缺氧、缺血或儿茶酚胺过度兴奋等。如果窦房结起搏变慢、或不能产生冲动、或窦房结产生的冲动不能激活周围的心房肌时，那么心房、房室结或心室内先前被窦房结抑制的起搏点便成为控制心律的起搏点。

（2）触发活动　是指心房、心室、希氏束、浦肯野纤维在动作电位的复极过程中，或复极完毕后产生一个非来源于起搏点细胞的除极活动（后除极）。若后除极达到阈值，便可引起反复激动，持续的反复激动即构成快速性心律失常。它可见于局部出现儿茶酚胺浓度增高、心肌缺血-再灌注、低血钾、高血钙、洋地黄中毒时。如果后除极发生在动作电位的2期或3期，被称为早期后除极。某些长Q-T间期综合征与尖端扭转性室速，可能为早期后除极所致。如后除极发生在动作电位的 4 期，叫延迟后除极，洋地黄中毒时发生的室速，多为延迟后除极所致，被认为是细胞内游离钙过多的因素。

2. 兴奋传导异常包括折返和传导阻滞

（1）折返 是指发生在正常的心脏激动周期过后传播的冲动不消失，继续在不应期结束后重新兴奋心脏，这是大多数有临床意义的心律失常（例如，心房颤动、心房扑动、阵发性室上速、旁路参与的房室折返、室性心动过速以及心室颤动等）的电生理机制。折返时，激动波沿环状通路（折返环）连续重复传播。折返环产生需要 3 个条件：①双径路。冲动下传到分叉处，并分成双路径下传；②单向阻滞。单向前行阻滞是由于一侧路径的不应期延长或复极时间延长引起的，冲动不能下传，进而导致只能由另一路径下传；③缓慢传导。冲动在未受阻滞的路径中的传导速度相对于被阻滞的路径必须足够慢，从而让单向阻滞的路径能够得到恢复，这样通过畅通的途径传播的冲动方可以逆行的方式通过先前阻滞的路径。即正常路径（慢路径）的特点是传导慢、不应期短、容易恢复，单向阻滞路径（快路径）的特点是传导快、不应期长，不容易恢复，当兴奋通过慢路径传到下面时刚好折返进入快路径的恢复期，形成一个折返环。同时，逆向传播的冲动速度也必须足够慢，方可待正常的路径恢复后，可以被再次激动。当这些条件存在并维持时，就会发生持续性折返性心律失常（图 2 - 4 - 2）。

（2）传导阻滞 另一种形式的异常冲动传导发生在正常的传导通路被阻断，冲动被强迫通过非通路组织传播。通常，非通路组织传导电冲动比传导组织慢。常见的是房室传导阻滞、心室左（右）束支传导阻滞。

（四）心律失常分类

正常的窦性心律起源于右心房上部的窦房结，在窦性心律情况下，心率处于正常范围内，ECG 上的 P 波正常且心率稳定。心律失常指任何非正常房室传导或非正常窦性心律的心脏节律。根据心律失常起源，可以分成两大类：室上性心律失常和室性心律失常。所有的起源于希氏束之上的心律失常称为室上性心律失常，包括窦性心动过速、窦性心动过缓、房性期前收缩（房性早搏）、阵发性室上性心动过速、心房扑动、心房颤动和预激综合征。室上性心律失常 ECG 的特征都是正常形态的窄的 QRS 波（即正常心室除极），除非存在有束支传导阻滞。起源于希氏束之下的心律失常为室性心律失常，包括室性期前收缩（室性早搏）、室性心动过速和心室颤动，室性心律失常 ECG 的特征都是异常形态的宽大的 QRS 波。传导阻滞通常单独根据位置和级别分类，可分为室上性（例如，一度、二度、三度房室传导阻滞）或心室（例如，右束支或左束支不完全或完全传导阻滞）。另一种心律失常的分类标准是以心率，心率 < 50 次/min 为缓慢性心律失常，心率 > 100 次/min

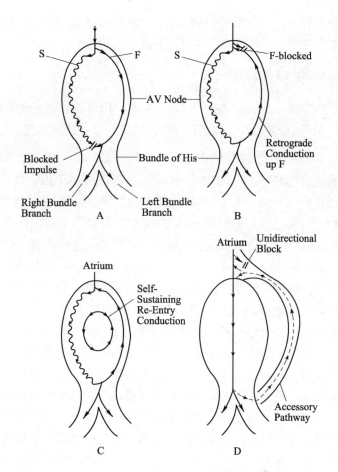

A 双路径，F 为快路径，S 为慢路径；B 的慢路径的冲动可以逆向发送冲动传导至快路径；C 从 A 到 B 的折返可以自我维持；D 房室结外存在直接连接心房和心室的一个旁路，通过房室结的正常脉冲传导可异常的逆行传导至旁路，形成大的折返环。可见于预激综合征的患者

图 2 - 4 - 2 心律失常折返机制（在阵发性室上性心动过速和预激综合征患者中的房室结）

为快速性心律失常。常见的心律失常包括：①房性期前收缩；②室性期前收缩；③心动过缓（包括窦性心动过缓）；④室性心动过速；⑤心房颤动和心房扑动；⑥阵发性室上性心动过速；⑦房室传导阻滞等。

（五）心律失常的病因

不是所有心律失常都标志着病理学改变，有些只是生理的变化。比如运动员心脏比较健康，每搏输出量大，常表现为心率比较慢（窦性心动过缓）。剧烈运动通常伴有短暂的窦性心动过速。病理性心律失常引起的最常见的原因有缺血性心脏病（例如，冠心病）、结构性心脏病（例如心肌病）、电解质紊乱、酸中毒、药物等，一些儿茶酚胺过度兴奋，遗传性的离子通道疾病，也会产生心律失常。

三、抗心律失常药物

抗心律失常药物（antiarrhythmic drugs，AAD）作用于心脏的离子通道和受体，影响心肌细胞动作电位各时期，抑制自律性和（或）中止折返而纠正心律失常。

（一）抗心律失常药物的分类

AAD通常发挥阻断或抑制作用。根据其主要作用和靶点，改良的Vaughan Williams将AAD分为4类：①Ⅰ类又叫快钠通道阻滞剂，通过阻断钠通道，抑制0期除极而发挥作用。这些药物均带正电，据推测可与钠通道内部孔道的特定氨基酸残基相互作用。由于药物和通道受体结合和解离的速度不同，其作用机制或作用持续的时间有所不同，故又分为3个不同的亚组。ⅠC类药物与受体结合和分离的速度最慢，减慢传导性的作用最强，如普罗帕酮、氟卡尼等；ⅠB类药物与受体结合和解离的速度最快，降低自律性，如利多卡因、苯妥英钠、美西律等；ⅠA类药与受体结合和分离的速度介于上述二者之间，以延长ERP最为显著，如奎尼丁、普鲁卡因胺、丙吡胺等。②Ⅱ类为β受体阻滞剂，通过抑制交感神经活性发挥作用，抑制交感神经兴奋所致的起搏电流、钠电流和L型钙电流的增加，表现为减慢4期舒张期除极速率而降低窦性及异位起搏点自律性，降低动作电位0期上升速率而减慢传导性，增加房室结的有效不应期，也可减慢前向和逆向异常通路的传导，如普萘洛尔、阿替洛尔、美托洛尔等。③Ⅲ类延长动作电位时程，通过阻断钾通道，从而延长复极、Q-T间期、APD和不应期，如胺碘酮、索他洛尔、决奈达隆、伊布利特、多非利特、维那卡兰和阿齐利特等。④Ⅳ类为L型钙通道拮抗剂，主要是非二氢吡啶类钙离子拮抗剂，相比之下，二氢吡啶类药物（如硝苯地平）对心脏电生理影响很小。Ⅳ类药物可减慢窦性心率，增加房室结的不应期和经房室结的传导时间，并可抑制左心室功能，如维拉帕米和地尔硫䓬等。

（二）抗心律失常药物的药理学特征、药代动力学和不良反应

ⅠA类抗心律失常药物对钾通道也具有中度阻断作用，当心率较慢时，钾通道阻滞作用可能成为主导，导致APD和Q-T间期延长，自律性增加。ⅠA和Ⅲ类增加了复极时间、QTc间隔以及尖端扭转型室性心动过速（torsades de pointes，TdP）的风险。ⅠA类药还具有抗胆碱能活性，往往抑制心肌收缩力。奎尼丁和普鲁卡因胺通常可降低血管阻力，而丙吡胺可增加血管阻力。ⅠC类药物主要阻断开放的钠通道，并可减慢传导，在舒张期，其与钠通道缓慢分离，因此在心率

更快时效果更好，该特点是其抗心律失常作用的基础，尤其是对于治疗室上性心律失常；但同时当心率较快时，药物与受体分离的时间较少，从而导致被阻滞的通道数量增多、阻滞增强、冲动传导速度进行性下降、QRS波增宽，从而也可能是导致ⅠC类药物致心律失常作用的一个因素，尤其对于病变的心肌，可导致无休止的室性心动过速。ⅠC类抗心律失常药物不能用在结构性心脏疾病（例如，心机梗死后、心力衰竭、严重左心室肥大等）患者，因为会增加该类患者死亡率。ⅠB类抗心律失常的药物在静息状态下，钠通道阻滞作用较不明显，但在已除极的组织中，可有效阻断钠通道。因此，其对快速性心律失常的作用比缓慢性心律失常更有效，只在心室组织中工作，为窄谱抗心律失常药，主要用于室性心律失常。Ⅱ类和Ⅳ类抗心律失常药物可以降低心率（可能导致心动过缓），减少心室收缩力（减少每搏心输出量），并延长 P－R 时间间隔（可能导致房室传导阻滞），故禁用于未经治疗的病窦综合征和缓慢型心律失常的患者。Ⅳ类中与地尔硫䓬相比，维拉帕米对窦房结和房室结的抑制作用更显著。AAD 药理学特征见表 2－4－2。AAD 药代动力学特征和不良反应见表 2－4－3。

表 2－4－2　抗心律失常药物的药理学特征

类型	PR 间期	QRS 间期	Q－T 间期	传导速率	复极周期
ⅠA	0/↑	↑	↑↑	↑↓[a]	↑
ⅠB	0	0	0	0/↓	↓
ⅠC	↑	↑↑	↑	↑	0
Ⅱ	↑↑	0	0	↓[b]	↑[b]
Ⅲ	0[c]	0	↑↑	0	↑
Ⅳ	↑↑	0	0	↓[b]	↑[b]

a. 低剂量时传导增加，高剂量时传导减少；b. 在心房和房室结组织；c. 可能导致 P－R 延长，与Ⅲ类抗心律失常活动无关。

表 2－4－3　抗心律失常药物的药代动力学特征和不良反应

药物和分类	药代动力学	适应证	副作用
ⅠA 类（可引起与Ⅲ类相似的 TdP）			
硫酸奎尼丁	$t_{1/2}=(6.2 \pm 1.8)$h（受年龄、肝硬化的影响） $V_d=2.7L/kg$（心衰患者分布下降） 肝脏代谢80%；肾清除20% $C_{ss}=2\sim6mg/ml$ CYP3A4 底物 CYP2D6 抑制剂，P－糖蛋白抑制剂	房颤、预激综合征、室性期前收缩、室性心动过速	腹泻、低血压、恶心呕吐、金鸡纳中毒、发热、血小板减少症，致心律失常

药物和分类	药代动力学	适应证	副作用
普鲁卡因胺	$t_{1/2} = (3 \pm 0.6)\,\mathrm{h}$ $V_d = (1.9 \pm 0.3)\,\mathrm{L/kg}$ 肝代谢 40%；肾清除（肾小球滤过＋可能肾小管分泌）60% 活性代谢物 N – 乙酰普鲁卡因胺（NAPA） $C_{ss} = 4 \sim 10\mu\mathrm{g/ml}$，可能为肾小管分泌底物	房颤、预激综合征、室性期前收缩、室性心动过速	低血压、发烧、粒细胞缺乏症、系统性红斑狼疮（关节或肌肉疼痛、皮疹、心包炎）、头痛、致心律失常
丙吡胺	$t_{1/2} = (6 \pm 1)\,\mathrm{h}$ $V_d = (0.59 \pm 0.15)\,\mathrm{L/kg}$ 肝代谢 30%；肾清除 70% $C_{ss} = 3 \sim 6\mu\mathrm{g/ml}$	房颤、预激综合征、阵发性室上性心动过速、室性期前收缩、室性心动过速	抗胆碱能（口干、视力模糊、尿潴留）、心衰、致心律失常

ⅠB（不能用于治疗房性心律失常）

利多卡因	$t_{1/2} = (1.8 \pm 0.4)\,\mathrm{h}$ $V_d = (1.1 \pm 0.4)\,\mathrm{L/kg}$ 肝代谢 100% $C_{ss} = 1.5 \sim 6\mu\mathrm{g/ml}$	室性期前收缩、室性心动过速、心室颤动	嗜睡、躁动、肌肉抽搐、痉挛、癫痫、感觉异常、致心律失常
美西律	$t_{1/2} = (10.4 \pm 2.8)\,\mathrm{h}$ $V_d = (9.5 \pm 3.4)\,\mathrm{L/kg}$ 肝代谢 35% ~ 80% $C_{ss} = 0.5 \sim 2\mu\mathrm{g/ml}$	室性期前收缩、室性心动过速、心室颤动	嗜睡、躁动、肌肉抽搐、痉挛、癫痫、感觉异常、致心律失常、恶心呕吐、腹泻

ⅠC类（不能用于结构性心脏病，特别是心梗后患者）

氟卡尼	$t_{1/2} = (12 \sim 27)\,\mathrm{h}$ CYP2D6 底物 75%；肾清除 25% $C_{ss} = 0.4 \sim 1\mu\mathrm{g/ml}$	房颤、室性期前收缩、严重的室性心律失常	头晕、震颤、头晕目眩、脸红，视力模糊、金属味道、致心律失常
普罗帕酮（心律平）	$t_{1/2} = 2\mathrm{h}$（超代谢者）；10h（慢代谢） $V_d = 2.5 \sim 4\mathrm{L/kg}$ CYP2D6 底物/抑制剂，P – 糖蛋白抑制剂	房颤、预激综合征、严重的室性心律失常	头晕、视力模糊、味觉障碍、恶心、哮喘、恶化、致心律失常
莫雷西嗪	$t_{1/2} = (1.3 \sim 3.5)\,\mathrm{h}$ $V_d > 300\mathrm{L}$	严重的室性心律失常	恶心、头晕、口周麻木、兴奋

续表

药物和分类	药代动力学	适应证	副作用
Ⅲ类（与ⅠA类似，可引起 TdP，胺碘酮和决奈达隆的风险相对较低）			
胺碘酮（可达龙）	$t_{1/2} = (40 \sim 60)\,days$ $V_d = (60 \sim 100)\,L/kg$ 吸收不稳定，$F = 50\%$ 肝代谢 100% $C_{ss} = (0.5 \sim 2.5)\,\mu g/ml$ CYP1A2、CYP2D6、CYP2C9、CYP3A4 抑制剂 P-糖蛋白抑制剂	房颤、室性期前收缩、严重的室性心律失常，室颤	视力模糊、角膜微晶体沉淀、畏光、皮肤色素减退、便秘、肺纤维化、共济失调功能、甲状腺功能减退和甲状腺功能亢进、低血压、恶心、呕吐
索他洛尔（具有Ⅱ类和Ⅲ类抗心律失常药的作用）	$t_{1/2} = (10 \sim 20)\,h$ $V_d = (1.2 \sim 2.4)\,L/kg$ 肾清除 100%	房颤、室性期前收缩、严重的室性心律失常	疲劳、头晕、呼吸困难、心动过缓、致心律失常
多非利特	$t_{1/2} = (7.5 \sim 10)\,h$ $V_d = 3L/kg$ 肾清除 60%（肾小球滤过 + 肾小管分泌） CYP3A4 底物	房颤或房扑转律和维持	胸痛、头晕、头痛、致心律失常
伊布利特	$t_{1/2} = 6(2 \sim 12)\,h$ $V_d = 11L/kg$	房颤或房扑转律	头痛、恶心、致心律失常
决奈达隆	$t_{1/2} = (13 \sim 19)\,h$ $V_d = 20\,L/kg$ $t_{max} = (3 \sim 6)\,h$ CYP3A4 底物，CYP2D6，CYP3A4 抑制剂 P-糖蛋白抑制剂，与食物同服有助于吸收	房颤或房扑转律后的维持治疗	腹泻、恶心、皮炎或皮疹、心动过缓、肝毒性、妊娠分级 X

（三）抗心律失常药物分类的局限性

改良的 Vaughan Williams 分类，主要是按照每种药物一种主要的作用机制分类。虽然该分类在临床上仍然有用，但存在局限性，它过度简化了电生理学事件。局限性主要体现在：①AAD 经常对动作电位的产生和传导具有几种影响，还可能影响自主神经系统。如ⅠA类还具有Ⅲ类的作用和抗胆碱能作用。普鲁卡因胺的一种代谢产物 N-乙酰普鲁卡因胺（NAPA），仅具有很小的钠电流阻滞活性，但保留了钾电流阻滞活性。因此，NAPA 类似一种Ⅲ类药物。ⅠC 类氟卡尼和普罗帕酮也具有钾通道阻断作用，可增加心室肌细胞的 APD。普罗帕酮还具有显著的 β 受体阻断作用。Ⅱ类 β 受体阻滞对钠通道可能也具有轻度抑制作用。Ⅲ类胺碘酮、决奈达隆同时表现Ⅰ、Ⅱ、Ⅲ、Ⅳ类的作用，还能阻滞 α、β 受体，它们致心律失常的作用非常小，这可能是由于这些作用相互抵消的原因。索他洛尔具有 β 受体阻滞作用。②某些特定 AAD（如洋地黄、腺苷、伊伐布雷定）的作用机制没能归入到 Vaughan Wilams 分类中。③在心脏正常状态和心律失常状态，以及不同病理状态下，AAD 作用也有差异，例如，在低钾血症和高钾血症时，洋地黄的作用存在差异。

（四）抗心律失常药物使用现状与使用顾虑（致心律失常）

在我国，临床应用的 AAD 主要有 β 受体阻滞剂、胺碘酮、地高辛、地尔硫䓬、维拉帕米、普罗帕酮、利多卡因、美西律，而索他洛尔和伊布利特等仅在特定条件下使用，传统医药如参松养心胶囊、稳心颗粒等亦在心律失常治疗方面发挥一定作用。国外常用的一些 AAD 如氟卡尼、多非利特等国内尚未应用。目前 AAD 仍是终止房颤、房扑、阵发性室上性心律失常、持续性室性心律失常急性发作且血流动力学稳定患者的主要手段。

除 β 受体阻滞剂外，以上 AAD 都为离子通道阻滞剂。AAD 可增加心室过早收缩、引发或加重单形性室性心动过速、TdP、心室颤动、传导异常或心动过缓（表 2 - 4 - 4），该现象称为致心律失常作用。AAD 致心律失常的危险性与所治疗的心律失常的类型、是否存在结构性心脏病、Q - T 间期是否延长、是否已有传导障碍或窦房结功能障碍、高龄、是否存在心力衰竭、电解质情况等相关。左心室功能低下（射血分数 < 30%）的患者和（或）离子紊乱（低钾血症）情况下，AAD 致心律失常作用的风险最高，有出现心律失常事件和猝死的风险。无器质性心脏病的患者中，AAD 致心律失常作用的风险最低。与心脏结构正常的患者相比，结构性心脏病患者［尤其是冠心病和（或）左室功能不全的患者］中，Ⅰ类致心律失常作用的风险较高。Ⅱ类没有致心动过速或致心律失常的效果，但可导致心动过缓。Ⅲ类具有引起 TdP 或室性心动过速的特定风险（表 2 - 4 - 4）。除此以外，多数 AAD 具有负性肌力作用，故 AAD 对心力衰竭、心肌缺血的耐受性差，更容易诱发心律失常。大多数长期使用可能增加死亡率，因此需要严格把控长期使用指针，特别是对于有结构性心脏病患者。未来 AAD 新药研发方向是通过多通道作用，高度选择性等机制实现获益。

表2-4-4　抗心律失常药物治疗心房颤动或心房扑动时的致心律失常类型

致室性心律失常	致房性心律失常	传导和脉冲形成异常
尖端扭转型室性心动过速（ⅠA和Ⅲ）	再次激发（ⅠA，ⅠC，Ⅲ）	加快房颤心室率（ⅠA，ⅠC）
持续性的单形室性心动过速（ⅠC）	将心房颤动转化为心房扑动1∶1的传导（ⅠC）	加快了旁路传导（地高辛，Ⅳ）
持续性多形室性心动过速/无长Q-T间期的心室颤动（ⅠA，ⅠC，Ⅲ）	使除颤的阈值升高（ⅠC）	窦房结功能障碍，房室传导阻滞（所有抗心律失常的药物）

四、心房颤动

心房颤动（atrial fibrillation，AF），简称房颤，是最常见的心律失常之一，患病率随着年龄增长而升高，是一类需要长期用药治疗的心律失常，是审方最常接触到的一类心律失常。

（一）概述

当心房异位起搏点除极或折返形成，同时心房心肌组织处于易感状态时，那么就启动了AF。AF引发了一种快速的、无效的肌肉收缩，具有以下心电图特征（图2-4-3）：①没有清晰的P波或P波消失；②产生典型的"没有规律可循的不规则"的心室率。表现为R-R间期不等，即"绝对不齐"。AF发病早期常呈现快速的心室率；（3）QRS波形宽度正常，即窄QRS波。AF是进展性疾病，患者最初发生AF时，通常是短暂的，7日内自发的或干预后可终止，转成窦性心律，这种称为阵发性房颤。以后发作越来越频繁、持续时间越来越长，即逐渐变成持续性AF，即不能在7日内自行终止的AF，发作时常需要药物复律或电复律来转复窦性心律（复律），常需要药物长期维持窦性心律。随着时间的进展，持续性AF进展为长期持续性，即持续超过12个月的AF，继而到永久性AF，且患者和医生已共同决定不再继续转复为窦性心律。

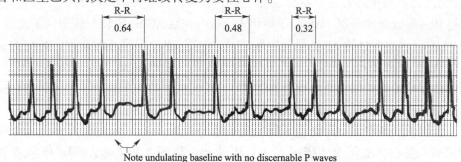

Note undulating baseline with no discernable P waves

图2-4-3　心房颤动的心电图（没有规律的不规则的R-R间隔，波状没有确定的P波，有正常宽度QRS波，心室率为140/min）

房性心动过速（房速）、心房扑动（房扑）与房颤三者常被视为难兄难弟，常互相转换。三者发作时的心房率各异，分别为 150～250 次/min、250～350 次/min 及 350～650 次/min。房扑是快速而规则的心房除极，典型的心房率约为 300 次/分，在未使用房室结阻滞剂的患者中规则的心室率约为 150 次/min。心电图的特征是典型的锯齿状心房波（图 2-4-4），无心脏疾病的患者很少出现房扑，其临床表现与 AF 相似，房扑可以进展为 AF。房扑治疗策略与 AF 相似，然而，考虑到药物治疗的局限性及导管消融术治疗房扑的成功率高，所以和 AF 不同，房扑很少长期使用抗心律失常药物。

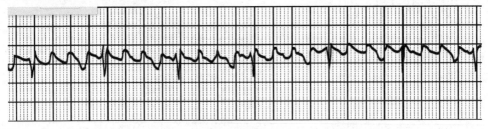

图 2-4-4　心房扑动的心电图（锯齿形）

（二）房颤的潜在病因和危险因素

审方中，最常见的、长期使用的 AAD 指征就是 AF。当医生处方时漏掉了 AF 诊断时，一方面药师需要医生补充诊断，另一方面药师应预先辨别该患者可能是 AF 患者。

多种基础疾病会导致 AF 的发生。以往，在我国 AF 的病因主要是风湿性心脏病引起的心脏瓣膜病变，随着经济发展，目前我国和发达国家一样，AF 首要的病因是高血压性心脏病和缺血性心脏病（即冠状动脉粥样硬化性心脏病）。其他原因包括心衰、老年退行性瓣膜病、糖尿病、慢性肾病和心脏手术。对于年轻人的 AF 可能要排除有无甲状腺功能亢进、酗酒、阻塞性睡眠呼吸暂停综合征、肥胖和过度运动等因素。AF 和年龄相关，也与性别有关，男性发病率大于女性，但 75 岁以后女性总的 AF 数量与男性相同。少数 AF 没有潜在的病因，被称为孤立性 AF，相比之下，通常有一个更良性的结局。对于 AF 高风险的患者，AF 一级预防策略主要是控制原发病和危险因素，不需要预防使用抗心律失常药物，除了心脏手术围手术期可以短暂预防使用外。

病例 1：赵先生，66 岁，体重指数（BMI）32kg/m²。既往史：高血压、2 型糖尿病、左心功能不全、痛风 5 年。用药史：格列本脲 5mg，bid；赖诺普利 40mg，qd；呋塞米 40mg，bid；美托洛尔 50mg，bid；别嘌醇 300mg，qd。无吸烟、饮酒史。体检：体温 36.7℃，血压（blood pressure，BP）136/84mmHg，脉搏 70 次/min，呼吸频率 12 次/min，正常窦性。

问题 1：哪些因素容易导致赵先生发生 AF？

分析：赵先生存在的基础疾病，主要是高血压和心力衰竭，是导致他未来发生 AF 的最主要的因素，另外，还有年龄、性别、糖尿病和肥胖。

（三）房颤的临床表现和危害

AF 的临床表现与其他的心律失常类似，没有特异性，最常见的主诉为心悸，这是快速心室率的结果，通常为 100~160 次/min。AF 时，心房对每搏心输出量的贡献通常是丢失的（正常情况下，心房的跳动对每搏心输出量的贡献为 20%~30%），再加上快速、不规则的心室率，故会引起供血不足的症状，表现为头晕、目眩、运动耐量和生活质量的下降。房颤有 3 个特异性的体征，分别是心尖部第一心音强弱不等、心律绝对不齐、脉搏短绌（是指脉搏少于心率）。AF 由于心房频繁的收缩，造成心房泵功能的丧失，引起两大后果：①快速心室率造成心室充盈时间减少，导致心输出量下降，会诱发加重心衰；②由于心房、心室不规律收缩，血液瘀滞，血流湍流，容易在心房，特别是左心耳的地方形成附壁血栓，如果血栓脱落，可造成脑卒中等栓塞事件。除此以外，AF 患者，猝死和心血管死亡率明显增加。因此，AF 依然是卒中、猝死、心衰及心血管死亡的重要致病因素之一。

问题 2：两年后，赵先生近两周出现劳力性呼吸困难和心悸而入院治疗。在过去的一年里，他经历了三次短暂的心悸，但是不伴有劳力性呼吸困难。入院体格检查显示：两肺基底处都有啰音。心脏检查表现为没有规则的不规则节律，但没有杂音。颈静脉充盈。心电图显示房颤，胸部 X 片提示轻度心衰。心脏超声心动图显示：心房大小正常，左心室射血分数为 30%。赵先生哪些典型的临床症状与房颤相关？他的房颤的造成的后果是什么？

分析：两年以后，赵先生心电图提示发生 AF，AF 临床症状主要表现为心悸，心脏检查提示心律绝对不齐。近一年内 AF 频繁发作，但这次 AF 发作诱发赵先生慢性心衰急性加重，表现为劳力性呼吸困难，双肺基底处都有啰音，颈静脉充盈，左心室射血分数明显下降。

（四）治疗目的

对于新发的有可逆转的诱因的 AF，比如说继发于心脏外科手术、急性肺部疾患、心肌梗死、心包炎、肺栓塞或其他可逆性病因，则应治疗基础疾病。当这些基础疾病治愈以后，AF 有可能自行好转，不需要长期治疗。但是，大多数 AF 病因是不可逆的，且已造成心脏结构重构和电重构，因此 AF 通常会反复发作并持续进展，故需要治疗。针对房颤的危害，AF 治疗目标主要是两个：①控制症状，主要选择控制心室率，不仅有效控制症状，还能增加心室的充盈量，提高心输出量；在某一些患者中，可能需要或者选择转复为正常的窦律，并长期维持。②预防血栓，降低脑卒中等血栓性事件。

（五）治疗策略

针对治疗的目的，治疗策略包括生活方式的调整、抗凝治疗、室率控制和节律控制，选择抗心律失常药物、导管或外科消融、左心耳封堵。

1. 生活方式的调整

强调 AF 患者的自我管理，因为超重、阻塞性睡眠呼吸暂停综合征、过度运动等均可增加 AF 发生的机率，因而要使患者充分认识这些外在因素，调整生活方式，控制体重，调整心态，不要过度焦虑，科学运动，不要运动过度，学会监测心率，及时发现 AF 的发生，并就医。生活方式的调整有利于 AF 患者生活质量的提高、危险因素的减少、临床预后的改善。

2. 原发病的治疗

对伴有引起房颤的基础疾患的患者，需进行上游的治疗，即原发病治疗。目前发现一些非离子靶点的治疗，血管紧张素转化酶抑制剂（ACEI）/血管紧张素 II 受体拮抗剂（ARB）、醛固酮受体拮抗剂和他汀治疗可以有效地干预心脏结构重构，从而有助于维持窦性心律，减少 AF 的发生，还可以改善预后。

3. 室率控制（心率控制）

减缓反应性的心室率，这样心室就能更好地充盈，有助于改善血流动力学，既可以改善临床疾病状态（包括心肌缺血、心功能），也可以改善症状，且药物控制心室率的成功率较高，约80%。控制所需达到的目标心率，静息状态是≤80 次/min，运动状态≤110 次/min，如果达到目标心率后，仍有不能耐受的症状，那么可以继续调低目标心率。而室率控制又可分为急性期室率控制和长期室率控制。对于需要紧急控制快速 AF 心率的患者，常需要使用静脉制剂。一线治疗药物主要包括 β 受体阻滞剂和非二氢吡啶类钙离子拮抗剂，如果效果不佳，可合用洋地黄制剂，如果患者对这 3 个没有反应或不能耐受，也可以短期使用胺碘酮。AF 患者室率控制需要长期用药，主要口服使用有房室结阻断效应（负性传导）的药物，一线用药仍然是口服 β 受体阻滞剂和非二氢吡啶类钙离子拮抗剂，通常维拉帕米对房室结传导的阻滞作用略强于地尔硫草。二线是地高辛，主要用于心衰伴房颤的患者。审方需要注意的是，这三个药物都有负性变时、负性传导的作用，联用发生心动过缓，传导阻滞的风险增大，所以联用主要用于室率控制不佳仍有不能耐受症状的 AF 患者。对于心衰的患者，一般是 β 受体阻滞剂＋地高辛。很少情况使用 β 受体阻滞剂＋非二氢吡啶类钙离子拮抗剂或非二氢吡啶类钙离子拮抗剂+地高辛。审方要点：如果发现β受体阻滞剂+非二氢吡啶类钙离子拮抗剂以及非二氢吡啶类钙离子拮抗剂+地高辛，一定要和医生和患者核实联用的必要性。

（1）地高辛　地高辛用于抗心律失常的作用机制，是因为它有直接的房室结阻断效应和类迷走神经样作用，延长了房室结的有效不应期并减少通过房室结下传的脉冲数量，具有负性变时、负性传导的作用。和其他的控制心率药物相比，其相对劣势是：①起效比较慢，静注以后，起效也需要2个多小时，6~8h才能达到最大的效果，明显慢于其他负性变时、负性传导的药物，故静脉一般使用毛花苷丙注射液（西地兰）；②主要是对平静心率有控制效果，对于交感兴奋的状态下（例如运动或精神紧张），心率控制效果不佳；③洋地黄药物长期用于伴心衰的AF患者，至少无获益证据。其优点是：①不引起血压的下降，可用于较低血压的AF患者；②对合并心衰的AF患者、或者β受体阻断剂、或非二氢吡啶类钙离子拮抗剂治疗后心率控制不充分时可加用地高辛，故推荐用于AF合并心衰的患者，或用于β阻断剂或钙离子拮抗剂治疗后心率控制不充分时。

地高辛用于AF时的审方要点：①需要注意地高辛的剂量。长期低剂量维持治疗，一般剂量是0.125~0.5mg/d，一日1次。②注意相互作用。地高辛是P-糖蛋白底物，通常，在肠上皮细胞膜上的P-糖蛋白将地高辛泵入肠腔内并降低其生物利用度，P-糖蛋白也存在于肾小管，将地高辛从肾脏清除，因此地高辛和P-糖蛋白抑制剂合用，存在血药浓度增加，从而导致地高辛中毒的风险，需要调整剂量，监测地高辛不良反应，必要时进行地高辛血药浓度监测。常见的CYP3A4抑制剂也是P-糖蛋白抑制剂，如奎尼丁、维拉帕米、地尔硫䓬、胺碘酮、普罗帕酮、氟卡尼等。例如地高辛和奎宁丁合用，地高辛的剂量要减少1/3~1/2。③地高辛50%~75%原型通过肾排泄，地高辛在肾功能障碍患者的分布减少、肾清除减少，在肾功能损害患者中使用应谨慎。肾功能不全的时候，需要减少剂量，必要时通过血药浓度监测来调整剂量。④低钾时，地高辛中毒明显增加，所以地高辛使用时应关注电解质水平。⑤和有负性变时、房室结阻滞作用的药物（β受体阻断剂、非二氢吡啶类钙离子拮抗剂、胺碘酮等）联用时，要确定联用的必要性，并做好患者教育，避免造成缓慢型心律失常，如窦性心动过缓和房室传导阻滞。

问题3：医生给予赵先生地高辛每日剂量是0.25mg。请问，是否合适？

分析：给予地高辛，主要用于赵先生AF的心室率控制，赵先生AF合并心力衰竭，选用地高辛是合理的，且剂量也在恰当范围内。

（2）β受体阻滞剂和非二氢吡啶类钙离子拮抗剂　优点：①既可以控制平静时的心率，还可以控制运动时的心室率。β受体阻滞剂对于高儿茶酚胺AF患者心室率的控制是首选，比如说甲状腺功能亢进的患者和心脏手术的患者；②都有静脉制剂（β受体阻滞剂中普萘洛尔、美托洛尔和艾司洛尔）和口服制剂，静脉均能够迅速的起效，其中，非二氢吡啶类钙离子拮抗剂静注后 4～5min 就可以快速的减慢心率。缺点：①β受体阻滞剂能阻滞气道平滑肌 β$_2$受体，因此禁止用于哮喘的患者，有哮喘的以及慢性肺疾病患者，首选非二氢吡啶类钙通道阻滞剂，但是非二氢吡啶类钙离子拮抗剂，不能用于左心功能不全的患者（即射血分数 <40%），而β受体阻滞剂可以用于稳定期左心功能不全的患者；②两药都可以降低血压，特别是静脉使用时，应监测血压。

审方要点：①非二氢吡啶类钙离子拮抗剂的相互作用，由于这类药都是 P-蛋白酶的抑制剂，也是 CYP3A4 的抑制剂，合用可能会增加 P-蛋白酶底物、CYP3A4 代谢底物的血药浓度。如与经 CYP3A4 代谢的他汀类药物合用时，需要控制他汀剂量，以防引起他汀类药物骨骼肌溶解等不良反应。地尔硫草、维拉帕米和他汀合用时，辛伐他汀的剂量应 ≤10mg/d，洛伐他汀的剂量应 ≤40mg/d，阿托伐他汀也应该使用较低剂量。②非二氢吡啶类钙离子拮抗剂禁止与伊伐布雷定合用，防止加重心动过缓和传导障碍。③非二氢吡啶类钙离子拮抗剂和β受体阻滞剂/地高辛/胺碘酮合用时，应严格把握指针，尽量避免联合使用。④β受体阻滞剂和非二氢吡啶类钙离子拮抗剂，低血压或接近低血压患者以及二度及二度以上房室传导阻滞患者禁用。非二氢吡啶类钙离子拮抗剂禁用于射血分数下降（<40%）的心衰患者；⑤最大剂量：美托洛尔最大剂量 200mg/d，比索洛尔10mg/d。

4. 节律控制

室率控制和节律控制是 AF 治疗中的两个选择项。节律控制是指通过采用射频消融、电、药物等方式，将房颤转复为窦性心率，电转律、药物转律后一般需要长期服用 AAD 维持窦性心律，而新发 AF 转复为窦律的患者以及 AF 射频消融后患者常不需要长期服用 AAD。节律控制主要优点是能够有效地控制症状，预防心动过速介导的心肌病，它的缺点是要承担长期使用 AAD 所带来的不良反应，对于一些患者长期维持窦性心律的成功率是比较低的。

（1）节律控制适应人群　因此选择节律控制，应选择长期维持窦性心律可能性较大的、室率控制不理想和仍有症状的、以及已经存在有心动过速心肌病患者。影响节律控制成功的因素主要有左心房有没有增大、有没有潜在的不可逆的造成 AF 的疾病以及 AF 持续的时间。对于新发 AF、阵发性 AF 以及 AF 小于 1 年的患者，首选节律控制，因为 AF 时间越长，越有可能造成心脏电重构和解剖重构，从而发展为持续性、永久性 AF。需要指出的是，室率控制和节律控制，无论是对于心血管的死亡率，血栓的发生率，以及总体死亡率，两者之间都没有显著性的差异。

（2）转复前后抗凝 无论 AF 患者栓塞的风险有多大，对于阵发性 AF、持续性 AF 以及新发房颤发作持续时间 >48h 的患者转复前都必须使用抗凝治疗至少三周，转复后使用至少 4 周（消融术后需要继续抗凝治疗 8 周）。如果需要紧急转复，必须通过食道超声心动图检查确定左心耳和心房没有附壁血栓，其目的以防转复时造成血栓脱落，导致脑卒中等血栓事件（因为一旦转复为窦性心律，心房收缩力增强，血栓容易脱落）。

（3）药物复律和维持窦性心律 主要选用 I C 和 III 类的 AAD，其中 III 类的决奈达隆目前还没有药物转复的证据，不用于转复，只能用于维持转复后的窦性心律。维持窦性心律和药物转复所用的 AAD 是一样的，也是 I C 和 III 类的 AAD。总的说来，维持窦性心律，胺碘酮效果最好，但也存在个体差异。审方时需注意：①I C 类如普罗帕酮，不能用于有结构性心脏病患者和心衰患者；②III 类索他洛尔禁用于射血分数下降的心力衰竭的患者。决奈达隆也禁用于严重的或近期失代偿，有症状的心衰患者。因此对于严重心衰患者，特别是射血分数下降的心衰患者只能使用胺碘酮。③索他洛尔原型从肾清除，肌酐清除率 CrCl <40ml/min 患者禁用。对射频消融的患者，目前不提倡长期使用 AAD 维持窦性心律。

问题 4：给予地高辛后，赵先生的心率仍然是 120 次/min，仍然主诉心悸。BP 100/60mmHg，心衰症状正在改善，但他仍然有轻微的呼吸急促。医生决定给他转复到正常的窦性心律。请问，赵先生是节律控制的合适的人选吗？如果是，为什么？什么决定了有可能成功地转复成正常窦性心律？

分析：大多数患者的长期治疗策略应该是一个室率控制策略，控制心率，如果需要，同时给予抗凝治疗。然而，当患者室率控制充分，但仍有症状时，或使用了足够的药物，心率仍控制不理想时，患者不能忍受室率控制药物的不良反应时，节律控制是需要的。赵先生使用地高辛后心率仍不能很好控制。β 受体阻断剂或非双氢吡啶类钙离子拮抗剂虽也可以用来控制他的心率，然而，他的血压太低，无法使用这些药物。因此，选用节律控制策略是合理的。赵先生房颤持续时间小于 1 年，左心房正常，维持正常的窦性节律的机会是大的。

5. 抗凝治疗

AF 患者无论采取室率控制还是节律控制，都必须评估患者的血栓栓塞风险，并在适当情况下开始抗凝治疗。瓣膜性心脏病患者的 AF 需要抗凝治疗。对于非瓣膜性的 AF 的患者，主要是通过 CHA2DS2 - VASc 评分（表 2 - 4 - 5），≥2 分，需要抗凝治疗，目前证据，评分为 1 分的患者可以选择使用或不使用抗凝治疗。评分是 0 分的患者可不开始抗凝治疗。采取抗凝治疗前，还要对患者进行一个出血风险 HAS - BLED 评分（表 2 - 4 - 6），≥3 分，有出血风险，需要指出的是有出血风险的，并不是抗凝治疗的禁忌证，而是提示需要对出血风险高的因素进行纠正。但目前针对 AF 导管消融后能够长时间维持窦性心律的患者，尚不能做出是否还需长期服用抗凝药的结论。

表 2-4-5　非瓣膜心房颤动患者抗凝治疗的 CHA2DS2-VASc 评分

CHA2DS2-VASc 评分（≥2 分者需要抗凝治疗）	
C 充血性心力衰竭/左心功能不全	1 分
H 高血压	1 分
A 年龄≥75 岁	2 分
D 糖尿病	1 分
S 既往脑卒中或短暂性脑缺血发作	2 分
V 血管病变（心肌梗死病史、外周动脉疾病、主动脉粥样硬化）	1 分
A 年龄 65~74 岁	1 分
S 性别：女性	1 分

表 2-4-6　出血风险 HAS-BLED 评分

HAS-BLED 评分（≥3 分者有出血风险）	
H 高血压（血压控制不佳）	1 分
A 肝肾功能异常各 1 分	1 或 2 分
S 卒中	1 分
B 出血倾向	1 分
L 不稳定的 INR 值（服用华法林时）	1 分
E 年龄 >65 岁	1 分
D 药物（合并使用阿司匹林或非甾体抗炎药）或嗜酒各 1 分	1 或 2 分

抗凝药物的选择，对于非瓣膜疾病的患者，可选择新型口服抗凝药，包括利伐沙班、达比加群等，也可以选用华法林。审方要点：①瓣膜病的 AF 患者，包括人工心脏瓣膜置换术后的患者、风湿性二尖瓣病变患者、任何原因所致二尖瓣狭窄患者，以及肾功能严重受损的患者，不能使用新型口服抗凝药，只能使用华法林。②不建议使用阿司匹林、氯吡格雷等抗血小板药用于房颤预防血栓治疗。如无抗血小板使用指征时，应避免抗凝药物与抗血小板药物的联合应用，以免增加出血的风险。③如果选择了新型的口服抗凝药，审方时应该注意剂量。利伐沙班，用于房颤预防血栓常规的剂量是 20mg，qd；如果 <50kg，或者≥75 岁，或者 CrCl <50ml/min，那么应减量为 15mg，qd，CrCl <15ml/min 禁用。同样，达比加群常规剂量 150mg，bid；<50kg，或者 >75 岁，或者 CrCl <50ml/min，或者合并使用 P-糖蛋白抑制剂（如维拉帕米、胺碘酮、奎尼丁、克拉霉素、替格

瑞洛）等时，就要减量为 110mg，bid，CrCl < 30ml/min 禁用。④利伐沙班单次剂量超过 10mg，应注明与饭同服，有利于提高生物利用度，保证抗凝疗效。⑤应注意与利伐沙班、达比加群临床的相互作用。达比加群主要是经肾排泄，受肾功能影响大，同时是 P - 糖蛋白底物，跟 P - 糖蛋白抑制剂合用存在相互作用。利伐沙班主要经 CYP3A4 代谢，因此与 CYP3A4 酶诱导剂和抑制剂有相互作用。达比加群和利伐沙班禁止与利福平、卡马西平、苯妥英、三唑类的抗真菌药物合用。达比加群禁止与决奈达隆合用。⑥华法林和许多药物存在相互作用，审方时可提醒存在的相互作用，并需检测凝血功能，根据凝血指标国际标准化比值（INR）调整华法林剂量，INR 目标值为 2～3。

五、其他的室上性心律失常

除房颤、房扑外其他的室上性心律失常，通常不需要长期的 AAD 治疗，如症状频繁发作且有症状时，大多可通过射频消融治疗，也可选用 β 受体阻滞剂或非二氢吡啶类钙离子拮抗剂控制症状。窦性心动过速最常见的原因是对运动和儿茶酚胺生理性释放情况的正常反应，并不都是病理性的。病理状态下如发热导致的窦性心动过速，大多数情况下，针对基础病因给予治疗后，窦性心动过速会改善或消失。最常见的室上性心律失常是 AF、房扑和阵发性室上性心动过速（paroxysmal supraventricular tachycardia，PSVT）。

（一）阵发性室上性心动过速

PSVT 指除 AF、心房扑动和多灶性房性心动过速之外的，骤然发作和停止（突发突止）的间歇性室上性心动过速。PSVT 通常是由折返所致，主要包括房室结折返性心动过速（atrioventricular nodal reentrant tachycardia，AVNRT）和房室折返性心动过速（atrioventricular reentrant/reciprocating tachycardia，AVRT）。AVNRT 是最常见的 PSVT。AVNRT 的特点是在房室结或结周心房组织中存在 2 条路径。AVRT 的特点是存在结外旁路，直接连接心房和心室。

1. 临床表现和危害

PSVT 经常突然发作和终止。PSVT 发作时心率通常达 180～240 次/min。患者会感到心悸、经常紧张和焦虑。在有快速心室率的患者中，可能发生头晕和晕厥（接近晕厥），并且可能会发展为其他严重的心律失常。如果患者存在冠状动脉粥样硬化性心脏病或左心功能不全，那么 PSVT 发作可能诱发心绞痛、心力衰竭或休克。目前没有证据表明 PSVT 的患者脑卒中风险增加。

病例 2：钱女士，32 岁，因"心悸、疲劳 5min"来急诊科就诊。在过去的两年里，她有过两次类似的经历，但自行好转，没有就诊治疗。体格检查：没有明显的痛苦感觉，体温 36.7℃，心率 185 次/min，BP 95/60mmHg，呼吸频率 12 次/min。心电图见图 2 - 4 - 5。诊断为 PSVT。

问题 1：钱女士 PSVT 的临床表现有哪些？

分析：钱女士感到心悸，类似情况共发作 3 次，每次都是突然发作，可自行终止。ECG 显示规律心律 185 次/min。P 波不能被找到，QRS 波是窄的正常波形。

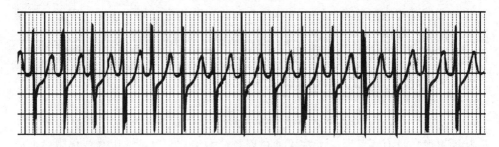

图 2 - 4 - 5 阵发性室上性心动过速

2. 非药物治疗

PSVT 急性发作的时候需要干预中止发作。如果发作的时候，出现血流动力学紊乱，需要立即同步的直流电复律。如果血流动力学稳定，那么可以通过阻滞房室结传导减慢心室快速反应来治疗，首选非药物治疗，刺激迷走神经，迷走神经张力的增加会增加房室结不应期，因此减慢心率。可选择：①按压眼球引起眼心反射；②冷水刺激颈后部；③压舌后根 1/3 处；④按压颈动脉窦（对颈内动脉和颈外动脉的分叉加压），注意只能按单侧，按压前应先听诊，如果有严重的动脉粥样硬化或斑块，应严谨按压，以防斑块脱落造成脑卒中；⑤瓦尔萨尔瓦的操作（瓦氏运动），即强制呼气，声门关闭，类似于用力排便的情况；⑥改良的瓦氏运动，先憋气吹注射器 15s，躺下，双上肢抬高 45 ~ 90°，维持 45s。

3. 药物治疗

如非药物治疗无效，可静脉用药物。药物有：①腺苷，因为半衰期只有 9s，故需要快速静脉注射（秒推）5 ~ 10mg。②非二氢吡啶类钙离子拮抗剂维拉帕米和地尔硫草，可以用于 PSVT，维拉帕米 2min 静脉注射（慢推）5 ~ 10mg，给药后 3 ~ 5 分钟内达到治疗高峰，如果无反应，可以在 15 ~ 30min 再静脉推注 10mg，直到达到最大剂量 20mg；非二氢吡啶类钙通道阻滞剂或普罗帕酮静脉注射一定要慢，如果太快，可能会引起房室传导阻滞、心动过缓、血压下降。③如果腺苷和钙离子拮抗剂失败，也可使用 β 受体阻滞剂和毛花苷丙注射液。一般不用胺碘酮，因为起效慢，10 ~ 15min 起效。长期的治疗策略，主要是通过射频消融，或者教会患者使用非药物治疗的方法来终止发作，长期药物预防治疗只针对少数频繁发作或症状不能耐受，又拒绝射频消融的患者，主要选用减缓传导、增加房室结不应期、防止心室快速反应的药物，包括口服β受体阻滞剂（首选）、维拉帕米、地尔硫䓬或地高辛。考虑到 AAD 长期使用存在的不良反应，很少使用ⅠC 和Ⅲ类长期预防 PSVT。

问题 2：钱女士尝试了瓦氏运动，她的心室率降低到 150 次/min，但 PSVT 未终止。给予她 1min 静脉注射腺苷 6mg，对 PSVT 没有影响。再给予腺苷 12mg，也没有效果。治疗中没有发生不良反应。钱女士对腺苷不反应的一个可能的原因是什么？是否有药物相互作用减少了腺苷的作用？腺苷一般有哪些不良反应？

分析：虽然钱女士的血压为 95/60mmHg，但仍维持一个足够的灌注压力，所以刺激迷走神经兴奋应该是首先尝试的治疗方法。PSVT 的药物治疗为阻断房室结，因为 60% PSVT 是 AVNRT。腺苷是一种嘌呤核苷，对心脏起搏点会产生短暂的负性频率和负性传导效应，因为它的快速和短暂的影响，被用作急性 PSVT 治疗药物。最初 1~2s 快速推注腺苷 6mg，然后用 0.9% 氯化钠注射液冲洗。如果在 2min 内不成功，可以再追加 12mg，如仍无效，可再追加 18mg。腺苷相对于其他药物的优势包括起效快和半衰期短（9s）。因为它的半衰期很短，腺苷应该快速的静脉推注（1~2s），紧接着是氯化钠注射液冲洗。腺苷进入血液后立即代谢。因此，钱女士对腺苷无反应主要是由于输注时间过长（1min）。理论上，接受茶碱的患者，腺苷可能无效或需更高剂量，因为茶碱是一种有效的腺苷受体阻断剂。大剂量的其他甲基黄嘌呤类药物（如咖啡因）在理论上也可以像茶碱一样与腺苷存在相互作用。相反，双嘧达莫可以增强腺苷的作用，因为双嘧达莫阻碍了腺苷的清除。大多数患者能够很好地耐受腺苷，但严重支气管痉挛性哮喘患者和严重冠状动脉疾病患者除外。腺苷常见不良反应应告之接受腺苷的患者，主要表现为短暂的胸闷、脸红或焦虑感。在哮喘患者中可以观察到呼吸急促和喘息。心脏移植患者的对腺苷特别敏感，因此，应该使用低剂量的腺苷。

（二）预激综合征患者

预激（Wolff–Parkinson–White syndrome，WPW）综合征患者可以发生在无明显心脏疾病的儿童和成年人，他与同龄人相比更容易发生心律失常（图 2–4–2 D），表现为 PSVT（AVRT）和 AF。WPW 综合征先天存在一条额外路径，被称为旁路，该旁路跨过房室结，直接连接心房与心室。旁路组织传导电冲动的速度通常较房室结更快，从而 ECG 上出现间歇性 P–R 间期缩短、QRS 波群增宽的一种心动过速综合征。如果患者有通过房室旁路的顺向传导（冲动经心房到房室结再到心室的传播），则窦性心律时心电图上会显示预激波（即 δ 波）。WPW 综合征患者如果发生 AF，那么心房的冲动可通过旁路传导，心室率可能超过 300 次/min，容易诱发心室颤动，发生晕厥或心脏性猝死。

有心律失常的 WPW 综合征患者长期治疗首选射频消融术。对于拒绝射频消融术的患者，可以药物治疗。WPW 综合征患者发生 PSVT 治疗策略同 PVST。WPW 综合征患者发生 AF，由于转换为窦性心律后的心室率更容易控制，所以主要的策略是节律控制，如果没有结构性心脏病，可选择 ⅠC 类 AAD，如普罗帕酮、伊布利特，如果有结构性心脏病可选用 ⅠA 类普鲁卡因胺，不能使用常规的阻断房室结传导的药物。因此，对于 WPW 综合征合并 AF 患者审方要点：禁止使用 β 受体阻滞剂、非二氢吡啶类钙离子拮抗剂（维拉帕米和地尔硫䓬）、地高辛、腺苷和胺碘酮，因为阻断房室结传导可能增加心房冲动经旁路到心室的传导，加快心室率并可能导致血流动力学不稳定。

六、传导阻滞

AAD 主要针对的是快速性心律失常，所以对于传导阻滞等缓慢性的心律失常，都是不适合的。如果出现心动过缓或者是血压下降，急性期可以使用阿托品或拟肾上腺素类药物治疗。程度严重者，长期治疗主要是安装起搏器。房室传导阻滞可由药物（β 受体阻滞剂、非二氢吡啶类钙离子拮抗剂、地高辛），急性心梗，心肌淀粉样变和先天异常所导致。

（一）分类

电冲动不能经过希浦系统的左束支或右束支传导，那么就发生了束支传导阻滞。束支阻滞，尤其是左束支传导阻滞，常和缺血性心脏病相关。束支传导阻滞本身不会导致临床的心脏功能障碍。左束支阻滞时，左边的除极来自于右心室传导来的冲动。这个冲动，必须通过非典型的比较慢的传导组织，因此左心室在后面除极，ECG 出现一个宽的 QRS 波（图 2-4-6）。诊断左束支传导阻滞需要 12 导联心电图。

房室传导阻滞分为一度、二度、三度房室传导阻滞。一度房室传导阻滞，通常没有症状，ECG 只表现为 P-R 间期延长，没有 QRS 波的丢失，提示来自窦房结的冲动都下传到心室，它常由 AAD 引起。二度房室传导阻滞，有丢失的 QRS 波。三度房室传导阻滞，从窦房结传出来的冲动，一个都没有传到心室，心室必须要靠自身的起搏，即逸搏心率，通常比较慢，从而不能提供足够的心脏输出，导致周围组织器官灌注不足的症状，通常需要安装机械的心脏起搏器。审方要点：对于二度及二度以上房室传导阻滞患者，如果没有安置起搏器纠正，则 β 受体阻滞剂、地高辛和非二氢吡啶类钙离子拮抗剂禁用。另一方面，缓慢型心律失常常是 AAD 的不良反应。

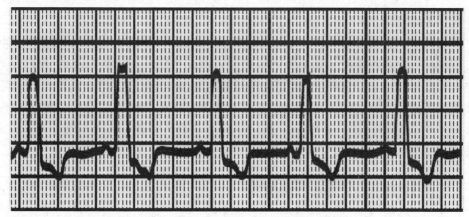

图2-4-6 束支传导阻滞

七、室性心律失常

AAD 终止血流动力学稳定患者的急性室性心律失常发作是有效的，但是循证医学证据证明长期使用可能会增加死亡率，因为它们通常会导致室性心律失常，特别是在结构性心脏病患者中使用时。目前，室性心律失常长期治疗的药物，特别是针对缺血性心脏病等结构性心脏病患者，主要是 β 受体阻滞剂和胺碘酮。除此以外，更强调对上游原发病的治疗。高风险的危及生命的室性心律患者，长期治疗方案是植入心脏除颤器（implantable cardioverter defibrillator，ICD）。

（一）室性心律失常危及生命的评价及治疗策略

对于室性心律失常，强调早期识别、综合干预、安全应用。室性心律失常是否治疗以及采取什么措施，需要对患者进行全面评估，识别产生室性心律失常的病因，了解心律失常的性质和危害（有无症状、每日发作次数等），并进行危险分层，决定治疗策略。一般引起室性心律失常的原因主要有结构性心脏病、运动、代谢或电解质紊乱（例如，酸中毒、低钾或高钾血症、低镁血症）、药物（例如，洋地黄、拟交感胺、AAD）、遗传学离子通道异常等。识别并治疗可治疗的病因是非常重要的，例如纠正代谢和电解质紊乱，停止致心律失常的药物，治疗原发疾病等。

危及生命的室性心动过速，主要有持续性室性心动过速、TdP 和心室颤动，都存在危险因素。充分地记录心律失常，以及通过药物或者是机械得到抑制的历史是非常必要的。如患者存在危及生命的心律失常的症状（晕厥、院外心脏停搏），应该入院进行评估，进行 12 导联心电图测试、动态心电图监测、必要时进行平板运动负荷试验和电生理评估。

（二）分类

室性期前收缩（premature ventricular contractions，PVCs）是由心室肌发出冲动引起的，产生奇异的、宽大的 QRS 波，可起源于同一个异位起搏点（单灶），呈现为单形性室早，也可以起源于多个异位起搏点（多灶），即多形性室早。可表现为固定的节律，如二联律［指正常心搏和早搏持续交替（即 1 个正常 QRS 波接 1 个 PVCs 波）］（图 2 - 4 - 7），三联律（2 个正常 QRS 波后接 1 个 PVCs 波）和四联律（3 个正常 QRS 波后接 1 个 PVCs 波）。

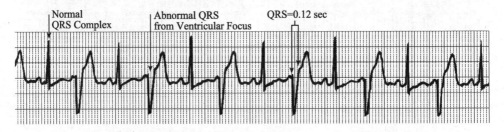

图 2 - 4 - 7　室性期前收缩（1 个正常 QRS 波后接 1 个 PVCs）

非持续性室性心动过速（nonsustained ventricular tachycardia，NSVT）定义为 3 个或更多个持续的 PVCs 持续 <30s，并自动终止，心率 >120 次/min（图 2 - 4 - 8）。持续的室性心动过速（sustained ventricular tachycardia，SuVT）定义为持续的 PVCs 至少持续 30s，伴有心率 >100 次/min，P 波丢失在 QRS 波中，难以识别（图 2 - 4 - 9）。SuVT 性质严重，有可能进展为心室颤动（ventricular fibrillation，VF）。心室扑动定义为持续的、迅速的、规律的心室跳动，一般 >250 次/min，经常演变为 VF。VF 定义为不规律的、无序的、迅速的心室跳动，不能识别 P 波或者 QRS 波（图 2 - 4 - 10）。它是由心室多个折返波引发。VF 的患者没有有效的心脏输出。

尖端扭转型室性心动过速（TdP）是另外一种形式的严重的室性心动过速（ventricular tachycardia，VT），是一种先天性或获得性 Q - T 间期延长的多形性VT。其典型特征包括前驱性 Q - T 间期延长（尤其是 TdP 发生前的最后一次窦性心搏）、心室率 160 ~ 250 次/min、R - R 间期不规则以及每 5 ~ 20 次心搏 QRS 轴偏转 180°的周期变化。TdP 可短暂发作，自行终止。然而，大多数患者会有多次TdP 发作，如果快速连续复发，有可能进展为 VF 和心源性猝死（sudden cardiac death，SCD）。

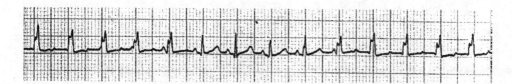

图 2 – 4 – 8 非持续的室性心动过速

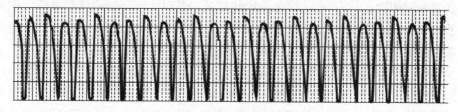

图 2 – 4 – 9 持续的室性心动过速

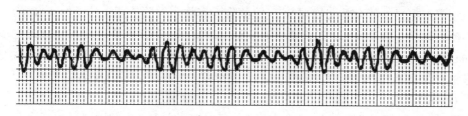

图 2 – 4 – 10 心室颤动

（三）室性期前收缩的治疗

PVCs 较常见，当采用 24h 动态心电图监测时，高达 80% 看似健康的人群存在 PVCs，其患病率随年龄而增加，既可以发生于无结构性心脏病的患者，也常见于多种基础心脏病变患者。在正常心脏的人群中偶发的 PVCs，绝大多数几乎无症状。最常见的症状主要是心悸，以及 PVCs 后停顿带来的心脏停搏感，极少导致血流动力学紊乱。PVCs 有症状的患者可行动态心电图监测，以量化发生的频率，并确定是单形性还是多形性。超声心动图检查，以评估是否存在结构性心脏病以及心功能情况。PVCs 患者的治疗取决于有无症状和 PVCs 量的负荷、有无结构性心脏病、心功能状态、有无遗传性离子通道病、有无电解质紊乱和药物过量等。无症状的心脏健康人群的 PVCs 不应治疗。有症状的 PVCs、PVCs 频繁发作（ >10 000 次/24h）可导致心肌病等不良预后，可开始治疗。无结构性心脏病患者，首选 β 受体阻滞剂，少数患者也可选用非二氢吡啶类钙离子拮抗剂治疗，对 β 受体阻滞剂或钙离子拮抗剂治疗无效或不能耐受的患者，才选用 I C 类（如氟卡尼和普罗帕酮）、Ⅲ类和射频消融术。

审方要点：①Ⅰ C 类可非常有效的抑制 PVCs，然而，禁用于有结构性心脏病，特别是冠状动脉粥样硬化性心脏病患者，因为可能致心律失常并增加死亡率。②结构性心脏病患者，特别是心肌梗死或心力衰竭的患者，首选 β 受体阻滞剂，作为基础治疗方案中的一部分。如果 β 受体阻滞剂使用后症状未改善，可选用Ⅲ类，如胺碘酮。但不推荐对无症状 PVCs 患者进行常规胺碘酮治疗，因为它不能显著降低总体死亡率，并且可能有副作用。③β 受体阻滞剂治疗无结构性心脏病患者 PVCs 时，应采用能缓解症状的最低剂量以将不良反应降到最低。但治疗结构性心脏病患者的 PVCs 时，如既往有心肌梗死或心力衰竭的患者，则应逐步调整剂量至患者能耐受的治疗基础疾病的最大推荐剂量。

PVCs 引起 SCD 的危险因素主要有频繁的 PVCs（超过 15% 心博、>10 次/h）、左室射血分数（left ventricular ejection fraction，LVEF）<40% 的患者、心肌梗死后有较低的 LVEF（<40%）的时候。据估计，心肌梗死患者死亡率 50% 是由于 SCD。对于心肌梗死的幸存者，有较低的 LVEF 的时候，心室异位活动如果发作的频繁和重复，那么就会增加 SCD 的危险。有临床试验使用Ⅰ C 类的 AAD 治疗心梗后室早，结果显示，虽然能够有效地治疗室早，但是明显地增加了总死亡率和心脏停搏发生率，死亡原因包括心律失常，说明Ⅰ C 类的 AAD 对于心梗后的室早有致心律失常的作用，总的危害大于收益，所以禁止在心梗后患者使用Ⅰ C 类的 AAD 治疗室早。多个荟萃分析证明，心梗后的患者使用 β 受体阻滞剂，能有效地减少心梗的再次发作以及死亡率，而减少死亡率主要归因于减少了由于心律失常如 VT 导致的 SCD 的获益，因此指南建议，在心梗最初 24h，应该常规使用 β 受体阻滞剂，预防早期 VF 发生。长期口服能起到二级预防的作用，特别是 LVEF 下降的患者。胺碘酮能够有效地减少室性心律失常的发生和心脏死亡率，但是它不会减少也不会增加总死亡率，对于一些高危的心肌梗死的患者，如果不能使用 β 受体阻滞剂，或者有当用了 β 受体阻滞剂一线治疗药物以后仍有心律失常额外的风险的话，那么胺碘酮可以给予。审方要点：对于心肌梗死后患者，如果存在室性心律失常，首选 β 受体阻滞剂，如果 β 受体阻滞剂使用以后仍有心律失常额外的风险的话，可以联合使用胺碘酮。β 受体阻滞剂和胺碘酮联用应提醒医生严格把握联用指针，密切监测患者心率以及缓慢型心律失常引发的症状，必要时监测心电图。许多中草药制剂都说有恢复正常心脏节律的作用，但是对于大多数药物还缺乏人体试验的有效性。目前有临床试验证明对室性心律失常有效的主要有参松养心胶囊、稳心颗粒，基于研究证据和我国患者特点，《室性心律失常中国专家共识 2016》推荐，对于未合并或合并有结构性心脏病的症状性 PVCs 患者，可应用参松养心胶囊治疗。在食物补给品方面，ω−3 多不饱和脂肪酸（n−3 PUFAs），辅酶 Q10 和 Ll−肉毒碱是研究最多的心律失常替代疗法。

目前还缺乏足够证据证明对于减少室性心律失常是有效的。

病例 3：孙女士，56 岁，入住 CCU，诊断为急性前壁心梗。体格检查：BP 115/75mmHg，脉搏 85 次/min，呼吸频率 15 次/min。听诊胸部有 S3 奔马律。血 K、血镁正常。两日后超声心动图提示，LVEF 35%。心电监护仪记录，有多形的 PVCs，15 次/min。请问，孙女士应给予 I 类 AAD 吗？

分析：孙女士急性心肌梗死后，LVEF 明显下降，并伴有频发的 PVCs，故应尽早开始启动 β 受体阻滞剂。她的血压目前可以耐受，但 β 受体阻滞剂需要从小剂量开始，缓慢增加到孙女士能耐受的最大剂量。I 类 AAD 可增加心肌梗死患者死亡率和心脏停搏的风险，故不能用于孙女士。

（四）非持续性室性心动过速的治疗

一般正常人很少发生室性心动过速，如果发现，需要寻找是否有结构性心脏病，包括缺血性心脏病和非缺血性心脏病，后者主要有扩张性心肌病、肥厚性心肌病、主动脉狭窄等。通常应该给予 β 受体阻滞剂作为一线治疗选择。需注意的是 β 受体阻滞剂，都是指选择性 $β_1$ 受体阻滞剂（如美托洛尔 50~200mg/d 和卡维地洛 12.5~50mg/d），不能选用含有内生活性的 β 受体阻滞剂，如吲哚洛尔等，因为，它们没有显示出对心梗后的患者有心脏保护作用。使用 β 受体阻滞剂后仍有症状或者不能耐受 β 受体阻滞剂的 NSVT 患者，可添加非二氢吡啶类钙离子拮抗剂（如维拉帕米 360~480mg/d 和地尔硫䓬 240~360mg/d），不过非二氢吡啶类钙离子拮抗剂不能用于心力衰竭的患者。AAD 通常仅用于使用 β 受体阻滞剂和非二氢吡啶类钙离子拮抗剂后仍有严重症状的 NSVT 患者，并且这些患者不适合导管消融术治疗 VT。一般首先选择胺碘酮（200mg，一日 2 次，连用 1 周，之后 200mg/d）；也可选择美西律（200~300mg，q8h），但 AAD 需要仔细监测，尤其是在有结构性心脏病的患者中。除了药物，还可选择射频消融、ICD（心肌病伴 LVEF <35%、晕厥史）。

病例 4：李先生，62 岁，因下壁心肌梗死入院。住院期间，没有再发疼痛，也没有心衰发生。超声心动图显示 LVEF 48%，但是，心电图显示 NSVT，持续 3~20s。李先生自述，发作时感觉到心悸。请问李先生的 NSVT 需要治疗吗？

分析：NSVT 常发生在有潜在的心脏病患者中。李先生，急性心肌梗死后 48h 出现 NSVT，有心悸等症状，因此应该治疗。李先生无 β 受体阻滞剂的禁忌证，如失代偿的心衰、哮喘、慢性阻塞性肺疾病（chronic obstructive pulmonary disease, COPD）急性发作等，故首选 β 受体阻滞剂。除了控制症状，β 受体阻滞剂还能减少心梗后心脏病死亡的事件，包括有或者没有 VT 患者。β 受体阻滞剂还显示，在有缺血性心脏病伴有 LVEF <40% 的患者中，能够减少死亡率。

（五）持续性室性心动过速的治疗

SuVT 需紧急处理，及早终止，以免进展为 VF，造成生命危险。血流动力学不稳定，应该立即同步化电复律，血液动力学稳定的，应使用 AAD。可选用：①静脉给予利多卡因 1~1.5mg/kg，通常为 75~100mg，以 25~50mg/min 的速率给药。必要时可每 5~10min 重复给予低剂量（0.5~0.75mg/kg），在急性心肌缺血或心梗时可能更有效。如果 VT 终止，则通常不持续输注。如果 VT 复发，则可开始以 1~4mg/min 的速率持续静脉滴注。最大总剂量为 1h 滴注 3mg/kg（300mg）。滴注 24h 后，神经毒性的发生率大大增加。②静脉给予普鲁卡因胺 20~50mg/min，同时密切监测血压（每 5~10min 1 次），直至心律失常终止、出现低血压、QRS 时限延长超过 50%，或者总剂量达到 15~17mg/kg 为止。一旦 VT 终止，通常不必继续维持滴注，但如果 VT 复发，则可重新或继续使用普鲁卡因胺。③静脉给予胺碘酮，10min 静脉给予 150mg，然后 1mg/min 持续给予 6h。之后通常 0.5mg/min 再静脉滴注 18h 或以上。对于复发的或难治的 SuVT，每 10~15min 可重复给予 150mg（10min 内），24h 最大总剂量为 2.2g。必须严密监测血压，当过快给予胺碘酮时，可引起低血压。对于 VT 频繁复发的患者，应该持续滴注，并考虑开始使用口服 AAD 或行射频消融术。口服胺碘酮（剂量不超过每 8h 400mg）时，通常要与静脉给予胺碘酮有 24~48h 的重叠期。大剂量口服胺碘酮负荷（200mg tid~bid）可持续长达 7~10 日，之后减至维持剂量（200mg/d）。静脉给予和口服胺碘酮负荷的持续时间取决于临床效果和对该药的耐受情况。④索他洛尔：1~1.5mg/kg（或 100mg），10~20mg/min 滴注，观察有无心动过缓、低血压或其他可由索他洛尔引起的心律失常，如 TdP。必要时，可在 6h 后重复给予这剂量。辅助应用 β 受体阻滞剂是减少 SuVT 交感神经兴奋的有效措施，尤其对于短时间内 VT 频繁复发的患者（如，VT "风暴"）

静脉给予胺碘酮起效比普鲁卡因胺和利多卡因慢，但可提高难治性 SuVT 的转复率，并减少转复后的复发。普鲁卡因胺的优势在于即使不能终止 VT、也能减慢 VT，因此常会使血流动力学更稳定，而利多卡因通常不会减慢 SuVT。普鲁卡因胺能终止 50% 以上的 SuVT 发作，而利多卡因通常仅能终止 10%~20%。

鉴于缺血性或非缺血性心肌病患者发生的 SuVT 没有明确可识别的可逆病因，几乎所有具有 SuVT 史的患者都适合植入 ICD 来治疗复发性 VT 和降低 SCD 的风险，可采用导管/手术消融减少 ICD 放电次数。审方要点：①几乎所有发生 SuVT 的患者都有使用 β 受体阻滞剂的指征，包括既往心梗患者、左室收缩功能下降的心力衰竭患者等。β 受体阻滞剂可以在一定程度上预防复发性 SuVT。除 β 受体阻滞剂之外，没有证实其他 AAD 能降低 SuVT 患者的死亡率。②AAD 仅用于 ICD

频繁放电的患者，为了减少 ICD 的放电次数引起的不适以及拒绝消融和植入 ICD 的 SuVT 复发患者，改善生存质量。存在心力衰竭和（或）结构性心脏病时，可选择的 AAD 很少，主要为胺碘酮和美西律，美西律很少有用，除非是联合胺碘酮，但注意 AAD 很少联用。AAD 中，胺碘酮预防复发性 SuVT 最有效，但索他洛尔也能有效减少复发性 SuVT。

病例 5：周女士，64 岁，因心悸发作来院急诊。有高血压病史，长期使用噻嗪类利尿剂控制血压。6 个月前发生下壁心梗。体格检查：BP 95/70mmHg，脉搏 145 次/min，呼吸频率 10 次/min。脸色苍白，大汗。心电监护提示 SuVT。6 个月前超声心动图提示：LVEF 35%。她应该如何治疗呢?

分析：SuVT 急性发作治疗，取决于患者血流动力学稳定性。周女士血流动力学稳定，可选择静脉给予 AAD。因为她的 LVEF < 40%，可首选胺碘酮静脉使用终止 SuVT。静脉使用胺碘酮最常见的不良反应是低血压和心动过缓，可以通过调整滴注速率来防止。周女士住院第二日再次发作持续大概 2min 的 VT，此时长期治疗措施是安装 ICD，它对预防周女士 SCD 优于 AAD。

（六）无结构性心脏病患者伴室性心律失常的治疗

无结构性心脏病患者伴室性心律失常是指在心脏结构正常且无短暂或可逆的致心律失常因素情况下发生的，可能存在分子和组织水平的异常（例如，心肌离子通道或结构蛋白紊乱），包括无生命危险的和有生命危险的室性心律失常。

无生命危险的室性心律失常，如流出道室性心律失常，常见于年轻女性，又称为腺苷敏感性或 camp 介导性室性心律失常，可无症状或发作心悸、胸痛、呼吸困难，甚至晕厥。无症状或症状轻微者不予药物治疗，有症状的药物可选用长期口服 β_1 受体阻滞剂、非二氢吡啶类钙离子拮抗剂、Ⅰ类或Ⅲ类 AAD，也可选择参松养心胶囊治疗。射频消融适用于药物治疗无效或不耐受者。

有生命危险的室性心律失常中，如长 Q - T 间期综合征（LQTs），抗交感神经治疗、ICD 和心脏起搏器等是主要治疗方法。短 Q - T 综合征（SQTs），可发展为 AF、VT 和 SCD，治疗经验非常有限，奎尼丁可能有效，建议植入 ICD 作为一级和二级预防。Brugada 综合征，多发生在年轻男性，常有晕厥或 SCD 家族史，无先兆发作，发作时心电监测几乎均为 VF。ICD 适用于心电图有典型的 Brugada 波、晕厥、心脏骤停的幸存者，低剂量奎尼丁可用于已经 ICD 术后患者，导管消融可防止少数患者发生 VT。儿茶酚胺敏感性多形性室速、特发性 VF 需行 ICD 治疗。

（七）缓慢型心律失常伴室性心律失常的治疗

缓慢性心律失常，包括病态窦房结综合征、房室传导阻滞等，如伴有室性心律失常时，治疗上存在一定的矛盾。药物选择即需要有效针对室性心律失常，减少发作风险，又要不影响甚至提高窦房结的兴奋性，提高基础心率。β 受体阻滞剂、胺碘酮可减慢心率，除非在有起搏治疗指征的患者，尤其是老年患者，选择了起搏治疗后，方可使用，控制室性心律失常，也可应用心脏起搏联合导管消融、ICD 植入等治疗策略。参松养心可用于窦性心动过缓伴室性期前收缩患者。

八、抗心律失常药物使用时的关注点

（一）增加 QTc、引起尖端扭转型室性心律失常的风险的抗心律失常药物

Ⅰ A 类、Ⅲ类抗心律失常药物，会延长 Q－T 间期，增加 TdP 的风险，进而进展到 VF，引起 SCD。所以在审含有 Ⅰ A 类如奎尼丁，Ⅲ类如索他洛尔等抗心律失常药物的时候，要特别注意有没有其他的因素增加了 AAD 药物引起 TdP 的风险。审方要点：①除 AAD 外，其他引起 TdP 风险的药物有抗生素，主要是大环类脂类（红霉素、克拉霉素）和氟喹诺酮类（其中环丙沙星相对风险最低），三唑类抗真菌药物、美沙酮、抗精神病药氟哌啶醇（其中新型抗精神病药风险相对减少）、三环类抗抑郁药、西酞普兰、促胃动力药（如西沙必利、多潘立酮）、没有中枢性抑制作用的抗组胺类特非那定和咪唑司汀、三氧化二砷等，应避免合用。②应避免联用药动学相互作用的药物，如抑制肝药酶代谢的药物和食物（CYP3A4 抑制剂），如葡萄柚汁会增加经肝脏代谢（特别是经 CYP3A4 代谢）AAD 的血药浓度。③疾病状态增加 AAD 引起 TdP 危险。禁用于 QTc 延长（＞500ms）、明显的电解质紊乱（低镁、低钾、低钙）、心脏疾病（IA 类禁用于心力衰竭和缺血性心脏病患者）、明显心动过缓和房室传导阻滞、中至重度的肝功能受损、肾功能不全（索他洛尔用于 AF，肌酐清除率＜40ml/min 禁用）。Ⅲ类中的胺碘酮和决奈达隆可显著延长 Q－T 间期，但与其他Ⅲ类抗心律失常药不同的是，很少引发 TdP，除非是与 Ⅰ A 类等可导致 TdP 的药物联用或出现低钾血症时。一旦发生 TdP，无论血镁的水平如何，都可以通过补镁治疗，也可以给予 Ⅰ B 类（美西律、利多卡因）不增加 Q－T 间期抗心律失常药物治疗。

（二）心衰患者中抗心律失常药物使用限制

心律失常，常继发于结构性心脏病，特别是心衰的患者。心衰患者死亡的第二大原因就是心律失常，心衰患者常发生室性心律失常、心动过缓、停搏以及 AF。心衰患者中使用 AAD，主要考虑的是长期使用的安全性以及对心功能的影响。目前的循证医学证据证明，只要是作用于离子通道的 AAD，对心衰患者均不能改善预后，甚至增加死亡率，再加上大多数抗心律失常药物，具有负性肌力

的作用，因此大部分的 AAD，不能够用于心衰患者，特别是长期使用。审方要点：①Ⅰ类、Ⅲ类中的索他洛尔及决奈达隆和Ⅳ类药物不能用于心衰患者，目前循证证据证明能够长期使用改善心衰患者 SCD 发生率，并且能改善全因死亡率的，只有 β 受体阻滞剂。②胺碘酮能够有效的降低心率失常的发生率，但并不降低全因死亡率，因此在 β 受体阻滞剂效果不佳或者不能耐受的情况下可以使用胺碘酮。胺碘酮主要是用于中止症状性的、快速性室性心律失常，以及控制急性心衰的心室率，转复节律和房颤。③伊伐布雷定，一种作用于选择性窦房结抑制剂，主要用于控制心衰患者窦性心律，使用前提是慢性稳定性心衰患者（LVEF < 35%）、窦性心律，而且心率 ≥70 次/min 的，β 受体阻滞剂不能耐受或者效果不佳的时候，伊伐布雷定通过 CYP3A4 代谢，禁止和 CYP3A4 强诱导剂和强抑制剂合用，禁止与非二氢吡啶类钙离子拮抗剂合用。④参松养心胶囊可以用在心衰的患者中。

（三）缓慢性、传导阻滞患者中抗心律失常药物的使用限制

审方的时候要关注缓慢性心律失常、高度房室传导阻滞（二度、三度），没有安装起搏器的病窦综合征等，以及预激综合征合并 AF 患者，他们不能使用所有有房室结阻滞作用的药物，包括 β 受体阻滞剂、非二氢吡啶类钙离子拮抗剂、胺碘酮、决奈达隆、洋地黄制剂（如地高辛）、腺苷等。这些药物长期口服时，需把握相互之间联合使用的指针，以防药物导致缓慢性心律失常和房室传导阻滞。

（四）胺碘酮的剂量、相互作用和不良反应

长期使用胺碘酮，需注意胺碘酮的相互作用和不良反应。审方要点：①审剂量。胺碘酮体内半衰期长达 20 ~ 100 日，不良反应和它的剂量以及长期使用以后的累积剂量相关的。最严重的不良反应是肺毒性（肺纤维化、间质性肺炎等）、肝毒性、甲状腺功能的改变，其次会引起光敏反应和皮肤色素减退，角膜的沉淀以及中枢神经系统的震颤、共济失调等反应。胺碘酮起效慢，需要负荷剂量。对于静脉用胺碘酮不超过 1 周或从未接受过静脉用胺碘酮的患者，开始口服治疗时应给予全负荷剂量的胺碘酮，即 400 ~ 1200mg/d，一般分 2 ~ 3 次给予，随餐服用，以尽量减轻消化道副作用。然后减至 200mg/d 的常规维持量。常规可给予 200mg，tid；一周后改为 200mg，bid，一周；最后改为维持剂量 200mg，qd。或者总的负荷剂量不能超过 10 ~ 15g。对于静脉用胺碘酮已有 1 ~ 2 周的患者，开始口服治疗时可给予中等维持量的胺碘酮，即 400 ~ 800mg/d，然后减至 200mg/d 的常规维持量，总的负荷剂量不能超过 10 ~ 15g。对于接受静脉用胺碘酮已超过 2 周的患者，可一开始即以 200mg/d 的剂量开始口服胺碘酮维持治疗。因 SuVT

和 AF 等适应证长期使用胺碘酮的患者，应评估肺、肝、甲状腺、皮肤和眼的基线状况，并定期复查，并尽量寻找最低有效剂量来降低不良反应和毒性的风险。②审禁忌人群：甲状腺功能减退或者是亢进的患者，胺碘酮不适合使用，为相对禁忌证，应提醒处方医生再次评估，是否使用。胺碘酮有钙通道阻滞活性，可直接引起窦性心动过缓和房室结传导阻滞，对于未安装起搏器的病窦综合征和二度及二度以上房室传导阻滞患者、以及 WPW 并发 AF 的患者禁用。③审相互作用。首先胺碘酮为Ⅲ类抗心律失常药物，虽然它引起的 TdP 的危害相对来说比较少，但在存在其他致 Q-T 间期延长因素的患者中，如低钾血症、低镁血症、以及同时使用某些同样有 TdP 发生危险的药物时，TdP 风险明显增加，所以禁止与ⅠA类和Ⅲ类抗心律失常药物、舒托必利等第一代抗精神病药、多潘立酮、莫西沙星、左氧氟沙星、司帕沙星、克拉霉素、红霉素、西酞普兰、喹硫平、匹莫齐特、葡萄柚汁等药物合用。其次胺碘酮还是多种 CYP450 酶的抑制剂和 P-蛋白酶的抑制剂，且血浆蛋白质的结合率 >96%，所以和胺碘酮合用，有一些药物可能需要调整剂量，如辛伐他汀日剂量不能够超过 20mg，达比加群减为 110mg，bid，华法林的剂量常需降低至少 25%，地高辛血药浓度明显升高可能有中毒风险。④审配伍。静脉使用时要注意配伍，它只能和 5% 葡萄糖注射液配伍，不能和 0.9% 氯化钠注射液或者是林格液等配伍，后者影响胺碘酮的稳定性。⑤审适应证。开具胺碘酮一定要注明心律失常相关诊断。长期使用胺碘酮的适应证主要有 AF、VT 等。

（五）决奈达隆的剂量，相互作用和不良反应

决奈达隆和胺碘酮有类似的电生理特性，但是由于它不含有碘，半衰期远远小于胺碘酮，约为 24h，不容易在体内蓄积，不良反应较胺碘酮小，特别是对甲状腺的不良反应。但是它的局限性在于不能用于左心室收缩功能障碍的患者（症状性、特别是纽约心脏分级为Ⅲ级和Ⅳ级的近期失代偿性心衰患者，决奈达隆会显著增加该类患者的死亡率，对于稳定的、不太严重的左心室功能不全患者，尚不确定决奈达隆对心血管并发症和死亡率的影响），而且它不用于 AF 患者的转律和室性心律失常，通常 400mg，bid，仅用于维持 AF 患者的窦律，但效果不如胺碘酮。同样，审方的时候也要关注到剂量、适用人群和相互作用。类似于胺碘酮，决奈达隆也是 CYP450 酶（CYP3A4 中度抑制剂和 CYP2D6 抑制剂）及 P-糖蛋白抑制剂，本身经 CYP3A4 代谢，虽然发生 TdP 风险相对较小，但和提高决奈达隆血药浓度的药物以及有 TdP 风险的药物合用时，TdP 风险增加。所以禁止与 CYP3A4 强抑制剂（如克拉霉素、三唑类抗真菌药物、环孢霉素）、延长 Q-T 间期的药物（吩噻嗪类抗精神病药、多塞平、喹硫平、三环类抗抑郁药、西酞普

兰、克拉霉素、红霉素、左氧氟沙星、莫西沙星、司帕沙星、Ⅲ类和Ⅰ类 AAD、多潘立酮、拓扑替康、长春新碱）、利福平、苯巴比妥、卡马西平、苯妥英、葡萄柚汁合用，与地高辛（剂量需减半）、FK506、西罗莫司、华法林、他汀类联用时，后者需要调整剂量。决奈达隆也有肝功能受损的报道，需要复查肝功能。

九、案例分析

案例1

（1）患者信息：男，76岁。

（2）临床诊断：房颤。

（3）处方用药

酒石酸美托洛尔片	12.5mg	bid	po
胺碘酮片	0.2g	qd	po
达比加群片	150mg	bid	po

（4）分析如下

①适应证：达比加群用于 AF 的预防血栓治疗，胺碘酮用于 AF 的转复窦性心律后的长期维持治疗，酒石酸美托洛尔片用于房颤患者的室率的控制，但是一般节律控制和室率控制只选择其一，并且美托洛尔和胺碘酮合用有增加心动过缓和房室传导阻滞的危险，所以不建议 AF 患者联合使用，应和医生沟通。②相互作用：达比加群和胺碘酮有相互作用。胺碘酮是 P–蛋白酶的抑制剂，抑制了达比加群的代谢，此患者年龄大于 75 岁，所以达比加群的剂量应该改为 110mg，bid。

案例2

（1）患者信息：男，76岁。

（2）临床诊断：房颤、高血压。

（3）处方用药

酒石酸美托洛尔片	12.5mg	bid	po
胺碘酮片	0.2g	qd	po
达比加群片	110mg	bid	po

（4）分析如下

①适应证：达比加群用于 AF 的预防血栓治疗，胺碘酮用于 AF 的转复窦性心律后的长期维持治疗，酒石酸美托洛尔片用于降压治疗。②相互作用：美托洛

尔和胺碘酮合用有增加心动过缓和房室传导阻滞的危险，所以权衡利弊后不建议联合使用，应和医生沟通。使用胺碘酮的高血压患者，应该调整降压治疗的方案，AF 的高血压可首选 ACEI/ARB。

案例 3

(1) 患者信息：男，76 岁。

(2) 临床诊断：房颤、急性冠状动脉综合征（或心衰）。

(3) 处方用药

酒石酸美托洛尔片	12.5mg	bid	po
胺碘酮片	0.2g	qd	po
达比加群片	110mg	bid	po

(4) 分析如下

①适应证：达比加群用于 AF 的预防血栓治疗，胺碘酮用于 AF 的转复窦性心律后的长期维持治疗，酒石酸美托洛尔片用于急性冠状动脉综合征（或心衰）的治疗。②相互作用：美托洛尔和胺碘酮合用有增加心动过缓和房室传导阻滞的危险，但是美托洛尔是心衰和冠心病的的二级预防措施，可改善心衰和冠心病患者的预后，所以对于这样的患者，权衡利弊以后，胺碘酮和美托洛尔合用是可以的，但是需要提醒患者密切监测两者合用后的心率和心电图。

案例 4

(1) 患者信息：男，65 岁。

(2) 临床诊断：高血压，心衰。

(3) 处方用药

琥珀酸美托洛尔缓释片	47.5mg	bid	po
胺碘酮片	0.2g	qd	po

(4) 分析如下

①开具胺碘酮必须有心律失常相关诊断，需提醒医生补足诊断；②琥珀酸美托洛尔缓释片用于治疗原则上应 qd，有助于增加患者依从性，但如果患者为非杓型高血压，或者下午、晚上血压控制不能达标，bid 也是合适的。

案例 5

(1) 患者信息：女，50 岁。

(2) 临床诊断：心房颤动，心功能不全。

(3) 处方用药

胺碘酮注射液 0.15g + 0.9% 氯化钠注射液　30ml　静脉注射

（4）分析如下

胺碘酮注射液只能和5%葡萄糖注射液配伍使用，与0.9%氯化钠溶液配伍，影响胺碘酮稳定性和疗效。

案例6

（1）患者信息：女，68岁。

（2）临床诊断：房颤、肺炎。

（3）处方用药

　　　胺碘酮　　　0.2g　　　qd　　　po

　　　莫西沙星　　0.4g　　　qd　　　po

（4）分析如下

胺碘酮和莫西沙星禁止合用，因为会增加 TdP 发生的风险，建议更换抗菌药物。

案例7

（1）患者信息：男，56岁。

（2）临床诊断：心肌梗死、室性心动过速。

（3）临床用药

　　　普罗帕酮　　100mg　　　tid　　　po

（4）分析如下

Ⅰ C 类抗心律失常药物禁用于心肌梗死和心梗后患者，因为增加病死率。

案例8

（1）患者信息：女，64岁。

（2）临床诊断：AF、冠心病、碘过敏史。

（3）处方用药

　　　胺碘酮　　　0.2g　　　qd　　　po

（4）分析如下

胺碘酮禁用于碘过敏患者。

十、小结

（一）AF/房扑

1. AF 最常见的症状是心悸、头晕、运动耐量下降，但是，卒中是最危险的并发症。治疗的目的就是控制心室率，减少卒中的风险。

2. 控制心室率的药物有 β 受体阻滞剂、非二氢吡啶类钙离子拮抗剂、地高辛。地高辛通常用于辅助治疗。审方时要关注 β 受体阻滞剂＋非二氢吡啶类钙离子拮抗剂、非二氢吡啶类钙离子拮抗剂＋地高辛使用的适应证。

3. 在房颤转复为窦律之前，应该确保不存在血栓，这是非常重要的。如果 CHADS2 – HAS≥2，那么就要长期给予新型口服抗凝药或者华法林抗凝治疗，如果分数为 0，可以不抗凝，如果得分为 1，可以接受或不接受抗凝治疗。审方时要注意新型口服抗凝药的剂量以及相互作用。

4. 虽然电复律的成功率为 90%，但是抗心律失常药常用于转复患者心律。普罗帕酮（心律平）、索他洛尔、决奈达隆、多非利特和胺碘酮一般可以用于 AF 的抗心律失常药复律以后的长期维持窦律。Ⅰ C 类不能够用于有结构性心脏病的患者，比如左心室肥大，心机梗死或者心衰的患者。对于心衰患者维持窦性心律，只能选胺碘酮。

5. 房扑没有房颤那么常见，不稳定，可转化为 AF，最好的治疗方式是射频消融，如果拒绝射频消融，长期治疗策略同 AF，但是注意，房扑控制心率，没有 AF 那么容易。

6. 心脏手术后的患者很大比例会出现房颤。β 受体阻滞剂或胺碘酮预防使用，已经被证实可以减少 AF 和临床表现，缩短住院时间。

（二）阵发性室上性心动过速（PSVT）

1. PSVT 大多数是在房室结折返形成的。可能会引起心悸和低血压。瓦氏动作、腺苷、非二氢吡啶类钙离子拮抗剂，可以用来终止急性发作。

2. 预激（WPW）综合征患者合并 AF，使用了房室结阻滞剂，如 β 受体阻滞剂、非二氢吡啶类钙离子拮抗剂、地高辛等，可能会增加心脏骤停的风险。消融可以减少旁路，从而治愈这类患者。

（三）室性心律失常

1. 心梗后并发室性期前收缩（PVCs）的患者，β 受体阻滞剂是治疗的选择。

2. 心梗并发非持续性的室性心动过速（VT）的患者应该接收 β 受体阻滞剂，必须要经过危险分层，确定是否应该植入 ICD。

3. 持续的室性心动过速（VT），应立即给予静脉抗心律失常药物，如果伴有血流动力学的不稳定，应该给予电复律。为了预防心律失常的再次发作，ICD 比抗心律失常药物更有效，但为了减少发作的次数，以及电击的疼痛，这两种策略通常同时使用。几乎所有发生持续的室性心动过速的患者都有长期使用 β 受体阻滞剂的指征。

4. AAD（除 β 受体阻滞剂）长期使用有增加室性心律失常发生的风险，特别对有结构性心脏病患者。ⅠC 类抗心律失常药物禁用于心梗后患者以及有结构性心脏病患者（如缺血性心脏病、心肌病等）。

（四）审方要点

1. 严格把控适应证，注意结构性心脏病，ⅠA、ⅠC、Ⅲ类抗心律失常药物的使用。ⅠC 类抗心律失常药物禁用于结构性心脏病患者，特别是心梗患者。射血分数下降的心衰患者，大多数抗心律失常药物药物不能使用，除了 β 受体阻滞剂、胺碘酮、洋地黄制剂和伊伐布雷定。

2. ⅠA、Ⅲ类抗心律失常药物可致 TdP，审方时应注意药动学及药效学上的相互作用，以及患者是否存在 TdP 风险增高的疾病状态。

3. β 受体阻滞剂、非二氢吡啶类钙离子拮抗剂、胺碘酮、地高辛等具有负性变时、负性传导的作用药物，联用时需严格把握适应证，评估发生缓慢性心律失常和传导阻滞的风险。

4. 注意胺碘酮剂量，避免长期大剂量使用。

5. 临床上心律失常长期治疗使用最广泛的药物是 β 受体阻滞剂，适应证包括心梗后患者首选药物，预防室性心动过速，减少死亡率；AF 患者控制心率；改善缺血性心脏病、心力衰竭预后；控制血压。

6. 相互作用最多的是胺碘酮、非二氢吡啶类钙离子拮抗剂（特别是维拉帕米）、决奈达隆、地高辛、普罗帕酮。

7. 不是所有的心律失常都要用药物，特别是长期使用。应审核长期使用安全性，严格把握长期使用抗心律失常药物的指针，主要用于房颤和有症状的室性心律失常。严格把握Ⅰ、Ⅲ类抗心律失常药物长期使用的指征。

8. 抗心律失常药物联合用药要谨慎，禁止同类合用，禁止Ⅲ和Ⅰ类抗心律失常药物合用。

9. 不是所有的心律失常都有不良后果，但是室性心动过速常发生在病理状态，结构性心脏病患者的室性心律失常与 SCD 相关，增加死亡率。

10. 抗心律失常药物都有致心律失常作用。

（郑萍）

第五节　冠心病药物处方审核要点

一、冠心病概述

(一) 定义

冠状动脉粥样硬化性心脏病（coronary atherosclerotic heart disease）是指由于冠状动脉发生粥样硬化引起血管管腔狭窄或阻塞，导致心肌缺血、缺氧而引起的心脏病，简称冠心病（coronary heart disease，CHD），又称为缺血性心脏病（ischemic heart disease）。

(二) 临床分型

临床根据冠心病的发病特点及诊治原则将其分为两大类综合征：①慢性心肌缺血综合征，包括稳定型心绞痛、隐匿型冠心病、缺血性心肌病、陈旧性心肌梗死以及成功接受冠状动脉介入术及冠状动脉手术后；②急性冠脉综合征（acute coronary syndrome，ACS），包括非 ST 段抬高型 ACS 和 ST 段抬高型 ACS，前者包括非 ST 段抬高型心肌梗死（non – ST – segment elevation myocardial infarction，NSTEMI）及不稳定型心绞痛（unstable angina，UA），后者主要是 ST 段抬高型心肌梗死（ST – segment elevation myocardial infarction，STEMI）。UA 是介于慢性稳定型心绞痛（chronic stable angina，CSA）与急性心肌梗死（acute myocardial infarction，AMI）之间的临床综合征，UA 和 NSTEMI 的治疗原则并无严格区别，故合称为非 ST 段抬高型 ACS（NSTE – ACS）。

(三) 病因与发病机制

冠心病是冠状动脉粥样硬化所致，是动脉壁细胞、血液成分、细胞外基质、局部血流动力学、遗传特征等多因素参与的结果。流行病学研究发现，高血压、血脂异常、糖尿病、腹型肥胖和吸烟史是冠心病发病的重要危险因素，其他如高龄、男性、遗传史、精神紧张或焦虑、不合理膳食、体力活动少等也是冠心病的危险因素。冠心病的病因尚不完全清楚，除上述危险因素外，血脂有关成分、代谢与炎性相关因子、基因多态性和心理因素等被称为冠心病"新危险因素"，补充了一些传统危险因素不能完全解释的冠心病发病机制问题，被用于冠心病的一级、二级预防。以上危险因素除年龄、性别、遗传史等不可改变外，其他均可预防和控制。

冠状动脉粥样硬化发展过程漫长，始发于冠状动脉血管内皮损伤，血小板激活为最终环节。血小板在损伤的内皮表面黏附、聚集进一步损伤内皮细胞，促发凝血过程形成血栓、阻塞冠脉管腔。心肌缺血的症状和预后与冠状动脉病变血管的狭窄程度、部位、斑块的稳定性等多种因素相关。正常情况下，心肌对血液的供需保持着动态平衡。当冠状动脉血管管腔狭窄 <50% 时，心肌供血一般不受影响。当管腔狭窄在 50% ~75% 时，静息时尚可代偿，心肌供血不受影响，而在运动、心动过速、情绪激动时，心肌需氧量增加，可导致短暂的心肌缺血、缺氧，引发慢性稳定型心绞痛。当冠脉内粥样斑块破裂或出血，诱发血小板聚集，形成血栓堵塞血管引起持续的心肌缺血、缺氧，可诱发急性心肌梗死。

（四）临床表现与诊断

心绞痛是冠状动脉供血不足导致心肌缺血、缺氧所诱发的一系列临床综合征，为冠心病的常见临床表现。心绞痛主要表现为发作性胸痛，发生位置以胸骨中上段后部为主，可波及心前区，常向左上肢尺侧、颈部、下颌、上腹部等放射，部分患者甚至出现头痛、牙痛、咽痛、胃痛等不典型表现。胸痛的性质可为压榨性、闷胀性、紧迫或烧灼感，病情严重者甚至有气管或喉部的压迫或阻塞的窒息感。冠心病不同临床分型的临床表现不同，包括心绞痛发作的诱因、强度、频率以及胸痛性质、持续时间、缓解因素等。心电图、心肌酶（肌钙蛋白 T、肌酸激酶同工酶等）、心脏超声、放射性核素检查、平板负荷运动、冠状动脉 CT、冠状动脉造影等辅助检查可用于冠心病的诊断。冠状动脉造影是诊断冠心病的金标准，冠状动脉造影显示冠状动脉血管狭窄 >50%，即可诊断为冠心病。慢性稳定型心绞痛、非 ST 段抬高的 ACS（UA 和 NSTEMI）、ST 段抬高的 ACS（STEMI）这三类冠心病的发病基础不同，需根据临床表现、辅助检查等进行鉴别诊断，具体见表 2 – 5 – 1。

表 2 – 5 – 1　冠心病的鉴别诊断

冠心病类型	发病基础	临床表现	诊断
慢性稳定型心绞痛	稳定斑块导致冠状动脉血管狭窄 50% ~75%，引起供血减少	1 ~3 个月内无明显变化	临床表现与心肌缺血的客观证据（心电图、心脏超声、同位素检查、冠脉 CT 及冠脉造影等）
非 ST 抬高的 ACS（UA 和 NSTEMI）	易损斑块破裂导致不完全闭塞性血栓形成（白色血栓）	1 个月内有明显变化	与慢性稳定型心绞痛相同，且心电图无 ST 段抬高，肌钙蛋白（cTnT）正常为 UA，cTnT 水平升高为 NSTEMI

冠心病类型	发病基础	临床表现	诊断
ST 抬高的 ACS（STE-MI）	易损斑块破裂导致完全闭塞性血栓形成（红色血栓）	胸痛或同等症状持续时间超过 30min，含服硝酸甘油不缓解	至少两个相邻导联 ST 段抬高心肌坏死标志物水平升高（如：cTnT 与 CK－MB）

注：临床表现是指胸痛或等同症状发作的性质、频率、部位、持续时间，及诱发胸痛发作的劳力程度、含服硝酸甘油起效时间。

二、冠心病治疗原则

（一）慢性稳定型心绞痛治疗原则

1. 抗心肌缺血治疗

降低心肌耗氧、改善动脉血供，减轻心绞痛发作症状、减少发作频次，从而提高患者的活动耐量和改善生活质量是稳定型心绞痛患者的主要治疗目标。抗心肌缺血的一线药物包括 β 受体阻滞剂、硝酸酯类药物和钙通道阻滞剂（CCB），二线药物主要有尼可地尔、伊伐布雷定以及曲美他嗪。

2. 稳定斑块，防止斑块破裂、出血进展为 ACS 事件

部分慢性稳定型心绞痛可进展为 ACS 事件，给予药物进行预防，可降低心肌梗死发生率和死亡率，包括抗血小板药物、调脂药物、血管紧张素转化酶抑制剂（ACEI）类药物、β 受体阻滞剂等。

3. 危险因素控制及二级预防

冠心病患者进行有效的危险因素控制和二级预防，可显著减少冠脉不良事件的发生率。冠心病二级预防为方便记忆可以用 A、B、C、D、E 五个字母进行总结，A：抗血小板治疗（anti－platelet therapy，如阿司匹林或氯吡格雷）和血管紧张素转化酶抑制剂（ACEI）；B：β 受体阻滞剂（β－blocker）与血压控制（blood pressure control）；C：戒烟（cigarette quitting）与降脂（cholesterol lowering）；D：合理饮食（diet）与控制糖尿病（diabetes control）；E：运动（exercise）与教育（education）。

（二）UA 和 NSTEMI 治疗原则

1. 进行危险分层决定是否需要血运重建治疗

诊断为 UA 和 NSTEMI 的患者是否需要进行、何时进行血运重建手术治疗（介入或手术治疗），需使用确定的风险评分模型进行预后评估，根据危险分层采取不同的治疗策略（保守药物治疗或血运重建），以改善心肌缺血、缺氧症状。评分高危患者以冠脉血运重建治疗为主，低危患者一般以药物治疗为主。目前，对 NSTE-ACS 的危险分层有数个评分模型。GRACE 风险评分识别精度高，对于预测住院期间及 6 个月内的病死率具有一定意义。GRACE 风险评估的参数包括年龄、血压、心率、血清肌酐、就诊时的 Killip 分级、入院时心跳骤停、肌钙蛋白水平和 ST 段变化等。对于评分极高危患者宜选择紧急侵入治疗（<2h），高危患者选择早期侵入治疗（<24h），中危患者（或无创检查提示症状或缺血反复发作）选择侵入治疗（<72h），低危患者选择择期侵入治疗或重新无创检查评估缺血证据。

2. 抗栓不溶栓

UA/NSTEMI 患者冠状动脉管腔未完全闭塞，易损斑块形成白色血栓，主要由许多聚集呈珊瑚状的血小板小梁构成，又称血小板血栓。STEMI 患者冠状动脉管腔完全闭塞，血流非常慢甚至停止，产生红色血栓，主要成分为纤维蛋白和红细胞。溶栓药物为纤维蛋白溶解药，适用于产生红色血栓的 STEMI 患者。UA/NSTEMI 患者使用溶栓药物反而可能激活凝血系统，促使白色血栓变成红血栓，进展为更严重的闭塞型血栓。溶栓治疗对 UA/NSTEMI 患者有害无益，此类冠心病患者宜选择抗血小板和抗凝药物进行抗栓治疗。

3. 他汀类药物早期干预

血脂异常是冠心病的重要危险因素，降低胆固醇（TC），尤其是低密度脂蛋白胆固醇（LDL-C）与降低冠心病病死率和总死亡率明显相关。他汀类药物通过抑制胆固醇的合成，能有效降低 TC、LDL-C 的水平，并因此减少心血管事件。除此之外，他汀类药物还具有稳定斑块、延缓斑块进展、抑制炎症反应、改善内皮细胞功能等心血管保护作用，应该及早应用，长期维持。

4. 抗心肌缺血治疗

同慢性稳定型心绞痛治疗方案，如无禁忌证，首选 β 受体阻滞剂。

5. 危险因素干预及二级预防

同慢性稳定型心绞痛治疗方案。

（三）STEMI 治疗原则

1. 基本治疗

主要是镇痛的治疗，阿片类药物吗啡是治疗心肌梗死相关疼痛的首选药物，应避免使用哌替啶。此外，硝酸酯类药物也常用于缓解胸痛，如使用非静脉制剂（舌下含服、口服或喷雾剂型等）不能缓解的患者可静脉给药。

2. 经皮冠状动脉介入治疗（PCI）

通过大腿根部或手腕处较小的切口把器械送入病变的血管内，在狭窄处通过球囊扩增，挤压斑块，植入支架撑开原本狭窄的血管，直接开通梗死相关血管、恢复血流灌注。直接 PCI 为 STEMI 患者首选的血运重建策略，置入支架类型包括裸支架、药物涂层支架以及生物可吸收支架等。直接 PCI 的抗栓治疗包括抗血小板和抗凝治疗，药物类别同上述 UA/NSTEMI 抗栓治疗药物。不能实施 PCI 的患者还可以选择冠状动脉旁路移植术治疗（CABG）。

3. 溶栓治疗

对于不具备条件开展 PCI 的基层医院或存在急诊 PCI 禁忌的患者，静脉溶栓治疗在 STEMI 救治中仍占有重要地位，可实现早期完全再灌注。左束支传导阻滞、大面积梗死（前壁心梗、下壁心梗合并右心室梗死）患者溶栓的获益最大。STEMI 发病 3h 内行溶栓治疗效果与直接 PCI 相当，梗死相关血管的开通率高，可显著降低病死率。发病 3~12h 内溶栓治疗的疗效不如直接 PCI，但仍能获益。溶栓治疗需在有效的抗凝、抗血小板治疗基础上进行。溶栓药物促使纤溶酶原变为有活性的纤溶酶，降解纤维蛋白（原），促进血栓的裂解，使闭塞的冠状动脉和缺血心肌恢复血流再灌注，以挽救濒死心肌。溶栓药物分类如下：①非特异性纤溶酶原激活剂，链激酶和尿激酶，此类药物不具有纤维蛋白特异性，可导致循环中纤维蛋白（原）降解，引起出血并发症的机率较高。链激酶为异种蛋白，具有抗原性，如使用后发生过敏则 2 年内避免再次应用。②特异性纤溶酶原激活剂，已用于临床的有阿替普酶、瑞替普酶、兰替普酶和替奈普酶，临床阿替普酶最常用。特异性纤溶酶原激活剂无抗原性，对全身纤溶活性影响较小，选择性激活血栓中与纤维蛋白结合的纤溶酶原，出血风险低，为首选的溶栓药物。溶栓成功者 24h 内若出现缺血症状，行紧急 PCI 术或再次溶栓，24h 内无缺血症状，可择期进行 PCI。溶栓失败者，可进行补救性 PCI。

4. 常规药物治疗

包括使用 β 受体阻滞剂、ACEI 或 ARB 类药物、他汀类药物等改善心肌梗死预后的药物治疗。如无禁忌证，所有 STEMI 患者均应给予 β 受体阻滞剂和 ACEI 类药物长期治疗，患者不能耐受 ACEI，可考虑换用 ARB。所有无禁忌证的 STEMI 患者入院后应尽早开始他汀类药物治疗，且无需考虑胆固醇水平。

5. 危险因素干预及二级预防

及早启动心肌梗死的二级预防，具体药物同慢性稳定型心绞痛治疗方案。

6. STEMI 并发症处理

心肌梗死常见的三大急性并发症分别为心源性休克、心力衰竭和心律失常，需积极治疗。

三、冠心病药物分类

（一）抗心肌缺血药物

1. 抗心肌缺血一线药物

（1）β受体阻滞剂

β受体阻滞剂阻断心脏β肾上腺素能受体合成，减少心肌收缩力、减慢心率、降低血压，从而减少心肌耗氧量。此外，通过延长舒张期、增加冠脉侧支血灌注，可缩小梗死范围，降低猝死等心血管不良事件发生率。长期应用β受体阻滞剂可改善心肌梗死患者远期预后，提高生存率。根据对β_1受体的相对选择性，可以将β受体阻滞剂分为三类：①选择性β_1受体阻滞剂；主要作用于β_1受体，代表药物为美托洛尔、比索洛尔、阿替洛尔；②非选择性β_1受体阻滞剂；作用于β_1和β_2受体，代表药物为普萘洛尔，目前已较少应用；③非选择性β受体阻滞剂；同时作用于β和α_1受体，具有扩张外周血管的作用，代表药物为卡维地洛、拉贝洛尔、阿罗洛尔。

如无禁忌证，慢性稳定型心绞痛患者建议长期使用β受体阻滞剂，伴陈旧性心肌梗死、心力衰竭或高血压患者优先使用，首选β_1受体阻滞剂。目前循证医学证据最充分的β_1受体阻滞剂是美托洛尔、比索洛尔、阿替洛尔。ACS患者如无禁忌证，应在发病24h内使用β受体阻滞剂，高危及进行性静息性胸痛患者，先静脉使用，逐渐过度为口服给药。冠心病患者使用β受体阻滞剂静息心率控制目标为55~60次/min。β受体阻滞剂宜从小剂量开始，并根据患者个体情况如症状、心率及血压调整药物剂量，长期使用不能骤然停药，应逐渐减量以避免发生反跳现象。临床常用选择性β_1受体阻滞剂（表2-5-2）。

表2-5-2　常用选择性β_1受体阻滞剂

药品名称	起始剂量	目标剂量	用药须知
美托洛尔	酒石酸美托洛尔片：12.5~25 mg, bid	50~100 mg, bid	常见不良反应包括疲乏、肢端发冷、心动过缓、胃肠不适等，可能掩盖低血糖症状
	琥珀酸美托洛尔缓释片：47.5 mg, qd	47.5~190 mg, qd	禁忌证：高度房室传导阻滞、严重心动过缓、心力衰竭急性期、严重支气管痉挛以及外周血管病
比索洛尔	2.5 mg, qd	2.5~10 mg, qd	
阿替洛尔	6.25~12.5mg, qd	25~50 mg, qd	

β受体阻滞剂是冠心病治疗的基石，但该类药物可能存在加重支气管痉挛和肺功能恶化风险，在慢性阻塞性肺疾病（COPD）患者中的使用仍存在争议。高

选择性 β_1 受体阻滞剂主要作用于心脏，对气道 β_2 受体影响较小，COPD 患者可谨慎使用。2018 年 GOLD 指南明确说明 COPD 合并心肌梗死患者应用心脏选择性 β_1 受体阻滞剂并非禁忌，也不削弱联用 β_2 受体激动剂对支气管的舒张作用，甚至可使此类患者获益，降低死亡率。但对于需要长期氧治疗的严重 COPD 患者，应用心脏选择性 β_1 受体阻滞剂获益是否远大于潜在的风险，仍存在争议。

（2）硝酸酯类药物

硝酸酯类药物通过释放一氧化氮（NO），激活鸟苷酸环化酶，促使血管平滑肌的环磷酸鸟苷浓度升高，细胞 Ca^{2+} 浓度下降，从而扩张血管发挥抗心肌缺血和改善心脏功能的作用。硝酸酯类药物选择性扩张冠状动脉和侧支循环动脉，增加缺血区域心肌供血量，但对微动脉不产生舒张效应，不会引起"冠状动脉窃血"。此外，硝酸酯类药物通过扩张静脉和外周阻力小动脉，降低血压和心脏前、后负荷，进而降低心肌耗氧量，改善心肌缺血、缺氧的症状，可预防和减少缺血事件的发生。硝酸酯类药物联合 β 受体阻滞剂抗心肌缺血治疗，可发挥取长补短作用。硝酸酯类药物降低血压和心脏后负荷会反射性兴奋交感神经，使心率增快，β 受体阻滞剂可抵消这一副作用。β 受体阻滞剂减慢心率、延长舒张期，可增加左心室容积、舒张末期压力和室壁张力，反而增加心肌耗氧，硝酸酯类药物可克服这一不利因素。硝酸酯类药物和 β 受体阻滞剂均有改善缺血症状的作用，而 β 受体阻滞剂还可以改善预后。如无禁忌证，ACS 患者应联用 β 受体阻滞剂和硝酸酯类药物治疗，若存在低血压等不能耐受情况时，可先保留 β 受体阻滞剂，停用硝酸酯类药物。急性下壁合并右室心肌梗死的患者不宜使用硝酸酯类药物，因该类患者常因右室功能障碍出现低血压，硝酸酯类药物的扩张血管作用会加剧低血压状态。

硝酸酯类药物根据药物维持时间长短，分为短效类和长效类硝酸酯类药物。短效硝酸酯类药物起效快，主要用于心绞痛急性发作的治疗，或运动前预防给药，以减少或避免心绞痛发作，常用药物为硝酸甘油。硝酸甘油静脉制剂主要用于急性心肌缺血发作。舌下含服或喷服用硝酸甘油主要用于稳定期治疗，最多可连续使用 3 次，每次间隔 5min，如症状不能缓解需改为静脉用药。长效硝酸酯药物主要用于降低心绞痛发作的频率和程度，常用药物为硝酸异山梨酯以及其活性代谢物 5 - 单硝酸异山梨酯。5 - 单硝酸异山梨酯口服制剂无肝脏首关清除效应，生物利用度接近 100%；其静脉制剂起效慢、药效滞后，且不利于剂量的调节，故静脉用药无临床价值，应当摒弃。临床常用硝酸酯类药物的剂型、用法用量及用药注意事项见表 2 - 5 - 3。

表 2 - 5 - 3 常用硝酸酯类药物

药物名称	剂型	起效时间（min）	维持时间	常用剂量	用药须知
硝酸甘油	舌下含服	2~3	20~30min	0.3~0.6mg/次，连续使用不超过3次，每次间隔5min	常见不良反应：头痛、面部潮红、心率加快以及低血压引起的头晕、恶心、心悸等
	喷剂	2~3	20~30min	0.4mg/次，连续使用不超过3次，每次间隔5min	禁忌证：心肌梗死合并严重低血压（收缩压≤90mmHg）或心动过速（心率＞100次/min），急性下壁合并右室心肌梗死，左室流出道重度梗阻的肥厚型心肌病，重度主动脉瓣或二尖瓣狭窄，颅内高压，近期使用磷酸二酯酶抑制剂（24h内使用过西地那非及伐地那非，48h内使用过他达拉非等）
	静脉制剂	即刻	连续用药产生耐药性	5~200μg/min，偏心给药，留出10~12h无药期	
硝酸异山梨酯	舌下含服	3~5	1~2h	2.5~15mg	
	平片	15~40	4~6h	5~10mg，bid~tid	
	缓释制剂	60~90	10~14h	40~80mg，qd~bid	
	静脉制剂	即刻	连续用药产生耐药性	1.25~5.0mg/h，偏心给药，留出10~12h无药期	
单硝酸异山梨酯	平片	30~60	3~6h	10~20mg/次，bid	
	缓释制剂	30~60	10~14h	30~120mg/次，qd	

任何硝酸酯类制剂连续应用48~72h后，均可发生耐药，而经过一个短暂停药期（24h）后，耐药现象可迅速消失。为避免耐药性，临床常采取偏心给药，间歇使用硝酸酯类药物。例如，静脉使用硝酸甘油或硝酸异山梨酯时，应小剂量、间断使用，确保每日有8~12h无硝酸酯或低硝酸酯浓度。病情稳定时，应尽早停用静脉用药，过渡至口服间歇给药。单硝酸异山梨酯普通片的药物维持时间为3~6h，可每日给药2次，间隔7~8h，比如7am、2pm各1次。单硝酸异山梨酯缓释片的有效浓度维持时间虽然只有10~14h，但是正确的给药频次为每日1次偏心给药，而不是每日2次，偏心给药的目的也是为了留出足够的无药期，避免长期、连续用药产生耐药性。

（3）钙离子拮抗剂（CCB）

CCB类药物通过扩张冠状动脉、改善冠状动脉血流、减少心肌耗氧量发挥抗心绞痛作用。CCB 类药物为变异性、痉挛性心绞痛的首选药物，也推荐用于禁用或不能耐受 β 受体阻滞剂，或使用 β 受体阻滞剂后症状不能完全缓解的心绞痛发作患者。CCB 类药物分为二氢吡啶类和非二氢吡啶类 CCB，二氢吡啶类 CCB 包括长效类和短效类二氢吡啶类 CCB。长效二氢吡啶类 CCB 常用药物包括氨氯地平、非洛地平、拉西地平以及硝苯地平缓（控）释制剂，适用于已使用足量 β 受体阻滞剂和硝酸酯类药物仍有心绞痛或并存高血压，或诊断为变异性、痉挛性心绞痛的患者。ACS 患者不宜常规使用 CCB 类药物，心肌梗死合并高血压在使用 β 受体阻滞剂和 ACEI 基础上，血压仍不达标可加用长效二氢吡啶类 CCB，避免使用短效制剂。短效二氢吡啶类 CCB 常用药物常见有硝苯地平普通片，该类药物因加快心率、增加心肌耗氧量，增加心脏事件的潜在风险，心肌梗死患者不宜使用。非二氢吡啶类 CCB 代表药物包括地尔硫䓬和维拉帕米，该类药物具有负性频率、减慢心率和心脏传导作用，对无左心室功能不全或无房室传导阻滞的患者，为了缓解心肌缺血、控制房颤或房扑的的快速心室率，如果使用 β 受体阻滞剂无效或存在禁忌，可应用此类药物。临床常用 CCB 类药物见表 2 - 5 - 4。

表 2 - 5 - 4 临床常用 CCB 类药物

CCB 药物分类	药物名称	剂型	目标剂量	用药须知
短效二氢吡啶类	硝苯地平	普通片	10 ~ 30 mg，tid	心肌梗死患者避免使用硝苯地平普通片
长效二氢吡啶类	硝苯地平	缓释片	10 ~ 20mg，bid	二氢吡啶类 CCB 常见不良反应：心悸、头痛、面部潮红、便秘、水肿、低血压
		控释片	30 ~ 60 mg，qd	
	氨氯地平	氨氯地平	2.5 ~ 10mg，qd	
		左旋氨氯地平	2.5 ~ 5mg，qd	
	拉西地平	平片	4 ~ 8mg，qd	
	非洛地平	缓释片	2.5 ~ 10mg，qd	
非二氢吡啶类	地尔硫䓬	平片	30 ~ 90mg，bid ~ tid	非二氢吡啶类 CCB 禁用于左室功能不全或房室传导严重受损，包括严重心动过缓、高度房室传导阻滞、病态窦房结综合征
		缓释片	90 mg，qd ~ bid	
	维拉帕米	平片	120 ~ 240mg，qd ~ bid	

2. 抗心肌缺血二线药物

（1）尼可地尔 尼可地尔兼有 ATP 依赖的 K^+ 通道开放作用及类硝酸酯的药理特性，可改善缺血和劳力型心绞痛症状。患者使用其他一线抗心肌缺血治疗药物减轻症状效果不佳时，可加用尼可地尔。尼可地尔与硝酸酯类药物无交叉耐药性，头痛发生率低，对血压无显著影响，适用于硝酸酯类药物不耐受的患者。

（2）伊伐布雷定　伊伐布雷定特异性抑制心脏去极化期 If 钾离子通道，减慢静息和运动心率，降低心肌耗氧量，适用于对 β 受体阻滞剂不耐受或存在用药禁忌情况。

（3）曲美他嗪　曲美他嗪通过调节抑制脂肪酸氧化，促进葡萄糖氧化，优化心肌细胞能量代谢，改善心肌缺血和左心功能，减少心绞痛发作。曲美他嗪可与 β 受体阻滞剂、钙拮抗剂和硝酸酯类药物联合抗心肌缺血治疗。心肌梗死急性期不宜使用曲美他嗪。

（二）预防心肌梗死及改善预后的药物

1. 抗血栓药物

（1）抗血小板药物

①血栓素 A_2 抑制剂：阿司匹林选择性抑制环氧合酶 – 1，使血栓素 A_2（TXA_2）合成减少，阻断血小板聚集，参与多种凝血级联反应和纤溶过程，防止血栓形成，为冠心病患者首选的抗血小板药物。小剂量阿司匹林（75～100mg/日）可降低稳定型心绞痛患者心肌梗死风险，无禁忌证的患者均应服用。如无禁忌证，ACS 患者入院后应尽早接受阿司匹林治疗，首次使用负荷剂量 300mg，可嚼碎服用以促进药物迅速吸收，之后改为小剂量长期维持治疗。

②二磷酸腺苷（ADP）$P2Y_{12}$ 受体抑制剂：口服制剂包括氯吡格雷、替格瑞洛和普拉格雷，静脉制剂为卡格瑞洛。此类药物通过抑制血小板 ADP $P2Y_{12}$ 受体，干扰 ADP 介导的血小板活化，从而抑制血小板聚集。氯吡格雷与 $P2Y_{12}$ 受体不可逆性结合，为无活性的前体药物，需经过细胞色素酶 CYP2C19 代谢成活性化合物。氯吡格雷与阿司匹林联合用于 ACS 患者，也用于对阿司匹林禁忌 CSA 患者的替代治疗。CYP2C19 基因多态性可对氯吡格雷的疗效产生显著影响，对于 CYP2C19 慢代谢并存在氯吡格雷抵抗的患者可选择替格瑞洛替代。普拉格雷为 $P2Y_{12}$ 受体不可逆拮抗剂，需经过肝脏 CYP3A4 代谢成活性化合物，抗血小板作用是氯吡格雷的 10 倍，但出血风险也更高，主要是严重的自发性出血和致死性出血增加，国内很少应用。替格瑞洛为非前体药物，直接与 ADP $P2Y_{12}$ 受体可逆性结合，抗血小板作用强、起效快，可作为氯吡格雷的替代用药，与阿司匹林联合用于 ACS 患者，不主张替格瑞洛作为阿司匹林的替代药物。卡格瑞洛为静脉注射用 $P2Y_{12}$ 受体抑制剂，2015 年 6 月美国 FDA 批准其用于未接受 $P2Y_{12}$ 抑制剂和糖蛋白（GP）Ⅱb/Ⅲa 抑制剂的 PCI 患者，以减少心肌梗死、反复冠状动脉血运重建和支架内血栓的风险。目前，卡格瑞洛在我国尚未上市。

抗血小板药物为一把双刃剑，既可以减少缺血事件，也可能增加消化道出血风险。用药后发生出血和出血风险高危患者可加用保护胃黏膜的药物，预防消化道出血，首选质子泵抑制剂（PPI）。氯吡格雷为前体药物，需经过肝酶CYP2C19的转化才能发挥药效，各类PPI对CYP2C19存在不同程度的抑制作用。研究认为，5种PPI对CYP2C19抑制强度为：奥美拉唑＞埃索美拉唑＞兰索拉唑＞泮托拉唑＞雷贝拉唑。药理学研究证实不同PPI对氯吡格雷抗血小板作用存在差异，但尚无临床预后终点研究证据。患者联用氯吡格雷与PPI时，临床医生应遵循药品说明书，首选对肝酶CYP2C19抑制强度小、没有争议的药物。雷贝拉唑虽然对CYP2C19的依赖性较小，但其主要代谢产物对CYP2C19有一定的抑制作用，与氯吡格雷联用也存在争议。

③血小板糖蛋白Ⅱb/Ⅲa（GP Ⅱb/Ⅲa）受体拮抗剂：包括替罗非班、依替巴肽、阿昔单抗，国内常用制剂为替罗非班。该类药物与血小板表面的纤维蛋白原受体-糖蛋白Ⅱb/Ⅲa受体结合，阻断血小板活化、黏附及聚集的最后通路，是抗血栓作用最强的抗血小板药物。替罗非班选择性用于ACS急性期血栓负荷重、无复流或未给予适当负荷量P2Y$_{12}$受体拮抗剂治疗的患者，可降低血栓并发症，尤其可减少PCI术中和术后的心肌梗死发生率，降低患者死亡率。

冠心病患者抑制血小板功能对预防心肌缺血事件、降低心血管死亡风险具有相当重要的意义。冠心病患者抗血小板治疗方案及疗程如下：①稳定型心绞痛且未行支架置入术患者：终生抗血小板治疗，首选阿司匹林，不能耐受或禁忌使用阿司匹林，可选择氯吡格雷替代。②ACS急性期抗血小板治疗：无论是否行PCI治疗，均主张阿司匹林联用P2Y$_{12}$受体拮抗剂的双联抗血小板治疗方案（DAPT）。入院后尽快给予DAPT的负荷剂量（抗血小板药物负荷剂量见表2-5-5），对于无复流或血栓负荷重的患者还可静脉或冠脉内使用替罗非班，维持36h或依情况适当延长。③ACS患者长期抗血小板治疗：接受药物保守治疗或PCI治疗置入各类支架的患者，均建议DAPT方案至少持续12个月。对于出血风险高危的患者，可适当缩短DAPT疗程为6个月，之后单独应用阿司匹林并终生维持。ACS患者在DAPT治疗足疗程后，单联抗血小板治疗终生，首选阿司匹林。对阿司匹林禁忌或不耐受者，换用氯吡格雷，不主张换用替格瑞洛。

表2-5-5　临床常用抗血小板药物

药品名称	用法用量	CKD患者用量	用药须知
阿司匹林	负荷剂量：300mg，顿服 维持剂量：75~100mg，qd	CKD1~5期均无需调整剂量	不良反应：胃肠道不适、溃疡、出血、消化性溃疡、活动性出血患者禁用

续表

药品名称	用法用量	CKD 患者用量	用药须知
氯吡格雷	负荷剂量： 300~600mg，顿服 维持剂量：75mg，qd	CKD 1~4 期无需调整剂量，CKD 5 期无有效信息	不良反应：胃肠道反应、出血、关节痛、肝酶异常 活动性出血患者禁用
替格瑞洛	负荷剂量： 180mg，顿服 维持剂量：90mg，bid	CKD 1~4 期无需调整剂量，CKD 5 期不推荐使用	不良反应：呼吸困难、尿酸水平增高、心室停搏、出血 有活动性出血、颅内出血史，中至重度肝脏损害患者禁用。持续、加重的呼吸困难需停用。尿酸性肾病、心动过缓、哮喘和 COPD 病史者慎用
替罗非班	负荷量：25μg/kg，iv 维持量：0.15μg / (kg·min)，iv. drip	CKD 1~3 期无需调整剂量，CKD 4 期剂量减半，CKD 5 期不推荐使用	不良反应：出血、血小板减少、恶心、发热、头痛 有活动性出血、颅内出血史、既往使用发生血小板减少的患者禁用

（2）抗凝药物 慢性稳定型心绞痛患者无需抗凝治疗，行 PCI 治疗的稳定型心绞痛及 ACS 患者，在抗血小板治疗的基础上联合抗凝治疗。ACS 患者临床常用抗凝药物见表 2-5-6。

①普通肝素：普通肝素静脉滴注维持 48h 或至 PCI，可根据体重调节肝素用量，并保持活化部分凝血酶时间（APTT）目标范围为 50~75s（或正常对照的 1.5~2 倍）。严重肾功能不全患者，首选普通肝素抗凝治疗。

②低分子肝素：为普通肝素的小片段，通过同时灭活 Ⅱa 和 Ⅹa 因子而抑制凝血酶的激活，代表药物有依诺肝素、那屈肝素、达肝素等。低分子肝素与血浆蛋白结合少，皮下注射给药更方便、安全，出血及肝素诱导的血小板减少的发生率较肝素类药物低，无需监测 APTT。除急诊 PCI 术中外，均可用低分子肝素代替普通肝素，持续使用至 PCI 术后或最长 8 日疗程。普通肝素与低分子肝素不宜交叉使用，不同低分子肝素之间也不应交叉应用。

③Ⅹa 因子抑制剂：通过对 Ⅹa 因子选择性抑制，阻断凝血级联反应，抑制凝血酶的形成和血栓的增大，代表药物为磺达肝癸钠。此类药物尤其适用于出血风险高危、计划保守治疗、不准备 24h 内行血运重建术的患者。磺达肝癸钠不能灭活 Ⅱa 因子，直接 PCI 使用会增加导管内血栓形成的风险，故准备行 PCI 的患者，该药需与普通肝素联用，PCI 术后停用。怀疑或存在肝素诱导的血小板减少的患者，首选磺达肝癸钠抗凝治疗。

④凝血酶抑制剂：代表药物是比伐芦定，该药为重组水蛭素的人工合成类似物，为凝血酶直接、特异、可逆性抑制剂。比伐芦定直接与凝血酶结合，抑制凝血酶相关的纤维蛋白原转变为纤维蛋白，用药期间需监测凝血指标。准备行紧急或早期 PCI 的患者，尤其是伴有高出血风险者，可作为普通肝素联合替罗非班的替代治疗，PCI 术后维持 3~4h。

表 2－5－6　肾功能不全患者抗凝药物的选择

药物	肾功能正常或 CKD 1~3 期	CKD 4 期	CKD 5 期	用药须知
普通肝素	弹丸式静脉注射 60~70IU/kg（最大 5000IU），随后 12~15IU/（kg·h）静脉滴注，（最大剂量 1000IU），维持 APTT 目标范围 50~75s。	无需剂量调整	无需剂量调整	肝素不良反应包括出血、血小板减少、骨质疏松、脱发等。如发生出血，可静脉滴注鱼精蛋白中和
低分子肝素依诺肝素	1mg/kg，ih，bid	1mg/kg，ih，qd	不推荐	低分子肝素不良反应包括出血、血小板减少、肝酶升高、注射部位皮肤肿胀、坏死
磺达肝癸钠	2.5mg，ih，qd	eGFR <20ml/min 不推荐	不推荐	肝素与低分子肝素用药期间均需监测血小板计数，肝素还需监测 APTT。避免用于活动性出血、肝素诱导血小板减少症
比伐芦定	弹丸式静脉注射 0.75mg/kg，静脉滴注 1.75mg/（kg·h）；eGFR 30~60ml/min，静脉滴注剂量减至 1.4 mg/（kg·h）	不推荐	不推荐	

2. 他汀类药物

他汀类药物又称羟甲戊二酰辅酶 A（HMG－CoA）还原酶抑制剂，通过竞争性抑制细胞内胆固醇合成过程中的限速酶活性，能有效降低 TC 和 LDL－C 水平。冠心病患者长期服用他汀类药物，可将血脂控制在目标范围内，保护血管内皮功能、稳定动脉粥样斑块并降低冠状动脉缺血事件的风险。他汀类药物是降低 LDL－C 的首选药物，常用代表药物包括阿托伐他汀、瑞舒伐他汀、普伐他汀、洛伐他汀、氟伐他汀、辛伐他汀等。阿托伐他汀与瑞舒伐他汀为长效他汀，一天中任意时间服用均可，其他他汀宜晚上服用。阿托伐他汀与瑞舒伐他汀均为强效降脂他汀。冠心病患者二级预防应给予他汀类药物治疗，并长期维持。冠心病患者推荐将 LDL－C 降至 <1.8mmol/L（70mg/dl）或较基础值降低 50%。ACS 患者无论基线 LDL－C 水平，入院后应当尽早启动他汀类药物强化降脂治疗。阿托伐他汀

最大日剂量可用至 80mg，但中国人使用该剂量获益证据不足，肝脏毒性、肌肉损伤风险增加，一般不超过 40mg。目前，国内指南不推荐 PCI 术前使用负荷剂量他汀类药物治疗。他汀类药物使用最大耐受剂量，若 LDL－C 仍未达标，建议加用其他降脂药物，如胆固醇吸收抑制剂依折麦布。联合降脂在达到高剂量他汀的疗效同时可避免他汀类单药强化治疗时可能引发的严重不良反应。临床常用他汀类药物见表 2－5－7。

他汀类药物可能引起肝脏损害和肌病，强化降脂治疗时需严密监测转氨酶和肌酸磷酸激酶（CK）。有症状的氨基转移酶升高 >3 倍正常上限值，CK 升高 >10 倍正常上限值，需停用他汀。非酒精性脂肪肝病/肝炎患者，可安全应用他汀。慢性肝脏疾病或代偿性肝硬化并非他汀类药物的禁忌证。服用他汀类药物期间出现肌肉不适或无力症状以及排褐色尿时，应及时监测 CK，如果发生或高度怀疑肌病，应立即停用他汀类药物。仅有血 CK 升高而不伴肌痛或肌无力等其他肌损伤证据，可能并非他汀所致肌损伤。而出现肌无力或肌痛时，即便 CK 正常也提示可能他汀类药物诱发了肌损伤，需立即停用。

表 2－5－7　临床常用他汀类药物

药物名称	用法用量	代谢酶	肾功能不全剂量调整	用药须知
阿托伐他汀	10～80mg，qd	CYP3A4	无须调整剂量	不良反应：常见头痛、失眠、胃肠道不适、氨基转移酶升高。少见肌肉毒性，表现为肌酸、肌痛、肌无力、褐色尿、CK 升高等
瑞舒伐他汀	5～20 mg，qd	CYP2C9	CKD4 期禁用	
氟伐他汀	20～80mg，qn	CYP2C9	CKD4 期禁用	
洛伐他汀	10～80mg，qn	CYP3A4	CKD4 期减量，不超过 20mg/d	禁忌证：活动性肝病或不明原因的持续性氨基转移酶升高，妊娠、哺乳期。用药期间出现氨基转移酶超过正常上限 3 倍或 CK 超过正常上限 10 倍需停药
普伐他汀	10～40mg，qn	不经 CYP 代谢	CKD4 期减量，10mg/d	
辛伐他汀	10～80mg，qn	CYP3A4	CKD4 期减量，5mg/d	

注：阿托伐他汀 80mg 中国人应用经验不足，须谨慎使用。

3. ACEI/ARB

ACEI 类药物抑制肾素－血管紧张素系统，同时作用于激肽酶 II，抑制缓激肽的降解，发挥扩张血管、降低高血压、减少心肌耗氧、改善心室重构和心功能等多重作用。ACEI 类药物虽不具备直接抗心肌缺血作用，但能够逆转左室肥厚及血管增厚，延缓动脉粥样硬化进展，减少斑块破裂和血栓形成，从而显著降低冠心病高危患者的心血管死亡、非致命性心肌梗死和卒中的联合终点，并降低全因死亡率。在无禁忌证的情况下，所有 ACS 患者均应接受 ACEI 治疗。心肌梗死伴心力衰竭、左心室收缩功能障碍、糖尿病或前壁心肌梗死的患者应在发病 24h 内使用 ACEI，并长期应用。慢性稳定型心绞痛合并高血压、糖尿病、慢性肾功能不全或合并左室收缩功能不全，左室射血分数低于 40% 的患者，也应接受 ACEI 治疗。ACEI 不耐受的患者，可选择 ARB 替代，但不主张 ACEI 和 ARB 联用。ACEI/ARB 类药物应从低剂量用起，逐渐加量。常用 ACEI/ARB 类药物见表 2 - 5 - 8。

表 2 - 5 - 8　常用 ACEI/ARB 类药物

药品分类	药品名称	用法用量	用药须知
ACEI	卡托普利	12.5 ~ 75mg，tid	卡托普利半衰期短，冠心病患者较少应用
	贝那普利	5 ~ 40mg，qd	主要不良反应：干咳（ACEI）、低血压、血管神经性水肿、高血钾、低血钠、肾功能损害
	福辛普利	10 ~ 40mg，qd	
	依那普利	2.5 ~ 40mg，qd	禁忌证：妊娠、哺乳期，血管水肿病史，双侧肾动脉狭窄，严重肾衰竭（血肌酐 > 265μmol/L），肾移植或孤立肾伴肾功能不全，高血钾（> 6mmol/L），心肌梗死急性期收缩压 < 90mmHg，主动脉狭窄及梗阻性肥厚型心肌病患者
	培哚普利	4 ~ 8mg，qd	
	雷米普利	2.5 ~ 10mg，qd	
	赖诺普利	5 ~ 40mg，qd	
ARB	奥美沙坦	20 ~ 40mg，qd	
	厄贝沙坦	150 ~ 300mg，qd	
	坎地沙坦	4 ~ 32mg，qd	
	氯沙坦	25 ~ 100mg，qd	
	替米沙坦	20 ~ 80mg，qd	
	缬沙坦	80 ~ 160mg，qd	

4. β受体阻滞剂

β 受体阻滞剂兼具抗心肌缺血和预防心肌梗死、改善预后两方面作用，具体详见抗心肌缺血药物章节内容，在此不再累述。

四、案例分析

案例 1

（1）患者信息：男，68 岁。

（2）临床诊断：重度 COPD；高血压 1 级，高危；冠心病，稳定型心绞痛。

（3）处方用药

噻托溴铵粉吸入剂	1 吸/次	qd	
氨溴索片	5mg	qd	po
阿司匹林肠溶片	10mg	qd	po
阿托伐他汀钙片	20mg	qn	po
普萘洛尔片	10mg	tid	po

（4）分析如下

患者冠心病合并重度 COPD，使用普萘洛尔不合理。

冠心病患者首选 β_1 受体阻滞剂，目前循证医学证据最充分的 β_1 受体阻滞剂为美托洛尔、比索洛尔、阿替洛尔。轻、中度 COPD 合并冠心病使用选择性 β_1 受体阻滞剂是获益的，重度 COPD 合并冠心病不宜使用任何 β 受体阻滞剂。普萘洛尔为非选择性 β 受体阻滞剂，可同时阻断气道 β_2 受体，增加气道阻力，加剧支气管痉挛，加重 COPD 症状。此外，普萘洛尔具有内在拟交感活性，不推荐冠心病患者使用。综上，该患者重度 COPD 合并冠心病，不宜使用任何 β 受体阻滞剂。

案例 2

（1）患者信息：男，77 岁。

（2）临床诊断：2 型糖尿病不伴并发症；冠状动脉支架植入后状态。

（3）处方用药

阿托伐他汀钙分散片	10mg	qd	po
单硝酸异山梨酯缓释胶囊	50mg	bid	po
奥美拉唑肠溶胶囊	40mg	qd	po
阿司匹林肠溶片	100mg	qd	po

（4）分析如下

单硝酸异山梨酯缓释胶囊给药频次不合理。

任何硝酸酯类制剂连续应用 48~72h 后，均可产生耐药，而经过一个短暂停药期后，耐药迅速消失。为避免耐药性，硝酸酯类药物宜采用偏心、间断给药，每日留出 8~12h 无硝酸酯或低硝酸酯浓度。单硝酸异山梨酯缓释胶囊的有效浓度维持时间为 10~14h，为留出足够的无药期，减少耐药性，建议给药频次改为 1 日 1 次。

案例 3

（1）患者信息：女，62 岁。

（2）临床诊断：冠心病；肥厚型心肌病；慢性心功能不全 NYHA Ⅲ 级。

（3）处方用药

盐酸曲美他嗪片	20mg	tid	po
阿司匹林肠溶片	100mg	qd	po
吲达帕胺缓释片	1.5mg	qd	po
螺内酯片	20mg	bid	po
盐酸地尔硫䓬片	15mg	tid	po

（4）分析如下

患者慢性心功能不全，NYHA Ⅲ级，使用地尔硫䓬存在用药禁忌。

地尔硫䓬为非二氢吡啶类 CCB 代表药物，该类药物具有负性频率、减慢心率和心脏传导作用，可增加心衰恶化与心衰住院风险，不推荐射血分数减低的患者使用。案例患者慢性心功能不全，NYHA Ⅲ级，禁忌使用地尔硫䓬，建议改为选择性 $β_1$ 受体阻滞剂，如美托洛尔、比索洛尔。

案例 4

（1）患者信息：男，62 岁。

（2）临床诊断：不稳定型心绞痛；高血压 3 级 极高危；高脂血症。

（3）处方用药

阿司匹林肠溶片	100mg	qd	po
硫酸氢氯吡格雷片	75mg	qd	po
琥珀酸美托洛尔缓释片	11.875mg	qd	po
阿托伐他汀钙片	20mg	qn	po
硝苯地平片	10mg	tid	po

（4）分析如下

患者使用硝苯地平不合理。

硝苯地平普通片为短效二氢吡啶类 CCB，具有明显的反射性交感神经兴奋作用，使心率增快。同时，该药降压作用显著且不稳定，用药后可能引发不良心血管事件，增加病死率，ACS 患者避免使用短效 CCB。ACS 患者不宜常规使用 CCB，除非患者使用其他抗心肌缺血药物（硝酸酯类药物、β 受体阻滞剂）治疗无效或效果不佳，或并存难以控制的高血压（使用 ACEI/ARB 和 β 受体阻滞剂后仍不达标），才可联用长效二氢吡啶类 CCB，如氨氯地平、非洛地平。长效二氢吡啶类 CCB 对患者死亡率的影响为中性。该例患者不稳定型心绞痛，临床分型为 ACS 的一种，且合并高血压，使用美托洛尔降压同时还可改善心肌缺血与远期预后，用药合理。患者使用短效二氢吡啶类硝苯地平不合理，建议停用。ACS 合并高血压患者首选 ACEI/ARB 和 β 受体阻滞剂类药物降压治疗，以改善心室重构、降低死亡率。

案例 5

（1）患者信息：男，75 岁。

（2）临床诊断：冠心病，稳定型心绞痛；心律失常；帕金森病。

（3）处方用药

琥珀酸美托洛尔缓释片	11.875mg	qd	po
曲美他嗪片	20mg	tid	po
多巴丝肼片	0.125g	bid	po
硫酸氢氯吡格雷片	75mg	qd	po
阿托伐他汀钙胶囊	10mg	qn	po

（4）分析如下

患者帕金森病，使用曲美他嗪存在用药禁忌。

2014 年 8 月国家食品药品监督管理总局发布关注曲美他嗪引起的运动障碍等安全性风险的通告，明确指出曲美他嗪仅用于对一线抗心绞痛疗法控制不佳或无法耐受的稳定型心绞痛患者的对症治疗，不再用于耳鸣、眩晕的治疗。帕金森病、帕金森综合征、震颤、不宁腿综合征、以及其他相关的运动障碍和严重肾功能损害（肌酐清除率＜30ml/min）者禁止使用曲美他嗪。案例患者诊断为帕金森病，曲美他嗪可引起震颤、运动不能、张力亢进等运动障碍，故帕金森病患者禁用。

案例 6

（1）患者信息：男，68 岁。

（2）临床诊断：冠心病；高脂血症。

（3）处方用药

铝镁匹林片（Ⅱ）	114mg 片	qd	po
阿托他汀钙胶囊	10mg	qd	po
银杏酮酯滴丸	8 粒	tid	po
芪参益气滴丸	0.5g	tid	po
阿司匹林肠溶片	0.1g	qd	po

（4）分析如下

铝镁匹林中含有阿司匹林，与阿司匹林合用存在重复用药。

铝镁匹林片的成分为 81mg 阿司匹林、22mg 重质碳酸镁和 11mg 甘羟铝，冠心病二级预防使用阿司匹林日剂量为 75～100mg，该案例患者处方中的阿司匹林总剂量超过 100mg/天，剂量过大，增加出血风险。建议单用铝镁匹林片或阿司匹林肠溶片即可。

案例 7

（1）患者信息：女，68 岁。

（2）临床诊断：冠心病，稳定型心绞痛；慢性心功能不全（NYHA Ⅲ 级）；心房颤动。

（3）处方用药

曲美他嗪片	20mg	tid	po
阿司匹林肠溶片	100mg	qd	po
华法林片	2.5mg	qd	po
地高辛片	0.25mg	qd	po
西洛他唑片	100mg	bid	po

（4）分析如下

患者抗血栓方案不合理，超适应证使用西洛他唑。

西洛他唑具有抗血小板和血管舒张作用，适应证仅限于慢性动脉闭塞症，用于改善慢性动脉闭塞症引起的溃疡、肢痛、冷感及间歇性跛行等缺血性症状。西洛他唑用于冠心病的临床研究多数在东亚国家进行，缺乏在西方欧美人群中应用的有效性、安全性证据。目前，尚无西洛他唑用于冠心病治疗的指南推荐，故该患者使用西洛他唑为超适应证用药。其次，西洛他唑为磷酸二酯酶Ⅲ（PDE Ⅲ）的抑制剂，长期应用可降低心衰患者远期生存率，说明书明确规定心功能 NYHA Ⅲ级及以上的心力衰竭患者禁忌使用。综上，该患者使用西洛他唑存在用药禁忌，应停用。再者，患者为稳定型心绞痛合并房颤，单独使用华法林抗血栓治疗即可。

案例 8

（1）患者信息：女，68 岁。

（2）临床诊断：冠心病，三支病变 PCI 术后；高脂血症。

（3）处方用药

替格瑞洛片	90mg	qd	po
硫酸氢氯吡格雷片	75mg	qd	po
阿托伐他汀钙片	20mg	qn	po
泮托拉唑肠溶片	40mg	qd	po

（4）分析如下

患者抗血栓方案不合理，且替格瑞洛 1 日 1 次给药频次不合理。

冠心病稳定期患者，单联使用阿司匹林抗血小板治疗即可，首选阿司匹林，若存在阿司匹林不耐受或用药禁忌可选择氯吡格雷替代，但不宜选择替格瑞洛替代阿司匹林治疗。冠心病支架植入术后患者需选择双联抗血小板治疗，即阿司匹林（100mg，qd）联用氯吡格雷（75mg，qd）或阿司匹林（100mg，qd）联用替格瑞洛（90mg，bid）。替格瑞洛和氯吡格雷二者均为二磷酸腺苷（ADP）受体拮抗剂，作用于 $P2Y_{12}$ 受体，抑制 ADP 介导的血小板活化和聚集，不宜联用。

案例 9

（1）患者信息：男，74 岁。

（2）临床诊断：高血压 2 级；冠心病；心房颤动。

（3）处方用药

琥珀酸美托洛尔缓释片	47.5mg	qd	po
铝镁匹林片（Ⅱ）	114mg	bid	po
华法林钠片	6mg	qd	po
地高辛片	0.25mg	qd	po

（4）分析如下

铝镁匹林给药频次不合理，应为 1 日 1 次给药，且该患者无需使用铝镁匹林片抗血栓治疗。

铝镁匹林片的成分为 81mg 阿司匹林、22mg 重质碳酸镁和 11mg 甘羟铝，冠心病二级预防使用阿司匹林的日剂量为 75～100mg，故铝镁匹林 1 日 1 次给药即可。此外，患者为稳定型心绞痛合并房颤，单用华法林钠片抗凝即可，铝镁匹林片联用华法林钠片会增加患者出血风险。

案例 10

（1）患者信息：男，49 岁。

（2）临床诊断：冠心病；高血压 2 级，极高危。

（3）处方用药

铝镁匹林片（Ⅱ）	114mg	qd	po
琥珀酸美托洛尔缓释片	47.5mg	bid	po
瑞舒伐他汀钙片	10mg	qn	po
非诺贝特胶囊	20mg	qn	po

（4）分析如下

琥珀酸美托洛尔缓释片给药频次不合理，该药为缓释制剂，应 1 日 1 次给药。瑞舒伐他汀钙片与非诺贝特胶囊联用不适宜。

非诺贝特以降低甘油三酯为主，冠心病患者以降低 LDL - C 为主要目标，首选他汀类降脂药物。他汀类药物使用最大耐受剂量后，若 LDL - C 仍不达标，才建议联合使用其他降脂药物，如胆固醇吸收抑制剂依折麦布。该患者使用瑞舒伐他汀的量仅为常规剂量，不建议联用非诺贝特胶囊，以免增加不良反应，包括肝脏损伤、肌肉毒性等。

五、练习题

（一）选择题

1. 硝酸异山梨酯、美托洛尔、硝苯地平治疗心绞痛的共同作用是（　　）。

　　A. 减慢心率　　　　　　B. 扩张冠状动脉　　　C. 缩小心室容积

　　D. 降低心肌耗氧量　　　E. 增强心肌收缩力

2. 与硝酸甘油防治心绞痛的作用无关的是（　　）。

　　A. 扩张外周血管，减轻心脏的前、后负荷

　　B. 增加心内膜下的血液供应

　　C. 开放侧支循环

　　D. 反射性使心率加快

　　E. 增加缺血区的血液供应

3. 下列 5 种 β 受体阻滞剂，同时具有 α 受体阻滞作用的是（　　）。

　　A. 普萘洛尔　　　　　　B. 美托洛尔　　　　　C. 阿替洛尔

　　D. 比索洛尔　　　　　　E. 卡维地洛

4. 急性心肌梗死患者静息心率的控制目标值为（　　）。

　　A. 55 ~ 60 次/min　　　B. 60 ~ 65 次/min　　　C. 65 ~ 70 次/min

　　D. 70 ~ 75 次/min　　　E. 80 次/min 以下

5. 变异性心绞痛患者首选的抗心肌缺血药物是（　　）。

　　A. 胺碘酮　　　　　　　B. 地高辛　　　　　　C. 钙离子拮抗剂

　　D. 硝酸甘油　　　　　　E. 普萘洛尔

6. 缓解急性心肌梗死剧烈疼痛效果最好的药物是（　　）。

　　A. 硝酸甘油　　　　　　B. 塞来昔布　　　　　C. 芬太尼

　　D. 吗啡　　　　　　　　E. 可待因

7. 冠心病的高危因素不包括（　　）。

　　A. 吸烟　　　　　　　　B. 高血压　　　　　　C. 高血脂

　　D. 心力衰竭　　　　　　E. 糖尿病

8. TC 和 LDL – C 升高为主的高脂血症，首选以下哪种调脂药物治疗（　　）。

    A. 阿托伐他汀　　　　B. 非诺贝特　　　　　C. 烟酸

    D. 依折麦布　　　　　E. 普罗布考

9. 急性心肌梗死患者 LDL – C 的控制目标值为（　　）。

    A. <3.4 mmol/L　　　B. <2.6 mmol/L　　　C. <2.07 mmol/L

    D. <1.8 mmol/L　　　E. <1.0 mmol/L

10. 患者心肌梗死急性发作，以下处理措施不正确的是（　　）。

    A. 停止活动，卧床休息

    B. 吸氧，注意饮食及大便通畅

    C. 疼痛难耐时，可给予吗啡止痛

    D. 无论是 ST 段抬高型或 ST 段非抬高型心肌梗死均可以直接溶栓治疗

    E. 无论是 ST 段抬高型或 ST 段非抬高型心肌梗死，均给予阿司匹林和氯吡格雷负荷量治疗

11. ACS 合并心房颤动的患者 PCI 治疗后 1 年内的抗血栓方案是（　　）。

    A. 阿司匹林

    B. 阿司匹林 + 氯吡格雷

    C. 华法林

    D. 阿司匹林 + 华法林

    E. 依诺肝素 + 氯吡格雷

12. 替格瑞洛可能引起的不良反应不包括（　　）。

    A. INR 升高　　　　　B. 胃肠道出血　　　　C. 呼吸困难

    D. 血小板减少　　　　E. 高尿酸血症

13. 氯吡格雷 CYP2C19 基因型为 *3*3 的心肌梗死患者，首选的双联抗血小板方案是（　　）。

    A. 阿司匹林 100mg，qd 联用氯吡格雷 75mg，qd

    B. 阿司匹林 100mg，qd 联用氯吡格雷 75mg，bid

    C. 阿司匹林 100mg，qd 联用替格瑞洛 90mg，qd

    D. 阿司匹林 100mg，qd 联用替格瑞洛 90mg，bid

    E. 阿司匹林 100mg，qd 联用氯吡格雷 150mg，qd

14. 患者服用瑞舒伐他汀钙片后出现肌痛，怀疑为横纹肌溶解，如需确诊最有力的依据是（　　）。

    A. 症状为肌无力、肌痛

    B. 血清肌酸磷酸激酶水平升至正常高限 10 倍以上

    C. 症状为肌无力、肌痛，血清肌酐激酶水平升至正常高限 10 倍以上

D. 症状为四肢肌痛

E. 血清肌酸磷酸激酶水平升高

15. 患者使用肝素钠期间口腔黏膜出血、皮肤大块瘀斑，需采取的治疗措施是（　　）。

    A. 减少肝素用量

    B. 停用肝素，注射鱼精蛋白

    C. 停用肝素，注射维生素 K

    D. 停用肝素，注射氨甲环酸

    E. 停用肝素，注射凝血酶

16. 下列不是硝酸甘油禁忌证的是（　　）。

    A. 心肌梗死早期（有严重低血压及心动过速时）

    B. 严重贫血

    C. 严重青光眼

    D. 消化道溃疡活动期

    E. 使用西地那非的患者

17. 下列措施无法克服硝酸甘油耐药性的是（　　）。

    A. 调整剂量给药　　　B. 补充含巯基的药物　C. 减少给药频次

    D. 偏心给药　　　　　E. 连续给药

18. ST 段抬高型心肌梗死的溶栓治疗，可选择以下哪种药物？（　　）

    A. 尿激酶或阿替普酶　B. 低分子肝素

    C. 华法林　　　　　D. 阿司匹林　　　　　E. 氯吡格雷

19. 重度肾功能异常的患者可选择的他汀类药物是（　　）。

    A. 普伐他汀　　　　B. 瑞舒伐他汀　　　C. 辛伐他汀

    D. 洛伐他汀　　　　E. 阿托伐他汀

20. 替格瑞洛抗血小板的维持剂量是（　　）。

    A. 75mg，qd　　　　B. 90mg，qd　　　　C. 180mg，qd

    D. 90mg，bid　　　　E. 180mg，bid

（二）简答题

1. 慢性稳定型心绞痛、UA/NSTEMI、STEMI 的药物治疗原则分别是什么？

2. 冠心病二级预防的方案是什么？

3. 硝酸酯类药物使用时的注意事项包括哪些？

4. 他汀类药物使用时应关注哪些不良反应，如何监测？

参 考 答 案

（一）选择题

1. D　2. D　3. E　4. A　5. C　6. D　7. D　8. A　9. D　10. D　11. C
12. A　13. D　14. C　15. B　16. D　17. E　18. A　19. E　20. D

（二）简答题答案略。

（陈艳芳　王若伦）

第六节　抗糖尿病药物处方审核要点

一、糖尿病基本概况

（一）糖尿病的定义

糖尿病（diabetes mellitus，DM）是一组常见的以葡萄糖和脂肪代谢紊乱、血浆葡萄糖水平增高为特征的代谢内分泌疾病。其基本病理生理为绝对或相对胰岛素分泌不足、胰岛素敏感性下降和胰高血糖素活性增高所引起的代谢紊乱。

（二）糖尿病流行病学

2015 年世界糖尿病患者为 4. 5 亿，预测 2040 年则可达 6. 42 亿。我国糖尿病绝大多数属于 2 型，1 型糖尿病患病率为 61 ~ 83PPM。一项发表在《美国医学会杂志》的研究显示，2013 年我国诊断和未确诊的糖尿病总患病率为 10. 9%，其中确诊的糖尿病患病率为 4. 0%，糖尿病前期患病率为 35. 7%。近年来，青少年人群 2 型糖尿病患病率快速增加，呈年轻化趋势。

（三）糖尿病的诊断与分型

糖尿病的临床诊断应依据静脉血浆血糖指标而定。目前我国糖尿病诊断及分类标准仍采用国际通用的 WHO（1999 年）标准。糖代谢状态分类标准、糖尿病诊断和糖尿病的病因分型体系依次见表 2 - 6 - 1，表 2 - 6 - 2，表 2 - 6 - 3。

表 2 - 6 - 1　糖代谢状态分类（WHO 1999）

糖代谢分类	静脉血浆葡萄糖（mmol/L）	
	空腹血糖	糖负荷后 2h 血糖
正常血糖	<6. 1	<7. 8
空腹血糖受损（IFG）	≥6. 1，<7. 0	<7. 8
糖耐量异常（IGT）	<7. 0	≥7. 8，<11. 1
糖尿病	≥7. 0	≥11. 1

注：IFG 和 IGT 统称为糖调节受损，也称糖尿病前期。

表 2 – 6 – 2　糖尿病的诊断标准（WHO 1999）

诊断标准	静脉血浆葡萄糖（mmol/L）
（1）典型糖尿病症状（烦渴多饮、多尿、多食、不明原因的体重下降）加上随机血糖或加上	≥11.1
（2）空腹血糖或加上	≥7.0
（3）葡萄糖负荷后 2h 血糖无典型糖尿病症状者，需改日复查确认	≥11.1

注：空腹状态指至少 8h 没有进食热量；随机血糖指不考虑上次用餐时间，一天中任意时间的血糖，不能用来诊断空腹血糖异常或糖耐量异常。

表 2 – 6 – 3　糖尿病病因学分型（WHO 1999）

1 型糖尿病	2 型糖尿病	特殊类型糖尿病	妊娠期糖尿病
免疫介导性		胰岛 β 细胞功能遗传性缺陷	
特发性		胰岛素作用遗传性缺陷	
		胰腺外分泌疾病	
		内分泌疾病	
		药物或化学品所致的糖尿病	
		感染	
		不常见的免疫介导性糖尿病	
		其他与糖尿病相关的遗传综合征	

（四）常见糖尿病类型的临床特点

1. 1 型糖尿病

起病较急，三多一少症状明显；典型病例常见于小儿及青少年，但任何龄均可发病。实验室检查：血浆胰岛素及 C 肽水平低，服糖后分泌仍呈低平曲线；必须依赖胰岛素治疗，一旦骤停则易发生酮症酸中毒，甚至危及生命；遗传为重要因素；胰岛 β 细胞自身抗体常呈阳性反应。

2. 2 型糖尿病

起病缓慢，典型病例常见于中老年人，早期常无明显"三多一少"症状，多于健康体检时发现。不典型症状包括易疲乏、劳动力减弱；皮肤瘙痒；反应性低血糖；四肢酸痛、麻木、腰痛、阳痿、月经失调、视力障碍、腹泻、便秘等。体型多肥胖。血浆胰岛素水平相对不足，服糖后呈延迟释放；不依赖胰岛素治疗，早期单用口服降糖药物，一般可控制血糖；遗传因素甚为重要，但胰岛 β 细胞自身抗体常呈阴性反应。

3. 妊娠糖尿病（GDM）

2017 年 CDS 发表的《中国 2 型糖尿病防治指南》明确了妊娠相关的糖尿病定义及诊断标准。

（1）妊娠期糖尿病（GDM）　指妊娠期间发生的不同程度的糖代谢异常，但血糖未达到显性糖尿病的水平：孕期进行 75g 葡萄糖耐量试验（OGTT），$5.1 \leqslant$ 空腹血糖 $< 7.0 \text{mmol/L}$，OGTT 1h 血糖 $\geqslant 10.0 \text{mmol/L}$，$8.5 \leqslant$ OGTT 2h 血糖 $< 11.1 \text{mmol/L}$，符合上述任何一项标准即可诊断 GDM。

（2）妊娠期显性糖尿病（overt diabetes mellitus，ODM）　孕期任何时间发现且达到非孕人群糖尿病诊断标准：空腹血糖 $\geqslant 7.0 \text{mmol/L}$ 或糖负荷后 2h 血糖 $\geqslant 11.1 \text{mmol/L}$，或随机血糖 $\geqslant 11.1 \text{mmol/L}$。

（3）糖尿病合并妊娠（pre - gestational diabetes mellitus，PGDM）　指孕前确诊的 1 型、2 型或特殊类型糖尿病。

（五）糖尿病综合控制目标

糖尿病理想的控制目标视患者的年龄、合并症、并发症等不同而异（表 2 - 6 - 4）。治疗未能达标不应该视为治疗失败，控制指标的任何改善对患者都将有益，将会降低相关危险因素引发并发症的风险。

表 2 - 6 - 4　糖尿病综合控制目标

指　标	目标值
空腹血糖（mmol/L）[a]	4.4 ~7.0
非空腹血糖（mmol/L）[a]	<10.0
糖化血红蛋白（%）	<7.0
血压（mmHg）	<130/80
总胆固醇（mmol/L）	<4.5
男性高密度脂蛋白胆固醇（mmol/L）	>1.0
女性高密度脂蛋白胆固醇（mmol/L）	>1.3
甘油三酯（mmol/L）	<1.7
低密度脂蛋白胆固醇（mmol/L）（未合并动脉粥样硬化性心血管疾病）	<2.6
低密度脂蛋白胆固醇（mmol/L）（合并动脉粥样硬化性心血管疾病）	<1.8
体质指数（kg/m²）	<24.0

注：1mmHg =0.133KPa；a 为毛细血管血糖。

（六）糖尿病高血糖治疗路径

糖尿病是一种进展性的疾病，随着病程的进展，血糖有逐渐升高的趋势，控制高血糖的治疗强度也应随之加强，我国糖尿病患者主要为 2 型糖尿病，除 1 型糖尿病必须依赖胰岛素治疗外，2 型糖尿病常需要多种手段的联合治疗（图 2 - 6 - 1）。

1. 生活方式干预

是 2 型糖尿病的基础治疗措施，应贯穿于糖尿病治疗的始终。包括饮食控制、适当运动、规律作息、维持健康体重等。

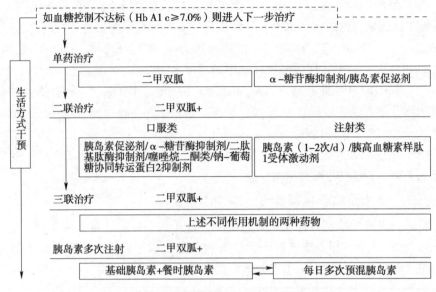

图2-6-1 2型糖尿病高血糖治疗简易路径

2. 单药治疗

当单纯生活方式干预不能使血糖控制达标时，应开始单药治疗，2型糖尿病药物治疗的首选是二甲双胍。若无禁忌证，二甲双胍应长期保留在糖尿病的治疗方案中。对不适合二甲双胍治疗的患者，可选择 α-糖苷酶抑制剂或胰岛素促泌剂。

3. 二联或三联药物治疗

如单独使用二甲双胍治疗血糖仍未达标，则可进行降糖药物二联治疗，在二甲双胍基础上加用一种不同作用机制的降糖药物，包括胰岛素促泌剂、α-糖苷酶抑制剂、DPP-4抑制剂、TZDs、SGLT2抑制剂、胰岛素或GLP-1受体激动剂等。上述不同机制的降糖药物也可以三种药物联合使用。

4. 多次胰岛素治疗

如三联药物治疗血糖仍不能达标，则应将治疗方案调整为多次胰岛素治疗（基础胰岛素加餐时胰岛素或每日多次预混胰岛素）。采用多次胰岛素治疗时原则上应停用胰岛素促分泌剂。

二、高血糖的药物治疗

高血糖药物治疗包括非胰岛素药物及胰岛素两大类别，1型糖尿病必须使用胰岛素治疗，2型糖尿病则应根据疾病的不同阶段，选择不同药物，下面分述各类降糖药物。

（一）口服降糖药物

临床使用的口服降糖药物主要包括非促胰岛素分泌剂（双胍类、噻唑烷二酮类、α-葡萄糖苷酶抑制剂）和促胰岛素分泌剂（磺酰脲类、格列奈类），近年研制的二肽基肽酶4抑制剂（DPP-4抑制剂）可阻断胰高血糖素样肽1（GLP-1）的降解，即有增加胰岛素分泌，同时还有抑制胰高血糖分泌、减少肝糖输出等多重作用，钠-葡萄糖协同转运蛋白2抑制剂（SGLT2i）则是一类全新的口服降糖药物，主要通过抑制肾脏肾小管重吸收葡萄糖的SGLT2降低肾糖阈，促进尿葡萄糖排泄。治疗时应根据降糖效果、安全性、不良反应、耐受性、依从性、药物相互作用、对心血管的影响、患者胰岛功能、药物经济学等多方面进行综合考虑选择合适的药物。

1. 双胍类药物（二甲双胍）

（1）二甲双胍的作用机制及药效评价　主要药理作用是通过抑制肝葡萄糖输出，改善外周组织对胰岛素的敏感性，增加对葡萄糖的摄取和利用而降低血糖。许多国家和国际组织制定的糖尿病诊治指南中均推荐二甲双胍作为2型糖尿病患者控制高血糖的一线用药和药物联合中的基本用药。对临床试验的系统评价显示，二甲双胍的降糖疗效（去除安慰剂效应后）为HbA1c下降 $1.0\% \sim 1.5\%$，并可减轻体重。UKPDS结果证明，二甲双胍还可减少肥胖的2型糖尿病患者心血管事件和死亡的发生。

（2）二甲双胍的用法用量　二甲双胍最小推荐剂量为500mg/d，最佳有效剂量为2000mg/d，最大剂量为2550mg/d。建议遵循"小剂量开始，逐渐加量"的剂量调整原则，通常初始剂量为500mg/d，一日1~2次，每1~3周增加500mg，一日2~3次，具体方案应根据患者实际情况个体化治疗。二甲双胍常用剂型剂量见表2-6-5。

表2-6-5　二甲双胍常用剂型剂量

药名	每片/粒剂量（mg）	剂量范围（mg/d）	每日服药次数	服用时间
盐酸二甲双胍片	250、500、850	500~2000	2~3	随餐或餐后即刻服用
盐酸二甲双胍缓释片	500	500~2000	1~2	晚餐时服用
盐酸二甲双胍缓释胶囊	250	500~2000	1~2	晚餐时服用
盐酸二甲双胍肠溶片	250、500、850	500~2000	2~3	餐前半小时服用
盐酸二甲双胍肠溶胶囊	250、500	500~2000	2~3	餐前半小时服用

（3）二甲双胍的不良反应　①恶心、呕吐、胃胀、消化不良等消化道反应是其主要副作用，常发生于用药早期，随治疗时间延长上述胃肠道不适症状可基本消失，从小剂量开始、逐渐增加剂量，可减少消化道不良反应。②皮肤过敏反应。③乳酸性酸中毒为最严重的副作用，但罕见，需注意严格按照推荐用药。④单独用药极少引起低血糖，但与胰岛素或胰岛素促分泌剂联合使用时可增加低血糖发生的危险。⑤长期使用二甲双胍者可减少肠道吸收维生素 B_{12}。

（4）禁忌证　①肾功能不全［血肌酐水平］：男性 >132.6μmol/L（1.5mg/dl），女性 >123.8μmol/L（1.4mg/dl）或预估肾小球滤过率（eGFR）< 45ml/［min·（1.73m^2）］。②肝功能不全、严重感染、缺氧或接受大手术的患者。③对药物过敏或有严重不良反应者。④急慢性代谢性酸中毒者，如有或无昏迷的糖尿病酮症酸中毒者。

（5）特殊人群使用注意事项　①年老患者慎用，使用时需要检测肾功能，患者 eGFR 在 45 ~ 60ml/［min·（1.73m^2）］者，适当减少剂量，eGFR < 45ml/［min·（1.73m^2）］者，则应停药。②对于儿童和青少年患者，小于 10 岁的儿童不推荐使用，10 岁及以上的 2 型糖尿病儿童或青少年可使用，但剂量不超过 2000mg/d。③不建议妊娠患者使用。④肾功能不全者剂量调整参照老年人群。⑤肝功能不全的患者若血清转氨酶超过正常值上限 3 倍时避免使用二甲双胍，轻度升高时可使用，但要监测肝功能。⑥行静脉碘化造影剂检查时，肾功能 eGFR > 60［ml/ min·（1.73m^2）］时，检查时暂停使用二甲双胍；肾功能 eGFR 在 45 ~ 60ml/［min·（1.73m^2）］时，检查前 48h 暂停使用二甲双胍；所有患者检查完成 48h 后复查肾功能无恶化，可恢复服用。

（6）药物联用　单药使用二甲双胍治疗 T2DM 降糖效果不佳时，可与其他任何抗糖尿病药物联合应用，以进一步控制血糖。需注意的是单独使用二甲双胍不导致低血糖，但二甲双胍与胰岛素或胰岛素促泌剂联合使用时可增加低血糖发生的风险。二甲双胍与其他降糖药物联用的临床疗效见表 2 - 6 - 6。

表 2 - 6 - 6　二甲双胍与其他降糖药物联用的临床疗效

药　物	临 床 疗 效
磺脲类	二甲双胍可改善胰岛素抵抗，减少肝糖输出；磺脲类药物可促进胰岛素分泌，两类药物联合，作用机制互补，具有更全面针对 T2DM 病理生理缺陷的特点，联合应用能显著降低空腹血糖和 HbA1c 水平，与单用磺脲类药物对比，低血糖风险低
α - 葡萄糖苷酶抑制剂	联合使用可兼顾空腹血糖和餐后血糖，但可能增加胃肠道不良反应

续表

药　　物	临　床　疗　效
格列奈类	两药联用作用机制互补，联用可显著降低空腹血糖和 HbA1c 水平。与联合磺脲类药物相比，降糖强度相似，但低血糖发生的风险更小。故在二甲双胍联合磺脲类药物且低血糖发生风险较高时，可考虑选用二甲双胍联合格列奈类药物
噻唑烷二酮类	联合使用可改善胰岛素抵抗和胰岛功能，显著降低 HbA1c 和空腹血糖水平，适用于胰岛素抵抗严重者
DPP－4 抑制剂	可针对 T2DM 不同的病理生理缺陷，发挥机制互补、协同增效的降糖作用。可显著降低空腹血糖和 HbA1c 水平，与单用磺脲类药物对比，降糖作用相似，体重增加和低血糖发生风险降低
GLP－1 受体激动剂	可改善胰岛素抵抗和胰岛 β 细胞功能，可进一步降低空腹血糖和 HbA1c 水平，同时可降低体重、收缩压和低血糖发生风险
胰岛素	可进一步降低 HbA1c 水平，减少胰岛素用量、体重增加和低血糖风险，联合使用还可能与心血管疾病和肿瘤风险下降相关

2. 磺酰脲类药物

（1）磺脲类药物的作用机制及药效评价　磺酰脲类药物是通过刺激胰岛 β 细胞分泌胰岛素，增加体内的胰岛素水平而降低血糖。其降血糖作用的前提是机体尚保存相当数量（30% 以上）有功能的 β 细胞。磺脲类药物可使 HbA1c 降低 1.0% ~1.5%（去除安慰剂效应后）。前瞻性、随机分组的临床研究结果显示，磺脲类药物的使用与糖尿病微血管病变和大血管病变发生的风险下降相关。

（2）磺脲类降糖药物的用法用量　目前在国内临床应用主要为第二代磺脲类药物，包括格列本脲、格列吡嗪、格列齐特、格列喹酮和格列美脲。各种磺脲类药物存在作用强度的差别，以格列本脲最强。从小剂量开始，早餐前半小时一次服用，根据血糖情况逐渐增加剂量，剂量较大时改为早、晚餐前两次服药，直到血糖达到良好控制。格列喹酮、格列吡嗪普通剂型属于短效制剂，作用时间较短；格列美脲、格列吡嗪控释剂、格列齐特、格列齐特缓释片、格列本脲为中、长效制剂，作用时间较长。以餐后血糖升高为主的患者，宜选择短效制剂；以空腹血糖升高为主的患者或空腹、餐后血糖均高者，宜选择中、长效制剂。目前常用的磺脲类药物剂型剂量见表 2－6－7。

表 2 – 6 – 7　常用的磺脲类药物剂型剂量

化学名	每片剂量（mg）	剂量范围（mg/d）	作用时间（h）	每日服药次数
格列本脲	2.5	2.5 ~ 15.0	16 ~ 24	1 ~ 2
格列吡嗪	5	2.5 ~ 30.0	8 ~ 12	1 ~ 2
格列吡嗪控释片	5	5.0 ~ 20.0	6 ~ 12	1
格列齐特	80	80 ~ 320	10 ~ 20	1 ~ 2
格列齐特缓释片	30	30 ~ 120	12 ~ 20	1
格列喹酮	30	30 ~ 180	8	1 ~ 2
格列美脲	1.2	1.0 ~ 8.0	24	1
消渴丸（含格列本脲）	0.25mg 格列本脲/粒	5 ~ 30 粒（含 1.25 ~ 7.5mg 格列本脲）	—	—

（3）不良反应　①低血糖反应最常见而重要，常发生在老年患者、肝肾功能不全或营养不良者；②体重增加；③皮肤过敏反应为皮疹、皮肤瘙痒等；④消化系统为上腹不适、食欲减退等。

（4）禁忌证　①T1DM、有严重并发症或 β 细胞功能很差的 T2DM、儿童糖尿病、孕妇、哺乳期、大手术围术期、严重应激状态（严重创伤、感染）等；②严重肝肾功能损害；③对磺脲类药物过敏者。

（5）使用注意事项　①格列吡嗪、格列齐特和格列喹酮作用温和，较适用于老年人。②轻度肾功能减退时各种药物仍可使用，中度肾功能减退时宜使用格列喹酮，重度肾功能减退时格列喹酮也不宜使用，磺脲类药物在 T2DM 合并肾功能不全患者中的使用推荐见表 2 – 6 – 8。③应强调不宜同时使用两种磺脲类，也不宜与其他胰岛素促泌剂（如格列奈类）合用。

表 2 – 6 – 8　磺脲类药物在 T2DM 合并肾功能不全患者中的使用推荐表

药物	肾功能不全使用范围 eGFR $\{ml/[min \cdot (1.73m^2)]\}$
格列本脲	eGFR≥60，可以使用；eGFR <60，禁用
格列吡嗪	eGFR≥60，可以使用；eGFR 30 ~ 59，减量；eGFR <30，禁用
格列美脲	eGFR≥60，无需调整剂量；eGFR 45 ~ 59，减量；eGFR <45，禁用
格列齐特	eGFR≥60，可以使用；eGFR 45 ~ 59，减量；eGFR30 ~ 44，证据有限，谨慎使用；eGFR <30，禁用
格列喹酮	eGFR≥30，可以使用；eGFR 15 ~ 29，证据有限，谨慎使用；eGFR <15，禁用

3. 格列奈类

（1）格列奈类药物的作用机制及药效评价 为非磺脲类胰岛素促泌剂，其主要通过刺激胰岛素的早时相分泌而降低餐后血糖，具有吸收快、起效快和作用时间短的特点，适合 T2DM 早期餐后高血糖阶段或以餐后高血糖为主的老年患者。格列奈类药物可将 HbA1c 降低 0.5% ~ 1.5%，可单独使用或与其他降糖药联合应用（不建议与磺脲类胰岛素促泌剂联合使用）。

（2）格列奈类降糖药物的用法用量 我国上市的有瑞格列奈、那格列奈和米格列奈。瑞格列奈在新诊断的或 HbA1c < 8% 的 2 型糖尿病时，剂量建议为每餐 0.5mg，HbA1c > 8% 时每餐 1 ~ 2mg；那格列奈可引起餐后胰岛素快速分泌，起效快于瑞格列奈，每次 60 ~ 120mg，这两种药均可在肾功能不全患者中使用，此类药物需在餐前即刻服用。常用格列奈类药物的剂型剂量见表 2 - 6 - 9。

表 2 - 6 - 9 常用的格列奈类药物剂型剂量

化学名	每片剂量（mg）	剂量范围（mg/d）	作用时间（h）	每日服药次数	服药时间
瑞格列奈	0.5、1、2	1 ~ 16	4 ~ 6	1 ~ 3	餐前 0 ~ 30min
那格列奈	120	120 ~ 360	2	1 ~ 3	餐前 15min 内
米格列奈钙片	10	30 ~ 60	0.23 ~ 0.28	3	餐前 0 ~ 30min

（3）不良反应 常见的是低血糖、体重增加和高胰岛素血症，但低血糖的风险和程度较磺脲类轻。

（4）禁忌证 ①T1DM，有严重并发症或 β 细胞功能很差的 T2DM，儿童糖尿病，孕妇、哺乳期；②大手术围术期、严重感染、重度外伤、糖尿病酮症酸中毒者等。

（5）使用注意事项 瑞格列奈主要经细胞色素 P450（CYP2C8、CYP3A4）代谢，因此应避免与 CYP2C8 抑制剂（如吉非贝齐）和 CYP3A4 的抑制剂（如克拉霉素、伊曲康唑、酮康唑等）或诱导剂（如利福平）合并治疗。

4. 噻唑烷二酮类药物（TZDs，格列酮类）

（1）格列酮类药物的作用机制及药效评价 主要通过激活过氧化物酶体增殖物激活受体 γ（PPARγ）起作用，增加靶组织对胰岛素作用的敏感性和改善胰岛素抵抗而达到降低血糖的作用，其疗效持久，尤其适合于伴有明显胰岛素抵抗的 T2DM 患者。在我国 2 型糖尿病患者中开展的临床研究结果显示 TZDs 可使 HbA1c 下降 0.7% ~ 1.0%（去除安慰剂效应后）。

（2）格列酮类药物的用法用量 目前临床上常用品种有吡格列酮和罗格列酮。罗格列酮单次或分次起始剂量为 4mg/d，经 8 ~ 12 周治疗后空腹血糖控制不理想，可增至 8mg/d；吡格列酮起始剂量为 30mg/d，单药治疗最大剂量为 45mg/d，联合治疗为 30mg/d。常用格列酮类药物的剂型剂量见表 2 - 6 - 10。

表 2 - 6 - 10　常用的格列酮类药物剂型剂量

化学名	每片剂量（mg）	剂量范围（mg/d）	作用时间（h）	每日服药次数	服药时间
罗格列酮	4	4~8	—	1~2	空腹或餐时
吡格列酮	15	15~45	2（达峰时间）	1	与进食时间无关

（3）不良反应　①TZDs 单独使用时不导致低血糖，与胰岛素或胰岛素促泌剂联合使用时可增加低血糖发生的风险；②体重增加和水肿，此不良反应在与胰岛素联用时表现更为明显；③TZDs 的使用可增加骨折和心力衰竭发生风险。

（4）禁忌证　①不宜用于 T1DM、孕妇、哺乳期妇女和儿童；②有心力衰竭［纽约心脏学会（NYHA）心功能分级 Ⅱ 级以上］病史者禁用；③活动性肝病或转氨酶升高超过正常上限 2.5 倍以及严重骨质疏松和骨折病史的患者应禁用；④现有或既往有膀胱癌病史的患者或存在不明原因肉眼血尿的患者禁用吡格列酮。

（5）使用注意事项　①近年来发现罗格列酮可增加糖尿病患者心血管事件，导致其使用受到较严格限制，应权衡用药利弊才决定是否选用。②罗格列酮主要通过细胞色素 P450（CYP2C8）代谢，应避免 CYP2C8 抑制剂（如吉非贝齐）或诱导剂（如利福平）合用；吡格列酮经 CYP3A4 和 CYP2C8 代谢，应留意可能的药物相互作用。③吡格列酮用于慢性肾脏病 1~3a 期 ｛eGFR >45ml/［min·(1.73m^2)］｝患者时无需调整剂量；3b~5 期 ｛［eGFR <45ml/［min·(1.73m^2)］｝患者用药经验有限，需谨慎用药。肾功能损伤的患者可以单用罗格列酮，无需调整剂量。

5. α - 葡萄糖苷酶抑制剂（AGI）

（1）α - 葡萄糖苷酶抑制剂的作用机制及药效评价　AGI 通过抑制碳水化合物在小肠上部的吸收而降低餐后血糖。适用于以碳水化合物为主要食物成分和餐后血糖升高的患者。AGI 可使 HbA1c 下降 0.5%~0.8%，可与双胍类、磺脲类、TZDs 或胰岛素联合使用。

（2）AGI 类药物的用法用量　国内上市的 AGI 有阿卡波糖、伏格列波糖和米格列醇，其中阿卡波糖是国内唯一说明书表明有糖尿病前期服用适应证的降糖药物，该类药物应在进食第一口食物后立即服用。常见 α - 葡萄糖苷酶抑制剂的剂型剂量见表 2 - 6 - 11。

表 2 - 6 - 11　常用的 α - 葡萄糖苷酶抑制剂药物剂型剂量

化学名	每片剂量（mg）	剂量范围（mg/d）	每日服药次数
阿卡波糖	50	100~600	2~3
伏格列波糖	0.2	0.2~0.9	2~3
米格列醇	50	100~300	3

（3）不良反应　①常见为胃肠道反应如腹胀、排气等。建议从小剂量开始，逐渐加量可减少不良反应。②单独服用本类药物通常不会发生低血糖，但如与磺脲类药物或胰岛素合用，可发生低血糖，一旦发生应及时给予葡萄糖口服液或静脉注射，进食双糖或淀粉类食物无效。

（4）禁忌证　①肠道吸收甚微，通常无全身毒性反应，但肝肾功能不全者仍应慎用。②不宜用于孕妇和哺乳期妇女、儿童及有胃肠功能紊乱者；③合并感染、严重创伤或酮症酸中毒等。

（5）使用注意事项　阿卡波糖和伏格列波糖可用于慢性肾脏病，当 eGFR ≥ 30 ml/［min·（1.73m^2）］时，可以使用；eGFR < 30ml/［min·（1.73m^2）］禁用。

6. DPP - 4 抑制剂

（1）DPP - 4 抑制剂的作用机制及药效评价　通过抑制 DPP - 4 而减少 GLP - 1 在体内的失活，使内源性 GLP - 1 的水平升高。GLP - 1 以葡萄糖浓度依赖的方式增强胰岛素分泌，抑制胰高糖素分泌，发挥降低 HbA1c、空腹血糖及餐后血糖的作用。在我国 2 型糖尿病患者中的临床研究结果显示 DPP - 4 抑制剂可使 HbA1c 下降 0.4%~0.9%（去除安慰剂效应后）。DPP - 4 抑制剂单独使用不增加低血糖风险，对体重作用为中性或轻度增加。用于 2 型糖尿病的治疗，可单药使用，或与二甲双胍联合应用，2017 年 CDS 发表的《中国 2 型糖尿病防治指南》指出，我国的研究显示在二甲双胍联用西格列汀的基础上加格列美脲、格列齐特缓释片、瑞格列奈或阿卡波糖后可以进一步降低 HbA1c。

（2）DPP - 4 抑制剂的用法用量　目前在国内上市的 DPP - 4 抑制剂为西格列汀、沙格列汀、维格列汀、利格列汀和阿格列汀。DPP - 4 抑制剂的剂型剂量见下表 2 - 6 - 12。

表 2 - 6 - 12　常用的 DPP - 4 抑制剂药物剂型剂量

化学名	每片剂量（mg）	剂量范围（mg/d）	作用时间（h）	每日服药次数
西格列汀	100	100	24	1
沙格列汀	5	5	24	1

续表

化学名	每片剂量（mg）	剂量范围（mg/d）	作用时间（h）	每日服药次数
维格列汀	50	50~100	1.7（达峰时间）	1~2
利格列汀	5	5	1.5（达峰时间）	1
阿格列汀	25	25	1~2（达峰时间）	1

（3）不良反应　可能出现低血糖、鼻咽炎、头痛、超敏反应、肝酶升高、上呼吸道感染、胰腺炎、血管神经性水肿等，多可耐受，长期安全性未知。

（4）禁忌证　①禁用于孕妇、儿童和对 DPP – 4 抑制剂有超敏反应的患者；②不推荐用于重度肝肾功能不全、T1DM 或 DKA 患者的治疗。

（5）使用注意事项　①近期完成的临床研究结果显示，沙格列汀可明显增加心力衰竭住院风险，但不增加相关的死亡率，因此，在该药治疗起始前评估风险和获益，治疗期间应密切观察心力衰竭体征和症状。

②在肾功能不全的患者中应用，西格列汀、沙格列汀、阿格列汀和维格列汀时，应注意按照药品说明书要求减少药物剂量。在有肝、肾功能不全的患者中使用利格列汀时不需要调整剂量，具体见表 2 – 6 – 13。

表 2 – 6 – 13　DPP – 4 抑制剂在 T2DM 合并肾功能不全患者中的使用推荐表

药物	肾功能不全使用范围 eGFR {ml/[min·(1.73m^2)]}
西格列汀	eGFR≥50，可以使用；eGFR30~49，50mg/d；eGFR<30，25mg/d
沙格列汀	eGFR≥50，可以使用；eGFR30~49，2.5mg/d；eGFR<30，禁用
维格列汀	eGFR≥50，可以使用；eGFR<50，50mg/d
利格列汀	可以使用
阿格列汀	eGFR≥60，可以使用；eGFR30~60，12.5mg/d；eGFR<30，6.25mg/d

7. 钠 – 葡萄糖协同转运蛋白 2 抑制剂（SGLT2 抑制剂）

（1）SGLT2 抑制剂的作用机制及药效评价　SGLT2 抑制剂是一类全新的口服降糖药物，主要通过抑制肾脏肾小管中负责从尿液中重吸收葡萄糖的 SGLT2 降低肾糖阈，促进尿葡萄糖排泄，从而达到降低血液循环中葡萄糖水平的作用。SGLT2 抑制剂降低 HbA1c 幅度大约为 0.5%~1.0%，可减轻体重 1.5~3.5kg，降低收缩压 3~5mmHg，在多项临床研究中观察到还有心血管和肾脏保护作用。

（2）SGLT2 抑制剂的用法用量　目前在我国被批准临床使用的 SGLT2 抑制剂为达格列净、恩格列净和坎格列净。SGLT2 抑制剂在中度肾功能不全的患者可以减量使用，在重度肾功能不全患者中因降糖效果显著下降不建议使用。SGLT2

抑制剂的剂型剂量见表 2 – 6 – 14。

表 2 – 6 – 14 常用的 SGLT2 抑制剂药物剂型剂量

化学名	每片剂量 （mg）	剂量范围 （mg/d）	作用时间 （h）	每日服药次数	服药时间
达格列净	10	5 ~ 10	24	1	餐前或餐后均可
坎格列净	100	100 ~ 300	24	1	第一次正餐前口服
恩格列净	10	10 ~ 25	24	1	餐前或餐后均可

（3）不良反应 ①常见为生殖泌尿道感染，罕见的不良反应包括酮症酸中毒（主要发生在 1 型糖尿病患者）；②可能的不良反应包括急性肾损伤（罕见）、骨折风险（罕见）和足趾截肢（见于坎格列净）；③SGLT2 抑制剂单独使用时不增加低血糖发生的风险，联合胰岛素或磺脲类药物时，可增加低血糖发生风险。

8. 主要口服降糖药的特点（表 2 – 6 – 15）

9. 口服降糖药物联合应用原则

早期联用口服降糖药不仅可使血糖得到长期良好的控制，还可保护胰岛 β 细胞功能，延缓其功能的衰退，减轻胰岛素抵抗，最终预防和延缓糖尿病慢性并发症的发生，延长糖尿病患者的寿命，提高其生活质量。联合应用口服降糖药要遵循以下 4 个原则：①联合使用降糖机制不同的药物，最好是机制互补的药物；②所选药物要覆盖患者血糖谱；③药物之间副作用不重叠；④联用的药物种类不宜过多，一般联用 2 种药物，必要时可联用 3 种，尽量避免联用 4 种及以上药物。

（二）GLP – 1 受体激动剂

胰高血糖素样肽 – 1（GLP – 1）是肠促胰岛素分泌激素之一，主要是肠道 L 细胞受营养物质刺激后分泌，经血液循环达到胰腺刺激胰岛 β 细胞分泌胰岛素。由于天然 GLP – 1 很快就被体内的二肽基酶所灭活，半衰期很短，因此，GLP – 1 类似物改变了其天然结构使其半衰期明显延长以便于临床使用。

GLP – 1 受体激动剂通过激动 GLP – 1 受体而发挥降低血糖的作用。GLP – 1 受体激动剂以葡萄糖浓度依赖的方式增强胰岛素分泌、抑制胰高糖素分泌，可延缓胃排空和肠道蠕动作用，通过中枢性的食欲抑制来减少进食量，从而减少餐后血糖波动和减轻体重。GLP – 1 受体激动剂可有效降低血糖，并有显著降低体重和改善甘油三酯、血压和体重的作用。其平均能使 HbA1c 下降 0.97%，单独使用 GLP – 1 受体激动剂不明显增加低血糖发生的风险。

表2-6-15 主要口服降糖药的特点汇总表

类别	通用名	剂量	药理作用	优点	缺点
双胍类	二甲双胍	500mg~2g/d	降低肝糖输出	已在临床应用多年 不增加体重 不导致低血糖 降低低血糖心血管事件	胃肠道反应(腹泻、腹痛) 乳酸酸中毒(罕见) 维生素B_{12}缺乏 禁忌证:慢性肾衰竭,酸中毒,缺氧,脱水等
磺脲类(第二代)	格列本脲 格列吡嗪 格列齐特 格列喹酮 格列美脲	1.25mg,qd;10mg,bid 2.5mg,qd;20mg,bid 80mg,bid~tid 15mg,qd;60mg,tid 1~8mg,qd	促进胰岛素分泌	已在临床应用多年 可能降低心血管事件	低血糖 体重增加 可能干扰心肌缺血预适应 继发性失效
格列奈类	那格列奈 瑞格列奈	60~120mg,tid 0.5~4.0mg,tid	促进胰岛素分泌	有效降低餐后血糖 剂量灵活	低血糖 体重增加 可能干扰心肌缺血预适应 需频繁调整剂量
噻唑烷二酮类	吡格列酮 罗格列酮	15~45mg,qd 2~8mg,qd	增加胰岛素敏感性	不导致低血糖 升高HLD-c 降低甘油三酯(吡格列酮) 可能降低心血管事件(吡格列酮,pro-ACTIVE)	体重增加 心衰、水肿 骨折 升高LDL-c(罗格列酮) 可能增加心肌梗死风险(罗格列酮,荟萃分析) 可能增加膀胱癌风险(吡格列酮)

续表

类别	通用名	剂量	药理作用	优点	缺点
α–葡萄糖苷酶抑制剂	阿卡波糖	25~100mg, tid	抑制碳水化合物在肠道的消化与吸收	不导致低血糖 降低餐后血糖 可能降低心血管事件（STOP – NIDDM） 药物仅作用于肠道	降 HbA1c 作用弱 胃肠不适（胀气,腹泻） 需频繁调整剂量
	米格列醇	25~100mg, tid			
	伏格列波糖	0.2~0.3mg, tid			
DPP – 4 抑制剂	西格列汀	100mg, qd	促进胰岛素分泌（血糖依赖性） 抑制胰高糖素分泌（血糖依赖性）	不导致低血糖 耐受性好	降 HbA1c 作用弱 荨麻疹（血管性水肿） 可能诱发胰腺炎
	维格列汀	25~100mg, qd			
	沙格列汀	2.5~5.0mg, qd			
	利格列汀	5mg, qd			
	阿格列汀	25mg, qd			
SGLT – 2 抑制剂	达格列净	5~10mg, qd	抑制葡萄糖重吸收 促进尿葡萄糖排泄	对心脏和肾脏有可能有保护作用 降低血压,尿酸水平 减少尿蛋白 降低 TG – c,升高 HDL – c 和 LDL – c,但不增加 LDL/HDL 比值	生殖泌尿系感染 与其他药物联用增加低血糖风险 DKA、急性肾损伤、骨折（均罕见） 足趾截肢（坎格列净）
	坎格列净	100~300mg, qd			
	恩格列净	10~25mg, qd			

1. GLP – 1 受体激动剂的用法用量

目前国内上市的 GLP – 1 受体激动剂为艾塞那肽、利拉鲁肽、利司那肽和贝那鲁肽，均需皮下注射。根据降糖作用时间长短，可分为短效制剂和长效制剂，短效制剂对延迟胃排空作用较强，餐后血糖降低明显；长效制剂对延迟胃排空作用较弱，但可通过对胰岛素分泌的刺激和胰高血糖素分泌的抑制，对空腹血糖降低明显。

（1）短效制剂　艾塞那肽、利司那肽。其中，艾塞那肽起始剂量每次 5μg，一日 2 次，早餐和晚餐前 1h 给药，治疗 1 个月后剂量可增至每次 10μg。

（2）长效制剂　利拉鲁肽、艾塞那肽周制剂、阿必鲁肽、度拉糖肽。其中临床应用较多的是利拉鲁肽，其起始剂量为 0.6mg/d，至少一周后可增至 1.2mg/d，每日剂量不超过 1.8mg，每日注射一次，注射时间无需根据进餐时间给药，建议每日同一时间注射。

（3）GLP – 1 受体激动剂可以单独使用或与其他降糖药联合使用。GLP – 1 受体激动剂的剂型剂量见表 2 – 6 – 16。

表 2 – 6 – 16　常用的 GLP – 1 受体激动剂药物剂型剂量

化学名	每支剂量（mg）	剂量范围	作用时间（h）	每日用药次数
艾塞那肽	0.3/1.2ml 0.6/2.4ml	10～20μg/d	10	2
利拉鲁肽	18/3ml	0.6～1.8mg/d	24	1
利司那肽	150μg/3ml 300μg/3ml	15～20μg	24	1
艾塞那肽缓释剂	2mg/支	2mg	—	每周一次
阿必鲁泰	30mg/支 50mg/支	30～50mg	—	每周一次
度拉糖肽	0.75mg/支 1.5mg/支	0.75～1.5mg	—	每周一次

2. 不良反应

最常见的副作用是恶心、腹泻、呕吐、便秘、腹痛、食欲下降等胃肠道不适，罕见不良反应包括胰腺炎、皮疹等。

3. 禁忌证

GLP – 1 受体激动剂不能替代胰岛素，不能用于 T1DM 及糖尿病酮症酸中毒的治疗；严重胃肠道疾病患者、妊娠期和哺乳期妇女及儿童不推荐使用；利拉鲁肽不得用于甲状腺瘤髓样癌（MTC）既往史或家族史患者，以及 2 型多发性内分泌肿瘤综合征患者（MEN2）。

4. 注意事项

因 GLP-1 受体激动剂的使用与发生胰腺炎风险相关，一旦出现疑似胰腺炎发作，应停用该类药物；该类药物与磺脲类药物合用时低血糖风险增加，减少磺脲类药物剂量可减少低血糖风险。

（三）胰岛素

胰岛素治疗是控制高血糖的重要手段。1 型糖尿病患者需依赖胰岛素维持生命，也必须使用胰岛素控制高血糖，并降低糖尿病并发症的发生风险。2 型糖尿病患者虽不需要胰岛素来维持生命，但当口服降糖药效果不佳或存在口服药使用禁忌时，仍需使用胰岛素，以控制高血糖，并减少糖尿病并发症的发生危险。在某些时候，尤其是病程较长时，胰岛素治疗可能是最主要的、甚至是必需的控制血糖措施。

1. 胰岛素治疗适用人群

（1）1 型糖尿病患者。

（2）新发病 T2DM 患者如有明显的高血糖症状、伴有酮症或酮症酸中毒，可首选胰岛素治疗。血糖得到良好控制及症状好转后，根据病情确定后续的治疗方案。

（3）新诊断糖尿病患者分型困难，与 T1DM 难鉴别时，可选用胰岛素治疗，待血糖控制、症状显著缓解、确定分型后再根据分型及具体病情制定后续的治疗方案。

（4）T2DM 患者在生活方式干预和口服降糖药治疗的基础上，若血糖仍未达到控制目标，即可开始口服降糖药和起始胰岛素的联合治疗。

（5）在糖尿病病程中任何时期（包括新诊断的 2 型糖尿病），出现明显高血糖或无明显诱因的体重显著下降时，应该尽早使用胰岛素治疗。

（6）T2DM β 细胞功能明显减退者及某些特殊类型糖尿病。

（7）围手术期、感染、妊娠。

（8）全胰腺切除引起的继发性糖尿病。

2. 胰岛素制剂的分类

根据来源和化学结构的不同，胰岛素可分为动物胰岛素、人胰岛素和胰岛素类似物。根据不同的作用特点，胰岛素又可分为短效、中效、长效和预混胰岛素（图 2-6-2）。

按物种分类，常见的胰岛素制剂见表 2-6-17、表 2-6-18、表 2-6-19。

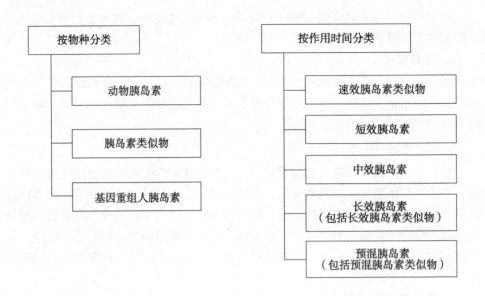

图 2 - 6 - 2　胰岛素制剂的分类

表 2 - 6 - 17　第一代胰岛素（动物胰岛素）制剂特点

	种类	起效时间（h）	峰值时间（h）	作用持续时间（h）	使用方法
餐时	中性胰岛素（猪胰岛素）	0.5 ~ 1	2 ~ 4	5 ~ 7	皮下注射、静脉使用
基础	低精蛋白锌胰岛素（猪胰岛素）	2 ~ 4	8 ~ 12	18 ~ 24	皮下注射
预混	精蛋白锌胰岛素注射液（30R）	0.5	2 ~ 8	24	皮下注射

表 2 - 6 - 18　第二代胰岛素（人胰岛素）制剂特点

	种类	起效时间（h）	峰值时间（h）	作用持续时间（h）	使用方法
餐时	重组人胰岛素注射液（短效）	0.25 ~ 1	2 ~ 4	5 ~ 8	皮下注射、静脉使用、胰岛素泵
基础	低精蛋白锌重组人胰岛素（中效）	2.5 ~ 3	5 ~ 7	16 ~ 24	皮下注射
预混	双时相低精蛋白锌重组人胰岛素（70/30）	0.5	2 ~ 12	14 ~ 24	皮下注射
	双时相低精蛋白锌重组人胰岛素（50/50）	0.5	2 ~ 8	10 ~ 24	

表 2 - 6 - 19　常见的胰岛素类似物制剂特点

	种类	起效时间	峰值时间	作用持续时间	使用方法
餐时	门冬胰岛素	10~15 min	1~2h	4~6 h	皮下注射、静脉使用、胰岛素泵
	赖脯胰岛素	10~15 min	1~1.5h	4~5h	
	谷赖胰岛素	10~20min	0.5~1.5h	3~5h	
基础	地特胰岛素	3~4h	3~14h	单次注射可持续24h	皮下注射
	甘精胰岛素	2~3h	无峰值	单次注射可持续24h	
	德谷胰岛素	—	—	单次注射可持续42h	
预混	预混门冬胰岛素30	10~20min	1~4h	14~24h	皮下注射
	预混赖脯胰岛素25/75	15min	30~70min	16~24h	
	预混门冬胰岛素50	10~20min	1~4h	14~244h	
	预混赖脯胰岛素50	15min	30~70min	16~24h	

　　胰岛素类似物与人胰岛素相比控制血糖的效能相似，但在减少低血糖发生风险方面胰岛素类似物优于人胰岛素。短效胰岛素皮下注射后起效快，但持续时间短，可经静脉注射用于抢救糖尿病酮症酸中毒。短效胰岛素和速效胰岛素类似物皮下注射主要控制一餐饭后高血糖。中效胰岛素主要有低精蛋白胰岛素（即NPH，中性精蛋白胰岛素），主要用于提供基础胰岛素，控制两餐饭后高血糖。长效胰岛素有精蛋白锌胰岛素注射液（即PZI，鱼精蛋白锌胰岛素）和长效胰岛素类似物，该类型制剂无明显作用高峰，用于提供基础胰岛素。按作用时间分类的胰岛素特点见表 2 - 6 - 20。

表 2 - 6 - 20　按作用时间分类的胰岛素特点

胰岛素制剂	起效时间 （h）	峰值时间 （h）	作用时间 （h）	持续时间 （h）
超短效胰岛素（IA）类似物	0.25~0.50	0.5~1.5	3~4	4~6
短效胰岛素（RI）	0.5~1.0	2~3	3~6	6~8
中效胰岛素（NPH）	2~4	6~10	10~16	14~18
长效胰岛素（PZI）	4~6	10~16	18~20	20~24
预混胰岛素70/30（70% NPH 30% RI）	0.5~1.0	双峰	10~16	14~18
预混胰岛素50/50（50% NPH 50% RI）	0.5~1.0	双峰	10~16	14~18

3. 胰岛素的治疗原则

胰岛素治疗应在综合治疗基础上进行；胰岛素治疗方案应力求模拟生理性胰岛素分泌模式；使用胰岛素应个体化，从小剂量开始，根据空腹血糖、三餐前血糖、三餐后 2h 血糖及临睡前血糖的变化进行调整，尽量避免低血糖的发生。

4. 胰岛素的治疗方案及选择

（1）1 型糖尿病的胰岛素治疗　①推荐所有 1 型糖尿病患者尽早使用强化胰岛素治疗方案。②1 型糖尿病患者的胰岛素剂量设定及调整应高度个体化。③应尽量避免胰岛素治疗过程中发生的低血糖。

（2）2 型糖尿病的胰岛素治疗

①胰岛素联合口服药治疗方案：2 型糖尿病患者在生活方式和口服降糖药联合治疗的基础上，若血糖仍未达到控制目标，应尽早（3 个月）开始胰岛素治疗，根据患者的具体情况，可选择不同的胰岛素起始治疗方案。

②多次皮下注射胰岛素：在胰岛素起始治疗的基础上，经过充分的剂量调整，如患者的血糖水平仍未达标或出现反复的低血糖，需进一步优化治疗方案。可以采用餐时＋基础胰岛素（2~4 次/d）或每日 2~3 次预混胰岛素进行胰岛素强化治疗。

③短期胰岛素强化治疗：对于 HbA1c≥9.0% 或空腹血糖≥11.1mmol/L 伴明显高血糖症状的新诊断 2 型糖尿病患者可实施短期胰岛素强化治疗，治疗时间在 2 周至 3 个月为宜，治疗目标为空腹血糖 4.4 ~ 7.0mmol/L，非空腹血糖 < 10.0mmol/L，可暂时不以 HbA1c 达标作为治疗目标。

（3）胰岛素起始治疗方案　根据患者具体情况，可选用基础胰岛素或预混胰岛素起始胰岛素治疗。

①基础胰岛素的使用：基础胰岛素包括中效人胰岛素和长效胰岛素类似物。当仅使用基础胰岛素治疗时，保留原有各种口服降糖药物，不必停用胰岛素促泌剂。使用方法：继续服用口服降糖药，联合中效人胰岛素或长效胰岛素类似物睡前注射。起始剂量为 0.1 ~ 0.3 U/（kg·d）。根据患者空腹血糖水平调整胰岛素用量，通常每 3~5 日调整 1 次，根据血糖水平每次调整 1~4 U 直至空腹血糖达标。如 3 个月后空腹血糖控制理想但 HbA1c 不达标，应考虑调整胰岛素治疗方案。

②预混胰岛素的使用：预混胰岛素包括预混人胰岛素和预混胰岛素类似物。根据患者的血糖水平，可选择每日 1~2 次的注射方案。当 HbA1c 比较高时，使用每日 2 次注射方案（表 2－6－21）。

表 2 - 6 - 21　预混胰岛素不同注射次数的使用方案

注射次数	起始胰岛素剂量	具体使用方案
每日 1 次预混胰岛素	0.2U/（kg·d）	晚餐前注射。根据患者空腹血糖水平调整胰岛素用量，通常每 3～5 日调整 1 次，根据血糖水平每次调整 1～4U 直至空腹血糖达标
每日 2 次预混胰岛素	0.2～0.4U/（kg·d）	按 1：1 的比例分配到早餐前和晚餐前。根据空腹血糖和晚餐前血糖分别调整早餐前和晚餐前的胰岛素用量，每 3～5 日调整 1 次，根据血糖水平每次调整的剂量为 1～4 U 直至血糖达标

　　1 型糖尿病在蜜月期阶段，可短期使用预混胰岛素每日 2～3 次注射。预混胰岛素不宜用于 1 型糖尿病的长期血糖控制。

　　（4）胰岛素的强化治疗方案　胰岛素强化治疗方案包括基础 + 餐时胰岛素治疗方案，每日 2～3 次的预混胰岛素方案，持续皮下胰岛素输注（CSII）。具体使用方法详见（表 2 - 6 - 22）。

表 2 - 6 - 22　胰岛素强化治疗方案

治疗方案	治疗方式	注射次数	调整方案
多次皮下注射胰岛素	餐时 + 基础胰岛素	每日 1～3 次注射	根据睡前和三餐前血糖的水平分别调整睡前和餐前胰岛素用量，每 3～5 日调整 1 次，根据血糖水平每次调整的剂量为 1～4U，直至血糖达标
	每日 2～3 次预混胰岛素	预混胰岛素每日 2 次，预混胰岛素类似物每日 2～3 次	根据睡前和三餐前血糖的水平进行胰岛素用量调整，每 3～5 日调整 1 次，根据血糖水平每次调整的剂量为 1～4U，直至血糖达标
持续皮下胰岛素输注	胰岛素泵中使用短效胰岛素或速效胰岛素类似物。		

5. 胰岛素与药物的相互作用

　　糖尿病患者在应用胰岛素的临床过程中经常会同时使用其他药物，有些药物会增强或减弱胰岛素的降糖效应。因此，正确认识与胰岛素相关的药物相互作用对于评估胰岛素治疗的安全性和有效性非常必要。

（1）增强胰岛素降糖效应的药物　①降糖药物（如磺脲类、GLP－1受体激动剂等）；②水杨酸盐（如阿司匹林、对乙酰氨基酚等）；③磺胺类；④奎宁；⑤非选择性β受体阻滞剂；⑥ACEI或ARB类；⑦单胺氧化酶抑制剂；⑧氯贝特、溴隐亭、茶碱、甲氨蝶呤、华法林；⑨酒精饮料和尼古丁。

（2）减弱胰岛素降糖效应的药物　①噻嗪类利尿剂；②糖皮质类固醇；③甲状腺激素；④β－拟交感神经药；⑤生长激素；⑥口服避孕药；⑦达那唑。

6. 胰岛素的不良反应

（1）低血糖反应　是胰岛素主要的不良反应，与剂量过大和（或）饮食失调有关，多见于1型糖尿病患者，但应识别低血糖后高血糖和无知觉性低血糖。

（2）胰岛素过敏反应　有局部反应和全身反应两种情况。局部反应表现为注射部位瘙痒、荨麻疹或脂肪营养不良（皮下脂肪萎缩或增生）；全身反应以荨麻疹、神经血管性水肿和过敏性休克为主要表现。

（3）胰岛素性水肿　常出现于血糖控制后4～6日，可能与胰岛素促进肾小管回吸收钠有关。继续应用胰岛素后常可自行消退。

（4）体重增加　胰岛素治疗后体重增加是普遍现象，与合成代谢有关，与因恐惧低血糖进行的防御性多进食也有关。

（5）屈光不正　此种屈光变化多见于血糖波动较大的幼年型患者。由于治疗时血糖迅速下降，影响晶状体及玻璃体内渗透压，使晶状体屈光率下降，发生远视。此属暂时性变化，一般可随血糖浓度恢复正常而迅速消失，不致发生永久性的改变。

（6）胰岛素抗药性　在无酮症酸中毒的情况下，每日胰岛素用量＞200U，持续48h者可以确诊为胰岛素抗药性，目前机制不明，极少发生。

三、糖尿病特殊情况用药原则

（一）围手术期糖尿病用药原则

糖尿病患者因其他原因需要进行手术治疗时应给予特别的关注。因为糖尿病患者常合并大血管和微血管并发症，这将增加手术风险。手术应激尚可使血糖急剧升高，增加术后管理的难度，亦是术后病死率增加的原因之一。围手术期糖尿病的管理主要包括以下几个方面。

1. 术前准备及评估

（1）择期手术　①术前应明确糖尿病类型、病程、目前的治疗方案、血糖水平是否达标、低血糖发作情况、有无并发症及其严重程度等。②推荐血糖控制目标为7.8～10.0mmol/L，对少数患者如低血糖风险低、拟行心脏手术者及其他精细手术者血糖控制目标为 6.1~7.8mmol/L，对重症及低血糖风险高危患者可制定个体化血糖控制目标。③在接受小手术的术前当晚及手术当天应停用所有口服降糖药。④对于口服降糖药血糖控制不佳或接受大、中手术的患者，应及时改为短期胰岛素强化治疗，基础胰岛素联合餐时胰岛素可以有效改善血糖控制。⑤入院前已使用胰岛素者，其术前皮下注射胰岛素剂量调整方案见表 2-6-23。

表 2-6-23　术前皮下注射胰岛素剂量调整方案

胰岛素剂型	常规给药频率	术前一日	手术日
长效胰岛素	1 次/d	不变	早晨常规剂量的 50%~100%
中效胰岛素	2 次/d	不变，如晚间用药，给予常规剂量的 75%	早晨常规剂量的 50%~75%
中效/短效混合胰岛素	2 次/d	不变	更换为中效胰岛素，予早晨中效成分剂量的 50%~75%
短效或速效胰岛素胰岛泵	3 次/d（三餐前）不变		泵速调整为睡眠基础速率

（2）急诊手术　主要评估血糖水平，有无酸碱、水、电解质平衡紊乱。如有应及时纠正。如手术有利于减轻或缓解危急病情，无需在术前严格设定血糖控制目标，应尽快做术前准备，并同时给予静脉输注胰岛素，降低高血糖。

2. 术中处理

（1）对于仅需单纯饮食治疗或小剂量口服降糖药即可使血糖控制达标的 2 型糖尿病患者，在接受小手术时，术中不需要使用胰岛素。

（2）在大中型手术术中，应静脉应用胰岛素，并加强血糖监测，血糖控制的目标为 7.8~10.0mmol/L。

3. 术后处理

（1）在患者恢复正常饮食以前仍予胰岛素静脉输注，恢复正常饮食后可予胰岛素皮下注射。

（2）对于术后需要重症监护或机械通气的患者，如血浆葡萄糖 >10.0mmol/L，通过持续静脉胰岛素输注将血糖控制在 7.8~10.0mmol/L 范围内较安全。

（3）中、小手术后一般的血糖控制目标为空腹血糖 <7.8mmol/L，随机血糖 <10.0mmol/L。在既往血糖控制良好的患者可考虑更严格的血糖控制，同样应注意防止低血糖的发生。

（二）妊娠期糖尿病用药原则

妊娠合并糖尿病有两种情况，即妊娠糖尿病（GDM）和妊娠前糖尿病（PG-

DM）。妊娠糖尿病通常是妊娠后半期 β 细胞储备功能不足以平衡胎盘激素引起的胰岛素抵抗所致。妊娠前糖尿病指孕前确诊的 1 型、2 型或特殊类型糖尿病。

1. 妊娠期糖尿病诊断标准

详见第一节妊娠糖尿病介绍。

2. 妊娠期血糖控制目标

GDM 患者妊娠期血糖应控制在餐前及餐后 2h 血糖值分别 ≤5.3mmol/L、6.7mmol/L，特殊情况下可测餐后 1h 血糖 ≤7.8mmol/L；夜间血糖不低于 3.3mmol/L；妊娠期 HbA1c 宜 <5.5%。PGDM 患者妊娠早期血糖控制勿过于严格，以防低血糖发生，妊娠期餐前、夜间血糖及 FPG 宜控制在 3.3～5.6mmol/L，餐后峰值血糖 5.6～7.1mmol/L，HbA1c <6.0%。无论 GDM 或 PGDM，经过饮食和运动管理，妊娠期血糖达不到上述标准时，应及时加用胰岛素进一步控制血糖。

3. 妊娠期糖尿病的药物治疗

目前虽有部分口服降糖药在妊娠期使用的研究，但是胰岛素仍是目前唯一被我国国家药品监督管理总局批准用于妊娠期血糖管理的药物。

（1）胰岛素治疗

①目前可应用于孕期的胰岛素制剂：超短效人胰岛素类似物，如门冬胰岛素和赖脯胰岛素，起效快、药效持续时间短，可有效降低餐后血糖，且不易发生低血糖；短效胰岛素起效迅速、剂量易于调整，可皮下、静脉和肌内注射使用；中效胰岛素起效慢、药效持续时间长，降低血糖强度弱于短效胰岛素，只能皮下注射而不能静脉使用；长效胰岛素类似物，如地特胰岛素，具有作用缓慢、平稳，无明显峰值，半衰期长，低血糖风险低，可用于控制夜间血糖及餐前血糖。

②应用时机与方案：对于经饮食治疗 3～5 日后，空腹血糖或餐前血糖 ≥5.3mmol/L，或餐后 2h 血糖 ≥6.7mmol/L，应尽早使用胰岛素；尽可能模拟生理状态，推荐三餐前短效/速效胰岛素＋睡前 NPH。由于孕期胎盘胰岛素抵抗导致的餐后血糖升高更为显著的特点，一般不推荐常规应用预混胰岛素。

③胰岛素用量及调整：初始应从小剂量开始，0.3～0.8U/（kg·d）。每日计划应用的胰岛素总量应分配到三餐前使用，分配原则是早餐前最多，中餐前最少，晚餐前用量居中。每次调整后观察 2～3 天评估疗效，每次以增减 2～4U 或不超过胰岛素全天用量的 20% 为宜。妊娠中、晚期对胰岛素需求量有不同程度的增加，在妊娠 32～36 周时胰岛素需求量达高峰，36 周后稍下降，胰岛素用量的调整应个体化。

（2）口服降糖药的应用　目前口服降糖药物二甲双胍和格列本脲在 GDM 孕

妇中应用的安全性和有效性不断被证实。但我国尚缺乏相关研究，且未被 CFDA 批准用于妊娠期糖尿病的治疗。

（三）儿童和青少年糖尿病管理

近年来，我国儿童及青少年糖尿病发病率明显上升，尤其是低龄儿童。儿童及青少年糖尿病主要以 1 型为主，约占儿童糖尿病的 90%。随着生活方式的改变，儿童肥胖亦显著增加，伴随着 2 型糖尿病呈上升趋势。除了健康教育、制定饮食、运动方案、血糖监测仪使用的培训等，药物的合理使用也尤为重要。

1. 胰岛素治疗

胰岛素治疗适用于 1 型糖尿病患儿、需要短期强化控制高血糖的 2 型糖尿病患儿和不能采用口服降糖药治疗的或肝肾功能损害的非 1 型糖尿病患儿。

推荐的初始胰岛素剂量为 $0.5 \sim 1.0U/$（$kg \cdot d$）；多数缓解期儿童胰岛素总量 $<0.5U/$（$kg \cdot d$）；糖尿病缓解期后青春期前儿童通常需要 $0.7 \sim 1.0U/$（$kg \cdot d$）；青春期患者胰岛素总量 $>1.0U/$（$kg \cdot d$），甚至 $>2.0U/$（$kg \cdot d$）。适宜的剂量是为使用后可达到最好的血糖控制而不引起严重低血糖，同时保证患儿正常生长发育。方案的选择取决于多个因素，应综合考虑患儿及其家属的教育水平、年龄、成熟程度及个体需要等来制定个体化的治疗方案。

2. 口服药物治疗

目前可用于儿童及青少年糖尿病治疗的口服降糖药为二甲双胍，还没有足够的研究证明其他的口服降糖药可以用于儿童。二甲双胍可用于 10 岁及 10 岁以上的 2 型糖尿病儿童或青少年，剂量从 500mg/d 开始，每周增加 500mg，$3 \sim 4$ 周增加到每次 1000mg，每日 2 次。

（四）老年糖尿病管理

老年糖尿病是指年龄 ≥ 60 岁（WHO 界定 ≥ 65 岁），包括 60 岁以前诊断和 60 岁以后诊断的糖尿病患者，具有患病率高、起病隐匿、异质性大、危害大等特点。老年糖尿病中 95% 以上是 2 型糖尿病，少数为 1 型和其他类型糖尿病，分类标准与中青年相同。老年人是糖尿病防治的重点人群，老年糖尿病的治疗目标是减少急慢性并发症导致的伤残和早亡，改善生存质量，提高预期寿命。

1. 治疗原则

（1）一般情况按老年 2 型糖尿病降血糖药物治疗路径用药（图 2－6－3）。

（2）联合机制互补药物治疗。

（3）不推荐在老年患者常规降糖治疗中采用操作难度大的多次胰岛素治疗模式。

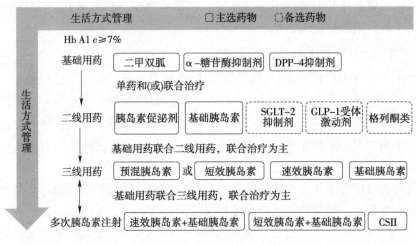

图 2-6-3 老年 2 型糖尿病降血糖药物治疗路径

2. 降糖药物选用注意事项

老年糖尿病患者的降糖治疗应该是在安全前提下的有效治疗。健康教育、合理饮食、安全有效的运动应该贯穿老年糖尿病治疗的全程。根据患者的降糖目标、现有血糖情况、重要脏器功能和经济承受能力等选择合理、便利、可行的降糖药物。

（1）可以考虑首选不易出现低血糖的口服降糖药物如二甲双胍、α-糖苷酶抑制剂、DPP-4 抑制剂等。磺脲类在老年患者中低血糖风险相对较大，应避免使用格列本脲；格列奈类受肾功能影响较小，低血糖风险低于磺脲类，但仍应留意。噻唑烷二酮类有增加体重、水肿、加重心力衰竭、引起骨折的风险，在老年人中应用还存在一定的负面影响，一般不推荐在老年糖尿病患者中使用。

（2）要根据患者特定的身体状况避免使用可能对患者有潜在不良影响的药物，如肾功能不全的患者要慎用主要从肾脏排泄的药物；心力衰竭的患者要慎用加重心脏负荷的药物等。

（3）对胰岛素的使用，要充分考虑到患者胰岛素治疗的获益、使用的便利性和可能出现的问题，以及患者的视力、双手精细配合操作的能力、出现低血糖时的自我应对能力等因素。

（4）对空腹血糖升高的患者应首选基础胰岛素治疗。

（5）在使用短效或预混胰岛素及其类似物时要注意空腹血糖和餐后血糖的正常生理曲线。

（五）糖尿病与感染

糖尿病容易并发各种感染，细菌感染最为常见，在血糖控制较差的患者中真菌的感染亦较常见。糖尿病并发感染可形成一个恶性循环，即感染导致难以控制的高血糖，而高血糖进一步加重感染。糖尿病患者手术部位的感染概率大。感染可诱发糖尿病急性并发症，感染也是糖尿病的重要死因。

1. 糖尿病患者常见感染类型

（1）泌尿系感染 较常见，有时可导致严重并发症，如肾盂肾炎、肾及肾周脓肿、肾乳头坏死和败血症。常见的致病菌是大肠埃希菌及克雷伯杆菌；其次为革兰阳性球菌和真菌。

（2）呼吸道感染 肺炎常见的致病菌包括葡萄球菌、链球菌及革兰阴性菌。糖尿病是肺炎球菌感染的菌血症高风险人群。

（3）结核 糖尿病患者结核的发生率显著高于非糖尿病患者，并且多见非典型的影像学表现。

（4）其他感染 皮肤葡萄球菌感染是糖尿病患者的常见感染之一，多见于下肢。足部溃疡的常见致病菌包括葡萄球菌、链球菌、革兰阴性菌及厌氧菌。

2. 糖尿病合并感染的治疗原则

严格控制血糖为首要措施，胰岛素治疗为首选；进行有效的抗感染治疗，并根据药物敏感试验结果，及时调整抗生素的种类；必要时行外科手术治疗。

（六）糖皮质激素与糖尿病

长期使用糖皮质激素治疗的患者，发生糖尿病的风险增加36%～131%。随着糖皮质激素在疾病治疗与移植抗排异领域的广泛应用，目前全球范围内2%～3%的人群在使用糖皮质激素，类固醇糖尿病的发病率与日俱增，并且与糖皮质激素使用剂量和时间呈显著的正相关关系。临床观察发现，糖皮质激素所致的高血糖，常以午餐后至睡前血糖升高为主，空腹血糖可以正常。

外源性糖皮质激素所致糖尿病的治疗策略选择：①对于所有外源性糖皮质激素应用者，应尽量采用最小有效剂量，并推荐进行生活方式干预（低热卡饮食和充足的中等强度以下运动）。②对于空腹血糖≥11.1mmol/L的糖皮质激素应用者，胰岛素治疗为首选治疗；③而对于既往无糖尿病史服用低剂量糖皮质或空腹血糖<11.1mmol/L的糖皮质激素应用者，可考虑使用口服降糖药物。

四、案例分析

案例1（处方用药与诊断不符）

（1）患者信息：男，33岁。

（2）临床诊断：头晕。

（3）处方用药

二甲双胍片	0.5g×40 片	0.5g	q2h	po
阿卡波糖片	0.1g×15 片	0.05g	tid	po

（4）分析如下

属于不适宜处方。临床诊断与用药不相符合，患者诊断为头晕，而处方中二甲双胍和阿卡波糖均属于糖尿病用药，用药适应证不符；二甲双胍片每日最大推荐剂量为 2550mg，此处用法用量不正确。

建议：更正处方诊断；调整二甲双胍用药次数。

案例 2（用药与适应证不符）

（1）患者信息：男，18 岁。

（2）临床诊断：1 型糖尿病。

（3）处方用药

格列齐特缓释片	60mg×30 片	60mg	qd	po
二甲双胍片	0.5g×40 片	0.5g	bid	po

（4）分析如下

属于不适宜处方。1 型糖尿病发病机制为胰岛素分泌绝对不足，治疗方案只能选择胰岛素，不宜选用口服降糖尿药治疗。

建议：更改治疗方案。

案例 3（处方剂量、用法不正确）

（1）患者信息：男，51 岁。

（2）临床诊断：2 型糖尿病。

（3）处方用药

罗格列酮片	4mg×49 片	4mg	tid	po
二甲双胍片	0.5g×60 片	1g	tid	po

（4）分析如下

属于不适宜处方。二甲双胍在治疗时建议从小剂量开始，初始剂量为 500mg/d，每日 1 次或 2 次，每 1~3 周增加 500mg，2~3 次/d，最大有效剂量为 2000mg/d，最大推荐剂量为 2550mg/d；罗格列酮单次或分次剂量开始应为 4mg/d，必要时 12 周内增加至 8mg/d，最大剂量为 8mg/d，两种药物在此处方中为超剂量使用，合用后大大增加副作用风险。

建议：修改处方用量，如血糖仍控制不达标，可调整治疗方案。

案例 4(中西药联用重复给药)

(1)患者信息:男,58 岁。

(2)临床诊断:2 型糖尿病。

(3)处方用药

格列本脲片	2.5mg×100 片	5mg	bid	po
消渴丸	120 丸	10 丸	tid	po

(4)分析如下

属于不适宜处方。消渴丸降糖有效成分为格列本脲,两者联用属重复用药,易出现超剂量的情况,加大低血糖风险。

建议:保留其中一个品种,如单用不能控制血糖,建议加用二甲双胍或其他非促泌剂类降糖药治疗。

案例 5(不合理联合用药)

(1)患者信息:男,58 岁。

(2)临床诊断:2 型糖尿病合并糖尿病肾病3b 期。

(3)处方用药

格列美脲片	2mg×30 片	4mg	qd	po
那格列奈片	120mg×30 片	120mg	tid	po

(4)分析如下

属于不适宜处方。格列美脲和那格列奈均属于胰岛素促泌剂,两者虽在分子结构的和作用靶位上存在差别,但两者合用的临床证据尚不充分,一般不建议联合使用,以免增加低血糖等不良反应风险;且患者是糖尿病肾病3b 期,eGFR <45ml/ $[min · (1.73m^2)]$,不推荐使用格列美脲。

建议:保留那格列奈,如单用不能控制血糖,建议加用胰岛素治疗。

案例 6(特殊情况用药禁忌)

(1)患者信息:男,52 岁。

(2)临床诊断:2 型糖尿病合并眩晕查因。

(3)处方用药

二甲双胍片	0.5g×40 片	0.5g	tid	po
泛影葡胺注射液	20ml:12g	100ml(60%)	iv(造影时)	

(4)分析如下

属于不适宜处方。二甲双胍主要经肾脏排泄,患者做增强 CT 造影检查需使用含碘造影剂，也通过肾脏排泄，二者相加有导致乳酸性酸中毒或急性肾功能不全的风险，应在造影前停用二甲双胍。

建议：当 eGFR > 60ml/[min·(1.73m²)]，检查时暂停；若 eGFR 在 45~60ml/[min·(1.73m²)] 之间，检查前停用 48h，检查完成 48h 后且再次检查肾功能无恶化的情况下可以恢复服用。

案例7(特殊情况用药禁忌)

(1) 患者信息：男，45 岁。

(2) 临床诊断：2 型糖尿病并酮症；肺部感染。

(3) 处方用药

| 二甲双胍片 | 0.5g×20 片 | 0.5g | bid | po |
| 格列齐特缓释片 | 60mg×30 片 | 60mg | qd | po |

(4) 分析如下

属于不适宜处方。2 型糖尿病合并急性并发症时，严格控制血糖为首要措施，胰岛素治疗为首选，不宜应用口服降糖药。

建议：宜选用胰岛素治疗。

案例8(特殊情况用药禁忌)

(1) 患者信息：女，36 岁。

(2) 临床诊断：2 型糖尿病合并妊娠。

(3) 处方用药

| 瑞格列奈片 | 2mg×30 片 | 2mg | tid | po |

(4) 分析如下

属于不适宜处方。口服降糖药物用于孕期糖尿病缺乏长期安全性数据，在我国目前仅可选用胰岛素治疗。瑞格列奈片禁用于妊娠期妇女。

建议：改用胰岛素治疗。

案例九　处方分析9(选用剂型与给药途径不适宜)

(1) 患者信息：女，26 岁。

(2) 临床诊断：1 型糖尿病并酮症酸中毒。

(3) 处方用药

| 0.9% 氯化钠注射液 | 250ml | ivdrip |
| 门冬胰岛素30 注射液 | 10U | ivdrip |

(4) 分析如下

属于不适宜处方。预混胰岛素只能用于皮下注射，此处静脉滴注不合适。

建议：可改为短效胰岛素（如门冬胰岛素等）。

案例 10（特殊人群用药禁忌）

（1）患者信息：男，45 岁。

（2）临床诊断：2 型糖尿病并慢性胰腺炎。

（3）处方用药

利拉鲁肽注射液　　18mg×1 支　　0.6mg　　qd　　ih

（4）分析如下

不适宜处方。根据利拉鲁肽的药品说明书，其中、长期临床试验期间已经报告了少数（<0.2%）急性胰腺炎病例，患者已有胰腺炎病史不宜使用。

建议：选用其他降糖药或胰岛素治疗。

案例 11（药物相互作用）

（1）患者信息：女，57 岁。

（2）临床诊断：2 型糖尿病；糖尿病周围神经病变；高甘油三酯血症。

（3）处方用药

瑞格列奈片　　　　1mg　　　　tid　　　po

甘精胰岛素　　　　10U　　　　qn　　　ih

吉非贝齐胶囊　　　0.6mg　　　tid　　　po

（4）分析如下

瑞格列奈主要由细胞色素 P4502C8 酶（CYP2C8）诱导剂代谢，而吉非贝齐是一种 CYP2C8 抑制剂，若其与瑞格列奈同服，可能使血液中瑞格列奈曲线下面积（AUC）增加 8.1 倍，血药浓度峰值（C_{max}）增加 2.4 倍，消除半衰期（$t_{1/2}$）从 1.3h 延长到 3.7h，服药 7h 后，瑞格列奈血浆浓度增加 28.6 倍，降糖作用增强及作用时间延长，因此，瑞格列奈与吉非贝齐应禁止同时使用。此外，治疗方案中使用的胰岛素，进一步增加低血糖风险。

建议：将瑞格列奈改为 DPP - 4 抑制剂或 α - 糖苷酶抑制剂，联合基础胰岛素治疗。

五、小结

1. 糖尿病为临床最常见的代谢与内分泌疾病，发病率高，已成为严重危害人类健康的慢性病之一。

2. 糖尿病以 2 型糖尿病为主，占发病人数 95%。

3. 糖尿病药物治疗主要包括口服降糖药、GLP–1 受体激动剂及胰岛素制剂。

4. 2 型糖尿病治疗以口服降糖药为主，联合用药原则为机制互补、覆盖全血糖谱、副作用不重叠，联合用药一般不超过 3 种。

5. 胰岛素为最有效降糖药物，分类包括餐时及基础胰岛素，用药最常见的副作用为低血糖，应注意个体化用药。

6. 降糖药物的处方审核应按照《医疗机构处方审核规范》，对处方进行合法性、规范性、适宜性审核。

六、练习题

(一) 选择题

1. 属非噻唑烷二酮类胰岛素增敏剂的药物是 （　　　）。

    A. 瑞格列奈　　　　　B. 格列本脲　　　　　C. 罗格列酮

    D. 二甲双胍　　　　　E. 阿卡波糖

2. 属于非磺酰脲类胰岛素分泌促进剂的降血糖药物是 （　　　）。

    A. 那格列奈　　　　　B. 盐酸二甲双胍　　　C. 阿卡波糖

    D. 格列吡嗪　　　　　E. 盐酸吡格列酮

3. 2 型糖尿病伴重度肾功能不全者可选用的降糖药是 （　　　）。

    A. 瑞格列奈　　　　　B. 格列美脲　　　　　C. 二甲双胍

    D. 格列齐特　　　　　E. 格列吡嗪

4. 降糖作用迅速，被称为 "餐时血糖调节剂" 的降糖药是 （　　　）。

    A. 瑞格列奈　　　　　B. 格列美脲　　　　　C. 二甲双胍

    D. 格列齐特　　　　　E. 格列吡嗪

5. 促进组织对葡萄糖摄取和利用的药物是 （　　　）。

    A. 阿卡波糖　　　　　B. 二甲双胍　　　　　C. 甲巯咪唑

    D. 硫唑嘌呤　　　　　E. 格列本脲

6. 下列关于二甲双胍的描述，错误的是 （　　　）。

    A. 口服有效

    B. 直接作用于糖代谢过程

    C. 对胰岛功能完全丧失者仍有效

    D. 对成年型及幼年型糖尿病均有效

    E. 刺激胰岛 β 细胞释放胰岛素

7. 应用胰岛素治疗糖尿病不恰当的方法是 （　　　）。

    A. 从小剂量开始以避免 somogyi 效应

    B. 以饮食疗法为基本治疗

    C. 血糖波动大可加用双胍类药物

    D. 酮症酸中毒时可首选普通胰岛素（RI）

    E. 高渗昏迷宜选用鱼精蛋白锌胰岛素（PZI）

8. 磺脲类降糖药主要使用于下列哪种情况？（　　）

    A. 饮食控制无效的 2 型糖尿病

    B. 1 型糖尿病

    C. 糖尿病酮症酸中毒

    D. 1 型糖尿病伴眼底病变

    E. 肥胖且饮食控制无效的糖尿病

9. 糖尿病酮症酸中毒、糖尿病昏迷患者、2 型糖尿病伴严重感染时应选用的是（　　）。

    A. 磺酰脲类　　　　　B. 胰岛素制剂　　　　C. 噻唑烷二酮类

    D. 双胍类　　　　　　E. 阿卡波糖

10. 代谢产物由胆汁排入肠道，很少经过肾排泄的磺脲类药物是（　　）。

    A. 格列本脲　　　　　B. 格列吡嗪　　　　　C. 格列齐特

    D. 格列美脲　　　　　E. 格列喹酮

11. 妊娠期糖尿病者宜首选（　　）。

    1. 胰岛素　　　　　　2. 格列喹酮　　　　　C. 二甲双胍

    D. 普伐他汀　　　　　E. 阿卡波糖

12. 患者，男，13 岁。半年前出现口渴、多饮、多尿症状，查血糖 25mmol/L，诊断为 1 型糖尿病。使用胰岛素 5 日后出现下肢水肿，处理措施是（　　）。

    A. 口服利尿药

    B. 停药，换用其他种类胰岛素

    C. 常可自行缓解，无需停药

    D. 减少运动，抬高患肢

    E. 以上都不正确

13. 2 型儿童糖尿病患者宜选用（　　）。

    A. 格列喹酮　　　　　B. 阿卡波糖　　　　　C. 二甲双胍

    D. 吡格列酮　　　　　E. 瑞格列奈

14. 对于单纯的餐后血糖高，而空腹血糖和餐前血糖水平不高的 2 型糖尿病应首选（　　）。

    A. 甘精胰岛素　　　　B. 二甲双胍　　　　　C. 罗格列酮

    D. 精蛋白锌胰岛素　　E. 阿卡波糖

15. 患者，男，43 岁。口渴，多饮，多尿 1 个月，诊断为 2 型糖尿病，初步治疗选择口服降糖药。因患者进餐时间难以规律，下列药物中用药时间和进餐时间无关的是（　　）。

    A. 二甲双胍　　　　　B. 格列本脲　　　　　C. 阿卡波糖

    D. 吡格列酮　　　　　E. 瑞格列奈

16. 对 2 型肥胖型糖尿病患者，经饮食和运动治疗尚未达标者，首选（　　）。

    A. 格列美脲　　　　　B. 胰岛素　　　　　C. 格列喹酮

    D. 二甲双胍　　　　　E. 阿卡波糖

17. 合用时需增加胰岛素用量的药物不包括（　　）。

    A. 华法林　　　　　B. 噻嗪类　　　　　C. 糖皮质激素

    D. 甾体激素避孕药　　E. β - 肾上腺素受体激动剂

18. 患者，男，42 岁。口渴、多饮、多尿 1 个月，诊断为 2 型糖尿病，初步治疗选择口服格列美脲。根据血糖控制情况调整给药剂量，但格列美脲一日最大剂量不超过（　　）。

    A. 1mg　　　　　B. 2mg　　　　　C. 4mg

    D. 6mg　　　　　E. 8mg

19. 患者，女，65 岁。患 2 型糖尿病 12 年，3 日前来诊，血压 156/98mmHg。体重指数 20，颜面双下肢轻度可凹形水肿，检查尿蛋白（＋＋）。血清肌酐 130μmol/L。对其宜选用的药品是（　　）。

    A. 二甲双胍 + 氨氯地平

    B. 二甲双胍 + 福辛普利

    C. 格列喹酮 + 氨氯地平

    D. 格列喹酮 + 福辛普利

    E. 格列美脲 + 氨氯噻嗪

20. 患者，男，40 岁。诊断为 2 型糖尿病 4 年，已换用胰岛素控制血糖。存在下列哪些情况时容易出现低血糖？（　　）。

    A. 因疼痛使用吗啡

    B. 因胃痛服用法莫替丁

    C. 服用噻嗪类利尿药

    D. 中等至大量饮酒

    E. 注射东莨菪碱

（二）简答题

1. 胰岛素的不良反应有哪些？

2. 2 型糖尿病高血糖治疗路径。

3. 联合应用口服降糖药应遵循哪些原则。

4. 瑞格列奈为什么不能与吉非贝齐联用，请说明原因。

参 考 答 案

（一）选择题

1. D。瑞格列奈、格列本脲属于胰岛素促泌剂，阿卡波糖为 α－葡萄糖苷酶抑制剂。胰岛素增敏剂有双胍类及噻唑烷二酮类，而非噻唑烷二酮类胰岛素增敏剂，则是双胍类，因此选 D。

2. A。胰岛素促泌剂分为磺酰脲类和非磺酰脲类药物，磺酰脲类包括格列齐特、格列本脲、格列吡嗪、格列喹酮、格列美脲；非磺酰脲类包括瑞格列奈、那格列奈、米格列奈。因此选 A。

3. A。瑞格列奈 92% 经二便、胆汁途径排出，不加重肾的负担，无因肾功能不全而引起的药物蓄积，是 2 型糖尿病合并肾功能不全的首选用药。重度肾功能不全一般是指 eGFR < 30ml/［min·（1.73m²）］，格列美脲、二甲双胍在 eGFR < 45ml/［min·（1.73m²）］时禁用，格列齐特、格列吡嗪在 eGFR < 30ml/［min·（1.73m²）］时禁用。在因此选 A。

4. A。瑞格列奈口服后作用迅速，1h 即可达峰，半衰期 1h，4~6h 清除，能快速控制餐后血糖，最好在餐前半小时内服用。

5. B。二甲双胍的药理作用是通过减少肝脏葡萄糖的输出和改善外周胰岛素抵抗而降低血糖，可直接作用于糖的代谢过程，促进糖的无氧酵解，增加脂肪、肌肉等外周组织对葡萄糖的摄取和利用。

6. E。二甲双胍的药理作用是通过减少肝脏葡萄糖的输出和改善外周胰岛素抵抗而降低血糖，不刺激胰岛 β 细胞分泌胰岛素。对于 1 型糖尿病患者，二甲双胍与胰岛素联用，可增强胰岛素的降血糖作用，减少胰岛素用量。

7. E。鱼精蛋白锌胰岛素（PZI）为长效胰岛素，达峰时间长，作用时间持久，对于高渗昏迷及酮症酸中毒这类病情较急的疾病应静脉给予短效胰岛素控制。

8. A。磺脲类降糖药为胰岛素促泌剂，不能用于 1 型糖尿病患者，排除 B 和 D；糖尿病酮症酸中毒应首选胰岛素治疗，排除 C；磺脲类降糖药可引起体重增加，不适用于肥胖且饮食控制无效的糖尿病患者。

9. B。上述疾病病情较急，严格控制血糖为首要措施，胰岛素治疗为首选。

10. E。格列喹酮多次重复给药后，肾脏排泄极少，大部分代谢产物，经胆道系统从粪便中排泄。格列本脲主要在肝内代谢，由肝和肾排出各约 50%；格列吡嗪主要经肝脏代谢，由肾脏排泄；格列齐特由肝脏代谢，经尿排泄；格列美脲由肝脏代谢，经尿和粪便排泄。

11. A。胰岛素是目前唯一被我国国家药品监督管理局批准用于妊娠期血糖管理的药物。辛伐他汀为他汀类降脂药，其人体试验证实有明确的致胎儿畸形，禁用于妊娠患者。

12. C。上述情况考虑为胰岛素性水肿，常出现于血糖控制后 4 ~ 6 日，可能与胰岛素促进肾小管回吸收钠有关，继续应用胰岛素后常可自行消退。

13. C。目前口服降糖药物中，仅二甲双胍可用于 2 型儿童糖尿病，10 岁及 10 岁以上的 2 型糖尿病儿童或青少年可使用，但剂量不超过 2000mg/d。

14. E。阿卡波糖主要通过抑制碳水化合物在小肠上部的吸收而降低餐后血糖。二甲双胍和罗格列酮属于胰岛素增敏剂，改善胰岛素抵抗，对空腹及餐后血糖均可控制。单纯性餐后高血糖选阿卡波糖即可。

15. D。吡格列酮每日服用一次，服药与进食时间无关。二甲双胍随餐服用，阿卡波糖应在进食第一口食物后立即服用，瑞格列奈应在进餐前半小时内服用，格列本脲餐前服用。

16. D。经饮食和运动治疗尚未达标的 2 型糖尿病患者，应启动药物治疗，二甲双胍除可降低血糖水平，还可减轻体重，适用于 2 型肥胖糖尿病患者。胰岛素、格列喹酮可增加体重，阿卡波糖对体重的影响不明显。

17. A。华法林能与血浆蛋白大量结合，与胰岛素联用时会竞争结合蛋白结合位点，使血液中游离胰岛素水平升高，增强降血糖作用，应减少胰岛素用量。

18. D。格列美脲起始剂量为每日 1mg，可视血糖控制情况逐步增加剂量，最大推荐剂量为每日 6mg。

19. D。根据患者情况，其属于中重度肾功能不全，上述降糖药中格列喹酮在中、重度肾功能不全中应用较为安全。且其伴有蛋白尿和水肿，降压药宜选 ACEI 或 ARB。

20. D。过度酒精摄入可增强胰岛素降糖效应，与胰岛素同用增加低血糖风险。

（二）简答题

1. 答：①低血糖反应是胰岛素主要的不良反应；②胰岛素过敏反应；③胰岛素性水肿；④体重增加，是胰岛素治疗后的普遍现象；⑤屈光不正；⑥胰岛素抗药性。

2. 答：需要多种手段的联合治疗。①生活方式干预是 2 型糖尿病的基础治疗措施，应贯穿于糖尿病治疗的始终。②单药治疗：如果单纯生活方式不能使血糖控制达标，应开始单药治疗，二甲双胍是 2 型糖尿病药物治疗的首选。若无禁忌证，二甲双胍应一直保留在糖尿病的治疗方案中。不适合二甲双胍治疗者可选

择 α - 糖苷酶抑制剂或胰岛素促泌剂。③二联或三联药物治疗：如单独使用二甲双胍治疗而血糖仍未达标，则可进行二联治疗，加用胰岛素促泌剂、α - 糖苷酶抑制剂、DPP - 4 抑制剂、TZDs、SGLT2 抑制剂、胰岛素或 GLP - 1 受体激动剂。上述不同机制的降糖药物也可以三种药物联合使用。④多次胰岛素治疗：如三联治疗控制血糖仍不达标，则应将治疗方案调整为多次胰岛素治疗。

3. 答：①联合使用降糖机制不同的药物，最好是机制互补的药物；②所选药物要覆盖患者血糖谱；③药物之间副作用不重叠；④联用的药物种类不宜过多，一般联用 2 种药物，必要时可联用 3 种，尽量避免联用 4 种及 4 种以上药物。

4. 答：瑞格列奈主要由细胞色素 P4502C8 酶（CYP2C8）诱导剂代谢，而吉非贝齐是一种 CYP2C8 抑制剂，若其与瑞格列奈同服，可能使血液中瑞格列奈曲线下面积（AUC）增加 8.1 倍，血药浓度峰值（C_{max}）增加 2.4 倍，消除半衰期（$t_{1/2}$）从 1.3h 延长到 3.7h，服药 7h 后，瑞格列奈血浆浓度增加 28.6 倍，降糖作用增强及作用时间延长，因此，瑞格列奈与吉非贝齐应禁止同时使用。

（王燕　唐榕）

第七节　脑血管病药物处方审核要点

一、缺血性脑卒中概述

（一）定义

脑血管疾病（cerebrovascular disease，CVD）是脑血管病变导致脑功能障碍的一类疾病的总称。它包括血管腔闭塞或狭窄、血管破裂、血管畸形、血管壁损伤或通透性发生改变等各种脑血管病变引起的局限性或弥漫性脑功能障碍，但不包括血流动力学异常等因素导致的全脑缺血或缺氧所引发的弥漫性脑功能障碍。

脑卒中（stroke）为脑血管疾病的主要临床类型，包括缺血性脑卒中和出血性脑卒中，以突然发病、迅速出现局限性或弥散性脑功能缺损为共同临床特征，为一组器质性脑损伤导致的脑血管疾病。

（二）流行病学

《中国心血管病报告 2018》显示：2003～2016 年中国脑血管病死亡率呈上升趋势，目前脑血管病成为中国首位死因。2016 年农村居民脑血管病死亡率为 158.15/10 万，城市居民脑血管病死亡率为 126.41/10 万，农村地区脑血管病死亡率高于城市地区。中国脑血管病患病率高、死亡率高，给患者、家庭和社会带来沉重的负担。

急性缺血性脑卒中（急性脑梗死）是最常见的卒中类型，约占我国脑卒中的70%。急性期的时间划分尚不统一，一般指发病后2周内，轻型1周内，重型1个月内。我国住院急性脑梗死患者随着发病后的时间越长，病死率越高：患者发病后1个月内病死率约为2.3%~3.2%，3个月时病死率9%~9.6%，致死/残疾率为34.5%~37.1%，1年病死率14.4%~15.4%，致死/残疾率33.4%~33.8%。

（三）脑卒中的分类及病因分型

脑卒中分为缺血性脑卒中和出血性脑卒中，其中缺血性脑卒中是最常见的脑血管病类型，占我国脑卒中的70%左右，出血性脑卒中占脑卒中的30%左右。

缺血性脑卒中根据TOAST病因分型，分为大动脉粥样硬化型、心源性栓塞型、小动脉闭塞型、其他明确病因型和不明原因型等5种类型。

二、缺血性脑卒中的急性期治疗

（一）一般处理

1. 血压控制

约70%的缺血性卒中患者急性期血压升高，多数患者在卒中后24h内血压自发降低。病情稳定而无颅内高压或其他严重并发症的患者，24h后血压水平基本可反映其病前水平，因此急性缺血性脑卒中血压的调控应遵循个体化、慎重、适度原则。

《中国急性缺血性脑卒中诊治指南2018》推荐缺血性脑卒中后24h内血压升高的患者应谨慎处理。以下情况在卒中后24h内有紧急降压指征：血压持续升高至收缩压≥200mmHg或舒张压≥110mmHg，或伴有严重心功能不全、主动脉夹层、高血压脑病的患者，可予降压治疗，并严密观察血压变化。可选用拉贝洛尔、尼卡地平等静脉药物，避免使用引起血压急剧下降的药物。AHA/ASA推荐对收缩压≥200mmHg或舒张压≥110mmHg、未接受静脉溶栓及血管内治疗、并无需要紧急降压处理的严重合并症的患者，可在发病后24h内将血压降低15%。

启动或恢复降压治疗时机：《中国急性缺血性脑卒中诊治指南2018》推荐卒中后病情稳定，若血压持续≥140/90mmHg，无禁忌证，可于起病数天后恢复使用发病前服用的降压药物或开始启动降压治疗。

降压目标值：一般＜140/90mmHg。老年（≥65岁）患者＜150/90mmHg，如果能够耐受可进一步至140/90mmHg以下。准备静脉溶栓及桥接血管内取栓者，血压应控制在收缩压＜180mmHg、舒张压＜100mmHg。对未接受静脉溶栓而计划进行动脉内治疗的患者血压管理可参照该标准，根据血管开通情况控制术后血压水平，避免过度灌注或低灌注。我国指南推荐接受血管内取栓治疗患者术前、术中及治疗结束后24h内，血压控制在180/105mmHg以下。

2. 血糖控制

约40%的患者存在卒中后高血糖，卒中后低血糖发生率较低，血糖无论是过高还是过低对卒中预后均不利。《中国急性缺血性脑卒中诊治指南2018》推荐：血糖超过10mmol/L时可给予胰岛素治疗，应加强血糖监测，可将高血糖患者血糖控制在7.8～10mmol/L；血糖低于3.3mmol/L时，可给予10%～20%葡萄糖口服或注射治疗，目标是达到正常血糖。

（二）改善脑血循环治疗

1. 静脉溶栓

静脉溶栓治疗是目前最主要的恢复血流措施，药物包括重组组织型纤溶酶原激活剂阿替普酶（rtPA）、尿激酶和替奈普酶。

（1）阿替普酶　国内外指南均推荐阿替普酶用于缺血性脑卒中的静脉溶栓治疗。对缺血性脑卒中发病3h内和3～4.5h的患者，应按照适应证、禁忌证和相对禁忌证（表2－7－1，表2－7－2）严格筛选患者，尽快静脉给予阿替普酶溶栓治疗。使用方法：阿替普酶0.9mg/kg（最大剂量为90mg）静脉滴注，其中10%在最初1min内静脉推注，其余持续滴注1h，用药期间及用药24h内应严密监护患者。

（2）尿激酶　中国脑卒中指南推荐发病在6h内的缺血性脑卒中可根据适应证和禁忌证标准严格选择患者给予尿激酶静脉溶栓（表2－7－3）。使用方法：尿激酶100万～150万IU，溶于0.9%氯化钠注射液100～200ml，持续静脉滴注30min，用药期间应严密监护患者。

（3）替奈普酶　静脉团注替奈普酶（0.4mg/kg）治疗轻型卒中的安全性及有效性与阿替普酶相似，但不优于阿替普酶。对于轻度神经功能缺损且不伴有颅内大血管闭塞的患者，中国和美国的指南推荐可以考虑应用替奈普酶。

表2－7－1　3h内阿替普酶静脉溶栓的适应证、禁忌证和相对禁忌证

3h内阿替普酶静脉溶栓的适应证	3h内阿替普酶静脉溶栓的禁忌证	3h内阿替普酶静脉溶栓的相对禁忌证（需谨慎考虑和权衡溶栓的风险与获益）
有缺血性卒中导致的神经功能缺损症状 症状出现<3h 年龄≥18岁	颅内出血（包括脑实质出血、脑室内出血、蛛网膜下腔出血、硬膜下/外血肿等） 既往颅内出血史 近3个月有严重头颅外伤史或卒中史	轻型非致残性卒中 症状迅速改善的卒中 惊厥发作后出现的神经功能损害（与此次卒中发生相关）

3h 内阿替普酶静脉溶栓的适应证	3h 内阿替普酶静脉溶栓的禁忌证	3h 内阿替普酶静脉溶栓的相对禁忌证（需谨慎考虑和权衡溶栓的风险与获益）
患者或家属签注知情同意书	颅内肿瘤、巨大颅内动脉瘤 近期（3个月）有颅内或椎管内手术 近2周内有大型外科手术 近3周内有胃肠或泌尿系统出血 活动性内脏出血 主动脉弓夹层 近1周内有在不易压迫止血部位的动脉穿刺 血压升高：收缩压 $\geq$ 180mmHg，或舒张压 $\geq$ 100mmHg 急性出血倾向，包括血小板计数低于 $100 \times 10^9/L$ 或其他情况 24h 内接受过低分子肝素治疗 口服抗凝剂且 INR > 1.7 或 PT > 15s 48h 内使用凝血酶抑制剂或 Xa 因子抑制剂，或各种敏感的实验室检查异常（如 APTT、INR、血小板计数、ECT、TT 或恰当的 Xa 因子活性测定等） 血糖 < 2.8mmol/L 或 > 22.22mmol/L 头 CT 或 MRI 提示大面积梗死（梗死面积 > 1/3 大脑半球）	颅外段颈部动脉夹层 近2周内严重外伤（未伤及头颅） 近3个月内有心肌梗死史 孕产妇 痴呆 既往疾病遗留较重神经功能残疾 未破裂且未经治疗的动静脉畸形、颅内小动脉瘤（<10mm） 少量脑内微出血（1~10 个） 使用违禁药物 类卒中

注：INR：国际标准化比值；APTT：活化部分凝血酶时间；TT：凝血酶时间；PT：凝血酶原时间；ECT：蛇静脉酶凝结时间。

表 2 - 7 - 2　3 ~ 4.5h 内阿替普酶静脉溶栓的适应证、禁忌证和相对禁忌证

3 ~ 4.5h 内阿替普酶静脉溶栓的适应证	3 ~ 4.5h 内阿替普酶静脉溶栓的禁忌证	3 ~ 4.5h 内阿替普酶静脉溶栓的相对禁忌证
有缺血性卒中导致的神经功能缺损症状	同表 2 - 7 - 1 中 3h 内阿替普酶静脉溶栓禁忌证	在表 2 - 7 - 1 相对禁忌证基础上补充如下： 使用抗凝药物，INR $\leq$ 1.7，PT $\leq$ 15s
症状持续 3 ~ 4.5h 年龄 $\geq$ 18 岁 患者或家属签注知情同意书		严重卒中（NIHSS 评分 > 25 分）

表 2 – 7 – 3　6h 内尿激酶静脉溶栓的适应证和禁忌证

尿激酶静脉溶栓的适应证	尿激酶静脉溶栓的禁忌证
有缺血性卒中导致的神经功能缺损症状	同表 2 – 7 – 1 中 3h 内阿替普酶静脉溶栓的禁忌证
症状出现 <6h	
年龄 18 ~ 80 岁	
意识清楚或嗜睡	
脑 CT 无明显早期脑梗死低密度改变	
患者或家属签注知情同意书	

阿替普酶超说明书用药：《急性缺血性卒中血管内治疗中国指南 2018》推荐的阿替普酶静脉溶栓的适应证和禁忌证与阿替普酶说明书不完全一致，存在超说明书用药情况。例如，指南认为在发病 3h 内，80 岁以上与 80 岁以下患者使用阿替普酶静脉溶栓效果相似，发病 3 ~ 4.5h 内，年龄 >80 岁患者接受阿替普酶静脉溶栓的有效性、安全性与小于 80 岁的患者一致，而说明书注明不能用于 80 岁以上的急性脑卒中患者治疗；对有脑卒中史并伴有糖尿病的患者，2018 版中国和美国的指南认为阿替普酶静脉溶栓与发病 3h 内接受治疗同样有效，而说明书则将有卒中史并伴有糖尿病列为禁忌证。因此，在处方审核时不能仅仅参考说明书，还要参考指南来综合判断，存在超说明书用药情况建议按照超说明书用药管理流程进行管理。

2. 血管内介入治疗

血管内介入治疗包括血管内机械取栓、动脉溶栓、血管成形术。

（1）血管内机械取栓　血管内机械取栓是近年急性缺血性脑卒中治疗最重要的进展，可显著改善急性大动脉闭塞导致的缺血性脑卒中患者预后，也是目前一线的血管内治疗方法。目前《中国急性缺血性脑卒中诊治指南 2018》和《急性缺血性卒中血管内治疗中国指南 2018》推荐血管再通首选静脉溶栓，对静脉溶栓禁忌的部分患者推荐机械取栓。《急性缺血性卒中血管内治疗中国指南 2018》推荐机械取栓时间窗及入选标准：①发病 6 h 内，符合以下标准时，强烈推荐机械取栓治疗：卒中前 mRS 0 ~ 1 分，缺血性卒中由颈内动脉或 MCA M1 段闭塞引起，年龄≥18 岁，NIHSS 评分≥6 分，ASPECTS 评分≥6 分；②距最后看起来正常时间在 6 ~ 16h 的前循环大血管闭塞患者，当符合 DAWN 或 DEFUSE 3 研究入组标准时，强烈推荐机械取栓治疗；③距最后看起来正常时间在 16 ~ 24h 的前循环大血管闭塞患者，当符合 DAWN 研究入组标准时，推荐使用机械取栓治疗；④其他推荐意见详见《急性缺血性卒中血管内治疗中国指南 2018》。

(2) 动脉溶栓 动脉溶栓使溶栓药物直接到达血栓局部，理论上血管再通率应高于静脉溶栓，且出血风险降低，然而其益处可能被溶栓启动时间的延迟所抵消。《中国急性缺血性脑卒中诊治指南2018》推荐发病6h内由大脑中动脉闭塞导致的严重卒中且不适合静脉溶栓或未能接受血管内机械取栓的患者，经过严格选择后可在有条件的医院进行动脉溶栓；由后循环大动脉闭塞导致的严重卒中且不适合静脉溶栓或未能接受血管内机械取栓的患者，经过严格选择后可在有条件的单位进行动脉溶栓，虽目前有在发病24h内使用的经验，但也应尽早进行避免时间延误；对于静脉溶栓或机械取检未能实现血管再通的大动脉闭塞患者，进行补救性动脉溶栓（发病6h内）可能是合理的。

(3) 血管成形术（急诊颈动脉内膜剥脱术/颈动脉支架置入术） AHA/ASA不推荐常规颈动脉内膜剥脱术治疗有重度颈动脉狭窄或闭塞的急性缺血性脑卒中患者，对经过评估、存在缺血"半暗带"（临床或脑部影像显示脑梗死核心小、缺血低灌注脑组织范围大）的患者行颈动脉内膜剥脱术的疗效尚未确定，应个体化决定。

3. 抗血小板治疗

(1) 对于不符合静脉溶栓或血管内取栓适应证且无禁忌证的缺血性脑卒中患者应在发病后尽早给予口服阿司匹林150~300mg/d治疗。急性期后可改为预防剂量50~300mg/d。

(2) 溶栓治疗者，阿司匹林等抗血小板药物应在溶栓24h后开始使用，如果患者存在其他特殊情况（如合并疾病），在评估获益大于风险后可以考虑在阿替普酶静脉溶栓24h内使用抗血小板药物。

(3) 对不能耐受阿司匹林者，可考虑选用氯吡格雷等抗血小板治疗。

(4) 对于未接受静脉溶栓治疗的轻型卒中患者（NIHSS评分≤3分），在发病24h内应尽早启动双联抗血小板治疗（阿司匹林和氯吡格雷）并维持21日，有益于降低发病90日内的卒中复发风险，但应密切观察出血风险。

(5) 临床研究未证实替格瑞洛治疗轻型卒中优于阿司匹林，不推荐替格瑞洛代替阿司匹林用于轻型卒中的急性期治疗。替格瑞洛的安全性与阿司匹林相似，可考虑作为有使用阿司匹林禁忌证的替代药物。

4. 抗凝治疗

(1) 对大多数急性缺血性脑卒中患者，不推荐无选择地早期进行抗凝治疗。

(2) 对少数特殊的急性缺血性脑卒中患者（如放置心脏机械瓣膜）是否进行抗凝治疗，需综合评估（如病灶大小、血压控制、肝肾功能等），如出血风险较小，致残性脑栓塞风险高，可在充分沟通后谨慎选择使用。

(3) 特殊情况下溶栓后还需抗凝治疗的患者，应在24h后使用抗凝剂。

5. 降纤治疗

降纤药物主要包括降纤酶、巴曲酶、蚓激酶、蕲蛇酶等。指南推荐：对不适合溶栓并经过严格筛选的脑梗死患者，特别是高纤维蛋白原血症者可选用降纤治疗。

6. 扩容治疗

扩容药物包括低分子右旋糖酐、羟乙基淀粉、代血浆等。指南推荐：对大多数缺血性脑卒中患者，不推荐扩容治疗；对于低血压或脑血流低灌注所致的急性脑梗死如分水岭梗死可考虑扩容治疗，但应注意可能加重脑水肿、心功能衰竭等并发症，对有严重脑水肿及心功能衰竭的患者不推荐使用扩容治疗。

7. 扩张血管治疗

指南推荐意见：对一般缺血性脑卒中患者，不推荐扩血管治疗。

8. 其他改善脑血循环药物

除前述的药物外，目前，国内改善脑血循环的药物主要有丁苯酞和人尿激肽原酶（尤瑞克林），指南推荐在临床工作中，依据随机对照试验研究结果，个体化应用。

（1）丁苯酞　丁苯酞是近年国内开发的Ⅰ类化学新药，主要作用机制为改善脑缺血区的微循环，促进缺血区血管新生，增加缺血区脑血流。几项评价急性脑梗死患者口服丁苯酞的多中心随机、双盲、安慰剂对照试验，显示丁苯酞治疗组神经功能缺损和生活能力评分均较对照组显著改善，安全性好。

（2）尤瑞克林　尤瑞克林是近年国内开发的另一个Ⅰ类化学新药，具有改善脑动脉循环的作用。一项评价急性脑梗死患者静脉使用人尿激肽原酶（尤瑞克林）的多中心随机、双盲、安慰剂对照试验，显示尤瑞克林治疗组的功能结局较安慰剂组明显改善并安全。

（三）他汀类药物

脑卒中发病后应尽早对动脉粥样硬化性脑梗死患者使用他汀类药物开展二级预防，他汀药物的种类及治疗强度需个体化决定。

指南推荐：急性缺血性脑卒中发病前服用他汀类药物的患者，可继续使用他汀治疗。根据患者年龄、性别、卒中亚型、伴随疾病及耐受性等临床特征，确定他汀治疗的种类及他汀治疗的强度。

（四）神经保护剂

理论上，神经保护药物可改善缺血性脑卒中患者预后，动物研究也显示神经保护药物可改善神经功能缺损程度。但临床上研究结论尚不一致，疗效还有待进一步证实。依达拉奉是一种抗氧化剂和自由基清除剂，国内外多个随机双盲安慰剂对照试验提示依达拉奉能改善急性脑梗死的功能结局并安全，还可改善接受阿替普酶静脉溶栓患者的早期神经功能。胞二磷胆碱是一种细胞膜稳定剂，几项随机双盲安慰剂对照试验对其在脑卒中急性期的疗效进行了评价，单个试验未显示差异有统计学意义。一项评价胞二磷胆碱对中重度急性缺血性卒中的随机、安慰剂对照试验未显示两组间差异。近年一项荟萃分析提示胞磷胆碱治疗急性缺血性卒中临床获益有限。吡拉西坦的临床试验结果不一致，目前尚无最后结论。

指南推荐意见：神经保护剂的疗效与安全性尚需开展更多高质量临床试验进一步证实。上述一些有随机对照试验的药物在临床实践中可根据具体情况个体化使用。

目前神经保护剂除了依达拉奉循证依据比较充分，其他药物尚无充分的循证医学证据支持，但是这些药物的说明书又有适应证，因此增加了处方审核和点评的难度，建议尽量选用循证依据充分的药物，作用相似的药物不要同时使用。

（五）传统医药

中成药、中药注射剂主要包括丹参、葛根素、川芎嗪、三七、刺五加、银杏制剂等药物。中成药和中药注射剂在我国广泛用于治疗缺血性脑卒中已有多年。一项系统评价共纳入 191 个临床试验、涉及 22 种中成药的荟萃分析显示其能改善神经功能缺损，值得进一步开展高质量研究予以证实。一项研究中成药的国际多中心、随机、双盲、安慰剂对照试验（CHIMES），结果显示远期结局指标 mRS 评分两组差异无统计学意义，亚组分析提示在卒中 48h 后接受治疗的患者有获益趋势，有待进一步研究。

指南推荐意见：中成药和中药注射剂治疗急性梗死的疗效尚需更多高质量随机对照试验进一步证实。建议根据具体情况结合患者意愿决定是否选用中药治疗。

（六）急性期常见并发症的预防与处理

缺血性脑卒中急性期并发症包括：脑水肿与颅内压增高、梗死后出血性转化、癫痫、肺炎、排尿障碍与尿路感染、深静脉血栓形成和肺栓塞、压疮、卒中后情感障碍等。

1. 脑水肿与颅内压增高

严重脑水肿和颅内压增高是急性重症缺血性脑卒中的常见并发症，是死亡的主要原因之一。脑水肿处理不当，症状恶化妨碍康复，严重者可导致脑疝形成，危及生命。

指南推荐：避免和处理引起颅内压增高的因素，如头颈部过度扭曲、激动、用力、发热、癫痫、呼吸道不通畅、咳嗽、便秘等。建议对颅内压升高、卧床的脑梗死患者采用抬高头位的方式，通常抬高床头大于30°。甘露醇和高张氯化钠注射液可明显减轻脑水肿、降低颅内压，减少脑疝的发生风险，可根据患者的具体情况选择药物种类、治疗剂量及给药次数。必要时也可选用甘油果糖或呋塞米。因为缺乏有效的证据及存在增加感染性并发症的潜在风险，不推荐使用糖皮质激素（常规或大剂量）治疗缺血性脑卒中引起的脑水肿和颅内压增高。不推荐在缺血性脑水肿发生时使用巴比妥类药物。

2. 梗死后出血性转化

脑梗死出血转化发生率为8.5%~30%，其中有症状的为1.5%~5%。心源性脑栓塞、大面积脑梗死、影像学显示占位效应、早期低密度征、年龄大于70岁、应用抗栓药物（尤其是抗凝药物）或溶栓药物等会增加出血转化的风险。研究显示无症状性出血转化的预后与无出血转化相比并无差异，目前对无症状性出血转化者尚无特殊治疗建议。症状性出血转化，指南推荐停用抗栓（抗血小板、抗凝）治疗等致出血药物。对需要抗栓治疗的患者，可于症状性出血转化病情稳定后10日至数周后开始抗栓治疗，应权衡利弊。

3. 癫痫

缺血性脑卒中后癫痫的早期发生率为2%~33%，晚期发生率为3%~67%。指南不推荐预防性应用抗癫痫药物；孤立发作一次或急性期痫性发作控制后，不建议长期使用抗癫痫药物；卒中后2~3个月再发的癫痫，建议按癫痫常规治疗进行长期药物治疗；卒中后癫痫持续状态，建议按癫痫持续状态治疗原则处理。

4. 肺炎

约5.6%的卒中患者合并肺炎，误吸是主要原因。意识障碍、吞咽困难是导致误吸的主要危险因素，其他包括呕吐、不活动等。肺炎是卒中患者死亡的主要原因之一，15%~25%卒中患者死于细菌性肺炎。

指南推荐：早期评估和处理吞咽困难和误吸问题，对意识障碍患者应特别注意预防肺炎。疑有肺炎的发热患者应抗菌药物治疗，但不推荐预防性使用抗菌药物。

三、缺血性脑卒中的二级预防

脑卒中既是急症也是慢性病，其复发的风险很高，我国缺血性脑卒中年复发率高达17.7%。有效的二级预防是减少复发和死亡的重要手段，卒中后应尽早开始二级预防。

（一）危险因素的控制

缺血性脑卒中的危险因素包括可预防和不可预防两类，不可预防的危险因素包括年龄、性别、家族史，可以预防的危险因素包括高血压、脂代谢异常、代谢异常和糖尿病、吸烟、睡眠呼吸暂停、高同型半胱氨酸血症。应积极控制可预防的危险因素，减少脑卒中的发生或复发。

1. 高血压

高血压是脑卒中和 TIA 最重要的危险因素。在近期发生过缺血性脑卒中的患者中，高血压的诊断率高达 70%。PATS、PROGRESS 等研究证实控制血压在脑卒中二级预防中的有效性。2009 年的一项荟萃分析证实了降压治疗可以显著降低脑卒中和 TIA 的再发风险，且收缩压降低越多，降低脑卒中复发风险均效果越显著。目前，国际指南多推荐缺血性脑卒中或 TIA 患者的降压目标为 < 140/90mmHg。

降压治疗减少脑卒中发病风险的获益主要来自降压本身，常用的各类降压药物都可以作为控制脑卒中患者血压的治疗选择，应结合脑卒中领域的 RCT 研究证据、不同降压药物的药理特征以及患者的个体情况恰当地选择降压药物。多数脑卒中患者需要降压药物的联合使用，应结合药物机制和患者的耐受性及经济状况和愿望，恰当组合或选择新型的复方制剂。

目前缺血性脑卒中或 TIA 急性期降压时机尚不明确。中国急性缺血性脑卒中降压研究（CATIS）探讨了发病 48h 内的缺血性脑卒中患者急性期接受强化降压治疗，对其 14 日内或出院时以及 3 个月的死亡率和严重残疾预后的影响，结果表明早期降压治疗并不降低 14 日或出院时的死亡和严重残疾风险，也未降低 3 个月时的死亡和严重残疾风险，降压治疗组的 1 年累积死亡率和终点事件发生率也并不优于对照组。CATIS 研究提示在缺血性脑卒中急性期降压可能是安全的，但急性期强化降压组并无显著获益。而且该研究亚组分析显示，24～48h 降压组预后相对较好，而 24h 之内降压并无获益，但也并未增加风险，因此应当视情况选择降压的时机。

目前《中国缺血性脑卒中和短暂性脑缺血发作二级预防指南 2014》推荐降压治疗意见如下：①既往未接受降压治疗的缺血性脑卒中或 TIA 患者，发病数天后如果收缩压 ≥140mmHg 或舒张压 ≥90mmHg，应启动降压治疗；对于血压 <140/90mmHg 的患者，其降压获益并不明确。②既往有高血压病史且长期接受降压药物治疗的缺血性脑卒中或 TIA 患者，如果没有绝对禁忌，发病后数天应重新启动降压治疗。③由于颅内大动脉粥样硬化性狭窄（狭窄率 70%～99%）导致的缺血性脑卒中或 TIA 患者，推荐收缩压降至 140mmHg 以下，舒张压降至 90mmHg 以下。由于低血流动力学原因导致的脑卒中或 TIA 患者，应权衡降压速度与幅度对患者耐受性及血液动力学影响。④降压药物种类和剂量的选择以及降压目标值应个体化，应全面考虑药物、脑卒中的特点和患者 3 方面因素。

2. 脂代谢异常

胆固醇水平是导致缺血性脑卒中或 TIA 复发的重要因素。降低胆固醇水平可以减少缺血性脑卒中或 TIA 的发生、复发和死亡。强化降低胆固醇预防脑卒中（Stroke Prevention by Aggressive Reduction in Cholesterol Levels，SPARCL）研究是针对非心源性缺血性脑卒中或 TIA 二级预防的 RCT，其结果显示强化降低胆固醇（阿托伐他汀每日 80mg）5 年可使脑卒中的相对风险降低 16%。SPARCL 研究的亚组分析也表明，不同病因亚型、年龄、性别、基线胆固醇水平或存在颈动脉狭窄及糖尿病的患者，长期的他汀类药物治疗均有获益。

2013 年，动脉粥样硬化相关的缺血性脑卒中或 TIA 在《ACC/AHA 降低成人动脉粥样硬化风险胆固醇治疗指南》中被划归"动脉粥样硬化性心血管疾病（atherosclerotic cardiovascular disease，ASCVD）"范畴。他汀类药物降胆固醇治疗的目标被进一步提升为降低 ASCVD 风险（ASCVD 包括：动脉粥样硬化相关的缺血性脑卒中或 TIA，急性冠状动脉综合征、心肌梗死病史、稳定或不稳定心绞痛、冠状动脉或其他动脉血运重建或动脉粥样硬化性外周动脉疾病），他汀类药物也成为了 ASCVD 二级预防的基础治疗方案之一。

由于动脉粥样硬化源性缺血性脑卒中或 TIA 患者的他汀类药物治疗获益明确，因此，无论患者是否伴有冠状动脉粥样硬化性心脏病等其他类型的 ASCVD，也无论其 LDL‐C 的基线高低，原则上均需要在生活方式干预的基础上，根据患者的个体情况，启动他汀类药物治疗。

目前《中国缺血性脑卒中和短暂性脑缺血发作二级预防指南 2014》推荐意见：①对于非心源性缺血性脑卒中或 TIA 患者，无论是否伴有其他动脉粥样硬化证据，推荐给予高强度他汀类药物长期治疗以减少脑卒中和心血管事件的风险。有证据表明，当 LDL‐C 下降≥50% 或 LDL≤1.8mmol/L（70mg/dl）时，二级预防更为有效。②对于 LDL‐C≥2.6mmol/L（100 mg/dl）的非心源性缺血性脑卒中或 TIA 患者，推荐强化他汀类药物治疗以降低脑卒中和心血管事件风险；对于 LDL‐C < 2.6mmol/L（100mg/dl）的缺血性脑卒中/TIA 患者，目前尚缺乏证据，推荐强化他汀类药物治疗。③由颅内大动脉粥样硬化性狭窄（狭窄率 70%～99%）导致的缺血性脑卒中或 TIA 患者，推荐高强度他汀类药物长期治疗以减少脑卒中和心血管事件风险，推荐目标值为 LDL‐C≤1.8mmol/L。颅外大动脉狭窄导致的缺血性脑卒中或 TIA 患者，推荐高强度他汀类药物长期治疗以减少脑卒中和心血管事件。④长期使用他汀类药物治疗总体上是安全的，有脑出血病史的非心源性缺血性脑卒中或 TIA 患者应权衡风险和获益合理使用。⑤他汀类药物治疗期间，如果监测指标持续异常并排除其他影响因素，或出现指标异常相应的临床表现，应及时减药或停药观察（参考：肝酶超过 3 倍正常值上限，肌酶超过 5

倍正常值上限，应停药观察）；老年人或合并严重脏器功能不全的患者，初始剂量不宜过大。

3. 糖代谢异常和糖尿病

在缺血性脑卒中患者中，60%~70%存在糖代谢异常或糖尿病。我国缺血性脑卒中住院患者糖尿病的患病率高达45.8%，糖尿病前期［包括空腹血糖受损（impaired fasting glucose，IFG）和（或）糖耐量受损（impaired glucose tolerance，IGT）］的患病率为23.9%，其中餐后高血糖是主要类型。同时，糖尿病是缺血性脑卒中患者临床预后不良的重要危险因素，中国国家卒中登记（China National Stroke Registry，CNSR）数据显示，糖尿病是缺血性脑卒中患者发病6个月发生死亡或生活依赖的独立危险因素。中国脑卒中住院患者糖代谢异常患病率及结局前瞻性研究（Abnormal Glucose Regulation in Patients with Acute Stroke Across China，ACROSS – China）结果显示糖尿病前期是缺血性脑卒中患者发病1年内发生死亡的独立危险因素。因此，缺血性脑卒中和TIA患者糖代谢异常管理非常重要。对于伴有糖尿病的缺血性脑卒中患者，严格的生活方式干预、合理的营养、脂代谢异常和高血压的治疗以及抗血小板药物的长期治疗同等重要。

目前《中国缺血性脑卒中和短暂性脑缺血发作二级预防指南2014》对于糖代谢异常推荐意见：①缺血性脑卒中或TIA患者糖代谢异常的患病率高，糖尿病和糖尿病前期是缺血性脑卒中患者脑卒中复发或死亡的独立危险因素，临床医师应提高对缺血性脑卒中或TIA患者血糖管理的重视。②缺血性脑卒中或TIA患者发病后均应接受空腹血糖、HbA1c监测，无明确糖尿病病史的患者在急性期后应常规接受口服葡萄糖耐量试验来筛查糖代谢异常和糖尿病。③对糖尿病或糖尿病前期患者进行生活方式和（或）药物干预能减少缺血性脑卒中或TIA事件，推荐HbA1c治疗目标为<7%。降糖方案应充分考虑患者的临床特点和药物的安全性，制订个体化的血糖控制目标，要警惕低血糖事件带来的危害。④缺血性脑卒中或TIA患者在控制血糖水平的同时，还应对患者的其他危险因素进行综合全面管理。

4. 吸烟

多项研究证实，吸烟和被动吸烟（或称二手烟）均为首次脑卒中的明确危险因素。在我国不吸烟的女性中，发生脑卒中的风险与其丈夫吸烟所带来的被动吸烟密切相关，另一项研究显示，中国不吸烟的女性中，被动吸烟与缺血性脑卒中和周围动脉病的发生密切相关。研究证实，戒烟有助于脑卒中风险的下降。关于戒烟方式的选择，劝告、行为干预、药物干预以及联合干预对于吸烟者戒烟均可能是有效的。心血管健康研究（Cardiovascular Health Study，CHS）发现，吸烟与老年人脑卒中复发风险增加显著相关。

目前《中国缺血性脑卒中和短暂性脑缺血发作二级预防指南2014》推荐意

见：①建议有吸烟史的缺血性脑卒中或 TIA 患者戒烟。②建议缺血性脑卒中或 TIA 患者避免被动吸烟，远离吸烟场所。③可能有效的戒烟手段包括劝告、尼古丁替代产品或口服戒烟药物。

5. 睡眠呼吸暂停

阻塞性睡眠呼吸暂停是脑卒中的危险因素。一项荟萃分析结果显示脑卒中或 TIA 患者合并睡眠呼吸暂停的比例为 43% ~ 93%，其中最常见的是阻塞性睡眠呼吸暂停。脑卒中患者合并睡眠呼吸暂停的死亡率及残疾率均显著增加。因此，推荐对合并有睡眠呼吸事件的脑卒中或 TIA 患者进行多导睡眠图的监测，治疗睡眠呼吸暂停的方法首选持续正压通气（continuous positive airways pressure，CPAP）。

目前《中国缺血性脑卒中和短暂性脑缺血发作二级预防指南 2014》推荐意见：①鼓励有条件的医疗单位对缺血性脑卒中或 TIA 患者进行睡眠呼吸监测。②使用 CPAP 可以改善合并睡眠呼吸暂停的脑卒中患者的预后，可考虑对这些患者进行 CPAP 治疗。

6. 高同型半胱氨酸血症

高同型半胱氨酸血症可增加脑卒中的风险，研究显示高同型半胱氨酸血症可使脑卒中的风险增加 2 倍左右。

两项基于人群队列研究的大样本荟萃分析发现，将同型半胱氨酸降低 25%，可将脑卒中风险降低 11% ~ 16%。补充叶酸超过 36 个月，将同型半胱氨酸降低 20%，似乎可以预防脑卒中的发生。然而，针对脑卒中的二级预防进行叶酸补充的临床试验并没有发现补充降低同型半胱氨酸的维生素可降低脑卒中的再发风险。

目前《中国缺血性脑卒中和短暂性脑缺血发作二级预防指南 2014》推荐意见：对近期发生缺血性脑卒中或 TIA 且血同型半胱氨酸轻度到中度增高的患者，补充叶酸、维生素 B_6 以及维生素 B_{12} 可降低同型半胱氨酸水平。尚无足够证据支持降低同型半胱氨酸水平能够减少脑卒中复发风险。

（二）抗栓治疗

1. 非心源性缺血性脑卒中的抗血小板治疗

抗血小板治疗能显著降低缺血性脑卒中和短暂性脑缺血发作（TIA）患者严重心血管事件的发生风险。目前缺血性脑卒中治疗中循证医学证据充分的抗血小板药物主要有阿司匹林和氯吡格雷。

《中国缺血性脑卒中和短暂性脑缺血发作二级预防指南 2014》推荐意见：①对非心源性栓塞性缺血性脑卒中或 TIA 患者，建议给予口服抗血小板药物而非抗凝药物预防脑卒中复发及其他心血管事件的发生（Ⅰ级推荐，A 级证据）。②阿司匹林（50～325mg/d）或氯吡格雷（75mg/d）单药治疗均可作为首选抗血小板药物（Ⅰ级推荐，A级证据）；阿司匹林单药抗血小板治疗的最佳剂量为75～150mg/d。阿司匹林（25mg）＋缓释型双嘧达莫（200mg）2次/d或西洛他唑（100mg）2次/d，均可作为阿司匹林和氯吡格雷的替代治疗药物（Ⅱ级推荐，B级证据）。抗血小板药应在患者危险因素、费用、耐受性和其他临床特性的基础上个体化选择（Ⅰ级推荐，C级证据）。③发病24h内，具有脑卒中高复发风险（ABCD2评分≥4分）的急性非心源性TIA或轻型缺血性脑卒中患者（NIHSS评分≤3分），应尽早给予阿司匹林联合氯吡格雷治疗21日（Ⅰ级推荐，A级证据），但应严密观察出血风险，此后可单用阿司匹林或氯吡格雷作为缺血性脑卒中长期二级预防一线用药（Ⅰ级推荐，A级证据）。④发病30日内伴有症状性颅内动脉严重狭窄（狭窄率70%～99%）的缺血性脑卒中或TIA患者，应尽早给予阿司匹林联合氯吡格雷治疗90d（Ⅱ级推荐，B级证据）。此后阿司匹林或氯吡格雷单用均可作为长期二级预防一线用药（Ⅰ级推荐，A级证据）。⑤伴有主动脉弓动脉粥样硬化斑块证据的缺血性脑卒中或TIA患者，推荐抗血小板及他汀类药物治疗（Ⅱ级推荐，B级证据）。口服抗凝药物与阿司匹林联合氯吡格雷治疗效果的比较尚无肯定结论（Ⅱ级推荐，B级证据）。⑥非心源性栓塞性缺血性脑卒中或TIA患者，不推荐常规长期应用阿司匹林联合氯吡格雷抗血小板治疗（Ⅰ级推荐，A级证据）。

非心源性栓塞性缺血性脑卒中或TIA患者，国内外指南均推荐长期使用阿司匹林或氯吡格雷一种抗血小板药物，不推荐常规长期应用阿司匹林联合氯吡格雷抗血小板治疗。目前非心源性栓塞性缺血性脑卒中患者临床有指征短期双联使用抗血小板药物的情况见表2-7-4。

表2-7-4 非心源性栓塞性缺血性脑卒中短期双联使用抗血小板药物指征

患者类型	双重抗血小板治疗推荐	长期抗血小板治疗推荐
发病在24h内，具有脑卒中高复发风险（ABDC2评分≥4分）的急性非心源性TIA或未接受静脉溶栓的轻型缺血性脑卒中（NIHSS评分≤3分）	阿司匹林＋氯吡格雷21日（Ⅰ，A）	此后单用阿司匹林或氯吡格雷作为长期二级预防一线用药（Ⅰ，A）
发病30日内，有症状性颅内动脉严重狭窄（狭窄率70%～99%）	阿司匹林＋氯吡格雷90d（Ⅱ，B）	此后单用阿司匹林或氯吡格雷作为长期二级预防一线用药（Ⅰ，A）
支架置入术	术前：负荷剂量阿司匹林300mg＋氯吡格雷300mg，术后：阿司匹林＋氯吡格雷1～3个月（裸支架）	此后长期口服阿司匹林或氯吡格雷1种抗血小板药物

2. 心源性栓塞的抗栓治疗

心房颤动是导致心源性栓塞的常见原因。所有发生过脑卒中事件的房颤患者均推荐进行长期口服抗凝治疗。口服抗凝药主要分为两大类：一类是传统抗凝药物维生素 K 拮抗剂华法林，另一类是新型口服抗凝药即非维生素 K 拮抗剂（NOACs），包括达比加群、利伐沙班、阿哌沙班等。

《中国缺血性脑卒中和短暂性脑缺血发作二级预防指南 2014》推荐意见：①对伴有心房颤动（包括阵发性）的缺血性脑卒中或 TIA 患者，推荐使用适当剂量的华法林口服抗凝治疗，以预防再发的血栓栓塞事件。华法林的目标剂量是维持 INR 在 2.0～3.0（Ⅰ级推荐，A 级证据）。②新型口服抗凝剂可作为华法林的替代药物，新型口服抗凝剂包括达比加群、利伐沙班、阿哌沙班以及依度沙班（Ⅰ级推荐，A 级证据），选择何种药物应考虑个体化因素。③伴有心房颤动的缺血性脑卒中或 TIA 患者，若不能接受口服抗凝药物治疗，推荐应用阿司匹林单药治疗（Ⅰ级推荐，A 级证据）。也可以选择阿司匹林联合氯吡格雷抗血小板治疗（Ⅱ级推荐，B 级证据）。④伴有心房颤动的缺血性脑卒中或 TIA 患者，应根据缺血的严重程度和出血转化的风险，选择抗凝时机。建议出现神经功能症状 14 日内给予抗凝治疗预防脑卒中复发，对于出血风险高的患者，应适当延长抗凝时机（Ⅱ级推荐，B 级证据）。⑤缺血性脑卒中或 TIA 患者，尽可能接受 24h 的动态心电图检查。对于原因不明的患者，建议延长心电监测时间，以确定有无抗凝治疗指征（Ⅱ级推荐，B 级证据）。

《2018 欧洲心律学会（EHRA）房颤患者应用 NOACs 实践指导》中对心房颤动患者缺血性脑卒中后抗凝的（重新）启动时机较中国指南更为详细，具体内容见图 2-7-1。

3. 其他心源性栓塞的抗栓治疗

除心房颤动外，急性心肌梗死也有可能引发卒中，尤其是大面积心肌梗死。此外，瓣膜性疾病也能增加心源性栓塞导致的脑血管事件。在进行抗栓治疗的同时，应权衡出血风险，在血栓形成和出血风险之间寻找最佳平衡点。

（1）伴有急性心肌梗死的缺血性脑卒中或 TIA 患者，影像学检查发现左室附壁血栓形成，推荐给予至少 3 个月的华法林口服抗凝治疗（目标 INR 值为 2.5，范围 2.0～3.0）（Ⅱ级推荐，B 级证据）；若无左室附壁血栓形成，但发现前壁无运动或异常运动，也应考虑给予 3 个月的华法林口服抗凝治疗（目标 INR 值为 2.5，范围 2.0～3.0）（Ⅱ级推荐，B 级证据）。

（2）对于有风湿性二尖瓣病变但无心房颤动及其他危险因素（如颈动脉狭窄）的缺血性脑卒中或 TIA 患者，推荐给予华法林口服抗凝治疗（目标 INR 值为 2.5，范围 2.0～3.0）（Ⅱ级推荐，B 级证据）。

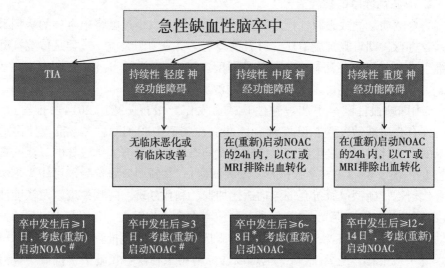

"*"表示如果卒中复发风险很高(例如左心耳血栓),并且没有出血性转化(使用CT或MRI),短期延迟（重新）启动NOAC。"#"没有可靠的证据；考虑将患者纳入正在进行的试验中。

图2-7-1　缺血性脑卒中后房颤抗凝的（重新）启动

（3）对于已使用华法林抗凝治疗的风湿性二尖瓣病变患者，发生缺血性脑卒中或 TIA 后，不应常规联用抗血小板治疗（Ⅲ级推荐，C 级证据）。也可以选择阿司匹林联合氯吡格雷抗血小板治疗（Ⅱ级推荐，B 级证据）。但在使用足量的华法林治疗过程中仍出现缺血性脑卒中或 TIA 时，可加用阿司匹林抗血小板治疗（Ⅱ级推荐，B 级证据）。

（4）不伴有心房颤动的非风湿性二尖瓣病变或其他瓣膜病变（局部主动脉弓、二尖瓣环钙化、二尖瓣脱垂等）的缺血性脑卒中或 TIA 患者，可以考虑抗血小板聚集治疗（Ⅱ级推荐，B 级证据）。

（5）对于植入人工心脏瓣膜的缺血性脑卒中或 TIA 患者，推荐给予长期华法林口服抗凝治疗（Ⅱ级推荐，B 级证据）。

（6）对于已经植入人工心脏瓣膜的既往有缺血性脑卒中或 TIA 病史的患者，若出血风险低，可在华法林抗凝的基础上加用阿司匹林（Ⅱ级推荐，B 级证据）。

四、缺血性脑卒中的常用药物

（一）抗血小板药物

非心源性缺血性脑卒中常用的抗血小板药物阿司匹林、氯吡格雷以及中国指南推荐的替代药物双嘧达莫、西洛他唑的药物特点、说明书适应证和禁忌证见表 2-7-5。其中，氯吡格雷说明书适应证用于近期缺血性卒中患者（从 7 日到小于 6 个月），而国内外临床指南均推荐氯吡格雷可用于急性缺血性脑卒中治疗（7 日内）和缺血性脑卒中二级预防的长期治疗（大于 6 个月），存在超说明书使用情况但用药合理，处方审核时建议根据指南推荐审核而不能只依据说明书。

表 2-7-5 非心源性缺血性脑卒中常用抗血小板药物

药物名称	药物特点	说明书适应证	禁忌证	超说明书用药
阿司匹林	环氧酶抑制剂，抑制血小板血栓素 A2 的生成	中风的二级预防 降低短暂性脑缺血发作（TIA）及其继发脑卒中的风险	对本品过敏 非甾体抗炎药致哮喘史 急性胃肠道溃疡 出血体质 严重的心功能衰竭等	
氯吡格雷	前体药物，通过 CYP450 酶代谢生成活性代谢物，活性代谢产物抑制 ADP 与血小板 $P2Y_{12}$ 受体的结合，从而抑制血小板聚集	近期心肌梗死患者（从几日到小于 35 日） 近期缺血性卒中患者（从 7 日到小于 6 个月） 确诊外周动脉性疾病患者 急性冠脉综合征患者	对本品过敏 严重的肝脏损害 活动性病理性出血	急性缺血性脑卒中治疗（7日内） 缺血性脑卒中二级预防治疗（大于 6 个月）
双嘧达莫	抗血栓形成：抑制血小板聚集，高浓度可抑制血小板释放 血管扩张作用	抗血小板聚集，预防血栓形成	过敏患者禁用	
西洛他唑	磷酸二酯酶抑制剂，通过对 PDE Ⅲ 抑制，抑制血小板聚集和舒张血管	改善由慢性动脉闭塞症引起的缺血性症状 预防脑梗死复发	出血患者 充血性心衰患者 妊娠或有可能妊娠的妇女	

（二）抗凝药物

心源性栓塞型缺血性脑卒中指南推荐抗凝治疗，常用口服抗凝药物有华法林、达比加群、利伐沙班等。传统口服抗凝药华法林适应证最为广泛，心房颤动、心瓣膜疾病或人工瓣膜置换后均可使用，但华法林的抗凝作用影响因素很多，包括基因多态性、年龄、性别、种族、身高、体重、病理生理状况、合用药物、饮食等等，因此需要经常监测凝血指标，通过国际标准化比值（INR）来调整剂量。新型口服抗凝药达比加群、利伐沙班影响抗凝作用的因素较少，不需经常监测凝血指标，但禁用于机械人工瓣膜置换的患者。心源性栓塞型缺血性脑卒中常用抗凝药物见表2-7-6。

表2-7-6　心源性栓塞型缺血性脑卒中常用抗凝药物

药物名称	药物特点	说明书适应证	禁忌证
华法林	抗凝药，抑制维生素 K 依赖的凝血因子Ⅱ、Ⅶ、Ⅸ及Ⅹ的合成	预防及治疗深静脉血栓及肺栓塞 预防心机梗死后血栓栓塞并发症（卒中或体循环栓塞） 预防房颤、心瓣膜疾病或人工瓣膜置换术后引起的血栓栓塞并发症	出血倾向 未经治疗或不能控制的高血压 有跌倒倾向 怀孕等
达比加群酯	直接凝血酶抑制剂	预防成人非瓣膜性房颤患者的卒中和全身性栓塞	重度肾功能不全 显著的活动性出血 大出血显著风险的病变或状况 联合应用其他抗凝药物，治疗转换除外 联合使用环孢素、全身性酮康唑、伊曲康唑、他克莫司和决奈达隆 有预期会影响存活时间的肝功能不全或肝病 机械人工瓣膜
利伐沙班	Ⅹa因子抑制剂	成人择期髋关节或膝关节置换手术 治疗成人深静脉血栓形成 具有一种或多种危险因素的非瓣膜性房颤成年患者，以降低卒中和全身性栓塞的风险	明显活动性出血的患者 大出血显著风险的病灶或病情 联合应用其他抗凝药物，药物转换除外 伴有凝血异常和临床相关出血风险的肝病 孕妇及哺乳期妇女

（三）他汀类药物

临床常用的他汀类药物有阿托伐他汀、瑞舒伐他汀、辛伐他汀、普伐他汀、氟伐他汀等。缺血性脑卒中常用强效他汀类药物阿托伐他汀和瑞舒伐他汀，这两种他汀在缺血性脑卒中的循证医学证据较充分。众多他汀类药物中，仅阿托伐他汀说明书适应证涵盖了缺血性脑卒中（缺血性脑卒中属于冠心病等危症），而其他他汀类药物的说明书均未批准其用于缺血性脑卒中，但国内外脑卒中指南均推荐他汀类药物用于缺血性脑卒中急性期和二级预防，因此处方审核时应判定其合理。他汀类药物的说明书适应证、禁忌证和超说明书用药情况见表2-7-7。

表2-7-7 缺血性脑卒中常用他汀类药物

药物名称	说明书适应证	禁忌证	超说明书用药
阿托伐他汀	高胆固醇血症 冠心病或冠心病等危症	活动性肝脏疾病 妊娠、哺乳期妇女	
瑞舒伐他汀	原发性高胆固醇血症或混合型血脂异常症 纯合子家族性高胆固醇血症	活动性肝病患者 严重肾功能损害 肌病患者 同时使用环孢素的患者 妊娠期间、哺乳期间以及有可能怀孕的妇女	缺血性脑卒中
辛伐他汀	高胆固醇血症 冠心病二级预防	活动性肝炎或无法解释的持续血清转氨酶升高 妊娠、哺乳期妇女	缺血性脑卒中
普伐他汀	高脂血症 家族性高胆固醇血症	对本品或本品中任何成分有过敏症既往史患者	缺血性脑卒中
氟伐他汀	原发性高胆固醇血症和原发性混合型血脂异常	活动性肝病或持续地不能解释的转氨酶升高 严重肾功能不全的患者 怀孕和哺乳期妇女以及未采取可靠避孕措施的育龄妇女	缺血性脑卒中

（四）改善脑血循环药物及神经保护剂

目前中国急性缺血性脑卒中指南推荐的有循证医学证据支持的改善脑血循环药物及神经保护剂有丁苯酞、尤瑞克林、依达拉奉（静脉溶栓药物、抗栓药物除外）。丁苯酞有注射和口服两种剂型，尤瑞克林和依达拉奉只有注射剂型。这几种药物注射剂的说明书基本上都要求发病后48h内开始给药，临床患者部分超过48h才入院，但只要是在缺血性脑卒中急性期开始给药都可认为是合理的。对于诊断为脑梗塞后遗症或陈旧性脑梗死的患者，其脑卒中发病已超过6个月，此时再用这些药物则不合理。上述三种药物的药物特点、说明书适应证、禁忌证和使用注意事项见表2-7-8。

表 2 − 7 − 8　缺血性脑卒中改善脑血循环药物及神经保护剂

药物名称	药物特点	说明书适应证	禁忌证	注意事项
丁苯酞	改善脑微循环和血流量，促进神经功能恢复	急性缺血性脑卒中	对本品过敏者有严重出血倾向者	注射剂应在发病后48h内开始给药 PVC输液器明显吸附，故仅允许使用PE输液器 胶囊应餐前空腹服
尤瑞克林	脑血管扩张剂：人尿液中提取的蛋白水解酶，将激肽原转化为激肽和血管舒张素	轻～中度急性血栓性脑梗死	脑出血及其他出血性疾病的急性期	可能发生血压急剧下降，滴注时速度不宜过快，需密切观察血压，出现血压明显下降，应立即停止输注，并作升压处理 与ACEI类药物存在协同降压作用，应禁止联用 本品溶解后应立即使用 应在起病48h内开始用药
依达拉奉	自由基清除剂	改善急性脑梗塞所致的神经症状、日常生活活动能力和功能障碍	重度肾功能衰竭的患者 对本品过敏者	尽可能在发病后24h内开始给药 与头孢唑林、哌拉西林、头孢替安等抗生素合用时，有致肾功能衰竭加重的可能 原则上必须用0.9%氯化钠注射液稀释，30min内滴完 不可和高能量输液、氨基酸制剂混合或由同一通道静滴 勿与抗癫痫药（地西泮、苯妥英钠等）或坎利酸钾混合（产生浑浊）

（五）脱水药/降颅压药

指南推荐的治疗脑水肿、降低颅内压的药物包括甘露醇、甘油果糖、呋塞米等。甘露醇是目前脱水治疗最重要且应用最广泛的药物，用于降颅内压和脑水肿的剂量每日 0.25～2g/kg。甘露醇的不良反应有水电解质紊乱、寒战、发热、过敏、外渗致组织水肿、皮肤坏死、渗透性肾病（又称甘露醇肾病，主要见于大剂量快速静滴时）等。甘露醇说明书注明颅内活动性出血者禁用，但要注意脑出血患者来医院就诊时并不一定处于活动性出血期，而且国内外脑出血指南均推荐首选甘露醇治疗脑水肿、降低颅内压。严重脑水肿的患者如果不及时处理易形成脑疝，甚至可危及生命，因此脑出血的患者临床在使用甘露醇时应权衡获益和风险。有些单位在审核或点评处方时，只要诊断脑出血的患者使用甘露醇即判定为不合理处方，这种不结合患者具体病情进行判断的做法值得商榷。甘油果糖脱水作用温和、无反跳，但起效慢、脱水力弱，常与甘露醇合用。呋塞米通过利尿作用脱水，提高血浆渗透压，减轻脑水肿和降低颅内压，可作为甘露醇脱水治疗的补充，或与其联合应用。这三种降颅压药物的药物特点、说明书适应证和禁忌证见表 2 - 7 - 9。

表 2 - 7 - 9　缺血性脑卒中常用脱水药/降颅压药

药物名称	药物特点	说明书适应证	禁忌证
甘露醇	组织脱水药：提高血浆渗透压，致组织内水分进入血管，从而减轻组织水肿，降低眼内压、颅内压和脑脊液容量及其压力	组织脱水药，治疗脑水肿，降低颅内压，降低眼内压渗透性利尿药 辅助性利尿措施治疗肾病综合征、肝硬化腹水 对某些药物逾量或毒物中毒，本药可促进排泄，防止肾毒性	已确诊为急性肾小管坏死的无尿患者 严重失水者 颅内活动性出血者，颅内手术时除外 急性肺水肿或严重肺淤血
甘油果糖	高渗透性脱水，降低颅内压作用起效较缓，持续时间较长	脑血管病、脑外伤、脑肿瘤、颅内炎症及其他原因引起的急慢性颅内压增高和脑水肿等症	遗传性果糖不耐症 高钠血症、无尿和严重脱水者
呋塞米	袢利尿剂 强效利尿剂	水肿性疾病：与其他药物合用治疗急性脑水肿等 高血压 预防急性肾功能衰竭 高钾血症及高钙血症、稀释性低钠血症 抗利尿激素分泌过多症 急性药物、毒物中毒	

五、案例分析

案例 1

（1）患者信息：女，68 岁。

（2）临床诊断：心源性脑栓塞；二尖瓣置换术后（机械瓣）。

（3）处方用药

    达比加群酯片　　　110 mg　　bid　　po

（4）分析如下

用药不适宜处方，遴选的药品不适宜。机械瓣置换术患者禁用达比加群等新型口服抗凝药。

建议：达比加群酯改为华法林。

案例2

（1）患者信息：女，58 岁。

（2）临床诊断：脑梗死；慢性肾脏病 4 期。

（3）处方用药

    阿司匹林肠溶片　　　100mg　　qd　　po

    瑞舒伐他汀片　　　　20mg　　qd　　po

（4）分析如下

用药不适宜处方，遴选的药品不适宜。瑞舒伐他汀禁用于严重肾功能损害的患者（CrCl < 30ml/min），该患者诊断慢性肾脏病 4 期，肌酐清除率在 15 ~ 29ml/min 之间，低于 30ml/min，属于严重肾功能损害，不宜使用瑞舒伐他汀。

建议：瑞舒伐他汀改为阿托伐他汀，阿托伐他汀严重肾功能损害的患者可以使用。

案例3

（1）患者信息：男，75 岁。

（2）临床诊断：脑梗死；慢性肾脏病 5 期。

（3）处方用药

    阿司匹林肠溶片　　　　100mg　　qd　　po

    阿托伐他汀片　　　　　20mg　　qd　　po

    0.9%氯化钠注射液　　　100ml

    依达拉奉注射液　　　　30mg　　bid　　ivgtt

（4）分析如下

用药不适宜处方，遴选的药品不适宜。依达拉奉注射液重度肾功能衰竭的患者禁用，该患者诊断慢性肾脏病 5 期，肌酐清除率在 15ml/min 以下，属于重度肾功能衰竭，因此该患者存在依达拉奉注射液使用禁忌证。

建议：停用依达拉奉注射液。

案例 4

(1) 患者信息：男，70 岁，因"突发右侧肢体乏力 6h"入院。

(2) 临床诊断：脑梗死。

(3) 检查与治疗

NIHSS 评分：12 分。

DSA：左侧大脑中动脉 M1 段狭窄 60%。

治疗：二级预防，暂不予支架置入

(4) 处方用药

阿司匹林肠溶片	100mg	qd	po
氯吡格雷片	75mg	qd	po
阿托伐他汀片	20mg	qd	po

(5) 分析如下

用药不适宜处方，联合用药不适宜。该患者不推荐阿司匹林联合氯吡格雷抗血小板治疗。

建议：使用阿司匹林或氯吡格雷一种抗血小板药物。

案例 5

(1) 患者信息：女，64 岁。

(2) 临床诊断：脑血管病后遗症。

(3) 处方用药

阿司匹林肠溶片	100mg	qd	po
氯吡格雷片	75mg	qd	po
阿托伐他汀片	20mg	qd	po

(4) 分析如下

用药不适宜处方，联合用药不适宜。该患者不推荐阿司匹林联合氯吡格雷抗血小板治疗。

建议：使用阿司匹林或氯吡格雷其中一种抗血小板药物。

案例 6

(1) 患者信息：男，61 岁。

(2) 临床诊断：脑梗死。

(3) 处方用药

阿司匹林肠溶片	100mg	qd	po

阿托伐他汀片	20mg	qd	po
5%葡萄糖注射液	100ml		
依达拉奉注射液	30mg	bid	ivgtt

（4）分析如下

用药不适宜处方，配伍不适宜。依达拉奉与各种含有糖分的输液混合时，可使依达拉奉的浓度降低。

建议：依达拉奉注射液溶媒由5％葡萄糖注射液改为0.9%氯化钠注射液。

案例7

（1）患者信息：男，56岁，因"左侧肢体乏力1日"入院。

（2）临床诊断：脑梗死；高血压3级（很高危）。入院后血压持续＞200/110mmHg。

（3）处方用药

阿司匹林肠溶片	100mg	qd	po
阿托伐他汀片	20mg	qd	po
贝那普利片	10mg	qd	po
0.9%氯化钠注射液	100 ml		
尤瑞克林	0.15PNA	qd	ivgtt

（4）分析如下

用药不适宜处方，存在不良相互作用。

尤瑞克林与ACEI类药物存在协同降压作用，禁止联合使用。

建议：贝那普利改为其他类降压药，如钙拮抗剂。

案例8

（1）患者信息：女，59岁，因"突发右侧肢体乏力12h"入院。

（2）临床诊断：脑梗死。

（3）处方用药

阿司匹林肠溶片	100mg	qd	po
阿托伐他汀片	20mg	qd	po
0.9%氯化钠注射液	500ml		
依达拉奉注射液	30mg	bid	ivgtt

（4）分析如下

用药不适宜处方，用法用量不适宜。依达拉奉注射液说明书要求30min内滴完，使用500ml的溶媒量过大，30min内无法滴完。

建议：依达拉奉注射液溶媒由 0.9% 氯化钠注射液 500ml 改为 0.9% 氯化钠注射液 100ml。

案例 9

（1）患者信息：男，40 岁，因"突发右侧肢体乏力伴言语表达障碍 8h"入院。

（2）临床诊断：脑梗死。入院时血压 160/100mmHg。

（3）处方用药

阿司匹林肠溶片	100mg	qd	po
阿托伐他汀片	40mg	qd	po
氨氯地平片	10mg	qd	po

（4）分析如下

用药不适宜处方，降压时机不适宜。缺血性脑卒中 24h 内血压升高的患者应谨慎处理，多数患者在脑卒中后 24h 内血压自发降低。该患者没有需要紧急降压的指征，不建议急性期降压。

建议：暂停使用降压药氨氯地平片。

案例 10

（1）患者信息：女，61 岁。

（2）临床诊断：脑梗死；高血压 2 级（很高危）。

（3）处方用药

阿司匹林肠溶片	100mg	qd	po
阿托伐他汀片	20mg	qd	po
氨氯地平片	10mg	qd	po
硝苯地平控释片	30mg	qd	po

（4）分析如下

用药不适宜处方，重复用药。氨氯地平与硝苯地平均为钙拮抗剂类降压药，同类药物不建议同时使用。

建议：使用其中一种降压药即可。

六、练习题

（一）选择题

1. 对于脑梗死溶栓治疗，静脉溶栓首选（　　）。

　　A. 尿激酶　　　　　　B. 链激酶　　　　　　C. 替奈普酶

D. 阿替普酶　　　　　E. 蚓激酶

2. 治疗急性缺血性脑卒中，阿替普酶静脉溶栓的治疗时间窗为发病后（　　）。

　　A. 4.5h 以内　　　　B. 6h 以内　　　　C. 12h 以内

　　D. 24h 以内　　　　E. 36h 以内

3. 下列不属于阿替普酶的常见不良反应的是（　　）。

　　A. 出血　　　　　　B. 血压下降　　　　C. 恶心、呕吐

　　D. 胆固醇栓塞　　　E. 体温升高

4. 脑卒中患者应在溶栓后何时开始用阿司匹林？（　　）

　　A. 溶栓治疗结束后立即开始

　　B. 12h 后　　　　　C. 24h 后

　　D. 36h 后　　　　　E. 48h 后

5. 阿司匹林不适用于（　　）。

　　A. 卒中二级预防　　B. 脑血栓形成　　　C. 降低心绞痛发病风险

　　D. 预防心肌梗死　　E. 哮喘病

6. 氯吡格雷在临床治疗中不能用于（　　）。

　　A. 心肌梗死　　　　B. 外周动脉疾病　　C. 短暂性脑缺血发作

　　D. 脑梗死　　　　　E. 脑出血急性期

7. 氯吡格雷抗血小板聚集的作用机制主要是（　　）。

　　A. 抑制 TXA_2 合成酶

　　B. 抑制环氧合酶

　　C. 阻断二磷酸腺苷 $P2Y_{12}$ 受体

　　D. 激活腺苷酸环化酶

　　E. 阻断 GP II b/III a 受体

8. 预防氯吡格雷引起消化道出血可用下列哪种药物？（　　）

　　A. 泮托拉唑　　　　B. 枸橼酸钠　　　　C. 维生素 K

　　D. 奥美拉唑　　　　E. 维生素 B_{12}

9. 氯吡格雷在肝脏内的主要代谢酶是（　　）。

　　A. CYP3A4　　　　　B. CYP2C19　　　　C. CYP2D6

　　D. CYP2C8　　　　　E. CYP2A6

10. 脑梗死最适宜的预防用药是（　　）。

　　A. 阿司匹林　　　　B. 奥拉西坦　　　　C. 丙戊酸钠

　　D. 丁苯酞　　　　　E. 胞磷胆碱

11. 华法林用于心源性栓塞性脑梗死，应将国际标准化比值（INR）控制在

（　　）的范围。

　　A. 1.0~2.0　　　　　B. 1.5~2.5　　　　　C. 2.0~3.0

　　D. 2.5~3.5　　　　　E. 3.0~4.0

12. 华法林过量引起的自发性出血可选用的对抗药物是（　　）。

　　A. 右旋糖酐　　　　　B. 阿司匹林　　　　　C. 垂体后叶素

　　D. 鱼精蛋白　　　　　E. 维生素 K

13. 房颤合并脑卒中患者推荐使用哪种药物进行二级预防？（　　）

　　A. 西洛他唑　　　　　B. 双嘧达莫　　　　　C. 氯吡格雷

　　D. 阿司匹林　　　　　E. 达比加群

14. 患者，男性，56 岁，因急性脑梗死入院，予阿司匹林抗血小板，并强化降脂，应选择的降脂药物是（　　）。

　　A. 阿托伐他汀　　　　B. 非诺贝特　　　　　C. 阿昔莫司

　　D. 依折麦布　　　　　E. 普罗布考

15. 下列哪种他汀类药物不经肝脏 P450 3A4 底物代谢？（　　）

　　A. 洛伐他汀　　　　　B. 辛伐他汀　　　　　C. 阿托伐他汀

　　D. 瑞舒伐他汀　　　　E. 普伐他汀

16. 颅内压增高的脑梗死患者，首选降低颅内压的药物是（　　）。

　　A. 甘露醇　　　　　　B. 呋塞米　　　　　　C. 氢氯噻嗪

　　D. 螺内酯　　　　　　E. 甘油果糖

17. 磺胺过敏的患者不宜选下列哪种降颅压药？（　　）

　　A. 甘露醇　　　　　　B. 呋塞米　　　　　　C. 螺内酯

　　D. 甘油果糖　　　　　E. 高张氯化钠注射液

18. 只能用 0.9% 氯化钠注射液稀释的是（　　）。

　　A. 桂哌齐特　　　　　B. 尼莫地平　　　　　C. 长春西汀

　　D. 依达拉奉　　　　　E. 奥拉西坦

19. 下列哪种药物只允许使用 PE 输液器输注（　　）。

　　A. 丁苯酞　　　　　　B. 尤瑞克林　　　　　C. 长春西汀

　　D. 依达拉奉　　　　　E. 奥拉西坦

20. 丁苯酞胶囊正确的服用方法是（　　）。

　　A. 饭前空腹服用　　　B. 与餐同服　　　　　C. 饭后服用

　　D. 睡前服用　　　　　E. 以上都不是

（二）简答题

1. 根据《中国急性缺血性脑卒中诊治指南 2018》，简述缺血性脑卒中急性期高血压治疗原则。

2. 非心源性缺血性脑卒中患者二级预防主要包括哪些措施？

3. 请简述非心源性缺血性脑卒中的抗栓治疗原则。

4. 伴有心房颤动的缺血性脑卒中患者抗栓治疗可以选择哪些药物？

参 考 答 案

（一）选择题

1. D　2. A　3. D　4. C　5. E　6. E　7. C　8. A　9. B　10. A　11. C　12. E
13. E　14. A　15. E　16. A　17. B　18. D　19. A　20. A

（二）简答题

1. 答：缺血性脑卒中急性期高血压的调控应遵循个体化、慎重、适度原则。

（1）病情稳定而无颅内高压或其他严重并发症的患者，《中国急性缺血性脑卒中诊治指南2018》推荐缺血性脑卒中后24h内血压升高的患者应谨慎处理。

（2）《中国急性缺血性脑卒中诊治指南2018》推荐以下情况在卒中后24h内有紧急降压指征：血压持续升高至收缩压≥200mmHg或舒张压≥110mmHg，或伴有严重心功能不全、主动脉夹层、高血压脑病的患者，可予降压治疗，并严密观察血压变化。可选用拉贝洛尔、尼卡地平等静脉药物，避免使用引起血压急剧下降的药物。

（3）启动或恢复降压治疗时机：《中国急性缺血性脑卒中诊治指南2018》推荐卒中后病情稳定，若血压持续≥140/90mmHg，无禁忌证，可于起病数日后恢复使用发病前服用的降压药物或开始启动降压治疗。

2. 答：抗血小板治疗；他汀类药物治疗；控制血压；控制血糖；戒烟，避免吸二手烟；持续正压通气改善睡眠呼吸暂停等。

3. 答：①对非心源性缺血性脑卒中患者，建议给予口服抗血小板药物而非抗凝药物预防脑卒中复发及其他心血管事件的发生。②非心源性缺血性脑卒中患者，不推荐常规长期应用阿司匹林联合氯吡格雷抗血小板治疗。③目前非心源性缺血性脑卒中患者短期双联使用抗血小板药物的临床指征有：未接受静脉溶栓治疗的轻型卒中患者（NIHSS评分≤3分），在发病24h内应尽早启动双联抗血小板治疗（阿司匹林和氯吡格雷）并维持21日，此后可单用阿司匹林或氯吡格雷作为缺血性脑卒中长期二级预防一线用药；发病30日内伴有症状性颅内动脉严重狭窄（狭窄率70%~99%）的缺血性脑卒中或TIA患者，应尽早给予阿司匹林联合氯吡格雷治疗90日，此后单用阿司匹林或氯吡格雷作为长期二级预防一线用药；支架置入术：术前给予负荷剂量阿司匹林300mg联合氯吡格雷300mg，术后联合使用阿司匹林和氯吡格雷至少1个月（裸支架），此后长期口服阿司匹林或氯吡格雷一种抗血小板药物进行二级预防。

4. 答：①所有发生过脑卒中的房颤患者均推荐进行长期口服抗凝治疗。②伴有心房颤动的缺血性脑卒中患者推荐使用适当剂量的华法林口服抗凝治疗，以预防再发的血栓栓塞事件。华法林的目标剂量是维持 INR 在 2.0～3.0。③新型口服抗凝剂可作为华法林的替代药物用于伴有心房颤动的缺血性脑卒中患者的抗凝治疗，新型口服抗凝剂包括达比加群、利伐沙班、阿哌沙班以及依度沙班等，应考虑个体化因素使用。

（张晓娟　曾英彤　杨敏）

第八节　消化性溃疡药物处方审核要点

一、消化性溃疡概述

（一）定义

消化性溃疡（peptic ulcer，PU）是指在各种致病因子的作用下，黏膜发生炎性反应与坏死、脱落、形成溃疡，溃疡的黏膜坏死缺损穿透黏膜肌层，严重者可达固有层或更深。

病变部位若在黏膜表面，称为糜烂；若病变部位达到黏膜下层，甚至到达和穿过固有肌层则称为溃疡（图 2 - 8 - 1）。

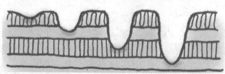

UI-Ⅰ　　UI-Ⅱ　　UI-Ⅲ　　UI-Ⅳ

黏膜层
黏膜下层
因有肌肉层
黏膜下层

UI-Ⅰ：黏膜表面缺损的糜烂
UI-Ⅱ：组织缺损至黏膜下层的溃疡
UI-Ⅲ：组织缺损至固有肌层的溃疡
UI-Ⅳ：组织缺损穿过固有肌层的溃疡

图 2 - 8 - 1　消化性溃疡与糜烂

（二）流行病学

消化性溃疡是全球常见性疾病，约有 10% 的人在其一生中患过消化性溃疡。该病可见于任何年龄，多见于 20～50 岁，其中男女比例约为（2～5）:1。

消化性溃疡多发生于胃及十二指肠，也可发生于食管、小肠、胃－空肠吻合口附近或含胃黏膜的 Meckel 憩室内等。胃溃疡多见于中老年群体，主要发生于胃角和胃窦小弯侧；十二指肠溃疡多见于青壮年群体，主要发生于十二指肠球部前壁；十二指肠溃疡发病率更高，两者的比例约为1:3。该病发作呈季节性，秋冬和冬春交界时期发病率呈明显上升。

（三）发病机制与病因学

1. 发病机制

消化性溃疡主要是对胃及十二指肠黏膜有损害作用的侵袭因素与黏膜自身防御-修复因素之间失去平衡的结果。相对来说，胃溃疡是由于 *H. pylori*、胃酸及NSAIDs 药物等侵袭因素增强；而十二指肠溃疡是由于防护修复因素减弱所致的结果（图2-8-2）。

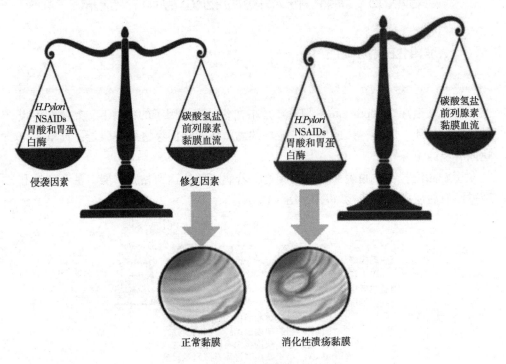

图2-8-2　消化性溃疡的发病机制

2. 病因学

（1）*H. pylori* 感染　*H. pylori* 称幽门螺杆菌，是一种革兰阴性菌，单极、多鞭毛、末端钝圆、螺旋形、微需氧菌，对生长条件的要求十分苛刻，要求环境氧为5%~8%，主要分布于胃黏膜组织。研究证实，约80%~90%的胃溃疡患者存在 Hp 感染，而十二指肠溃疡的患者 Hp 感染率也超过90%。

Hp 主要通过黏附因子与黏膜表面的黏附因子受体结合，在胃黏膜上定植；

借助于毒力因子的作用，诱发局部炎症和免疫反应，损害了黏膜的防御修复功能；并通过增加胃泌素的分泌，而形成高酸环境，增加了侵袭因素作用。

（2）NSAIDs 和阿司匹林等药物　一些药物对消化道黏膜具有损伤作用，包括 NSAIDs、阿司匹林、双膦酸盐、氟尿嘧啶、甲氨蝶呤、肾上腺皮质激素等。其中，流行病学资料显示，服用 NSAIDs 和阿司匹林的人群中，有 15% ~ 30% 的患者会发生消化性溃疡。NSAIDs 和阿司匹林通过电离出大量 H^+，从而造成线粒体损伤，对胃肠道黏膜产生毒性，从而激活中性粒细胞介导的炎性反应，促进上皮糜烂、溃疡形成；同时，还通过抑制环氧合酶 1（COX - 1），减少前列腺素（PG）的合成，从而进一步损伤黏膜上皮，导致糜烂、溃疡形成。也有研究表明，NSAIDs - 溃疡多发生于胃窦部、升结肠和乙状结肠，也可见于小肠，一般为单发，溃疡边缘清晰。

（3）胃酸和胃蛋白酶　胃酸在消化性溃疡的发病中起着重要的作用。十二指肠溃疡的患者对胃泌素、五肽胃泌素、组胺、咖啡因等刺激产生的平均最大胃酸分泌量（MAO）以及平均基础胃酸分泌量（BAO）均高于正常个体。而胃溃疡的患者 MAO 与 BAO 均与正常人相似，甚至低于正常。提示正是由于胃黏膜保护屏障的破坏，不能有效地对抗胃酸和胃蛋白酶地侵蚀和消化作用，从而导致溃疡发生。

（4）胃十二指肠运动异常　由于胃排空的异常，可使十二指肠球部酸负荷显著增加而促使十二指肠溃疡的发生；同时，由于胃窦局部张力增加、胃泌素水平升高、反流的胆汁、胰液以及十二指肠液对胃黏膜产生损伤而引起胃溃疡的发生。

（5）环境和生活因素　如不规律进食、长期吸烟、大量饮酒、饮用咖啡、浓茶、高盐饮食等，均可能刺激胃酸分泌增加，引起血管收缩，抑制胰液或胆汁的分泌，或引起胆汁反流，从而破坏胃黏膜屏障，引起物理性或化学性损害。

（6）精神因素　精神紧张、情绪波动、过分焦虑等均可直接导致胃酸分泌失调、胃酸和胃蛋白酶原水平上调，胃黏膜屏障作用削弱，从而导致消化性溃疡的发生。

（7）遗传因素　有报道，同卵双胞胎中消化性溃疡发病的一致性明显高于异卵双胞胎。

（四）临床表现

1. 消化性溃疡典型的症状为呈周期性、节律性的中上腹痛及反酸。胃溃疡的腹痛多发生于餐后 0.5 ~ 1h，而十二指肠溃疡的腹痛则常发生于空腹或夜间。但对于一些 NSAID - 溃疡的患者，可能由于 NSAIDs 及阿司匹林具有较强的镇痛作用，并不表现出明显的疼痛，反而以消化道出血或穿孔为首发表现，或表现为恶心、厌食、纳差、腹胀等消化道非特异性症状。

2. 消化性溃疡主要的并发症包括上消化道出血、穿孔和幽门梗阻；另外，预计仅小于1%的胃溃疡患者可能会发生癌变，但十二指肠溃疡一般不易发生。

3. 消化性溃疡还包括一些特殊类型的溃疡，如复合溃疡、幽门管溃疡、球后溃疡、巨大溃疡、老年人溃疡、儿童期溃疡、无症状性溃疡以及难治性溃疡。

二、消化性溃疡治疗管理

治疗的目的在于缓解临床症状，促进溃疡愈合，防止复发，避免或减少并发症，提高生活质量。

（一）一般治疗

1. 生活作息要规律，要劳逸结合，避免过度紧张与劳累，及时缓解精神压力。

2. 饮食规律，避免暴饮暴食，戒烟戒酒，避免刺激性大的食物，如辛辣食物、浓茶等。

3. 谨慎使用对胃黏膜有损伤的药物。

（二）抑酸治疗

胃酸在消化性溃疡的发病中起着重要的作用。因此，抑酸治疗是缓解消化性溃疡症状、愈合溃疡最主要的措施。主要的治疗药物包括抗酸剂和抑酸剂。

1. 抗酸剂

（1）定义　抗酸剂为弱碱或强碱弱酸盐，含有 CO_3^{2-}、HCO_3^- 或 OH^-，均可在酸性环境下直接中和胃酸，减少 H^+ 的逆向弥散，降低胃蛋白酶的活性，缓解疼痛，从而促进溃疡愈合。

（2）常用的药物　碳酸氢钠、碳酸钙、氢氧化铝、铝碳酸镁、磷酸铝凝胶等。

（3）特点　①从临床疗效观察，该药对消化性溃疡的止痛效果较好，但可增加促胃泌素的分泌，不利于溃疡的愈合，目前单药仅作为止痛的辅助治疗；②为了易于发挥作用，各剂型的效果也有所不同，凝胶剂效果最佳，粉剂次之，片剂稍逊，因此我们常将铝碳酸镁片嚼碎后服用；③服药时间：由于该类药只对已生成的胃酸起中和作用，因此只能在餐后服用；而餐后食物刺激所分泌的胃酸又为食物所中和，故推荐用药时间应是进餐后至少1h后或两餐之间；④目前研究发现，服用一次该类药物，其作用维持时间约 1.5~2h，因此限制了其临床应用。

（4）代表药物 铝碳酸镁。

①药理作用：迅速中和胃酸，当 pH<3 时，开始中和反应；pH≥5 时，反应停止；pH<3 时，反应再次重新开始。其可使胃液维持在 pH 3~5，使得 99% 的胃酸被中和，使 80% 的胃蛋白酶失去活性。能可逆性的结合胆汁，吸附结合卵磷脂，减少对胃的损伤。口服后广泛分布于胃黏膜，具有黏膜保护作用。

②用法用量：咀嚼后服用，一次 1~2 片，一日 3 次。餐后 1~2h、睡前或胃部不适时服用。

③体内过程：该药服用后，几乎不吸收入血，仅在胃黏膜局部发挥作用。该药含有镁，正常剂量下一般不会引起高镁血症。

④药物相互作用：由于铝可与其他药物结合而影响后者的吸收，降低疗效，建议服药前后 1~2h 内避免服用其他药物；铝剂可因吸收胆盐而减少对脂溶性维生素的吸收，特别是维生素 A；与苯二氮䓬类合用时吸收率降低；与异烟肼类药物合用，后者吸收可能延迟或减少；与左旋多巴合用时，后者吸收可能会增加。

⑤注意事项：严重肾功能不全（肌酐清除率<30ml/min）、低磷血症者禁用。肾功能不全（肌酐清除率 30~80ml/min）、高镁血症、高钙血症、严重心功能不全者慎用。孕妇如使用该药后发生腹泻，易增加流产、早产的风险，因此妊娠期头 3 个月慎用。该药含有铝及镁，可能会引起少数患者消化不良及糊状便等。

2. 抑酸剂

（1）组胺 H_2 受体拮抗剂

①定义：通过与组胺 H_2 受体竞争性结合，抑制组胺刺激胃酸分泌。

②常用的药物：西咪替丁、雷尼替丁、法莫替丁等。

③特点：常用的 H_2 受体拮抗剂药效学比较见表 2-8-1，常用 H_2 受体拮抗剂药代动力学比较见表 2-8-2。

表 2-8-1 常用 H_2 受体拮抗剂药效学比较

影响参数	西咪替丁	雷尼替丁	法莫替丁
相对抑酸强度	1	5~8	30~100
抑酸等效剂量（mg）	600~800	150	20
标准剂量（mg）	400 bid	150 bid	20 bid
长期维持剂量（mg）	400 qd	150 qd	20 qd

表 2 – 8 – 2　常用 H_2 受体拮抗剂药代动力学比较

影响参数	西咪替丁	雷尼替丁	法莫替丁
$T_{1/2}$（h）	2	2.1~3.1	3
抑酸维持时间（h）	4	8	12
T_{max}（h）	0.75~1.5	1~2	2~3
代谢	肝	肝	肝
P450 酶	1	0.1	无
生物利用度（%）	70	49	50~60
蛋白结合率（%）	15~20	15	15~20
清除	尿48% 粪10%	尿45%	尿88%~91%
通过血–脑屏障	是	是	是
通过胎盘屏障	是	是	是
分泌入乳汁	是	是	是
儿童	<16 岁不推荐	<8 岁禁用	
ADR	抗雄激素吸收作用，神经毒性抑制维生素 B_{12} 吸收		肝功能转氨酶异常等

④代表药物：西咪替丁。

药理作用：对基础胃酸和夜间胃酸分泌均有抑制作用，而夜间胃酸的抑制作用更为突出，因此对溃疡愈合和夜间止痛具有良好疗效。具有轻度抗雄激素样作用。可减少抑制性 T 淋巴细胞的调节免疫反应。

用法用量：成人一次口服 0.2g，一日 2 次，24h 内不超过 4 次。餐前半小时服用。可静脉滴注或静脉注射。静脉滴注每次 0.2~0.6g；静脉注射每次 0.2g。

体内过程：口服吸收迅速，口服、静脉生物利用度均为 70%，血浆蛋白结合率 15%~20%，有效血药浓度可维持 4h，血浆半衰期约 2h。药物可经肠肝循环再吸收，部分经肝脏代谢，另一部分以原型随尿排出。

药物相互作用：一般不建议该药与抗酸药合用；如必须合用，两者应至少间隔 1h 以上服用。甲氧氯普胺可使西咪替丁血药浓度降低，若合用需增加其剂量。西咪替丁与四环素合用，可致后者溶解速率下降，吸收减少，作用减弱；而与阿司匹林合用，可致后者吸收增加，作用增强。西咪替丁可抑制细胞色素 P450 酶参与的氧化代谢过程，降低肝血流量，与其他药物合用时，可降低后者代谢，导致其物理活性或毒性增强。具体见表 2 – 8 – 3。与酮康唑合用，可干扰后者吸收，降低其抗真菌活性；与氨基糖苷类合用，因两者有相似的肌神经阻断作用，可能会导致呼吸抑制，甚至停止。

表 2 – 8 – 3　与西咪替丁合用的药物相互作用列表

合用药物	相互作用	备注
硫糖铝	减少硫糖铝的水解，使疗效降低	
苯二氮䓬类	导致后者血药浓度升高，加重镇静及中枢神经抑制作用，并可发展为呼吸及循环衰竭	劳拉西泮、奥沙西泮等不受影响
华法林	进一步延长凝血酶原时间	
苯妥英钠	引起后者血药浓度升高，导致苯妥英钠中毒	必须合用时，应密切监测苯妥英钠血药浓度，并复查血常规
普萘洛尔、美托洛尔	导致普萘洛尔、美托洛尔血药浓度升高	
甲硝唑	导致甲硝唑血药浓度升高	
茶碱、咖啡因、氨茶碱等	肝代谢降低，清除延缓，导致黄嘌呤类药物血药浓度升高，发生中毒反应	
维拉帕米	提高后者生物利用度，发生严重的 ADR	

注意事项：西咪替丁能通过胎盘屏障并进入乳汁，故妊娠及哺乳期妇女禁用；对于有严重心脏及呼吸系统疾病、系统性红斑狼疮、器质性脑病、肝肾功能不全的患者慎用；有轻度抗雄激素作用，用药剂量较大时可引起男性乳房发育、女性溢乳、性欲减退、阳痿、精子计数减少等，但停药后可消失；可通过血 – 脑屏障，具有一定的神经毒性，症状类似抗乙酰胆碱药物中毒，用拟胆碱药毒扁豆碱治疗可改善症状；有肾毒性，为避免肾毒性，用药期间应注意检查肾功能；对骨髓有一定的抑制作用，用药期间应注意检查血常规。在老年患者、慢性肺疾病、糖尿病及免疫缺陷患者中，服用该药可能会增加社区获得性肺炎的风险。罕见的不良反应有过敏反应、发热、关节痛、肌痛、间质性肾炎、尿潴留、肝毒性、胰腺炎。有罕见心动过缓、心动过速和心脏传导阻滞，以及过敏性血管炎的报道，但停药后通常会消失。

（2）质子泵抑制剂

①质子泵抑制剂（PPI）属于弱碱性苯并咪唑类化合物，作用于胃壁细胞分泌面的 H^+，K^+ – ATP 酶并使其失活，显著阻断任何刺激引起的胃酸分泌。

②常用的药物包括奥美拉唑、兰索拉唑、泮托拉唑、雷贝拉唑、艾司奥美拉唑、艾普拉唑等。

③特点：该类药物均含有苯并咪唑环，呈弱碱性，物理化学特性表现为水溶解度低，且降解速度随 pH 的降低而加快。因此，该类药物在酸性的胃液中不稳

定，易降解，为了减少药物变性以及增加肠道吸收率，通常制成肠溶制剂。服用时，不可咀嚼，因为咀嚼会破坏肠溶包衣，导致药物在胃内释放并降解。该类药物的剂型多为钠盐，也有镁盐制剂，由于镁盐对光线、湿度和酸度的稳定性要高于钠盐，因此储存和使用更加方便。因此，对于奥美拉唑镁和艾司奥美拉唑镁可以分散于水或果汁中，半小时内饮用。注射剂型可用于静脉滴注和静脉注射两种。从制剂的稳定性考虑，通常建议使用 100ml 0.9% 氯化钠注射液配制，个别品种（如奥美拉唑）可使用 5% 葡萄糖注射液配制。常用质子泵抑制剂药代动力学特性比较见表 2 – 8 – 4。

表 2 – 8 – 4　质子泵抑制剂的药代动力学特性比较

影响参数	奥美拉唑	兰索拉唑	泮托拉唑	雷贝拉唑	艾司奥美拉唑
FDA 妊娠分级	C	B	B	B	B
T_{max}（h）	0.5 ~ 7	2	2.5	3.1	1 ~ 2
代谢	肝	肝	肝	肝	肝
主要代谢途径	CYP2C19（R87，S40）	CYP2C19	CYP2C19	非酶系统	CYP3A4（57）
次要代谢途径	CYP3A4（R12.5，S57）	CYP3A4	CYP3A4 CYP2D6 CYP2C9	CYP2C19 CYP3A4	CYP2C19（40）
生物利用度（%）	30 ~ 40（剂量依赖性）	85	77	52	68（20mg）89（40mg）
食物效应	延缓吸收 总量不影响	延缓吸收 总量不影响	无影响	无影响	减少（餐前1h服用）
蛋白结合率（%）	95	97	98	94.8 ~ 97.5	97
消除	尿77% 粪23%	尿33% 粪67%	尿80% 粪20%	尿90% 粪10%	尿80% 粪20%
分泌入乳汁	是	是	未知	是	未知
肝损（Child C 级）	≤20mg/d	≤15mg/d	≤20mg/d	慎用	≤20mg/d
肾损	无需调整	无需调整	无需调整	无需调整	无需调整

④不良反应：随着临床上质子泵抑制剂的广泛应用，其不良反应也逐渐为人们所重视。常见不良反应如下。

胃肠道：为该类药物最常见的 ADR，主要包括恶心、呕吐、腹痛、腹泻、便秘、消化不良等，一般发生率较高，但程度较轻，停药后多可自行缓解。原因在于 PPI 在抑酸的同时也使得胃液分泌减少，致使细菌过度生长。近期一篇 META 分析发现应用质子泵抑制剂发生社区获得性肠道感染的风险增加。

肝脏：由于该类药物主要通过细胞色素 P450 酶系代谢，对肝脏有一定的损伤，导致 ALT、AST 等一过性升高，停药后即可恢复正常。但严重肝功能损害的患者要注意调整每日最大剂量。

口腔：该类药物可使唾液分泌减少，阻碍维生素和微量元素的吸收，导致口腔黏膜损伤，形成溃疡。

中枢神经系统：头痛也是该类药物最为常见的 ADR，还包括头晕、耳鸣、嗜睡等，严重者可致精神、意识异常。

视觉：主要表现为视力减退、视物模糊、视野缩小，以致完全失明。机制可能是 PPI 抑制 H^+，K^+ – ATP 酶，降低细胞内 pH 值，导致视网膜血管收缩或萎缩，进而影响视力，严重可致盲。

内分泌和生殖系统：男性可表现为阴茎持续勃起，严重者可导致阳痿、乳房增生；女性则表现为月经紊乱，量多而持久。

泌尿系统：主要表现在血肌酐升高、尿素氮增高、血尿、蛋白尿，严重者可引起间质性肾炎，从而导致急性肾功能衰竭。

造血系统：主要表现为白细胞减少，静脉给药的发生率高于口服给药。将 PPI 用于白血病治疗，一定浓度可能会促进 K562 细胞凋亡，其作用呈时间 – 剂量依赖性，可能是由于 PPI 使细胞外 pH 值升高，逆转了肿瘤细胞的异常微环境，促进了细胞凋亡。

过敏：一般表现为皮疹、皮肤瘙痒等，严重者可致过敏性休克。

呼吸系统：较为少见，主要表现为支气管痉挛而导致咳嗽。

循环系统：主要表现为心悸、心律失常等。

严重的不良反应：产生幻觉。英国 2003 年将该类药物列入易诱发幻觉的 10 类药物之一。有报道雷贝拉唑与多潘立酮合用可引起横纹肌溶解。

长期使用（≥1 年）的不良反应如下：

骨质疏松及骨折：该类药物抑酸作用，会导致钙吸收障碍，打破钙在骨骼内的稳定状态，长期使用可引起整个机体的钙的失衡，从而提高了骨质疏松和骨折的发生率。

维生素和微量元素缺乏：长期使用可能导致低镁血症的风险；患者长期高剂量使用后有机铁和无机铁在十二指肠的吸收会减少，可能导致缺铁性贫血；导致食物中维生素 B_{12} 吸收减少；高 pH 值会降低胃内维生素 C 浓度，从而导致胃液中亚硝酸水平升高。

胃嗜铬细胞瘤和类癌的形成：长期服用该类药物抑制胃酸分泌，由于胃内 pH 值的改变，引起胃内细菌过度生长，亚硝酸盐和胃泌素水平升高，引起胃嗜铬细胞增生和类癌的形成，并可能导致胃癌发生率上升。

社区获得性肺炎（CAP）与医院获得性肺炎（HAP）：可能会提高社区获得性肺炎（CAP）与医院获得性肺炎（HAP）的发生率，但与社区获得性肺炎（CAP）的严重程度无关。

长期使用可能导致难辨梭状芽孢杆菌感染率提高。有报道长期使用可增加心脏病发作和死亡风险。

⑤代表药物：奥美拉唑。

药理作用：分布于胃壁细胞微管内，在 pH < 4 的胃酸作用下，结构重排，形成亚磺酰胺，后者与质子泵的巯基相结合，形成抑制 H^+，K^+ – ATP 酶泌酸活性的复合物，对基础胃酸和刺激引起的胃酸分泌具有抑制作用。对胃壁细胞的内因子和胃黏膜的组胺含量并无影响。

用法用量：口服剂型的常规剂量每次 20mg，一日 1 次；静脉剂型为每次 40mg，每日 1~2 次。

体内过程：口服后吸收迅速，口服与静脉的血浆蛋白结合率约为 95%。肝脏内代谢，肾脏排泄。由于奥美拉唑与胃壁细胞的质子泵有强的亲和力，质子泵功能不能恢复，必须等新的质子泵生成后才能恢复正常的胃酸分泌，因此，其血浆药物浓度与抑酸力度无直接关系。通常一次给药后 4~5 日，胃酸才恢复至治疗前水平。这也是有时血浆中并不能测出该药物血药浓度但仍有持久的抗酸作用的原因。

药物相互作用：奥美拉唑主要经 CYP2C19 代谢，对 CYP2C19 的亲和力比 CYP3A4 高 10 倍。因此，对于携带弱代谢 CYP2C19 基因型的人群（PM），可能需要增加奥美拉唑的剂量才能达到较好的治疗效果。与奥美拉唑合用的常见药物相互作用列表，见表 2 – 8 – 5。

表 2 – 8 – 5　与奥美拉唑合用的药物相互作用列表

合并用药	相互作用	备注
阿司匹林	导致后者吸收增加	
氯吡格雷	抑制后者活化，降低血药浓度，影响疗效	避免联用，可换用其他 CYP2C19 影响小的 PPI 制剂
苯二氮䓬类	导致后者清除减少	
巴比妥类	导致后者清除增加	
他汀类	抑制后者代谢，升高体内浓度，引起严重 ADR	
硝苯地平	导致后者吸收增加	
泼尼松	抑制后者活化，降低血药浓度，影响疗效	

续表

合并用药	相互作用	备注
多潘立酮	导致后者吸收减少	
酮康唑	奥美拉唑血药浓度升高，同时后者吸收减少	
伏立康唑	奥美拉唑吸收增加，同时后者吸收减少	在肝功能严重受损的患者中，注意调整奥美拉唑剂量
华法林	导致后者清除减少	注意监测凝血功能
地高辛	导致后者吸收增加	
铝碳酸镁	导致后者吸收减少	
碳酸钙	导致后者吸收减少	
克拉霉素	增加奥美拉唑的血药浓度	
甲硝唑	无影响	
阿莫西林	无影响	
地尔硫䓬	导致后者吸收增加	
他克莫司	增加后者血药浓度	监测后者血药浓度

⑥注意事项：注射用奥美拉唑有两种剂型，即供静脉注射用和供静脉滴注用。区别见表2 - 8 - 6。

表2 - 8 - 6　两种注射用奥美拉唑区别

剂型	专用溶媒	输注时间
静脉注射	助溶剂聚乙二醇400和pH调节剂	2.5～4min
静脉滴注	稳定剂二水合乙二胺四乙酸二钠（EDTA）和pH调节剂氢氧化钠	≥20～30min

临床使用静脉滴注用奥美拉唑以100ml 0.9%氯化钠注射液配制为宜，以避免溶媒体积过大导致配伍后溶液的pH值明显降低；同时，避免使用糖类配制影响药物的稳定性。但部分奥美拉唑的制剂可使用葡萄糖注射液配制，注意查阅具体药品说明书。应单独使用，不与其他药物混合使用。配制后要立即使用，并在规定的时间内用完；使用静脉输液泵时，宜控制在6h内输注完毕，否则可能会发生颜色改变。该药易受光线影响，输注过程要注意避光。纸盒包装拆开后在一般室内光照条件下保存不超过24h，否则会影响药品的稳定性。

口服制剂必须整粒吞服，至少使用半杯液体送服；对于奥美拉唑镁制剂（洛赛克）为肠溶衣微丸剂型，可分散于水或微酸液体中，但必须在0.5h内服完；

不可咀嚼或压碎服用。

奥美拉唑与多种药物配伍可产生白色沉淀，包括维生素 K_4、抗菌药物（青霉素、哌拉西林、庆大霉素、阿米卡星、林可霉素、克林霉素、环丙沙星、磷霉素等）、利多卡因、地西泮、氯丙嗪、氨甲苯酸等。与氨基酸、精氨酸、腺苷蛋氨酸等配伍后，可发生一过性的外观浑浊，数秒即可澄清，但其化学成分已发生改变，不可再使用。

过量使用会发生急性中毒反应，包括头晕、感情淡漠、意识错乱、恶心、呕吐、腹痛、腹泻等。必要时可以洗胃或使用活性炭。

3. 抗胃泌素药

可抑制胃酸和胃蛋白酶原的分泌，且对胃黏膜有保护和促进溃疡愈合的作用。但该类药物抑酸效果远不及组胺 H_2 受体拮抗剂及质子泵抑制剂，现已少用。

4. 选择性抗胆碱药

（1）非选择性抗胆碱能药　指普遍阻断 M 胆碱受体的药物，用以解除平滑肌痉挛。

（2）选择性抗胆碱能药　指对胃壁细胞的 M 受体有高度亲和力的药物，而对平滑肌、心肌和涎腺等的 M 受体亲和力低，一般治疗剂量下仅抑制胃酸分泌。

（3）注意事项　由于该类药物抑酸效果一般，不及组胺 H_2 受体拮抗剂及质子泵抑制剂，现已少用。

（三）抗 *H. pylori* 治疗

1. 根除 *H. pylori* 指征

由于胃溃疡患者 80% ~ 90% 存在 Hp 感染，十二指肠溃疡的 Hp 感染率也超过 90%，因此，*H. pylori* 感染是消化性溃疡常见的重要病因。我国人群中 *H. pylori* 感染率约为 50%，但并不是所有 *H. pylori* 感染的患者都需要进行根除 *H. pylori*。具体见表 2 - 8 - 7。

表 2 - 8 - 7　幽门螺杆菌根除指征

幽门螺杆菌阳性	强烈推荐	推荐
消化性溃疡（不论是否活动和有无并发症史）	√	
胃黏膜相关淋巴组织淋巴瘤	√	
慢性胃炎伴消化不良症状		√
慢性胃炎伴胃黏膜萎缩、糜烂		√
早期胃肿瘤已行内镜下切除或胃次全手术切除		√
长期使用质子泵抑制剂		√

续表

幽门螺杆菌阳性	强烈推荐	推荐
胃癌家族史		√
计划长期服用非甾体抗炎药（包括低剂量的阿司匹林）		√
不明原因的缺铁性贫血		√
特发性血小板减少性紫癜		√
其他幽门螺杆菌相关性疾病（如淋巴细胞性胃炎、增生性胃息肉、Menetrier 病）		√
证实有幽门螺杆菌感染	√	

2. 根除方案

（1）目前推荐铋剂四联疗法作为我国主要的经验性治疗根除 *H. pylori* 方案，即 PPI + 铋剂 + 2 种抗菌药物。铋剂主要的作用是对 *H. pylori* 耐药菌株可额外增加 30% ~ 40% 的根除率，且铋剂不耐药，短期应用安全性高，治疗失败后抗生素选择余地大。具体方案如下表 2 – 8 – 8。

表 2 – 8 – 8 推荐的幽门螺杆菌根除四联方案中抗生素组合、剂量和用法

方案	抗生素 1	抗生素 2
1	阿莫西林 1000mg，2 次/d	克拉霉素 500mg，2 次/d
2	阿莫西林 1000mg，2 次/d	左氧氟沙星 500mg，1 次/d 或 200mg，2 次/d
3	阿莫西林 1000mg，2 次/d	呋喃唑酮 100mg，2 次/d
4	四环素 500mg，3 次/d 或 4 次/d	甲硝唑 400mg，3 次/d 或 4 次/d
5	四环素 500mg，3 次/d 或 4 次/d	呋喃唑酮 100mg，2 次/d
6	阿莫西林 1000mg，2 次/d	甲硝唑 400mg，3 次/d 或 4 次/d
7	阿莫西林 1000mg，2 次/d	四环素 500mg，3 次/d 或 4 次/d

注：1. 标准剂量（质子泵抑制剂 + 铋剂）（每日 2 次，餐前半小时口服）+ 2 种抗生素（餐后口服）。2. 标准剂量质子泵抑制剂为艾司奥美拉唑 20mg、雷贝拉唑 10mg（或 20mg）、奥美拉唑 20mg、兰索拉唑 30mg、泮托拉唑 40mg、艾普拉唑 5mg，以上选一种即可。3. 标准剂量铋剂为枸橼酸铋钾 220mg（果胶铋标准剂量待确定）。

（2）由于阿莫西林抗 *H. pylori* 作用强，不易产生耐药，不过敏者不良反应发生率低，因此，含阿莫西林的方案是根除治疗的首选。

（3）上述方案中的第2项含有左氧氟沙星的方案不推荐用于初次治疗，可作为补救治疗的备选方案。

（4）补救治疗方案原则上不重复以前使用过的方案，如已使用克拉霉素或左氧氟沙星应避免再次使用，主要是这两种抗生素耐药率高，影响根除效果。若重复应用甲硝唑，需优化剂量，可增至1600mg/d，若前次治疗已使用优化剂量，则不应再次使用。建议至少间隔3~6个月。

（5）推荐经验性铋剂四联治疗方案疗程为10日或14日，并尽可能将疗程延长至14日，以提高根除率。

（6）若患者对青霉素类药物过敏，则推荐如下抗生素方案组合，见表2-8-9。

表2-8-9　青霉素过敏者推荐的幽门螺杆菌根除四联方案中抗生素组合

方案	抗生素1	抗生素2	方案	抗生素1	抗生素2
1	四环素	甲硝唑	4	克拉霉素	呋喃唑酮
2	四环素	呋喃唑酮	5	克拉霉素	甲硝唑
3	四环素	左氧氟沙星	6	克拉霉素	左氧氟沙星

注：1. 方案1和2已得到推荐。2. 方案5和6中2种抗生素耐药率很高，如果选用，应尽可能将疗程延长至14d。

（7）对于抑酸剂，建议选择作用稳定、疗效高、受CYP2C19基因多态性影响小的PPI。

3. 特殊人群

（1）儿童　①不推荐14岁以下儿童常规检测 H. pylori。由于儿童感染 Hp 发生严重并发症的风险低，但根除的不利因素较多（抗菌素选择余地小（仅推荐阿莫西林、克拉霉素和甲硝唑）和对药物不良反应耐受性低）；另外，儿童 H. pylori 感染有一定自发清除率，根除后再感染率也可能高于成年人。②推荐有消化性溃疡的儿童行 H. pylori 检测和治疗。③对因消化不良行内镜检查的儿童建议行 H. pylori 检测与治疗。

（2）老年人　①一般而言，老年人（年龄 >70 岁）对根除 H. pylori 治疗药物的耐受性和依从性降低，发生不良反应的风险增加。②对老年人 H. pylori 感染应进行获益-风险综合评估，个体化处理。

（3）妊娠期　由于抗菌素选择余地小，对药物不良反应耐受性低，不推荐根除。

（4）哺乳期　由于所有的PPI均会分泌入乳汁，因此对其应进行获益-风险综合评估，个体化处理。一般不推荐根除治疗时继续哺乳。

（5）消化性溃疡并发出血 对于该类患者，在出血停止后尽早开始根除治疗。

4. 监护要点

重点关注患者的不良反应，提前告知患者，以便及时采取措施避免影响治疗。如铋剂可能导致大便变黑，克拉霉素可能引起肝功能损害等。

（四）其他药物治疗

1. 胃黏膜保护剂是指促进胃黏膜分泌，促进内源性前列腺素合成，增加黏膜血流量，加速胃黏膜的自身修复，从而保护和增强胃黏膜的防御功能。

2. 常用的药物包括硫糖铝、前列腺素、铋剂、替普瑞酮、瑞巴派特、麦滋林－S 等。

3. 特点：①该类药物一般于餐后 2～3h 服用。②对于老年人消化性溃疡、难治性溃疡、巨大溃疡和复发性溃疡等特殊类型的溃疡，建议在抑酸、抗 Hp 治疗的同时，联合应用胃黏膜保护剂。

4. 代表药物：替普瑞酮。

（1）药理作用 该药为萜类化合物，可促进胃黏膜上皮细胞黏液合成和分泌，提高前列腺素合成酶活性，增加和改善胃黏膜血流，保护胃黏膜，维持胃黏膜细胞增生区的稳定性等，从而减轻多种因子对胃黏膜的损害作用。

（2）用法用量 成人每次 50mg，每日 3 次，餐后服用。

（3）体内过程 服用后体内血药浓度由于达峰时间的差异，呈双峰形曲线。

（4）药物相互作用 ①该药可抑制 CYP2C19，与奥美拉唑等药物合用后，可提高后者血药浓度。②该药对 CYP3A4 有轻度诱导作用。

（5）注意事项 该药严重的不良反应为引起肝功能障碍及黄疸，还可能引起消化系统的便秘、腹泻、恶心、口渴等，以及血小板减少等。有报道曾引起过敏性紫癜。

（五）NSAID－溃疡防治

1. 对于存在应用 NSAID 有胃肠道损伤的危险因素患者，可依据风险程度采用不同的方案。危险因素包括：①胃肠道溃疡病史；②年龄（＞65 岁）；③存在其他合并症（如糖尿病、肝硬化、缺血性心脏病、肿瘤、脑血管病变等）；④合并应用抗血小板药物、抗凝药物、糖皮质激素、选择性 5－羟色胺再摄取抑制剂（SSRI）等；⑤慢性肾功能不全及血液透析患者；⑥合并 Hp 感染等。

2. NSAID－溃疡并发症的风险等级预防，见表 2－8－10。

表 2 - 8 - 10　NSAID - 溃疡并发症预防建议

风险等级	危险因素	预防建议
高风险	曾有，特别是近期发生溃疡并发症 存在 2 个以上危险因素	停用 NSAID 和阿司匹林，如不能停 用，则选用选择性环氧合酶 2 抑制剂 + 高剂量 PPI
中风险 （1~2 个危险因素）	年龄 >65 岁 采用高剂量 NSAID 和阿司匹林治疗， 或联用两种以上的 NSAID 有溃疡病史但无并发症 合并应用 NSAID 和阿司匹林、抗凝剂 或糖皮质激素	单独选用选择性环氧合酶 2 抑制剂， 或非选择性 NSAID + PPI
低风险	无危险因素	可以应用非选择性 NSAID

3. 病情允许的前提下，首选停用 NSAID。

4. 治疗药物首选质子泵抑制剂，可高效抑制胃酸分泌，显著改善患者胃肠道症状，预防消化道出血，并能促进溃疡愈合。同时，可考虑联合使用胃黏膜保护剂。

（六）并发出血的治疗

1. 对怀疑消化性溃疡并出血时，尽可能在 24h 内行急诊胃镜，对于出血分级为 Forrest Ⅰa 至 Ⅱb 的溃疡、胃镜下止血困难或止血效果不确定者、合并使用抗血小板药物或 NSAID 者，推荐给予静脉大剂量的 PPI（先静脉推注 80mg，随后以 8mg/h 持续静脉泵入 72h），并可依据患者病情适当延长大剂量 PPI 的疗程，然后改成标准剂量 PPI 静脉输注，每日 2 次，使用 3~5 日后，转成标准剂量 PPI 口服直至溃疡愈合。

2. 对于接受低剂量阿司匹林用于心血管二级预防的患者，若内镜下出血风险为 Forrest 分级为 Ⅱc 和 Ⅲ，可即刻恢复阿司匹林治疗；若内镜下出血风险为 Forrest 分级为 Ⅰa、Ⅰb、Ⅱa 和 Ⅱb，充分止血 3 日后，亦可恢复阿司匹林的治疗。

3. 对于接受抗栓治疗的患者，发生消化道出血后，应个体化处理，充分治疗下 1 周可能是合理的选择。

三、案例分析

案例 1

（1）患者信息：男，65 岁，上腹痛 5 日，既往行胃全切除手术。

（2）临床诊断：结肠炎。

（3）处方用药

    兰索拉唑片　　30mg　　po　qd

（4）分析如下

患者既往无溃疡病史，疼痛表现在下腹部，而PPI主要分布于胃壁细胞，对胃壁细胞激活的质子泵发挥作用，该患者使用PPI无指征。

案例2

（1）患者信息：女，43岁。

（2）临床诊断：胃溃疡。

（3）处方用药

    注射用兰索拉唑30mg+5%葡萄糖氯化钠注射液　　100ml　ivdrip　qd

（4）分析如下

兰索拉唑含有吡啶环与苯并咪唑环的亚砜类活性物质，具有亚磺酰基，是脂溶性弱碱性化合物，pK_{a_1}为3.83，其水溶液不稳定；而5%葡萄糖注射液pH值为3.5～5.5，呈现酸性，pH值降低会造成其不稳定性增加，分解速度加快，因此该处方选择的溶媒不适宜。

案例3

（1）患者信息：男，59岁，3个月前行PCI手术。

（2）临床诊断：PCI术后。

（3）处方用药

    奥美拉唑肠溶片　　20mg　　po　qd

    阿司匹林肠溶片　　100mg　　po　qd

    氢氯吡格雷片　　75mg　　po　qd

（4）分析如下

有研究表明氯吡格雷与奥美拉唑联用可能会导致心血管事件的增加。因为氯吡格雷为无活性的前体药物，需在肝脏中经CYP2C19代谢成活性代谢产物发挥药理作用。由于奥美拉唑的代谢大部分依赖于CYP2C19，其会竞争性的抑制CYP2C19的活性，使得氯吡格雷的活化受到影响，降低其药理作用，用药患者发生血栓的风险加大。建议在权衡获益与风险后，对患者实行个体化治疗。可选择较少或不经CYP2C19代谢的PPI制剂。

案例 4

(1) 患者信息：男，59 岁，既往体健，因"右肩关节疼痛 2 日"入院，目前生命体征平稳，普通饮食。

(2) 临床诊断：右侧肩关节炎。

(3) 处方用药

注射用泮托拉唑　　　　　40mg + 0.9% 氯化钠注射液　100ml　ivdrip　qd

氟比洛芬酯注射液　　　　50mg + 0.9% 氯化钠注射液　100ml　ivdrip　qd

(4) 分析如下

该患者年龄 59 岁，既往体健，仅使用小剂量 NSAID，判定发生 NSAID - 溃疡并发症的风险低，可暂时不予 PPI 预防。

案例 5

(1) 患者信息：男，79 岁。

(2) 临床诊断：消化道出血，精神异常。

(3) 处方用药

注射用氨甲苯酸 0.3g + 注射用酚磺乙胺 3g +

5% 葡萄糖注射液 500ml　　　　　　　　　　　　ivdrip　　qd

西咪替丁注射液 400mg + 0.9% 氯化钠注射液 100ml　ivdrip　　bid

注射用生长抑素 3mg + 0.9% 氯化钠注射液 46ml　　4ml/h　　静脉泵入

聚明胶肽注射液 500ml　　　　　　　　　　　　　ivdrip　　qd

(4) 分析如下

该患者使用的西咪替丁可通过血 - 脑屏障，具有一定的神经毒性，而该患者存在精神异常，因此不推荐使用。

案例 6

(1) 患者信息：女，57 岁。

(2) 临床诊断：肝硬化失代偿期并食管静脉曲张（Child C 级）。

(3) 处方用药

艾司奥美拉唑肠溶片　　　40mg　　po　bid

替普瑞酮胶囊　　　　　　50mg　　po　tid

(4) 分析如下

艾司奥美拉唑肠溶片对于严重肝功能损害患者应减量，该患者肝硬化失代偿期并食管静脉曲张（Child C 级），应限定每日最大剂量为 20mg。

案例 7

（1）患者信息：女，42 岁，既往有青霉素过敏性休克史。

（2）临床诊断：胃溃疡（S 期）［Hp（+）］。

（3）处方用药

艾司奥美拉唑镁肠溶片	20mg	2 次/d	po
四环素片	0.5g	2 次/d	po
甲硝唑片	0.4g	3 次/d	po

（4）分析如下

患者诊断为胃溃疡，Hp（+），有根除 *H. pylori* 治疗指征。目前推荐铋剂四联疗法作为主要的经验性治疗根除 Hp 方案，四联方案因含有铋剂，具有更高的根除率。根除方案中，四环素的剂量建议为 500mg，每日 3 次。

案例 8

（1）患者信息：男，25 岁，既往体健，此次因"上腹部不适 2 日"入院，生命体征平稳，行胃镜检查提示十二指肠球部溃疡（S1 期），C_{13} 呼气试验（+），目前普通饮食。

（2）临床诊断：十二指肠球部溃疡。

（3）处方用药

注射用奥美拉唑	40mg + 0.9% 氯化钠注射液	100ml	ivdrip	bid
胶体果胶铋胶囊	200mg		po	bid
阿莫西林胶囊	1000mg		po	bid
左氧氟沙星胶囊	500mg		po	bid
替普瑞酮胶囊	50mg		po	tid

（4）分析如下

①患者十二指肠球部溃疡，且 C_{13} 呼气试验（+），有根除 *H. pylori* 治疗指征。②该患者进行 *H. pylori* 根除治疗，从处方中提取信息，患者既往体健，推测其此次进行 *H. pylori* 根除治疗是首次根除，而由于左氧氟沙星在根除 *H. pylori* 中耐药率很高，不推荐用于首次根除。③患者年轻，既往体健，不符合特殊类型溃疡，不推荐联合使用胃黏膜保护剂替普瑞酮。④该患者目前生命体征平稳，普通饮食，胃溃疡 S1 期，不推荐静脉使用 PPI。⑤根除 *H. pylori* 治疗方案中，左氧氟沙星推荐剂量为 500mg 每日 1 次或 200mg 每日 2 次。

案例 9

（1）患者信息：男，56 岁，因"反复黑便 1 周，每日 3 次，每次量约 10 ~ 20ml，不伴有头晕、心慌"入院，目前生命体征平稳，血常规：WBC $10.9 \times 10^9/L$，N% 67.7%，Hb105g/L。粪便隐血（+）。胃镜：胃溃疡（A1 期），HP（−）。

（2）临床诊断：胃溃疡并出血。

（3）处方用药

    注射用泮托拉唑 40mg + 0.9% 氯化钠注射液 100ml   8mg/h 持续静脉泵入

    注射用氨甲苯酸 0.3g + 注射用酚磺乙胺 3g +

    5% 葡萄糖注射液   500ml   ivdrip   qd

    盐酸左氧氟沙星氯化钠注射液   0.5g   ivdrip   qd

（4）分析如下

①该患者胃溃疡伴出血可给予大剂量 PPI 持续输注，但该患者仅表现为黑便，量少，不伴有头晕、心慌，Hb 为 105g/L，出血量较小，建议 PPI 标准剂量静脉给药，每日 2 次。②止血药物对 ANVUGIB 的疗效尚未证实，不推荐作为一线药物使用，应避免滥用此类药物。③上消化道出血患者，白细胞计数常可升至 $(10 \sim 20) \times 10^9/L$，一般血止后 2 ~ 3 日即可恢复至正常。患者白细胞计数升高主要考虑是由溃疡出血引起，暂无需使用抗菌药物。

案例 10

（1）患者信息：男，67 岁，因"黑便 3 日，每日 1 ~ 2 次"入院，近一周因发现冠心病加用阿司匹林肠溶片 100mg，qd，口服，行胃镜检查提示胃溃疡（A1）伴出血（Forrest Ⅱc），HP（−）。

（2）临床诊断：胃溃疡伴出血，冠心病。

（3）处方用药

    停阿司匹林

    奥美拉唑 40mg + 0.9% 氯化钠注射液   100ml   ivdrip   bid

（4）分析如下

①该患者胃镜检查提示胃溃疡（A1）伴出血（Forrest Ⅱc），有使用 PPI 治疗指征。②该患者为药物相关性溃疡，但其内镜下出血分级为 Forrest Ⅱc，因此不建议停用阿司匹林。

四、小结

1. 消化性溃疡是全球性多发性疾病，主要的治疗包括生活方式的干预以及药物治疗，治疗一定要规范、足量、足疗程。

2. 药源性溃疡，要把握预防用药指征，适时预防用药。

3. 该类疾病最重要的治疗为抑酸治疗，目前 PPI 使用广泛，但 ADR 也日益显现，使用中要注意严格把握适应证，避免滥用。

五、练习题

（一）选择题

1. 下列哪种药物能引起男性乳房发育？（　　）

　　A. 西咪替丁　　　　　B. 雷尼替丁　　　　　C. 法莫替丁

　　D. 尼扎替丁　　　　　E. 罗沙替丁

2. 患者 38 岁，拟行 Hp 根除治疗，下列哪种药物不具有抗幽门螺杆菌活性作用？（　　）

　　A. 奥美拉唑　　　　　B. 胶体果胶铋　　　　C. 克拉霉素

　　D. 庆大霉素　　　　　E. 四环素

3. 下列关于奥美拉唑的使用，正确的是（　　）。

　　A. 婴幼儿禁用　　　B. 肝功能不全者慎用　C. 肾功能不全者禁用

　　D. 老年人禁用　　　E. 孕妇禁用

4. 下列关于铝碳酸镁使用，不正确的是（　　）。

　　A. 低磷患者禁用

　　B. 服药期间避免同时服用酸性饮料

　　C. 高钙血症患者慎用

　　D. 与西咪替丁同时服用，不会影响其吸收

　　E. 妊娠前 3 个月慎用

5. 患者，女性，27 岁，间断上腹胀痛半年，伴反酸、嗳气，诊断为慢性浅表性胃炎，幽门螺旋杆菌（＋）。使用阿莫西林胶囊口服进行 Hp 根除治疗。该药物的不良反应是（　　）。

　　A. 肝功能损害　　　B. 牙龈出血　　　　　C. 过敏反应

　　D. 牙龈增生　　　　E. 口腔溃疡

6. 患者，男性，46 岁，呕血 2h 伴有头晕、心慌，诊断为上消化道出血，Hb35g/L，使用奥美拉唑抑酸治疗，此时下列哪种用法用量适宜（　　）。

　　A. 先奥美拉唑 40mg，iv，然后 8mg/h 持续静脉泵入 72h

　　B. 先奥美拉唑 80mg，iv，然后 4mg/h 持续静脉泵入 96h

　　C. 先奥美拉唑 80mg，iv，然后 4mg/h 持续静脉泵入 72h

　　D. 先奥美拉唑 80mg，iv，然后 8mg/h 持续静脉泵入 72h

E. 先奥美拉唑 40mg，iv，然后 4mg/h 持续静脉泵入 72h

7. 患者，34 岁，诊断为十二指肠溃疡，Hp（+），给予雷贝拉唑、胶体果胶铋、阿莫西林及甲硝唑根除治疗，下列哪种用药交代是正确的（　　）。

    A. 服药顺序依次为：胶体果胶铋→雷贝拉唑→用餐→阿莫西林 + 甲硝唑

    B. 服药顺序依次为：雷贝拉唑→胶体果胶铋→用餐→阿莫西林 + 甲硝唑

    C. 为增加患者的依从性，建议 4 种药物均每日 2 次使用

    D. 目前四联药物需使用 7 日

    E. 上述药物服用完毕后，停药 2 周即可复查呼气试验检查 Hp 根除情况

8. 患者，男，58 岁，行腹腔镜阑尾切除术，术后疼痛明显，给予帕瑞昔布镇痛，以下说法正确的是（　　）。

    A. 应在患者术前 3 日开始口服 PPI，预防应激性溃疡（SU）

    B. 该患者仅使用帕瑞昔布，无需应用 PPI 预防 SU

    C. SU 的发生集中在应激状态下的前 1~3 日，该患者应尽早预防

    D. 该患者应预防 SU，首选 PPI 静脉滴注，q12h，至少 3 日

    E. 该患者应预防 SU，首选 PPI 口服，q12h，至少 3 日

9. 患者，女，36 岁，胃镜：胃溃疡（S 期），肝功能：ALT 34U/L，AST 27U/L，ALP 65U/L，GGT 14U/L；服用药物治疗一周后，复查：肝功能：ALT 89U/L，AST 79U/L，ALP 167U/L，GGT 69U/L，可能由下列哪个药物引起可能性较大？（　　）

    A. 硫糖铝　　　　　　B. 胶体果胶铋　　　　C. 铝碳酸镁

    D. 替普瑞酮　　　　　E. 瑞巴派特

10. 患者，女，68 岁，胃溃疡 20 余年，并有习惯性便秘，肾功能：Cr 167μmol/L，BUN 5.2mmol/L，不适宜长期选用下列哪种药物？（　　）

    A. 硫糖铝　　　　　　B. 胶体果胶铋　　　　C. 铝碳酸镁

    D. 替普瑞酮　　　　　E. 瑞巴派特

11. 患者，男，42 岁，行胃镜检查：胃溃疡（S 期），C_{14} 尿素呼气试验（+），拟进行 Hp 根除治疗，既往使用青霉素有过敏性休克史，以下哪项为最佳治疗方案？（　　）

    A. 左氧氟沙星片 0.2g（2 次/d）+ 克拉霉素片 0.5g（2 次/d）+ 艾司奥美拉唑镁肠溶片 20mg（2 次/d）+ 胶体果胶铋胶囊 200mg（2 次/d）

    B. 克拉霉素片 0.5g（2 次/d）+ 甲硝唑片 0.4g（3 次/d）+ 艾司奥美拉唑镁肠溶片 20mg（2 次/d）+ 胶体果胶铋胶囊 200mg（2 次/d）

C. 四环素片 0.5g（3 次/d）＋甲硝唑片 0.4g（3 次/d）＋艾司奥美拉唑镁肠溶片 20mg（2 次/d）

D. 阿莫西林胶囊 1g（2 次/d）＋克拉霉素片 0.5g（2 次/d）＋艾司奥美拉唑镁肠溶片 20mg（2 次/d）＋胶体果胶铋胶囊 200mg（2 次/d）

E. 四环素片 0.5g（3 次/d）＋呋喃唑酮片 0.1g（2 次/d）＋艾司奥美拉唑镁肠溶片 20mg（2 次/d）＋胶体果胶铋胶囊 200mg（2 次/d）

12. 患者，男，58 岁，因"上腹部不适半月"入院，诊断为胃溃疡（A1 期），患者 2 月前诊断肺结核，服用异烟肼等药物抗结核治疗，该患者应避免同时使用以下哪种药物？（　　）

　　A. 替普瑞酮　　　　　B. 艾司奥美拉唑镁　　　C. 氢氧化铝

　　D. 法莫替丁　　　　　E. 吉法酯

13. 患者，女，28 岁，近 3 日出现大便变黑，但粪便潜血试验（－），以下哪项说法正确？（　　）

　　A. 上消化道出血　　　B. 下消化道出血　　　　C. 咽喉部出血吞咽后

　　D. 服用多糖铁复合物　E. 口腔出血吞咽后

14. 患者，男，79 岁，诊断为：消化道出血，原发性高血压（极高危）。入院后给予酚磺乙胺、氨甲环酸、生长抑素、西咪替丁、聚明胶肽等药物治疗，第 3 日患者开始出现瘙痒，第 5 日出现阵发性言语不清躁狂等症状，排除其他因素后，以下哪个药物引起的可能性较大？（　　）

　　A. 酚磺乙胺　　　　　B. 氨甲环酸　　　　　　C. 生长抑素

　　D. 聚明胶肽　　　　　E. 西咪替丁

15. 患者，男，22 岁，身高 172cm，体重 75kg。因"醉酒后剧烈呕吐，随后呕鲜红色血 2h"入院，急诊胃镜：贲门黏膜撕裂症，首选以下哪种止血药？（　　）

　　A. 氨甲苯酸　　　　　B. 肾上腺色腙　　　　　C. 白眉蛇毒血凝酶

　　D. 人凝血酶原复合物　E. 凝血酶冻干粉

16. 患者，男，48 岁。主诉黑便 2 日，胃镜：十二指肠球部溃疡（ForrestIb），血清 Hp 抗体（＋），初次根除 Hp 治疗后，治疗后至少应停药多久复查 Hp 是否被根除？（　　）

　　A. 1 周　　　　　　　B. 2 周　　　　　　　　C. 3 周

　　D. 4 周　　　　　　　E. 5 周

17. 患者，男，53 岁，突发呕血 300ml，排不成形黑便 3 次，每次量约 100ml。查体：BP 97/68mmHg，P 123 次/min，心律齐，无杂音，腹软，肝肋下未及，脾肋下 2cm，移动性浊音（＋）。颈动脉彩超：双侧颈动脉硬化伴多发斑块形成。下列处理错误的是（　　）。

A. 输注红细胞　　　　B. 静脉用氨甲苯酸　　　C. 口服冰冻去甲肾上腺素

D. 静脉用泮托拉唑　　E. 静脉用垂体后叶素

18. 患者，男，67岁，因"反复上腹痛10余年、黑便2年、加重1日"入院，诊断为：十二指肠溃疡并出血。血常规：WBC 10.06×10^9/L，NEU% 85.81%，Hb 92g/L，止凝血系列：PT 12s，PTA 90%，FIB 3.2g/L，INR 0.89。同时患者诉夜间睡眠较差，给予奥美拉唑、凝血酶、酚磺乙胺、氨甲苯酸、地西泮等药物治疗，以下哪项说法不正确？（　　　）

  A. 凝血酶有促进纤维蛋白原转化为纤维蛋白的作用，应使用温0.9%氯化钠注射液溶解成5~50IU/ml直接口服

  B. 酚磺乙胺与氨甲苯酸为促凝血药，通过血小板及纤溶酶而发挥作用，不推荐该患者使用

  C. 使用地西泮可能会掩盖该患者的症状

  D. 奥美拉唑为肝药酶CYP2C19抑制剂，而地西泮也是通过肝脏CYP2C19代谢，同时使用的情况下奥美拉唑会延长经过此酶代谢的地西泮的清除，可引起地西泮浓度升高，导致毒性反应

  E. 患者夜间睡眠差可能与十二指肠溃疡引起的疼痛有直接关系

19. 患者，女，68岁，1年前行PCI术，目前服用阿司匹林联合氢氯吡格雷抗血小板治疗，2日前患者解黑便，每次量约50ml，以下哪种说法是不正确的？（　　　）

  A. 该患者需行内镜检查，了解出血情况

  B. 该患者需进行C_{14}呼气试验，若有Hp感染，需要根除

  C. 该患者应单用氢氯吡格雷可减少出血风险

  D. 该患者可联合雷贝拉唑预防消化道出血

  E. 该患者合用雷贝拉唑，建议连续使用不要超过6个月

20. 患者，女，28岁，根除Hp后，发现大便变黑，可能由下列哪个药物引起可能性较大？（　　　）

  A. 硫糖铝　　　　　　B. 胶体果胶铋　　　　　C. 铝碳酸镁

  D. 替普瑞酮　　　　　E. 瑞巴派特

（二）简答题

1. 消化性溃疡为何使用质子泵抑制剂？

2. 患者，男性，32岁，因呕吐2h入院，立即给予泮托拉唑8mg/h持续静脉泵入，是否合理？

3. 奥美拉唑使用过程中易变色，用药期间需如何进行监护？

4. 患者进行Hp根除治疗时，该如何进行用药宣教？

参 考 答 案

（一）选择题

1. A 2. D 3. B 4. D 5. C 6. D 7. A 8. B 9. D 10. A 11. E 12. C
13. D 14. E 15. E 16. D 17. E 18. A 19. C 20. B

（二）简答题答案略。

（江晟 常惠礼）

第九节 抗肿瘤药物处方审核要点

一、肿瘤概述

（一）肿瘤的定义

根据目前对于肿瘤发生的细胞学水平的认识，肿瘤的定义可以概括为：生物机体内的正常细胞在遗传、内分泌失调和营养不良等状况，以及紧张、焦虑或抑郁等情绪的众多内因和包括物理性、化学性、生物性因素等众多外因的长期作用下，发生了质的改变，从而具有过度增殖的能力而形成的不良产物。这种异常增殖不符合正常细胞的发生、生长、代谢、凋亡等生理规律，肿瘤可以分为良性和恶性两大类，良性的肿瘤一般称为瘤，恶性肿瘤又可以分为实体瘤和非实体瘤，实体瘤包括来源于上皮组织的癌，以及来源于间叶组织的肉瘤；非实体瘤包括来源于血液或淋巴系统的恶性肿瘤。一般所说的癌即指恶性肿瘤。

（二）肿瘤发生与发展的五个阶段

1. 癌前病变

细胞已经发生一定改变，但仍然不是癌，属于癌前阶段，此时细胞可以双向发展。

2. 原位癌

一般称为 0 期，此时细胞刚刚发生恶变，还没有侵犯周围组织。

3. 浸润癌

恶变的细胞已由发生的部位向深处浸润。

4. 局部或区域性淋巴结转移

恶变的细胞由发生的部位沿着淋巴管转移到周围淋巴结。

5. 远处播散

肿瘤细胞随着血流转移到远处组织或器官。

（三）肿瘤分期和分级

肿瘤分期是定义恶性肿瘤在体内的量及所在部位的过程，根据原发肿瘤的体积大小，以及肿瘤在体内的扩散程度，对恶性肿瘤的严重程度进行的具体描述。

肿瘤分期的意义：指导临床医生制定合适的治疗方案；用于预测疾病预后的情况；用于进行疗效评估；便于不同治疗机构之间临床数据的交流与比较；有利于推进癌症研究及监控等工作。

肿瘤患者的疾病分期可以通过综合判断分析不同的检查检验结果而得出，包括：体检、影像学检查（如 X 光、CT、MRI、骨扫描、PET - CT 检查等）、实验室检查（如血常规、尿常规等）以及活检等。

对于大多数恶性肿瘤，TNM 分期系统是现今医学界最为通用的分期系统。该系统首先由法国人 Pierre Denoix 于 1943～1952 年间提出，后来美国癌症联合委员会（AJCC，American Joint Committee on Cancer）和国际抗癌联盟（UICC，Union for International Cancer Control）逐步开始建立国际性的分期标准，并于 1968 年正式出版了第 1 版《恶性肿瘤 TNM 分类法》手册。UICC/AJCC 第 8 版的 TNM 分期标准于 2017 年 1 月 1 日正式开始实施。

TNM 分期系统是基于 Tumor（肿瘤）、Lymph Node（淋巴结）以及 Metastasis（远处转移）三个维度，对肿瘤病情给予评价。各维度的严重度则采用字母"X"或"0～4"的数值来表达。在 TNM 分类中，全部分类均应有组织学依据。"T"代表了原发肿瘤本身的情况。根据肿瘤的大小和局部范围分为 4 级（T_1、T_2、T_3、T_4），这一级标准对各个部位的肿瘤会有所不同，同时在许多类型的肿瘤中还会有另外两种分级：T_{is}（原位癌）及 T_0（未见原发肿瘤）。"N"代表淋巴结受侵犯的情况。按照淋巴结受累的范围可以分为 4 级（N_0、N_1、N_2、N_3），其具体分类标准也会因不同癌种而有所不同，当对区域淋巴结的情况难以作出明确判断时，用"N_x"来表示。"M"代表远处转移。其中"M_0"代表无远处转移，"M_1"代表有远处转移，"M_x"代表远处转移不能评价。

在此基础上，用 TNM 三个指标的组合划分出特定的肿瘤期别，一般分为 I、II、III、IV 期。采用这样的分期，是为了尽可能使同一期内的肿瘤患者就生存的基础而言有一定程度的一致性，而不同期别的患者其生存率差别显著。

肿瘤的分级和分期是两个不同的概念。肿瘤分级可以反映肿瘤的恶性程度。国际上目前普遍采用三级分类法：I 级为高分化，即细胞接近正常成熟细胞，表示肿瘤恶性程度低；II 级为中分化，介于高分化与低分化之间，标识肿瘤恶性程度中等；III 级为低分化，大多数细胞为未分化细胞，表示肿瘤恶性程度高。

（四）肿瘤细胞增殖动力学

用时间和数量的概念表示细胞在机体内生长、凋亡过程的理论称作细胞动力学。1 个细胞从一次分裂结束到下一次分裂结束，即从 1 个细胞分裂成 2 个细胞所需要的时间为 1 个细胞周期。细胞分裂（细胞周期）一般要经过 4 个阶段：DNA 合成前期（G_1 期）、DNA 合成期（S 期）、分裂前期（G_2）、分裂期（M 期）；部分细胞处于非增殖状态（G_0 期）。各期时间长短各不相同，一般而言，人类细胞 G_1 期为数小时到数日，S 期为 2 ~ 30h，G_2 期为 2 ~ 3h，M 期为 1 ~ 2h。在肿瘤的发生与发展过程中，其增长的速度是有差异的，临床上常用的化疗药物按照其在细胞周期中作用机制的不同，可以分为细胞周期特异性药物（CCSA，Cell Cycle Specific Agents）及细胞周期非特异性药物（CCNSA，Cell Cycle Non-specific Agents）。周期特异性抗肿瘤药物通过干扰 DNA 复制、RNA 转录及蛋白质合成代谢等过程发挥作用，因此对处于增殖周期的细胞有明显的抑制作用，而对处于静止期的肿瘤细胞基本没有作用；同时对于增殖缓慢的正常细胞，由于其物质代谢慢，周期特异性药物对此类细胞作用较为轻微，因此具有相对的选择性，毒性略低，甲氨蝶呤、5 - 氟尿嘧啶、依托泊苷和紫杉醇等抗癌药即属于此类药物。细胞周期非特异性药物是指对处于细胞增殖周期中 G_1、S、G_2、M 等各期或是休止期（G_0 期）的细胞均具有杀灭作用的药物，它们大多能与细胞中的 DNA 结合，阻断其复制，从而表现其杀伤细胞的作用，抗肿瘤药物中的烷化剂及阿霉素、博莱霉素等抗癌抗生素，以及铂类等金属抗癌药即属于此类药物。

（五）肿瘤负荷与肿瘤细胞异质性

肿瘤负荷，是指肿瘤对机体的危害程度，包括肿瘤的大小、肿瘤的活跃程度、肿瘤的转移情况，以及不同部位的肿瘤对机体的危险程度。

肿瘤细胞异质性，是指肿瘤在生长过程中，经过多次分裂增殖，其子细胞呈现出分子生物学或基因方面的改变，从而使肿瘤的生长速度、侵袭能力、对药物的敏感性、预后等各个方面产生差异。肿瘤细胞异质性的存在，使不同细胞亚群对化疗药物的敏感程度各不相同，在临床治疗中，应关注瘤内异质性，从而制订个体化的精准治疗方案。

二、肿瘤药物治疗相关基本概念

（一）抗肿瘤药物临床应用基本原则

参照中华人民共和国原卫生部颁发的《抗肿瘤药物临床应用指导原则（征求意见稿）》，该原则第一章即抗肿瘤药物临床应用的基本原则。

1. 权衡利弊，最大获益

力求使患者从抗癌治疗中最大获益，是使用抗肿瘤药物的根本目的。用药前应充分掌握患者病情，进行严格的风险评估，权衡患者对抗肿瘤药物治疗的接受能力、对可能出现的毒副反应的耐受力和经济承受力，尽量规避风险，客观评估疗效。即使毒副作用不危及生命，并能被患者接受，也要避免所谓"无效但安全"的不当用药行为。

2. 目的明确，治疗有序

抗肿瘤药物治疗是肿瘤整体治疗的一个重要环节，应针对患者肿瘤临床分期和身体耐受情况，进行有序治疗，并明确每个阶段的治疗目标。

3. 医患沟通，知情同意

用药前务必与患者及其家属充分沟通，说明治疗目的、疗效、给药方法以及可能引起的毒副作用等，医患双方尽量达成共识，并签署知情同意书。

4. 治疗适度，规范合理

抗肿瘤药物治疗应行之有据，规范合理，依据业内公认的临床诊疗指南、规范或专家共识实施治疗，确保药物适量、疗程足够，不宜随意更改，避免治疗过度或治疗不足。药物疗效相近时，治疗应舍繁求简，讲求效益，切忌重复用药。

5. 熟知病情，因人而异

应根据患者年龄、性别、种族以及肿瘤的病理类型、分期、耐受性、分子生物学特征、既往治疗情况、个人治疗意愿、经济承受能力等因素综合制定个体化的抗肿瘤药物治疗方案，并随患者病情变化及时调整。

特殊年龄（新生儿、儿童、老年人）及妊娠期、哺乳期妇女患者和有重要基础疾病的患者需使用抗肿瘤药物时，应充分考虑上述人群的特殊性，从严掌握适应证，制定合理可行的治疗方案。

6. 不良反应，谨慎处理

必须参见说明书谨慎选择、合理应用抗肿瘤药物，充分认识并及时发现可能出现的毒副作用，施治前应有相应的救治预案，毒副反应一旦发生，应及时处理。

7. 临床试验，积极鼓励

药物临床试验是在已有常规治疗的基础上，探索、拓展患者治疗获益的新途径，以求进一步改善肿瘤患者的生活质量和预后，应鼓励符合条件的患者积极参加。

进行药物临床试验的机构须具有国家认可的相应资质，严格按《药物临床试验质量管理规范》（GCP）要求进行。严禁因药物临床试验延误患者的有效治疗。

（二）肿瘤药物治疗的适应证

1. 根治性治疗

血液系统、淋巴系统和生殖细胞系统肿瘤，属于化疗药物高度敏感性肿瘤，部分肿瘤可以通过药物治疗获得根治，内科药物治疗在这些肿瘤的综合治疗中占主导地位。

2. 姑息性治疗

对于部分晚期上皮或结缔组织来源的肿瘤，如晚期肺癌、乳腺癌、肾癌、恶性黑色素瘤等，内科药物治疗可以改善患者的生活质量或延长生存期。

3. 辅助治疗

指根治性手术后的化疗、内分泌治疗和靶向药物治疗等全身性治疗，目前免疫检查点抑制剂也被应用于部分肿瘤的辅助治疗中。术后辅助治疗可以杀灭残留的肿瘤细胞，达到提高治愈率的目的。

4. 新辅助治疗

指在手术前的化疗、内分泌和靶向药物治疗等全身性治疗，其目的主要是为了降低临床分期，提高手术切除率，减少手术对身体器官的损伤，减少手术中肿瘤细胞播散的机会，同时也为术后的辅助化疗提供参考。

5. 同步放化疗

指化疗与放疗同时进行的治疗方式，可以通过化疗药物的增敏作用，提高放疗对于肿瘤的局部控制效果，同时发挥化疗的全身性治疗作用，控制可能的远端转移，协同达到提高疗效的作用。

6. 维持治疗

维持治疗仅用于晚期患者的一线、二线治疗，目前维持化疗证据最充分的见于晚期肺癌，是指患者在完成 4~6 个周期的一线化疗后疾病稳定、身体状况允许的情况下的继续化疗，以进一步推迟疾病进展时间，改善患者的生活质量，延长生存时间。

7. 支持治疗

支持治疗包括对化疗、内分泌治疗、靶向与免疫治疗等全身性治疗相关不良反应的预防与处理，肿瘤相关并发症的预防与治疗，镇痛、营养支持、抗凝等药物治疗。

（三）肿瘤治疗常用临床疗效评价指标

1. 完全缓解（CR，Complete Response）

所有靶病灶消失，无新病灶出现，且肿瘤标志物正常，至少维持 4 周。

2. 部分缓解（PR，Partial Response）

靶病灶最大径之和减少≥30%，至少维持4周。

3. 疾病稳定（SD，Stable Disease）

缩小未达PR（基线病灶长径总和缩小≥30%）或增加未到PD［基线病灶长径总和增加≥20%或出现新病灶，或（和）非目标病灶进展］，一个或多个非目标病灶和（或）标志物异常。

4. 疾病进展（PD，Progressive Disease）

靶病灶最大径之和至少增加≥20%，或出现新病灶。

5. 总生存期（OS，Overall Survival）

从随机化开始至因任何原因引起死亡的时间。

6. 总缓解期（DOR，Duration of Overall Response）

从第一次出现CR或PR，到第一次诊断PD或复发的时间。

7. 疾病稳定期（DSD，Duration of Stable Disease）

从治疗开始到评价为疾病进展时的这段时间。

8. 无病生存期或者无疾病生存时间（DFS，Disease - free Survival）

从随机入组开始到第一次复发或死亡的时间。

9. 无进展生存期（PFS，Progression - free Survival）

从入组开始到肿瘤进展或死亡之间的时间。

10. 至疾病进展时间（TTP，Time to Progression）

从随机化开始至出现疾病进展或死亡的时间。

11. 治疗失败时间（TTF，Time to Failure）

从随机化开始至治疗中止或终止的时间，包括任何中止或终止原因。

12. 疾病控制率（DCR，Disease Control Rate）

CR + PR + SD。

13. 客观缓解率（ORR，Objective Response Rate）

指肿瘤缩小达到一定量并且保持一定时间的患者的比例，包括CR + PR的病例。

14. 总缓解率（ORR，overall response rate）

经过治疗CR + PR患者总数占对于总的可评价病例数的比例。

15. 缓解率（RR，response rate）

达到CR、PR的患者占同期患者总数的百分比。

16. 临床获益率（CBR，clinical benefit rate）

CR + PR + SD。

（四）肿瘤相关标志物

肿瘤标志物又称肿瘤标记物，是指特征性存在于恶性肿瘤细胞，或由恶性肿瘤细胞异常产生的物质，或是宿主对肿瘤的刺激反应而产生的物质，并能反映肿瘤的发生、发展，能够监测肿瘤对治疗的反应的一类物质。肿瘤标志物存在于肿瘤患者的组织、体液和排泄物中，能够用免疫学、生物学及化学等方法检测得到。

表 2 – 9 – 1　常见肿瘤与肿瘤相关标志物

肿瘤	肿瘤相关标志物
原发性肝癌	AFP、SF
肺癌	CEA、CA50、Cy211（非小细胞肺癌）、NSE（小细胞肺癌）、SF、β_2 – MG、SCC（肺鳞癌）
乳腺癌	CA153、CEA、CA50、SF
胃癌	CA724
消化系统肿瘤	CA19 – 9、CA242、CEA、CA50、SF
卵巢癌	CA125、AFP、CA724
睾丸癌	AFP
神经内分泌肿瘤	NSE
前列腺癌	PSA
胚胎细胞癌、滋养层肿瘤	HCG
甲状腺癌	TG、β_2 – MG
慢性淋巴细胞白血病	β_2 – MG
淋巴瘤	β_2 – MG
骨髓瘤	β_2 – MG
鼻咽癌	β_2 – MG
宫颈癌	SCC
食管癌	SCC

需要注意的是，肿瘤的诊断不能单独依靠肿瘤标志物的检查，单次肿瘤标志物升高的临床意义并不大，只有动态的持续升高才具有临床意义。

（五）抗肿瘤化学治疗的方案与周期

肿瘤化学治疗方案的制订包括：药物选择、剂量确定、用药周期，需要考虑化疗药物的药理作用特点、毒副作用特点以及机体状态、细胞功能的恢复周期。

化疗药物作用于某个细胞周期，影响细胞的正常生长，而细胞分裂是有周期的，所以一个化疗周期的时间长短有具体要求，不同药物的化疗周期不同，不同的化学治疗方案亦有不同的周期。一个周期指一段时间的治疗和接下来一段时间的休息。在休息时间段，使因化疗治疗受损的健康细胞得以自我修复。

（六）抗肿瘤药物的不良反应

抗肿瘤药物不良反应的严重程度可以采用 WHO 标准进行评价，将不良反应分为 0、Ⅰ、Ⅱ、Ⅲ、Ⅳ度。常见的抗肿瘤药物不良反应包括：消化道反应、骨髓抑制、神经毒性、皮肤不良反应，以及对心脏、肝肾等重要脏器的损害。

三、抗肿瘤药物基本分类

（一）传统抗肿瘤药物分类

按照《抗肿瘤药物临床应用指导原则（征求意见稿）》，依据药物在分子水平的作用机制，将临床常用的传统抗肿瘤药进行如下分类。

1. 细胞毒类药

（1）作用于 DNA 化学结构的药物

①烷化剂作用机制：属于细胞周期非特异性药物，能将小的烃基转移到其他分子上的高度活泼的一类化学物质。所含烃基能与细胞的 DNA、RNA 或蛋白质中亲核基团起烷化作用，常可形成交叉联结或引起脱嘌呤，使 DNA 链断裂，在下一次复制时又可使碱基配对错码，造成 DNA 结构和功能的损害，严重时可致细胞死亡。如氮芥、环磷酰胺等。但其选择性不强，对骨髓造血细胞、消化道上皮及生殖细胞有较大的毒性。

②铂类化合物作用机制：属于细胞周期非特异性药物，进入肿瘤细胞后能与 DNA 形成 Pt－DNA 加合物，从而介导肿瘤细胞坏死或凋亡，进而产生抗癌效果。包括了跨膜运转进入细胞、在细胞内发生离解反应生成水合配离子、向靶 DNA 迁移、与 DNA 配位形成 Pt－DNA 加合物，使 DNA 的合成受阻这 4 个过程。

顺铂属于第一代铂类药物，在临床上应用最为广泛。顺铂在水化代谢过程中，会产生大量的氧自由基，是引起肾损伤的重要原因之一。顺铂的肾毒性、血液毒性、神经毒性均较强。卡铂是第二代铂类药物，其水溶性是顺铂的 16 倍，无顺铂突出的肾毒性，但与顺铂具有相同的载体基团，与顺铂具有交叉耐药性；卡铂除造血系统毒性外，其他毒副作用低于顺铂。奥沙利铂是第三代铂类药物，引入的疏水性二氨基环己烷配体，阻止了修复蛋白与 DNA 的结合，因此奥沙利铂成为第一个抵抗肿瘤细胞耐药性的铂类药物，但奥沙利铂也带来了比一、二代铂类药物更明显的神经毒性。

③蒽环类药物的抗肿瘤机制主要包括 3 种：通过嵌入 DNA 双链的碱基之间，

形成稳定复合物，抑制 DNA 复制与 RNA 合成，从而阻碍快速生长的癌细胞的分裂。抑制拓扑异构酶Ⅱ，影响 DNA 超螺旋转化成为松弛状态，从而阻碍 DNA 复制与转录。螯合铁离子后产生自由基从而破坏 DNA、蛋白质及细胞膜结构，这也是导致蒽环类抗肿瘤药物产生心脏毒性的主要原因。

心脏毒性是蒽环类药物（如多柔比星、吡柔比星等）最严重的毒副作用，针对这一毒性，中国临床肿瘤学会与中华医学会血液学分会组织编写并发布了《蒽环类药物心脏毒性防治指南》，美国国家综合癌症网络（NCCN）发布的《生存指南》（NCCN Clinical Practice Guidelines in Oncology：Survivorship）中也有专门讲解"蒽环类药物相关性心脏毒性"的章节。

④破坏 DNA 的抗肿瘤抗生素作用机制：这类药物是源于各类链霉菌素的产品，如丝裂霉素、博莱霉素等，通过直接嵌入 DNA 分子，改变 DNA 模板性质，阻止其转录过程，从而抑制 DNA 及 RNA 的合成。抗肿瘤抗生素类药物属于周期非特异性药物，但对 S 期细胞有更强的杀灭作用。

（2）影响核酸生物合成的抗代谢药物　本类药物又称抗代谢药，是模拟机体正常代谢物质，如叶酸、嘌呤碱、嘧啶碱等的化学结构而合成的类似物。这类药物与机体内有关代谢物质发生特异性的拮抗作用，从而干扰核酸，尤其是 DNA 的生物合成，从而阻止肿瘤细胞的分裂繁殖。抗代谢药物属于细胞周期特异性药物，主要作用于细胞周期的 S 期，根据其干扰生化过程的不同可以分为：①二氢叶酸还原酶抑制剂，如甲氨蝶呤（MTX）。②胸腺核苷合成酶抑制剂，如 5 - 氟尿嘧啶（5 - Fu）。③核苷酸还原酶抑制剂，如羟基脲（Hu）。④DNA 多聚酶抑制剂，如阿糖胞苷（Ara - C）。⑤嘌呤核苷酸互变抑制剂，如巯嘌呤（6 - MP）。

（3）作用于核酸转录的药物　本类药物通过影响细胞核酸转录从而发挥抗肿瘤作用。主要包括：放线菌素 D、阿克拉霉素等。

（4）作用于 DNA 复制的拓扑异构酶抑制剂　本类药物通过抑制拓扑异构酶而发挥细胞毒作用，使 DNA 不能复制，造成不可逆的 DNA 链破坏，从而导致肿瘤细胞凋亡。主要包括：①拓扑异构酶Ⅰ抑制剂，如伊立替康、托泊替康、羟喜树碱；②拓扑异构酶Ⅱ抑制剂，如依托泊苷、替尼泊苷。

本类药物的常见不良反应包括：骨髓抑制、胃肠道反应等。

（5）影响蛋白质合成，干扰有丝分裂的植物类药物

①长春碱类，包括长春花碱、长春新碱、长春地辛、长春瑞滨等。本类药物主要抑制微管蛋白的聚合而影响纺锤体微管的形成，使有丝分裂停止于中期从而发挥抗肿瘤作用。

②紫杉烷类，包括紫杉醇和多西紫杉醇（多西他赛）。属于 M 期周期特异性

药物，通过促进微管蛋白聚合，抑制解聚，保持微管蛋白稳定，显著减少游离小管的数量，破坏微管网状结构，从而抑制细胞有丝分裂。

③高三尖杉酯碱，干扰核蛋白体功能，使多聚核糖体解聚，阻止蛋白质合成。

④门冬酰胺酶，降解血液中的左旋门冬酰胺，使肿瘤细胞缺乏此氨基酸而呈现营养缺乏状态，阻止其蛋白质合成而发挥抗肿瘤效果；亦能干扰细胞 DNA、RNA 的合成，可能作用于细胞增殖周期的 G_1 期，属于细胞周期特异性药物。

⑤培门冬酶，可使进入肿瘤的 L - 天门冬酰胺水解，肿瘤细胞得不到 L - 天门冬酰胺而影响其蛋白质的合成，最终使肿瘤细胞的增殖繁殖受到抑制。正常组织细胞自身有合成 L - 天门冬酰胺的能力，不受培门冬酶的影响。

（6）其他细胞毒类药物　如维甲酸、硼替佐米等。

2. 影响内分泌平衡的药物

起源于激素依赖性组织的肿瘤，如乳腺癌、前列腺癌、子宫内膜癌、甲状腺癌等，仍然部分的保留了对激素的依赖性和受体。这些肿瘤可以通过激素的治疗，或对内分泌腺的切除而使肿瘤缩小。临床上所采用的内分泌治疗，可以直接或间接地通过垂体的反馈作用，改变机体的激素平衡和肿瘤发生、发展的内环境，以达到抑制肿瘤的作用。

（1）性激素类药物　包括雄激素药物，如甲睾酮等；雌激素药物，如己烯雌酚等。

目前雌激素仅作为复发转移的绝经后晚期乳腺癌的第二线、第三线内分泌治疗方案应用。同时由于雌激素能够抑制前列腺腺体分泌，使其腺体处于萎缩状态，也可用于前列腺癌的治疗，但应用范围逐渐缩小。临床应用的雌激素主要为己烯雌酚，为人工合成的非甾体雌激素。

雄激素能够抑制垂体前叶分泌促卵泡生长激素（FSH），使得卵巢分泌的雌激素减少，并有抗雌激素的作用。同时雄激素具有骨髓刺激作用，可以改善患者血象和一般情况，增加食欲。目前临床上应用的雄激素主要为丙酸睾丸酮（又名：丙酸睾丸素、丙酸睾酮），为人工合成的雄激素。

（2）性激素调变剂　包括抗雌激素药物，如他莫昔芬、托瑞米芬等；抗雄激素药物，如氟他胺、比卡鲁胺等。

他莫昔芬为非甾体类抗雌激素药物，是雌激素受体的部分激动剂，具有雌激素样作用，主要通过和体内的雌激素竞争乳腺癌细胞的雌激素受体而达到抑制乳腺癌细胞生长的目的。此外，他莫昔芬还可通过抑制肿瘤新生血管形成和提高机体细胞免疫水平等机制抑制乳腺癌细胞的生长，耐受性较好。

氟他胺为非甾体类雄激素拮抗剂，可与雄激素竞争雄激素受体，并与之结合成受体复合物，进入细胞核内与核蛋白结合，从而抑制依赖雄激素的肿瘤细胞生长；也可以阻止细胞对雄激素的摄取，抑制雄激素与靶器官的结合。适用于未经治疗或对激素控制疗法无效或失效的晚期前列腺癌患者。

（3）芳香化酶抑制剂　芳香化酶是雄烯二酮转化为雌激素的限速酶。绝经后女性雌激素合成主要是由外周组织中肾上腺内的雄激素经芳香化酶作用转化而来。芳香化酶抑制剂通过作用于芳香化酶达到阻断雌激素合成的目的。但是对于绝经前的女性，卵巢是产生雌激素的主要器官，芳香化酶抑制剂不能完全阻断卵巢产生的雌激素，因此其仅适用于绝经后乳腺癌患者。

第一代芳香化酶抑制剂为氨鲁米特，第二代的代表药物为福美司坦，第三代药物有阿那曲唑、来曲唑、依西美坦等。第三代芳香化酶抑制剂具有高效、低毒和高选择性的优势，目前在临床上应用最为广泛，又可分为甾体类和非甾体类。甾体类芳香化酶抑制剂通过与芳香化酶不可逆结合而抑制其功能，如来曲唑和阿那曲唑；非甾体类芳香化酶抑制剂则通过竞争性抑制机制发挥作用，代表性药物为依西美坦。

（4）孕酮类药物　孕酮类药物主要通过负反馈作用抑制卵泡刺激素和黄体激素的分泌，减少卵泡刺激素的产生，通过抑制促肾上腺皮质激素的分泌，减少肾上腺皮质中雄激素的产生；同时可与孕激素受体结合，竞争性抑制雌二醇与雌激素受体的结合，从而阻断雌激素对乳腺癌细胞的作用。大剂量孕激素还可用于晚期肿瘤患者改善一般状况，增加患者食欲，保护骨髓造血功能。常用药物有甲孕酮和甲地孕酮。

（5）促性腺激素释放素类药物　合成的促黄体激素释放激素类似物通过竞争性地与垂体结合，抑制卵巢雌激素的生成。大剂量给予后造成垂体促性腺激素耗竭，最后使得血清中雄激素减少。可用作绝经前或者围绝经期患者不可逆性卵巢切除的替代疗法。其副作用是卵巢功能受到抑制导致的各种症状，如潮热、性欲减低，偶有头痛。代表药物有戈舍瑞林、曲普瑞林等。

（6）肾上腺皮质激素类药物　如泼尼松、地塞米松等。

（7）其他激素类药物　如甲状腺素等。

3. 生物反应调节剂

本类药物是一类具有广泛生物学活性和抗肿瘤活性的生物药物。此类药物对机体的免疫功能有增强和调节作用，通过增强机体免疫功能而发挥抗肿瘤作用。一般可分为两大类。

（1）细胞免疫增强剂　如白细胞介素 -2、胸腺肽等。

（2）巨噬细胞增强剂　如干扰素、腺病毒 P53 等。

4. 中药制剂

如参一胶囊、复方斑蝥胶囊、复方苦参注射液、亚砷酸等。

(二) 新型靶向抗肿瘤药物

为规范新型抗肿瘤药物临床应用，提高肿瘤合理用药水平，国家卫健委医政医管局于 2018 年 9 月 14 日发布了《新型抗肿瘤药物临床应用指导原则（2018 年版）》。

1. 新型抗肿瘤药物临床应用指导原则

（1）病理组织学确诊后方可使用 只有经组织或细胞学病理确诊、或特殊分子病理诊断成立的恶性肿瘤，才有指征使用抗肿瘤药物。但是，对于某些难以获取病理诊断的肿瘤，如胰腺癌，其确诊可参照国家相关指南或规范执行。

（2）基因检测后方可使用 对于有明确靶点的药物，须遵循基因检测后方可使用的原则。检测所用的仪器设备、诊断试剂和检测方法应当经过国家药品监督管理部门批准，特别是经过伴随诊断验证的方法。不得在未做相关检查的情况下盲目用药。目前，根据是否需要检测生物标志物，可以将常用的小分子靶向药物和大分子单克隆抗体类药物分为两大类。

表 2 - 9 - 2 靶向抗肿瘤药物与生物标志物检测

病种	需要检测靶点的药物	不需要检测靶点的药物
肺癌	吉非替尼	贝伐珠单抗
	厄洛替尼	重组人血管内皮抑制素
	埃克替尼	盐酸安罗替尼
	马来酸阿法替尼	
	奥希替尼	
	克唑替尼	
	塞瑞替尼	
	纳武利尤单抗	
肝癌		甲苯磺酸索拉非尼
		瑞戈非尼
胃癌	曲妥珠单抗	甲磺酸阿帕替尼
胃肠道间质瘤	甲磺酸伊马替尼	瑞戈非尼
		苹果酸舒尼替尼
胰腺神经内分泌瘤		苹果酸舒尼替尼
		依维莫司
结直肠癌	西妥昔单抗	贝伐珠单抗
		瑞戈非尼

病种	需要检测靶点的药物	不需要检测靶点的药物
白血病	甲磺酸伊马替尼 达沙替尼 尼洛替尼	伊布替尼
淋巴瘤	利妥昔单抗	西达本胺 伊布替尼 硼替佐米
多发性骨髓瘤		硼替佐米 来那度胺 沙利度胺
骨髓增殖性疾病		芦可替尼
肾癌		依维莫司 甲苯磺酸索拉非尼 苹果酸舒尼替尼 阿昔替尼 培唑帕尼
乳腺癌	曲妥珠单抗 甲苯磺酸拉帕替尼	
黑色素瘤	甲磺酸伊马替尼 维莫非尼	
结节性硬化症相关的室管膜下巨细胞星形细胞瘤		依维莫司
结节性硬化症相关的肾血管平滑肌脂肪瘤		依维莫司
鼻咽癌	尼妥珠单抗	
甲状腺癌		甲苯磺酸索拉非尼

（3）严格遵循适应证用药　抗肿瘤药物的药品说明书是抗肿瘤药物临床应用的法定依据，其规定的适应证经过了国家药品监督管理部门批准。抗肿瘤药物临床应用须遵循药品说明书，不能随意超适应证使用。

（4）体现患者治疗价值　现代临床肿瘤学高度重视恶性肿瘤患者的治疗价值。其核心思想是，在相同治疗成本前提下，使患者获得更长的生存时间和更好的生活质量。在抗肿瘤药物临床应用中，应当充分考虑抗肿瘤药物的效价比，优先选择有药物经济学评价和效价比高的药物。

（5）特殊情况下的药物合理使用　随着癌症治疗临床实践的快速发展，目前上市的抗肿瘤药物尚不能完全满足肿瘤患者的用药需求，药品说明书也往往滞后于临床实践，一些具有高级别循证医学证据的用法未能及时在药品说明书中明确规定。在尚无更好治疗手段等特殊情况下，医疗机构应当制定相应管理制度、技术规范，对药品说明书中未明确、但具有循证医学证据的药品用法进行严格管理。

特殊情况下抗肿瘤药物使用采纳根据，依次是：其他国家或地区药品说明书中已注明的用法，国际权威学协会或组织发布的诊疗规范、指南，国家级学协会发布的经国家卫生健康委员会认可的诊疗规范、指南。

（6）重视药物相关性不良反应　抗肿瘤药物的相关性毒副作用发生率较高，也容易产生罕见的毒副作用，因此抗肿瘤药物不良反应报告尤为重要。医疗机构应当建立药品不良反应、药品损害事件监测报告制度，并按照国家有关规定向相关部门报告。

2. 新型靶向抗肿瘤药分类

目前尚未有统一标准，可以根据药物结构，分为小分子靶向药和单克隆抗体类药物两大类。也有根据作用靶点不同，分为作用于 HER – 2、EGFR、VEGFR、ALK 等不同靶点的药。

3. 新型靶向抗肿瘤药临床使用特点

（1）药物剂量　靶向药物的毒性较轻，通常在达到最大耐受剂量前已经达到靶点饱和，其应用的剂量是最佳生物学剂量，而不是传统细胞毒药物的最大安全剂量。

（2）药物疗程　靶点抑制大多数情况下是可逆性的，肿瘤具有再生和修复的机制。因此临床上为达到对肿瘤持续控制的目的，多是持续使用靶向抗肿瘤药，直至肿瘤进展或患者不可耐受。

（三）常用抗肿瘤支持治疗药物

1. 造血生长因子

造血生长因子是促进骨髓造血细胞分化、增殖和定向成熟的一系列活性蛋白，临床使用的均为基因重组注射剂，主要包括：①集落刺激因子：主要有粒细胞集落刺激因子（G – CSF）和粒细胞 – 巨噬细胞集落刺激因子（GM – CSF）；②白细胞介素 – 11（IL – 11）；③促红细胞生成素（EPO）；④促血小板生成素（TPO）。

2. 止吐药

止吐药的作用机制各异，可分为：①P 物质/神经激肽 – 1（NK – 1）受体拮抗剂，如阿瑞匹坦、福沙吡坦等；②5 – 羟色胺（5 – HT$_3$）受体拮抗剂，包括昂丹司琼、格拉司琼、托烷司琼、多拉司琼、帕洛诺司琼等；③多巴胺受体阻滞剂，如甲氧氯普胺、丁酰苯类（氟哌啶醇）；④皮质类固醇激素，如地塞米松、甲泼尼龙等；⑤精神类药物，如苯二氮䓬类药物劳拉西泮、奥氮平等；⑥吩噻嗪类药物，如氯丙嗪。

应根据患者使用的化疗方案的致吐风险分级、个体情况和病情需要，选用相应的止吐药物。一般原则包括：①高致吐风险药物化疗可联合应用 $5-HT_3$ 受体拮抗剂、地塞米松和 $NK-1$ 受体拮抗剂。②中致吐风险药物化疗可使用 $5-HT_3$ 受体拮抗剂和地塞米松二联治疗。③低致吐风险药物化疗可单药使用地塞米松。④极低致吐风险药物化疗不必常规应用止吐药物。

对于既往用药后恶心、呕吐控制不佳者，化疗前提前个体化给予止吐药，如单次应用地塞米松、口服甲氧氯普胺或吩噻嗪等。预防化疗后迟发性呕吐可使用地塞米松和阿瑞吡坦二药联合。

大量临床数据已证明，含有奥氮平的三联止吐方案在防治化疗导致的恶心呕吐方面，与 $5-HT_3$ 受体拮抗剂、地塞米松和 $NK-1$ 受体拮抗剂组成的三联方案疗效相当，第一日化疗前可使用奥氮平联合帕洛诺司琼、地塞米松，第二、三、四日单药口服奥氮平。

放疗所致呕吐可口服或静脉应用 $5-HT_3$ 受体拮抗剂，联用或不联用口服地塞米松。预防用药可在治疗前口服抗焦虑药物（劳拉西泮、阿普唑仑等）。

表 2-9-3　静脉化疗引起的恶心呕吐的预防

催吐风险	急性	延迟性
高度	$5-HT_3RA + DXM + NK-1RA ±$ 劳拉西泮 $±H_2$ 受体拮抗剂或质子泵抑制剂	$DXM + NK-1RA ±$ 劳拉西泮 $±H_2$ 受体拮抗剂或质子泵抑制剂，地塞米松应连续使用至化疗结束后 2~3 日
中度	$5-HT_3RA + DXM ± NK-1RA ±$ 劳拉西泮 $±H_2$ 受体拮抗剂或质子泵抑制剂	$5-HT_3RA + DXM ± NK-1RA ±$ 劳拉西泮 $±H_2$ 受体拮抗剂或质子泵抑制剂
低度	DXM 或甲氧氯普胺（或丙氯拉嗪）$±$ 劳拉西泮 $±H_2$ 受体拮抗剂或质子泵抑制剂	无常规预防
轻微	无常规预防	无常规预防

表 2-9-4　口服化疗引起的恶心呕吐的预防

催吐风险	急性	延迟性
高度~中度	$5-HT_3RA ±$ 劳拉西泮 $±H_2$ 受体拮抗剂或质子泵抑制剂	无常规预防
低度~轻微	无常规预防	无常规预防

3. 镇痛药

疼痛是癌症姑息和支持治疗最常见的症状之一，常用于控制癌症疼痛的镇痛药物包括：非甾体抗炎药（NSAIDs）、对乙酰氨基酚、阿片类药物和其他辅助药物。

（1）非甾体抗炎药（NSAIDs） 阿司匹林、布洛芬、双氯芬酸钠、吲哚美辛、吡罗昔康、塞来昔布等。

（2）阿片类药物 ①弱阿片类药物，包括可待因、曲马多，以及氨酚双氢可待因、氨酚羟考酮等含有对乙酰氨基酚成分的复合制剂；②强阿片类药物，包括吗啡［缓（控）释制剂］、芬太尼（外用缓释透皮贴剂）、羟考酮［缓（控）释制剂］、美沙酮等。

（3）辅助治疗药物 ①三环类抗抑郁药，包括阿米替林等。②抗惊厥药，包括：度洛西汀、卡马西平、加巴喷丁、普瑞巴林等。③N–甲基–D–天冬氨酸（NMDA）受体拮抗剂。④皮质类固醇类，包括地塞米松、甲泼尼龙等。⑤α_2肾上腺素能受体激动剂。

按照世界卫生组织（WHO）癌症三阶梯止痛治疗原则，轻度疼痛（NRS评分为1~3分）可选用第一阶梯镇痛药，包括非阿片类药物（对乙酰氨基酚或NSAIDs），可以联合或者不联合辅助治疗药物；中度疼痛（NRS评分为4~6分）可选用第二阶梯镇痛药，包括弱阿片类药物，可以联合或者不联合NSAIDs及辅助治疗药物；重度疼痛（NRS评分为7~10分）可选用第三阶梯镇痛药，包括强阿片类药物联合或不联合NSAIDs及辅助治疗药物。选择镇痛药物时，应先对癌症患者的疼痛进行充分全面的评估，按照疼痛评分的具体情况以及疼痛的性质，选择相应阶梯的镇痛药物及辅助药物控制癌痛。

4. 抑制破骨细胞药

晚期恶性肿瘤尤其是乳腺癌、肺癌、鼻咽癌、前列腺癌等，比较容易发生骨转移。癌细胞转移到骨骼并释放可溶性介质，激活破骨细胞和成骨细胞，被激活的破骨细胞可进一步释放细胞因子从而促进肿瘤细胞分泌骨溶解介质，导致严重的骨疼痛和骨相关事件。

临床上用于抑制破骨细胞的药物主要为双膦酸盐类，包括：①第一代双膦酸盐，以氯屈膦酸盐为代表；②第二代为含氮的双膦酸盐，如帕米膦酸二钠、阿仑膦酸钠。③第三代为具有杂环结构的含氮双膦酸盐（唑来膦酸钠）和不含环状结构的含氮双膦酸盐（伊班膦酸钠）。

参照《恶性肿瘤骨转移及骨相关疾病临床诊疗专家共识》，双膦酸盐类药物适用于肿瘤骨转移所致的高钙血症及骨痛，可以预防和治疗骨相关事件以及多发性骨髓瘤、各种类型骨质疏松症。双膦酸盐类药物可与化疗、放疗、手术、内分泌治疗及阿片类镇痛药等联合使用。长期使用双膦酸盐应注意每日补充适量的钙和维生素D。

四、抗肿瘤药物的规范化配置及注意事项

（一）审核依据

抗肿瘤药物的规范化配置主要依据是：药品说明书、《中华人民共和国药典临床用药须知（2015 年版）》《新编药物学》（第 17 版）、《临床静脉用药调配与使用指南》《临床静脉用药调配方法与配伍禁忌速查手册》等。

（二）合理使用与注意事项

1. 溶媒选择

如果溶媒选择不恰当，药物与溶媒混合后会发生相互作用，出现变色、浑浊、结晶、沉淀、络合、降解等现象而导致药物失活，影响疗效，严重时甚至引起药物不良事件的发生。例如，奥沙利铂可与氯化钠溶液中的 Cl^- 发生取代反应和水合反应，生成类似顺铂的二氨二氯铂，以及水化后的杂质并发生沉淀现象；此外奥沙利铂也不宜和其他碱性溶液混合，只能使用 5% 葡萄糖溶液进行稀释和溶解。而对于顺铂，充足的 Cl^- 可抑制顺铂可逆的置换作用，减少其水解，提高稳定性并降低肾毒性，故通常选用氯化钠或葡萄糖氯化钠溶解稀释。紫杉醇可以选择氯化钠、葡萄糖、葡萄糖氯化钠注射液等多种溶媒进行溶解，而紫杉醇脂质体只能选用葡萄糖注射液，因为氯化钠或其他含电解质的载体会引起脂质体聚集，导致其结构被破坏。白蛋白结合型紫杉醇只能选用氯化钠注射液作为溶媒，因为偏酸性或偏碱性的溶液容易使蛋白质凝固变性而失效。

此外，同一种药物用于不同的给药途径时，需要选择相应的溶媒，例如阿糖胞苷无菌粉末能溶于注射用水、0.9% 氯化钠注射液或 5% 葡萄糖注射液，含或不含防腐剂（单剂量给药时可不需防腐剂，但当分多次给药时，溶剂中需含防腐剂），并可供静脉滴注、静脉注射、皮下注射或鞘内注射。鞘内给药时，建议用不含防腐剂的 0.9% 氯化钠注射液配制，并使配制后的最高浓度为 100mg/ml，因为葡萄糖注射液可导致神经节细胞凋亡、神经纤维脱髓鞘、神经传导速度减慢等改变。

2. 配置浓度

抗肿瘤药物的有效血药浓度、与肿瘤细胞接触的时间是影响化疗效果的重要因素。部分药物说明书中对抗肿瘤药物的溶媒用量有明确的规定，通过对配置后终浓度或滴注时间长短的要求来限制载体用量大小。例如，依托泊苷若溶媒量不足，血药峰浓度过高，滴注时容易引起疼痛、皮肤潮红、骨髓抑制等不良反应，且超过规定浓度配制可能会发生沉淀。

3. 滴注速度

适当的滴注速度也是抗肿瘤药物治疗过程中不可忽视的问题。

（1）一般要求快速输注的药物　环磷酰胺、多柔比星、长春瑞滨等。

（2）要求缓慢滴注的药物　①滴注时间大于 1h，如奈达铂、多西他赛、阿糖胞苷（大剂量 1～3h）；②滴注时间大于 2h，如奥沙利铂（2～6h）；③滴注时间大于 3h，如紫杉醇、紫杉醇脂质体；④滴注时间大于 6h，如 5－氟尿嘧啶（46h 持续静脉泵入）、大剂量 MTX 等。

参照各药物说明书、工具书，结合我们的临床实践，整理临床常用抗肿瘤药物配置方法如表 2－9－5。

表 2－9－5　临床常用抗肿瘤药物配置方法

药品	溶媒	推荐载体量（ml）	药物浓度（mg/ml）	注射时间（min）
多西他赛	GS、NS	250	≤0.74（进口） ≤0.9（国产）	≤60
依托泊苷	NS	250～500	≤0.25	≥30
替尼泊苷	GS、NS	500	0.5～1	≥30
环磷酰胺	NS			缓慢注射
异环磷酰胺	林格液、GS、NS	250～500 3000	≤4%	30～120 24h 连续静脉输注
卡莫司汀	GS、NS	150～250		1～2h
达卡巴嗪	GS	250～500		≥30
表柔比星	NS	100～250	≤2	30
吡柔比星	GS		1	
阿糖胞苷	GS、NS	250～500	≤100	1～3h
吉西他滨	NS	100	≤40	≤30
伊立替康	GS、NS	250	0.12～2.8	30～90
托泊替康		100～250	25～50μg/ml	30
卡铂	GS	250～500	0.5	15～60
奥沙利铂	GS	250～500	>0.2	2～6h
顺铂	GS、NS	500		90～120
奈达铂	NS	500		≥60
洛铂	GS	500		
长春地辛	GS、NS	500		6～12h

药品	溶媒	推荐载体量（ml）	药物浓度（mg/ml）	注射时间（min）
长春瑞滨	NS	40～100	0.5～2	15～20
紫杉醇	GS、NS	250～500	0.3～1.2	1h～3h
紫杉醇脂质体	GS	250～500		3h
紫杉醇（白蛋白结合型）	NS	40	5	≤30
米托蒽醌	GS、NS	250～500		≥30
三氧化二砷	GS、NS	500	5～10	3～4
氟达拉滨	NS	100		≤30
培美曲塞	NS	100		≥10
利妥昔单抗	GS、NS	100/500	1	初次：50mg/h，1h 后，每 30min 增加 50mg/h，最大 400mg/h；以后：100mg/h，每 30min 增加 100mg/h，最大 400mg/h
曲妥珠单抗	专用溶媒＋NS	250		首次≥90 后续30
尼妥珠单抗	NS	250～500	说明书建议 100mg 药物稀释至 250ml NS 中	≥60
西妥昔单抗	NS			初次：120min（不超 5mg/min）；以后：60min（不超 10mg/min）
纳武利尤单抗	GS、NS		1～10	60
帕博利珠单抗	GS、NS		1～10	≥30

说明：NS 为氯化钠注射液，浓度为 0.9%；GS 为葡萄糖注射液，浓度为 5%。

4. 配制后的稳定性

化疗药物配制后，其稳定性与存储条件是影响药效与安全性的关键因素。所有药物溶解于溶媒后，其稳定性必然会受到一定影响。影响配伍溶液稳定性的因素包括：药物晶型、pH 值、溶媒极性、渗透压、药物化学结构、配制时的温度和存储温度、光照等。一般要求现配现用，并注意成品存储的方法与时间。

五、常见肿瘤治疗示例

按照《抗肿瘤药物临床应用指导原则（征求意见稿）》，以下列举非小细胞肺癌、结直肠癌和复发转移乳腺癌的治疗示例。

（一）非小细胞肺癌

非小细胞肺癌（NSCLC）包括鳞癌、腺癌、大细胞癌和肉瘤样癌。早期非小细胞肺癌的治疗以手术为主，化疗和放疗作为辅助。局部晚期患者需要根据具体病情，综合使用多种治疗手段。晚期患者的治疗以内科治疗为主，放疗作为辅助。

1. 药物治疗原则

（1）抗肿瘤药物治疗前需取得明确的组织病理学或细胞学诊断；

（2）药物治疗期间应定期评估疗效，并重视不良反应的监测和处理；

（3）晚期患者一线治疗推荐 4～6 个周期，部分患者行维持治疗有益；二线和三线化疗时应充分考虑患者的耐受性。

（4）研究表明，表皮生长因子受体的基因型与表皮生长因子受体酪氨酸激酶抑制剂的疗效相关，突变型的效果好。

（5）对于Ⅲ期患者，同步化疗、放疗的效果优于序贯化、放疗，但不良反应较重，建议在有经验的医疗机构进行治疗，并需重视不良反应的处理。

2. 药物临床应用

（1）姑息性药物治疗

①一线治疗：化疗采用含铂两药方案静脉注射。铂类可以采用顺铂或卡铂，与铂类联合的常用药物包括紫杉醇、多西他赛、吉西他滨和长春瑞滨等，其他如伊立替康、依托泊苷和长春花碱等也可使用。对于不能耐受含铂方案的患者，不含铂的两药化疗方案可作为备选方案。ECOG 评分为 2 的患者或老年患者，可使用单药方案或两药方案。顺铂联合长春瑞滨化疗时可以联合重组人血管内皮抑制素。此外，吉非替尼可单药用于表皮生长因子受体酪氨酸激酶基因具有敏感突变的局部晚期或转移性非小细胞肺癌（NSCLC）患者的一线治疗。对于表皮生长因子受体突变阳性的患者，也可给予厄洛替尼；对于非鳞癌且无显著咯血的患者，给予贝伐珠单抗联合化疗；对于非鳞癌的患者，给予培美曲塞联合顺铂。

②维持治疗：对于经过 4 个周期以铂类为基础的一线化疗后未出现进展的局部晚期或转移性的非鳞状细胞型非小细胞肺癌患者，可采用培美曲塞维持治疗。或依情况选择。

换药维持：一线方案分别不含有厄洛替尼或多西他赛者，分别采用相应药物单药维持治疗。其他的治疗选择包括使用原方案至疾病进展或观察。

③二线治疗：可采用多西他赛单药静脉注射或吉非替尼单药口服，对于非鳞状细胞型非小细胞肺癌亦可采用培美曲塞单药静脉注射。吉非替尼可用于治疗既往接受过化学治疗的局部晚期或转移性非小细胞肺癌，既往化学治疗主要是指铂剂和多西紫杉醇治疗。

④三线治疗：厄洛替尼可用于两个或两个以上化疗方案失败的局部晚期或转移的非小细胞肺癌的治疗。对于未用过表皮生长因子受体酪氨酸激酶抑制剂的患者，吉非替尼可作为三线治疗药物。

其他对晚期非小细胞肺癌有效的药物包括异环磷酰胺、丝裂霉素等，也可用于晚期或转移患者的姑息治疗，但疗效不如推荐方案。

（2）辅助化疗　长春瑞滨联合顺铂两药方案是 NSCLC 辅助化疗中证据较为充分的方案，也可采用顺铂联合依托泊苷或顺铂联合长春花碱。其他可接受的方案还包括吉西他滨联合顺铂、多西他赛联合顺铂，以及限于非鳞癌患者的培美曲塞联合顺铂。存在其他合并症或不能耐受顺铂的患者可采用紫杉醇联合卡铂的两药方案。

①新辅助化疗：术前使用含铂的联合方案。

②同步化、放疗：与放疗同步使用的方案，首选顺铂联合依托泊苷、顺铂联合长春花碱；紫杉醇联合卡铂方案亦可考虑。

③序贯化、放疗：可采用顺铂联合长春花碱、紫杉醇联合卡铂。

表 2 - 9 - 6　非小细胞肺癌常用化疗方案

方案	药物	剂量	用药时间	时间及周期
NP	长春瑞滨	$25mg/m^2$	第 1、8 日	21 日为 1 个周期
	顺铂	$70 \sim 80mg/m^2$	第 1 日	4～6 个周期
	卡铂	$AUC = 5 \sim 6$		
TP	紫杉醇	$135 \sim 175mg/m^2$	第 1 日	21 日为 1 个周期
	顺铂	$75mg/m^2$	第 1 日	4～6 个周期
	卡铂	$AUC = 5 \sim 6$		
GP	吉西他滨	$1000 \sim 1250mg/m^2$	第 1、8 日	21 日为 1 个周期
	顺铂	$75mg/m^2$	第 1 日	4～6 个周期
	卡铂	$AUC = 5 \sim 6$		

方案	药物	剂量	用药时间	时间及周期
DP	多西他赛	$75mg/m^2$	第1日	21日为1个周期
	顺铂	$75mg/m^2$	第1日	4~6个周期
	卡铂	$AUC=5~6$		
AP	培美曲塞（非鳞癌）	$500mg/m^2$	第1日	21日为1个周期
	顺铂	$75mg/m^2$	第1日	4~6个周期
	卡铂	$AUC=5~6$		

表2-9-7 非小细胞肺癌常用抗血管新生药物和小分子靶向药物

药物	剂量（mg）	用药时间
静脉输注抗血管新生药物		
血管内皮抑素	$7.5mg/m^2$ ivd qd	第1~14日，21日为1个周期
贝伐珠单抗	7.5mg/kg ivd qd	第1日给药，21日为1个周期
口服小分子靶向治疗药物		
吉非替尼	250mg（易瑞沙）	每日1次
厄洛替尼	150mg（特罗凯）	每日1次
埃克替尼	125mg（凯美纳）	每日3次
阿法替尼	40mg	每日1次
奥西替尼	80mg（泰瑞沙）	每日1次
克唑替尼	250mg（赛可瑞）	每日2次
塞瑞替尼	750mg（赞可达）	每日1次
阿雷替尼	600mg（安圣莎）	每日2次

（二）结直肠癌

用于结直肠癌治疗的药物包括细胞毒药物和靶向药物。Ⅰ期结直肠癌以单纯手术治疗为主，部分Ⅱ、Ⅲ期结直肠癌患者需要进行围手术期的化疗，Ⅳ期结直肠癌治疗以全身化疗为主。

1. 药物治疗原则

（1）患者经过组织病理学确诊，且一般状况良好，能够耐受药物治疗。

（2）多采用以氟尿嘧啶类药物为基础的联合方案，特殊情况可以单药。

（3）化疗过程中要定期评估疗效，注意观察不良反应并及时防治。

（4）应用抗表皮细胞生长因子抗体（西妥昔单抗）前，必须测定 KRAS 基因状态，野生型患者才考虑使用。

2. 药物临床应用

（1）复发或转移性结直肠癌的姑息化疗与分子靶向治疗　可选择药物为 5 – 氟尿嘧啶、优氟定、卡培他滨、奥沙利铂、伊立替康、西妥昔单抗。给药方法为推荐含有一种氟尿嘧啶类药物的双药化疗方案，在此基础上可以联合靶向治疗药物。在使用 5 – 氟尿嘧啶时，如果条件允许，推荐使用持续静脉滴注的方案。姑息化疗中，化疗应持续进行到疾病进展或患者不能耐受时才停止。

（2）Ⅲ期与高危Ⅱ期结肠癌（术前有肠梗阻、穿孔，淋巴结清扫不足 12 个，脉管癌栓等）、Ⅲ期与部分Ⅱ期直肠癌术后辅助化疗　可选择药物为 5 – 氟尿嘧啶、卡培他滨、奥沙利铂。给药方法为推荐氟尿嘧啶类药物与奥沙利铂组成联合化疗方案，或氟尿嘧啶类药物单药方案。在使用 5 – 氟尿嘧啶时，如果条件允许，推荐使用持续静脉滴注的方案。在辅助治疗中，一般需要半年时间，完成 8~12 个周期或用至患者不能耐受。

（3）结直肠癌肝转移的新辅助化疗　可选择药物为 5 – 氟尿嘧啶、卡培他滨、奥沙利铂、伊利替康、西妥昔单抗。给药方法为推荐含有一种氟尿嘧啶类药物的双药化疗方案，在此基础上可以联合靶向治疗药物。在使用 5 – 氟尿嘧啶时，如果条件允许，推荐使用持续静脉滴注的方案。

（4）局部进展期直肠癌新辅助放化疗　可选择药物：5 – 氟尿嘧啶、卡培他滨。给药方法为推荐 5 – 氟尿嘧啶或卡培他滨单药与放疗同步进行。

表 2 – 9 – 8　结直肠癌常用化疗方案及靶向药物

方案	药物	剂量	用药时间	周期
FOLFOX4	奥沙利铂	$85mg/m^2$	静脉滴注，d1	每 2 周重复
	LV	$200mg/m^2$	静脉滴注，d1	
	5 – FU	$400mg/m^2$	静脉注射，d1、d2	
	5 – FU	$600mg/m^2$	持续静脉滴注 22h，d1、d2	
FOLFIRI	伊立替康	$180mg/m^2$	静脉滴注，d1，>30~90min	每 2 周重复
	LV	$400mg/m^2$	静脉滴射，d1，120min	
	5 – FU	$400mg/m^2$	静脉注射，d1	
	5 – FU	$1200mg/[m^2 \cdot (d \cdot 2)]$	持续静脉滴注 46h	
西妥昔单抗	西妥昔单抗	首次剂量 $400mg/m^2$，之后每周 $250mg/m^2$	滴注 120min 滴注 60min	每 2 周重复，联合 FOLFIRI 或 FOL-FOX

方案	药物	剂量	用药时间	周期
贝伐珠单抗	贝伐珠单抗	5mg/kg	静脉滴注，d1	每2周重复，联合 FOLFIRI 或 FOL-FOX
	贝伐珠单抗	7.5mg/kg	静脉滴注，d1	每3周重复，联合卡培他滨或 Ca-peOx
简化双周 5－FU/LV	LV	400mg/m²	静脉滴注，d1	每2周重复
	5－FU	400mg/m²	LV 开始1h后静脉注射，d1	
	5－FU	1200mg/［m²·（d·2）］	持续静脉滴注 46～48h	
CapeOx	奥沙利铂	130mg/m²	静脉滴注，d1	每3周重复
	卡培他滨	850～1000mg/m²	口服，BID，d1～14	
卡培他滨单药	卡培他滨	850～1250mg/m²	口服，BID，d1～14	每3周重复

（三）复发转移乳腺癌

1. 药物治疗原则

（1）复发转移乳腺癌的药物治疗需要考虑既往辅助治疗曾用药物、术后无瘤间期、是否存在有症状的内脏转移。要获取病理学诊断和肿瘤组织性激素受体（ER/PR）和人表皮生长因子受体（Her－2）状态，尽可能对复发转移病灶进行活检，重新检测 ER、PR 和 HER－2。

（2）有影像学明确诊断骨转移的患者，应首先给予双膦酸盐治疗，可以和其他抗肿瘤药物合用。

（3）连续3种化疗方案无缓解或 ECOG 体力状态评分≥3 的复发转移乳腺癌患者，建议给予最佳支持治疗或入组临床试验。

2. 药物临床应用

（1）复发转移乳腺癌的内分泌治疗，可以选择阿那曲唑、来曲唑和依西美坦等芳香化酶抑制剂（AI），三苯氧胺（TAM）、托瑞米芬和氟维司群等抗雌激素药物，醋酸甲地孕酮和甲羟孕酮等孕激素类药物。

（2）复发转移乳腺癌内分泌治疗药物的临床应用原则　①绝经后三苯氧胺治疗失败的患者首选芳香化酶抑制剂治疗；②芳香化酶抑制剂治疗失败的患者，可选择孕激素或氟维司群；③非甾体类芳香化酶抑制剂（阿那曲唑或来曲唑）治疗失败的患者，可选择甾体类芳香化酶抑制剂（依西美坦）、孕激素或氟维司群；④既往未曾接受过抗雌激素治疗者仍可选择三苯氧胺或托瑞米芬；⑤绝经前三苯氧胺辅助治疗失败，可以在有效的卵巢功能抑制后参见绝经后患者的内分泌治疗原则；

（3）复发转移乳腺癌的化疗 ①可选择蒽环类药物（阿霉素、表阿霉素、脂质体阿霉素），紫杉类（紫杉醇、多西紫杉醇、纳米白蛋白结合型紫杉醇），抗代谢类药物（5-氟尿嘧啶、卡培他滨、吉西他滨），长春碱类药物（长春瑞滨），烷化剂（环磷酰胺、塞替派），以及顺铂、卡铂、丝裂霉素、依托泊苷等药物。②复发转移乳腺癌化疗药物临床应用原则：辅助治疗未用过蒽环类和紫杉类化疗的患者，首选蒽环类联合紫杉类的 AT 方案，部分用过但临床未判定耐药和治疗失败的患者也可使用；蒽环类辅助治疗失败患者，可选择的方案有 XT（卡培他滨联合多西紫杉醇）和 GT（吉西他滨联合紫杉醇）方案；紫杉类治疗失败的患者，可以考虑的药物有卡培他滨、长春瑞滨、吉西他滨和铂类，采取单药或联合化疗；蒽环类化疗失败的 HER-2 阳性乳腺癌，可采用曲妥珠单抗联合紫杉醇或多西紫杉醇；紫杉类治疗失败的 HER-2 阳性乳腺癌，可采用曲妥珠单抗联合长春瑞滨、铂类、卡培他滨、吉西他滨等其他化疗药物；HER-2 同时激素受体（ER/PR）阳性的绝经后转移性乳腺癌，可以采用曲妥珠单抗联合芳香化酶抑制剂进行治疗。

六、抗肿瘤治疗药物处方审核要点

参考原卫生部办公厅在 2012 年转发的《北京市医疗机构处方专项点评指南（试行）》（卫办医管函〔2012〕1179 号），将抗肿瘤治疗药物处方审核要点归纳为：适应证是否适宜，药物治疗方案是否合理，遴选的药品是否适宜，化疗预处理方案是否规范，药品剂型或给药途径是否正确，用法用量是否正确，联合用药是否适宜，用药顺序是否正确，是否存在配伍禁忌，是否存在重复用药等 10 类进行分别阐述。

（一）适应证是否适宜

药品说明书是抗肿瘤药物临床应用的法定依据，其规定的适应证经过了国家药品监督管理部门批准。抗肿瘤药物临床应用须遵循药品说明书，不能随意超适应证使用。相关药品的生产厂商，在拥有新的高级别循证医学证据的情况下，应当主动向国家药品监督管理部门申报，及时更新相应药品说明书，保证药品说明书的科学性、权威性，有效指导临床用药。特别是有条件快速批准上市的药品，更应当保证药品说明书的时效性。

（二）抗肿瘤药物治疗方案是否合理

制定抗肿瘤药物治疗方案，应根据患者的机体状况以及肿瘤的病理类型、侵犯范围（病期）和发生趋势制定。一般从以下 4 个方面进行综合考虑。

1. 病理学诊断

决定了化疗药物的选择、治疗结果的预测及整个综合治疗方案的制定。

2. 临床分期

肿瘤的分期、高危因素决定有无必要进行化疗。

3. 患者的耐受性

肝、肾、心等基础疾患和体力状况（一般体力状况评分≤2 分的患者才可进行化疗）决定可否化疗，化疗是否需要减量。

4. 采用何种治疗方案

一线、二线、三线化疗方案的选择，化疗剂量的确定等。

只有经组织或细胞学病理确诊、或特殊分子病理诊断成立的恶性肿瘤，才有指征使用抗肿瘤药物。单纯依据患者的临床症状、体征和影像学结果得出临床诊断的肿瘤患者，没有抗肿瘤药物治疗的指征。但是，对于某些难以获取病理诊断的肿瘤，如胰腺癌，其确诊可参照国家相关指南或规范执行。

表 2 - 9 - 9　美国东部肿瘤协作组活动状态评分（PS 评分）

PS 评分	定义	KPS 评分
0	活动正常	100～90
1	有症状但能走动	80～70
2	小于 50% 的时间卧床	60～50
3	大于 50% 的时间卧床	40～30
4	卧床不起	20～10
5	死亡	0

表 2 - 9 - 10　体表面积计算方法

类别	计算方法
≤30kg 小儿	体表面积 = 体重（kg）×0.035 + 0.1
>30kg 小儿	体表面积 = [体重（kg）-30]×0.02 + 1.05
成年人	体表面积 = [身高（cm）-160 + 体重（kg）]/100 + 1.0 = 体重（kg）-60 + 身高（m）

（三）遴选的药品是否适宜

进行处方审核时，除了考虑患者有使用某类药物的指征外，还应考虑患者的具体情况，例如：是否有该类药物的过敏史与使用禁忌，与患者的病情轻重是否相符，肝、肾功能不全患者的适用性，老年人、儿童、孕妇等特殊人群的适用性等。某些抗肿瘤药物对胎儿的毒性反应有时可长达数年后才出现。

表2-9-11 常用抗肿瘤药物的禁用人群

抗肿瘤药物	禁用人群
环磷酰胺	妊娠及哺乳期妇女禁用
异环磷酰胺	严重骨髓抑制患者、对本品过敏者、妊娠及哺乳期妇女禁用
苯丁酸氮芥	早孕妇女禁用
塞替派	严重肝、肾功能损害及严重骨髓抑制患者禁用
替莫唑胺	妊娠期和哺乳期妇女、严重骨髓抑制患者禁用
甲氨蝶呤	肾功能受损，孕妇，哺乳妇女，营养不良，全身极度衰竭，恶病质或并发感染，心、肺、肝功能不全或伴血液疾病患者禁用
5-氟尿嘧啶	孕妇、哺乳期妇女、衰弱患者、伴发水痘或带状疱疹时禁用
阿糖胞苷	孕妇及哺乳期妇女禁用
吉西他滨	严重肾功能不全的患者禁止联合应用吉西他滨和顺铂
卡培他滨	妊娠妇女服用可引起胎儿损伤，哺乳妇女服用应停止授乳，严重肾功能损害者禁用
培美曲塞二钠	妊娠妇女接受本品治疗可能对胎儿有害，哺乳期妇女接受本品治疗应停止哺乳
博莱霉素	有严重肺部疾患、严重弥漫性肺纤维化、严重肾功能障碍、严重心脏疾病、胸部及其周围组织接受放疗的患者禁用
多柔比星	严重器质性心脏病、心功能异常、对本品及蒽环类药物过敏者禁用；曾用过其他抗肿瘤药或放疗已引起骨髓抑制者，心肺功能失代偿患者，明显肝功能损害或感染、发热、恶病质、失水、电解质或酸碱平衡失调者，胃肠道梗阻者，水痘或带状疱疹患者，孕妇及哺乳期妇女禁用（多柔比星能透过胎盘，有导致流产的可能，因此严禁在妊娠初期的3个月内应用；同时，妊娠期妇女使用该药后，对胎儿的毒性反应有时可长达数年后才出现）
表柔比星	禁用于因化疗或放疗而造成明显骨髓抑制的患者、已用过大剂量蒽环类药物（如阿霉素或柔红霉素）的患者、近期或既往有心脏受损病史的患者、妊娠及哺乳期妇女
吡柔比星	严重器质性心脏病或心功能异常者，对本品过敏者，妊娠期、哺乳期、育龄期妇女禁用
长春新碱	孕妇、Charcot-Marie-Tooth综合征引起的脱髓鞘患者禁用
依托泊苷	骨髓机能障碍，心、肝、肾功能有严重障碍者，孕妇及哺乳期妇女禁用；儿童肌内注射禁用

抗肿瘤药物	禁用人群
紫杉醇	禁用于中性粒细胞计数小于 $1.5 \times 10^9/L$ 的实体瘤患者、中性粒细胞计数小于 $1.0 \times 10^9/L$ 的 AIDS 相关性卡氏肉瘤患者
多西他赛	禁用于妊娠及哺乳期妇女
他莫昔芬	有眼底疾病者、妊娠、哺乳期妇女禁用
托瑞米芬	既往患有子宫内膜增生症者、严重肝衰竭患者禁止长期服用枸橼酸托瑞米芬；妊娠、哺乳期妇女及对本品过敏者禁用
来曲唑	绝经前、妊娠、哺乳期妇女禁用；儿童、青少年禁用
阿那曲唑	绝经前、妊娠、哺乳期妇女，严重肾损害（肌酐清除率 $<20ml/min$），中、重度肝损害及对本品过敏者禁用
依西美坦	儿童、绝经前妇女、妊娠和哺乳期妇女及对本品过敏者禁用
戈舍瑞林	妊娠、哺乳期妇女禁用
曲普瑞林	哺乳期妇女禁用
亮丙瑞林	孕妇或有可能怀孕的妇女或哺乳期妇女，有性质不明的、异常的阴道出血者禁用
吉非替尼	对本品活性物质或该产品任意一种赋形剂有严重超敏反应者、妊娠及哺乳期妇女禁用
厄洛替尼	妊娠及哺乳期妇女应避免使用本品
伊马替尼	妊娠及哺乳期妇女禁用
曲妥珠单抗	不用于孕期妇女，除非对孕妇的潜在好处远大于对胎儿的潜在危险，治疗期间应避免母乳喂养
利妥昔单抗	妊娠和哺乳期妇女禁用
顺铂	肾功能损害患者及孕妇禁用
奥沙利铂	禁用于哺乳期妇女、在第一疗程开始前已有骨髓抑制或周围感觉神经病变伴功能障碍者、严重肝肾功能不全者
门冬酰胺酶	孕妇不宜用药，哺乳期妇女给药时应停止哺乳；应用本品前应先做过敏试验，阳性者禁用

有用药禁忌的患者如必须用药且无更好的替代药品时，医生可权衡利弊，在与患者充分沟通、知情同意的情况下谨慎使用该药并做好充分的监测与抢救措施，力求使患者获得最大益处。

（四）化疗预处理方案是否规范

表 2 - 9 - 12　常用抗肿瘤药物预处理方案

药物	预处理方案
顺铂	当顺铂给药剂量 >80mg/m² 时，必须同时进行充分的水化和利尿。充分水化：静脉用 PDD 前 12h 静脉滴注 5% GS 2000ml；当日输注 5% GS 3000～3500ml，PDD 滴注结束后仍要保持液体的输入，同时可给予甘露醇利尿，保证每日尿量达到 2000～3000ml；同时注意维持血钾、血镁等电解质平衡。PDD 停用后还应适当水化利尿 2 日（卡铂肾毒性较顺铂轻，虽不必水化，但亦应嘱咐患者多次饮水，排尿量应保持在每日 2000ml 左右）
培美曲塞二钠	①预防血液学相关不良反应：第 1 次化疗开始前 7 日至少服用 5 次日剂量的叶酸 400μg，持续服用至最后一次给予培美曲塞后的 21 日。在第 1 次化疗前 7 日内肌内注射维生素 B₁₂一次，剂量为 1000μg，以后每 3 个周期（9 周）肌内注射 1 次，第 1 次之后的维生素 B₁₂给药可以与化疗在同一日进行。②预防皮肤反应：在培美曲塞治疗前 1 日、当日、第 2 日分别口服地塞米松 4mg，bid
环磷酰胺/异环磷酰胺	使用美司钠（巯基乙基磺酸钠）预防出血性膀胱炎，成人用量为环磷酰胺或异环磷酰胺用量的 60%，于化疗同时、4h 后、8h 后静脉注射
多西他赛	于多西他赛滴注前 1 日开始口服糖皮质激素（如地塞米松 8mg，bid），持续 3 日，预防过敏反应和体液潴留
紫杉醇	于紫杉醇治疗前 12h、6h 口服地塞米松各 20mg 或 30min 前，将地塞米松 10～20mg 稀释于 100ml 0.9% 氯化钠注射液静脉滴注，且治疗前 30～60min 肌内注射苯海拉明 50mg，静脉注射西咪替丁 300mg 或雷尼替丁 50mg
西妥昔单抗	首次滴注本药前 30～60min，必须接受抗组胺药物 H₁ 受体拮抗剂苯海拉明 50mg，im 治疗，建议随后每次使用之前都做同样处理
利妥昔单抗	每次滴注利妥昔单抗前应预先使用止痛剂（例如扑热息痛）和抗组胺药（例如苯海拉明，在开始滴注利妥昔单抗前 30～60min），如果所使用的治疗方案不包括皮质激素，还应预先使用皮质激素

（五）药品剂型或给药途径是否正确

临床上一般根据肿瘤所在部位、所选化疗方案，并结合抗肿瘤药物的性质来确定具体的给药途径，抗肿瘤药物常用的给药途径包括静脉滴注、静脉注射以及口服化疗。但在某些特殊情况下改变常规的给药途径，采取特定的给药方式可以加大对局部肿瘤细胞的杀灭力度，并减少对全身的不良反应。常见的特殊给药途径主要有以下 4 种。

1. 腔内注射

包括胸腔、心包腔和腹腔内化疗。常用药物有顺铂、卡铂、丝裂霉素、塞替派等。

2. 动脉插管化疗

对于局限性的肿瘤，为了提高局部药物浓度，可采用动脉介入灌注药物治疗，例如肝癌的肝动脉介入栓塞治疗（TACE）、头颈部癌的颈外动脉插管等。可选择的药物有5-氟尿嘧啶、多柔比星、顺铂、丝裂霉素等。

3. 鞘内注射

常用于治疗脑膜白血病或淋巴瘤，或其他实体瘤中枢神经系统内的转移，也可将抗肿瘤药直接注入脑脊液。常用的药物有甲氨蝶呤、阿糖胞苷。

4. 局部注射

将抗肿瘤药直接注射到肿瘤内，常用于浅表肿瘤的局部治疗和肝癌、肺癌等的姑息治疗。

表 2-9-13　常用抗肿瘤药物的特殊给药途径

药品名称	给药途径
5-氟尿嘧啶	动脉插管注射：原发性或转移性肝癌 腹腔内注射：$500 \sim 600 mg/m^2$，每周1次，$2 \sim 4$ 次为1个疗程
阿糖胞苷	皮下注射：用于维持治疗，每次 $1 \sim 3 mg/kg$，每周 $1 \sim 2$ 次 鞘内注射：$25 \sim 75 mg$ 溶于 $5 \sim 10 ml$，隔日1次，共3次 预防脑膜白血病：鞘内注射，每6周1次
丝裂霉素	腔内注射：每次 $6 \sim 8 mg$
多柔比星	膀胱内或胸腔内灌注：$30 \sim 40 mg$
吡柔比星	动脉给药：头颈部癌 $7 \sim 20 mg/m^2$，每日1次，连用 $5 \sim 7$ 日；亦可 $14 \sim 25 mg/m^2$，每周1次 膀胱内给药：$15 \sim 30 mg/m^2$，稀释为 $500 \sim 1000 \mu g/ml$，注入膀胱保留 $1 \sim 2 h$，每周3次
顺铂	胸腔注射：$30 \sim 60 mg/$次，腹腔注射 $100 \sim 160 mg/$次，均为每 $7 \sim 10$ 日1次 动脉注射：$20 \sim 30 ml$，插管推注，连用5日，3周重复 动脉灌注：用于头颈部肿瘤
干扰素	局部注射：瘤周浸润 腔内注射：癌性胸腹腔积液膀胱内灌注

（六）用法用量是否正确

在对抗肿瘤药物处方进行审核时，需要注意，同一种抗肿瘤药物往往有许多不同的适应证，可以用于多种肿瘤的治疗，而且给药途径可能各不相同，因此在给药剂量方面往往差异较大，需要关注每一种不同适应证的不同用法用量、是否有剂量过大或剂量不足的问题、给药的频次或给药间隔时间是否合理、疗程长短是否合理，此外还应该特别注意老年人、儿童、孕妇以及哺乳期妇女、肝肾功能不全等特殊人群的用药剂量是否进行了合理调整。

细胞毒类药物的给药剂量按体表面积计算，这类药物对肿瘤细胞的杀灭作用遵循一级动力学原则，即一定量的药物只能杀灭一定数量的肿瘤细胞，增加药物的给药剂量理论上可以杀灭更多的肿瘤细胞，但由于细胞毒性药物对正常细胞，尤其是增殖速率较快的口腔黏膜细胞和消化道上皮细胞等，也有杀灭作用，会产生严重的不良反应，机体不可能耐受无限增加的药物剂量或重复给药，因此为了让正常细胞有足够的恢复期，在给药方式上，可采取大剂量间歇给药、节拍化疗、短期连续给药、序贯给药等。

小分子表皮生长因子酪氨酸激酶抑制剂类和大分子单抗类靶向药物具有明确的作用通路与靶点，这些药物与靶点的结合具有一定的饱和性，当受体饱和时，增加剂量并不增加疗效，反而会导致比较严重的毒副作用。靶向药物的给药剂量一般根据患者的体重（kg）给药，在临床应用时，还可根据其不良反应的分级进行必要的剂量调整。

免疫检查点抑制剂类药物亦有一定的合适剂量，当达到一定剂量时，增加剂量不一定能增加疗效，而且这类药物的剂量与毒性之间的关系目前尚未清晰。临床应用时一般按体重（kg）或者固定剂量给药。

表 2 - 9 - 14　常用抗肿瘤药物儿科用药剂量

药品名称	用法用量
阿糖胞苷	皮下注射或静脉注射：1 日 100 ~ 120mg/m², 共 7 ~ 10 日。鞘内注射：25 ~ 30mg/m², q12h, 共 4 ~ 6 次
表柔比星	静脉注射：1 次 25 ~ 35mg/m², 每 3 周 1 次
多柔比星	静脉注射：1 日 20 ~ 25mg/m², 连续 3 日。累计总量不超过 500mg/m²
丙卡巴肼	口服：开始时 1 日 25 ~ 50mg/m², 逐渐增加至 1 日 100 mg/m², 分 3 次服
达卡巴嗪	静脉注射：1 日 200mg/m², 连用 5 日
洛莫司汀	口服：1 次 75 ~ 150mg/m², 每 6 ~ 8 周 1 次
5 - 氟尿嘧啶	静脉注射：起始量 1 日 12mg/kg, 用 4 ~ 5 日；连续静脉注射时，1 日 500mg/m², 持续 4h 以上，共 5 日
甲氨蝶呤	口服、肌内注射、静脉注射：连续使用每日 3.2mg/m², 间歇使用每日 15 ~ 20mg/m², 每周 2 次 静脉注射：白血病时可达 1 ~ 5g/m², 实体瘤 8 ~ 12g/m², 每 3 周 1 次，需用甲酰四氢叶酸钙解救 鞘内注射：根据不同年龄，1 次可用 8 ~ 15mg

药品名称	用 法 用 量
异环磷酰胺	常用量：静脉注射，1 日 50～60mg/kg，连用 4～5 日
	大剂量：单药治疗，静脉注射，1.2～2.5g/m²，每日 1 次，连续 3～5 日为 1 个疗程
	联合用药，静脉注射，1.2～2.0g/m²，每日 1 次，连续 5 日为 1 个疗程；每 1 个疗程间隔 3～4 周。
放线菌素 D	静脉注射：1 日 15μg/kg，连用 5 日。
丝裂霉素	静脉注射：隔日 1 次 5～6mg/m²，总量不超过 30mg/m²
高三尖杉酯碱	静脉滴注：1 日 0.08～0.1mg/kg，40～60 日为 1 个疗程，或间歇给药，1 日 0.1～0.15mg/kg，5～10 日为 1 个疗程，停药 1～2 周再重复用药
长春花碱	静脉注射：3.5～6mg/m²，每周 1 次
长春新碱	静脉注射：1 次 1.5～2mg/m²，最大 2mg，每周 1 次
替尼泊苷	静脉注射：1 次 1～3mg/kg，每周 2 次，可给药 2～3 月
依托泊苷	静脉注射：1 日 50mg/m²，连用 3～5 日
紫杉醇	静脉注射：单药剂量 1 次 135～200mg/m²，联合用药剂量 1 次 135～175mg/m²，3～4 周重复 1 次。
亮丙瑞林	皮下注射：1 次 30～90μg/kg，每 4 周注射 1 次
利妥昔单抗	静脉滴注：1 次 375mg/m²，每周 1 次

（七）联合用药是否适宜

联合化疗、化疗联合靶向治疗、化疗联合免疫治疗是目前抗肿瘤药物治疗中广泛应用的方式，目前也有联合使用靶向治疗和免疫治疗的方案，在临床上单一应用某种化疗药物治疗肿瘤的方法已极少见（除单药维持治疗外）。联合用药时应考虑以下几个方面的因素。

1. 从细胞增殖动力学角度考虑

（1）对增殖缓慢、生长比率较低的实体瘤，G_0 期（静止期）细胞较多，可先使用周期非特异性药物杀灭增殖期和部分 G_0 期细胞，使肿瘤负荷变小，驱使 G_0 期细胞进入增殖期，继而再使用周期特异性药物，往往可以达到比较好的疗效。

（2）对生长较快、生长比率较高的血液系统肿瘤，处于增殖期的细胞较多，一般应先使用周期特异性药物，使大量处于增殖周期的肿瘤细胞被杀灭，以后再使用周期非特异性药物杀伤其他各期细胞。待 G_0 期细胞进入增殖周期时，再重复上述步骤。

（3）同步化疗是一种特殊的序贯疗法，先使用对 S 期（DNA 合成期）细胞有杀灭作用的药物，使肿瘤细胞齐集于 G_1 期（DNA 合成前期），然后应用作用于

G_1 期的药物，可使疗效提高。

2. 从药物作用机制考虑

联合使用作用于不同位点、不同增殖周期的抗肿瘤药物，可使疗效增加。例如用于治疗上皮性卵巢癌的紫杉醇联合卡铂方案，紫杉类属于周期特异性细胞毒性药物，铂类属于周期非特异性细胞毒性药物，联合使用疗效确切；用于治疗胰腺癌的吉西他滨联合白蛋白结合型紫杉醇方案，吉西他滨属于抗代谢类药物，其作用具有细胞周期特异性，主要作用于 DNA 合成期即 S 期细胞，而紫杉醇是具有细胞周期特异性的抗肿瘤植物类药物，作用于有丝分裂期即 M 期细胞，通过促进微管蛋白二聚体的组合并阻止其解聚而促进肿瘤细胞凋亡。

3. 从药物毒副作用考虑

不同毒性的药物联合使用，可以通过减少方案中各种药物的剂量来降低其毒性，同时尽量避免相同毒性的叠加，从而达到减毒增效的目的。例如：用于治疗激素抵抗性前列腺癌（HRPC）的多西他赛（$75mg/m^2$）联合泼尼松的 3 周标准方案，该方案不仅能够提高肿瘤缓解率、疼痛缓解率及 PSA 缓解率，最常见的不良反应为多西他赛引起的脱发、疲乏和恶心，而泼尼松未增加不能耐受的毒副作用；该方案与多西他赛（$60mg/m^2$，第 2 日，21 日为 1 个周期）联合雌二醇氮芥（280mg，口服，每日 3 次，第 1~5 日）相比，可以明显减少血液学毒性，以及由雌二醇氮芥导致的较明显的静脉血栓（必须加用抗凝药物如阿司匹林）。用于治疗晚期霍奇金淋巴瘤的 MOPP 方案（氮芥、长春新碱、丙卡巴肼和泼尼松）中的泼尼松、长春新碱的骨髓抑制作用较小，将它们与其他药物联合使用，可减少对骨髓的抑制，但近来研究提示这一经典方案由于其影响生育功能和诱发第二肿瘤白血病等远期毒性反应，已经不是霍奇金淋巴瘤的最佳化疗方案。其他药物联合使用增加毒性的案例还包括：蒽环类药物具有心脏毒性，与其他具有心脏毒性的药物序贯或联合应用时应谨慎其总剂量的使用，例如多柔比星与米托蒽醌或丝裂霉素合用会加重心脏毒性，应降低多柔比星的总剂量；顺铂有明显的肾毒性，而异环磷酰胺也有导致出血性膀胱炎的副作用，两药若联合使用会加重蛋白尿，同时也可能增加耳毒性。

4. 从药物的抗瘤谱考虑

不论是传统的细胞毒类抗肿瘤药物，还是作用靶点较为明确的小分子靶向药物，亦或是抗肿瘤新生血管的单克隆抗体，以及免疫检查点抑制剂类抗癌药，这些不同的抗肿瘤药物可能会对同一肿瘤的肿瘤细胞均有杀灭作用，同时，某一肿瘤也可能对各种不同的抗肿瘤药物敏感，因此从药物的抗瘤谱角度，可以通过联合用药来增加疗效。例如：①非小细胞肺癌以铂类药物（顺铂或卡铂）为基础，联合吉西他滨、长春瑞滨、紫杉醇、多西他赛或者培美曲塞，目前在双药化疗的基础上联合纳武利尤单抗、帕博利珠单抗等免疫治疗药物也取得了较好的疗效。②胃肠道肿瘤可在 5 - 氟尿嘧啶或其同类药物卡培他滨的基础上，联合铂类、喜树碱类药物。③弥漫大 B 细胞淋巴瘤可在联合化疗方案 CHOP（环磷酰胺、多柔比星、长春新碱和泼尼松）基础上增加 CD20 单克隆抗体利妥昔单抗，组成 R - CHOP 方案。

（八）用药顺序是否正确

联合化疗方案中给药顺序的制定一般应遵循以下 3 个原则。

1. 药物相互作用原则

抗肿瘤药物之间发生相互作用包括药代动力学（主要影响吸收、分布、代谢和排泄）和药效学（主要为疗效的协同和增敏或发生拮抗作用）两方面，应注意给药的先后顺序以尽量减少或避免增加毒副作用。

2. 细胞增殖动力学原则

生长较慢的实体肿瘤处于增殖期的细胞较少，G_0 期细胞较多，一般情况下，先用周期非特异性药物杀灭一部分肿瘤细胞，使其进入增殖期后再使用周期特异性药物；而生长较快的血液肿瘤，一般应先用周期特异性药物大量杀灭处于增殖期的细胞，减少肿瘤负荷，然后再用周期非特异性药物杀灭残存的肿瘤细胞。

3. 药物刺激性原则

细胞毒性抗肿瘤药物多属于刺激剂或发疱剂，或兼有两种性质。刺激性抗肿瘤药物宜选择中心静脉给药或经外周静脉置管（PICC）给药；使用非顺序依赖性化疗药物（主要考虑没有代谢性药物相互作用），应根据药物的局部刺激性大小和浓度高低安排给药顺序，刺激性大者先用，刺激性类似者则按照"先浓后稀"的原则使用，因为化疗开始时静脉内皮细胞的结构稳定性好，药液渗出机率小，对周围组织的不良刺激也小。

表 2 - 9 - 15　常见化疗方案中的给药顺序

给药顺序			原　因
药物 1	药物 2	药物 3	
紫杉醇	顺铂		若先给予顺铂，可使紫杉醇的清除率下降约 30%，引起严重的骨髓抑制，降低疗效
顺铂	氟尿嘧啶		顺铂可增加细胞内四氢叶酸生成，提高细胞对氟尿嘧啶的敏感性，起协同作用
奥沙利铂	氟尿嘧啶		奥沙利铂为细胞周期非特异性药物，杀灭肿瘤细胞的同时，驱动 G_0 期细胞进入增殖周期，再使用作用于 S 期的氟尿嘧啶，产生协同作用。若先使用氟尿嘧啶，奥沙利铂会降低其清除率，增加其骨髓抑制等毒性

给药顺序			原　因
药物 1	药物 2	药物 3	
吉西他滨	顺铂		先用吉西他滨不良反应较轻
顺铂	伊立替康		先用顺铂可使伊立替康的活性代谢产物的清除率增加，降低不良反应的发生
依托泊苷	顺铂		依托泊苷作用于拓扑异构酶Ⅱ，抑制有丝分裂，使细胞分裂停止于 S 期或 G_2 期，顺铂是细胞周期非特异性药物
培美曲塞	顺铂		培美曲塞导致嘌呤和嘧啶合成障碍，使细胞分裂停止于 S 期，顺铂是细胞周期非特异性药物
氨磷汀	顺铂		氨磷汀要求在 15min 内滴注完成，30min 后再使用顺铂，避免与顺铂形成复合物而失效
甲氨蝶呤	亚叶酸钙		甲氨蝶呤通过拮抗叶酸而发挥细胞毒作用，亚叶酸钙是叶酸在体内的活性形式，先用亚叶酸钙会降低甲氨蝶呤的抗肿瘤作用
多柔比星表柔比星	紫杉醇多西他赛		两药会互相竞争共同的代谢途径，先用紫杉醇/多西他赛，会提高多柔比星/表柔比星及其代谢物的浓度，增加心脏毒性
伊立替康	依托泊苷		伊立替康增加细胞内拓扑异构酶Ⅱ mRNA 的含量，使其过表达，增强依托泊苷的作用
伊立替康	亚叶酸钙	氟尿嘧啶	先用伊立替康，其中间代谢物 SN‑38 的 AUC 较相反给药顺序下降约 40%，不良反应较轻；亚叶酸钙可增加四氢叶酸浓度，可进一步增强氟尿嘧啶的疗效
长春新碱	甲氨蝶呤环磷酰胺博来霉素		长春新碱抑制微管蛋白聚合，使细胞有丝分裂停止于中期，使增殖期细胞同步化于 M 期，阻滞作用在 6～8h 达到高峰，可提高后续使用的抗肿瘤药物的疗效
美司钠	环磷酰胺异环磷酰胺	美司钠	美司钠在环磷酰胺/异环磷酰胺使用同时、使用后 4h、8h 给药，美司钠可以与 CTX 和 IFO 的肾脏毒性代谢产物结合降低两者的膀胱毒性，但美司钠的半衰期较短
右丙亚胺	多柔比星表柔比星		右丙亚胺给药 30min 后，给予蒽环类药物，此时细胞内已变为开环螯合物，可干扰自由基的形成

（九）是否存在配伍禁忌

1. 不同药物配伍使用时，能发生浑浊、沉淀、产生气体及变色等外观异常的现象等理化反应的。例如：替加氟注射液呈碱性且含有碳酸盐，应避免与含有钙、镁离子及酸性较强的药物配伍使用以免生成沉淀。

2. 药品配伍使副作用或毒性增强，引起严重不良反应。例如：①化疗方案中使用大剂量顺铂需要水化利尿，但不能选择呋塞米利尿，因为顺铂与呋塞米合用存在配伍禁忌，药品说明书明确指出，顺铂化疗期间由于与其他具肾毒性或耳毒性药物合用会增加其毒性，须避免合用，可选择具有渗透性利尿作用的甘露醇。②甲氨蝶呤可增加抗凝血作用，甚至引起肝脏凝血因子的减少和（或）血小板减少症，因此与其他抗凝药物应谨慎合用。③伊立替康具有抗胆碱酯酶的活性，可延长琥珀胆碱的神经－肌肉阻滞作用而发生严重不良反应；伊立替康与地塞米松配伍可进一步加强淋巴细胞的抑制，增加后者引发高血糖的风险。

3. 药品配伍使药理作用或治疗作用过度增强，超出了机体所能耐受的能力，也可引起不良反应，甚至危害生命健康。例如：①芬太尼与艾司唑仑合用，芬太尼为强效阿片类麻醉性镇痛药，与苯二氮䓬类药物艾司唑仑联合使用，会加强后者呼吸减慢、呼吸困难，甚至死亡的风险，建议尽量不要联合使用，如必须联用，应尽量使用最小有效剂量，并限制在最短的必要疗程之内。②甲氨蝶呤与青霉素类药物配伍使用，使前者体内清除率降低，容易导致中毒；甲氨蝶呤与糖皮质激素配伍合用时前者血药浓度升高，导致骨髓抑制等毒性增加。

4. 药品配伍使治疗作用减弱或药品的稳定性降低。例如：贝伐珠单抗注射液的说明书中明确规定，不能将贝伐珠单抗与右旋糖或葡萄糖溶液同时或混合给药，因为贝伐珠单抗与右旋糖等含糖溶液相溶稀释时，贝伐珠单抗会呈浓度依赖性降解，导致药效降低甚至产生不良反应；因此，贝伐珠单抗应选用0.9%氯化钠注射液稀释，并使溶液的终浓度保持在1.4~16.5mg/ml之间。

（十）是否存在重复给药

1. 含有相同药物成分，但商品名不同的药物一起发药，这种问题常发生在中成药的联合使用中。例如：处方中同时包含安替可胶囊和华蟾素片两种，药物属于重复给药，安替可胶囊的主要成分为蟾皮和当归，华蟾素片的主要成分也是蟾皮，两药主要成分重复；而且安替可胶囊的说明书中提到，少数患者使用后可出现恶心、血象降低；过量、连续久服可致心慌。华蟾素片的说明书中提到，偶有腹痛、腹泻等胃肠道刺激反应。而据《中国药典》对蟾皮的描述，其性味辛温，有毒。华蟾素每素片重0.3g，安替可胶囊每片0.22g，两者的蟾皮含量均未明确标识。目前药典与相关权威书籍均未明确蟾皮的中毒剂量；蟾皮的主要成分为蟾蜍内酯类，属于强心苷药物，包括蟾毒灵、蟾蜍配基、华蟾酥毒基；强心苷类药物治疗窗比较窄，过量使用可能会中毒；两药重复使用会导致蟾皮用量增大，会增加胃肠道不良反应和心率失常发生的风险。

2. 含有相同主要成分的复方制剂联合使用。例如：含有对乙酰氨基酚的复方制剂氨酚羟考酮、氨酚双氢可待因、氨酚曲马多的联合使用，容易导致对乙酰氨基酚的过量使用，引起肝脏毒性。

3. 药理机制相同、作用重复的药物联合使用。例如：同一患者同日使用了注射用多柔比星后又使用注射用米托蒽醌，两者均为蒽环类抗肿瘤药物，作用机制相同，不良反应叠加。

七、案例分析

案例1(适应证是否正确)

（1）患者信息：男，29岁。

（2）临床诊断：转移性混合型生殖细胞瘤。

（3）处方用药

卡培他滨片	1000mg	qd	po

（4）分析如下

不适宜处方：生殖细胞瘤患者选用卡培他滨治疗，属于适应证不正确。卡培他滨的说明书适应证：可用于单药或者联合化疗治疗局部晚期或转移性结直肠癌、局部晚期或转移性胃癌，也适用于紫杉醇和其他化疗方案治疗无效的局部晚期原发性或转移性乳腺癌的进一步治疗。目前也有证据支持可超说明书适应证用于复发性卵巢癌及宫颈癌；但没有任何权威的循证医学证据提示生殖细胞瘤患者使用卡培他滨可以获益。

建议：放疗联合化疗或化疗（顺铂、足叶乙苷、甲氨蝶呤等）。

案例2(药物治疗方案是否合理)

（1）患者信息：男，45岁。

（2）临床诊断：结肠癌术后Ⅲa期。

（3）处方用药

伊立替康	315mg	ivd	d1
左旋亚叶酸钙	300mg	ivd	d1
5-氟尿嘧啶	700mg	iv	d1
5-氟尿嘧啶	4200mg	civ	46h

（4）分析如下

不适宜处方。Ⅲa期结肠癌术后辅助化疗选择伊立替康，治疗方案不合理。术后辅助化疗针对可能存在的残余和转移病灶以减少复发风险，肠癌术后辅助化疗的药物主要有氟尿嘧啶类，以及在氟尿嘧啶类药物基础上联合奥沙利铂；伊立替康主要用于晚期肠癌的化疗，用于术后辅助治疗目前无确凿的疗效证据。

建议：将伊立替康更换为奥沙利铂。

案例3（遴选的药品是否适宜）

（1）患者信息：女，45岁。

（2）临床诊断：结肠癌术后疼痛，磺胺过敏史。

（3）处方用药

塞来昔布胶囊　　　200 mg　　　q12h　　　po

（4）分析如下

不适宜处方。处方中存在用药禁忌，患者有磺胺类药物过敏史，此为塞来昔布和帕瑞昔布的应用禁忌；此外，布洛芬缓释胶囊有活动性或既往有消化性溃疡史，胃肠道出血或穿孔的患者禁用的禁忌，该肠癌术后患者也不推荐使用。

建议：术后疼痛可选择曲马多，口服一次50～100mg，必要时可重复；日极量不超过400mg；如果采用iv、ivd、im、ih等给药途径，50～100mg/次，日极量400mg。也可以选择患者自控静脉镇痛（PCIA）或患者自控硬膜外镇痛（PCEA），使用注射用吗啡、曲马多、芬太尼、舒芬太尼、瑞芬太尼等药物。

案例4（化疗预处理方案是否规范）

（1）患者信息：女，43岁。

（2）临床诊断：宫颈鳞状细胞癌Ⅳb期。

（3）处方用药

地塞米松	10mg +0.9%氯化钠注射液 20ml	iv	qd 化疗前30min
苯海拉明	40mg	im	qd 化疗前30min
雷贝拉唑钠	20mg +0.9%氯化钠注射液 100ml	ivdrip	qd 化疗前30min
紫杉醇	270mg +5%葡萄糖注射液 500ml	ivdrip	qd
卡铂	700mg +5%葡萄糖注射液 500ml	ivdrip	qd

（4）分析如下

不适宜处方。紫杉醇由于水溶性较差，需要加入助溶剂聚氧乙烯蓖麻油，而聚氧乙烯蓖麻油极易引起过敏性反应，紫杉醇本身也可能引起过敏，文献报道紫杉醇注射液的过敏反应发生率约为39%，其中严重过敏反应发生率约为2%。为了防止发生严重的过敏反应，接受紫杉醇治疗的所有患者均应预先行抗过敏处理。药品说明书及相关指南推荐可采用地塞米松 20mg 口服，通常在用紫杉醇化疗前 12h 及 6h 各口服 20mg，或地塞米松 10 ~ 20mg 稀释于 100ml 0.9% 氯化钠注射液，于化疗前 30min 静脉滴注。同时，化疗前 30min 应给予组胺 H_1 受体拮抗剂苯海拉明 50mg 肌内注射，H_2 受体拮抗剂西咪替丁 300mg 或雷尼替丁 50mg 静脉注射。

西咪替丁或雷尼替丁用于紫杉醇用药前的预处理，主要目的在于预防过敏反应以及可能出现的低血压，并非为了减轻紫杉类药物本身以及服用地塞米松片或静脉使用地塞米松后可能导致的胃酸分泌增加等胃肠道不适。因而，使用 PPI 及其他抑酸药物代替 H_2 受体拮抗剂是不适宜的。

案例 5（药品剂型或给药途径是否正确）

（1）患者信息：女，30 岁。

（2）临床诊断：非小细胞肺癌。

（3）处方用药

长春瑞滨注射液　　40mg + 0.9% 氯化钠注射液　　100ml　ivdrip　qd

顺铂注射液　　　　130mg + 0.9% 氯化钠注射液　　500ml　ivdrip　qd

（4）分析如下

不适宜处方。长春瑞滨的给药途径和溶媒用量不正确。多柔比星、米托蒽醌等蒽醌类抗肿瘤抗生素类药物，长春碱、长春瑞滨等植物碱类抗肿瘤药物均具有血管刺激性，会刺激血管内皮细胞，使细胞间隙增大、血管通透性增加，毛细血管痉挛，局部供血减少，药物浓度增加，容易引起药物性静脉炎；如果渗漏到血管外，会导致组织缺血、缺氧，导致局部强烈刺激反应，引起疼痛。因此建议使用静脉快速推注的给药途径，减少长春瑞滨等植物碱类药物与血管内皮细胞的接触时间，以达到减轻刺激性损害的目的。

该处方溶媒量使用过大，会导致药液与血管内皮细胞接触时间延长。实际操作中，为避免静脉炎，一般可将长春瑞滨稀释至终浓度为 0.5 ~ 2mg/ml（该处方为 0.4mg/ml），静脉注射 6 ~ 10min，然后用至少 75 ~ 125ml 的 0.9% 氯化钠注射液冲洗静脉，建议该处方溶媒用量修改为 20 ~ 80ml（例如可用 40ml）。

案例 6（用法用量是否正确）

（1）患者信息：男，46 岁。

（2）临床诊断：鼻咽癌放疗后复发。

（3）处方用药

替吉奥胶囊　　20mg × 280 粒　　91.5mg　bid　po

(4) 分析如下

不适宜处方。替吉奥的给药剂量不适宜。替吉奥由替加氟（FT）、吉美嘧啶（CDHP）和奥替拉西钾（OXO）3种成分以1:0.4:1的摩尔比组成复方制剂。药品说明书批准用于不能切除的局部晚期或转移性胃癌，仅用于适合使用替吉奥与顺铂联合化疗的患者。另根据《临床用药须知》，替吉奥还可用于晚期头颈癌。亦有文献将其用于晚期结直肠癌和耐药乳腺癌。

替吉奥胶囊说明书推荐使用剂量为：$40 \sim 60mg/$次（根据体表面积决定首次剂量，$<1.25m^2$为40mg；$1.25 \sim 1.5m^2$为50mg；$\geqslant 1.5m^2$为60mg；每日2次，早、晚餐后口服，连续给药28日，休息14日，6周为1个治疗周期。可根据患者实际情况增减给药量。每次给药量按40mg、50mg、60mg、75mg四个剂量等级顺序递增或递减。若未见实验室检查指标（血常规、肝肾功能）异常和胃肠道症状等安全性问题，且临床判断有必要增量时，则可按照上述顺序增加1个剂量等级，上限为75mg/次。

该鼻咽癌患者既往接受过多次放疗，91.5mg，bid剂量过大，很可能加重骨髓抑制、胃肠道不适等不良反应，建议按照体表面积调整给药剂量。

案例7（联合用药是否适宜）

(1) 患者信息：男，66岁。

(2) 临床诊断：肺鳞癌伴淋巴结转移。

(3) 处方用药

顺铂	120mg + 0.9%氯化钠注射液	500ml	ivdrip	Q3W
多西他赛	120mg + 0.9%氯化钠注射液	250ml	ivdrip	Q3W
呋塞米	20mg		iv	qd
甘露醇	100ml		ivdrip	bid

(4) 分析如下

不适宜处方。顺铂与呋塞米合用存在配伍禁忌，顺铂的药品说明书明确指出，顺铂化疗期间由于与其他具有肾毒性或耳毒性的药物合用，会增加其毒性，须避免合用，禁用呋塞米等利尿剂以增加尿量。

甘露醇具有渗透性利尿作用，使血管内渗透压升高、液体量增加即循环血量增加从而使顺铂在血液循环中的浓度相对降低；而呋塞米会使循环血量减少从而导致单位组织内铂类含量增加而加剧其肾毒性；甘露醇和呋塞米作用机制相反。联合使用药理作用拮抗。如果是心功能不全的患者，甘露醇因可增加血容量，可能会增加心衰的风险，使用中须注意监测。

案例 8（用药顺序是否正确）

（1）患者信息：女，49 岁。

（2）临床诊断：三阴性乳腺癌（TNBC）。

（3）处方用药

卡铂	550mg	ivdrip	qd
5% 葡萄糖注射液	250ml	ivdrip	qd
紫杉醇脂质体	240mg	ivdrip	qd
5% 葡萄糖注射液	500ml	ivdrip	qd

（4）分析如下

不适宜处方。先用卡铂而后用紫杉醇，给药顺序不合理；应该先注射脂质体紫杉醇，再注射卡铂。紫杉醇是周期特异性抗肿瘤药，先用可以使更多的肿瘤细胞阻滞在 G_2 期和 M 期，然后再使用周期非特异性抗肿瘤药卡铂进行广泛打击，可以增强细胞毒性作用以提高疗效。反之，如果先用卡铂，不仅会使阻滞在 G_2 和 M 期的肿瘤细胞减少 55%，降低疗效，还会因为卡铂和紫杉醇的血浆蛋白结合率均特别高（约 90%），且卡铂与白蛋白是以共价键不可逆结合，从而使紫杉醇血浆蛋白结合率降低，游离紫杉醇增加，导致其骨髓抑制与神经毒性增大。

案例 9（是否存在配伍禁忌）

（1）患者信息：女，34 岁。

（2）临床诊断：直肠中分化腺癌 T4N1M1。

（3）处方用药

地塞米松	10mg	iv	d1	
地塞米松	8mg	po	d2	d3
帕洛诺司琼	0.25 mg	iv	d1	
奥沙利铂	200mg			
0.9% 氯化钠注射液	250ml	ivdrip	d1	
卡培他滨	500mg	po	d1～14	bid

（4）分析如下

不适宜处方。奥沙利铂与碱性药物或溶液（例如：5 - 氟尿嘧啶、氨丁三醇），或氯化物一起配伍时，会部分转化为顺铂和左旋异构体（无抗肿瘤活性），从而降低了疗效，同时可能产生其他药物不良反应。因此，奥沙利铂应选用 5% 葡萄糖注射液 250～500ml 稀释，至少输注 2h（一般为 2～6h）。

案例 10（是否存在重复给药）

（1）患者信息：男，73 岁。

（2）临床诊断：左上肺鳞癌，癌痛。

（3）处方用药

氨酚伪麻美芬片（日片）/氨麻美敏片Ⅱ（夜片）　　　1 片　　　bid　po

氨酚羟考酮普通片　　　　　　　　　　　　　　330mg　q6h　po

（4）分析如下

不适宜处方。氨酚伪麻美芬片（日片）和氨麻美敏片Ⅱ（夜片）中各含对乙酰氨基酚 500mg，氨酚羟考酮普通片中每片含有对乙酰氨基酚 325mg。该处方合计对乙酰氨基酚的日使用剂量达到：500mg×2＋325mg×4＝2300mg。

《中国药典》（2015 年版 2 部）、《新编药物学》（第 17 版）、《癌症疼痛诊疗规范》（2011 年版）均明确规定，对乙酰氨基酚日服用剂量不能超过 2g/日，连续服用不能超过 10 日，有饮酒习惯者服用对乙酰氨基酚会增加肝损伤风险。《临床用药须知》（2015 年版）规定：复方镇痛药（氨酚羟考酮等）里面首次新增复合制剂日剂量限定，阐述为"对乙酰氨基酚有肝脏毒性，作为合剂使用每日药量不宜大于1.5g"。该患者为 73 岁高龄，应避免对乙酰氨基酚的超量使用，以免发生肝损害。

八、练习题

（一）选择题

1. 患者，男，79 岁。诊断为肺恶性肿瘤，患者心功能不全，在给患者拟定化疗方案时，尽可能不选的药物是（　　　）。

　　A. 博莱霉素　　　　　B. 长春碱类　　　　　C. 顺铂

　　D. 环磷酰胺　　　　　E. 多柔比星

2. 患者，女，74 岁。因"气喘 1 周余"就诊医院，纤支镜活检病理示：中分化腺癌。诊断为肺恶性肿瘤，行放射性治疗后，继续口服分子靶向药物治疗，治疗过程中更需要关注的最常见不良反应是（　　　）。

　　A. 皮疹和腹泻　　　　B. 恶心和呕吐　　　　C. 骨髓抑制

　　D. 脱发　　　　　　　E. 神经毒性

3. 用于预防和治疗肿瘤放疗、化疗导致患者呕吐的药物是（　　　）。

　　A. 奥美拉唑　　　　　B. 昂丹司琼　　　　　C. 西咪替丁

　　D. 苯海拉明　　　　　E. 米索前列醇

4. 选择性作用于 S 期的抗肿瘤药是（　　　）。

　　A. 紫杉醇　　　　　　B. 长春碱　　　　　　C. 环磷酰胺

D. 5 - 氟尿嘧啶   E. 多西紫杉醇

5. 选择性作用于 M 期的抗肿瘤药是（   ）。

    A. 5 - 氟尿嘧啶   B. 阿糖胞苷   C. 长春碱

    D. 甲氨蝶呤   E. 依托泊苷

6. 恶性淋巴瘤复发患者，此次选择 Hyper - CVAD 方案（包含环磷酰胺、长春碱、表柔比星、阿糖胞苷、甲氨蝶呤）化疗，化疗过程中出现皮疹、腹痛、低热，可能为下列什么药物所致？（   ）

    A. 环磷酰胺   B. 长春碱   C. 表柔比星

    D. 阿糖胞苷   E. 甲氨蝶呤

7. 患者，女，40 岁。乳腺癌切除术后 1 年，可用于防止乳腺癌复发的药物是（   ）。

    A. 甲睾酮   B. 雌二醇   C. 黄体酮

    D. 地塞米松   E. 他莫昔芬

8. 为了减轻甲氨蝶呤的毒性反应所用的救援剂是（   ）。

    A. 叶酸   B. 维生素 B   C. 硫酸亚铁

    D. 甲酰四氢叶酸钙   E. 维生素 C

9. 烷化剂中容易发生化学性膀胱炎的抗癌药物是（   ）。

    A. 氮芥   B. 环磷酰胺   C. 白消安（马利兰）

    D. 司莫司汀   E. 卡氮芥

10. 常用于治疗非小细胞肺癌的药物是（   ）。

    A. 环磷酰胺   B. 多柔比星   C. 顺铂

    D. 喜树碱   E. 奥沙利铂

11. 卡铂的主要不良反应是（   ）。

    A. 骨髓抑制较强   B. 肾毒性明显   C. 耳毒性明显

    D. 三者都是   E. 三者都不是

12. 下列属于低致吐风险的化疗药物是（   ）。

    A. 大剂量顺铂   B. 奥沙利铂   C. 伊立替康

    D. 紫杉类   E. 西妥昔单抗

13. 环磷酰胺在体内转化为烷化作用强的代谢物是（   ）。

    A. 4 - 羟环磷酰胺   B. 醛磷酰胺   C. 磷酰胺氮芥

    D. 氮芥   E. 丙烯醛

14. 患者，男，75 岁。自觉排尿困难伴疼痛，偶有血尿，泌尿系超声示前列腺占位，若确诊为前列腺癌后，可用（   ）治疗。

    A. 亮丙瑞林   B. 托瑞米芬   C. 氯米芬

D. 替勃龙　　　　　E. 十一酸睾酮

15. 甲磺酸阿帕替尼片可用治疗以下哪种疾病？（　　　）

　　A. 既往至少接受 2 种系统化疗后进展或复发的晚期胃腺癌

　　B. 转移性乳腺癌

　　C. 转移性混合型生殖细胞癌

　　D. 转移性肺癌

　　E. 转移性卵巢癌

16. 下列药物中，只能用 5% 葡萄糖注射液配制的是（　　　）。

　　A. 顺铂　　　B. 奥沙利铂　　　C. 甲氨蝶呤　　　D. 吉西他滨

17. 对非小细胞肺癌治疗描述不正确的是（　　　）。

　　A. Ⅰ～Ⅲa 期以手术为主的综合治疗

　　B. Ⅲb 期以放疗为主的综合治疗

　　C. Ⅳ期治疗以放疗为主

　　D. 维持治疗常使用培美曲塞（非鳞癌）、吉西他滨、EGFR－TKI 等药物

　　E. 化疗常用药物包括：顺铂、卡铂、长春瑞滨等

18. FOLFIRI 方案中，伊立替康、5－氟尿嘧啶、甲酰四氢叶酸钙三个药物的正确给药顺序是：（　　　）。

　　A. 先伊立替康后立即注射 CF，再予 5－FU

　　B. 先 5－FU 后立即注射 CF，再予伊立替康

　　C. 先伊立替康后 5－FU，再立即注射 CF

　　D. 先后顺序没有特定要求

19. 卡培他滨不可以用于以下哪种情况？（　　　）

　　A. 联合化疗治疗晚期直肠癌

　　B. 转移性结直肠癌

　　C. 晚期或转移性胃癌

　　D. 紫杉醇和其他化疗方案治疗无效的晚期原发性或转移性乳腺癌

　　E. 转移性混合型生殖细胞瘤

20. GP 方案（顺铂联合吉西他滨）正确的给药顺序是：（　　　）。

　　A. 先顺铂后吉西他滨　　B. 先吉西他滨后顺铂

　　C. 同时给予　　　　　　D. 先后顺序没有特定要求

（二）简答题

1. 请简述抗肿瘤药物处方审核的主要关注点？

2. 请简要概括抗肿瘤药物的规范化配制中的注意事项。

3. 简述非小细胞肺癌（NSCLC）的常用化疗方案有哪些？

4. 请简述化疗导致的恶心呕吐的药物防治方案。

参 考 答 案

(一) 选择题

1. E　2. A　3. B　4. D　5. C　6. D　7. E　8. D　9. B　10. C　11. A　12. D
13. C　14. A　15. A　16. B　17. C　18. A　19. E　20. B

(二) 简答题

1. 答：抗肿瘤药物处方审核要点包括适应证是否适宜、药物治疗方案是否合理、遴选的药品是否适宜、化疗预处理方案是否规范、药品剂型或给药途径是否正确、用法用量是否正确、联合用药是否适宜、用药顺序是否正确、是否存在配伍禁忌、是否存在重复用药等10个方面。

2. 答：①根据不同药物的特性合理选择溶媒。溶媒选择不恰当，药物与溶媒混合后会发生相互作用，出现变色、浑浊、结晶、沉淀、络合、降解等现象而导致药物失活，影响疗效，严重时甚至引起药物不良事件的发生。②配制浓度。抗肿瘤药物的有效血药浓度、与肿瘤细胞接触的时间是影响化疗效果的重要因素。部分药物说明书中对抗肿瘤药物的溶媒用量有明确的规定，通过对配制后终浓度或滴注时间长短的要求来限制载体用量大小。③滴注速度。一般要求快速输注的药物有环磷酰胺、多柔比星、长春瑞滨等；要求缓慢滴注的药物有阿糖胞苷（大剂量 1～3h）、奥沙利铂（2～6h）、紫杉醇、紫杉醇脂质体（大于 3h）、5-氟尿嘧啶（46h 持续静脉泵入）、大剂量甲氨蝶呤等。④关注配制后的药物稳定性。影响配伍溶液的稳定性的因素包括药物晶型、pH 值、溶媒极性、渗透压、药物化学结构、配制时的温度和存储温度、光照等。

3. 答：对于 NSCLC 患者，含铂两药方案是标准的一线化疗方案，常用的有 NP 方案（长春瑞滨＋顺铂/卡铂）、TP 方案（紫杉醇＋顺铂/卡铂）、GP（吉西他滨＋顺铂/卡铂）、DP（多西他赛＋顺铂/卡铂）、AP（培美曲塞＋顺铂/卡铂）。在化疗基础上可联合血管内皮抑素和靶向治疗药物。二线治疗可选择多西他赛、培美曲塞和 EGFR-TKI。对于不能手术切除的患者，推荐放化疗结合。完全切除的患者，推荐含铂两药方案术后辅助化疗。

4. 答：应根据患者使用的化疗方案的致吐风险分级、个体情况和病情需要，选用相应的止吐药物。

一般原则包括：①高致吐风险药物化疗可联合应用 5-HT$_3$ 受体拮抗剂、地塞米松和 NK-1 受体拮抗剂。②中致吐风险药物化疗可使用 5-HT$_3$ 受体拮抗剂和地塞米松二联治疗。③低致吐风险药物化疗可单药使用地塞米松。④极低致吐风险药物化疗不必常规应用止吐药物。

（刘韬　刘澍　观荣贵）

第十节　糖皮质激素类药物处方审核要点

一、糖皮质激素类药物的概念及来源

艾迪生病（Addison病，又称原发性肾上腺皮质功能减退症）最早于1855年由Thomas Addison及其同事报道。1935年自肾上腺皮质提取物分离出的天然糖皮质激素（可的松）上市。1948年美国风湿病学家Phillip Hench首次报道应用可的松治疗风湿性关节炎，可的松的"神奇疗效"使得卧床3年的29岁类风湿关节炎患者能下床行走。从此激素被应用到更广泛的临床领域，Phillip Hench也因此获得医学诺贝尔奖。此后通过对天然皮质激素的化学修饰，陆续开发出各种不同的合成糖皮质激素，如氢化可的松、泼尼松、地塞米松、倍他米松等。

肾上腺皮质激素是肾上腺皮质所分泌的激素的总称，属于甾体类化合物，按生理作用特点可分为糖皮质激素、盐皮质激素和性激素3大类。肾上腺皮质按形态学和生理功能又分为3个带，由外向内依次为球状带、束状带及网状带。其中球状带分泌的激素主要作用于水盐代谢，因而命名盐皮质激素，如醛固酮。束状带是合成糖皮质激素的重要场所，主要调节糖代谢，以氢化可的松、可的松为代表。网状带主要合成性激素。肾上腺皮质激素通常不包括性激素，临床常用的为糖皮质激素。

下丘脑－垂体－肾上腺（HPA）轴是神经内分泌系统的重要部分，体内糖皮质激素的分泌主要受该内分泌轴的调节。肾上腺皮质激素的分泌和生成受垂体促肾上腺皮质激素（ACTH）的调节，ACTH的生成和分泌受下丘脑促肾上腺皮质激素释放激素（CRH）的直接调控。ACTH对下丘脑起着短负反馈作用，而糖皮质激素对下丘脑及垂体前叶起着长负反馈作用。当糖皮质激素在血液中浓度的增加可以反馈性抑抑制CRH及ACTH的分泌，导致肾上腺糖皮质激素分泌的减少。在生理情况下，下丘脑、垂体和肾上腺三者处于相对的动态平衡中。在正常非应激情况下，氢化可的松的分泌量大概为10～20mg/d。肾上腺皮质激素的分泌可随生理需要而波动，应激情况下糖皮质激素的分泌增加，可达正常剂量的10倍，使机体能适应内外环境变化所产生的强烈刺激。而且内源性糖皮质激素的分泌呈脉冲分泌且有昼夜节律性，即清晨（约上午8时～10时）为分泌高潮，随后逐渐下降，午夜0～2时为分泌低潮期。这是由于促皮质素昼夜节律所引起。

二、糖皮质激素类药物的结构及构效关系

（一）糖皮质激素类药物的结构

肾上腺皮质激素类是甾体激素类的一种，因此甾体母核为其基本结构。肾上腺皮质激素保持生理活性所必需的共同结构特点为：甾体母核 21 碳、$C_{4 \sim 5}$ 有双键、C_3 有酮基、C_{17} 上的二碳侧链（即 C_{20} 羰基和 C_{21} 羟基）。

糖皮质激素结构特点：是在保持生理活性所必须的肾上腺皮质激素基本结构的基础上 C_{17} 上有羟基、C_{11} 位有酮基（如可的松）或羟基（如氢化可的松），酮基变羟基，活性增强。该结构对糖代谢作用较强，所以为糖皮质激素。

盐皮质激素结构特点：是在保持生理活性所必须的肾上腺皮质激素基本结构的基础上 C_{17} 上无羟基、C_{11} 无氧（11 - 去氧皮质酮），或有氧但与 C_{18} 形成内脂环（如醛固酮）。该结构对水盐代谢作用较强，但对糖代谢的作用很弱。

（二）糖皮质激素类药物的构效关系

为提高糖皮质激素的临床疗效，降低不良反应，对可的松和氢化可的松进行改造，合成了一系列糖皮质激素（具体结构见图 2 - 10 - 1）。

1. 引入双键

C_1 和 C_2 间引入双键，则可的松变为泼尼松，氢化可的松变为泼尼松龙，其糖代谢和抗炎作用增强，水盐代谢略有减弱。

2. 引入甲基

C_6 上引入甲基，氢化可的松变为甲泼尼龙，抗炎作用增强，水盐代谢作用减弱。

3. 引入氟

氢化可的松的 9α 位引入氟，成为氟氢可的松，抗炎作用提高，水钠潴留作用也增强。若在 6α 与 9α 都引入氟，成为氟轻松。

4. 引入羟基、甲基

C_9 上引入氟，C_{16} 上引入甲基或 C_{16} 上引入 α - 羟基，泼尼松龙分别变为地塞米松和曲安西龙，受体亲和力进一步加强，抗炎作用显著增强，对糖代谢影响小，几乎无水盐代谢作用，药物作用时间延长。地塞米松和倍他米松的分子结构式相同，特点是 16 位为甲基取代，区别在于当 16 位甲基位于 α 位时即为地塞米松，位于 p 位时即为倍他米松。地塞米松和倍他米松在全身用糖皮质激素类药物中的抗炎活性最高，较氢化可的松强 20～30 倍，较泼尼松或甲泼尼龙强 5～7 倍。

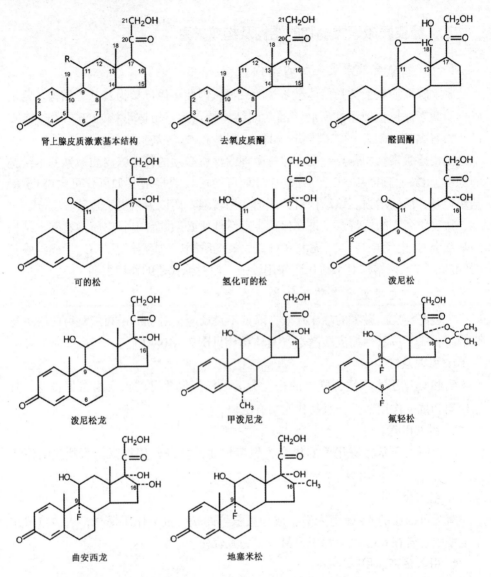

图 10 - 1　肾上腺皮质激素类药物的化学结构

三、糖皮质激素的分类

（一）按来源分类

按来源糖皮质激素可分为内源性糖皮质激素（如可的松、氢化可的松）和外源性糖皮质激素（如泼尼松、泼尼松龙、甲泼尼龙、倍他米松、地塞米松）。内源性糖皮质激素除了具有糖皮质激素活性外，还同时具有弱的盐皮质激素的活性。外源性糖皮质激素较内源性糖皮质激素盐皮质激素活性更低，而糖代谢作用和抗炎作用明显增强（地塞米松、倍他米松的盐皮质激素活性几乎为0），因此水钠潴留的副作用也相应降低。

（二）按作用时间分类

按作用时间分类，糖皮质激素可分为短效、中效与长效三类。短效药物如氢化可的松和可的松，作用时间多在 8 ~ 12h；中效药物如泼尼松、泼尼松龙、甲泼尼龙，作用时间多在 12 ~ 36h；长效药物如地塞米松、倍他米松，作用时间多在 36 ~ 54h（表 2 - 10 - 1）。糖皮质激素类药物的抗炎活性是由抗炎强度和抗炎作用持续时间等多方面因素共同决定的。长效糖皮质激素作用持续时间长，且对 HPA 轴的抑制作用强，因此不能长期使用，只能短期使用或用于其他激素无效的情况下使用。中效糖皮质激素抗炎作用持续时间较短，对 HPA 轴抑制作用较弱，因而可长期使用。

表 2 - 10 - 1　常用糖皮质激素类药物比较

类别	药物	对糖皮质激素受体的亲和力	水盐代谢（比值）	糖代谢（比值）	抗炎作用（比值）	等效剂量（mg）	血浆半衰期（min）	作用持续时间（h）	对 HPA 轴的抑制时间（d）
短效	氢化可的松	1.00	1.0	1.0	1.0	20.00	90	8 ~ 12	1.25 ~ 1.50
	可的松	0.01	0.8	0.8	0.8	25.00	30	8 ~ 12	1.25 ~ 1.50
中效	泼尼松	0.05	0.8	4.0	3.5	5.00	60	12 ~ 36	1.25 ~ 1.50
	泼尼松龙	2.20	0.8	4.0	4.0	5.00	200	12 ~ 36	1.25 ~ 1.50
	甲泼尼龙	11.90	0.5	5.0	5.0	4.00	180	12 ~ 36	1.25 ~ 1.50
	曲安西龙	1.90	0	5.0	5.0	4.00	>200	12 ~ 36	2.25
长效	地塞米松	7.10	0	20.0 ~ 30.0	30.0	0.75	100 ~ 300	36 ~ 54	2.75
	倍他米松	5.40	0	20.0 ~ 30.0	25.0 ~ 35.0	0.60	100 ~ 300	36 ~ 54	3.25

注：表中水盐代谢、糖代谢、抗炎作用的比值均以氢化可的松为 1 计；等效剂量以氢化可的松为标准计。

糖皮质激素发挥抗炎作用主要是通过与糖皮质激素受体结合，经直接基因转录调控（糖皮质激素 - 糖皮质激素受体复合物进入细胞核结合形成同源二聚体后，可与 DNA 序列上的糖皮质激素反应元件结合，从而激活相关基因的转录表达）和间接基因的调控（糖皮质激素 - 糖皮质激素受体复合物直接作用于核转录因子，并通过转录因子的活性对炎症基因的转录进行调控）发挥作用。糖皮质激素通过调节基因表达和糖、脂肪、蛋白质的合成代谢，从而参与疾病的病理和生理过程。因此糖皮质激素的药理作用并不是药物直接作用的结果，而是通过调节不同基因转录、蛋白质的合成而起作用。糖皮质激素类药物的血浆半衰期与其药效的作用持续时间并不具有相关性，决定药物作用时间长短的不是血浆半衰期，而是生物半效（衰）期。这也解释了为什么人体血液中的糖皮质激素类药物已经代谢和排泄完毕后，而体内的激素生物效应还持续存在。

等效剂量的含义为不同药物虽然服用的剂量不同，但是疗效却等同，临床可根据等效剂量进行不同药物的替换。以下药物抗炎作用是相同的，服用可的松 25mg = 氢化可的松 20mg = 泼尼松 5mg = 泼尼松龙 5mg = 甲泼尼龙 4mg = 曲安西龙 4mg = 地塞米松 0.75mg = 倍他米松 0.6mg。

等效剂量并不适用于所有的给药途径，等效剂量的换算目前只适用于口服、静脉以及肌内注射（溶液型注射液）给药途径。对于经口吸入、肌内注射（混悬型注射液）、滑膜腔内注射、外用等途径给药，不宜采用等效剂量换算。因为与口服和静脉给药相比，药物吸收的快慢、多少，起效时间和药效持续的时间等不明确，个体差异大，影响因素多，药代和药效学参数无法预测。

（三）按给药途径分类

糖皮质激素按给药途径分类，可分为口服、注射、局部外用或吸入用糖皮质激素。

1. 口服用糖皮质激素

口服用糖皮质激素类药物多以原型及其醋酸酯类形态存在（表 2 – 10 – 2），大多脂溶性高，片剂口服后吸收迅速，肝脏首过效应小，生物利用度高。

表 2 – 10 – 2　常用糖皮质激素类药物的口服制剂

类别	药品名称		剂型
短效	醋酸可的松	醋酸酯	片剂
	醋酸氢化可的松	醋酸酯	片剂
	氢化可的松	原型	片剂
中效	醋酸泼尼松	醋酸酯	片剂
	泼尼松龙	原型	片剂
	醋酸泼尼松龙	醋酸酯	片剂
	甲泼尼龙	原型	片剂
	曲安西龙	原型	片剂

续表

类别	药品名称		剂型
长效	倍他米松		片剂
	地塞米松	原型	片剂
	醋酸地塞米松	醋酸酯	片剂

2. 注射用糖皮质激素

糖皮质激素类药物的注射剂型包括溶液型注射剂（在水中或其他溶媒中易溶且稳定的药物，如地塞米松磷酸钠、氢化可的松注射液）、混悬型注射剂（在水中溶解度小或为延长疗效而制成混悬液的药物，如醋酸可的松、曲安奈德等）和粉针剂（为白色疏松块状物，临用前以适当的溶媒溶解。溶解后的特性和用法同溶液型注射液，如氢化可的松琥珀酸钠、甲泼尼龙琥珀酸钠），具体见表2-10-3。

表2-10-3 常用的注射用糖皮质激素

类别	药品名称		剂型及性状	给药途径
短效	醋酸可的松	醋酸酯	乳白色微细颗粒混悬液（灭菌混悬液）	肌内注射
	醋酸氢化可的松	醋酸酯	乳白色微细颗粒混悬液（灭菌混悬液）	肌内注射
	氢化可的松	原型	无色澄清液体（灭菌稀乙醇溶液）	静脉滴注
	氢化可的松琥珀酸钠	琥珀酸钠	白色疏松块状物（无菌冻干品）	静脉给药、肌内注射、关节内注射液
中效	醋酸泼尼松龙	醋酸酯	乳白色微细颗粒混悬液（灭菌混悬液）	肌内注射、关节内注射
	甲泼尼龙	琥珀酸钠	白色疏松块状物（无菌冻干品）	静脉给药、肌内注射
长效	倍他米松磷酸钠	磷酸钠	无色澄清液体（灭菌水溶液）	静脉给药、肌内注射
	地塞米松磷酸钠	磷酸钠	无色澄清液体（灭菌水溶液）	静脉给药、肌内注射、关节内注射
	醋酸地塞米松	醋酸酯	乳白色微细颗粒混悬液（灭菌混悬液）	肌内注射、关节内注射
	醋酸曲安奈德	醋酸酯	乳白色微细颗粒混悬液（灭菌混悬液）	肌肌内注射、关节内注射
	曲安奈德	原型	乳白色微细颗粒混悬液（灭菌混悬液）	肌内注射、关节内注射

注射用糖皮质激素按给药途径分为可供静脉用的糖皮质激素和非静脉用（肌内注射、关节内注射）的糖皮质激素。只有溶液型注射剂才能静脉给药，而混悬型注射剂严禁静脉给药。目前，可肌内注射的药物剂型有两种：溶液型和混悬型，两者体内药物的动力学和药效学有很大差异。溶液型注射剂在深部肌内注射后，吸收十分迅速，起效快。正常情况下，可认为与静脉给药的效果等同。而混悬型注射剂肌内注射后，药物从不溶性颗粒中溶解的过程较缓慢，因此混悬型注射液肌内注射后吸收缓慢，药效持续长久，个体差异大，没有规律的药动学参数。如曲安奈德混悬液作用持续时间为 1～2 周，复方倍他米松注射液（每 1ml 注射用含 5ml 倍他米松二丙酸酯及 2ml 倍他米松磷酸钠）作用持续时间为 3～4 周。

注射用糖皮质激素需考虑药物的溶媒，如氢化可的松注射液是以乙醇作为溶媒的注射液，氢化可的松不溶于水，但可溶于稀乙醇，注射剂中含有 50% 乙醇，因此不能静脉或肌内注射，只能缓慢静脉滴注（当乙醇浓度 >10% 时，肌内注射有疼痛感，因乙醇易透过人红细胞膜，故静脉注射时应防止溶血的发生；当乙醇浓度 =60% 时（体外试验表明），红细胞立即凝聚生成深红色束状沉淀）。氢化可的松临用前注射用必须充分稀释，用前加 25 倍氯化钠注射液或 5% 葡萄糖注射液 500ml 稀释后静脉滴注。但是注射用氢化可的松琥珀酸盐粉针剂不含乙醇，可静脉注射或滴注，也可肌内及关节腔和软组织给药，且给药速度可快。

苯甲醇也是注射剂的附加剂，可作为溶媒、抑菌防腐剂和止痛剂等使用。甲泼尼龙和曲安奈德注射液附加剂中含苯甲醇，因此禁止用于儿童肌内注射。因为苯甲醇与臀肌挛缩症存在相关性（患者常行路困难，多数类似青蛙跳跃式前进，又叫"青蛙腿"）。故 2005 年国家食品药品监督管理总局发文《关于加强苯甲醇注射液管理的通知》，严格规定凡含有苯甲醇作溶媒的注射剂，均应在说明书标明"本品含苯甲醇，禁止儿童肌内注射"。2012 年 CFDA 发布关于组织开展含苯甲醇的注射液说明书检查的通知，要求含苯甲醇的注射液说明书必须明确标注"本品含苯甲醇，禁止儿童肌内注射"，未按要求修订的，一律不得上市。

3. 局部用糖皮质激素

（1）外用糖皮质激素　外用糖皮质激素按作用强度常分为 4 级，即超强效、强效、中效和弱效（具体见表 2 – 10 – 4）。激素的结构是决定其作用强度的主要因素，但浓度、剂型也可影响作用强度。如 0.1% 戊酸倍他米松为超强效，而 0.05% 戊酸倍他米松为强效。其中超强效激素和强效激素适用于重度、肥厚性皮损，一般每周用药不超过 50g，连续用药不超过 2～3 周，尽量不用于小于 12 岁儿童，不应大面积长期使用。除非特别需要，一般不应在面部、乳房、会阴及褶皱部位使用超强效激素和强效激素。中效激素适合轻中度皮损，可以连续用 4～

6周，小于12岁儿童连续应用尽量不超过2周，不应大面积长期使用。弱效激素适用于轻度及重度皮损，可用于儿童，也可短时间较大面积使用，必要时可以长期使用。

表2-10-4 皮肤科常用外用糖皮质激素类药物

作用强度	药物名称	常用浓度（%）
弱效	醋酸氢化可的松	1.0
	醋酸甲泼尼龙	0.25
	醋酸泼尼松龙	0.5
	醋酸地塞米松	0.05
	丁酸氯倍他松	0.05
中效	曲安奈德	0.025~0.1
	丁酸氢化可的松	1.0
	醋酸氟氢可的松	0.025
	氟氢松	0.01
	丙酸倍氯米松	0.025
	糠酸莫米松	0.1
强效	氟氢松	0.025
	氯氟舒松	0.025
	戊酸倍他米松	0.05
	丙酸氯倍他索	0.02~0.05
	氯氟舒松	0.1
超强效	戊酸倍他米松	0.1
	卤美他松	0.05
	双醋二氟松	0.05

注：表中糖皮质激素类药物大多为乳膏或软膏剂型，少数为溶液剂或硬膏剂型。

（2）眼内局部用糖皮质激素类药物 滴眼液分两种类型，即滴眼液和眼膏（表2-10-5）。按药物作用时间分类，糖皮质激素的眼用制剂也可分为短效、中效和长效3个种类。其中短效类的眼内制剂如氢化可的松眼液，作用时间为8~12h；中效的眼内制剂如1%醋酸泼尼松龙眼液、0.1%氟米龙眼液等，作用时间为12~36h；长效的眼内制剂如0.025%地塞米松磷酸钠眼液，作用时间为36~54h。此外还有激素联合抗菌药物的复方制剂，如妥布霉素+地塞米松眼液和眼膏。一般而言，滴眼液或眼膏的药物浓度越高，进入眼内的药物浓度也越高。乙酸配方制剂有亲脂性的特点，因此较磷酸盐制剂有更好的角膜渗透性。

表2－10－5　眼内局部常用糖皮质激素类药物

药物名称	常用浓度（%）	
	滴眼液	眼膏
醋酸可的松	0.5	0.25、0.5、1
醋酸氢化可的松	0.5	0.5
醋酸泼尼松	0.1	0.5
地塞米松磷酸钠	0.025	
氟米龙	0.1	0.1

4. 吸入型糖皮质激素

吸入型糖皮质激素是治疗气道急、慢性炎症的常用药物。目前，吸入型糖皮质激素主要给药方法包括压力型定量气雾剂、干粉吸入剂和雾化吸入等，呼吸科常用的吸入型糖皮质激素见表2－10－6。吸入型糖皮质激素与全身用糖皮质激素在药理学和药代动力学特性上有很大差异。吸入型糖皮质激素的作用特点包括：药物可直达气道或肺部，局部作用强，且局部药物浓度越高，疗效越好；另外吸入型糖皮质激素的使用剂量小，安全性好，不良反应发生率低于系统性糖皮质激素，对HPA轴抑制作用显著降低，且声音嘶哑等常见的不良反应在停药后均可恢复。

表2－10－6　常用吸入型糖皮质激素的每日剂量（μg）

药物	低剂量	中剂量	高剂量
二丙酸倍氯米松	200～500	500～1000	>1000～2000
布地奈德	200～400	400～800	>800～1600
丙酸氟替卡松	100～250	250～500	>500～1000
环索奈德	80～160	160～320	>320～1280

吸入型糖皮质激素经吸入装置后，绝大部分都停留于口咽部，只有小部分沉积于肺内。停留在口咽部的糖皮质激素经吞咽进入胃肠道从而被吸收，经肝脏的首过效应后进入血循环。吸入肺部的糖皮质激素沉积在各级支气管而发挥其局部抗炎作用，其中直径<2μm的药物颗粒可进入终末肺组织，透过气－液屏障直接吸收进入血循环。因此吸入型糖皮质激素潜在的全身不良反应取决于由消化道及肺组织吸收入血的药物总量。

吸入型糖皮质激素与皮质激素受体亲和力高，肺组织、气道上皮细胞和支气管血管细胞上都有丰富的糖皮质激素受体，因此到达靶细胞的药物多（其中二丙酸倍氯米松的受体亲和力较低，但是其活性代谢物17－单丙酸倍氯米松的受体亲和力高）。不同吸入型糖皮质激素的肝脏首过代谢率不同，其中丙酸氟替卡松和布地奈德的首过代谢率高，分别为99%和90%（经口咽部进入血液药物量小，大部分被肝脏灭活，因此不良反应主要由肺组织吸收入血的糖皮质激素量决定），而二丙酸倍氯米松的首过代谢率较低，仅为60%～70%（不良反应主要由经口咽部吞入消化道吸收的糖皮质激素量决定）。

吸入型糖皮质激素的亲脂性和亲水性也是影响药动学两个重要参数。高亲脂性的糖皮质激素能够有效地穿过靶细胞膜，与胞浆内受体结合。但是如果亲脂性较大，亲水性低，则较难渗透气道黏膜的亲水层，因此要求吸入型糖皮质激素既有适度亲脂性和亲水性。常用的吸入型糖皮质激素中，布地奈德既有较高亲脂性，又有较高亲水性，因此更易透过气道黏液层，起效时间更快（表2-10-7）。

表2-10-7　常用吸入型糖皮质激素的药理学特性对比

参数	二丙酸倍氯米松/ 17-单丙酸倍氯米松	布地奈德	丙酸氟替卡松
糖皮质激素受体亲和力	140/1440	850	1540
起效时间	3日内（需代谢活化）	3h	12h
亲水性（μg/ml）	0.1/10	14	0.04
亲脂性（log P）	4.9/4.3	3.6	4.5
肺部滞留时间	短	长	中
血浆蛋白结合率（%）	87	88	90
系统清除率（L/h）	150/120	84	69
清除半衰期（h）	0.5/2.7	2.8	7.8
分布容积（L）	20/424	280	318
肾上腺皮质抑制	低	低	高

吸入型糖皮质激素主要在肝脏代谢清除，清除率越低、半衰期越长的糖皮质激素在体循环中的滞留时间也长，不良反应发生的风险也大。吸入型糖皮质激素分布容积越高，肺内的清除减慢，虽有利于在肺内发挥其药理作用。但有可能产生更强的全身性副作用。

布地奈德是唯一被美国食品药品监督管理局（美国FDA）批准可用于≤4岁儿童的雾化吸入型糖皮质激素。丙酸氟替卡松目前批准用于4～16岁儿童的哮喘。

吸入型糖皮质激素不能随意使用全身用糖皮质激素替代。如地塞米松注射液，因其为水溶性，全身吸收广泛，分子较大，多沉积在大气道，与气道黏膜组织结合较少，肺内沉积率低，与糖皮质激素受体的亲和力低，在气道内滞留时间也短，疗效相对较差，且因是长效类激素，可持久抑制下丘脑－垂体－肾上腺轴，故《糖皮质激素雾化吸入疗法在儿科使用的专家共识》不推荐地塞米松注射液雾化吸入。泼尼松和氢化可的松雾化吸入时可因药物水溶性强而导致局部疗效弱。

四、糖皮质激素的药代动力学

糖皮质激素类药物在体内的吸收、分布、代谢、排泄过程见表2－10－8。

表2－10－8　常用糖皮质激素类药物的药代动力学特点

药物种类	药物名称	药代动力学特征改变			
		代谢前生理及药理活性	代谢部位	代谢后生理及药理活性	药动学特征与药效学关系
内源性糖皮质激素	氢化可的松	有活性	肝脏。可的松本身无生理活性，只有在肝脏被代谢为氢化可的松，才能发挥生理及药理作用	无活性代谢产物	无需肝脏代谢活化，紧急状态时应用可直接发挥作用
	可的松	无活性		有活性氢化可的松	须经肝脏代谢活化后起作用，肝功能受损时慎用，应激状态时勿用
人工合成糖皮质激素	泼尼松	无活性	肝脏。代谢形式同可的松和氢化可的松，泼尼松本身无生理活性，只有在肝脏被代谢为泼尼松龙，才能发挥生理及药理作用	有活性泼尼松龙	须经肝脏代谢活化后起作用，肝功能受损时慎用，应激状态时勿用
	泼尼松龙	有活性		无活性代谢产物	无需肝脏代谢活化，直接发挥作用
人工合成糖皮质激素	甲泼尼龙曲安西龙地塞米松倍他米松	有活性	主要在肝脏	无活性代谢产物	无需肝脏代谢活化，直接发挥作用

（一）吸收

氢化可的松口服生物利用度为96%，口服后吸收快而完全，在 1~2h 内血中浓度达高峰，作用可维持 8~12h。混悬液肌内注射吸收较慢（因药物从不溶性颗粒中溶解的过程较缓慢），如注射在关节腔内，其作用可维持一周，且全身作用很少。

糖皮质激素局部（关节囊、滑膜腔、眼、皮肤）给药，也可吸收。长期大面积皮肤给药会吸收足够剂量，以致产生全身作用，引起各种不良反应。

（二）分布

氢化可的松吸收入血后，约有10%游离，游离的皮质激素才具有生物活性。其余90%均与血浆蛋白结合而成贮存型（高亲和力，延长在体内消除的时间），不具生物活性。结合型氢化可的松大部分（约90%）与皮质类固醇结合球蛋白（CBG）结合，另外10%与血浆白蛋白结合（亲和力差，结合疏松）。当游离的皮质激素被代谢后，皮质激素从疏松结合中脱离出来而释放入血中，又迅速地被肝脏破坏。人工合成糖皮质激素较内源性糖皮质激素，蛋白结合降低，游离增加，抗炎作用增强。除了泼尼松龙，合成类固醇与 CBG 的亲和力极低或没有，它们要么较弱地结合于血浆白蛋白、要么以游离类固醇形式循环。

（三）代谢

糖皮质激素可在全身各个组织器官代谢，但主要在肝脏代谢，主要代谢途径是 A 环上的还原反应，包括 $C_4 \sim C_5$ 之间的双键加氢还原为无活性的代谢物；C_3 位的酮基被羟基取代，并通过羟基与葡萄糖醛酸或硫酸结合，由尿中排出。此外，C_{20} 酮基还原和 C_{17} 侧链氧化代谢也参与糖皮质激素的代谢。故肝肾功能不全时，糖皮质激素类药物的血浆半衰期延长。可的松与泼尼松等在 11β - 羟甾脱氢酶作用下，将 11 位碳原子上的氧在肝中转化为羟基，生成活性代谢物氢化可的松和泼尼松龙，因此肝功能障碍患者、急性或严重应激状态应使用氢化可的松、甲泼尼龙或地塞米松，它们无需代谢可直接发挥作用。

当与肝药酶诱导剂（如利福平、苯巴比妥、苯妥英）合用时，能加快糖皮质激素的灭活，需要增加糖皮质激素的剂量。而当与 CYP3A4 强抑制剂（如克拉霉素、伏立康唑等）合用，导致药物代谢降低，血药浓度升高，引起药物蓄积和肾上腺功能抑制，必要时降低糖皮质激素的用量。

（四）排泄

糖皮质激素主要排泄部位为肾脏，代谢物绝大部分从尿中排泄，另有少量从粪便中排出。氢化可的松的排泄很快，90%以上在 48h 内出现在尿中。

五、糖皮质激素的生理效应和药理作用

（一）糖皮质激素类药物的生理效应

糖皮质激素的作用随剂量的不同而不同，在生理剂量下糖皮质激素主要影响机体正常的物质代谢过程，如调节糖、蛋白质、脂肪、水、电解质和核酸的合成与代谢等。

1. 糖代谢

糖皮质激素是调节糖代谢的重要激素之一，对维持机体血糖的正常水平起重要作用。糖皮质激素能增加肝糖原和肌糖原的含量，并且能升高血糖，其作用机制主要包括：①促进糖原异生，刺激肝脏、肌肉、肾脏等器官合成糖原或葡萄糖；②减慢葡萄糖分解为 CO_2 的氧化过程，有利于丙酮酸和乳酸等中间代谢产物再合成葡萄糖，从而增加血糖的来源；③减少外周机体组织对葡萄糖的摄取和利用，最终导致血糖的升高。

2. 蛋白质代谢

糖皮质激素不仅能加速多种组织（如骨、肌肉、胸腺、淋巴、皮肤等）中的蛋白质分解，增加尿中氮的排泄；而且大剂量的糖皮质激素还能减少蛋白质的合成，从而造成负氮平衡。故长期服用糖皮质激素后可能会引起肌肉消瘦、骨质疏松、皮肤变薄和伤口愈合延缓等不良反应。其可能的作用机制是糖皮质激素可提高蛋白分解酶的活性，也可能通过激活泛素蛋白酶复合体系统来诱导蛋白质的分解代谢。再者，糖皮质激素还可影响胰岛素刺激蛋白质合成的功能。

3. 脂质代谢

短期使用糖皮质激素对脂质代谢无明显影响。但是大剂量长期使用糖皮质激素可增加血浆的胆固醇水平，激活四肢皮下的脂酶，还能促使皮下脂肪分解和使脂肪重新分布于面部、胸、背及臀部，从而形成满月脸和向心性肥胖。如库欣综合征患者常表现为"满月脸、水牛背"的特殊体型，该体型的特点是面圆、背厚、躯干部发胖而四肢消瘦。对于这种现象的一种假设认为，是由于外周和躯干脂肪细胞对胰岛素和糖皮质激素促进的脂解作用敏感性不同所致。躯干的脂肪细胞主要对水平升高了的胰岛素起反应，其胰岛素水平的升高是由于糖皮质激素引起的高血糖症所致，而外周的脂肪细胞对胰岛素的敏感性较低，并且主要对糖皮质激素促进其他脂解激素的作用起反应。

4. 水和电解质代谢

糖皮质激素也有较弱的盐皮质激素样作用，能潴钠排钾。此外，糖皮质激素还能增加肾小球滤过率和拮抗抗利尿激素，减少远端肾小管对水的重吸收，故有

一定的利尿作用。肾上腺皮质功能不足患者（如艾迪生患者），肾脏再吸收水的能力明显降低，严重时可出现"水中毒"，但适当的替代疗法可使患者症状得到缓解。此外，长期使用糖皮质激素也可引起低血钙，这可能与其减少小肠对钙的吸收和抑制肾小管对钙的重吸收从而促进尿钙排泄有关。

5. 核酸代谢

糖皮质激素对各种代谢的影响主要是通过影响敏感组织中的核酸代谢来实现的。有实验发现，氢化可的松可诱导合成某种特殊的 mRNA，表达一种抑制细胞膜转运功能的蛋白质，从而抑制细胞对葡萄糖、氨基酸等能源物质的摄取，以致细胞合成代谢受到抑制。但是糖皮质激素又能促进肝细胞中其他多种 RNA 及某些酶蛋白的合成，进而影响多种物质代谢。

（二）糖皮质激素的药理作用

药理作用是指服用高于生理剂量的糖皮质激素时，可发挥与生理作用不同的作用。糖皮质激素药物的药理作用非常广泛，主要包括抗炎、免疫抑制、抗休克、抗过敏等。

1. 抗炎

炎症是具有血管系统的活体组织对损伤因子（如感染、体内抗原－抗体结合及机械损伤）的一种防御性反应，适度的炎症反应对人体有益，但过度的或者持续的炎症反应却会引起组织损伤和诱发疾病。糖皮质激素具有强大的抗炎作用，在临床上常被用来治疗类风湿性关节炎、系统性红斑狼疮、哮喘、肾病综合征、炎症性肠病等因炎症反应异常引起的疾病。

在炎症早期，糖皮质激素能抑制血管扩张、降低毛细血管的通透性从而减轻渗出、水肿、白细胞浸润及吞噬反应，同时减少各种炎症因子的释放，从而改善红、肿、热、痛等症状。在炎症后期，糖皮质激素通过抑制毛细血管和纤维母细胞的增生，抑制胶原蛋白、黏多糖的合成及肉芽组织增生，从而防止黏连及瘢痕形成，减轻后遗症。但需注意的是，炎症反应其实是机体的一种防御性功能，炎症反应的后期更是组织修复的重要过程，因此，糖皮质激素在抑制炎症及减轻症状的同时，也降低机体的防御功能，可导致某些条件致病菌所致的感染发生率增加，也可诱发二重感染，导致病情的恶化。

2. 免疫抑制

糖皮质激素类药物作为一种免疫抑制剂已被临床广泛地应用于治疗过敏性疾病、某些自身免疫性疾病和器官移植的排斥反应等。小剂量糖皮质激素主要抑制细胞免疫，而大剂量糖皮质激素则主要干扰体液免疫，能抑制由 B 细胞转化成浆细胞的过程，并且减少抗体的生成。糖皮质激素不能溶解正常人的淋巴细胞，也不能使补体代谢或免疫球蛋白的合成明显下降，更不能抑制特异性抗体的合成。但是糖皮质激素能干扰淋巴组织在抗原作用下的分裂和增殖，破坏淋巴细胞，阻断致敏 T 淋巴细胞所诱发的单核细胞、巨噬细胞的聚集等，从而抑制组织器官的移植排斥反应和皮肤迟发性过敏反应。

糖皮质激素抑制免疫的机制是：①影响淋巴细胞的物质代谢。减少葡萄糖、氨基酸以及核苷的跨膜转运过程，抑制淋巴细胞中 DNA、RNA 和蛋白质的生物合成，减少淋巴细胞中 RNA 聚合酶的活力和 ATP 的生成量。②诱导淋巴细胞 DNA 的降解。这种由甾体激素诱导的核 DNA 降解现象只发生于淋巴组织中，并具有糖皮质激素的特异性。③诱导淋巴细胞的凋亡。糖皮质激素可激活"溶胞基因"，杀伤淋巴细胞，从而引起淋巴细胞的死亡。④抑制核转录因子 NF－κB 活性。在静止的免疫细胞中，NF－κB 抑制蛋白（IκBs）与 NF－κB 结合形成复合物，NF－κB 处于失活状态。一旦细胞受刺激后，IκBs 被磷酸化，使 NF－κB 解离并进入核内与特异的启动子结合，启动靶基因的转录。NF－κB 是一种重要的转录调节因子，其过度激活可导致多种炎性细胞因子的生成，因此 NF－κB 又被称为前炎症介质转录因子，在免疫活化反应中起着重要的作用。糖皮质激素一方面可通过其受体直接与 RelA（NF－κB 异源二聚体的 P65 亚基）相互作用，抑制 NF－κB 与 DNA 结合，阻断其调控作用。另一方面糖皮质激素可增加 IκBs 的合成和转录，阻止 NF－κB 进入核内，抑制 NF－κB 的活性，从而发挥免疫抑制作用。

3. 抗休克作用

糖皮质激素常用于严重休克，特别是感染中毒性休克的治疗。其抗休克的作用机制可能是：①抑制某些炎症因子（如 TNF、IL－1、IL－6、IL－8、IL－12、γ－干扰素等）的产生，减轻全身炎症反应及机体的组织损伤，使微循环血流动力学恢复正常，从而改善患者的休克状态。②稳定溶酶体膜，减少心肌抑制因子（myocardial depressant factor，MDF）的形成。休克发生时，内脏会出现缺血、缺氧和酸中毒的症状，并且会导致溶酶体破裂，从而释放酸性水解酶和激活血浆中激肽酶。在酸性水解酶和激肽酶的作用下，血浆中的一种激肽原转化为心肌抑制因子，从而抑制心肌，使内脏阻力血管持久性收缩，加重休克。糖皮质激素可减少 MDF 引起的心肌收缩下降，防止心输出量下降和内脏血管收缩等循环障碍。③扩张痉挛收缩的血管和兴奋心脏，加强心脏收缩力。糖皮质激素可促进儿茶酚胺的生物合成，改善血管的通透性，增加感染性休克时循环系统对儿茶酚胺类药物的敏感性。同时糖皮质激素有轻度 α 受体阻滞作用，减轻血管平滑肌痉挛，降低周围血管阻力，改善微循环灌注。④提高机体对细菌内毒素的耐受力。糖皮质激素可增加血红蛋白的氧合能力，促进组织内氧的释放，增加 cAMP 含量，改善组织新陈代谢，从而保护机体免受内毒素及体内有害代谢产物的损害。但糖皮质激素不能中和毒素，也不能保护机体受外毒素损害，即糖皮质激素对外毒素无防御作用。

4. 抗过敏

在免疫反应过程中，糖皮质激素可抑制由于抗原－抗体反应引起的肥大细胞脱颗粒，减少组胺、5－羟色胺、过敏性慢反应物质和缓激肽等的释放，从而减轻过敏性症状。糖皮质激素能减少过敏介质的产生，抑制因过敏反应而产生的病理变化，如过敏性充血、水肿、渗出、皮疹等，从而解除或减轻许多过敏性疾病的症状。

5. 其他作用

（1）退热作用　糖皮质激素具有迅速而良好的退热作用，可用于严重的中毒性感染，如伤寒、脑膜炎、急性血吸虫病、败血症及晚期癌症的发热等。其退热作用可能与抑制体温中枢对致热原的反应、稳定溶酶体膜，减少内源性致热原的释放有关。但是在发热病因不明确前，不可滥用，以免掩盖发热症状使原发病诊断困难。

（2）血液和造血系统　糖皮质激素能刺激骨髓造血功能，使红细胞和血红蛋白含量增加，因此库欣综合征患者常发生红细胞增多，而艾迪生病患者常发生正常红细胞性贫血。大剂量的糖皮质激素可使血小板增多、提高纤维蛋白原浓度，并缩短凝血酶原时间；刺激骨髓中的中性粒细胞释放入血而使中性粒细胞数增多，但却降低其游走、吞噬、消化及糖酵解等功能，因而可减弱炎症区的浸润与吞噬活动。此外糖皮质激素还可减少循环中淋巴细胞、嗜酸性粒细胞、单核细胞和嗜碱性粒细胞的数量。因此糖皮质激素可用于急性淋巴细胞性白血病、再生障碍性贫血、粒细胞减少症、血小板减少症等。

（3）骨骼　长期大量应用糖皮质激素可出现骨质疏松，特别是脊椎骨，故可引起腰背痛，甚至发生压缩性骨折、鱼骨样及畸形。其机制可能是：①糖皮质激素抑制成骨细胞的复制与功能，激活破骨细胞的功能，导致骨形成的减少。②糖皮质激素可通过抑制胰岛素样生长因子1来减少成骨细胞中骨保护素及骨保护素配体的浓度，从而促进破骨细胞分化，加速破骨细胞的凋亡。③糖皮质激素减少内源性垂体促性腺激素的分泌，引起雌激素及睾酮激素水平降低并且促进骨质吸收，从而使骨量丢失的风险性增加。④糖皮质激素可抑制肠道钙的吸收，促进肾脏钙的丢失，从而影响钙的平衡。此外糖皮质激素还可加快蛋白质的分解代谢，减少骨中胶原的合成，促进胶原和骨基质的分解，使骨盐不易沉着，骨质形成发生障碍从而导致骨质疏松症。

（4）心血管系统　糖皮质激素增强血管对其他活性物质的反应性。对于糖皮质激素分泌过多的库欣综合征和一小部分应用合成糖皮质激素的患者，可能出现高血压。引起高血压的原因可能有以下几点：①大剂量糖皮质激素在与 11β -羟类固醇脱氢酶的结合能力达到饱和后可与盐皮质激素受体结合，从而造成水钠潴留，血容量增加；②糖皮质激素可增强缩血管物质（如血管紧张素 II 和儿茶酚胺）的效应，升高外周血管阻力和加强心肌的收缩力；③糖皮质激素可抑制具有舒张血管的物质（如前列腺素 E_2 和血管舒缓素）的合成。

（5）中枢神经系统 糖皮质激素可引起多方面的中枢神经系统反应，对于大多数患者糖皮质激素可提高中枢神经系统的兴奋性，表现为情绪高涨如欣快、激动、失眠等，偶可诱发精神失常。其中枢兴奋性可能与减少脑中 γ - 氨基丁酸的浓度有关。此外糖皮质激素还可降低大脑的电兴奋阈，促使癫痫发作，因此精神病患者和癫痫患者宜慎用糖皮质激素。

（6）消化系统 糖皮质激素能使胃酸、胃蛋白酶和胃泌素的分泌增多，可提高食欲和促进消化。但是大剂量应用糖皮质激素可诱发或加重胃溃疡。糖皮质激素诱发溃疡病的机制可能与抑制胃黏液的分泌、从而降低胃黏膜的保护作用有关，其次糖皮质激素可干扰胆汁酸盐的代谢，促进溃疡的形成。

（7）允许作用 允许作用是指糖皮质激素对有些组织细胞虽无直接活性，但可给其他激素发挥作用创造有利条件。例如糖皮质激素可增强胰高血糖素的血糖升高作用和儿茶酚胺的血管收缩作用等。

六、糖皮质激素的适应证

糖皮质激素在体内作用广泛，生理剂量糖皮质激素不仅为糖、蛋白质、脂肪代谢的调控所必需，且具有调节钾、钠和水代谢的作用，对维持机体内外环境平衡起重要作用。药理剂量糖皮质激素主要有抗炎、免疫抑制、抗毒和抗休克等作用。因此糖皮质的适应证广泛。

（一）内分泌系统疾病

糖皮质激素在内分泌代谢疾病治疗中的主要目的是补充或替代性治疗，用糖皮质激素治疗后可使患者肾上腺皮质功能减退得到纠正或代偿并达到正常生理水平，以恢复患者的正常生活，如用于原发性和继发性肾上腺皮质功能减退症、成人腺垂体功能减退症、先天性肾上腺皮质增生症的替代治疗。此外还可用于肾上腺危象、垂体危象、甲状腺亢进危象等紧急情况的抢救；重症亚急性甲状腺炎、Graves 眼病等的治疗。

（二）风湿性疾病和自身免疫病

免疫紊乱介导的炎症损伤在风湿性疾病的发病机制中起重要作用。糖皮质激素因其强大的抗炎和免疫抑制作用被广泛应用于风湿疾病的治疗。常用于系统性红斑狼疮、类风湿关节炎、抗磷脂综合征、干燥综合征、多发性肌炎/皮肌炎、白塞综合征、系统性硬化症和系统性血管炎等的治疗。

（三）呼吸系统疾病

糖皮质激素用于呼吸系统疾病的治疗已经历半个多世纪。为了减少糖皮质激素的全身不良反应，研制出了吸入型糖皮质激素，其优势在于药物可直接作用于呼吸道靶器官，产生较高的局部药物浓度，而全身不良反应显著减少。由于糖皮质激素具有抗炎、抗过敏、抗休克及免疫抑制作用，现已被广泛地应用于多种呼吸系统疾病。主要用于支气管哮喘、慢性阻塞性肺疾病、嗜酸性粒细胞性支气管炎、特发性间质性肺炎、外源性变应性肺泡炎、放射性肺炎、结节病、变应性支气管肺曲霉病等。

（四）血液系统疾病

糖皮质激素强大的抗炎作用和免疫抑制作用使其成为免疫介导血液疾病（如自身免疫性溶血性贫血、特发性血小板减少性紫癜）的首选治疗，并因对淋巴细胞和嗜酸性粒细胞的抑制和杀伤作用成为治疗淋巴系统恶性肿瘤和嗜酸性粒细胞增多症（如急性淋巴细胞白血病、淋巴瘤、多发性骨髓瘤等）的基本药物。

（五）肾脏系统疾病

糖皮质是肾脏系统疾病治疗的常用药物，主要通过抗炎和免疫抑制达到治疗效果。其主要用于治疗原发性肾病综合征、肾小球肾炎、狼疮肾炎、过敏性紫癜肾炎和急性间质性肾炎等。

（六）严重感染或炎性反应

严重细菌性疾病如中毒型细菌性痢疾、暴发型流行性脑脊髓膜炎、重症肺炎，若伴有休克、脑病或其他与感染有关的器质性损伤等，在有效抗感染的同时，可加用糖皮质激素以缓解中毒症状和器质性损伤；严重病毒性疾病如急性重型肝炎等，也可用糖皮质激素辅助治疗。

（七）重症患者（休克）

可用于治疗各种原因所致的休克，但须结合病因治疗和抗休克治疗；急性肺损伤，急性脑水肿等。

（八）异体器官移植

用于异体组织器官移植排斥反应的预防及治疗；异基因造血干细胞移植后的移植物抗宿主病的预防及治疗。

（九）皮肤性疾病

对皮肤病而言，局部使用外用糖皮质激素是最常见、最基本的治疗手段之一。外用糖皮质激素具有抗炎、免疫抑制、抗增殖、血管收缩的作用，因而被广泛应用于皮肤性疾病，如严重的荨麻疹、天疱疮、药疹、皮肤红斑狼疮等。

（十）神经系统损伤或病变

自身免疫性疾病如多发性硬化、皮质激素反应性脑病、慢性炎性脱髓鞘性多发性神经根神经病（也称慢性吉兰－巴雷综合征）等，激素为主要治疗药物。其他如急性视神经病变（视神经炎、缺血性视神经病变）、急性脊髓损伤，急性脑损伤等可使用糖皮质激素。脑的肿瘤、手术、放疗或外伤所导致的脑水肿，激素可为辅助治疗药物。

（十一）消化系统疾病

主要用于治疗嗜酸性粒细胞性胃肠炎/胃肠炎、自身免疫性肝病、溃疡性结肠炎等。

（十二）眼科疾病

如葡萄膜炎、甲状腺相关眼病等。

（十三）围术期的使用

应用糖皮质激素可用于围术期的替代治疗、抑制高气道反应、脓毒血症和脓毒性休克的治疗等。也可预防某些炎性反应后遗症及手术后反应性炎症的发生，如组织黏连、瘢痕挛缩等。

七、糖皮质激素使用的注意事项

（一）尽量避免使用糖皮质激素的情况

对于下面几种情况，应避免使用糖皮质激素。如对糖皮质激素类药物过敏；严重精神病史；严重高血压；严重糖尿病；癫痫；活动性消化性溃疡；新近胃肠吻合术后；骨折；较严重的骨质疏松；单纯疱疹性角膜炎、结膜炎及溃疡性角膜炎、感染性角膜溃疡；创伤修复期；未能控制的感染（如水痘、真菌感染）；活动性肺结核；妊娠初期及产褥期；寻常性银屑病。

但是，若有必须用糖皮质激素类药物才能控制疾病，挽救患者生命时，如果合并上述情况，可在积极治疗原发疾病、严密监测上述病情变化的同时，慎重使用糖皮质激素类药物。如细菌感染性疾病时一般禁用糖皮质激素，以免抑制机体的免疫与炎症反应，造成感染扩散。但感染性休克时，糖皮质激素可以减少炎症因子过多释放，改善微循环，有利于抗休克治疗。因此在使用糖皮质激素前，应对疾病的病因和病理生理状态有全面的了解与评价，权衡利弊后作出决策。

（二）慎重使用糖皮质激素的情况

库欣综合征、急性心力衰竭、糖尿病、高血压、高脂蛋白血症、消化性溃疡病、骨质疏松、有精神病倾向、青光眼、重症肌无力、病毒性感染患者、儿童、妊娠及哺乳期妇女应慎用糖皮质激素。此外对于感染性疾患者必须在足量抗菌药物使用的前提下，慎重使用糖皮质激素。

八、糖皮质激素临床应用的基本原则

糖皮质激素具有抗炎、抗毒、抗休克和免疫抑制等作用，因而在临床得到广泛使用，是临床使用适应证最多的药物之一。糖皮质激素虽然适应证广泛、临床疗效显著，但是不合理使用可能会产生较明显的不良反应，甚至产生严重后果。因此，如何正确、合理应用糖皮质激素，以最大限度的提高疗效和减少不良反应发生是各科临床医生面临的课题。正确、合理使用糖皮质激素应考虑以下 4 方面：①严格掌握糖皮质激素治疗的适应证；②合理制定糖皮质激素治疗方案；③正确使用糖皮质激素；④不良反应的防治。

（一）严格掌握糖皮质激素治疗的适应证

糖皮质激素的临床适应证广泛，但是临床仍存在一定程度滥用的现象。未严格按照适应证给药的情况较为普遍，如把激素单纯当做退热和止痛药使用，或在静脉输液中加入糖皮质激素预防输液反应等。糖皮质激素虽有抑制自身免疫的药理作用，但并不适用于所有自身免疫病的治疗，如慢性淋巴细胞性甲状腺炎（桥本病）、寻常性银屑病、1 型糖尿病等。

（二）合理制订糖皮质激素治疗方案

糖皮质激素治疗方案应综合患者病情及药物特点制订，治疗方案包括品种选择、剂量、疗程和给药途径等。本文中除非明确指出给药途径，皆为全身用药即口服或静脉给药。

1. 品种选择

各种糖皮质激素的药效学和人体药代动力学（吸收、分布、代谢和排出过程）特点不同，因此各有不同的临床适应证，应根据不同疾病和各种糖皮质激素的特点，正确选用糖皮质激素品种。对于肝功能不全的患者，应选用不需肝脏代谢活化的制剂如氢化可的松、泼尼松龙、甲泼尼龙等；而对于慢性自身免疫性疾病，因大多需长期用药，应选用中效的泼尼松或甲泼尼龙；而长效糖皮质激素，如地塞米松不宜作长程用药。

2. 给药剂量

生理剂量和药理剂量的糖皮质激素具有不同的药理作用，因此应按照不同的治疗目的选择相应的剂量。一般认为给药剂量（以泼尼松为例）可分为以下几种情况：①长期服用维持剂量 2.5~15.0mg/d；②小剂量：<0.5mg/（kg·d）；③中等剂量：0.5~1.0mg/（kg·d）；④大剂量：大于 1.0mg/（kg·d）；⑤冲击剂量（以甲泼尼龙为例）：7.5~30.0mg/（kg·d）。

糖皮质激素的处方剂量差异很大，不同疾病、不同患者要求不同剂量，如何确定糖皮质激素的使用剂量，需要全面考虑。原则上，应确定疗效最好、副作用最小的合理剂量。糖皮质激素的用量也并非越小越好。对于过敏性休克等急危重症患者就要给予糖皮质激素的冲击治疗。

3. 疗程

不同的疾病糖皮质激素疗程不同，一般可分为以下几种情况：①冲击治疗疗程多小于 5 日。适用于危重症患者的抢救，如暴发型感染、过敏性休克、严重哮喘持续状态、过敏性喉头水肿、狼疮脑病、重症大疱性皮肤病、重症药疹、急进性肾小球肾炎等。冲击治疗须配合其他有效治疗措施，可迅速停药，若无效大部分情况下不可在短时间内重复冲击治疗。②短程治疗疗程小于 1 个月，包括应激性治疗。适用于感染或变态反应类疾病，如结核性脑膜炎及胸膜炎、剥脱性皮炎或器官移植急性排斥反应等。短程治疗须配合其他有效治疗措施，停药时需逐渐减量至停药。③中程治疗疗程 3 个月以内。适用于病程较长且多器官受累性疾病，如风湿热等。生效后减至维持剂量，停药时需要逐渐递减。④长程治疗疗程大于 3 个月。适用于器官移植后排斥反应的预防和治疗及反复发作、多器官受累的慢性自身免疫病，如系统性红斑狼疮、溶血性贫血、系统性血管炎、结节病、大疱性皮肤病等。维持治疗可采用每日或隔日给药，停药前亦应逐步过渡到隔日疗法后逐渐停药。⑤终身替代治疗适用于原发性或继发性慢性肾上腺皮质功能减退症，并于各种应激情况下适当增加剂量。

4. 给药途径

包括口服、静脉注射或静脉滴注、肌内注射等全身用药，也包括吸入、局部注射、涂抹等局部用药。为尽量减少糖皮质激素的不良反应，能够局部用药者，避免全身用药；从方便患者的角度，可以口服者，不作静脉给药。

（三）正确服用糖皮质激素

糖皮质激素的分泌具有昼夜节律性，每日上午 8~10 时为分泌高峰期，随后逐渐下降，午夜 12 时为分泌低潮期。临床用药可随这种节律进行，以减少对肾上腺皮质功能的影响。目前维持量用法有两种：①清晨给药法。每日清晨 7~8

时 1 次给药。②隔日给药法。即每隔一日，早晨 7~8 时给药 1 次。此法应服用中效糖皮质激素如泼尼松、泼尼松龙。长效糖皮质激素不建议采用隔日给药法，以免引起对下丘脑 – 垂体 – 肾上腺皮质轴的抑制。

（四）防治糖皮质激素的不良反应

糖皮质激素的不良反应与用药品种、剂量、疗程、剂型及用法等明显相关，在使用中应密切监测不良反应，如感染、代谢紊乱（水电解质、血糖、血脂）、体重增加、血压异常、骨质疏松、股骨头坏死等，小儿还应监测生长和发育情况。

1. 全身用糖皮质激素的副作用

可发生于很多器官、组织，主要有：①心血管系统如高血压、血栓形成、充血性心力衰竭和动脉粥样硬化；②消化系统诱发或加剧消化性溃疡，消化道出血，胰腺炎；③中枢神经系统行为、认知、情绪改变，如焦虑、兴奋、欣快或抑郁、失眠、性格改变；④免疫系统广泛抑制，潜在病毒激活，诱发或加重细菌、病毒和真菌等各种感染；⑤骨骼肌肉系统骨质疏松和骨坏死，自发性骨折，肌肉萎缩，生长停滞，肌肉愈合延迟；⑥肾脏排钾、保钠；⑦皮肤痤疮、青斑，毛细血管扩张，多毛，伤口愈合延迟；⑧青光眼，白内障；⑨肾上腺萎缩；⑩代谢类固醇性糖尿病（或已有糖尿病加重），库欣综合征（如向心性肥胖、满月脸、水牛背、皮肤菲薄、皮肤紫纹），脂代谢异常（高脂血症，尤其是高甘油三酯血症）。

2. 外用糖皮质激素的不良反应

诱发或加重局部感染，如加重痤疮、疥疮；导致皮肤萎缩变薄、毛细血管扩张、多毛、色素改变、激素依赖及反跳、口周皮炎、难辨认毛囊炎、接触性皮炎、诱发溃疡、诱发毛囊炎或粟粒疹、脂肪或肌肉萎缩，在面部长期外用时，可出现口周皮炎、酒渣鼻样皮损等；眼周使用可能引起眼压升高、青光眼、白内障、加重角膜、结膜病毒或细菌感染，严重者可以引起失明；全身长期大面积应用可能因吸收而造成 HPA 轴抑制、类库欣综合征、婴儿及儿童生长发育迟缓、血糖升高、致畸、矮小症等系统性不良反应。

3. 吸入型糖皮质激素的不良反应

鹅口疮，即口腔出现疼痛和白斑的真菌感染，每次使用吸入器后用水含漱和冲洗口腔可预防；声音嘶哑；咽痛或口腔疼痛；念珠菌定植/感染；一些需长期使用高剂量吸入糖皮质激素的患者可出现其他副作用，也可能出现全身不良反应，其中可包括食欲增加、瘀斑、感染、骨质疏松或骨骼变脆弱，以及儿童生长缓慢。如果正确使用，吸入性糖皮质激素通常没有副作用或只有轻度副作用。

4. 糖皮质激素眼用制剂的不良反应

诱发激素性眼压升高和青光眼；病毒、真菌和诺卡菌感染加重以及诱发新的感染；角膜上皮修复和伤口愈合延迟，甚至角膜溃疡、穿孔等；诱发激素性白内障。

（五）糖皮质激素不良反应的预防

1. 感染的预防

长期应用糖皮质激素的患者，由于机体免疫防御能力下降，易导致某些条件致病菌所致的感染发生率增加，如病毒感染（巨细胞病毒、单纯疱疹病毒）、真菌感染（大多为白色念珠菌感染）、肺孢子菌感染以及结核感染等机会性感染，也可在原有疾病基础上并发二重感染、混合菌感染的机会增加，因而导致病情复杂化。但是激素的应用并非预防性应用抗菌药物的指征，激素应用后应密切注意感染的征兆和迹象。如有感染应同时应用抗菌药物以防感染扩散及加重。

2. 高血压的预防

对于合并高血压的患者在服用糖皮质激素前应首先控制血压。对于血压控制不理想的严重高血压患者，应避免使用糖皮质激素，特别是大剂量糖皮质激素冲击疗法。若使用糖皮质激素后，出现高血压或原有高血压患者血压升高，应注意使用并调整降血压药物。由于水钠潴留是糖皮质激素致高血压的主要原因，因此低钠高钾高蛋白饮食，每日食盐少于6g、同时加用利尿剂常可以起到良好的效果，必要时也可加用其他降压药物，如 ACEI（血管紧张素转换酶抑制剂）和（或）ARB（血管紧张素受体拮抗剂）等。

3. 消化道出血的预防

活动性消化性溃疡、近期胃空肠吻合术后患者应尽量避免使用糖皮质激素。为预防消化道出血，对大剂量、长疗程使用糖皮质激素的患者，特别是有溃疡病史者应同时给予质子泵抑制剂（PPI）、H_2 受体拮抗剂、抗酸药和胃黏膜保护剂。其中 PPI 是预防应激性溃疡的首选药物。

4. 高血糖的预防

建议使用糖皮质激素过程中应严密监测血糖，对于糖尿病患者使用糖皮质激素时可能需要调整降糖药物的剂量，而非糖尿病患者也应注意是否有发生类固醇性糖尿病。对于类固醇糖尿病患者，在停用糖皮质激素后，糖尿病具有一定的可逆性。对于糖皮质激素导致血糖升高的患者，经饮食和运动疗法血糖仍控制不佳时，需使用降糖药物，如口服降糖药物或胰岛素。

类固醇性糖尿病主要表现为胰岛素抵抗，而二甲双胍、噻唑烷二酮类可增加胰岛素敏感性，对抗糖皮质激素所引起胰岛素敏感性下降。但若患者有严重肾脏疾病时，使用二甲双胍可能会增加乳酸酸中毒的风险。而服用噻唑烷二酮类药物也会有加重水肿和引发骨质疏松的风险，故在选用口服药时，应综合考虑患者肝肾功能、年龄、体重、原发病及合并症等多重因素，实施个体化用药。

对于不适合用口服降糖药治疗，或患者的随机血糖或餐后 2h 血糖大于16.7mmol/L（300mg/dl），应起始胰岛素治疗。适用于 2 型糖尿病的胰岛素治疗方案均适用于类固醇性糖尿病，胰岛素可选择中效糖皮质激素，或甘精胰岛素、地特胰岛素、速效胰岛素等。

5. 骨质疏松症的治疗

包括生活方式的干预以及钙剂、普通或活性维生素 D 制剂的基础治疗。糖皮质激素没有安全剂量，任何剂量的糖皮质激素都有可能诱发骨质疏松，因此建议在尽量控制病情的前提下，尽可能减少糖皮质激素使用剂量和时间。对于长期使用糖皮质激素治疗的患者，在使用糖皮质激素前应进行骨密度（BMD）检测及骨质疏松和骨折的风险评估。对于使用糖皮质激素前已有骨量减少、骨质疏松和（或）骨折的患者，在排除继发因素后，建议按原发性骨质疏松的治疗原则进行规范治疗。对于预期使用糖皮质激素超过 3 个月的患者，无论使用糖皮质激素的量多少，建议给予生活方式的干预，包括戒烟戒酒、适当阳光照射、适量运动和防止跌倒，同时给予补充钙剂和普通或活性维生素 D。每日摄入钙元素和维生素 D 总量（包括食物来源）分别为 1200～1500mg 和 800～1000U。骨化三醇的剂量为 0.25～0.5 μg/d，阿法骨化醇的推荐剂量为 0.5～1.0 μg/d。防止糖皮质激素诱导的骨质疏松（GIOP）的主要药物有钙剂、维生素 D 和双磷酸盐。具体的GIOP 诊治流程见图 2－10－2。

6. 注意停药反应和反跳现象

糖皮质激素减量应在严密观察病情与糖皮质激素反应的前提下个体化处理，要注意可能出现的以下现象。

（1）停药反应　长期中剂量或大剂量使用糖皮质激素时，减量过快或突然停用可出现肾上腺皮质功能减退样症状（糖皮质激素撤停综合征），轻者表现为精神萎靡、乏力、食欲减退、关节和肌肉疼痛，重者可出现发热、恶心、呕吐、低血压等，危重者甚至发生肾上腺皮质危象，需及时抢救。

发生停药反应的原因是：病理状态下，当连续大量使用外源性糖皮质激素时，通过 HPA 轴的负反馈调节作用，抑制了下丘脑和垂体的 CRH 和 ACTH 的分泌，因而肾上腺皮质停止分泌内源性激素，进而会导致肾上腺皮质功能减退，皮质萎缩。当突然停用外源性糖皮质激素后，由于短期内肾上腺皮质功能无法恢复，以至出现上述肾上腺皮质功能不全的表现。为避免长期使用较大剂量糖皮质激素的患者出现"糖皮质激素撤停综合征"，因此在治疗期间尽量采用每日清晨顿服糖皮质激素，以减少对下丘脑－垂体－皮质轴的影响。在停用糖皮质激素时应采用逐渐减量的方法。若患者以往使用糖皮质激素剂量越大，疗程越长，减药速度应该越慢，预计患者自身肾上腺皮质功能恢复后，再考虑完全停用外源性糖皮质激素。如患者存在肾上腺皮质功能不全，应及时补充糖皮质激素。

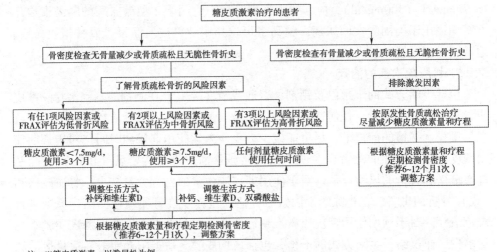

注：(1)糖皮质激素，以泼尼松为例。
　　(2)FRAX计算公式见：http://www.shef.ac.uk/FRAX/tool.jsp?country=2。
　　(3)调整生活方式：进富含钙、低盐和适量蛋白质的均衡膳食；适当户外运动和日照。康复治疗：禁吸烟、酗酒和慎用影响骨代谢药；防止跌倒；加强保护（如用关节保护器）等。
　　(4)骨折风险因素：低BMI（≤19kg/m²）；既往脆性骨折史；父母骨折史；吸烟；过度饮酒；合并引起继发性骨质疏松的其他疾病。

图2-10-2　GIOP（糖皮质激素诱导的骨质疏松）诊治流程

（2）反跳现象　在长期使用糖皮质激素时，减量过快或突然停用可使原发病复发或加重，应恢复糖皮质激素治疗并常需加大剂量，稳定后再慢慢减量。

（3）糖皮质激素逐渐减量方案　目前关于糖皮质激素的逐渐减量方案并无统一的共识。通常认为糖皮质激素使用不超过一周者，病情允许，可直接停药，不会发生"糖皮质激素撤停综合征"。Uptodate推荐3周以内的糖皮质激素治疗都可直接停药，但是对于反复在晚上服药者，或患者有可能出现肾上腺皮质功能不全者，即使服药时间小于3周都建议逐渐减量。减量方案如下：①如果使用的是初始剂量大于40mg/d的泼尼松或相当剂量的其他激素，每1~2周减少5~10mg/d；②如果使用的泼尼松剂量在20~40mg/d，每1~2周减少5mg/d；③如果使用的泼尼松剂量在10~20mg/d，每2~3周减少2.5mg/d；④如果使用的泼尼松剂量在5~10mg/d，每2~4周减少1mg/d；⑤如果使用的泼尼松剂量在5mg/d以下，每2~4周减少0.5mg/d。减量方案可以通过交替日剂量来实现，例如第1日5mg、第2日4mg。

7. 其他注意事项

（1）防止交叉过敏，对某一种糖皮质激素类药物过敏者也可能对其他糖皮质激素过敏。

（2）应注意糖皮质激素和其他药物之间的相互作用：近期使用巴比妥酸盐、卡马西平、苯妥英、扑米酮或利福平等药物，可能会增强代谢并降低全身性皮质激素的作用，相反，口服避孕药或利托那韦可以升高皮质激素的血药浓度，皮质激素与排钾利尿药（如噻嗪类或呋塞类）合用，可以造成过度失钾，皮质激素和非甾体类消炎药物合用时，消化道出血和溃疡的发生率高。

九、案例分析

案例1（适应证不适宜）

（1）患者信息：男，20岁。

（2）临床诊断：上呼吸道感染（发热）。

（3）处方用药

地塞米松	5mg + NS	10ml	iv	once
头孢呋辛	1.5g + NS	100ml	ivgtt	bid

（4）分析如下

适应证不适宜，糖皮质激素不宜单纯用于退热。地塞米松虽有退热作用，但并不常规作为退热药，对病原微生物也无抑制作用，绝大部分情况下，发热是由病毒或细菌引起的，使用糖皮质激素不仅没有杀菌、抗病毒作用，而且会降低机体免疫防御，激发或加重感染，掩盖病情，增加治疗难度。因此在发热原因未明之前，不可滥用。

案例2（选药不适宜）

（1）患者信息：男，45岁。

（2）临床诊断：狼疮肾炎。

（3）处方用药

地塞米松	1.5mg	qd	po

（4）分析如下

药物选择不适宜。慢性自身免疫性疾病（如狼疮性肾炎等）需长期使用糖皮质激素，虽然地塞米松抗炎效力强，作用时间长，但对下丘脑－垂体－肾上腺轴的危害较严重，不适宜于长疗程的用药。建议选用中效糖皮质激素，如泼尼松龙或甲泼尼龙。

案例3(选药不适宜)

(1) 患者信息:女,50 岁。

(2) 临床诊断:多发性肌炎。

(3) 处方用药

氢化可的松　　　100mg　　　qd　　　po

(4) 分析如下

药物选择不适宜。慢性自身免疫性疾病(多发性肌炎)需长疗程使用糖皮质激素,虽然氢化可的松对下丘脑－垂体－肾上腺轴的危害较轻,但其抗炎效力弱,作用时间短,也不适宜于治疗慢性的自身免疫性疾病,氢化可的松临床上主要用其作为肾上腺皮质功能不全的替代治疗。建议选用中效糖皮质激素。

案例4(给药途径不适宜)

(1) 患者信息:男,2 岁。

(2) 临床诊断:急性支气管炎。

(3) 处方用药

地塞米松　　　5mg + NS　　　10ml　　　雾化吸入　　　bid

(4) 分析如下

给药途径不适宜,地塞米松不能用于雾化。吸入性皮质激素品种的选择不能随意使用全身用糖皮质激素替代,如地塞米松注射液,因其为水溶性,全身吸收广泛,其分子较大,多沉积在大气道,肺内沉积率低,局部抗炎作用弱,且因是长效类激素,可持久抑制下丘脑－垂体－肾上腺轴,故《糖皮质激素雾化吸入疗法在儿科使用的专家共识》不推荐地塞米松注射液雾化吸入。

案例5(溶媒不适宜)

(1) 患者信息:女,64 岁。

(2) 临床诊断:荨麻疹。

(3) 处方用药

地塞米松　　　10mg + NS　　　100ml　　　ivgtt　　　qd

(4) 分析如下

溶媒选择不适宜,地塞米松不能用氯化钠注射液配置。地塞米松磷酸钠注射液说明书用法用量示静脉滴注时应以5%葡萄糖注射液稀释。相关资料显示地塞米松溶解在葡萄糖注射液中比在氯化钠注射液中稳定性更好,且地塞米松会引起水钠潴留，与氯化钠注射液配伍会加重水钠潴留，建议改用5%葡萄糖注射液作溶媒。

案例6(溶媒量不适宜)

（1）患者信息：女，22岁。

（2）临床诊断：重度子痫前期 HELLP 综合征。

（3）处方用药

氢化可的松注射液　120mg+5%　葡萄糖注射液　100ml　qd　ivgtt

（4）分析如下

溶媒量不适宜，氢化可的松不能用100ml 5%葡萄糖注射液配置。氢化可的松注射液含乙醇50%，使用前必须充分稀释，加25倍0.9%氯化钠溶液或5%葡萄糖注射液500ml稀释。建议用5%葡萄糖溶液500ml稀释溶解静滴。

案例7(用量不适宜)

（1）患者信息：女，8个月14天。

（2）临床诊断：急性支气管炎。

（3）处方用药

吸入用丙酸倍氯米松混悬液　2ml　雾化吸入　qd

硫酸沙丁胺醇雾化吸入溶液　2ml　雾化吸入　qd

（4）分析如下

丙酸倍氯米松混悬液用量不适宜。吸入用丙酸倍氯米松混悬液规格2ml:800μg，说明书儿童给药剂量每次0.5支，每日1~2次。处方集（儿童版）4岁以下儿童，每日总量100~400μg，分次用药。该患儿8月龄，每次用量800μg，超出说明书和国家处方集推荐用量。

案例8(用法不适宜)

（1）患者信息：女，58岁。

（2）临床诊断：腱鞘炎。

（3）处方用药

醋酸地塞米松　1.5mg　tid　po

（4）分析如下

地塞米松的用法不适宜。地塞米松为长效制剂，作用时间达36~54h，每日1次给予即可。根据人体激素分泌的生理曲线特征，凌晨1~2时是激素水平的低谷，早上8时是激素水平的高峰，用药的原则是尽量不破坏糖皮质激素分泌的生理规律，若打算长期使用糖皮质激素，可在每日激素分泌的高峰（早晨 8 时）给予顿服糖皮质激素，以尽量减少副作用。

案例 9（联合用药不适宜）

（1）患者信息：女，58 岁。

（2）临床诊断：肾病综合征。

（3）处方用药

地塞米松　5mg + 20%　甘露醇　125 ml　ivgtt bid

（4）分析如下

地塞米松不能跟甘露醇同瓶滴注。地塞米松注射液为有机酸钠盐，20% 甘露醇属于过饱和溶液，地塞米松注射液与 20% 甘露醇混合，容易析出结晶。

案例 10（重复用药）

（1）患者信息：女，24 岁。

（2）临床诊断：湿疹。

（3）处方用药

枸地氯雷他定片	8.8mg	qd	po
润燥止痒胶囊	2g	tid	po
糠酸莫米松乳膏	适量	qd	外用
丙酸氟替卡松乳膏	适量	qd	外用

（4）分析如下

糠酸莫米松乳膏和丙酸氟替卡松乳膏属于重复用药。糠酸莫米松乳膏和丙酸氟替卡松乳膏均为外用糖皮质激素，二者联用可能导致不良反应的增加，建议两者只选一种使用即可。

十、练习题

（一）选择题

1. 不属于糖皮质激素的药物是（　　　）。

　　A. 泼尼松龙　　　　　B. 醛固酮　　　　　C. 地塞米松

　　D. 甲泼尼龙　　　　　E. 倍他米松

2. 泼尼松、泼尼松龙属于（　　　）。

　　A. 长效糖皮质激素　　B. 中效糖皮质激素　　C. 短效糖皮质激素

　　D. 内源性糖皮质激素　E. 常规退烧药

3. 短效糖皮质激素的生物半衰期为（　　）。

    A. $t_{1/2}=8\sim12h$　　　　B. $t_{1/2}<8h$　　　　C. $t_{1/2}=12\sim26h$

    D. $t_{1/2}=12\sim36h$　　　E. $t_{1/2}>36h$

4. 持续性哮喘推荐首选（　　）。

    A. 口服糖皮质激素　　B. 静脉糖皮质激素　　C. 吸入性糖皮质激素

    D. 外用糖皮质激素　　E. 都可以

5. 大于3个月的给药疗程被称为（　　）。

    A. 冲击疗程　　　　　B. 短程治疗　　　　　C. 终身替代治疗

    D. 长程治疗　　　　　E. 中程治疗

6. 治疗慢性自身免疫性疾病宜选用（　　）。

    A. 地塞米松　　　　　B. 氢化可的松　　　　C. 可的松

    D. 泼尼松龙　　　　　E. 倍他米松

7. 下列给药途径适宜的是（　　）。

    A. 丙酸氟替卡松吸入

    B. 氢化可的松静脉注射

    C. 地塞米松注射液雾化吸入

    D. 甲泼尼龙用于儿童肌内注射

    E. 曲安奈德用于儿童鞘内给药

8. 下列哪一项不是外用糖皮质激素的不良反应？（　　）

    A. 诱发或加重局部感染、如加重痤疮、疖疮

    B. 眼周使用可能引起眼压升高、青光眼

    C. 低血糖

    D. 导致皮肤萎缩

    E. 全身大面积应用可能因吸收而造成 HPA 轴抑制

9. 使用 $0.5\sim1.0mg/$（kg·d）的剂量疗法为（　　）。

    A. 中等剂量　　　　　B. 冲击剂量　　　　　C. 大剂量

    D. 小剂量　　　　　　E. 长期维持剂量

10. 用量在 $>1.0mg/$（kg·d）的剂量疗法被称为（　　）。

    A. 中等剂量　　　　　B. 冲击剂量　　　　　C. 大剂量

    D. 小剂量　　　　　　E. 长期维持剂量

11. 下列不具升高血糖作用的药物是（　　）。

    A. 肾上腺素　　　　　B. 胰岛素　　　　　　C. 胰高血糖素

    D. 地塞米松　　　　　E. 他克莫司

12. 原发性或继发性慢性肾上腺皮质功能减退常采用给药疗程（　　）。

    A. 冲击疗法　　　　　　B. 短程疗法　　　　　　C. 中程疗法

    D. 长程疗法　　　　　　E. 终身替代治疗

13. 抗炎作用较弱，水钠潴留作用最强的糖皮质激素为（　　）。

    A. 氢化可的松　　　　　B. 地塞米松　　　　　　C. 泼尼松

    D. 氟氢可的松　　　　　E. 倍他米松

14. 使用糖皮质激素治疗的患者宜采用（　　）。

    A. 低盐、低糖、高蛋白饮食

    B. 高盐、高糖、高蛋白饮食

    C. 低盐、高糖、低蛋白饮食

    D. 低盐、低糖、低脂肪饮食

    E. 低盐、高糖、高脂肪饮食

15. 预防胎儿呼吸窘迫综合征应该选用（　　）。

    A. 泼尼松　　　　　　　B. 地塞米松　　　　　　C. 泼尼松龙

    D. 醛固酮　　　　　　　E. 甲泼尼龙

16. 美国 FDA 批准用于 4 岁以下儿童使用的雾化吸入激素是（　　）。

    A. 沙丁胺醇　　　　　　B. 特布他林　　　　　　C. 布地奈德

    D. 异丙托溴铵　　　　　E. 沙美特罗

17. 以下适应证不适宜用糖皮质激素治疗的有（　　）。

    A. 单纯以退热为目的使用糖皮质激素

    B. 重症患者　　　　　　C. 淋巴瘤

    D. 急性脊髓损伤　　　　E. 肾病综合征

18. 关于氢化可的松正确的是（　　）。

    A. 属于内源性糖皮质激素

    B. 属于外源性糖皮质激素

    C. 属于盐皮质激素

    D. 影响其在体内代谢的主要因素为甲状腺功能

    E. $t_{1/2} > 12h$

19. 危重症患者的抢救治疗适合（　　）。

    A. 冲击治疗　　　　　　B. 短程治疗　　　　　　C. 中程治疗

    D. 长程治疗　　　　　　E. 以上都可以

20. 不可用于严重肝功不全的药物是（　　）。

    A. 氢化可的松　　　　　B. 可的松　　　　　　　C. 泼尼松龙

    D. 甲泼尼龙　　　　　　E. 地塞米松

（二）简答题

1. 哪些情况下应尽量避免使用糖皮质激素？
2. 试述系统用糖皮质激素的不良反应。
3. "糖皮质激素撤药综合征"的临床表现？
4. 如何进行糖皮质激素的等效剂量换算？

参考答案

（一）选择题

1. B 2. B 3. A 4. C 5. D 6. D 7. A 8. C 9. A 10. C
11. B 12. E 13. A 14. A 15. B 16. C 17. A 18. A 19. A 20. B

（二）简答题

1. 答：①对糖皮质激素类药物过敏；②严重精神病史；③严重高血压；④严重糖尿病；⑤癫痫；⑥活动性消化性溃疡；⑦新近胃肠吻合术后；⑧骨折；⑨较严重的骨质疏松；⑩单纯疱疹性角膜炎、结膜炎及溃疡性角膜炎、感染性角膜溃疡；⑪创伤修复期；⑫未能控制的感染（如水痘、真菌感染）；⑬活动性肺结核；⑭妊娠初期及产褥期；⑮寻常性银屑病。

2. 答：全身用糖皮质激素的副作用可发生于很多器官、组织，主要有以下10种。①心血管系统如高血压、血栓形成、充血性心力衰竭和动脉粥样硬化；②消化系统诱发或加剧消化性溃疡，消化道出血，胰腺炎；③中枢神经系统行为、认知、情绪改变，如焦虑、兴奋、欣快或抑郁、失眠、性格改变；④免疫系统广泛抑制，潜在病毒激活，诱发或加重细菌、病毒和真菌等各种感染；⑤骨骼肌肉系统骨质疏松和骨坏死，自发性骨折，肌肉萎缩，生长停滞，肌肉愈合延迟；⑥肾脏排钾、保钠；⑦皮肤痤疮、青斑，毛细血管扩张，多毛，伤口愈合延迟；⑧青光眼，白内障；⑨肾上腺萎缩；⑩代谢类固醇性糖尿病（或已有糖尿病加重），库欣综合征（如向心性肥胖、满月脸、水牛背、皮肤菲薄、皮肤紫纹），脂代谢异常（高脂血症，尤其是高甘油三酯血症）。

3. 答："糖皮质激素撤药综合征"轻者表现为精神萎靡、乏力、食欲减退、关节和肌肉疼痛，重者可出现发热、恶心、呕吐、低血压等，危重者甚至发生肾上腺皮质危象，需及时抢救。

4. 答：可的松 25mg ＝氢化可的松 20mg ＝泼尼松 5mg ＝泼尼松龙 5mg ＝甲泼尼龙 4mg ＝曲安西龙 4mg ＝地塞米松 0.75mg ＝倍他米松 0.6mg。

（伍俊妍 赵文霞）

第十一节　眼科药物处方审核要点

一、常用眼科用药及特点

本篇主要讨论眼局部用药方法，常用的给药方法有 3 种：结膜囊给药、眼周注射和眼球内注射。

结膜囊给药包括滴眼液、眼用凝胶、眼膏、结膜冲洗。

眼周注射包括三种：第一种是球结膜下注射，使药物能在房水、前葡萄膜、晶状体及玻璃体的前部获得较高浓度，可将药物注射于球或睑结膜下。一些角膜通透性弱的药物，可采用结膜下注射以获得较高的眼内浓度，但刺激性较强或对局部细胞毒性较高的药物不宜用此法。第二种是球筋膜下注射，此种注射方法由于药物紧贴于眼球，更易吸收入眼，从而获得更高的眼内浓度。第三种是眼球后注射，可使药物更多地到达眼后段及视神经，许多内眼手术为麻痹睫状神经节，也可采用球后注射法进行麻醉。

眼球内注射包括前房注射和玻璃体腔注射，对一些严重的眼内感染病例，为迅速控制病情的发展，常采用此方法。但前房或玻璃体注射危险性极大，除非极严重的眼内感染且经其他途径治疗皆失败后方可考虑。

（一）眼用抗感染药

大多数急性、浅层的眼部感染都可以采用局部治疗。眼睑炎和结膜炎大多数是由葡萄球菌感染引起。角膜炎和眼内炎则可能由细菌、病毒或真菌感染引起。常用的抗细菌滴眼液见表 2 – 11 – 1。对于一些比较严重的感染，需要通过结膜下注射来使眼前段获得较高的浓度，常用的抗细菌药物结膜下注射剂量见表 2 – 11 – 2。对于一些比较严重的眼内感染，则需要采用前房或者玻璃体腔注射的方法来迅速控制病情的进展，常用的抗细菌药物前房注射剂量见表 2 – 11 – 3，常用的抗细菌药物玻璃体腔内注射剂量见表 2 – 11 – 4。随着广谱抗生素和糖皮质激素的广泛和不合理的使用，使眼部真菌感染的发生率有所增加，植物性外伤史也会加大眼部真菌感染的发生率。角膜真菌感染通常采用滴眼液滴眼治疗，严重感染联合全身用药。对于眼内真菌感染，为迅速控制感染，可以采取多种途径进行治疗，如结膜下注射、前房内注射、玻璃体腔内注射和全身用药等。常用的抗真菌药物滴眼液见表 2 – 11 – 5，常用的抗真菌药物结膜下注射、前房注射及玻璃体腔注射剂量见表 2 – 11 – 6。

常见的眼部病毒感染由单纯疱疹病毒、腺病毒、巨细胞病毒引起。单纯疱疹性角膜炎发病率占角膜病的首位。腺病毒性角膜炎是一种流行性角膜炎，通常是一种自愈性疾病。眼局部常用的抗病毒药物见表 2 – 11 – 7。

表 2 – 11 – 1　常用的抗感染药物滴眼液/眼膏

分类	常用药品名称	适应证	常见不良反应
氨基糖苷类	新霉素滴眼液 妥布霉素滴眼液	敏感菌所致的感染性眼病（角膜炎、结膜炎、眼睑炎、泪囊炎等）	一过性的眼部刺激征，偶见过敏反应
喹诺酮类	氧氟沙星滴眼液/眼膏 左氧氟沙星滴眼液 加替沙星滴眼液/凝胶		
四环素类	四环素眼膏		
大环内酯类	红霉素眼膏		
氯霉素类	氯霉素滴眼液		
硝基咪唑类	甲硝唑滴眼液/凝胶	常用于螨虫、蠕虫感染性眼病	
现配现用的滴眼液	头孢菌素类、万古霉素、阿奇霉素	敏感菌所致的感染性眼病（角膜炎、结膜炎、眼睑炎、泪囊炎等）	

表 2 – 11 – 2　常用的抗菌药物结膜下注射剂量

药物名称	剂量（mg）	适应证	备注
妥布霉素	20 ~ 40	可以用于敏感菌所致的严重角膜炎、前房感染的治疗；术后感染的预防	
头孢唑林、头孢他啶、头孢呋辛	50 ~ 100		结膜下注射的体积一般为 0.5 ~ 1ml
环丙沙星、氧氟沙星、左氧氟沙星	1 ~ 5	可以用于敏感菌所致的严重角膜炎、前房感染的治疗	
万古霉素	10 ~ 20		
阿米卡星	20 ~ 40		

表 2 – 11 – 3　常用的抗菌药物前房内注射剂量

药物名称	剂量（mg）	适应证	备注
头孢呋辛、头孢唑林	1 ~ 3	敏感菌引起的前房内感染、眼内炎	前房内注射的体积一般为 0.1ml
头孢他啶	2.25		
万古霉素	1		

表2-11-4 常用的抗细菌药物玻璃体腔内注射剂量

药物名称	剂量（mg）	适应证	备注
头孢唑林	0.5~1		
头孢他啶	2.25	眼内炎	玻璃体腔内注射的体积一般为0.1ml
万古霉素	1.0		

表2-11-5 常用的抗真菌药物及应用

药物名称	适应证	备注
那他霉素滴眼液		角膜透性极差，不能透过角膜、结膜或其他黏膜表面，滴眼仅用于治疗外眼真菌感染
复方两性霉素B滴眼液	敏感菌所致的角膜炎、眼内炎、眼睑炎、结膜炎等	无商品化产品，需要时临时配制
氟康唑滴眼液/眼膏		
伏立康唑滴眼液		无商品化产品，需要时临时配制

表2-11-6 常用抗真菌药眼局部注射的剂量

项目	氟康唑	伏立康唑	伊曲康唑	两性霉素B	卡泊芬净	米卡芬净
结膜下注射	—			0.15mg		0.5mg
前房注射		50~100μg		20μg		
玻璃体注射	玻璃体灌注：200μg/ml	100μg	10μg	5~10μg	100μg	—

注：结膜下注射适用于敏感菌所致的角膜炎、结膜炎、前房内等眼前段感染性眼病；前房注射适用于敏感菌所致前房、眼内炎等感染性眼病；玻璃体腔注射适用于敏感菌所致眼内炎；严重感染时，需要合并全身用药。全身用药时，伏立康唑、氟康唑及伊曲康唑全身用药可以在眼内达到治疗浓度。

表2-11-7 眼局部常用的抗病毒药物及适应证

药物名称	适应证	备注
阿昔洛韦滴眼液	单纯性疱疹病毒性角膜炎	阿昔洛韦、更昔洛韦具有良好的通透性。对于不能耐受全身用药的患者可以采用更昔洛韦玻璃体腔注射，剂量为2~5mg/0.1ml
更昔洛韦滴眼液/凝胶	单纯性疱疹病毒性角膜炎、巨细胞病毒感染	
重组人干扰素α2b	用于治疗单纯性疱疹病毒性角膜炎	广谱抗病毒、抑制细胞增殖以及提高免疫功能

（二）散瞳剂与睫状肌麻痹剂

眼局部用阻滞M胆碱受体的抗胆碱药可调节麻痹（睫状肌麻痹）和使瞳孔

散大（散瞳）。这类药物可以麻痹副交感神经分布的睫状肌及瞳孔括约肌，主要用于验光、眼内检查及其他检查；在眼内手术前、手术中及手术后麻痹睫状肌并散瞳；以及治疗前部葡萄膜炎及某些继发性青光眼。深色的虹膜对散瞳具有较强的抵抗作用，因此用药后瞳孔不易散大，注意避免滴用的药物过量。散瞳可以诱发少数高龄（大于60岁）并且有远视的患者发生急性闭角型青光眼。眼科临床常用的散瞳及睫状肌麻痹剂见表2-11-8。

表2-11-8 常用的散瞳剂和睫状肌麻痹剂比较

药品名称	"散瞳验光"方式	用药方法	睫状肌麻痹恢复时间（复光检查时间）	睫状肌麻痹效果	瞳孔完全恢复	用药选择
复方托吡卡胺	快速散瞳	5~10min 1次，每次1滴，共3次，自第一次滴眼30min后检查	6~8h	相对弱	大约24h	6岁以上单纯近视，无特殊情况的儿童屈光检查；散瞳检查眼底
环喷托酯	快速散瞳	5~10min 1次，每次1滴，共3次，自第一次滴眼 30min 后检查	6~24h	相对强	24~48h	可替代阿托品对6~12岁一般屈光不正非斜视儿童验光；散瞳检查眼底；治疗虹膜睫状体炎及恶性青光眼等
阿托品	慢速散瞳	每晚睡前挤出米粒大小的眼膏于结膜囊内，连用3天	3~4周	最强	7~10天后	低龄远视、高度远视、内斜、弱视儿童验光；治疗虹膜睫状体炎；矫正内隐斜及解除调节痉挛；治疗恶性青光眼

注意：以上三种药物都因为会引起瞳孔阻滞而被列为青光眼禁用的药物，但是在睫状环阻滞性闭角型青光眼（即恶性青光眼）中，阿托品是治疗药物之一，主要作用在于松弛睫状肌，加强晶状体悬韧带的张力，使晶状体后移。

去氧肾上腺素（新福林）：药理作用类似肾上腺素，但强度弱。兴奋瞳孔扩大肌的 α 受体产生扩瞳作用。散瞳作用迅速（滴药后30min起作用），维持时间短（持续2~3h）。

（三）减少房水生成及促进房水排出药

高眼压和青光眼有着密切的关系，眼压是诊断青光眼重要依据。虽然眼压高并不等于是青光眼，但是高眼压有更高的概率致使视神经的损害，进展为青光眼。预防将眼压控制在安全范围内，尽可能阻止青光眼病程进展，减少视网膜神经节细胞的丧失至正常年龄的相应水平。眼内压的形成由房水生成率、房水排出率及眼内容物容积三者所决定。临床上使用抑制房水生成或促进房水外流药物来控制眼压。理想的抗青光眼药物具备以下特点：单剂量疗效最大限度降低眼压，达到预期靶眼压的高反应率，24h昼夜眼压曲线平稳，不引起快速抗药反应或药效长期漂移，除了降低眼压的疗效外，对视网膜神经节细胞有"神经保护"作用。现已有多种作用机制不同的药物可以降低眼压，必要时可联合用药，以便有效地控制眼压。虽然大多数患者手术后能满意地控制眼压，但是仍然有相当一部分患者需要加用药物来控制眼压。

总之，通过药物治疗来降低眼压是处理青光眼的主要措施，若局部滴用药物可使眼压控制在安全水平，视野和眼底改变不再进展，患者能耐受，并配合定期复查，可以长期选用药物进行治疗。治疗青光眼的主要药物及其作用机制见表2-11-9。有些患者虽然眼压处于正常范围，也发生了青光眼视神经改变。因此，青光眼的神经保护治疗也很重要，目前临床上也应用一些神经保护剂如甲钴胺、胞磷胆碱、银杏叶提取物等，但还需要随机、双盲的大样本、多中心、长期临床研究来加以证实。

表2-11-9　减少房水生成及促进房水排出药

药物分类	作用机制	主要品种
局部用缩瞳药	通过缩瞳促进房水流出	毛果芸香碱
局部用β肾上腺素受体阻滞剂	减少睫状体的房水生成	噻吗洛尔、倍他洛尔、卡替洛尔、左布诺洛尔
局部用α肾上腺素受体激动剂	促进房水流出和减少房水生成	溴莫尼定
局部用碳酸酐酶抑制剂	减少房水生成	布林佐胺
局部用前列腺素衍生物	通过影响葡萄膜巩膜通道促进房水流出	拉坦前列素、曲伏前列素、贝美前列素、他氟前列素
复方制剂		拉坦噻吗、贝美噻吗、他氟噻吗、溴莫尼定噻吗洛尔、布林佐胺溴莫尼定

1. 青光眼用药基本原则

（1）若局部滴用1~2种药物即可使眼压控制在安全水平，视野和眼底改变不再进展，患者能耐受并配合治疗，定期复查，则长期选用药物治疗。

（2）如无禁忌证，可首选前列腺素衍生剂或 β 受体阻滞剂。

（3）一种药物不能控制眼压，可换用另一药物。

（4）如滴用单一药物眼压仍未控制在安全水平，可联合应用作用机制不同的药物。

（5）两种药物滴眼应间隔 5min 以上。滴药后压迫泪囊区或闭合眼睑 1 ~ 2min，有助于维持局部药物浓度并减少全身吸收。

2. 各种减少房水生成及促进房水排出药的用药注意点

（1）β 肾上腺能受体阻滞剂　长期应用后期降压效果减弱。β 受体阻滞剂在清醒时有降眼压作用，睡眠时无降眼压作用，认为这是由于睫状体上皮细胞没有足够有效的神经性或内分泌性肾上腺素紧张度来刺激房水生成的缘故。90% 的病例开始用药作用明显，眼压下降 40% 或更多，但几天或几周后作用降低，眼压缓慢上升，这种现象叫"短期脱逸"，用药 3 周的眼压值，可作为长期眼压控制的预期指标，一些病例（10% ~ 20%）用药数月至一年后，药效降低，这种现象称"长期飘移"，主要为长期用药后对 β 受体阻断的敏感性下降，所以降眼压作用降低，但这种作用有很大的个体差异。噻吗洛尔联合缩瞳剂或碳酸酐酶抑制剂，可增强降压效果。

非选择性 $β_1$、$β_2$ 受体阻滞剂，主要有心血管系统和呼吸系统的不良反应，青光眼患者需要长期用药，因此应避免用于支气管哮喘、严重的慢性阻塞性肺部疾患、窦性心动过缓、2 或 3 度房室传导阻滞、心功能衰竭、心源性休克。倍他洛尔为选择性 $β_1$ 受体阻滞剂，可减少支气管痉挛的危险性，呼吸道方面的副作用较轻。

（2）前列腺素衍生剂　此类药物是目前降压幅度最大、作用维持时间最长的眼局部降眼压药物，并且不影响心肺功能，副作用主要为滴药后局部短暂性烧灼、刺痛、痒感和结膜充血，长期用药可使虹膜色素增加，睫毛增粗。毛果芸香碱可减少葡萄膜巩膜通道房水外流，与前列腺素衍生剂制剂有一定拮抗作用。

（3）α 肾上腺能受体激动剂　溴莫尼定能选择性兴奋 $α_2$ 受体，可同时减少房水生成和促进房水经葡萄膜巩膜外流通道排出，对 $α_1$ 受体作用甚微，不引起瞳孔扩大，对心肺功能无明显影响。0.2% 溴莫尼定每天 2 ~ 3 次的降眼压作用与 0.5% 噻吗洛尔相当，可以避免 β 受体阻滞剂样的对心血管系统和呼吸系统的不良反应。

（4）碳酸酐酶抑制剂　局部用药降眼压效果略小于全身用药，但全身副作用很少。长期使用的主要不良反应是结膜炎和眼睑反应，与磺胺类药过敏有关，其他的有眼局部异物烧灼感、口中味苦感，均能耐受。G6PD 缺乏患者慎用。

（5）拟胆碱药（缩瞳剂）　　多作为 β 受体阻滞剂不能较好控制眼压时的一种联合用药。可引起眉弓疼痛、视物发暗、近视加深等，若用高浓度制剂频繁滴眼，还可能产生胃肠道反应、头痛、出汗等全身中毒症状。毛果芸香碱眼膏作用时间长，不需频繁滴药，副作用也相对较小。

3. 特殊人群的抗青光眼用药

大部分青光眼患者需要长期用药。眼部滴药后，通过结膜血管多余的药物从泪管流入鼻腔，通过鼻黏膜将药物吸收进入全身循环，没有首过效应，相当于静脉给药，可引起全身效应。虽然量比较少，但由于是长期用药，应尽可能选择相对安全的药物。各种特殊人群的抗青光眼用药注意点见表 2 - 11 - 10 ~ 表 2 - 11 - 12，总体的用药原则如下。

（1）没有绝对安全的药物，尽可能选择较安全的药物种类使用较低浓度的滴眼液，比如溴莫尼定有 0.15% 以及 0.2% 两个品种，选用 0.15% 的更合适一些。

（2）在保证疗效的前提下，尽可能减少用药的频次。

（3）按压泪囊区以减少通过鼻泪管的吸收，以及闭合眼睑。

表 2 - 11 - 10　孕期抗青光眼用药注意点

FDA 分级	抗青光眼药物
A	—
B	α₂ 受体激动剂（如溴莫尼定滴眼液）
C	β 受体阻滞剂（如噻吗洛尔滴眼液） 碳酸酐酶抑制剂（如布林佐胺滴眼液、醋甲唑胺片） 前列腺素类滴眼液（如拉坦前列素滴眼液、曲伏前列素滴眼液、贝美前列素滴眼液）
D	—
X	—

注：虽然并未发现拟胆碱类滴眼液与胎儿致畸性有关系，但由于年轻人对拟胆碱类药物的耐受性较差，通常也不推荐孕妇使用。

表 2 - 11 - 11　哺乳期抗青光眼用药注意点

药品	哺乳期用药安全性
噻吗洛尔滴眼液	母乳中药物浓度较血液中药物浓度高出多倍，不建议哺乳期使用
前列腺素类滴眼液	由于可能存在早产风险，大多数眼科医生建议孕期避免使用，而认为在哺乳期是比较合理的选择
碳酸酐酶抑制剂	美国儿科协会已经批准此类药物作为哺乳期青光眼用药，但口服药物仍需要密切监测
α₂ 受体激动剂	未有是否分泌到乳汁中的文献报道，所以哺乳期避免使用
拟胆碱类滴眼液	产后避免使用，因有造成新生儿发热、癫痫发作或烦躁不安的报道

表 2 – 11 – 12　儿科抗青光眼用药注意点

药品种类	注意点
β 受体阻滞剂	非选择性 β 受体阻滞剂噻吗洛尔滴眼液可能增加心率减慢、支气管痉挛、呼吸暂停的风险
	$β_1$ 受体阻滞剂倍他洛尔（其左旋体即左旋倍他洛尔降眼压作用更强），也要注意询问患儿有无心脏以及呼吸道方面的病史
碳酸酐酶抑制剂	磺胺类药物，可能导致出全身过敏的症状，用前需要询问患儿的药物过敏史
前列腺素类滴眼液	最常见眼部不良反应是结膜充血、睫毛增长、虹膜色素沉着，一般都可耐受
α 肾上腺素能激动剂	有报道婴儿使用溴莫尼定出现心搏徐缓、血压过低、降低体温、张力减弱以及呼吸暂停等危及生命的症状，所以一般此类药物禁用于 2 岁以下的婴儿
缩瞳剂	一般不作为儿童青光眼的单药治疗，仅用于继发于无晶状体眼和人工晶状体眼的青光眼治疗

（四）促进晶体代谢、抑制晶体变性药物

白内障的形成是晶状体发生浑浊，最常见的老年白内障主要是氧自由基损伤了晶状体上皮细胞、蛋白质构象发生改变、蛋白质关联、聚积而致。有关白内障的发病机制众说纷纭，但氧化损伤或营养水平低下容易诱发白内障是不容置疑的事实。目前认为手术是治疗白内障的最好方法，抗氧化剂、营养药及中药可预防或延缓老年性白内障的发生或发展。常用的药物见表 2 – 11 – 13。

表 2 – 11 – 13　促进晶体代谢、抑制晶体变性药物

药品	作用机制	适应证
谷胱甘肽	抗氧化损伤。具有解毒、激活多种酶及维持眼角膜和晶状体透明的作用	治疗早期各类白内障，也用于治疗角膜上皮剥离、角膜溃疡、角膜炎等
法可林、吡诺克辛	蛋白分解酶激活剂，使变性蛋白分解并吸收，维持晶状体透明	老年性、糖尿病性及其他类型的白内障
利眼明	含碘、维生素 C、维生素 B_1 等，能激活玻璃体和晶状体的代谢，抗自由基和维持晶状体透明度	早期白内障的辅助治疗

（五）糖皮质激素

糖皮质激素眼内通透性良好，在眼科主要利用的抗炎、抗免疫作用。用于治疗眼前段炎症，如过敏性结膜炎、春季卡他性结膜炎、角膜基质炎、虹膜睫状体炎、巩膜炎等。眼局部用药不良反应较全身给药时少，长期使用易引起角膜受损、青光眼（引起小梁组织结构和功能的改变，进而影响小梁组织通路的房水回流）、

激素性白内障；延长创伤治愈时间；诱发或加重感染；单纯疱疹性或溃疡性角膜炎禁用。许多眼用抗菌制剂中加入糖皮质激素。虽然这类制剂具有抗菌、抗炎、加速治愈过程的优点，但有诱发真菌或病毒感染、延缓创伤愈合、升高眼压和导致晶状体浑浊等风险，因此不应当随意使用，除非患者是在眼科专科医师的密切监护下。特别是不能给尚未确诊的"红眼"患者开具这类药物，因为这种情况有时是由于难以诊断的单纯性疱疹病毒感染所致。如果使用这类制剂，不应当超过 10 日，并在使用期间监察眼压。眼科常用的糖皮质激素滴眼液见表 2-11-14。

表 2-11-14　常用的糖皮质激素类滴眼液

类别	酮类皮质类固醇滴眼液	酯类皮质类固醇滴眼液
代表药物	0.1% 地塞米松，0.1% 氟米龙，1% 醋酸泼尼松	氯替泼诺
抗炎效果	前房闪辉、房水细胞以及术后的炎症，控制效果相当	
升眼压作用	地塞米松 ≈ 醋酸泼尼松 > 氟米龙 > 氯替泼诺	
眼内通透性	地塞米松 ≈ 醋酸泼尼松 > 氟米龙 > 氯替泼诺	

(六) 非甾体抗炎药

本类药物主要适用于外眼部以及前眼部的炎症性疾患的对症治疗。这类药物对于已经形成的前列腺素无直接的对抗作用。因此在某些情况下，例如防止白内障手术时瞳孔缩小和术后炎症等，可以在手术前使用这类药物，以获得更好的效果。长期局部应用不会引起继发性青光眼、白内障、延缓伤口愈合、诱发感染等糖皮质激素样的严重不良反应。常用的非甾体抗炎药滴眼液主要有普拉洛芬滴眼液、双氯芬酸滴眼液、溴芬酸钠滴眼液。

(七) 抗变态反应药

这类药物主要用于控制速发型变态反应，常用的药物包括过敏介质阻释剂，能阻止组胺、慢反应物质等过敏介质的释放、H_1 受体阻滞剂或者双效抑制剂，主要用于过敏性结膜炎。常用的药物见表 2-11-15。

表 2-11-15　常用的眼部抗变态反应药

分类	作用机制	主要品种	用途
过敏反应介质阻释剂	稳定肥大细胞膜，阻止组胺、慢反应物质等过敏介质的释放	色甘酸钠、洛度沙胺、吡嘧司特钾	过敏性结膜炎，春季卡他性结膜炎。治疗开始后 5~14 天达到完全疗效。因此不适用于急性期过敏性结膜炎的治疗，仅适用于过敏性结膜炎患者发作间期的病情控制

分类	作用机制	主要品种	用途
组胺 H_1 受体阻滞剂	选择性组胺 H_1 受体拮抗剂，阻止受体与组胺相结合，缓解过敏引起的眼痒及红肿	依美斯汀	缓解过敏性结膜炎的体征和症状
肥大细胞稳定剂 + 组胺 H_1 受体拮抗剂	稳定肥大细胞稳定剂，阻断组胺 H_1 受体	奥洛他定、氮卓斯汀	治疗过敏性结膜炎；对于频繁发作的患者（即每月超过两天）和那些季节性或常年性过敏性结膜炎的患者，优先推荐使用具有肥大细胞稳定作用的局部抗组胺剂

（八）人工泪液和角膜上皮保护与修复药

人工泪液是一种模仿人体泪液，提高眼表湿度和润滑作用，消除眼部不适，改善干眼的症状，可以用于眼睛疲劳、眼干燥症、眼干燥综合征等内因性疾患，以及手术后、药物性、外伤、光线对眼造成的刺激及戴角膜接触镜等引起的外因性疾病。还可以用于稀释过敏性结膜炎时眼表的过敏介质及炎性介质。

人工泪液种类较多，每一种人工泪液都有其特点，有的黏度高，保湿性能好，有的能促进角膜上皮的修复。值得注意的是滴用人工泪液并不是滴的次数越多越好，因为过频滴用眼药会将正常的泪膜完全冲走，加快泪液的蒸发，一天滴用最好不超过 6 次。常用的人工泪液如表 2 - 11 - 16。

表 2 - 11 - 16　人工泪液和角膜上皮保护与修复药

药物分类	主要品种	主要作用
润滑类	羧甲基纤维素钠、人工泪液	润滑作用
	玻璃酸钠	玻璃酸钠分子能存留大量水分子而具有较好的保水作用、润滑、促进角膜上皮损伤的愈合
	聚乙烯醇	润滑眼表、修复角膜上皮
	卡波姆	润滑作用
	右旋糖酐 70	润滑作用
	维生素 A 棕榈酸酯	润滑作用、促进角膜愈合
	羟糖甘	润滑作用
牛血清提取物	小牛血去蛋白提取物	可促进细胞能量代谢，改善组织营养，刺激细胞再生和加速组织修复
含细胞因子	碱性成纤维细胞生长因子、表皮生长因子	促进角膜上皮细胞的再生，缩短受损角膜愈合时间

（九）血管收缩剂和减充血药

本类药品可以收缩结膜表层血管，减轻或消除眼红。也可减轻因烟雾等引起的眼部刺激症状和眼痒。主要成分含萘甲唑啉的制剂：如复方萘甲唑啉（萘甲唑啉、苯海拉明），新乐敦（维生素 B_6、甘草酸二钾、萘甲唑啉、氯苯那敏、新斯的明等）。这类药物适合短期（一般不超 2 周）或间歇性使用。使用超过 2 周会导致反跳性充血。

（十）免疫抑制剂

眼科常用的局部应用免疫抑制剂主要有两种：①环孢素，适用于角膜移植排斥反应、内源性葡萄膜炎、角膜干燥综合征等免疫性眼病的治疗；②他克莫司：适用于角膜移植排斥反应、春季卡他性角结膜炎等。

（十一）其他

其他的眼局部用药有以下三种：①促进角膜吸收及脱水剂：氯化钠（5% 滴眼液，5% 眼膏 2.5g:75mg）；②酸碱中和剂和金属螯合剂：复方碳酸氢钠，依地酸二钠；③抗 VEGF 药物：雷珠单抗、康柏西普（玻璃体腔注射）。

二、门诊常见眼科疾病的处方审核要点

1. 注意有没有注明眼别

不管是点眼还是眼局部注射，都应注明眼别

2. 诊断与用药是否相符

干眼症使用抗菌药物滴眼液；过敏性结膜炎使用抗菌药物滴眼液。

3. 常见诊断不全情况

①过敏性结膜炎，干眼；②（病毒性、细菌性、过敏性）结膜炎；③（病毒性、细菌性、过敏性）角膜炎；④眼外伤、继发性高眼压症。

4. 联合用药是否相宜

（1）常见相宜情况 ①严重的感染性眼病：点眼联合眼局部注射及全身给药；②葡萄膜炎：点眼联合全身给药；③炎症性眼病：糖皮质激素（减少频次）+ 非甾体抗炎药。

（2）常见不相宜情况 ①糖皮质激素 + 非甾体抗炎药（均为正常用量）；②过敏性结膜炎：糖皮质激素 + 抗组胺药 + 免疫抑制剂（均为正常用量）；③一般的感染性眼病：左氧氟沙星滴眼液 + 妥布霉素滴眼液；④青光眼用药：复方制剂 + 单方制剂（复方制剂中的成分之一）；⑤过敏性结膜炎：具肥大细胞稳定作用的抗组胺药 + 肥大细胞稳定剂。

5. 常见重复用药

（1）青光眼用药　复方制剂＋单方制剂（复方制剂中的成分之一）。

（2）过敏性结膜炎　具肥大细胞稳定作用的抗组胺药＋肥大细胞稳定剂。

（3）干眼症　多种浓度的玻璃酸钠滴眼液。

三、案例分析

案例分析1（处方书写不完整）

（1）患者信息：男，30岁。

（2）临床诊断：感染性角膜炎。

（3）处方用药

　　头孢他啶0.1g＋0.9%氯化钠溶液1ml　结膜下注射

（4）分析如下

未注明结膜下注射的眼别。

案例分析2（选药不适宜）

（1）患者信息：男，70岁。

（2）临床诊断：感染性结膜炎；糖尿病视网膜病变。

（3）处方用药

　　加替沙星滴眼液　点双眼

（4）分析如下

加替沙星对血糖的影响比较大，有些厂家将糖尿病列为加替沙星滴眼液的禁忌证；建议改用其他类别的滴眼液，比如妥布霉素滴眼液。

案例分析3（选药不合适）

（1）患者信息：男，10岁。

（2）临床诊断：过敏性结膜炎。

（3）处方用药

　　1%醋酸泼尼松龙滴眼液　　　点眼　　　qid　　　ou

　　0.3%玻璃酸钠滴眼液　　　　点眼　　　qid　　　ou

（4）分析如下

如果患儿的病程已较长、较严重，可以选用糖皮质激素滴眼液。过敏性结膜炎属于眼表疾病，可以选用对眼压影响较小的0.5%氯替泼诺滴眼液或者0.1%氟米龙滴眼液，比醋酸泼尼松龙滴眼液更合适。

案例分析 4(恶性青光眼的特殊用药)

(1)患者信息:男,50 岁。

(2)临床诊断:恶性青光眼。

(3)处方用药

1%阿托品滴眼液	点眼	qid	ou
1%醋酸泼尼松龙滴眼液	点眼	qid	ou
1%布林佐胺滴眼液	点眼	qid	ou

(4)分析如下

①恶性青光眼需要使用睫状肌麻痹剂,松弛睫状肌,加强晶状体悬韧带的张力,使晶状体后移。一般选用 1%~4%阿托品滴眼液,虽然阿托品说明书上为青光眼禁用。②需要加用皮质类固醇抗感染治疗,可以局部或者全身应用,减少组织消肿和炎症反应,减轻组织细胞损伤,可以促进睫状环阻滞的解除。③使用降眼压药物,减少房水生成,可以使玻璃体脱水浓缩,降低眼压。

案例分析 5(使用非甾体抗炎药减少糖皮质激素的使用频次)

(1)患者信息:男,40 岁。

(2)临床诊断:青光眼睫状体综合征。

(3)处方用药

妥布霉素地塞米松滴眼液	点眼	qid	ou
0.004%拉坦前列素滴眼液	点眼	qid	ou
普拉洛芬滴眼液	点眼	qid	ou

(4)分析如下

糖皮质激素与非甾体抗炎药抗炎机制在同一通路上,一般同用时可减少糖皮质激素的次数,或者先用激素快速控制症状后,再用非甾体抗炎药序贯。

案例分析 6(真菌性角膜炎)

(1)患者信息:男,70 岁。

(2)临床诊断:真菌性角膜炎 OD。

(3)处方用药

复方两性霉素 B 滴眼液	点眼	q2h	od
氟康唑眼膏	点眼	qn	od
溴芬酸钠滴眼液	点眼	bid	od

（4）分析如下

①在真菌菌种鉴定结果前，采取经验治疗，首选 5% 那他霉素滴眼液，或 0.1% ~0.2% 两性霉素 B 溶液频繁滴眼，好转后适当减少用药频率。夜间可用 0.5% 氟康唑眼膏。②局部可联合应用非甾体抗炎药。感染期局部或全身禁用糖皮质激素，以免真菌感染扩散。

案例分析 7（干眼，联合用药不适宜）

（1）患者信息：男，35 岁。

（2）临床诊断：干眼症。

（3）处方用药

1% 环孢素滴眼液	点眼	qid	ou
聚乙二醇滴眼液	点眼	qid	ou
羟糖甘滴眼液	点眼	qid	ou
重组牛碱性成纤维细胞生长因子眼用凝胶	点眼	qn	ou

（4）分析如下

①环孢素 A 滴眼液可以用于中重度干眼伴有眼部炎症反应的患者。②聚乙二醇滴眼液和羟糖甘滴眼液同为保湿型人工泪液，建议选用一个即可。③干眼症可能导致角膜上皮细胞损伤，使用重组牛碱性成纤维细胞生长因子眼用凝胶可以促进角膜上皮的再生、角膜基质层和内皮层的修复。

案例分析 8

（1）患者信息：男，45 岁。

（2）临床诊断：青光眼。

（3）处方用药

拉坦噻吗滴眼液	点眼	qn	ou
0.5% 噻吗洛尔滴眼液	点眼	bid	ou

（4）分析如下

拉坦噻吗滴眼液里已包含噻吗洛尔成分，因为前列素类滴眼液一天 1 次即可，临床上已证实复方成分一天 1 次效果优于单用前列素类滴眼液。而噻吗洛尔滴眼液最佳用法是一天 2 次，建议可减去噻吗洛尔滴眼液，或者将噻吗洛尔滴眼液的频次改为一天 1 次，并叮嘱患者在早上使用。

案例分析 9

（1）患者信息：男，40 岁。

（2）临床诊断：细菌性角膜炎。

（3）处方用药

左氧氟沙星滴眼液	点眼	qid	ou
妥布霉素地塞米松滴眼液	点眼	qid	ou
妥布霉素地塞米松眼膏	涂眼	qn	ou

（4）分析如下

左氧氟沙星与妥布霉素抗菌谱类似，根据指南和文献，对于一般的细菌性角膜炎，没必要联用两种抗菌药物滴眼液。

四、练习题

（一）单选题

1. 为使滴眼剂对角膜的通透性增强，可对滴眼剂（   ）。

　　A. 加赋形剂　　　　B. 加表面活性剂　　　C. 改变 pH 值

　　D. 采用低分子药　　E. 以上措施都可以

2. 涂眼膏时通常应将眼药膏挤入眼睛的（   ）。

　　A. 上穹窿部　　　　B. 下穹窿部　　　　C. 内眦

　　D. 外眦　　　　　　E. 角膜

3. 引起慢性泪囊炎的最常见病原体是（   ）。

　　A. 金黄色葡萄球菌　B. 肺炎球菌　　　　C. 表皮葡萄球菌

　　D. 流感嗜血杆菌　　E. 铜绿假单胞菌

4. 糖皮质激素禁忌用于治疗哪种疾病（   ）。

　　A. 脉络膜脱离

　　B. 视网膜静脉周围炎

　　C. 视网膜中央静脉阻塞

　　D. 中心性浆液性脉络膜视网膜病变

　　E. 多灶性视网膜脉络膜炎

5. 瘢痕性睑内翻的可能病因是（   ）。

　　A. 沙眼　　　　　　B. 结膜天疱疮

　　C. 结膜烧伤　　　　D. 以上都是

6. 新生儿淋球菌性结膜炎发病的时间（   ）。

　　A. 出生后 2~3 天　B. 出生后 1 周内　　C. 出生后 24h 内

　　D. 出生后 1 个月内　E. 出生后 5 天

7. 溃疡性睑缘炎的治疗方法错误的有（   ）。

　　A. 局部滴用广谱抗生素滴眼液，涂抗生素眼膏及磺胺眼膏

B. 除去脓痂及已经松落的睫毛，使毛囊中的脓液得以引流

C. 每周用一次 0.9% 氯化钠溶液或 3% 硼酸溶液清洗睑缘部

D. 除去各种诱因，注意个人卫生

E. 炎症完全消退后，应持续治疗至少 2 ~ 3 周，以防复发

8. 下列对 Steven – Jonson 综合征描述不准确的是（　　）。

A. 可引起角膜缘干细胞缺乏

B. 可出现口干，关节痛

C. 伴有皮肤多形性红斑

D. 早期应用糖皮质激素滴眼液

E. 可引起干眼症

9. 某男性患者，36 岁，双眼红肿、开睑困难伴分泌物增多 4 天。病史：患者发病前 2 日曾因腹痛服用头孢类抗生素、小檗碱和多酶片等药物，其后出现肢体、躯干发疹、反复畏寒、发热、咽痛、咳嗽等症状。否认胸闷、气急、关节酸痛及吞咽困难。眼部检查：双眼视力 0.5，双眼结膜充血消肿，结膜囊内大量分泌物，睑结膜和球结膜表面假膜形成，角膜周边部上皮浑浊，向中央扩展，永清，晶状体透明，玻璃体未再浑浊，眼底未查。全身检查：体温 38.5℃，躯干和四肢见大量散在红斑，部分表面有水疱、糜烂，口腔黏膜、下唇黏膜糜烂、溃破。血白细胞计数 13.2THSD/CUMM，中性 0.75，淋巴 0.24，单核 0.01。正确的局部治疗方案是（　　）。

A. 局部应用糖皮质激素及抗生素滴眼液

B. 局部应用非甾体消炎药

C. 手术治疗

D. 人工泪液

E. 局部应用抗病毒物

10. 患者熬夜劳累后双眼视力突然下降 2 周，曾经在半年前有类似发病，2 周后治愈。1 年前曾经患梅毒Ⅱ期，但现已经治愈。目前没有皮肤病变，没有口腔溃疡。在当地医院使用激素等药物视力逐渐恢复。查右眼视力 0.3，左眼 0.5，双眼前房闪辉（＋＋），细胞（＋＋＋），玻璃体浑浊。下列哪种治疗方式比较（　　）。

A. 局部消炎眼药水，全身激素，环孢素

B. 局部消炎眼药水，全身环孢素，非甾体抗炎药

C. 全身激素，非甾体抗炎药，少量球内注射曲安奈德

D. 眼球旁注射曲安奈德，全身环孢素，非甾体抗炎药

E. 眼球旁注射曲安奈德，全身激素，环孢素

11. 有关滴眼剂不正确的叙述是（　　）。

　　A. 滴眼剂是直接用于眼部的外用液体制剂

　　B. 正常眼可耐受的 pH 值为 5.0 ~ 9.0

　　C. 混悬型滴眼剂要求粒子大小不得超过 50μm

　　D. 滴入眼中的药物首先进入角膜内，通过角膜至前房再进入虹膜

　　E. 增加滴眼剂的黏度，使药物扩散速度减小，不利于药物的吸收

12. 前巩膜炎的特点中，叙述错误的是（　　）。

　　A. 局部应用糖皮质激素无效

　　B. 病变区可形成巩膜葡萄肿

　　C. 可累及角膜、前葡萄膜

　　D. 巩膜呈弥漫性或局限性的紫红色结节隆起

　　E. 疼痛明显

13. 某患者钝伤后前房积血，伴有眼压增高，对其的处理不正确的是（　　）。

　　A. 高渗　　　　B. 激素　　　　　C. 扩瞳　　　　D. β 受体阻滞剂滴眼液

14. 中年男性患者，发现视力下降 2 天，右眼视力降至 0.5，左眼 0.6，眼底检查发现双眼视盘边界稍模糊，视盘充血。黄斑部可疑水肿。应当给予以下治疗方案（　　）。

　　A. 中等剂量激素，配合局部频繁消炎药物以及免疫抑制剂

　　B. 大剂量激素，配合局部频繁消炎药物以及免疫抑制剂

　　C. 不能使用激素，但应当给予足量免疫抑制剂，配合中药治疗

　　D. 大剂量激素，配合适度的局部药物，暂时不用免疫抑制剂

　　E. 以非甾体抗炎药为主，辅以部分活血化瘀中成药，局部则根据需要给予适量消炎眼药水

15. 原发性闭角型青光眼患者禁用（　　）。

　　A. 散瞳剂　　　　　　B. 缩瞳剂　　　　　　C. 高渗剂

　　D. 碳酸酐酶抑制剂　　E. 镇静剂

16. 下列药物中，属于具肥大细胞稳定功能的抗组胺类滴眼液的是（　　）。

　　A. 盐酸奥洛他定滴眼液　　　　　　B. 色甘酸钠滴眼液

　　C. 普拉洛芬滴眼液　　　　　　　　D. 吡嘧司特钾滴眼液

　　E. 富马酸依美斯汀滴眼液

17. 下列药物中，属于散瞳剂的是（　　）。

　　A. 硫酸阿托品眼膏　　　　　　　　B. 盐酸环喷托酯滴眼液

　　C. 复方托吡卡胺滴眼液　　　　　　D. 以上都是

18. 急性视网膜坏死综合征的治疗措施包括（　　）。

A．抗病毒药物全身应用

B．抗凝剂的使用

C．根据情况酌情使用糖皮质激素

D．及时进行激光光凝防止视网膜脱离，网脱发生后可考虑行玻切术

E．以上均是

19. 下列属于人工泪液的是（　　　）。

A．玻璃酸钠滴眼液　　B．卡波姆凝胶

C．右旋糖酐羟丙甲纤维素滴眼液

D．聚乙二醇滴眼液

E．以上都是

20. 可以使用糖皮质激素滴眼液进行治疗的是（　　　）。

A．春季卡他性结膜炎　B．角膜基质炎　　　C．虹膜睫状体炎

D．巩膜炎　　　　　　E．以上都可以

（二）简答题

1. 葡萄膜炎、视神经炎等炎症性眼病可能需要全身应用糖皮质激素进行治疗，请简述糖皮质激素的药理作用及主要不良反应。

2. 根据不同的作用机制，常用降眼压药物可分为哪几类？请列出并举例。

3. 毛果芸香碱及阿托品对眼部分别有哪些作用？

4. 用于治疗过敏性结膜炎的眼局部药物有哪些？请列出并举例。

参 考 答 案

（一）选择题

1. E　2. B　3. B　4. D　5. D　6. A　7. C　8. B　9. A　10. A

11. E　12. A　13. C　14. D　15. A　16. A　17. D　18. E　19. E　20. E

（二）简答题

1. 答：（1）药理作用　①抗炎作用：如减轻炎症初期的渗出，减轻炎症后期肉芽生成，防止瘢痕。②抗过敏作用：免疫反应可引起肥大细胞脱颗粒而释放组胺等，可减少过敏物的释放。③抗毒、抗休克作用：扩张痉挛收缩的血管，心肌收缩力增加，心输出量增加；稳定溶酶体膜，减少心肌抑制因子 MDF 的形成，提高机体对细菌内毒素的耐受力。④免疫抑制作用：如抑制巨噬细胞吞噬和处理抗原的作用，干扰和阻断淋巴细胞的识别。⑤允许作用：糖皮质激素对有些组织细胞无直接效应，但可给其他激素作用的发挥创造有利条件。如增强儿茶酚胺的血管收缩作用。⑥退热作用：稳定溶酶体膜、减少内源性致热原的释放、抑制体温中枢对致热原的反应。⑦减少脑中 GABA 的浓度，提高中枢兴奋性。⑧增加血

小板，提高纤维蛋白原浓度，缩短凝血时间。⑨增加胃酸、胃蛋白酶分泌增多，提高食欲，促进消化。

（2）主要不良反应　①肾上腺：萎缩；②代谢：糖尿病，Cushing's 综合征，脂代谢异常；③心血管系统：高血压，血栓形成，血管炎；④消化系统：消化性溃疡，消化道出血，胰腺炎；⑤中枢神经系统：行为、认知、情绪改变；⑥免疫系统：广泛抑制，潜在病毒激活；⑦骨骼肌肉系统：骨质疏松和骨坏死，肌肉萎缩，生长停滞；⑧肾脏，排钾、保钠；⑨皮肤：痤疮，青斑，毛细血管扩张，多毛，伤口愈合延迟；⑩眼：青光眼，白内障。

2. 答：常用降眼压药物主要有：①拟胆碱药，例如硝酸毛果芸香碱；②β受体阻滞剂，如噻吗洛尔、卡替洛尔；③α受体激动剂，如阿法根、阿法舒；④碳酸酐酶抑制剂，如哌立明滴眼液，这一类还有口服用药醋甲唑胺；⑤前列腺素衍生物，如拉坦前列素、曲伏前列素、贝美前列素、他氟前列素，这一类药物还有与噻吗洛尔形成的复方制剂，如贝美素噻吗洛尔滴眼液；另外还有脱水剂，如注射用的甘露醇，以及口服用的异山梨醇口服液。

3. 答：（1）毛果芸香碱对眼部的主要作用　①缩瞳：毛果芸香碱能兴奋瞳孔括约肌（环状肌）的 M 受体，使瞳孔括约肌向中心收缩，瞳孔缩小。②降低眼内压：收缩瞳孔括约肌，使虹膜拉向中央，致使前房角间隙扩大，房水易经滤帘流入巩膜静脉窦而进入血循环，使眼压降低。③调节痉挛：视远物模糊，视近物清楚。

（2）阿托品对眼部的作用　散瞳、升高眼内压、调节麻痹（因阻断睫状肌上的 M 受体，睫状肌松弛，回缩的结果使悬韧带拉紧，晶体处于固定的扁平状态，屈光度下降，调节于远视，视近物模糊不清。）

4. 答：用于过敏性结膜炎的眼局部治疗药物主要有以下几类：

（1）抗组胺药，如依美斯汀滴眼液。

（2）肥大细胞稳定剂，如色甘酸钠滴眼液。

（3）抗组胺药及肥大细胞稳定剂双效药，如奥洛他定滴眼液。

（4）糖皮质激素药物，如氯替泼诺滴眼液。

（5）免疫抑制剂，如环孢素 A、他克莫司滴眼液。

（6）其他药物：人工泪液可稀释结膜囊内的过敏原，润滑眼表，缓解患者症状。缩血管药物局部点眼可收缩血管，降低毛细血管通透性，减轻眼红、水肿和分泌物增多症状，但不能阻止炎性反应和缓解。眼痒，不建议常规使用。非甾体抗炎药（NSAIDs）局部点眼可抑制Ⅰ型超敏反应中前列腺素的产生，适用于部分轻度的季节性过敏性结膜炎，对于急性过敏性结膜炎疗效有限。

（王延东　郭泽莉　吴文玉）

第十二节 耳鼻咽喉头颈外科药物处方审核要点

一、耳鼻咽喉头颈外科临床用药原则

耳鼻咽喉头颈外科疾病主要涉及耳、鼻、咽喉、气管及食管等各部疾病，是临床上常见的一类疾病，主要病因有先天性畸形、感染、变态反应、创伤、异物、肿瘤及全身疾病等。本类疾病多采用手术和药物综合治疗，药物治疗在耳鼻咽喉头颈外科疾病中具有极其重要的地位，常用的治疗药物包括抗菌药物、糖皮质激素、抗组胺药物、白三烯受体拮抗剂、鼻用减充血剂、黏液溶解促排剂、中成药等。

（一）抗菌药物用药原则

耳鼻咽喉头颈外科常用抗菌药物包括青霉素类、头孢菌素类、大环内酯类、喹诺酮类和氨基糖苷类药物等，常见感染性疾病急性鼻-鼻窦炎和急性中耳炎等，主要病原菌为肺炎链球菌、流感嗜血杆菌和卡他莫拉菌；急性咽炎/扁桃体炎的主要病原菌为溶血性链球菌，针对以上病原菌，初治首选青霉素类抗菌药物，其他可选药物有一、二代头孢菌素。青霉素过敏患者可口服四环素类、氟喹诺酮类或大环内酯类。用药3天无效的患者应考虑为耐青霉素肺炎链球菌感染可能，可选用大剂量阿莫西林克拉维酸口服或头孢曲松静脉滴注。

使用注意事项：①尽量明确病原菌类别，最好治疗前留取合格标本送病原学检测（细菌药物敏感试验），根据药敏结果选择或调整抗菌药物，做到有的放矢选择抗菌药物；②警惕药物的耳毒性，尽量避免使用或慎用氨基糖苷类等具有耳毒性的抗菌药物；③尽量控制预防用药，耳鼻咽喉头颈外科手术切口常见病原菌为金黄色葡萄球菌、凝固酶阴性葡萄球菌，预防使用抗菌药物选第一、二代头孢菌素，如涉及口咽部黏膜有厌氧菌感染可能，可加用甲硝唑；④严格掌握联合用药适应证和配伍禁忌。

（二）糖皮质激素用药原则

作用机制：糖皮质激素具有显著的抗炎、抗过敏和抗水肿作用，糖皮质激素分子穿过靶细胞膜进入细胞质，与相应受体结合后通过调节基因的转录，增加抗炎基因的转录和减少炎症基因的转录起到抗炎作用。分为鼻用糖皮质激素和全身用糖皮质激素。

（1）鼻用糖皮质激素可以使高浓度的药物直接作用于鼻黏膜的糖皮质激素受体而发挥治疗作用，其生物利用度低，全身副作用小，是鼻腔和鼻黏膜炎症性疾病的理想局部用药,为变应性鼻炎、急性或慢性鼻–鼻窦炎的一线治疗药物。

常见不良反应:鼻部干燥感、鼻出血、涕血、鼻部刺激征(鼻部不适或热感)、鼻溃疡、咽炎、咽痛、咳嗽、头痛等,极个别使用不当者可能出现鼻中隔穿孔。

使用注意事项:①喷雾器喷头应朝向鼻腔外侧即外眦方向。右手拿药喷左侧鼻腔,左手拿药喷右侧鼻腔,使喷鼻剂的喷头方向朝向鼻腔外侧,避免两侧喷药时全部对着鼻中隔的部位,长期可导致鼻中隔损伤;②喷完后鼻孔尽量朝天,用鼻尽力往里吸,使药液向后较均匀分布在鼻腔黏膜,充分发挥药物的治疗作用。

常用鼻用糖皮质激素包括糠酸莫米松鼻喷雾剂、丙酸氟替卡松鼻喷雾剂、布地奈德鼻喷雾剂、丙酸倍氯米松鼻喷雾剂、曲安奈德鼻喷雾剂等。

(2)全身用糖皮质激素在耳鼻咽喉疾病中多为二线治疗药物,但在重度变应性鼻炎通过其他治疗方法无法控制严重鼻塞症状时,可考虑短期口服糖皮质激素;对于重度伴有鼻息肉的慢性鼻–鼻窦炎患者,推荐使用鼻用糖皮质激素加短期口服糖皮质激素;另外,在突发性耳聋治疗中,全身用糖皮质激素可缓解内皮水肿,增加内耳血液供应,为一线治疗药物。

常见不良反应:高血钠和低血钾、高血压、水肿,高血脂、高血糖或使糖尿病加重,肾上腺皮质功能减退、甚至萎缩,闭经,肌肉消瘦、无力,骨质疏松、股骨头坏死和精神症状等。

使用注意事项:①严格掌握患者有无使用激素的适应证及禁忌证;②大剂量突击疗法原则上仅限于抢救使用,一般用药时间不超过 3 日;中剂量短程疗法应在产生临床疗效后及时减量或停药;小剂量替代疗法应注意掌握用药适应证;③警惕糖皮质激素引起的不良反应。

常用药物有地塞米松、泼尼松、甲泼尼龙、氢化可的松等。

(三)抗组胺药物用药原则

作用机制:抗组胺药物主要通过与组胺之间竞争性结合组胺 H_1 受体,或通过反激动剂样作用使组胺 H_1 受体处于非活化状态,从而发挥拮抗组胺的作用。这类药物起效快速,作用持续时间较长,能明显缓解鼻部症状特别是鼻痒、喷嚏和流涕,对合并眼部症状也有效,但对改善鼻塞的效果有限。分为口服抗组胺药和鼻用抗组胺药。

(1)口服抗组胺药物可分为第一、二代口服抗组胺药,第一代口服抗组胺药由于明显的中枢抑制和抗胆碱能作用,以及对认知功能的潜在影响,限制了其临床应用;第二代口服抗组胺药具有良好的安全性,其血脑屏障的穿透性低,减少了对中枢神经系统的抑制作用,镇静和嗜睡不良反应较少见,是耳鼻咽喉常见疾病如变应性鼻炎、急性鼻炎等一线治疗药物。第二代口服抗组胺药起效快，作用时间长，一般一天仅需一次用药。

常见不良反应：第一代抗组胺药有幻觉、镇静、嗜睡等中枢神经系统抑制作用，以及口干、眼干、尿潴留、便秘和心动过速等抗胆碱能作用。第二代抗组胺药大多数都不会产生镇静、困倦和口干等副作用，但有少数患者口服西替利嗪、阿伐斯汀等可能产生较轻的中枢抑制作用。第二代口服抗组胺药中的特非那定和阿司咪唑因被发现在少数患者诱发 Q－T 间期延长及尖端扭转型室性心动过速，目前在临床上基本不用。

使用注意事项：①避免与对中枢神经系统有抑制作用的饮料（如酒）、镇静催眠抗惊厥药（如地西泮）、抗精神失常药（如氯丙嗪）同用，否则有可能引起头昏、全身乏力、运动失调、视物模糊、复视等中枢神经过度抑制症状。儿童、老年人、体弱者更易发生。②高空作业者、驾驶员、机械操作人员禁用或慎用。③尽可能避免与复方感冒制剂同时使用，因为复方感冒制剂中含有氯苯那敏等抗组胺药。④避免与抗胆碱类药（如阿托品）、三环类抗抑郁药（如阿米替林）同用，否则可出现口渴、便秘、排尿困难、心动过缓、青光眼症状加重、记忆功能障碍等副作用。⑤青光眼患者、前列腺肥大、幽门梗阻患者慎用第一代抗组胺药赛庚啶、苯海拉明、氯苯那敏等。

常用第一代抗组胺药有氯苯那敏、赛庚啶、苯海拉明等；第二代抗组胺药有氯雷他定、地氯雷他定、枸地氯雷他定、西替利嗪、氮卓斯汀、依匹斯汀等。

（2）鼻用抗组胺药物其疗效相当于或优于第二代口服抗组胺药，特别是对鼻塞症状的缓解。一般每日用药 2 次，疗程不少于 2 周。鼻用抗组胺药在鼻腔中有更高的药物浓度，可更快和更直接地作用于病变部位的靶细胞，比口服抗组胺药起效更快，通常用药后 15～30min 即起效，是变应性鼻炎的一线治疗药物。

常见不良反应：鼻用抗组胺药安全性好，苦味为主要不良反应，发生率在 1.4%～16.7% 之间。其他不良反应少见，包括鼻腔烧灼感、鼻出血、头痛和嗜睡等。

常用药物有盐酸左卡巴斯汀鼻喷雾剂、氮卓斯汀喷鼻剂。

（四）白三烯受体拮抗剂用药原则

作用机制：白三烯受体拮抗剂选择性地与半胱氨酸白三烯 CysLT1 受体结合，通过竞争性阻断半胱氨酰白三烯，抑制嗜酸性粒细胞的趋化和黏附，缩短炎症细胞的存活时间，减少黏液分泌等，从而减少鼻塞、流涕等症状。

口服白三烯受体拮抗剂为变应性鼻炎的一线治疗药物，尤其是合并支气管哮喘的患者；其对鼻塞症状的改善作用优于第二代口服抗组胺药，而且能有效缓解喷嚏和流涕症状；常与口服抗组胺药物或鼻用糖皮质激素联合使用，效果更佳。未得到良好控制的中 – 重度变应性鼻炎患者，可考虑联合应用白三烯受体拮抗剂。

常见不良反应：白三烯受体拮抗剂的安全性和耐受性良好，不良反应较轻微，主要为头痛、口干、咽炎等。

常用药物为孟鲁司特钠，每日给药一次，睡前口服，2~5 岁用 4mg（颗粒剂或咀嚼片），6~14 岁用 5mg（咀嚼片），成人用 10mg（普通片）。

（五）鼻用减充血剂用药原则

作用机制：常用鼻用减充血剂为 α 肾上腺素能受体激动剂，其作用是直接刺激血管平滑肌上的 α 受体，引起血管平滑肌收缩，减少局部组织液生成，减轻炎性反应所致的鼻黏膜充血和肿胀，缓解鼻塞症状及咽鼓管炎性黏膜的肿胀，降低中耳腔负压。常用于变应性鼻炎、急性鼻炎等鼻塞严重的患者。

常见不良反应：鼻腔干燥、烧灼感和针刺感等，部分患者可出现头痛、头晕和心率加快等反应。

使用注意事项：鼻用减充血剂应严格控制使用疗程，连续用药不超过 7 天，以减少鼻减充血剂的副作用，疗程过长或用药过频导致反跳性鼻黏膜充血，易发生药物性鼻炎。鼻腔干燥者、萎缩性鼻炎以及 2 岁以内患儿禁用。冠心病、高血压、甲状腺功能亢进、糖尿病、闭角型青光眼患者慎用。不能与单胺氧化酶抑制剂、三环类抗抑郁剂同用。

常用药物有呋麻滴鼻液、盐酸麻黄碱滴鼻液、盐酸羟甲唑啉滴鼻液（喷雾剂）、盐酸赛洛唑啉滴鼻液（喷雾剂）。

（六）黏液溶解促排剂用药原则

作用机制：耳鼻咽喉头颈外科常见疾病常伴有流涕（清水样涕或脓涕）、中耳积液、痰液等症状，使用黏液溶解促排剂可改善黏膜纤毛运动，促进呼吸道腺体的分泌作用，并使黏液移动速度增加，有助黏液分泌物排出。

常用黏液溶解促排剂有桉柠蒎肠溶软胶囊、氨溴索片（口服液）、溴己新片、羧甲司坦片、乙酰半胱氨酸片（颗粒）等。

（七）中成药用药原则

开具中成药处方须遵循中医辨证施治原则；根据不同治疗对象和病情，选用最佳剂型；慢性疾病须较长时间坚持用药，否则难以达到预期疗效；严格掌握孕期妇女用药适应证。

常用中成药有鼻炎康片、辛夷鼻炎丸、香菊片（胶囊）、辛芩颗粒（片）、鼻窦炎口服液、藿胆丸（片、滴丸）、鼻炎片、苍耳子鼻炎滴丸、鼻炎通窍颗粒、畅鼻通颗粒、鼻渊舒口服液、耳聋左慈丸、通窍耳聋丸、黄氏响声丸、清咽滴丸、咽立爽滴丸、金嗓散结胶囊（片、颗粒、丸）、口炎清颗粒、口腔溃疡散、西帕依固龈液、冰硼散、六神丸（胶囊、凝胶）、百蕊颗粒、玄麦甘桔颗粒（胶囊）。

（八）其他局部用药原则

（1）耳部疾病局部用药主要有滴耳液、洗耳液、粉剂等，常用药物有氧氟沙星滴耳液、左氧氟沙星滴耳液、氯霉素滴耳液、复方硼酸滴耳液、碳酸氢钠滴耳液等。

使用注意事项：①用药前彻底清洁外耳道；②鼓膜穿孔患者禁用耳毒性药物或对黏膜有刺激性、腐蚀性的药物；③慎用粉剂，可能堵塞穿孔妨碍引流。

（2）咽喉疾病局部用药有含漱液、口含片（滴丸）、液体喷雾剂等。常用药物有复方硼砂溶液、呋喃西林溶液、复方氯己定含漱液等。

二、鼻部疾病药物处方审核要点

（一）变应性鼻炎

1. 定义

变应性鼻炎（allergic rhinitis，AR）又称过敏性鼻炎，是特应性个体暴露于过敏原后主要由 IgE 介导的鼻黏膜非感染性慢性炎性疾病。变应性鼻炎传统上分为常年性 AR 和季节性 AR；根据症状频率分为间歇性 [<4 天（周）或 <4 周（年）] 和持续性 [>4 天（周）或 >4 周（年）]；根据严重程度分为轻度和中重度。

2. 病因

吸入过敏原后诱导特应性个体鼻腔局部和区域引流淋巴器官产生特异性 IgE，与聚集在鼻黏膜的肥大细胞和嗜碱性粒细胞表面高亲和力 IgE 受体结合，当机体再次接触相同过敏原时，导致组胺和白三烯等炎性介质释放；这些炎性介质可刺激鼻黏膜的感觉神经末梢和血管，兴奋副交感神经，导致鼻痒、打喷嚏、流清水样涕等症状，该过程称为速发相反应。组胺等炎性介质的释放还诱导血管内皮细胞、上皮细胞等表达或分泌黏附分子、趋化因子及细胞因子等，导致炎性介质的进一步释放，炎性反应持续加重，鼻黏膜出现明显组织水肿导致鼻塞，该过程称为迟发相反应。

典型症状为阵发性喷嚏、清水样涕、鼻痒和鼻塞。可伴有眼部症状，包括眼痒、流泪、眼红和灼热感等，多见于花粉过敏患者。

3. 变应性鼻炎治疗管理

变应性鼻炎的治疗原则包括环境控制、药物治疗、免疫治疗和健康教育，概括地形容为"防治结合，四位一体"。

（1）过敏原回避　采取多方面措施避免接触过敏原（尘螨、动物皮屑等），对花粉过敏的 AR 患者，在空气中花粉浓度较高的季节进行户外活动时，最好避开致敏花粉播散的高峰期，以减少症状发作。

（2）药物治疗

①糖皮质激素：鼻用糖皮质激素是 AR 的一线治疗药物，对 AR 患者的所有鼻部症状包括喷嚏、流涕、鼻痒和鼻塞均有显著改善作用。临床可用于轻度和中－重度 AR 的治疗，按推荐剂量每日喷鼻 1～2 次，疗程不少于 2 周；对于中－重度持续性 AR 是首选药物，疗程 4 周以上。持续治疗的效果明显优于间断治疗。口服糖皮质激素是 AR 的二线治疗药物，中－重度持续性 AR 患者如通过其他治疗方法无法控制严重鼻塞症状时，可考虑短期口服糖皮质激素，宜选择安全性和耐受性较好的制剂，剂量按患者体重计算（泼尼松 0.5～1.0mg/kg），早晨顿服，疗程 5～7 天。

②抗组胺药：有口服制剂（第一代和第二代）和鼻内制剂。第一代抗组胺药因不良反应较多，不推荐优先选用，第二代抗组胺药对外周 H_1 受体更为特异性，一般首选第二代口服抗组胺药。第二代口服抗组胺药为 AR 的一线治疗药物，起效快速，作用持续时间较长，能明显缓解鼻部症状特别是鼻痒、喷嚏和流涕，对合并眼部症状也有效，但对改善鼻塞的效果有限。每日 1 次，疗程不少于 2 周。儿童用药需注意药品说明书的年龄限制和推荐剂量，5 岁以下建议使用糖浆或颗粒剂型。鼻用抗组胺药是 AR 的一线治疗药物，其疗效相当于或优于第二代口服抗组胺药，特别是对鼻塞症状的缓解。一般每日 2 次，疗程不少于 2 周。

③抗白三烯药：口服白三烯受体拮抗剂为 AR 的一线治疗药物，其对鼻塞症状的改善作用优于第二代口服抗组胺药，而且能有效缓解喷嚏和流涕症状，临床可用于 AR 伴或不伴哮喘的治疗，每日 1 次，晚上睡前口服，疗程 4 周以上。

④肥大细胞膜稳定剂为 AR 的二线治疗药物，临床酌情使用，包括色甘酸钠、尼多酸钠、四唑色酮和曲尼司特等。

⑤鼻用减充血剂为 AR 的二线治疗药物，临床酌情使用。目前常用的药物有羟甲唑啉、赛洛唑啉滴鼻液（喷雾剂）和麻黄碱滴鼻液，可快速缓解鼻塞，但对 AR 的其他鼻部症状无明显改善作用，鼻用减充血剂应严格控制使用次数及疗程，一般每日滴鼻 2 次，每侧每次 1～3 滴，连续用药不超过 7 天，以减少鼻减充血剂的副作用，避免药物性鼻炎的发生。

⑥鼻用抗胆碱药为 AR 的二线治疗药物，可抑制腺体分泌亢进，临床酌情使用，常用药物为异丙托溴铵，0.03% 异丙托溴铵每日喷鼻 2～3 次，每侧每次 1～

2 喷，一般在喷鼻后 15~30min 起效，药效维持 4~8h，可明显减少清水样鼻涕。

⑦生理氯化钠溶液或 2% 浓氯化钠溶液鼻腔冲洗通常用于鼻腔和鼻窦炎性疾病的辅助治疗，可清除鼻内刺激物、过敏原和炎性分泌物等，减轻鼻黏膜水肿，改善黏液纤毛清除功能。

⑧中成药：某些中草药成分具有抗过敏、抗炎和免疫调节作用，部分中成药对改善常年性、持续性 AR 的鼻部症状有一定的效果。

变应性鼻炎常用治疗药物的种类、给药方式以及推荐级别见表 2 - 12 - 1。

表 2 - 12 - 1 变应性鼻炎常用治疗药物推荐级别

药物种类	给药方式	推荐级别
糖皮质激素	鼻用	一线，推荐使用
	口服	二线，酌情使用
第二代抗组胺药	口服	一线，推荐使用
	鼻用	一线，推荐使用
白三烯受体拮抗剂	口服	一线，推荐使用
肥大细胞膜稳定剂	口服	二线，酌情使用
	鼻用	二线，酌情使用
减充血剂	鼻用	二线，酌情使用
抗胆碱药	鼻用	二线，酌情使用

（3）免疫治疗 过敏原特异性免疫治疗为 AR 的一线治疗方法。存在以下情况的患者，尤其适用过敏原免疫治疗：常规药物治疗（抗组胺药、抗白三烯药、鼻用糖皮质激素等）不能有效控制症状；药物治疗引起较严重的不良反应；不愿意接受持续或长期药物治疗。目前临床常用的过敏原免疫治疗方法有皮下注射法和舌下含服法，分为剂量累加和剂量维持两个阶段，总疗程 3 年左右。

①皮下免疫治疗：目前在我国应用的标准化皮下注射免疫治疗制剂只有两种，德国默克集团生产的螨过敏原注射液和丹麦 ALK 公司生产的屋尘螨过敏原制剂。②舌下免疫治疗是一种经口腔黏膜给予过敏原疫苗，以使变应性疾病患者逐渐实现免疫耐受的特异性免疫治疗方法，国内目前可供临床使用的舌下含服标准化过敏原疫苗仅有粉尘螨滴剂一种。

（4）联合用药 2015 年美国耳鼻咽喉头颈外科学会《变应性鼻炎临床实践指南》和《2017 年美国季节性变应性鼻炎治疗循证指南》不建议在鼻用激素中增加口服抗组胺药，即使症状控制不完全，因为不太可能增加临床获益。建议对于单用鼻用激素控制不良时可加用鼻用抗组胺药，对于≥12 岁中度至重度季节性 AR 患者的鼻部症状的治疗，建议联合使用鼻用激素和鼻用抗组胺药作为初始治疗。

2015 年中国《变应性鼻炎诊断和治疗指南》推荐口服白三烯受体拮抗剂与第二代口服抗组胺药联合使用，对季节性 AR 患者的日间和夜间症状（包括鼻塞及睡眠障碍）的改善作用更显著，其疗效优于白三烯受体拮抗剂与第二代抗组胺药单独治疗。口服白三烯受体拮抗剂与鼻用糖皮质激素联合治疗 AR，其疗效优于鼻用糖皮质激素单独治疗。

（二）急性鼻－鼻窦炎

1. 定义

急性鼻－鼻窦炎由病毒、细菌等病原微生物引起的鼻腔和鼻窦黏膜部位的急性感染，可表现为急性卡他性炎症或化脓性炎症，重症可累及骨质、周围组织和邻近器官，引起严重并发症。

2. 病因

急性鼻－鼻窦炎 90%～98% 由病毒感染引起，2%～10% 由细菌感染引起，或病毒和细菌感染同时并发。最常见是鼻病毒，其次是流感和副流感病毒、腺病毒、冠状病毒、呼吸道合胞病毒等。急性细菌性鼻－鼻窦炎常继发于病毒性上呼吸道感染，病原菌以肺炎链球菌和流感嗜血杆菌最为常见，两者约占病原菌的 50% 以上；卡他莫拉菌在成人和儿童中各约占病原菌 10% 和 20%；尚有少数为厌氧菌、金黄色葡萄球菌、A 组溶血性链球菌及革兰阴性杆菌。

主要临床表现为局部症状有鼻塞、脓涕、头痛或局部疼痛，全身症状常继发于上呼吸道感染，原有症状加重，出现畏寒、发热、食欲减退、便秘、周身不适等。病毒性鼻－鼻窦炎者鼻部感染症状一般在 10 天之内缓解；细菌性则症状通常持续 10 天以上仍无改善，且在疾病初期多出现严重症状包括脓涕、高热（体温≥39℃）和头痛等。

3. 急性鼻－鼻窦炎治疗管理

（1）抗感染治疗　急性病毒性鼻窦炎通常能够自愈，因此抗感染治疗是针对急性细菌性鼻窦炎，首先应明确是病毒感染还是细菌感染。出现以下情况之一，则应考虑急性细菌感染：①症状持续 10 天以上且无好转；②起病初期出现严重症状，包括高热、脓涕、面部疼痛持续时间超过 3～4 天；③临床症状或体征恶化，包括新出现发热、头痛，或者鼻腔分泌物增多；④抗菌药物选择：初治可口服阿莫西林、阿莫西林克拉维酸钾；其他可选药物有第一代或第二代口服头孢菌素；用药 3 天无效的患者可考虑选用大剂量阿莫西林克拉维酸口服或头孢曲松静脉滴注；青霉素和头孢菌素过敏患者，可选用多西环素、氟喹诺酮类、大环内酯类等。

（2）鼻用糖皮质激素　是目前临床治疗的首选局部用药。鼻用糖皮质激素具有抗炎、抗水肿作用，特别是对于症状较严重的急性期鼻－鼻窦炎可缓解症状，鼻用糖皮质激素的应用以晨起喷药为好，疗程 2～4 周。

（3）鼻腔冲洗 使用生理氯化钠溶液或 2% 浓氯化钠溶液冲洗鼻腔，每日 1～2 次，可有效缓解鼻黏膜急性期水肿、刺激鼻黏膜纤毛活性、增加鼻腔分泌物清除速率。

（4）抗组胺药及白三烯受体拮抗剂 急性感染性鼻－鼻窦炎存在明确的变态反应因素，特别是伴有变应性鼻炎者，可全身或鼻腔局部使用第 2 代抗组胺药物，以鼻用抗组胺药物为好，也可口服白三烯受体拮抗剂，疗程一般不少于 2 周。对于伴有哮喘的患者，首选口服白三烯受体拮抗剂。

（5）黏液溶解促排剂 主要应用在慢性期，但对急性期也有效，予推荐使用，疗程至少 4 周。

（6）鼻用减充血剂 对急性严重的鼻塞者，可适当间断、短时间（7 天以内）使用低浓度鼻黏膜减充血剂，有利于解除鼻窦引流通道的阻塞，改善鼻腔通气和引流。

（三）慢性鼻－鼻窦炎

1. 定义

慢性鼻－鼻窦炎是指鼻窦与鼻腔黏膜的慢性炎症，病程超过 12 周。临床分为两种类型，慢性鼻－鼻窦炎不伴鼻息肉（CRSsNP）和慢性鼻－鼻窦炎伴有鼻息肉（CRSwNP）。

2. 病因

慢性鼻－鼻窦炎病因复杂，发病机制尚未阐明，可能是病原微生物、遗传因素、环境因素、免疫机制和组织重塑等相互作用引发此病。

主要临床表现为鼻塞，黏性或黏脓性鼻涕，头面部胀痛，嗅觉减退或丧失，可伴有乏力、咳嗽等全身症状。

3. 慢性鼻－鼻窦炎治疗管理

首选药物治疗，鼻用糖皮质激素和鼻腔冲洗是慢性鼻－鼻窦炎的首选治疗方案。

（1）糖皮质激素 根据不同临床类型，选择不同的治疗方案。慢性鼻－鼻窦炎不伴鼻息肉（CRSsNP）：推荐使用鼻用糖皮质激素治疗 3 个月，如疗效不佳则可以考虑鼻内镜手术治疗。

慢性鼻－鼻窦炎伴有鼻息肉（CRSwNP）：①轻度 CRSwNP 患者：先使用鼻用激素治疗 3 个月，如果症状体征有改善，继续使用 6 个月；如无明显改善，一方面可以考虑手术，另一方面也可以加大鼻用糖皮质激素剂量，如果药物治疗依然无效则行手术治疗。②中度 CRSwNP 患者使用较大剂量的鼻用糖皮质激素，治疗 3 个月后如果有效果，可继续使用鼻用糖皮质激素 6 个月，无效则行手术治疗。③重度 CRSwNP 患者使用鼻用糖皮质激素加短期口服糖皮质激素，治疗 1 个月后如果有效可以继续使用鼻用糖皮质激素进一步治疗 3 ~ 6 个月，无效则考虑手术。CRSwNP 患者围手术期可应用全身糖皮质激素，每日 20 ~ 30mg（泼尼松），总疗程一般不超过 2 周，可以显著缩小鼻息肉大小，改善症状。术后应当定期随访，并继续给予鼻用糖皮质激素，可以提高鼻内镜评分、减少复发。

不推荐全身或鼻内注射糖皮质激素。CRSsNP 患者不推荐应用口服糖皮质激素治疗。

（2）抗菌药物　慢性鼻－鼻窦炎伴急性感染时，可以根据细菌培养和药物敏感试验结果选择敏感的抗菌药物进行治疗，常规剂量，疗程不超过 2 周。

（3）黏液溶解促排剂　可稀化鼻腔和鼻窦分泌物并改善鼻黏膜纤毛活性，有促进黏液排出和有助于鼻腔鼻窦生理功能恢复的作用。

（4）抗组胺药和白三烯类药物　对伴有变应性鼻炎和（或）哮喘的患者可应用抗组胺药物，包括口服或鼻用抗组胺药、口服白三烯受体拮抗剂，疗程不少于 4 周。对于伴有哮喘的患者，首选口服白三烯受体拮抗剂。

（5）鼻减充血剂　原则上不推荐使用。持续性严重鼻塞的患者可短期使用，疗程小于 7 天。

（6）鼻腔冲洗　生理氯化钠溶液或 2% 浓氯化钠溶液鼻腔冲洗是治疗慢性鼻－鼻窦炎的有效手段，也是鼻内镜手术后常用的辅助治疗方法。

（7）大环内酯类药物　14 元环大环内酯类药物（红霉素、克拉霉素、罗红霉素）具有抗炎和免疫调节作用，主要用于 CRSsNP、常规药物治疗效果不佳、无嗜酸性粒细胞增多、IgE 值正常、过敏原检测阴性的非变应性慢性鼻－鼻窦炎患者。推荐小剂量（常规剂量的 1/2）长期口服，疗程不少于 12 周。

三、耳部疾病药物处方审核要点

（一）分泌性中耳炎

1. 定义

分泌性中耳炎是以传导性聋及鼓室积液为主要特征的中耳非化脓性炎性疾病。冬春季多发，是儿童和成人常见的听力下降原因之一。本病可分为急性和慢性两种。急性分泌性中耳炎病程延续 8 周，若 8 周后未愈者即可称为慢性分泌性中耳炎。

2. 病因

多数在上呼吸道感染时发生，是由于咽鼓管功能不良自发产生的，或继发于急性中耳炎耳部感染后的炎症反应，大部分发生在 6 个月和 4 岁之间。目前认为咽鼓管功能障碍、中耳局部感染和变态反应等为其主要病因。咽鼓管功能障碍时，外界空气不能进入中耳，中耳内原有的气体逐渐被黏膜吸收，腔内形成相对负压，引起中耳黏膜静脉扩张、淤血、血管壁通透性增强，鼓室内出现渗出液。

主要临床表现为听力减退、耳痛、耳闷、耳鸣等。

3. 分泌性中耳炎治疗管理

首选非手术治疗，严格掌握手术指征，病因治疗，改善中耳通气引流及清除中耳积液为本病的治疗原则，慢性期可采用捏鼻鼓气法、波氏球法或导管法进行咽鼓管吹张。

（1）抗菌药物 《分泌性中耳炎临床应用指南》（2004 版修订）中指出不应该常规使用抗菌药物治疗分泌性中耳炎；对于合并有细菌感染时，可以使用抗菌药物治疗，抗菌药物选用参见急性中耳炎。

（2）糖皮质激素 口服和鼻用糖皮质激素在我国已被广泛用于减轻咽鼓管和中耳的炎症，但大多是根据临床经验用药，缺乏相关循证医学依据。国内外指南均不推荐常规使用口服或鼻用糖皮质激素治疗分泌性中耳炎，但合并有变应性鼻炎或腺样体肥大等患者，鼻用糖皮质激素可能有效。

（3）抗组胺药和鼻减充血剂 不推荐常规使用抗组胺药和鼻减充血剂治疗分泌性中耳炎，对于合并过敏患者的研究表明，抗组胺药和鼻减充血剂对鼻部和眼部过敏症状有益处。关于使用白三烯拮抗剂伴或不伴抗组胺药的研究发现两者联合使用对耳部体征得分具有显著性提高，但是两侧鼓室声导抗结果没有显著提高。

（4）黏液溶解促排剂 稀化黏液和促进纤毛运动，可降低咽鼓管黏膜的表面张力和咽鼓管开放的压力。

（二）急性中耳炎

1. 定义

急性中耳炎是指细菌和（或）病毒等病原体经咽鼓管直接进入鼓室引起中耳腔黏膜感染，通常继发于普通感冒，在 48h 内发病，病程不超过 12 周。可分为急性非化脓性中耳炎和急性化脓性中耳炎。

2. 病因

急性非化脓性中耳炎指在急性上呼吸道感染之后，使得咽鼓管咽口及软骨段黏膜炎性充血、肿胀而发生阻塞，同时可能伴有细菌或病毒经咽鼓管直接进入中耳腔，从而造成中耳黏膜包括鼓膜炎性反应，早期呈急性炎症表现，后期中耳腔有炎性浆液性或黏液性渗出变化。急性化脓性中耳炎是由前期中耳负压形成中耳大量渗出液，成为细菌的培养基，使得化脓性细菌继续经咽鼓管侵入，导致大量繁殖，使得毒素吸收，引起全身发热症状；其病理表现为中耳黏膜充血、肿胀、脓性分泌增多、鼓膜充血外凸，甚至穿孔流脓。如感染累及乳突腔化脓，未及时引流，可发生颅内和颅外并发症。

主要临床表现为耳痛、听力减退、耳鸣、流脓，全身症状轻重不一，可有畏寒、发热、倦怠、食欲减退。小儿全身症状较重，常伴呕吐、腹泻等类似消化道中毒症状。一旦鼓膜穿孔，体温很快恢复正常，全身症状明显减轻。

急性中耳炎约60%以上患者为细菌性和病毒性混合感染，27%为单纯细菌性感染，单纯病毒性感染极少。最常见病原菌为肺炎链球菌、流感嗜血杆菌和卡他莫拉菌。

3. 急性中耳炎治疗管理

（1）抗感染治疗　有以下情况者应立刻使用抗菌药物：①重症：中至重度的耳痛或发热39℃以上；②患儿<6个月；③近期有使用抗菌药物效果欠佳；④出现并发症，如扁桃体炎；⑤6~24个月的患儿确诊急性中耳炎；⑥观察2~3天病情无好转的患者。

抗菌治疗应覆盖肺炎链球菌、流感嗜血杆菌和卡他莫拉菌等；疗程7~10天，以减少复发；中耳有渗液时需采取标本做细菌培养及药敏试验。初治可口服阿莫西林、阿莫西林克拉维酸钾；其他可选药物有第一代或第二代口服头孢菌素。用药3天无效的患者应考虑为耐青霉素肺炎链球菌感染可能，可选用大剂量阿莫西林克拉维酸口服或头孢曲松静脉滴注。

（2）局部治疗：　①鼓膜穿孔前：可用1%酚甘油滴耳，同时可用鼻减充血剂滴鼻，减少咽鼓管咽口肿胀，有利于引流并恢复咽鼓管功能，减轻咽鼓管的水肿和炎症。②鼓膜穿孔后：宜先用3%过氧化氢溶液彻底清洁并拭净外耳道脓液；局部针对可能的病原菌使用敏感抗菌药物滴耳液（氧氟沙星滴耳液、左氧氟沙星滴耳液、复方利福平滴耳液等），禁止使用粉剂，以免与脓液结块，影响引流；脓液减少、炎症逐渐消退时，可用3%硼酸乙醇甘油、3%硼酸乙醇、5%氯霉素甘油等滴耳。

（3）抗组胺药或鼻用激素　可缓解咽鼓管咽口炎性黏膜的肿胀，降低中耳腔负压，减少渗出，缓减疼痛。

（三）慢性化脓性中耳炎

1. 定义

慢性化脓性中耳炎是中耳黏膜、骨膜或深达骨质的慢性化脓性炎症，以间断流脓、鼓膜紧张部穿孔和听力下降为特点。

2. 病因

多因急性化脓性中耳炎未及时治疗或治疗不当而迁延为慢性；鼻腔、鼻窦及咽部的慢性疾病可导致中耳炎反复发作；全身抵抗力低下或致病菌毒性过强及耐药菌感染可能使急性化脓性中耳炎迁延为慢性。

常见致病菌多为金黄色葡萄球菌、变形杆菌、铜绿假单胞菌、大肠埃希菌、厌氧菌等，其中革兰阴性杆菌较多，可有两种以上细菌混合感染，还可能伴发真菌感染，多为外耳道内真菌感染。

主要临床表现为反复流脓，甚至持续流脓，随着感染控制后脓液可消失，分泌物为黏脓性，听力下降，耳鸣等。

3. 慢性化脓性中耳炎治疗管理

引流通畅者以局部用药为主。通常用3%过氧化氢溶液洗耳，洗净后再给药。

（1）鼓室黏膜充血、水肿，分泌物较多时，用抗菌药物滴耳液或抗菌药物与糖皮质激素类药物混合液滴耳。

（2）鼓室黏膜湿润、脓液较少时，可用乙醇或甘油制剂，如3%硼酸甘油滴耳液等。

（3）忌用氨基糖苷类抗生素等耳毒性药物滴耳，以免引起听力下降。忌用粉剂，可能堵塞穿孔妨碍引流。

（4）急性发作期可全身应用抗菌药物，最好根据中耳脓液的细菌培养及药物敏感试验结果，选择适当的无耳毒性的抗菌药物。

（四）突发性耳聋

1. 定义

突发性耳聋（简称突聋），是指72h内突然发生的、原因不明的感音神经性听力损失，通常在数分钟、数小时或一天内患者听力下降至最低点（少部分第3天降至最低点），至少在相邻的两个频率听力下降≥20dBHL，同时可伴有耳鸣或眩晕，部分患者有自愈倾向。

2. 病因

突发性耳聋的病因和病理生理机制尚未完全阐明，局部因素和全身因素均可能引起突聋，常见的病因包括：血管性疾病、病毒感染、自身免疫性疾病、传染性疾病、肿瘤等。一般认为，精神紧张、压力大、情绪波动、生活不规律、睡眠障碍等可能是突聋的主要诱因。目前较公认的可能发病机制包括：内耳血管痉挛、血管纹功能障碍、血管栓塞或血栓形成、膜迷路积水以及毛细胞损伤等。

主要临床表现为突发的听力下降、耳鸣、耳闷胀感、眩晕或头晕、听觉过敏或重听、耳周感觉异常，部分患者会出现精神心理症状，如焦虑、睡眠障碍等，影响生活质量。

3. 突发性耳聋治疗管理

（1）糖皮质激素　激素治疗首先建议全身给药，口服给药：泼尼松每日 1mg/kg（最大剂量建议为每日 60mg），晨起顿服；连用 3 天，如有效，可再用 2 天后停药，不必逐渐减量，如无效可以直接停药。激素也可静脉注射给药，按照泼尼松剂量类比推算，甲泼尼龙 40mg 或地塞米松 10mg，疗程同口服激素。局部给药可作为补救性治疗，包括鼓室内注射或耳后注射，鼓室内注射可用地塞米松 5mg 或甲强龙 20mg，隔日 1 次，连用 4~5 次。耳后注射可以使用甲强龙 20~40mg，或者地塞米松 5~10mg，隔日 1 次，连用 4~5 次。如果患者复诊困难，可以使用复方倍他米松 2mg，耳后注射 1 次即可。

（2）改善微循环药物　银杏叶提取物等可调节血管功能，改善脏器血液循环及末梢微循环，改善耳内局部微循环等，缓解缺氧及供血不足导致的听力受损。

（3）降低纤维蛋白原药物　可以降低血液纤维蛋白原，促使内皮细胞释放组织纤维溶酶原激活剂，降低血黏度，降低血管阻力，加快血流速度，增加血流量，从而改善末梢及微循环障碍，常用药物有巴曲酶、蝮蛇抗栓酶等。应用降低纤维蛋白原的药物时应注意监测纤维蛋白原，并根据检查调整用药；对于出血性疾病，严重肝、肾功能不全或高血压病患者禁用。

（4）离子通道阻滞剂　利多卡因可通过血 - 耳屏障进入内耳，改善前庭和内耳的微循环，减轻内耳淋巴水肿，并抑制 Na^+ 通道，阻滞传入冲动，从而衰减或消除耳蜗及前庭的病理刺激，使耳鸣和眩晕症状减轻或消失。

（5）甲磺酸倍他司汀　对内耳循环有改善作用，增加耳蜗血流量，以减轻内耳积水。

（6）营养神经类药物　甲钴胺、神经营养因子等。

4. 分型治疗推荐方案

突发性聋根据听力损失累及的频率和程度分为：高频下降型、低频下降型、平坦下降型和全聋型（含极重度聋）。根据不同分型，推荐不同治疗方案：

（1）低频下降型　①由于可能存在膜迷路积水，故需要限盐，输液量不宜过大，最好不用 0.9% 氯化钠溶液。②平均听力损失 <30dB 者，自愈率较高，可口服给药，包括糖皮质激素、甲磺酸倍他司汀、改善静脉回流药物等，也可考虑鼓室内或耳后注射糖皮质激素；听力损失 ≥30dB 者，可采用银杏叶提取物 + 糖皮质激素静脉给药。③少部分患者采用②的方案治疗无效和（或）耳闷加重，可给予降低纤维蛋白原及其他改善静脉回流的药物治疗。

（2）高频下降型 ①改善微循环药物＋糖皮质激素；②离子通道阻滞剂对于减轻高调耳鸣效果较好；③可考虑使用营养神经类药物。

（3）全频听力下降者（包括平坦下降型和全聋型） ①降低纤维蛋白原药物；②糖皮质激素；③改善内耳微循环药物。建议尽早联合用药治疗。

（五）梅尼埃病

1. 定义

梅尼埃病是一种原因不明的、以膜迷路积水为主要病理特征的内耳病，表现为反复发作性眩晕、波动性听力下降、耳鸣和（或）耳闷胀感。梅尼埃病是发作性眩晕疾病，分为发作期和间歇期。

2. 病因

梅尼埃病病因不明，可能与内淋巴产生和吸收失衡有关。目前公认的发病机制主要有内淋巴管机械阻塞与内淋巴吸收障碍学说、免疫反应学说、内耳缺血学说等。通常认为梅尼埃病的发病有多种因素参与，其诱因包括劳累、精神紧张及情绪波动、睡眠障碍、不良生活事件、天气或季节变化等。

典型的症状表现为发作性眩晕，多呈突发旋转性，眩晕常反复发作，复发次数越多，持续时间越长，间歇越短；波动性、渐进性听力下降；耳鸣多出现在眩晕发作之前，眩晕发作时加剧；耳闷胀满感等。

3. 梅尼埃病治疗管理

（1）发作期的治疗 治疗原则是控制眩晕、对症治疗。

①前庭抑制剂：包括抗组胺类、苯二氮䓬类、抗胆碱能类以及抗多巴胺类药物，可有效控制眩晕急性发作，原则上使用不超过72h。临床常用药物包括异丙嗪、苯海拉明、地西泮、地芬尼多、山莨菪碱等。②糖皮质激素：如果急性期眩晕症状严重或听力下降明显，可酌情口服或静脉给予糖皮质激素。③支持治疗：如恶心、呕吐症状严重，可加用补液支持治疗。

（2）间歇期的治疗

①类组胺药：倍他司汀是组胺 H_1 受体的弱激动剂，H_3 受体的强拮抗剂，可以改善内耳血供、平衡双侧前庭神经核放电率以及通过与中枢组胺受体的结合，达到控制眩晕发作的目的。

②钙离子拮抗剂：常用药有氟桂利嗪、尼莫地平等，能阻止脑细胞内钙离子超载，降低皮质血管阻力，增强脑供血、供氧，抑制血管痉挛，同时改善内耳前庭及脑干区域的循环状态。氟桂利嗪 5～10mg 睡前顿服，尼莫地平 20mg，每日3次口服。氟桂利嗪有嗜睡副作用，故白天不宜服用。尼莫地平有轻度降压作用，对同时服用其他降压药物的患者，要注意监测血压变化。

③利尿剂：有减轻内淋巴积水的作用，可以控制眩晕的发作。临床常用药物包括氢氯噻嗪、氨苯蝶啶等，用药期间需定期监测血钾浓度。依地尼酸和呋塞米等因有耳毒性而不宜使用。

④鼓室注射糖皮质激素：可控制患者眩晕发作，治疗机制可能与其改善内淋巴积水状态、调节免疫功能等有关。该方法对患者耳蜗及前庭功能无损伤，初始注射效果不佳者可重复鼓室给药，以提高眩晕控制率。

⑤鼓室注射庆大霉素：可有效控制大部分患者的眩晕症状（80% ~ 90%），注射耳听力损失的发生率为10% ~ 30%，其机制与单侧化学迷路切除有关。对于单侧发病、年龄小于65岁、眩晕发作频繁、剧烈，保守治疗无效的三期及以上梅尼埃病患者，可考虑鼓室注射庆大霉素（建议采用低浓度、长间隔的方式），治疗前应充分告知患者发生听力损失的风险。

四、咽喉部常见疾病药物处方审核要点

（一）急性咽炎

1. 定义

急性咽炎是咽黏膜、黏膜下组织和淋巴组织的急性炎症，多累及咽部淋巴组织。此病可单独发生，亦常继发于急性鼻炎或急性扁桃体炎。

2. 病因

（1）病毒感染　以柯萨奇病毒、腺病毒、副流感病毒多见，鼻病毒及流感病毒次之，通过飞沫和密切接触而传染。

（2）细菌感染　以溶血性链球菌、葡萄球菌及肺炎链球菌多见，其中以A组乙型溶血性链球菌感染者最为严重，可导致远处器官的化脓性病变，称之为急性脓毒性咽炎。

（3）环境因素　如干燥、粉尘、烟雾、刺激性气体等均可引起本病。

主要临床症状为先有咽部干燥、灼热感，继有明显咽痛，吞咽时尤其明显，咽侧索受累时疼痛可发射至耳部，全身症状一般较轻，可有发热、头痛、食欲减退和四肢酸痛等。

3. 急性咽炎治疗管理

（1）局部用药　无全身症状或症状较轻者，可局部应用：复方硼砂溶液含漱，各种含片及中成药可酌情选用；针对病因可应用抗病毒和抗菌药物。

（2）抗感染治疗原则　①针对溶血性链球菌感染选用抗菌药物；②必要时给药前先留取咽拭子培养，有条件者可做快速抗原检测试验（RADT）作为辅助病原诊断；③由于溶血性链球菌感染后可发生非化脓性并发症（急性风湿热和肾

小球肾炎），因此抗菌治疗以清除病灶中细菌为目的，疗程需 10 天。

（3）抗菌药物的选择 ①青霉素为首选，可选用青霉素 G，也可肌内注射普鲁卡因青霉素或口服青霉素 V，或口服阿莫西林，疗程均为 10 天。②青霉素过敏患者可口服四环素或对溶血性链球菌敏感的氟喹诺酮类。大环内酯类的应用应参照当地药敏情况。③其他可选药有口服第一代或第二代头孢菌素，疗程 10 天，但不能用于有青霉素过敏性休克史的患者。

（4）全身症状者可给予解热镇痛药物对症治疗。

（二）慢性咽炎

1. 定义

慢性咽炎为咽部黏膜、黏膜下及淋巴组织的弥漫性慢性炎症，常为上呼吸道慢性炎症的一部分，多见于成年人。病程长，症状顽固，较难彻底治愈。

2. 病因

（1）局部因素 ①急性咽炎反复发作所致。②各种鼻病及呼吸道慢性炎症，长期张口呼吸及炎性分泌物反复刺激咽部，或受慢性扁桃体炎、牙周炎的影响。③烟酒过度、粉尘、有害气体或过敏原的刺激都可引起本病。

（2）全身因素 如贫血、消化不良、下呼吸道慢性炎症、心血管疾病、内分泌功能紊乱、维生素缺乏及免疫功能低下等亦可引发。

主要临床症状为咽部异物感、痒感、干燥感或微痛感。常有黏稠分泌物附着咽后壁，引起刺激性咳嗽、伴恶心。

3. 慢性咽炎治疗管理

（1）病因治疗 坚持户外活动，戒烟酒等不良嗜好，保持室内空气清新，积极治疗鼻炎、气管支气管炎等呼吸道慢性炎症及其他全身性疾病。

（2）局部治疗 ①慢性单纯性咽炎 常用复方硼砂溶液、呋喃西林溶液、复方氯己定含漱液等含漱。亦可含服碘喉片、薄荷喉片及中成药含片。②慢性肥厚性咽炎 除上述治疗外，可用激光、低温等离子等治疗，若淋巴滤泡增生广泛，治疗宜分次进行。亦可用药物（硝酸银）、冷冻或电凝固法治疗，但治疗范围不宜过广。③萎缩性咽炎与干燥性咽炎：用 2% 碘甘油涂抹咽部，可改善局部血液循环，促进腺体分泌。服用维生素 A、B_2、C、E，可促进黏膜上皮生长。

（三）急性扁桃体炎

1. 定义

急性扁桃体炎为腭扁桃体的急性非特异性炎症，常伴有不同程度的咽黏膜和淋巴组织炎症，是一种很常见的咽部疾病。多发生于儿童及青少年，在春秋两季气温变化时最易发病。

2. 病因

乙型溶血性链球菌为本病的主要致病菌，非溶血性链球菌、葡萄球菌、肺炎链球菌、流感杆菌及腺病毒、鼻病毒、单纯性疱疹病毒等也可引起本病。细菌和病毒混合感染者不少见。近年还发现有厌氧菌感染者，革兰阴性杆菌感染有上升趋势。

正常人咽部及扁桃体隐窝内存留着某些病原体，当人体抵抗力降低时，病原体大量繁殖，毒素破坏隐窝上皮，细菌侵入其实质而发生炎症。受凉、潮湿、过度疲劳、烟酒过度、有害气体刺激、上呼吸道有慢性病灶存在等均可诱发本病。

主要临床表现为以剧烈咽痛为主，常放射至耳部，伴有吞咽困难，下颌下淋巴结肿大。全身症状多见于急性化脓性扁桃体炎，起病急，可有畏寒、高热、头痛、食欲下降、乏力、全身不适、便秘等。

3. 急性扁桃体炎治疗管理

（1）一般治疗与对症治疗 患者需适当休息、清淡饮食、多饮水、加强营养及保持排便通畅；咽痛剧烈或高热时，可口服退热药及镇痛药，如对乙酰氨基酚、阿司匹林、布洛芬等。

（2）抗感染治疗 病毒性急性扁桃体炎常为自限性，无须使用抗菌药物治疗，如为细菌性扁桃体炎，抗感染治疗同急性咽炎。

（3）局部治疗 常用复方硼砂溶液、复方氯己定含漱液或呋喃西林溶液漱口；或使用含片和局部喷剂。

（4）中医中药 中医理论认为本病系有痰热、外感风火，可以给予疏风清热、消肿解毒的中成药。

（四）慢性扁桃体炎

1. 定义

慢性扁桃体炎多由急性扁桃体炎反复发作或因扁桃隐窝引流不畅，窝内细菌、病毒滋生感染而演变为慢性炎症。

2. 病因

链球菌和葡萄球菌为本病的主要致病菌。反复发作的急性扁桃体炎使隐窝内上皮坏死，细菌与炎性渗出物聚集其中，隐窝引流不畅，导致本病的发生和发展，也可继发于猩红热、白喉、流感、麻疹、鼻腔及鼻窦感染。本病的发生机制尚不清楚，近年来认为与自身变态反应有关。

主要临床表现：患者常有咽痛，易感冒及急性扁桃体炎发作史，可有咽内发干、发痒、异物感、刺激性咳嗽、口臭等症状，扁桃体过度肥大可出现呼吸不畅、打鼾、吞咽困难等。

3. 慢性扁桃体炎治疗管理

（1）非手术疗法　①本病治疗不应限于抗菌药物或手术，而应结合免疫疗法或抗变应性措施，包括使用有脱敏作用的细菌制品（如用链球菌过敏原和疫苗进行脱敏），以及各种增强免疫力的药物，如注射胎盘球蛋白、转移因子等。②局部涂药、隐窝灌洗及激光疗法等均有人试用，远期疗效不理想。③加强体育锻炼，增强体质和抗病能力。

（2）手术疗法　施行扁桃体切除术。

（五）急性喉炎

1. 定义

急性喉炎是指以声门区为主的喉黏膜的急性弥漫性卡他性炎症，多发于冬、春季。

2. 病因

（1）感染　常发生于上呼吸道感染后，先为病毒感染，后继发细菌感染，开始时多为鼻腔、鼻咽和口腔急性卡他炎症，如感染向下扩展便可引起喉黏膜的急性卡他症状。常见的致病病毒包括：流感病毒、副流感病毒、鼻病毒、腺病毒等，常见的致病细菌包括溶血性链球菌、肺炎链球菌、流感嗜血杆菌等。

（2）其他　用声过度可引起急性喉炎；特定食物、气体和药物可引起特异性患者喉腔黏膜水肿，引发急性喉炎；喉异物、颈部及咽喉部外伤及检查器械损伤喉部黏膜导致喉炎，吸入有害气体（如氯气、氨气）、粉尘或烟酒过度也可以导致。

主要临床表现为声音嘶哑、严重者完全失声、咳嗽、咽痛等，因急性喉炎常发生于感冒后，故可有鼻塞、流涕、咽痛、畏寒、发热、乏力等症状。

3. 急性喉炎治疗管理

（1）抗感染治疗　有细菌感染时，可全身应用抗菌药物，药物选择见急性咽炎。

（2）雾化吸入　给予糖皮质激素如布地奈德混悬液雾化吸入可减轻喉部水肿。

（3）糖皮质激素　用于症状重、声带肿胀明显的患者，可迅速消除喉部黏膜水肿，减轻声音嘶哑的程度。用法：成人泼尼松片20mg，晨起口服，一日1次，连服3天，3天后改为10mg，一日1次，连服4天；或者地塞米松肌内注射或静脉滴注，成人一日0.2~0.4mg/kg，儿童2岁以下一日2mg，2岁以上一日5mg。

（4）对症治疗　咳嗽症状严重的患者应用止咳药物；痰液较多者应用黏液

促排剂或化痰药物等；咽喉疼痛可适当局部喷雾治疗。

（六）慢性喉炎

1. 定义

慢性喉炎是指喉部慢性非特异性炎症，可分为慢性单纯性喉炎、肥厚性喉炎、萎缩性喉炎。

2. 病因

可能与以下因素相关：用声过度，长期吸入有害气体或粉尘，鼻腔、鼻窦或咽部慢性炎症，急性喉炎反复发作或迁延不愈，下呼吸道慢性炎症，长期咳嗽及脓性分泌物刺激喉部黏膜等因素可造成慢性喉炎。

主要临床表现为声音嘶哑、喉部不适、干燥感、喉部分泌物增加。

3. 慢性喉炎治疗管理

（1）去除病因　如避免长时间用声过度，戒烟酒，改善工作环境，在粉尘环境中作业者应加强防护，积极治疗鼻腔、鼻窦的慢性炎症，解除鼻阻塞，控制咽部及下呼吸道的感染。

（2）雾化吸入　给予糖皮质激素如布地奈德雾化混悬液吸入。

（3）中成药治疗　可选用黄氏响声丸、清咽滴丸、清音丸、喉片等。

（七）咽喉反流性疾病

1. 定义

咽喉反流性疾病（laryngopharyngeal reflux disease，LPRD）是指胃内容物反流入咽、喉及上呼吸道而引起的一种慢性症状或黏膜损伤。胃蛋白酶、胃酸以及胰酶等可损伤咽喉黏膜组织，引起喉部炎症、溃疡、声带肉芽肿、慢性咽炎、哮喘、喉痉挛等。

2. 病因

咽喉反流是指胃内容物反流至食管上括约肌以上部位（包括鼻腔、口腔、咽、喉、气管、肺等）的现象，反流物可刺激远端食管，引起迷走反射，引发的慢性咳嗽和清嗓可以对声带黏膜造成损伤，同时可以引起上食道括约肌的松弛反射，而使反流物进入到咽喉部引起损伤。

临床表现为咽喉部异物感、持续清嗓、声嘶、发音疲劳、咽喉疼痛、慢性咳嗽、呼吸困难、喉痉挛、哮喘等症状，以及声带后连合区域黏膜增生、肥厚，声带弥漫性充血、水肿，严重时出现肉芽肿、喉室消失、声门下狭窄等喉部体征。

3. 咽喉反流性疾病治疗管理

（1）一般治疗　改变不良生活方式和饮食习惯。

（2）药物治疗　抑酸治疗是最常用的内科治疗方法。目前首选药物为质子泵抑制剂，其他药物包括 H_2 受体阻滞剂、促胃肠动力剂、胃黏膜保护剂等。

①质子泵抑制剂（PPI）：推荐的治疗方案如下：a. PPI 给药剂量与时间：PPI 标准剂量，每日 2 次，饭前 30~60min 服用，症状消失后逐渐减量至停药。b. 用于诊断性治疗的患者，PPI 建议至少应用 8 周，8 周后评估治疗效果，有效者可以确诊并继续用药，无效者建议行 24h 喉咽食管 pH 监测等检查，进一步明确诊断或除外诊断。c. 对疗效不佳者，关注患者用药依从性，优化 PPI 使用（包括增加剂量或更换 PPI）。②促胃肠动力药：必要时加用促胃肠动力剂。③H_2 受体阻滞剂：用于不能耐受或不适合 PPI 治疗的患者，或用于维持治疗。必要时睡前可加用一次 H_2 受体阻滞剂。

（3）外科治疗 如果积极内科药物治疗有效，但停药后反复复发的患者，或因酸反流所致危及患者生命的并发症持续存在时，可考虑行增加食管下括约肌张力的外科治疗。

五、案例分析

案例1(变应性鼻炎)

（1）患者信息：女，44 岁。

（2）临床诊断：变应性鼻炎。

（3）处方用药

左卡巴斯汀鼻喷雾剂	2 喷	bid	喷鼻
糠酸莫米松鼻喷雾剂	2 喷	bid	喷鼻
鼻炎片	1g	bid	po

（4）分析如下

合理。鼻用糖皮质激素、鼻用抗组胺药为一线治疗变应性鼻炎药物，联合使用可用于中或重度季节性 AR 患者的鼻部症状的初始治疗或单用控制不良患者，中成药鼻炎片辅助治疗，改善鼻部症状包括喷嚏、流涕、鼻痒和鼻塞。

案例2(急性鼻-鼻窦炎)

（1）患者信息：女，39 岁。

（2）临床诊断：急性鼻窦炎，慢性扁桃体炎。

（3）处方用药

头孢呋辛酯片	0.5g	bid	po×7 天
糠酸莫米松鼻喷雾剂	2 喷	bid	喷鼻×15 天
桉柠蒎肠溶软胶囊	0.3g	tid	po×7 天

| 苍耳子鼻炎滴丸 | 1 支 | tid | po ×7 天 |
| 外用生理氯化钠溶液 | 适量 | bid | 鼻腔冲洗 ×7 天 |

(4) 分析如下

合理。急性细菌性鼻窦炎，病原菌以肺炎链球菌和流感嗜血杆菌最为常见，经验性抗感染治疗选用二代头孢菌素头孢呋辛酯片合理，抗感染治疗疗程 1 周左右，使用鼻用激素减轻鼻腔黏膜炎症，黏膜促排剂桉柠蒎肠溶软胶囊稀化呼吸道黏液，外用生理氯化钠溶液鼻腔冲洗辅助治疗。

案例3(慢性鼻–鼻窦炎)

(1) 患者信息：女，45 岁。

(2) 临床诊断：慢性鼻窦炎，变应性鼻炎。

(3) 处方用药

糠酸莫米松鼻喷雾剂	2 喷	bid	喷鼻
桉柠蒎肠溶软胶囊	0.3g	tid	po
孟鲁司特钠片	10mg	qn	po
外用生理氯化钠溶液	适量	bid	鼻腔冲洗
克拉霉素片	0.25g	qd	po

(4) 分析如下

合理。鼻用激素减轻鼻黏膜炎症；桉柠蒎等黏液溶解促排剂可稀化鼻腔和鼻窦分泌物，促进黏液排出；孟鲁司特用于合并有变应性鼻炎患者；外用生理氯化钠溶液冲洗清除鼻腔内的分泌物、致病菌，保持干净、湿润的正常生理状态；小剂量克拉霉素具有抗炎和免疫调节作用，用于慢性鼻窦炎辅助治疗。

案例4(分泌性中耳炎)

(1) 患者信息：男，6 岁。

(2) 临床诊断：分泌性中耳炎，腺样体肥大。

(3) 处方用药

| 糠酸莫米松鼻喷雾剂 | 1 喷 | bid | 喷鼻 |
| 桉柠蒎肠溶软胶囊 | 0.3g | tid | po |

(4) 分析如下

合理。分泌性中耳炎合并腺样体肥大患者，使用鼻用糖皮质激素可能有效；黏液溶解促排剂桉柠蒎通过稀化黏液和促进纤毛运动，可降低咽鼓管黏膜的表面张力和咽鼓管开放的压力。

案例 5（急性中耳炎）

（1）患者信息：男，20 岁。

（2）临床诊断：急性化脓性中耳炎。

（3）处方用药

阿莫西林克拉维酸钾片	0.914g	bid	po（免皮试）
左氧氟沙星滴耳液	10 滴	tid	滴耳
过氧化氢溶液	适量	qd	外用
呋麻滴鼻液	2 滴	tid	滴鼻

（4）分析如下

合理。急性化脓性中耳炎抗感染治疗首选阿莫西林克拉维酸钾，抗菌药物选择合理；局部使用过氧化氢溶液清洁耳道，左氧氟沙星滴耳液滴耳抗感染，短时间给予鼻减充血剂呋麻滴鼻液减少咽鼓管咽口肿胀，缓解症状。

案例 6（慢性化脓性中耳炎）

（1）患者信息：男，47 岁。

（2）临床诊断：慢性化脓性中耳炎。

（3）处方用药

左氧氟沙星滴耳液	10 滴	tid	滴耳
过氧化氢溶液	适量	qd	外用

（4）分析如下

合理。慢性化脓性中耳炎，引流通畅者以局部用药为主，先使用过氧化氢溶液洗耳，再用抗菌药物滴耳液左氧氟沙星滴耳抗感染。

案例 7（突发性耳聋）

（1）患者信息：男，61 岁。

（2）临床诊断：突发性耳聋。

（3）处方用药

地塞米松磷酸钠注射液 10mg + 100ml NS		qd	ivgtt
前列地尔注射液 10μg + 10ml NS		qd	iv
巴曲酶注射液 10BU + 100ml NS		qd	ivgtt
甲磺酸倍他司汀片 12mg		tid	po

（4）分析如下

合理。糖皮质激素是治疗突发性耳聋一线治疗药物，对于全频听力下降者，或低频下降型初治效果不佳患者，建议尽早使用糖皮质激素、降低纤维蛋白原药物、改善内耳微循环药物联合治疗。前列地尔、巴曲酶、培他司汀可改善耳内局部微循环，减轻耳鸣和眩晕症状。

案例8(梅尼埃病)

(1) 患者信息：女，37 岁。

(2) 临床诊断：梅尼埃病。

(3) 处方用药

地芬尼多片	25mg	tid	po
甲磺酸倍他司汀片	12mg	tid	po
氟桂利嗪胶囊	10mg	qn	po

(4) 分析如下

合理。前庭抑制剂地芬尼多可有效控制眩晕急性发作症状；倍他司汀通过拮抗 H_3 受体，与中枢组胺受体的结合，改善内耳血供，控制眩晕发作；氟桂利嗪可以改善内耳前庭循环，抑制血管痉挛，改善内耳缺血引起的眩晕。

案例9(急性咽炎)

(1) 患者信息：女，32 岁。

(2) 临床诊断：急性咽炎，慢性扁桃体炎。

(3) 处方用药

阿莫西林胶囊	0.5g	tid	po×10 天（免皮试）
复方硼砂溶液	10ml	tid	漱口×7 天

(4) 分析如下

合理。急性咽炎抗感染治疗应针对溶血性链球菌感染选用抗菌药物，给予阿莫西林合理，以清除病灶中细菌为目的，疗程10天合理，同时局部用复方硼砂溶液含漱改善咽部症状。

案例10(急性扁桃体炎)

(1) 患者信息：男，13 岁。

(2) 临床诊断：急性扁桃体炎。

(3) 处方用药

头孢呋辛酯片	0.25g	bid	po
复方硼砂溶液	10ml	tid	漱口

（4）分析如下

合理。急性细菌性扁桃体炎主要针对溶血性链球菌感染选用抗菌药物，选用第二代头孢菌素抗感染合理；复方硼砂溶液中含硼酸和低浓度液化酚具有消毒防腐作用，可用于咽炎、扁桃体炎等口腔消毒。

案例 11（急性喉炎）

（1）患者信息：男，25 岁。

（2）临床诊断：急性喉炎。

（3）处方用药

头孢丙烯分散片	0.5g	bid	po
蓝芩口服液	10ml	tid	po
布地奈德混悬液	1mg + 5ml NS	qd	雾化吸入

（4）分析如下

合理。急性喉炎常见的致病细菌包括溶血性链球菌、肺炎链球菌、流感嗜血杆菌等，使用二代头孢菌素头孢丙烯抗感染合理；给予糖皮质激素布地奈德混悬液雾化吸入可减轻喉部水肿；中成药蓝芩口服液清热利咽。

案例 12（咽喉反流性疾病）

（1）患者信息：男，48 岁。

（2）临床诊断：反流性咽炎。

（3）处方用药

奥美拉唑肠溶片	20mg	q12h	po
枸橼酸莫沙必利分散片	5mg	tid	po

（4）分析如下

合理。抑酸治疗是反流性咽炎最常用的内科治疗方法，质子泵抑制剂是首选药物，治疗效果不佳时可合用胃肠动力药。

六、练习题

（一）选择题

1. 使用下列哪种药物可导致药物性鼻炎（　　）。

　　A. 羟甲唑啉滴鼻液　　　　　　　　B. 氯雷他定片

　　C. 色甘酸钠　　　　　　　　　　　D. 糠酸莫米松鼻喷雾剂

2. 伴有前列腺肥大的变应性鼻炎患者可以使用的抗组胺药物是（　　）。

　　A. 赛庚啶　　B. 枸地氯雷他定　　　C. 苯海拉明　　　D. 氯苯那敏

3. 急性细菌性鼻－鼻窦炎常继发于病毒性上呼吸道感染，病原菌以（　　）最为常见，两者约占病原菌的 50% 以上。

  A. 金黄色葡萄球菌和 A 组溶血性链球菌

  B. 肺炎链球菌和 A 组溶血性链球菌

  C. 流感嗜血杆菌和革兰阴性杆菌

  D. 肺炎链球菌和流感嗜血杆菌

4. 急性细菌性鼻－鼻窦炎病原菌治疗首选（　　）。

  A. 大环内酯类　　　　　　　　　B. 头孢类

  C. 青霉素类　　　　　　　　　　D. 喹诺酮类

5. 盐酸麻黄碱滴鼻液一般连续使用不超过（　　）天。

  A. 3 天　　　　　B. 5 天　　　　　C. 7 天　　　　　D. 10 天

6. 拟肾上腺素药，可兴奋 α 和 β 受体，使鼻腔黏膜血管收缩，消除黏膜肿胀的药物是（　　）。

  A. 盐酸麻黄碱滴鼻液　　　　　　B. 依巴斯汀滴鼻液

  C. 链霉素滴鼻液　　　　　　　　D. 色甘酸钠滴鼻液

7. 对伴有鼻息肉的慢性鼻窦炎的治疗，下列说法错误的是（　　）。

  A. 外用生理氯化钠溶液鼻腔冲洗

  B. 口服糖皮质激素（短疗程）

  C. 糖皮质激素喷鼻剂/滴鼻剂

  D. 首选静脉给予抗菌药物治疗

8. 关于分泌性中耳炎治疗中，下列说法错误的是（　　）。

  A. 分泌性中耳炎多数在上呼吸道感染时发生

  B. 指南推荐不应该常规使用抗菌药物治疗分泌性中耳炎

  C. 对于合并有细菌感染时，首选青霉素类，第一、二代头孢菌素

  D. 常规不推荐使用鼻减充血剂，若使用盐酸麻黄碱滴鼻液，一般连续使用不得超过 10 日

9. 关于急性化脓性中耳炎的治疗说法错误的是（　　）。

  A. 耳膜穿孔前可给予 1% 的酚甘油滴耳

  B. 耳膜穿孔后可给予 3% 的过氧化氢清洗

  C. 炎症未控制时仍可行鼓膜切开术

  D. 及早足量应用抗生素控制感染

10. 慢性化脓性中耳炎忌用下列哪种药物（　　）。

  A. 过氧化氢溶液　　　　　　　　B. 3% 硼酸甘油滴耳液

  C. 氨基糖苷类滴耳液　　　　　　D. 喹诺酮类滴耳液

11. 治疗突发性耳聋时甲泼尼龙的每日剂量为 ( )。

    A. 40mg   B. 80mg   C. 120mg   D. 240mg

12. 关于突发性耳聋的治疗管理，下列说法错误的是 ( )。

    A. 激素治疗首先建议局部给药

    B. 银杏叶提取物可改善耳内局部微循环，缓解缺氧及供血不足导致的听力受损

    C. 巴曲酶可降低血液纤维蛋白原，从而改善末梢及微循环障碍

    D. 利多卡因可通过血 - 耳屏障进入内耳，改善前庭和内耳的微循环，减轻内耳淋巴水肿，并抑制 Na^+ 通道，阻滞传入冲动，从而衰减或消除耳蜗及前庭的病理刺激，使耳鸣和眩晕症状减轻或消失。

13. 梅尼埃病不适宜选用的药物是 ( )。

    A. 呋塞米   B. 倍他司汀   C. 地芬尼多   D. 氢氯噻嗪

14. 针对溶血性链球菌感染引起的急性咽炎，口服阿莫西林疗程为 ( )天。

    A. 3 天   B. 5 天   C. 7 天   D. 10 天

15. 关于急性咽炎治疗管理，下列说法错误的是 ( )。

    A. 可局部应用复方硼砂溶液含漱

    B. 针对流感嗜血杆菌感染选用抗菌药物

    C. 必要时给药前先留取咽拭子培养

    D. 青霉素为首选，可选用青霉素 G

16. 急性咽炎不推荐使用的抗菌药物是 ( )。

    A. 阿莫西林   B. 左氧氟沙星   C. 磺胺甲噁唑 D. 头孢呋辛

17. 关于急性喉炎的治疗管理，下列说法正确的是 ( )。

    A. 有细菌感染时，可全身应用抗菌药物

    B. 给予糖皮质激素吸入可减轻喉部水肿

    C. 咳嗽症状严重的患者应用止咳药物；痰液较多者应用黏液促排剂或化痰药物

    D. 以上都正确

18. 咽喉反流性疾病药物治疗常选用质子泵抑制剂，以下说法正确的是( )。

    A. PPI 标准剂量，每日 2 次，饭前 30 ~ 60min 服用，症状消失后逐渐减量至停药

    B. PPI 标准剂量，每日 1 次，饭前 30 ~ 60min 服用，症状消失后逐渐减量至停药

C. 用于诊断性治疗的患者，PPI 建议至少应用 6 周，6 周后评估治疗效果

D. 用于诊断性治疗的患者，PPI 建议至少应用 10 周，10 周后评估治疗效果

19. 不是咽喉反流性疾病常用的药物有（　　）。

A. 质子泵抑制剂　　B. 促胃肠动力剂

C. 胃黏膜保护剂　　D. 抗菌药物

20. 下列关于急性细菌性咽炎及扁桃体炎的说法，错误的是（　　）。

A. 针对溶血性链球菌感染选用抗菌药物

B. 磺胺类药物为一线常用药物

C. 必要时给药前先留取咽拭子培养

D. 以清除病灶中细菌为目的，疗程需 10 天

（二）简答题

1. 简述变应性鼻炎的一线治疗和二线治疗药物分别有哪些？

2. 简述耳鼻咽喉头颈外科常见急性感染及其抗感染治疗方案？

3. 简述慢性鼻 – 鼻窦炎使用糖皮质激素的要点及注意事项？

4. 需要使用到鼻用糖皮质激素的疾病有哪些？鼻用糖皮质激素的使用注意事项有哪些？

参 考 答 案

1. A　2. B　3. D　4. C　5. A　6. A　7. D　8. D　9. C　10. C

11. A　12. A　13. A　14. D　15. B　16. C　17. D　18. A　19. D　20. B

（张紫萍　邓英光　郭秀彩）

第十三节　口腔科疾病药物处方审核要点

药物在口腔疾病的防治中发挥着十分重要的作用。根据临床特点口腔疾病可分为口腔颌面外科疾病、牙体牙髓病、牙周病和口腔黏膜病，病因包括感染性、肿瘤性、创伤性、过敏性、免疫性、神经性、畸形和缺损等。主要治疗方法有外科手术，如牙拔除术、牙种植术、正颌手术、肿瘤切除术等；局部操作，如牙周刮治、冲洗，牙髓治疗等；局部用药，如含漱、牙周袋内用药、局部封闭等；全身用药，如全身抗感染治疗。由于手术或有创操作在口腔疾病治

疗中广为实施，口腔科用药不仅以治疗疾病为目的，还用于辅助口腔操作，以提高患者在就诊过程中的舒适度，预防术后并发症。因此在审核口腔科用药处方时，要注意疾病、手术、药物三者之间的关联和合理性，比如同样诊断为牙髓炎，进行根管治疗则只需要局部用药，如患牙无治疗价值被拔除，则可能需要使用抗菌药物预防术后感染。根据用药目的和治疗疾病的不同，口腔科主要用药可分为以下几类：舒适化口腔防治药物、口腔感染性疾病治疗药物和口腔黏膜疾病治疗药物。

一、舒适化口腔治疗药物

疼痛是多数口腔疾病主要症状之一，口腔治疗操作也不可避免会引起一定程度的疼痛。这种疼痛感受增加了患者对口腔治疗的恐惧和抗拒，不仅增高了治疗难度，更可能延误治疗。针对这种情况，21 世纪初提出了"舒适化口腔治疗"理念，通过改善环境、无痛治疗等方式减轻甚至消除患者的疼痛和焦虑，改善患者就医体验，保证治疗顺利进行。提高口腔治疗舒适度的药物包括局部麻醉药、镇静药和镇痛药。

（一）局部麻醉药

局部麻醉药（简称"局麻药"）是口腔门诊手术麻醉的首选，适用于牙髓病的治疗、牙拔除术、颌面部小手术或用于缓解疼痛。口腔治疗中常用的麻醉方式为浸润麻醉和神经阻滞麻醉。浸润麻醉是将局麻药注射于手术区域内麻醉神经末梢，适用于脓肿切开、清创缝合、肿物切除等软组织操作或上颌和下颌前牙区的牙槽手术；神经阻滞麻醉是将局麻药注射至神经干周围，多数口腔手术区域组织结构致密，不利于局麻药扩散，浸润麻醉不适用，以神经阻滞麻醉为佳。

1. 局部麻醉药的作用机制

局部麻醉药通过降低神经细胞膜上离子通道对钠离子的通透性减慢细胞去极化速度，从而阻滞神经冲动的传导。当局部麻醉药注入软组织后即开始对注射部位神经细胞去极化产生抑制作用，随着进入细胞的药物浓度增加和时间效应累积引起传导阻滞，从而造成该区域感觉消失；当局部麻醉药从注射部位被吸收到循环系统后，麻醉效力开始减弱至消失。根据药物化学结构不同可分为酯类局麻药和酰胺类局麻药。由于良好的麻醉效果和较低的过敏风险，酰胺类局麻药成为口腔临床上主要使用的局部麻醉药。

2. 常用口腔局部麻醉药特点

常用的口腔局部麻醉药包括：利多卡因、甲哌卡因、阿替卡因和布比卡因。

这些局部麻醉药都具有不同程度的血管扩张作用，通常在局麻药中加入血管收缩药联合注射来对抗其血管扩张作用，达到延长阻滞、加深麻醉、降低局麻药全身效应和控制出血的目的。肾上腺素是应用于口腔局部麻醉最广泛的血管收缩药。目前有专供口腔用的甲哌卡因肾上腺素注射液和阿替卡因肾上腺素注射液，而在临床上联合使用利多卡因和肾上腺素需要医生自行配制，一般肾上腺素添加比例为1∶100000。

表2－13－1　常用口腔局麻药特点

局部麻醉药	起效时间（min）	作用持续时间（min）	
		牙髓	软组织
2%利多卡因	2~4	5~10	30~45
2%利多卡因+肾上腺素	2~4	60	180~300
3%甲哌卡因	2~4	20~40	90~120
2%甲哌卡因+肾上腺素1∶100000	2~4	60	180~300
4%阿替卡因+肾上腺素1∶100000	2~4	60	180~300
0.5%布比卡因	5~10	90~180	240~540

3. 常用口腔局部麻醉药的安全性评估

口腔局部麻醉药的安全性评估重点关注以下三个方面：有无引起过敏的风险、有无超量使用以及特殊人群局麻药的选择。酰胺类局麻药引起过敏反应的风险极低，且不同酰胺类局麻药之间不存在交叉过敏，但多数局麻药说明书中仍禁止该药用于局麻药或酰胺类局麻药过敏患者。除药物本身，还应考虑药物制剂中辅料引起过敏的风险，如防腐剂、抗氧化剂等。目前临床上使用的局麻药制剂一般都不含防腐剂。所有含血管收缩药的局麻药都含有亚硫酸钠或焦亚硫酸钠，对这类添加剂过敏的患者应使用不含血管收缩剂的局麻药。当局部麻醉药剂量过大或误入血管可能引起中毒反应，早期典型症状之一是口周麻木，中毒反应表现为焦虑、多语、震颤、气急、多汗，严重者全身抽搐、缺氧发绀；也可能表现为抑制型、无明显反应，继而出现血压、心率下降、意识障碍、呼吸抑制和心搏骤停，故局麻药使用时须注意不超过最大推荐剂量。特殊人群如儿童或精神障碍患者不推荐使用长效局麻药如布比卡因，延长局麻作用时间可能增加治疗后唇、颊、舌等咬伤风险。3岁以下儿童使用局部麻醉应选择利多卡因。妊娠期妇女进行局部麻醉应充分权衡利弊，妊娠早期应谨慎考虑，通常情况下利多卡因较安全。局麻药微量分泌于乳汁中，通常麻醉结束后可进行哺乳。严重心血管疾病患者、甲状腺功能亢进患者不宜使用含肾上腺素的局麻药，严重高血压、糖尿病、严重肝病患者、合并使用三环类抗抑郁药、血清素－去甲肾上腺素能抗抑郁药或单胺氧化酶抑制剂的患者应慎用或减少剂量。

表 2 - 13 - 2　常用口腔局部麻醉药的安全性

药品	最大剂量	儿童剂量	妊娠分级	禁忌
2%利多卡因（每支 5ml 含 100mg 利多卡因）	一次不超过 4.5mg/kg，总量不超过 200mg	一 次 不 超 过 4.5mg/kg，0.25% ~0.5%溶液	妊娠 B 级哺乳 L2	酰胺类局麻药过敏者
3%甲哌卡因（每支 1.8ml 含 54mg 甲哌卡因）	一次不超过 6.6mg/kg，一般不超过 3 支	一 次 不 超 过 1.33mg/kg，3 岁以下儿童禁用	妊娠 C 级麻醉效力减弱后可进行哺乳	酰胺类局麻药过敏者；严重心血管疾病或心律失常者；严重肝病患者；肾病患者
2%甲哌卡因＋肾上腺素（每支 1.8ml 含 36mg 甲哌卡因）	一次不超过 6.6mg/kg，一般不超过 300mg	一 次 不 超 过 1.33mg/kg（甲哌卡因用量），4 岁以下儿童禁用	妊娠 C 级麻醉效力减弱后可进行哺乳	严重的心室传导障碍但没有佩戴起搏器；未控制的癫痫；急性间歇性卟啉症
4%阿替卡因＋肾上腺素（每支 1.7ml 含 68mg 阿替卡因）	一般不超过 7mg/kg	一次不超过 5mg/kg，4 岁以下儿童禁用	妊娠 C 级麻醉结束后可以继续哺乳	严重的心室传导障碍但没有佩戴起搏器；未控制的癫痫；卟啉病
0.5% 布比卡因（每支 5ml 含 25mg 布比卡因）	用量一般为 1.3mg/kg，总量不超过 90mg	12 岁以下儿童慎用，局部浸润小儿用 0.1%	妊娠 C 级哺乳 L2	对本品过敏者禁用

4. 表面麻醉

在注射局麻药之前先在注射部位进行表面麻醉可以减轻注射时的疼痛感，表面麻醉也可单独用于极松动牙的拔除、表浅黏膜切开排脓等操作的麻醉，也可用于复发性口腔溃疡的止痛。常用于口腔黏膜表面麻醉的药物有苯佐卡因、利多卡因等，剂型包括乳膏剂、溶液剂、贴片等。复方利多卡因乳膏由 2.5% 利多卡因和 2.5% 苯胺卡因组成，能穿透无损皮肤，一般用于针穿刺或表浅手术的局部麻醉，也有用于口腔黏膜麻醉的经验，用于黏膜起效时间为 5 ~ 10min。丙胺卡因和苯佐卡因有引起高铁血红蛋白血症的风险，尤其在过量使用时，因此禁用于高铁血红蛋白症、正在接受高铁血红蛋白诱导剂治疗的 12 个月以下婴儿。与磺胺类药物合用应谨慎，因为两者均会引起高铁血红蛋白水平升高。

表 2 - 13 - 3　常用表面麻醉剂特点

药品	浓度	注意事项
苯佐卡因凝胶	20%	本品为酯类麻醉剂，禁用于酯类麻醉剂过敏患者
利多卡因凝胶	2%～4%	最大推荐剂量是 200mg
复方利多卡因凝胶	2.5%利多卡因 2.5%丙胺卡因	不能用于 3 个月以下婴儿

（二）麻醉镇静药物

通常情况下，可通过语言沟通、行为调整等非药物镇静的方式使大多数患者顺利接受口腔治疗。然而，仍有相当一部分患者因为严重的口腔焦虑症无法耐受口腔治疗，除此之外，一些特殊人群比如儿童、精神障碍者等也无法满意配合常规的口腔治疗，因此需要借助麻醉镇静药物提高患者的配合度，获得更好的治疗环境。麻醉镇静的等级分为轻度镇静、中度镇静、深度镇静和全身麻醉。轻度镇静时患者意识基本清楚，无焦虑不安，可配合指令，有嗜睡，呼吸道反射基本正常，对循环系统影响小，适用于口腔手术操作。轻度镇静主要通过吸入一氧化二氮、口服苯二氮䓬类药物或者联合使用这两种方式完成。理想的镇静方法应能最大限度地减少疼痛和焦虑同时尽可能缩短镇静恢复的时间。口服苯二氮䓬类药物具有给药方便、不良反应发生率较低、费用较低等优势成为主要的口腔镇静方式之一。

苯二氮䓬类药主要通过增强 γ - 氨基丁酸（GABA）抑制性神经递质的作用而降低神经细胞兴奋性，是镇静、催眠、抗焦虑的首选药物。常用于口腔治疗前轻度镇静的苯二氮䓬类药物包括：咪达唑仑、三唑仑、劳拉西泮、艾司唑仑等，这些药物口服起效迅速，作用时间较短，代谢物无活性，宿醉现象较少。一般治疗前 1h 口服 1 剂可缓解患者对治疗的恐惧，必要时可治疗前 3 天每晚睡前服用。苯二氮䓬类药物大多可通过胎盘，也可进入乳汁，在妊娠初期有增加胎儿致畸的危险，在妊娠晚期可能导致新生儿中枢神经抑制，在哺乳期可使婴儿体内药物蓄积，产生嗜睡等不良反应，因此该类药物不推荐用于妊娠和哺乳期女性。三唑仑禁用于妊娠期妇女。老年或体质虚弱者使用苯二氮䓬类药物应调整剂量，一般起始剂量减半。儿童术前镇静通常选择咪达唑仑，或者口服水合氯醛。

表 2 – 13 – 4　常见苯二氮䓬类药物特点

药物	达最大血药浓度时间（h）	半衰期（h）	代谢产物活性
咪达唑仑	0.5	2.5	无
三唑仑	2	1.5 ~ 5.5	无
艾司唑仑	1 ~ 2	10 ~ 24	无
阿普唑仑	1 ~ 2	11 ~ 15	减半
地西泮	1 ~ 2	20 ~ 70	有
劳拉西泮	2	12	无

咪达唑仑：治疗前 1h 服用 15mg。儿童剂量 0.2 ~ 0.5mg/kg，适用于 6 个月以上儿童。三唑仑：治疗前 1h 服用 0.25mg，必要时 0.5mg。老年和体弱者推荐 0.125mg，孕妇禁用。劳拉西泮：治疗前 1h 服用 2 ~ 4mg。艾司唑仑：治疗前 1h 服用 1 ~ 2mg。

水合氯醛：通常制成糖浆掩盖其苦味，用量为 40 ~ 70mg/kg，治疗前 1h 口服，在初始剂量服用 30min 后再次服用 60mg/kg。适用于儿童和老年患者，单独用于成人镇静效果不佳。

（三）口腔镇痛药

口腔治疗通常需要使用镇痛药来缓解口腔局部炎症引起的灼热疼痛症状或对抗口腔操作带来的疼痛不适。常用的镇痛药为非甾体抗炎药和复方阿片类镇痛药。牙痛、简单口腔操作术后的疼痛多为轻 – 中度疼痛，可单独使用 NSAIDs 控制，对中重度疼痛可选择复方阿片类制剂。

1. 非甾体抗炎药（non – steroidal anti – inflammatory drugs，NSAIDs）

主要作用机制为抑制环氧合酶（cyclooyenase，COX）的活性，阻断炎症介质前列腺素（prostaglandin，PG）的产生。COX 有两种同工酶即 COX – 1 和 COX – 2。COX – 1 为固有酶，分布于血管、胃、肾等组织的内皮细胞和血小板中，维持组织器官的正常生理功能，也受细胞因子的调节，参与炎症部位 PGs 的合成。COX – 2 为诱导酶，在炎症因子刺激下表达上调，参与炎症反应，在某些组织如大脑、肾脏、胃肠道中也具有固有表达，与 COX – 1 共同维护组织器官的生理功能。根据化学结构不同 NSAIDs 可分为水杨酸类、苯胺类、吡唑酮类、有机酸类等，根据药物对两种 COX 的选择性可分为非选择性 COX 抑制剂、COX – 1 选择性抑制剂和 COX – 2 选择性抑制剂。

表 2 – 13 – 5　口腔科常用非甾体抗炎药结构分类

结构分类	代表药物
苯胺类	对乙酰氨基酚
芳基乙酸	吲哚美辛
芳基丙酸	布洛芬
	氟比洛芬
	洛索洛芬
邻氨基苯甲酸类	双氯芬酸
其他	塞来昔布、尼美舒利

表 2 – 13 – 6　口腔科常用非甾体抗炎药机制分类

作用机制分类	代表药物
非选择性 COX 抑制剂	双氯芬酸
COX – 1 选择性抑制剂	
低选择性	布洛芬
高选择性	小剂量阿司匹林
COX – 2 选择性抑制剂	尼美舒利、塞来昔布

　　NSAIDs 是一类作用广泛的药物，其主要作用包括解热、镇痛、抗炎等，该类药物不能对因治疗，不能防止疾病的发展，只能缓解症状，且疗效具有"天花板效应"，使用时不宜超过最大推荐剂量。由于 PG 参与多种生理和病理过程，具有保持胃黏膜完整、调节血小板聚集、调节外周血管阻力等作用，因此 NSAIDs 均具有不同程度的胃肠道损害、肝肾损害和心血管不良反应，原则上不宜用于活动性消化道溃疡、严重肝功能不全、严重肾功能不全患者。选择性 COX – 2 抑制药导致的胃肠道溃疡及溃疡并发症的风险小于非选择性 NSAIDs，可用于有消化道溃疡病史或消化道出血高风险者。有心血管疾病及有高度心血管事件风险的患者应避免使用选择性 COX – 2 抑制药，正在服用小剂量阿司匹林的患者宜选择对乙酰氨基酚止痛。如果患者应用华法林、肝素等抗凝剂，或者患者存在血小板减少，应避免使用非选择性 NSAIDs，因为可能增加出血的危险。除对乙酰氨基酚外，NSAIDs 类药物一般不能用于服用阿司匹林或其他非甾体抗炎药后发生哮喘、荨麻疹等过敏反应的患者。所有 NSAIDs 慎用于心衰、哮喘患者。妊娠期和哺乳期妇女首选对乙酰氨基酚，其他 NSAIDs 可引起延迟分娩，胎儿可出现动脉导管狭窄，应避免在妊娠晚期使用，早期应慎用。由于 NSAIDs 药物并用时药效不增强，而不良反应发生风险增高，因此不推荐同时使用两种或以上 NSAIDs。对乙酰氨基酚与其他非甾体抗炎药同用一般不超过 5 天，长期合用明显增加

肾毒性。

表 2 – 13 – 7 口腔科常用解热镇痛药特点

药物	成人剂量	注意事项
对乙酰氨基酚	每次 0.3 ~ 0.6g，每日剂量不超过 2g	过量时可引起肝脏损害
布洛芬	每次 0.2 ~ 0.4g，每日剂量不超过 2.4g	孕妇及哺乳期妇女禁用，用于止痛不得超过 5 日
洛索洛芬	每次 60 ~ 120mg，每日剂量不超过 180mg	禁止与洛美沙星、诺氟沙星、伊诺沙星合用
尼美舒利	每次 0.05 ~ 0.1g，每日 2 次	肝功能损害者不宜使用；孕妇及哺乳期妇女禁用；12 岁以下儿童禁用
塞来昔布	每次 200mg，每次 2 次；急性疼痛首剂 400mg	磺胺类药物过敏者禁用
双氯芬酸钠	每次 75mg，每日 1 次，或每次 50mg，每日 2 次，每日最大剂量为 150mg，分 2 次服用	一般为缓释片或肠溶片制剂，须整片吞服，不可掰开或嚼服

可用于儿童的 NSAIDs 目前安全证据最多的是对乙酰氨基酚，其次为布洛芬。双氯芬酸和塞来昔布也有用于儿童的经验。

表 2 – 13 – 8 对乙酰氨基酚和 NSAIDs 类药物儿童推荐剂量

药物	剂量（口服）（mg/kg）	间隔时间（h）	日最大剂量 [mg/（kg·d）]
对乙酰氨基酚	10 ~ 15	4 ~ 6	60
布洛芬	5 ~ 10	6 ~ 8	30
双氯芬酸	1	8	3
塞来昔布	1.5 ~ 3	12	6

2. 复方阿片类药物

由一种非甾体抗炎药和一种阿片类药物组成，主要是对乙酰氨基酚或布洛芬复合弱阿片/强阿片镇痛药。常用于复方中的阿片类药物有可待因、氢可酮和羟考酮，以及非阿片类中枢镇痛药曲马多。其中曲马多和可待因是弱阿片受体激动剂，镇痛作用有"天花板效应"，使用时不宜超过推荐剂量，一般情况下曲马多日使用剂量上限为 400mg。可待因一次极量 100mg，一日 250mg，有强力镇咳作用，不适用于多痰患者。羟考酮是强阿片受体激动剂，镇痛作用无"天花板效应"，但用量一般不超过 200mg/12h，不推荐用于孕妇及哺乳期妇女。

表 2-13-9　口腔科常用复方阿片类药物特点

药物	规格	注意事项
洛芬待因	常释片：含布洛芬 200mg、磷酸可待因 12.5mg	每日不超过 6 片
		12 岁以下的儿童禁用，含有布洛芬，孕妇和哺乳期妇女禁用
	缓释片：含布洛芬 200mg、磷酸可待因 13mg	已知为 CYP2D6 超快代谢者禁用
氨酚待因	Ⅰ：含对乙酰氨基酚 500mg 和磷酸可待因 8.4mg	7 岁以下儿童不宜使用
		孕妇及哺乳期妇女应慎用
	Ⅱ：含对乙酰氨基酚 300mg 和磷酸可待因 15mg	老年患者慎用
		呼吸抑制及有呼吸道梗阻性疾病，尤其是哮喘发作的患者应禁用
氨酚羟考酮	5mg/325mg	不推荐用于孕妇及哺乳期妇女
氨酚曲马多	含对乙酰氨基酚 325mg，盐酸曲马多 37.5mg	每 4~6h 服用 1~2 片，每日最多不超过 6 片。有呼吸抑制风险、颅内压升高或脑补创伤的患者慎用

预防口腔术后疼痛可在术前 1h 给予非甾体抗炎药口服，必要时术后继续按时服用，不推荐术前给予阿片类药物。

二、口腔感染性疾病治疗药物

颌面部解剖结构多腔隙，且通过口腔、鼻腔与外界相同，适宜于细菌的寄居、滋生与繁殖，正常时即有大量的微生物存在；此外颜面皮肤也是细菌最常寄居的部位，在这些部位遭受手术、创伤或全身抵抗力下降等因素影响下，正常微生物生态失调，易导致感染的发生。

（一）口腔外科抗菌药物预防性应用

口腔外科操作是在口内污染环境下进行，术后的创伤容易引起感染，并可能激发某些全身系统疾病加重或诱发严重的并发症，对于复杂的手术或全身状况不佳的患者通常需要预防性使用抗菌药。

1. 有创牙科治疗抗菌药物预防指征

有创牙科治疗可能使患牙周围的细菌进入血液循环，引起一过性的菌血症，健康人群可抵御清除，而对心血管瓣膜受损、极度衰竭的患者则可能造成严重威胁，引起细菌性心内膜炎。风湿性心脏病和其他获得性瓣膜功能不全、多数先天性心脏畸形、人工心脏瓣膜和瓣膜手术后的患者、有细菌性心内膜炎病史者是细菌性心内膜炎的易感人群，这些患者接受任何损伤牙龈组织、牙周区域或口腔黏膜操作必须预防性使用抗菌药。因头颈部肿瘤导致颌骨受到高剂量射线照射后，骨细胞受到损害，局部血管闭锁，有发生坏死可能，此时施行有创牙科手术易导致继发感染，引起颌骨骨髓炎，原则上放疗后 3~5 年内不应进行拔牙等操作，必须进行手术或拔牙时，应尽量减少手术损伤，拔牙创口避免有骨尖和骨质暴露，术前、术后均应使用有效的抗菌药物，避免可能发生的继发感染。双膦酸盐类药物是一类骨吸收抑制剂，接受双膦酸盐静脉治疗可能导致颌骨坏死，口内创伤增加双膦酸盐相关性骨髓炎的风险，原则上任何有创的口腔科治疗，包括拔牙和外科手术等，均应在接受双膦酸盐治疗前进行。如果双膦酸盐治疗期间，包括口服和静脉给药，因病情需要进行口腔手术，可考虑停用双膦酸盐或使用非双膦酸盐药物代替，同时予抗菌药物预防颌骨坏死感染。对于身体健康的人工关节置换患者接受有创口腔治疗，不推荐常规预防性应用抗菌药，但是关节置换术后 3个月内应考虑预防性使用抗菌药物。高龄、糖尿病、免疫功能低下、营养不良者感染风险大，这类患者接受口腔外科手术可考虑预防用抗菌药物。较复杂的牙科手术如手术时间较长，需要实施切开、翻瓣、去骨等步骤，有植入物的，可考虑预防用抗菌药物。

表 2-13-10　口腔手术围术期预防用抗菌药指征

易感染人群	预防用药指征
高龄患者	年龄大于 65 周岁
免疫缺陷患者	艾滋病
	中重度粒细胞减少症（中性粒细胞绝对值 $<1.0\times10^9$/L）
	恶性肿瘤化疗
	器官移植
局部坏死高风险	糖尿病
	头颈部放疗
	双膦酸盐静脉治疗
关节置换术后患者	关节置换后 3 个月内
细菌性心内膜炎高危人群	瓣膜置换术患者
	心脏移植术后发生的瓣膜病变
	先天性心脏疾病
	既往有细菌性心内膜炎病史
复杂牙拔除术	一次性拔除 4 颗及以上
	预计手术时间超过 1h
	复杂的低位埋伏牙
	埋伏的多生牙
	需大量去骨
	有骨充填材料植入

易感染人群	预防用药指征
复杂牙种植术	引导骨组织再生术
	自体、同种异体、异种骨移植
	充填植骨材料
	上颌窦提升术
	即刻种植
	同期植入多个种植体

2. 预防用抗菌药物推荐方案

口腔生态中寄居着400种以上的细菌种系，主要菌群为革兰阳性需氧球菌如草绿色链球菌、非溶血链球菌、肺炎链球菌，革兰阴性需氧菌球菌如奈瑟菌属、卡他莫拉菌，革兰阴性兼性厌氧菌如嗜血杆菌属，厌氧菌如消化链球菌、韦荣球菌、拟杆菌属等，真菌如念珠菌属。口腔感染致病菌通常来源于固有的口腔生态系。绝大多数牙源性感染最初是由链球菌引起的，随着局部氧消耗和 pH 降低，形成了利于厌氧菌生长的环境，因此预防牙源性感染首选阿莫西林，也可选择一代头孢代替。青霉素过敏患者首选克林霉素或大环内酯类药物。根据药品的达峰时间，一般在术前 0.5 ~ 1h 口服，不能口服者可选择肌内注射或静脉注射。通常术前服用一次能有效地预防感染，术后继续使用抗菌药的益处不明显，对于免疫功能严重缺陷、放疗 3 年内患者、手术创伤较大、手术涉及自体组织游离移植、术中充填骨材料等情况，可考虑术后继续使用抗菌药，一般不超过 72h。

表 2-13-11　口腔手术围术期抗菌药预防方案

药物选择		剂量		给药方法
		成人（g）	儿童（mg/kg）	
首选方案	阿莫西林	2.0	50	术前 0.5 ~ 1h po
	氨苄西林	2.0	50	术前 0.5 ~ 1h iv 或 im
不能口服者	头孢唑林	1.0	50	术前 0.5 ~ 1h iv 或 im
	头孢曲松	1.0	50	术前 0.5 ~ 1h iv 或 im
	克林霉素	0.6	20	术前 0.5 ~ 1h po
青霉素过敏	克拉霉素	0.5	15	术前 0.5 ~ 1h po
	阿奇霉素	0.5	15	术前 0.5 ~ 1h po
青霉素过敏且不能口服	克林霉素	0.6	20	术前 0.5 ~ 1h iv 或 im

注：po 为口服；iv 为静脉注射；im 为肌内注射。

（二）口腔感染治疗中抗菌药的应用

1. 牙源性感染

根据感染部位和临床表现可分为牙髓感染、牙周病、冠周炎、颌骨感染和口腔颌面部间隙感染。

牙髓感染可引起牙髓炎或根尖周炎，大多局限在牙齿内部，通过局部处理、引流或拔除患牙等操作可以有效地控制感染，不需要局部或者全身应用抗菌药。当出现全身受累或感染呈快速、弥漫性扩散时，应联合使用抗菌药。

牙周病是多因素疾病，目前认为牙菌斑中的细菌及其产物是牙周病的始动因子，通过洁治术和刮治术是治疗牙周病、防止其复发的主要途径，全身抗感染治疗在某些情况下可作为补充治疗。冠周炎多见于智齿（第三磨牙）萌出不全或阻生时牙冠周围软组织发生的炎症，可见局部发红、肿胀、流脓。牙周炎和冠周炎以局部处理为主，对于重度感染、侵袭性感染、伴有发热等全身症状或患有糖尿病等可辅以抗菌药物治疗。

口腔颌面间隙感染多由牙源性感染扩散所致。口腔、颌面、颈部解剖结构均有致密的筋膜包绕，在筋膜之间有疏松的结缔组织填充，感染常沿这些阻力薄弱的结构扩散。起初感染被限制在牙槽骨中，直到感染引起骨皮质吸收、穿孔后，通过破坏的骨皮质区域扩散至口腔颌面部软组织间隙中，导致相应部位出现疼痛、肿胀，初期表现为蜂窝织炎，在脂肪结缔组织变性坏死后则可形成脓肿。根据感染部位分为眶下间隙感染、颊间隙感染、颞间隙感染、颞下间隙感染、咬肌间隙感染、口底多间隙感染等。严重的感染将阻塞气道使患者窒息，如感染未及时控制有可能沿神经、血管扩散，引起败血症、脑脓肿、纵隔炎等严重并发症。口腔颌面间隙感染最重要的处理方法就是手术切开引流，配合全身抗感染治疗。

颌骨骨髓炎一般由急性根尖周炎、牙周炎、冠周炎等牙源性感染直接扩散引起。血源性感染多见于儿童。绝大多数发生在下颌骨。急性症状表现为局部剧烈跳痛、肿胀，全身症状可见发热、寒战、疲倦无力等，炎症继续发展可导致局部破溃流脓，张口受限，形成死骨。在急性期首先予全身支持和抗菌治疗，配合必要的外科治疗，进入慢性期则只能通过手术去除死骨。

2. 抗菌药物选择

牙源性感染多为需氧和厌氧菌引起的混合感染，可为葡萄球菌、链球菌引起的化脓性感染，或厌氧菌引起的腐败坏死性感染，对于老年、长期住院或免疫力低下患者还需考虑肠杆菌科细菌。抗菌药物多选择阿莫西林或第一代头孢联合硝基咪唑类，阿莫西林克拉维酸钾，严重者用哌拉西林他唑巴坦、替卡西林克拉维酸，青霉素过敏者可选克林霉素、阿奇霉素、四环素类、莫西沙星，严重者选择碳青霉烯类。抗感染疗程一般为 3~7 天。

除莫西沙星外，喹诺酮类药物对厌氧菌大多无效，因此这类药物较少用于牙科感染的治疗。螺旋霉素治疗牙周病有特殊优势，可分布于龈沟液、唾液、牙龈和颌骨中，且在这些部位的浓度较高，龈沟液中的浓度为血清浓度的 10 倍，在唾液腺及骨组织中储存的时间长达 3~4 周。四环素类药物对骨组织亲和力强，在龈沟液中的浓度为血清浓度的 2~10 倍，除抑菌作用外，还能抑制胶原酶以及其他基质金属蛋白酶的活性，抑制结缔组织的破坏，阻断骨的吸收，促进牙周组织再生，利于牙周病的治疗，但由于四环素类耐药现象较为普遍，不宜经验性用药。

表 2-13-12 牙源性感染推荐治疗方案

疾病	病原体	治疗方案
急性根尖周炎、牙周炎、牙周脓肿、冠周炎	以多种革兰阴性厌氧杆菌为主的混合感染	阿莫西林 0.5~1g po q8~6h ± 甲硝唑 0.2~0.4g po tid
急性坏死性溃疡性牙龈炎	梭形杆菌，螺旋体	甲硝唑 0.2~0.4g po tid
面颊蜂窝织炎（儿童）	流感嗜血杆菌	头孢呋辛 50mg/kg iv q8h 头孢曲松 50mg/kg iv qd
颌面部间隙感染	葡萄球菌，口腔厌氧菌，兼性厌氧链球菌	阿莫西林克拉维酸钾 1.0g iv q8~6h 哌拉西林他唑巴坦 3.375g iv q6h 替卡西林克拉维酸 1.6~3.2g iv q8~6h
颌骨骨髓炎	金黄色葡萄球菌，口腔厌氧菌	头孢唑林 0.5~1g iv q8h 苯唑西林或氯唑西林 1~2g iv q6h

表 2-13-13 口腔科常用抗菌药注意事项

药物	儿童用药	妊娠哺乳期用药	其他注意事项
罗红霉素	每日 5~10mg/kg 分 2 次服用	孕妇、哺乳期妇女慎用	严重肝、肾功能不全者慎用，如需使用，则 150mg qd
阿奇霉素	适用于 6 个月以上儿童，一日 10mg/kg，每日 1 次	孕妇、哺乳期妇女慎用（B 级，L2）	严重肝病患者禁用
克拉霉素	7.5mg/kg，每 12h 1 次，6 个月以下儿童的疗效和安全性尚未确定	孕妇、哺乳期妇女禁用（C 级，L2）	严重肾功能损害减量，0.25g qd；肝损患者慎用；心律失常、缺血性心脏病、充血性心力衰竭、Q-T 间期延长患者禁用
克林霉素	一日 15~25mg/kg，分 3~4 次应用，小于 4 周者不用	孕妇、哺乳期妇女慎用（B 级，L2）	严重肝、肾功能不全者剂量减半，具有神经阻滞作用

续表

药物	儿童用药	妊娠哺乳期用药	其他注意事项
多西环素	2.2mg/kg,每 12h 1次。8 岁以下儿童禁用	孕妇、哺乳期妇女不宜使用（D 级，L3）	长期应用苯妥英钠、卡马西平、巴比妥或嗜酒者可导致多西环素代谢加快
米诺环素	8 岁以下儿童禁用	孕妇、哺乳期妇女禁用（D 级，L3）	肝、肾功能不全，进食障碍，老年人慎用；可致头晕、倦怠

硝基咪唑类对厌氧菌具强大抗菌活性，且不易产生耐药性，广泛用于口腔感染的治疗。目前用于临床的主要有甲硝唑、替硝唑和奥硝唑。这类药物的主要不良反应为胃肠道不适，易透过血脑屏障，引起中枢神经系统症状，禁用于活动性中枢神经系统疾病患者。甲硝唑和替硝唑抑制乙醛脱氢酶，用药期间及停药后至少 3 日内不宜饮用含酒精饮料。

表 2 - 13 - 14   硝基咪唑类药物比较

药物	给药间隔	儿童用药	妊娠期用药	饮酒
甲硝唑	每日 3 次，肾功能衰竭者给药间隔延长至12h	首剂 15mg/kg，维持量 7.5mg/kg，婴儿或儿童每 8h 1 次，新生儿每 12h 1 次	妊娠期禁用	停药后 3 天内不可饮酒
替硝唑	每日 1 次，首剂加倍	12岁以下不得静脉给药	妊娠初 3 个月禁用	停药后 3 天内不可饮酒
奥硝唑	每日 2 次	建议 3 岁以下儿童不用	慎用	对乙醛脱氢酶无抑制作用

其他具抗厌氧菌活性的药物还包括青霉素类、克林霉素、四环素、莫西沙星、头霉素类和碳青霉烯类药物。引起口腔感染最主要的厌氧菌为消化链球菌属和普雷沃菌属。年老体弱患者要考虑脆弱拟杆菌。根据药物特点和抗菌谱，一般情况下阿莫西林或克林霉素可覆盖口腔感染常见致病菌，对于老年人、口腔卫生不佳、伴有基础疾病等患者可联合甲硝唑。阿莫西林克拉维酸钾、哌拉西林他唑巴坦和碳青霉烯类药物无须与甲硝唑合用。

表 2 – 13 – 15　抗厌氧菌药物抗菌谱比较

厌氧菌种类	阿莫西林	阿莫西林克拉维酸钾	克林霉素	米诺环素	甲硝唑	莫西沙星	头孢西丁	哌拉西林他唑巴坦	碳青霉烯类
厌氧革兰阴性菌									
脆弱拟杆菌	–	++	±	±	++	±	±	++	++
坏死梭杆菌	±	+	+	+	++	?	+	+	+
产黑色素普雷沃菌	±	+		+	++	+	+	+	+
厌氧革兰阳性菌									
放线菌属	++	++	++	+	–	?	+	+	+
艰难梭菌	–	–			++				
梭菌属	+				+	+	+	+	+
消化链球菌	++	++	+	±	+	+	+	+	+

注：" + + "表示敏感，临床有效；" + "表示通常敏感，临床可能有效；" – "表示通常耐药；" ± "表示敏感性不确定；" ? "表示尚无资料。

3. 非牙源性感染

颌面部非牙源性感染包括某些特异性感染，如结核、梅毒、放线菌等引起的感染；唾液腺感染；血源性骨髓炎等。

放线菌病是由放线菌引起的慢性感染性肉芽肿性疾病，主要发生于面部软组织，可侵入颌骨中心，表现为下颌肿块；或侵犯唾液腺，在腮腺或上颈部出现肿块；肿块可软化、破溃，导致多发瘘孔。治疗以抗菌药治疗为主，必要时配合外科手术。首选青霉素类药物治疗，如氨苄西林 50mg/（kg·d），也可选择头孢曲松 2.0g qd、克林霉素 600 ~ 900mg q8h、多西环素 100mg bid，放线菌病病程长，上述药物治疗 4 ~ 6 周后通常需用青霉素 V 钾 2 ~ 4g/d 维持治疗 3 ~ 6 个月。需注意，硝基咪唑类药物对放线菌无效。

急性化脓性腮腺炎常见于慢性腮腺炎的急性发作或邻近组织急性炎症的扩散导致，也可并发于全身疾病或腹部大型手术后。主要病原体是葡萄球菌，少数是链球菌，对长期住院或免疫力低下的患者要考虑革兰阴性的肠道菌和厌氧菌。早期表现为腮腺区轻微疼痛、肿大、压痛，导管口轻度红肿、疼痛，继续发展则症状加重、并发全身中毒症状。治疗上包括局部理疗外敷、消毒漱口，全身支持和抗感染治疗，发展至脓肿时必须切开引流。唾液流量减少在发病中起重要作用，因此治疗上可饮用酸性饮料、口含维生素 C 片增加唾液分泌。抗菌药物首选头孢唑林 0.5 ~ 1g q6 ~ 8h、头孢呋辛 0.75 ~ 1.5g q8h 或苯唑西林 1 ~ 2g q6h。

4. 口腔局部抗菌治疗

口腔局部抗菌用药是口腔抗感染治疗的重要方面，用药方式包括含漱、冲洗、涂布等。消毒防腐类药物或甲硝唑含漱能够改善口腔微生态环境，减少口腔内细菌数量，可辅助口腔感染性疾病治疗，对于轻症患者仅局部治疗即可。抗菌作用较弱、不良反应较少的如西吡氯铵含漱液也可用于日常口腔护理或口内手术围术期控制感染。含漱液在口腔内停留时间短暂，且很难进入牙周袋内，故治疗牙周炎时常在牙周洁刮治基础上用消毒药或抗菌药冲洗或注入牙周袋辅助治疗。

表 2-13-16　常用口腔局部抗菌治疗药物

药品	适应证	剂型	注意事项
氯己定	可用于各类牙龈炎、牙周炎、冠周炎和口腔念珠菌病治疗，口腔手术前后预防感染。也可用于口腔黏膜病辅助治疗	含漱：0.02%~0.2%溶液 牙周袋内冲洗：0.02%溶液	长时间使用可使牙齿及黏膜背面着色，停药后可恢复。可引起一过性味觉改变，建议饭后使用
西吡氯铵	口腔感染性疾病辅助治疗；日常口腔护理；口腔手术前后预防感染	含漱液：0.2g:200ml 含片：2mg/片	6岁以下儿童及妊娠、哺乳期妇女不宜使用含片
过氧化氢	口腔感染性疾病辅助治疗；口腔手术前后预防感染	含漱：1%溶液 冲洗：3%溶液	弱酸性溶液，对口腔及舌黏膜有一定刺激，长期使用过氧化氢含漱，应与碳酸氢钠交替使用
碘甘油	辅助治疗各类牙龈炎、牙周炎及冠周炎	1%溶液	涂于患处或注入牙周袋内，碘过敏者禁用
碳酸氢钠	口腔念珠菌病的治疗及预防	2%~4%溶液	一般用碳酸氢钠片或5%碳酸氢钠注射液加纯净水配至相应浓度
米诺环素	适用于敏感菌所致的牙周炎	软膏剂：0.5g:10mg	注入牙周袋深部，一周1次，本品为一次性用品，剩余药品应弃去，四环素类药物过敏者禁用

三、口腔黏膜疾病治疗药物

（一）口腔黏膜感染性疾病

口腔黏膜感染性疾病包括单纯疱疹、带状疱疹、口腔念珠菌病等。

1. 单纯疱疹

单纯疱疹是由单纯疱疹病毒（herpes simplex virus，HSV）所致的皮肤黏膜病，口腔、皮肤、眼、会阴部及中枢神经系统易受累。口腔单纯疱疹感染可在口腔黏膜部位引起成簇小水疱，破溃后可引起大面积糜烂。愈合后30%～50%的病例可能复发。

2. 带状疱疹

带状疱疹由水痘-带状疱疹病毒（herpes varicella zoster，VZV）引起的颜面皮肤和口腔黏膜的病损，表现为单侧带状分布的水疱，常伴有剧烈的神经痛。

单纯疱疹性口炎以局部治疗为主，视情况联合全身抗病毒治疗。带状疱疹病毒感染应尽早全身抗病毒治疗。早期抗病毒治疗能有效缩短病程，加速皮疹愈合，减少新皮疹形成，减少病毒播散。目前认为核苷类药物是抗疱疹病毒最有效的药物，主要为阿昔洛韦、泛昔洛韦等。儿童首选阿昔洛韦，慎用泛昔洛韦。妊娠晚期患者可口服阿昔洛韦或伐昔洛韦，但妊娠20周前应慎用。哺乳期口服阿昔洛韦未见乳儿异常，但口服泛昔洛韦需停止哺乳。肾功能持续下降者，应立即停用阿昔洛韦，改用泛昔洛韦或其他抗病毒药物继续治疗。严重者静脉用阿昔洛韦15mg/（kg·d），分3次静脉滴注，7天一个疗程，带状疱疹、免疫缺陷者，或伴神经系统感染宜增加剂量和疗程。

表2-13-17　口腔黏膜病毒感染性疾病治疗药物

治疗药物	单纯疱疹	带状疱疹
阿昔洛韦	口服：200mg 5次/d×5d 或 400mg 3次/d×5d	口服：800mg 5次/d×7d
	外用：3%～5%乳膏	外用：3%～5%乳膏
伐昔洛韦	1000mg 2次/d×10d	1000mg 3次/d×7d
泛昔洛韦	125mg 2次/d×5d	500mg 3次/d×7d

带状疱疹期的镇痛治疗可选择非甾体抗炎药或曲马多，中重度疼痛可选择复方或单方阿片类药物，或联合钙离子通道调节剂如加巴喷丁、普瑞巴林等，联合钙离子通道调节剂不仅能有效缓解疼痛，而且能减少带状疱疹后神经痛的发生。加巴喷丁起始剂量为300mg/d，逐渐增加至最适剂量。普瑞巴林起始剂量为150mg/d，最大剂量不超过600mg/d。

3. 口腔念珠菌病

口腔念珠菌病是由念珠菌属感染所引起的口腔黏膜疾病，可发生于口内黏膜、唇、口角，常见于长期使用激素、抗生素、HIV感染者、免疫缺陷患者、婴幼儿、老年人和佩戴义齿者。治疗原则为去除诱发因素，积极治疗基础病，配合局部或全身抗真菌治疗。轻度症状可以2%～4%碳酸氢钠溶液或0.2%氯己定溶液治疗。或用制霉素、咪康唑局部治疗。中重度患者全身抗感染治疗，可选择氟康唑和伊曲康唑。全身抗真菌治疗一般不用于儿童、孕妇等特殊人群。

表 2 – 13 – 18　口腔念珠菌病治疗方案

适用人群	药物	用法用量
轻症以局部治疗为主	2% ~ 4% 碳酸氢钠溶液	含漱，每次 10ml，每日 3 次
	0.2% 氯己定溶液	与碳酸氢钠溶液交替含漱
病情严重者考虑联合 全身治疗	氟康唑	100 ~ 200mg/d × 7 ~ 14d
氟康唑无效	伊曲康唑	200mg/d × 7 ~ 14d
已经复发感染需要长 期治疗者	氟康唑	100mg，每周 3 次

（二）非感染性口腔黏膜疾病

非感染性口腔黏膜疾病包括超敏反应性疾病、溃疡类疾病、大疱类疾病、斑纹类疾病，病因复杂，许多疾病的病因和发病机制目前仍不明确，因此口腔黏膜病临床用药种类较为繁杂，主要有抗过敏药、糖皮质激素、免疫抑制剂、免疫调节药、维生素及微量元素，给药形式包括口腔局部用药、口服给药、肌内注射、黏膜下注射等。

1. 复方性阿弗他溃疡

复方性阿弗他溃疡（recurrent aphthous ulcer，RAU）是最常见的口腔黏膜溃疡类疾病，一般表现为反复发作的圆形或椭圆形溃疡，重型溃疡大而深，溃疡期持续时间较长，可达 1 ~ 2 个月或更长。该病一般具有自限性，轻症不需要治疗或局部治疗，对于症状较重及复发频繁的患者，联合全身用药。局部用药包括局部止痛、消毒、糖皮质激素和促进愈合类药物。全身用药首选糖皮质激素，如泼尼松每日 10 ~ 30mg，待溃疡控制后逐渐减量。糖皮质激素控制不佳时可加用免疫抑制剂。

2. 白塞病

白塞病（Behcet disease，BD）是一种慢性血管炎性疾病。主要临床特征为同时或先后发生的口腔黏膜溃疡以及眼、生殖器、皮肤病损，被称为"口、眼、生殖器三联征"。口腔溃疡的治疗基本同 RAU。本病尚无有效根治方法，多种药物有效，但停药后易复发。治疗药物包括秋水仙碱 0.5mg 每日 3 次，糖皮质激素常用量为泼尼松 40 ~ 60mg/d，重症患者可考虑采用冲击疗法，同时配合免疫抑制剂。

3. 天疱疮

天疱疮是一类严重的、慢性的黏膜 – 皮肤自身免疫大疱性疾病，其中寻常型天疱疮发生口腔黏膜损害最为多见，表现为口腔黏膜的大疱。糖皮质激素是治疗天疱疮的首选药物。免疫抑制剂与糖皮质激素联用可减少激素用量，降低副作用。硫唑嘌呤是治疗天疱疮的首选免疫抑制剂。对于轻型天疱疮的患者，也可局部使用糖皮质激素。类天疱疮是一类病情较轻、慢性大疱性疾病，单纯累及口腔黏膜时预后较好，一般采用小剂量糖皮质激素治疗。

4. 口腔扁平苔藓

口腔扁平苔藓（oral lichen planus, OLP）是一种常见口腔黏膜慢性疾病，是口腔黏膜病中仅次于复方性阿弗他溃疡的常见疾病，表现为小丘疹连成的线状白色、灰白色花纹，多数患者有粗糙、木涩感、烧灼感、口干等临床症状。治疗方法包括心理治疗，调节全身状况如睡眠、月经状况、消化道情况，纠正高黏血症等。损害局限且症状轻微者以局部治疗为主，糜烂型可选择0.1%他克莫司含漱或涂抹，糖皮质激素局部涂抹或黏膜下注射，非糜烂型可用0.1%维A酸或维生素AD溶液涂抹。对迁延不愈的OLP应注意有白色念珠菌感染可能，可使用氯己定、制霉菌素或碳酸氢钠含漱。对于严重的糜烂型OLP可全身应用糖皮质激素，宜选择小剂量、短疗程方案，如泼尼松20～30mg/d，服用1～3周。糖皮质激素治疗不佳可用免疫抑制剂治疗，如羟氯喹、沙利度胺、硫唑嘌呤等。

5. 盘状红斑狼疮

盘状红斑狼疮（discoid lupus erythematosus, DLE）是一种慢性皮肤－黏膜结缔组织疾病，主要累及头面部皮肤及口腔黏膜，表现为持久性红斑，中央萎缩凹下呈盘状。DLE目前虽无根治性疗法，但恰当的治疗可使病情明显缓解。局部治疗包括局部使用糖皮质激素、环孢素、他克莫司。全身治疗首选羟氯喹，效果不明显时可联合使用泼尼松10mg/d，常规治疗无效的难治性或复发加重的DLE可考虑使用沙利度胺。

6. 口腔白斑病

口腔白斑病是发生于口腔黏膜上以白色为主的损害，不能擦去，属于癌前病变或潜在恶性疾患范畴。口腔白斑病的发病与局部因素的长期刺激以及某些全身损害有关，其恶变潜能随上皮细胞异常增生程度的增加而增大。主要治疗方式包括去除刺激因素、药物治疗、手术治疗。维生素A能保持上皮组织的正常功能，维生素A酸是维生素A的代谢中间体，具有促进上皮细胞增生分化及较明显的角质溶解作用，以防止上皮过度角化，由于全身副作用较大，常用维A酸局部制剂治疗，浓度为0.025%～0.1%。全身用药仅用于角化程度较高的口腔白斑病，每次5～20mg，每日2～3次。类维生素A药物可致畸，孕妇及准备生育的夫妇禁用。维生素E与维生素A有协同作用，可配合治疗白斑，10～100mg，每日3次，或局部涂抹。

7. 口腔黏膜下纤维性变

口腔黏膜下纤维性变是一种慢性进行性具有癌变倾向的口腔黏膜疾病，主要病理变化包括上皮组织萎缩，黏膜固有层、黏膜下层胶原纤维堆积变性，血管闭塞、减少，常表现为口干、灼痛、进刺激性食物疼痛、进行性张口受限、吞咽困难等症状。药物治疗包括黏膜下注射糖皮质激素、丹参注射液、干扰素、透明质酸酶等，可服用活血化瘀药物如复方丹参滴丸，补充维生素、铁剂、锌剂。

8. 唇炎

常见慢性非特异性唇炎，表现为干燥脱屑、发痒灼痛、渗出结痂，病情反复发作，持续不愈。主要治疗方法为局部湿敷糖皮质激素或免疫抑制剂，症状严重者可口服羟氯喹、泼尼松或沙利度胺。

9. 灼口综合征

灼口综合征是以舌部烧灼样疼痛为主要表现的一组组合征，目前认为该病主要病因为精神因素。治疗包括对因治疗和对症治疗，积极治疗糖尿病、更年期综合征，维生素缺乏或营养状况不佳可补充复合维生素 B 或维生素 B_1、B_6、B_9、B_{12}，及维生素 E 等。伴有失眠、抑郁等症状者可服用抗焦虑药物、镇静催眠药，疼痛明显者可服用止痛药或局部止痛，口干、唾液黏稠状可服用溴己新。

10. 口腔黏膜过敏性疾病

口腔黏膜过敏性疾病包括药物过敏性口炎、接触性口炎、血管神经性水肿和多形性红斑等。通常有过敏原接触史或相关诱因，起病迅速，表现为黏膜红肿、渗出，皮疹，血管神经性水肿患处有发紧膨胀感。首先去除可疑致敏因素，治疗应慎重，以局部治疗为主，0.02% 氯己定溶液或 0.01% 地塞米松溶液含漱或湿敷，全身治疗可选择抗组胺药、糖皮质激素和维生素 C 等。

根据 2016 年英国风湿病学会妊娠期和哺乳期处方用药指南，泼尼松可用于妊娠各个时期和哺乳期，剂量建议不超过 15mg/d；母乳喂养时若服用泼尼松剂量超过 20mg/d 或相当剂量者应弃去服药后 4h 内的乳汁，在服药 4h 后再进行哺乳。羟氯喹在整个妊娠期可持续使用，通过乳汁分泌的羟氯喹浓度小于 1%。妊娠期使用硫唑嘌呤不超过 $2mg/(kg \cdot d)$。

表 2-13-19　常见口腔黏膜病全身用糖皮质激素和免疫抑制剂

疾病	糖皮质激素（剂量以泼尼松为例）	免疫抑制剂
复发性阿弗他溃疡	顽固难治型病例：开始时每日 10 ~ 30mg，一般不超过 50mg	重症顽固型病例：沙利度胺每日或隔日 25 ~ 50mg；硫唑嘌呤 25mg 每日 2 次
天疱疮	轻度：0.5mg/（kg·d） 中度：1.0mg/（kg·d） 重度：1.5mg/（kg·d） 冲击治疗：甲泼尼龙 0.5g ~ 1.0g 静脉滴注	重症患者可用糖皮质激素联合免疫抑制剂：硫唑嘌呤 1 ~ 3mg/（kg·d）

续表

疾病	糖皮质激素 （剂量以泼尼松为例）	免疫抑制剂
扁平苔藓	重度糜烂型：0.3~1mg/（kg·d），疗程为1~2周	糖皮质激素治疗无效或禁忌者，加用或换用免疫抑制剂：硫唑嘌呤 25mg 每日 2 次；羟氯喹 100mg 每日 1~2 次；沙利度胺每日或隔日 25~50mg
盘状红斑狼疮	羟氯喹疗效不佳时可加用泼尼松 10mg/d	首选羟氯喹 100mg 每日 1~2 次
口腔黏膜下纤维性变	有症状：10~15mg/d	

表 2 - 13 - 20　口腔黏膜病常用免疫抑制剂注意事项

药物	适应证	注意事项
沙利度胺	RAU、天疱疮、OLP	孕妇及哺乳期妇女禁用、儿童禁用。可导致倦怠和嗜睡
硫唑嘌呤	天疱疮、RAU、OLP、DLE	应用前应检查巯基嘌呤甲基转移酶（TPMT）活性，在酶活性正常的患者，可正常使用。在酶活性较低的患者应使用维持量 0.5~1.5 mg/（kg·d）。在无酶活性的患者禁用，以免引起严重的骨髓抑制 与别嘌醇合用时剂量应减至原剂量的 1/4
羟氯喹	DLE、OLP	6 岁以下儿童禁用。开始治疗前应进行眼科学检查。对任何 4 - 氨基喹啉化合物治疗后出现视网膜或视野改变的患者禁用。最大推荐剂量 0.4g/d 或不超过 6.5mg/（kg·d）

表 2 - 13 - 21　口腔黏膜病常用局部用药

药物名称	适应证	剂型	用法
曲安奈德	症状较轻的 RAU、OLP、DLE、天疱疮、唇炎等，局部有感染迹象不宜使用	乳膏：0.1% 注射剂：4%	外用：0.1% 乳膏涂患处，每日 2~3 次 黏膜下注射：4% 注射剂与等量 2% 利多卡因混合注射，每 1~2 周 1 次，每次曲安奈德总量一般不超过 20mg
倍他米松	同曲安奈德	注射剂：1ml 含二丙酸倍他米松 5mg 与倍他米松磷酸钠 2mg	黏膜下注射：与等量 2% 利多卡因混合注射，每月 1 次，每次用量为 0.2ml/cm²。禁止静脉注射、皮下注射、儿童肌内注射

续表

药物名称	适应证	剂型	用法
地塞米松	同曲安奈德	含漱：0.05mg/5ml 贴片：0.3mg/片	含漱：1% 溶液含漱，每日 3 次 贴片：贴于患处，一次 1 片，一日总量不超过 3 片，连用不超过 1 周
他克莫司	糜烂型 OLP、唇炎	乳膏或含漱：0.1%	外用或含漱：每日 1~2 次。儿童用药浓度为 0.03%
氨来呫诺	口腔溃疡	5% 糊剂	涂患处，每日 4 次。偶有用药部位刺痛或烧灼感
重组牛碱性成纤维细胞生长因子	伴溃疡症状的口腔疾病，促进创面愈合	63000IU/瓶	喷患处，推荐剂量为 262.5IU/cm²，每日 1 次，或遵医嘱。2~8℃ 保存
复方苯佐卡因凝胶	口腔溃疡止痛及治疗	含苯佐卡因 1.0g，苯扎氯铵 1mg，氯化锌 5mg	涂患处，1 日不超过 4 次，对局麻药过敏者禁用

表 2-13-22 口腔黏膜病常用中成药

药物名称	成分及适应证	用法及注意事项
复方丹参片	成分：丹参、三七、冰片 适应证：口腔黏膜下纤维性变	一次 3 片，一日 3 次
复方丹参滴丸	成分：丹参、三七、冰片 适应证：口腔黏膜下纤维性变	一次 10 丸，一日 3 次
口炎清颗粒	成分：天冬、麦冬、玄参、山银花、甘草 适应证：阴虚火旺所致的口腔炎症	一次 2 袋，一日 1~2 次
一清胶囊	成分：黄连、大黄、黄芩 适应证：用于热毒所致的牙龈肿痛、口疮以及牙龈炎等	一次 2 粒，一日 3 次 小儿、孕妇、年老体弱及脾胃虚寒者慎用

表 2-13-23 口腔黏膜病常用维生素及微量元素

药物名称	适应证	用法及注意事项
维生素 A	口腔黏膜斑纹类疾病如白色角化症、白斑病、扁平苔藓	胶丸：口服 2.5 万 U，每日 3 次，儿童每日 2.5 万 U，也可局部涂抹
维生素 B_1	灼口综合征、舌部疾病、口干症、放射性口炎	片剂：口服 10~20mg，每日 3 次 针剂：50~100mg，局部封闭，隔日 1 次。不宜静脉用药

药物名称	适应证	用法及注意事项
维生素 B_6	复发性阿弗他溃疡、舌部疾病等	片剂：每次 10~20mg，每日 3 次
维生素 B_{12}	三叉神经带状疱疹、营养不良性口炎、灼口综合征	针剂：局部封闭或肌内注射，100μg 每日 1 次，或 200μg 隔日 2 次。不宜静脉用药
复合维生素 B	营养不良性口炎、灼口综合征、复方阿弗他溃疡、舌炎	每次 1~3 片，一日 3 次
叶酸	复发性阿弗他溃疡、灼口综合征、叶酸缺乏性口炎、萎缩性舌炎	片剂：每次 5~10mg，每日 3 次
烟酰胺	烟酸缺乏性口炎和舌炎，坏死性口龈炎	片剂：每次 25mg，每日 3 次。消化道溃疡患者禁用
维生素 C	药物过敏性口炎、多形性渗出性红斑、唇炎、复发性阿弗他溃疡、急性感染性口炎	片剂：每次 100~200mg，每日 3 次
维生素 E	口腔白斑、扁平苔藓、复发性阿弗他溃疡、灼口综合征	胶丸：每次 50~100mg，每日 1~2 次。避免与香豆素类药物合用
谷维素	灼口综合征	片剂：一次 10~30mg，一日 3 次。胃及十二指肠溃疡患者慎用
甘草锌	口腔溃疡类疾病、舌部疾病、灼口综合征	口服：成人每次 5g，一日 2~3 次；儿童每次 0.75~2.5g，每日 2~3 次

四、其他口腔疾病用药

（一）颌面神经疾患

1. 三叉神经痛

三叉神经痛是指在三叉神经分布区域内出现阵发性、针刺样、电击样剧烈疼痛。疼痛可自发，也可由轻微刺激"扳机点"所引起。每次发作时间一般持续数秒、数十秒或几分钟后骤然停止，呈间歇性发作。分为原发性和继发性两种。继发性通常由炎症、外伤、肿瘤、颅骨畸形以及多发性硬化等疾病侵犯三叉神经所致。继发性三叉神经痛应针对病因治疗。对原发性三叉神经痛应首先采用药物治疗，如无效时再考虑其他方法如针灸、理疗、射频温控热凝术和手术治疗。治疗药物主要首选卡马西平，开始每次 0.1g，一日 2 次，以后每日增加 0.1g，直到疼痛控制为止，日最高剂量不超过 1.2g。苯妥英钠 100~200mg，每日 2~3 次，易引起牙龈增生。加巴喷丁和普瑞巴林对卡马西平治疗无效的三叉神经痛有一定效果。B 族维生素、甲钴胺、谷维素促使受损神经修复，可用于三叉神经痛的辅助治疗。

2. 面神经麻痹

面神经麻痹是以面部表情肌群运动功能障碍为主要特征的一种常见病，也称面瘫。急性期可采用地塞米松 10mg 静脉滴注连续 7 ~ 10 天，口服泼尼松 30mg/d 连服 5 天，可联合抗病毒治疗和 B 族维生素治疗，急性期治疗疗程为 10 ~ 14 天。恢复期除长期服用 B 族维生素，还可服用地巴唑 5 ~ 10mg/d，每日 3 次。

（二）颞下颌关节紊乱病

颞下颌关节紊乱病（temporomandibular disorders，TMDs）是口腔颌面部常见的疾病之一，表现为颞下颌关节区或（及）咀嚼肌疼痛、下颌运动异常、关节弹响、破碎音及杂音三类症状。病因尚未完全明确，治疗方法包括物理治疗、药物治疗和手术治疗等。目前用于 TMD 治疗的药物包括止痛药、糖皮质激素、肌松剂、抗焦虑药、抗抑郁药、软骨保护剂等。针对疼痛治疗首选非甾体抗炎药，效果不佳时可考虑与弱阿片类药物合用。对于上述药物效果不佳时可考虑小剂量、短期糖皮质激素治疗，关节腔内注射不适用于年轻患者，且两次注射间隔至少大于 3 个月。肌松药可改善肌痉挛状态，常用药物为氯唑沙宗，每次 0.2g ~ 0.4g，每日 3 次，服药后避免驾驶车辆和操作精密仪器，出现肝功能障碍时应停药。

五、案例分析

案例 1

（1）患者信息：女，14 岁。

（2）临床诊断：龋齿。

（3）处方用药

复方阿替卡因注射液　　　　　　1.7ml×1 支　　1.7ml　局部注射立即

重酒石酸去甲肾上腺素注射液　1ml:1mg×1 支　1mg　　外用立即

（4）分析如下

去甲肾上腺素为 α 受体激动药，可引起血管极度收缩，用药途径为静脉滴注，也可稀释后口服治疗上消化道出血。因其强烈的 α 兴奋作用，可能导致组织坏死，一般不用于牙科止血，尤其是在硬腭。药品说明书、《中国国家处方集》《临床用药须知》等资料未提及有"外用"途径。

建议：换成盐酸肾上腺素注射液 1ml:1mg，可用纱布浸润填塞至出血处止血。

案例 2

（1）患者信息：女，42 岁。

（2）临床诊断：阻生齿。

（3）处方用药

复方氯唑沙宗　　48 片　　2 片　　口服　　每日 3 次

（4）分析如下

复方氯唑沙宗 1 片含对乙酰氨基酚 0.15g 与氯唑沙宗 0.125g，用于各种急性骨骼肌损伤，在口腔科主要用于颞下颌关节紊乱病，不宜作为拔牙术后止痛药。

建议：换成非甾体抗炎药对乙酰氨基酚、洛索洛芬、尼美舒利等。

案例 3

（1）患者信息：女，9 岁零 10 个月。

（2）临床诊断：埋伏牙。

（3）处方用药

对乙酰氨基酚片	0.5g×10 片	0.5g	口服	每12h 1 次
头孢拉定胶囊	0.25g×28 粒	0.25g	口服	每日 4 次
西吡氯铵含漱液	200ml×2 瓶	10ml	含漱	每日 2 次

（4）分析如下

对乙酰氨基酚给药间隔不合理，单次剂量过大。6~12 岁儿童对乙酰氨基酚用量为一次 0.25g，对乙酰氨基酚作用持续时间为 3~4h，给药间隔为 4~6h。

建议：对乙酰氨基酚片用法用量改为 1 次 0.25g，每6h 1 次。

案例 4

（1）患者信息：男，30 岁。

（2）临床诊断：颞下颌关节紊乱综合征。

（3）处方用药

复方氯唑沙宗片	48 片	2 片	口服	每日 3 次
氨酚羟考酮片	20 片	1 片	口服	每6h 1 次

（4）分析如下

复方氯唑沙宗 1 片含对乙酰氨基酚 150mg，氨酚羟考酮 1 片含对乙酰氨基酚 325mg，每日 6 片复方氯唑沙宗加 4 片氨酚羟考酮则每日对乙酰氨基酚服用量超过 2g，有引起肝肾损害风险。

建议：复方氯唑沙宗单药治疗，如疼痛不能控制可短期联合强效 NSAIDs 类药物，长期治疗建议氯唑沙宗单药联合具抗炎作用的 NSAIDs 如双氯芬酸或塞来昔布等。

案例 5

（1）患者信息：男，25 岁。

（2）临床诊断：牙周脓肿。

（3）处方用药

左氧氟沙星片　　　0.5g×3 片　　0.5g　　口服　　每日 1 次

西吡氯铵含漱液　200ml×1 瓶　　10ml　　含漱　　每日 2 次

（4）分析如下

牙周脓肿是以多种革兰阴性厌氧杆菌为主的混合感染，左氧氟沙星抗厌氧菌作用弱，不宜用于牙周脓肿治疗。

建议：换用阿莫西林，青霉素过敏者可选择克林霉素、乙酰螺旋霉素，可加用甲硝唑。

案例 6

（1）患者信息：男，65 岁。

（2）临床诊断：龋齿。

（3）处方用药

罗红霉素分散片　　0.15g×6 片　　0.15g　　口服　　每日 2 次

（4）分析如下

龋病是慢性细菌性疾病，采用氟化物或硝酸银局部抗菌治疗，不需要全身用抗菌药物。如患者有其他口腔急性感染症状，应补充诊断。

案例 7

（1）患者信息：女，31 岁。

（2）临床诊断：阻生齿。

（3）处方用药

阿莫西林克拉维酸钾片　1.0g×6 片　1.0g　　口服　　每日 2 次

替硝唑片　　　　　　　0.5g×8 片　0.5g　　口服　　每日 1 次（首剂加倍）

（4）分析如下

阿莫西林克拉维酸钾对口腔常见厌氧菌如消化链球菌、梭杆菌属和脆弱拟杆菌有良好的抗菌作用，可单独用于预防口腔操作术后感染，无需联用替硝唑。

建议：阿莫西林克拉维酸钾单药预防。

案例 8

(1) 患者信息：女，86 岁。

(2) 临床诊断：三叉神经痛。

(3) 处方用药

卡马西平片	0.1g×21 片	0.1g	口服	每日 3 次
酚咖片	10 片	1 片	口服	每 6h 1 次

(4) 分析如下

对乙酰氨基酚一般不用于三叉神经痛，卡马西平和酚咖片中对乙酰氨基酚合用增加肝损害风险，患者年龄较大，发生肝损害风险增加。

建议：卡马西平单药治疗，如效果不佳则换用加巴喷丁或普瑞巴林，或采取非药物治疗方法。

案例 9

(1) 患者信息：男，3 岁零 7 个月。

(2) 临床诊断：龋齿。

(3) 处方用药

西吡氯铵含片	2mg×24 片	2mg	含服	每日 3 次

(4) 分析如下

该剂型不适合 6 岁以下儿童使用，儿童可能嚼服或误吞。

建议：改用西吡氯铵含漱液，用棉球擦拭口内。

案例 10

(1) 患者信息：男，6 岁。

(2) 临床诊断：拔牙术后。

(3) 处方用药

双氯芬酸钠缓释片	75mg×1 片	25mg	口服	每日 1 次

(4) 分析如下

该药为缓释片，1 片含剂量较大，不适合儿童。不可掰开或压碎，否则加重胃肠道不适，且掰开后无缓释效应，应每 6～8h 服用 1 次。

建议：换用对乙酰氨基酚片 0.25g 口服每 6h 1 次。

六、练习题

（一）选择题

1. 关于局麻药最大安全剂量不正确的是（　　　）。

　　A. 阿替卡因＋肾上腺素，成人每次阿替卡因的用量不超过 7mg/kg

　　B. 甲哌卡因＋肾上腺素，成人每次甲哌卡因的用量不超过 6.6mg/kg

　　C. 利多卡因＋肾上腺素，成人每次利多卡因的用量不超过 7mg/kg

　　D. 利多卡因不含肾上腺素，成人每次利多卡因的用量不超过 4.5mg/kg

　　E. 一种局麻药用量达上限后，可换用另一种局麻药继续

2. 下列关于局麻药过敏反应的叙述哪项是正确的（　　　）。

　　A. 酰胺类局麻药引起的过敏反应远比酯类局麻药多见

　　B. 酯类和酰胺类局麻药不存在交叉过敏反应

　　C. 酯类局麻药之间不存在交叉过敏反应

　　D. 局麻药针剂中的其他成分不会引起过敏反应

　　E. 为预防局麻药过敏反应可提前口服抗组胺药物

3. 患者，女性，68 岁，右上第一磨牙残冠需要拔除，有心律失常病史，但近 2 年病情平稳，少有发作，拔牙时麻醉药宜选用（　　　）。

　　A. 2% 普鲁卡因　　　　　B. 2% 普鲁卡因＋肾上腺素

　　C. 2% 利多卡因　　　　　D. 2% 利多卡因＋肾上腺素

　　E. 2% 丁卡因

4. 儿童首选的解热镇痛药是（　　　）。

　　A. 阿司匹林　　　　　B. 吲哚美辛　　　　　C. 地西泮

　　D. 保泰松　　　　　E. 对乙酰氨基酚

5. 治疗牙源性感染，以下抗感染方案不正确的有（　　　）。

　　A. 阿莫西林

　　B. 阿莫西林克拉维酸钾

　　C. 乙酰螺旋霉素＋替硝唑

　　D. 阿莫西林＋乙酰螺旋霉素

　　E. 罗红霉素

6. 下列药物中，不适用于口腔单纯疱疹治疗的是（　　　）。

　　A. 阿昔洛韦　　　　　B. 伐昔洛韦　　　　　C. 泛昔洛韦

　　D. 更昔洛韦　　　　　E. 利巴韦林

7. 妊娠期妇女患带状疱疹首选药物是（　　　）。

　　A. 阿昔洛韦　　　　　B. 伐昔洛韦　　　　　C. 泛昔洛韦

D. 溴夫定　　　　　　　E. 膦甲酸钠

（8～10 共用题干）患者，女性，46 岁。风湿性心脏病 8 年，二尖瓣狭窄，心功能 I 级。口内有右下侧切牙、右下第一磨牙、左下侧切牙及左下第一磨牙残根需要拔除。

8. 该患者拔牙有可能导致以下哪种严重并发症（　　　）。

　　A. 干槽症　　　　　　B. 颊间隙感染　　　　　C. 口腔上颌窦瘘

　　D. 颏下间隙感染　　　E. 感染性心内膜炎

9. 引起该种严重并发症最主要的病原菌是（　　　）。

　　A. 金黄色葡萄球菌　　B. 铜绿假单胞菌　　　　C. 大肠埃希菌

　　D. 奇异变形杆菌　　　E. 草绿色链球菌

10. 该患者应该选择以下哪种药物预防该并发症（　　　）。

　　A. 甲硝唑　　　　　　B. 阿莫西林　　　　　　C. 庆大霉素

　　D. 环丙沙星　　　　　E. 莫西沙星

（二）简答题

1. 在局麻药中添加肾上腺素的主要作用是？

2. 请简述拔牙前需要使用抗菌药预防感染的指征。

3. 请简述在哪些情况下治疗牙周病需要全身用抗菌药物。

参 考 答 案

（一）选择题

1. E　2. B　3. C　4. E　5. D　6. D　7. A　8. E　9. E　10. B

（二）简答题

1. 答：延缓局麻药在神经周围的作用时间，加深阻滞，延长麻醉；减少局部血流量，延缓局麻药吸收，减轻局麻药全身副作用；减少手术部位的出血。

2. 答：高龄患者、免疫缺陷患者、糖尿病患者、头颈部放疗后、双膦酸盐静脉治疗史、关节置换术后 3 个月内、心脏瓣膜病患者、先天性心脏疾病、既往有细菌性心内膜炎病史以及复杂的牙拔除术。

3. 答：侵袭性牙周炎，重度牙周炎，牙周组织的急性感染，伴有糖尿病、HIV 感染、风湿性心脏病等全身性疾病的患者。

（李天晓　黄开明）

第十四节 皮肤科常见疾病药物处方审核要点

一、荨麻疹药物处方审核要点

(一) 定义

荨麻疹是由于皮肤、黏膜小血管扩张及渗透性增加出现的一种局限性水肿反应。俗称"风疹块",临床上表现为大小不等的风团伴瘙痒,约20%的患者伴有血管性水肿。慢性荨麻疹是指风团每日发作或间歇发作,持续时间 >6 周。

(二) 病因

急性荨麻疹常可找到病因,但慢性荨麻疹的病因多难以明确。通常将病因分为外源性和内源性。外源性因素多为暂时性,包括物理刺激(压力、冷、热、日光照射等)、食物(动物蛋白、植物或水果、腐败食物和食品添加剂)、药物(免疫介导的如青霉素、磺胺类药物、血清制剂、各种疫苗等,或非免疫介导的肥大细胞释放剂等)、植入物(人工关节、吻合器、心脏瓣膜、骨科的钢钉及妇科的节育器等)以及运动等。内源性因素多为持续性,包括肥大细胞对 IgE 高敏感性、慢性隐匿性感染(细菌、真菌、病毒、寄生虫等感染)、劳累或精神紧张、针对 IgE 或高亲和力 IgE 受体的自身免疫以及慢性疾病。慢性荨麻疹很少由变应原介导所致。

(三) 荨麻疹的临床表现及分类

荨麻疹临床表现为风团,其发作形式多样,多伴有瘙痒,少数患者可合并血管性水肿。按照发病模式,结合临床表现,可将荨麻疹进行临床分类。不同类型荨麻疹其临床表现有一定的差异(表 2 - 14 - 1)。

表 2 - 14 - 1 荨麻疹的分类及其定义

类别	类型	定义
自发性	急性自发性荨麻疹	自发性风团和(或)血管性水肿发作 <6 周
	慢性自发性荨麻疹	自发性风团和(或)血管性水肿发作 ≥6 周
诱导性		
物理性	人工荨麻疹(皮肤划痕症)	机械性切力后 1~5min 内局部形成条状风团
	冷接触性荨麻疹	遇到冷的物体、风、液体、空气等在接触部位形成风团
	延迟压力性荨麻	垂直受压后 30min 至 24h 局部形成红斑样深在性水肿,可持续数天

类别	类型	定义
非物理性	热接触性荨麻疹	皮肤局部受热后形成风团
	日光性荨麻疹	暴露于紫外线或可见光后诱发风团
	振动性荨麻疹或血管性水肿	皮肤被振动刺激后数分钟出现局部红斑和水肿
	胆碱能性荨麻疹	皮肤受产热刺激如运动、进食辛辣食物、情绪激动时诱发的直径 2~3 mm 风团，周边有红晕
	水源性荨麻疹	接触水后诱发风团
	接触性荨麻疹	皮肤接触一定物质后诱发瘙痒、红斑或风团
	运动诱导性荨麻疹	运动后数分钟进食或 4h 内暴食，发生血管性水肿、风团，常伴有其他过敏症状，与某些特异食物有关

（四）荨麻疹治疗管理

治疗原则：去除病因，抗过敏，对症治疗。

1. 急性荨麻疹的治疗

去除病因，治疗上首选第二代非镇静或低镇静抗组胺药，常用的第二代非镇静抗组胺药包括西替利嗪、左西替利嗪、氯雷他定、地氯雷他定、非索非那定、阿伐斯汀、依巴斯汀、依匹斯汀、咪唑斯汀、奥洛他定等。在明确并祛除病因以及口服抗组胺药不能有效控制症状时，可选择糖皮质激素：泼尼松 30~40mg/d，口服 4~5d 后停药，或相当剂量的地塞米松静脉或肌内注射；1∶1000 肾上腺素注射液 0.2~0.4ml 皮下或肌内注射，可用于急性荨麻疹伴休克或严重的荨麻疹伴血管性水肿患者。儿童患者应用糖皮质激素时可根据体重酌情减量。

2. 慢性荨麻疹的治疗

（1）一线治疗　首选第二代非镇静或低镇静抗组胺药，治疗有效后逐渐减少剂量，以达到有效控制风团发作为标准，以最小的剂量维持治疗。慢性荨麻疹疗程一般≥1 个月，必要时可延长至 3~6 个月，或更长时间。第一代抗组胺药治疗荨麻疹的疗效确切，但因中枢镇静、抗胆碱能作用等不良反应限制其临床应用，因此不作为一线选择。

（2）二线治疗　常规剂量使用 1~2 周后不能有效控制症状，考虑到不同个体或荨麻疹类型对治疗反应的差异，可选择更换抗组胺药品种，或联合其他第二代抗组胺药，以提高抗炎作用，或联合第一代抗组胺药，可以睡前服用，以延长患者睡眠时间；或获得患者知情同意情况下增加 2~4 倍剂量。

（3）三线治疗　对上述治疗无效的患者，可以考虑选择以下治疗：雷公藤多苷片，每日 1~1.5mg/kg，分 3 次口服，使用时需注意对造血系统的抑制、肝脏的损伤及生殖毒性等不良反应。环孢素，每日 3 ~ 5mg/kg，分 2 ~ 3 次口服。因其不良反应发生率高，只用于严重的、对任何剂量抗组胺药均无效的患者。生物制剂，如奥马珠单抗（omalizumab，抗 IgE 单抗），对多数难治性慢性荨麻疹有较好疗效，推荐按 150 ~ 300 剂量皮下注射，每 4 周 1 次，但需注意其罕见的过敏反应。糖皮质激素，适用于上述治疗效果不佳的患者，一般建议予泼尼松每日 0.3 ~ 0.5mg/kg（或相当剂量其他糖皮质激素）口服，好转后逐渐减量，通常疗程不超过 2 周，不主张常规使用。国外研究显示，部分难治性慢性荨麻疹采用补骨脂素长波紫外线或中波紫外线均有一定治疗作用，并以 PUVA 疗效更佳。

3. 诱导性荨麻疹的治疗

首选第二代非镇静抗组胺药，效果不佳时酌情加倍剂量。但部分诱导性荨麻疹对常规抗组胺药反应较差，治疗无效的情况下，要选择一些特殊治疗方法，见表 2 - 14 - 2。奥马珠单抗已经成功用于治疗寒冷性荨麻疹、延迟压力性荨麻疹、热接触性荨麻疹、日光性荨麻疹及人工荨麻疹等。

表 2 - 14 - 2　部分诱导性荨麻疹的治疗方法

类型	治疗方法
人工荨麻疹	①减少骚抓；②联合酮替芬 1mg 每日 1 ~ 2 次；③窄谱 UVB、UVA1 或 PUVA
接触性荨麻疹	①联合赛庚啶 2mg 每日 3 次；②联合多塞平 25mg 每日 2 次；③冷水适应性脱敏
胆碱能性荨麻疹	①联合达那唑 0.6g/d，初期可按每日 2 ~ 3 次口服，逐渐减为 0.2 ~ 0.3g/d；②联合酮替芬 1mg 每日 1 ~ 2 次；③逐级增加水量和运动量；④汗液脱敏治疗
延迟压力性荨麻疹	通常抗组胺药无效，可选择①联合孟鲁司特每日 10mg；②糖皮质激素，如泼尼松每日 30 ~ 40mg；③难治患者可选择氨苯砜每日 50mg 口服；④柳氮磺吡啶每日 2 ~ 3g，口服
日光性荨麻疹	①羟氯喹，每次 0.2g，每日 2 次；②UVA 或 UVB 脱敏治疗；③阿法诺肽 16mg 皮下单次注射

4. 妊娠期和哺乳期妇女及儿童等特殊人群的治疗

原则上，妊娠期应尽量避免使用抗组胺药。但如症状反复发作，严重影响患者生活和工作，必须采用抗组胺药治疗，应告知患者目前无绝对安全可靠的药物。现有的研究仅为西替利嗪的小样本研究和氯雷他定的荟萃分析，尚无由于怀孕期间使用第二代抗组胺药而导致婴儿出生缺陷的报道，因此在权衡利弊情况下可选择相对安全可靠的第二代抗组胺药，如氯雷他定、西替利嗪和左西替利嗪。所有抗组胺药都可能经乳汁分泌，因第一代抗组胺药可能引起婴儿食欲降低和嗜睡等反应，应避免使用。哺乳期也首选无镇静作用的第二代抗组胺药。另外，现有的临床试验也证实怀孕期间使用奥马珠单抗具有安全性，无致畸性，可在抗组胺药疗效不佳时酌情使用。

无镇静作用的第二代抗组胺药也是治疗儿童荨麻疹的一线选择。同样，在治疗无效的患儿中，建议在患者监护人知情同意的情况下酌情增加剂量（按体重调整）。要关注镇静类抗组胺药给患儿学习等带来的影响。

老年人应优先选用第二代抗组胺药，以避免第一代抗组胺药可能导致的中枢抑制作用和抗胆碱作用，防止由此引起的跌倒风险及青光眼、排尿困难、心律失常等不良反应的出现。

对于合并肝肾功能异常的荨麻疹患者，应在充分阅读药物使用说明书后，根据肝肾受损的严重程度合理调整抗组胺药物的种类和剂量。如依巴斯汀、氯雷他定等主要通过肝脏代谢，西替利嗪等则经由肾脏代谢，在出现肝肾功能不全时，这些药物应酌情减量或换用其他种类抗组胺药物。

5. 中医中药疗法

中医疗法对荨麻疹有一定的疗效，但需辨证施治。

二、寻常痤疮药物处方审核要点

（一）定义

寻常痤疮是一种毛囊炎皮脂腺的慢性炎症性疾病，具有一定的损容性。各年龄段人群均可患病，但以青少年发病率为高。

（二）病因

痤疮是毛囊皮脂腺单位的一种慢性炎症性疾病，发病机制仍未完全阐明。遗传、雄激素诱导的皮脂大量分泌、毛囊皮脂腺导管角化、痤疮丙酸杆菌繁殖、炎症和免疫反应等因素都可能与之相关。

雄激素作用下的皮脂腺快速发育和脂质大量分泌，为皮脂毛囊内寄生菌（痤疮丙酸杆菌、卵圆形糠秕孢子菌、表皮葡萄球菌等）的生长提供物质基础。这些细菌（尤其是痤疮丙酸杆菌）可水解皮脂中的甘油三酯，产生的游离脂肪、角质团块等淤积在毛囊口时即形成粉刺，富有刺激性的游离脂肪酸刺激毛囊引起炎症皮损。另外有痤疮丙酸杆菌产生的一些低分子多肽可趋化中性粒细胞，后者产生水解酶也可使毛囊壁损伤破裂，上述各种毛囊内容物溢入真皮引起毛囊周围程度不等的深部炎症，出现从炎性丘疹到囊肿性损害的一系列临床表现。

（三）痤疮的分级

痤疮分级是痤疮治疗及疗效评价的重要依据。无论是按照皮损数目进行分级的国际改良分类法，还是按照强调皮损性质的痤疮分级法对痤疮进行分级，其治疗方案选择基本上是相同的。为临床使用简单方便，主要依据皮损性质将痤疮分为3度和4级：①轻度（Ⅰ级）：仅有粉刺；②中度（Ⅱ级）：炎性丘疹；③中度（Ⅲ级）：脓疱；④重度（Ⅳ级）：结节、囊肿。

（四）痤疮治疗管理

治疗原则：去脂、溶解角质、杀菌、消炎以及调节激素水平。

1. 外用药物治疗

（1）外用维A酸类药物　目前常用的外用维A酸类药物包括第一代维A酸类药物如0.025%～0.1%全反式维A酸霜或凝胶和异维A酸凝胶，第三代维A酸类药物如0.1%阿达帕林凝胶。阿达帕林在耐受性和安全性上优于全反式维A酸和异维A酸。对非炎症性皮损疗效优于全反式维A酸，可以作为外用维A酸类药物治疗痤疮的一线选择药物。外用维A酸类药物常会出现轻度皮肤刺激反应，如局部红斑、脱屑，出现紧绷和烧灼感，但随着使用时间延长可逐渐消失。建议低浓度或小范围使用，每晚1次，避光。

（2）过氧苯甲酰　为过氧化物，外用后可缓慢释放出新生态氧和苯甲酸，具有杀灭痤疮丙酸杆菌、溶解粉刺及收敛的作用。可配制成2.5%、5%和10%不同浓度的洗剂、乳剂或凝胶，少数敏感皮肤会出现轻度刺激反应，建议敏感性皮肤从低浓度及小范围开始试用。过氧化苯甲酰可以减少痤疮丙酸杆菌耐药的发生，如患者能耐受，可作为炎性痤疮的首选外用抗菌药物之一。本药可以单独使用，也可联合外用维A酸类药物或外用抗生素。

（3）外用抗生素　常用的外用抗生素包括红霉素、林可霉素及其衍生物克林霉素、氯霉素等，用乙醇或丙二醇配制，浓度为1%～2%，疗效较好。1%克林霉素磷酸酯溶液是不含油脂和乙醇的水溶性乳液，适用于皮肤干燥和敏感的痤疮患者。近年来发现外用夫西地酸乳膏对痤疮丙酸杆菌有较好的杀灭作用及抗炎活性。且与其他抗生素无交叉耐药性，也可作为外用抗生素用于痤疮治疗的选择之一。由于外用抗生素易诱导痤疮丙酸杆菌耐药，故不推荐单独使用。建议和过氧化苯甲酰或外用维A酸类药物联合应用。

（4）二硫化硒　2.5%二硫化硒洗剂具有抑制真菌、寄生虫及细菌的作用，可降低皮肤游离脂肪酸含量。用法为洁净皮肤后，将药液略加稀释均匀地涂布于脂溢显著的部位，3～5min后用清水清洗。

（5）其他外用药物　5%～10%硫磺洗剂和5%～10%水杨酸乳膏或凝胶具有抑制痤疮丙酸杆菌和轻微剥脱及抗菌作用，可用于痤疮治疗。外用抗菌、抗炎药物用法一般建议点涂于皮损处。而外用维A酸类药物由于具有抗微粉刺作用，建议在皮损处及痤疮好发部位同时应用。疗程通常需8～12周或更长。

2. 系统药物治疗

（1）维 A 酸类药物　口服异维 A 酸具有显著抑制皮脂腺脂质分泌、调节毛囊皮脂腺导管角化、改善毛囊厌氧环境并减少痤疮丙酸杆菌的繁殖、抗炎和预防瘢痕形成等作用。因其能作用于痤疮发病的 4 个关键病理生理环节，故是目前最有效的抗痤疮药物，有明确适应证的痤疮患者宜尽早服用。

适应证：①结节囊肿型痤疮；②其他治疗方法效果不好的中、重度痤疮；③有瘢痕或有形成倾向的痤疮；④频繁复发的痤疮；⑤痤疮伴严重皮脂溢出过多；⑥轻、中度痤疮但患者有快速疗效需求的；⑦痤疮患者伴有严重心理压力；⑧痤疮变异型如暴发性痤疮和聚合性痤疮，可在使用抗生素和糖皮质激素控制炎症反应后使用。

（2）抗生素类药物　痤疮丙酸杆菌在痤疮炎症反应中发挥重要作用，故针对痤疮丙酸杆菌的抗菌治疗是治疗痤疮，特别是中、重度痤疮常用的方法之一。但无论是外用或口服抗生素，均可能引起痤疮丙酸杆菌及非痤疮丙酸杆菌耐药，这是十分值得关注的问题。因此，规范抗菌药物的选择及疗程，或联合其他疗法，对提高疗效及预防耐药性十分重要。

适应证：①中、重度痤疮患者首选的系统药物治疗；②重度痤疮患者，特别是炎症较重时早期阶段可先使用抗生素，再序贯使用异维 A 酸，或异维 A 酸疗效不明显时可以改用抗生素治疗；③痤疮变异型，如暴发性痤疮和聚合性痤疮。

（3）抗雄激素药物　仅针对女性患者。①避孕药：炔雌醇环丙孕酮每片含醋酸环丙孕酮 2mg + 炔雌醇 35μg，在月经周期的第 1d 开始每日服用 1 片，连用 21d。停药 7d，再次月经后重复用药 21d。口服避孕药的起效时间需要 2~3 个月，通常疗程 >6 个月，一般要求皮损完全控制后再巩固 1~2 个月再停药，停药过早会增加复发的概率；②螺内酯（安体舒通）：是醛固酮类化合物。推荐剂量每日 1~2mg/kg，疗程为 3~6 个月。不良反应有月经不调（发生概率与剂量呈正相关）、恶心、嗜睡、疲劳、头昏、头痛和高钾血症。孕妇禁用。男性患者使用后可能出现乳房发育、乳房胀痛等症状，故不推荐使用。

适应证：①伴有高雄激素表现的痤疮，如皮疹常好发于面部中下 1/3，尤其是下颌部位；重度痤疮伴有或不伴有月经不规律和多毛；②女性青春期后痤疮；③经前期明显加重的痤疮；④常规治疗如系统用抗生素甚至系统用维 A 酸治疗反应较差，或停药后迅速复发者。

（4）糖皮质激素药物　生理性小剂量糖皮质激素具有抑制肾源性雄激素分泌作用，可用于抗肾上腺源性雄激素治疗；较大剂量糖皮质激素具有抗炎及免疫抑制作用，因此疗程短、较高剂量的糖皮质激素可控制重度痤疮患者的炎症。推荐使用方法：①暴发性痤疮：泼尼松 20~30mg/d，可分 2~3 次口服，持续 4~6 周后逐渐减量，并开始联合或更换为异维 A 酸；②聚合性痤疮：泼尼松 20 ~ 30mg/d，持续 2 ~ 3 周，于 6 周内逐渐减量至停药；③生理剂量泼尼松 5mg 或地塞米松 0.75mg，每晚服用，可抑制肾上腺皮质和卵巢产生雄激素前体。对于经前期痤疮患者，每次月经前 7 ~ 10d 开始服用泼尼松至月经来潮为止。应避免长期大剂量使用糖皮质激素，以免发生不良反应，包括激素性痤疮或毛囊炎，使病情复杂化。

三、湿疹药物处方审核要点

（一）定义

湿疹是由多种内外因素引起的一种具有明显渗出倾向的炎症性皮肤病，伴有明显瘙痒，易复发，严重影响患者的生活质量。

（二）病因

本病的发病机制尚不明确。目前多认为是机体内部因素如免疫功能异常、皮肤屏障功能障碍等基础上，由多种内外因素综合作用的结果。免疫性机制如变态反应和非免疫性机制如皮肤刺激均参与发病过程。微生物可以通过直接侵袭、超抗原作用或诱导免疫反应引发或加重湿疹。

（三）湿疹的分类

湿疹临床表现可以分为急性、亚急性及慢性三期。①急性期：表现为红斑、水肿基础上粟粒大丘疹、丘疱疹、水疱、糜烂及渗出，病变中心往往较重，而逐渐向周围蔓延。外围又有散在丘疹、丘疱疹，故境界不清。②亚急性期：红肿和渗出减轻，糜烂面结痂、脱屑。③慢性湿疹主要表现为粗糙肥厚、苔藓样变。可伴有色素改变，手足部湿疹可伴发甲改变。皮疹一般对称分布、常反复发作，自觉症状为瘙痒，甚至剧痒。

（四）湿疹的治疗管理

治疗原则：主要目的是控制症状、减少复发、提高患者生活质量。

1. 局部治疗

局部治疗是湿疹治疗的主要手段。应根据皮损分期选择合适的药物剂型。急性期无水疱、糜烂、渗出时，建议使用炉甘石洗剂、糖皮质激素乳膏或凝胶；大量渗出时应选择冷湿敷，如 3% 硼酸溶液、0.1% 盐酸小檗碱溶液、0.1% 依沙吖啶溶液等；有糜烂但渗出不多时可用氧化锌油剂。亚急性期皮损建议外用氧化锌糊剂、糖皮质激素乳膏。慢性期皮损建议外用糖皮质激素软膏、硬膏、乳剂或酊剂等，可合用保湿剂及角质松解剂，如 20% ~ 40% 尿素软膏、5% ~ 10% 水杨酸软膏等。

初始治疗应该根据皮损的性质选择合适强度的糖皮质激素：轻度湿疹建议选

弱效糖皮质激素，如氢化可的松、地塞米松乳膏；重度肥厚性皮损建议选择强效糖皮质激素，如哈西奈德、卤米松乳膏；中度湿疹建议选择中效激素，如曲安奈德、糠酸莫米松等。儿童患者、面部及皮肤皱褶部位皮损一般弱效或中效糖皮质激素即有效。强效糖皮质激素连续应用一般不超过2周，以减少急性耐受及不良反应。钙调神经磷酸酶抑制剂如他克莫司软膏、吡美莫司乳膏对湿疹有治疗作用，且无糖皮质激素的副作用，尤其适合头面部及间擦部位湿疹的治疗。细菌定植和感染往往可诱发或加重湿疹，可选用各种抗菌药物的外用制剂，也可选用糖皮质激素和抗菌药物的复方制剂。其他外用药如焦油类、止痒剂、非甾体抗炎药外用制剂等，可以根据情况选择应用。

2. 系统治疗

①抗组胺药：根据患者情况选择适当抗组胺药止痒抗炎；②抗生素：对于伴有广泛感染者建议系统应用抗生素7～10d；③维生素C、葡萄糖酸钙等有一定抗过敏作用，可以用于急性发作或瘙痒明显者；④糖皮质激素：一般不主张常规使用。但可用于病因明确、短期可以祛除病因的患者，如接触因素、药物因素引起者或自身敏感性皮炎等；对于严重水肿、泛发性皮疹、红皮病等为迅速控制症状也可以短期应用，但必须慎重，以免发生全身不良反应及病情反跳；⑤免疫抑制剂：应当慎用，要严格掌握适应证。仅限于其他疗法无效、有糖皮质激素应用禁忌证的重症患者，或短期系统应用糖皮质激素病情得到明显缓解后，需减用或停用糖皮质激素时使用。

3. 物理治疗

紫外线疗法包括 UVAl（340～400nm）照射、UVA/UVB 照射及窄谱 UVB（310～315nm）照射，对慢性顽固性湿疹具有较好疗效。

4. 中医中药疗法

中药可以内治也可以外治，应根据病情辨证施治。中药提取物如复方甘草酸苷、雷公藤多苷等对某些患者有效。

四、单纯疱疹药物处方审核要点

（一）定义

单纯疱疹由人类疱疹病毒（herpes simplex virus，HSV）感染所致，临床以簇集性水疱为特征，有自限性，但易复发，是世界范围内流行最广泛的感染之一。

（二）病因

HSV 含双链 DNA，由立体对称的核衣壳包裹，其外再包以由类脂质组成的囊膜，形成直径为 100～120nm 的病毒体。HSV 可存在于感染者的疱液、口鼻和生殖器分泌物中。病毒侵入皮肤黏膜后，可先在局部增殖，形成初发感染，以后沿神经末梢上行至支配皮损区域的神经节内长期潜伏，当受到某种诱因（如发热、受凉、暴晒、劳累、机械刺激等）时，处于潜伏期的病毒可被激活并沿神经轴索移行至神经末梢分布的上皮，形成疱疹复发。

（三）单纯疱疹的分类

1. 初发型

（1）疱疹性龈口炎　大多数由 HSV－1 引起的，多见于 1～5 岁儿童，好发于口腔、牙龈、舌、硬腭、咽等部位。皮损表现为迅速发生的群集性小水疱，很快破溃形成表浅溃疡，也可开始即表现为红斑、浅溃疡。疼痛较明显，可伴有发热、咽痛及局部淋巴结肿痛。自然病程 1～2 周。

（2）新生儿单纯疱疹　70% 患者由 HSV－2 型所致，多经产道感染，一般出生后 5～7 天发病，表现为皮肤、口腔黏膜、结膜出现水疱、糜烂、严重者可伴有发热、呼吸困难、黄疸、肝脾肿大、意识障碍等。可分为皮肤、眼睛、口腔局限型、中枢神经系统型和播散型，后两型病情凶险，病死率高达 15%～50%。

（3）疱疹性湿疹　常发生于患有湿疹或特应性皮炎的婴幼儿，HSV－1 和 HSV－2 均可引起。多见于躯干上部、颈部和头部。表现为原皮损处突然发生的簇集脐窝状水疱或脓疱为特征。病情严重的可在一周内泛发全身，并伴有发热等全身症状。

（4）接种性疱疹　皮损限于接触部位，表现为群集性水疱。

（5）疱疹性角膜结膜炎　角膜可形成树枝状或深在圆板状溃疡，严重者可发生角膜穿孔导致失明，伴有结膜充血和水肿。可合并眼睑水疱和耳前淋巴结肿大，常复发。

2. 复发型

复发型是指部分患者原发感染消退后，在诱发因素刺激下，于同一部位反复发作，多见于成人。好发口周、鼻周、外阴，也可见于口腔黏膜等部位。发作早期局部常自觉灼热，随后出现红斑、簇集状小丘疹和水疱，可相互融合，数天后水疱破溃形成糜烂、结痂继而愈合。病程 1～2 周。在外阴复发通常称为生殖器疱疹，属性传播疾病。

（四）单纯疱疹的治疗管理

治疗原则为缩短病程、防止继发细菌感染和全身播散、减少复发和传播机会。

1. 系统药物治疗

目前认为核苷类药物是抗 HSV 最有效的药物。

（1）初发型　阿昔洛韦每次200mg，每日5次，或每次400mg，每日3次口服；或盐酸伐昔洛韦500mg，每日2次口服；或泛昔洛韦每次250mg，每日3次口服。疗程均为7～10天。

（2）复发型　采用间歇疗法，最好出现前驱症状或皮损出现24h内开始治疗。阿昔洛韦每次200mg，每日5次或者400mg，每日3次口服；或伐昔洛韦每次500mg，每日1～2次口服；或泛昔洛韦每次125mg，每日2次口服。疗程一般为5天。

（3）频繁复发型（1年复发6次以上）　为减少复发次数，可采用持续抑制疗法，即阿昔洛韦每次400mg，每日3次口服，或伐昔洛韦每次500mg，每日1次口服；或泛昔洛韦每次250mg，每日2次口服。一般需连续口服6～12个月。

（4）原发感染症状严重或皮损泛发者　阿昔洛韦5～10mg/kg，每8h静脉注射1次，疗程一般5～7天。

（5）阿昔洛韦耐药的患者　静脉注射膦甲酸，40mg/kg，每8～12h一次，连用2～3周或直至皮损治愈。

2. 外用药物治疗

以收敛、干燥和防止继发感染为主。可选用3%阿昔洛韦软膏、1%喷昔洛韦乳膏或炉甘石洗剂；继发感染时可用0.5%新霉素霜、莫匹罗星软膏；对疱疹性龈口炎应保持口腔清洁，应用1:1000新洁尔灭溶液含漱。

五、带状疱疹药物处方审核要点

（一）定义

带状疱疹由潜伏在脊髓后根神经节或颅神经节内的水痘－带状疱疹病毒（varicella zoster virus，VZV）再激活所致，表现以沿单侧周围神经分布的簇集性小水疱为特征，常伴显著的神经痛。

（二）病因

VZV为人疱病毒α科，命名为人类疱疹病毒3型，是一种DNA病毒。病毒呈砖形，有立体对称的衣壳，内含双链DNA分子，只有一种血清型。

人是VZV的唯一宿主。病毒经呼吸道黏膜进入血液形成病毒血症，发生水痘或呈隐形感染，同时病毒潜伏于脊髓后根神经节或颅神经感染神经节内。患者机体抵抗力下降时，潜伏病毒被激活，大量复制，通过感觉神经轴突转移到皮肤，穿透表皮，引起带状疱疹。

常见诱因：高龄、细胞免疫缺陷、遗传易感性、机械性创伤、系统性疾病（如糖尿病、肾病、发热、高血压等）、劳累等。女性发生带状疱疹风险高于男性。

（三）带状疱疹的治疗管理

本病具有自限性，治疗原则为抗病毒、止痛、消炎、防止并发症。

1. 系统药物治疗

（1）抗病毒药物　早期、足量抗病毒治疗，应在发疹后 48～72h 内开始抗病毒治疗，以迅速达到并维持有效浓度，获得最佳疗效。目前批准使用的抗病毒药物包括阿昔洛韦、泛昔洛韦、伐昔洛韦、溴夫定和膦甲酸钠，见表 2－14－3。

表 2－14－3　治疗带状疱疹的抗病毒药物

药物	特点	用法用量
阿昔洛韦	在感染细胞内经病毒胸苷激酶磷酸化，生成阿昔洛韦三磷酸，后者可抑制病毒 DNA 聚合酶，中止病毒 DNA 链的延伸	口服：400～800mg/次，5 次/d，服用 7d；静脉滴注：免疫受损或伴严重神经系统疾病患者每次 5～10mg/kg，每 8h 1 次，疗程 7d
伐昔洛韦	阿昔洛韦的前体药物，口服吸收快，在胃肠道和肝脏内迅速转化为阿昔洛韦，其生物利用度是阿昔洛韦的 3～5 倍	口服：300～1000mg/次，3 次/d，服用 7d
泛昔洛韦	喷昔洛韦的前体药物，口服后迅速转化为喷昔洛韦，在细胞内维持比较长的半衰期。作用机制同阿昔洛韦，生物利用度高于阿昔洛韦，给药频率和剂量低于阿昔洛韦	口服：250～500mg/次，3 次/d，服用 7d
溴夫定	抗病毒作用具有高度选择性，抑制病毒复制过程只在病毒感染的细胞中进行	口服：125mg/d，1 次/d，服用 7d
膦甲酸钠	通过非竞争性方式阻断病毒 DNA 聚合酶的磷酸盐结合部位，防止 DNA 病毒链的延伸	静脉滴注：每次 40mg/kg，每 8h 1 次

（2）镇静止痛　对于轻中度疼痛，多用对乙酰氨基、非甾体抗炎药或曲马多；中度疼痛，使用阿片类药物，如吗啡或羟考酮，或治疗神经病理性疼痛的药物，如钙离子通道调节剂加巴喷丁、普瑞巴林等（表 2－14－4）。带状疱疹期间重度急性疼痛是发生带状疱疹后神经痛（PHN）的危险因素，联合钙离子通道调节剂不仅能有效缓解疼痛，而且能减少 PHN 发生。

表 2 - 14 - 4   带状疱疹后神经痛的一线药物治疗

药物名称	药物特点	用法用量	注意事项
瑞普巴林	第二代钙离子通道调节剂，通过调节钙离子涌入，减少兴奋性神经递质的过度释放，抑制痛觉过敏和中枢敏化而达到镇痛效果。起效快，呈线性药代动力学特征，疗效无封顶效应	口服：起始剂量为 150mg/d，可在 1 周内增加至 300mg/d。肾功能减退的患者应调整剂量。最大剂量 600mg/d	肾功能不全患者应减量。主要不良反应为头晕、嗜睡
加巴喷丁	第一代钙离子通道调节剂，呈非线性药代动力学特征，疗效存在封顶效应	口服：起始剂量为 300mg/d，逐渐增加至最合适剂量，常用有效剂量 900～1800mg/d	不良反应同普瑞巴林
阿米替林	可作用于疼痛传导通路的多个环节；阻断多种离子通道，抑制 5 - 羟色胺和去甲肾上腺素的再摄取，主要在疼痛传导下行通路发挥作用	口服：起始剂量为 25mg/d，最大剂量为 150mg/d	应注意心脏毒性，青光眼、尿潴留、自杀等高风险患者慎用
5% 利多卡因贴剂	阻断电压门控制钠离子通道，减少损伤后初级传入神经的异位冲动，从而减少痛觉	疼痛区域 1～3 贴，1 贴最多 12h	使用部位皮肤反应，如瘙痒、红斑和皮炎

（3）糖皮质激素   目前关于是否应用有争议，普遍观点认为在带状疱疹早期系统应用糖皮质激素并逐步递减可抑制炎症过程，缩短急性期疱疹相关性疼痛的病程，但对已发生的无效。推荐剂量泼尼松 30～40mg/d 口服，逐渐减量，疗程 1～2 周。该疗法是否能预防 PHN 的发生尚有争议。

（4）特殊人群带状疱疹的临床特点与治疗   婴儿期、母孕期患水痘的儿童较易发生带状疱疹，但发病较成人轻，可口服阿昔洛韦 20mg/kg，4 次/d；或权衡利弊，与患儿家长充分沟通后，慎重口服泛昔洛韦，体重 < 40kg 者每次 12.5mg/kg，每 8h 一次，体重≥40kg 者 250～500mg 每 8h 一次。重症患者可静脉滴注阿昔洛韦，≤500mg/m² 或≤15mg/kg，每 8h 一次。

老年人易出现皮肤、内脏播散以及合并症，宜采用高效低毒的抗病毒药物积极治疗。排除禁忌证也可使用糖皮质激素治疗。妊娠期晚期患者可口服阿昔洛韦或伐昔洛韦，严重者静脉滴注阿昔洛韦，但妊娠 20 周前应慎用。哺乳期口服阿昔洛韦需停止哺乳。

2. 外用药物治疗

（1）外用药   以干燥、消炎为主。疱液未破时可外用炉甘石洗剂、阿昔洛韦乳膏或者喷昔洛韦乳膏；疱疹破溃后可酌情用3%硼酸溶液或1:5000呋喃西林溶液湿敷，或外用0.5%新霉素软膏或2%莫匹罗星软膏。

（2）眼部处理　如合并眼部损害需请眼科医生协同处理。可外用3%阿昔洛韦眼膏、碘苷（疱疹净）滴眼液，局部禁用糖皮质激素外用制剂。

六、白癜风药物处方审核要点

（一）定义

白癜风是一种常见的后天性色素脱失性皮肤黏膜疾病，肤色深的人群比肤色浅的人群发病率高，我国人群患病率为0.1%~2%。

（二）病因

目前尚不完全清楚。本病发生是具有遗传素质的个体在多种内外因素激发下，出现免疫功能、神经精神及内分泌代谢等多方面的功能紊乱，导致酪氨酸酶系统抑制或黑素细胞破坏，终使患病处色素脱失。

（三）白癜风分型

根据皮损范围和分布将本病分为以下类型。

（1）局限型　皮损局限于一个部位，又可分为：①节段型：指沿某一皮神经节段分布（完全或部分匹配皮肤节段）的单侧不对称白癜风，少数可双侧多节段分布；②黏膜型：仅累及黏膜。

（2）泛发型　最常见，表现为皮损泛发分布于体表，可分为：①寻常型：皮损散在分布于体表多处；②面肢端型：皮损分布于面部和肢体远端；③混合型：上述几型不同组合而成，如面肢端型＋节段型等。

（3）全身型　全身皮肤完全或几乎完全受累，亦可有毛发变白。

（四）白癜风的治疗管理

白癜风治疗的目标：控制皮损发展，促进白斑复色。临床上选择治疗措施主要依据病期、严重程度、型别的不同分型治疗。

1. 激素治疗

（1）局部外用激素　适用于白斑累及面积<3%体表面积的进展期皮损。超强效或强效激素应在专科医师指导下使用，面部、皱褶及柔嫩部位皮肤用1个月后应更换为钙调神经磷酸酶抑制剂，肢端可持续使用。激素避免用于眼周。如果连续外用激素治疗3~4个月无复色，则表明激素治疗效果差，需更换药物或者联合其他局部治疗方法。

（2）系统用激素　主要适用于VIDA>3分的白癜风患者。口服或肌内注射激素可以使进展期白癜风尽快趋于稳定。成人进展期白癜风，可小剂量口服泼尼松 0.3mg/（kg·d），连服 1~3 个月，无效中止；见效后每 2~4 周递减 5mg，至隔日 5mg，维持 3~6 个月。或复方倍他米松注射液 1ml 肌内注射，每 20~30 天 1 次，可用 1~4 次或根据病情酌情使用。

2. 外用免疫抑制剂

对于不适用使用激素部位，或为避免长期使用激素的不良反应，目前已经证明外用 0.1% 他克莫司软膏或吡美莫司软膏具有一定疗效，并且可避免因长期使用激素导致的皮肤萎缩。

3. 中医中药系统治疗

（1）百灵片　活血化瘀，增加光敏作用。适应证：白癜风经络瘀阻症及其他证型具有血瘀者。用法用量：口服，4 片/次，3 次/d；同时患处外擦百灵酊，3 次/d，3 个月为 1 个疗程。禁忌：孕妇忌服，月经期口服减量或停服。

（2）白术丸　补益肝肾，活血化瘀，养血祛风。适应证：白癜风肝肾不足、血虚风盛。用法用量：口服，2.5g（约 20 丸）/次，10 岁以下小儿服量减半，3 次/d。禁忌：孕妇、肝功能不全者禁用。

（3）驱白巴布期片　通脉，理血。适应证：白癜风经络瘀阻症。用法用量：口服，3~5 片/次，3 次/d。

（4）复方驱虫斑鸠菊丸　熟化和清除异常黏液质，温服着色。适应证：白癜风、银屑病。用法用量：口服，4~6 片/次，3 次/d。

4. 中医中药外用治疗

（1）复方卡力孜然酊　活血温肤，清除沉着于局部的未成熟异常黏液质。适应证：白癜风。用法：外用，一天 3 次，每次涂药后要求继续揉搓至白斑发红为止，擦药 30min 后可行局部日光照射 5~20min。

（2）百灵酊　活血化瘀，增加光敏作用。适应证：白癜风。用法：药物涂擦患处，3 次/d，3 个月为 1 个疗程，同时服用百灵片。注意事项：对外擦白灵酊过敏者禁用，过敏体质者慎用；涂布部位如有明显灼烧感或瘙痒，局部红肿等情况，应停止用药，洗净。

七、头癣药物处方审核要点

（一）定义

头癣是指累及头皮和头发的一种皮肤癣菌感染。

（二）病因

头癣中的黄癣由许兰毛癣菌感染引起；白癣主要由犬小孢子菌、石膏样小孢子菌和铁锈色小孢子菌感染引起。主要通过与癣病患者或患畜、无症状带菌者直接接触而传染，也可通过共用污染的理发工具、帽子、枕巾等物品间接传染。

（三）头癣的分类

1. 黄癣

皮损初起为针尖大小淡黄红色斑点，覆薄片状鳞癣，以后形成黄豆大小的淡黄色痂，周边翘起，中央紧附着头皮形如蝶状（黄癣痂），可扩大融合形成大片状，严重者可覆盖整个头皮，除去痂后，其下为潮红糜烂面。真菌在发内生长，造成病发干燥无光泽、变脆易折断，毛囊破坏引起毛发脱落，可形成大片永久性秃发，愈后遗留萎缩性瘢痕。患者一般无明显自觉症状或伴轻度瘙痒，皮损处散发出特殊的鼠臭味。

2. 白癣

多见于学龄儿童，男性多于女性。皮损初起为群集性红色小丘疹，很快向四周扩大成圆形或椭圆形，上覆灰白色鳞屑，继而附近出现数片较小的相同皮损，被形象地称为"母子斑"。病发于高出头皮 2～4mm 处折断，残根部包绕疣由真菌寄生于干发形成的灰白色套状鳞屑。一般无明显自觉症状，偶有不同程度瘙痒。本型不破坏毛囊，故不造成永久性秃发，愈后不留瘢痕。

3. 黑点癣

皮损初为散在鳞屑性灰白色斑，以后逐渐扩大成片。特点是病发刚出头即折断，残根在毛囊口处呈现黑点状。皮损炎症轻或无炎症，稍痒。病程发展缓慢，长期不愈。本型属发内型感染，愈后常留有局灶性脱发和点状萎缩性瘢痕。

4. 脓癣

由亲动物性皮肤癣菌引发的头皮严重超敏反应。皮损初起为成群的炎性毛囊丘疹，逐渐融合成隆起的炎性肿块，质地软，其表面在毛囊口处形成蜂窝状排脓小孔，可挤出脓液。皮损处毛发松动易拔出。常伴耳后、颈、枕部淋巴结肿大，轻度疼痛和压痛，继发细菌感染后可形成脓肿，亦可引起癣菌疹。本型可破坏毛囊，愈后常留有永久性秃发和瘢痕。

（四）头癣的治疗管理

采取综合治疗方案，服药、搽药、洗头、剪发、消毒五条措施联合治疗。

1. 系统药物治疗

灰黄霉素：儿童 10～20mg/（kg·d），成人 600～800mg/d，分 2～3 次口服，疗程 2～3 周；或伊曲康唑：儿童 3～5mg/（kg·d），成人 200mg/d，餐后即服，疗程 4～8 周；或特比萘芬：儿童体重小于 20kg 者，给予 62.5mg/d，20～40kg 者给予 125mg/d；大于 40kg 者 250mg/d；成人 250mg/d 口服，疗程 4～

8 周。治疗过程中定期检查肝功能，如肝酶异常应及时停药。

2. 外用药物治疗

①剪发：尽可能将病发剪除，每周 1 次，连续 8 周。②洗头：用硫磺皂或 2% 酮康唑洗剂洗头，每日 1 次连用 8 周。③搽药：可用 2% 碘酊、1% 联苯苄唑溶液或霜剂、5% ~10% 硫黄软膏、1% 特比萘芬霜等外用于患处，每日 2 次，连用 8 周。④消毒：患者使用过的毛巾、帽子、枕巾等生活用品及理发工具要煮沸消毒。

八、手癣和足癣药物处方审核要点

（一）定义

手癣（tinea manus）和足癣（tinea pedis）是指由皮肤癣菌（dermatophytes）引起的手足部浅表皮肤真菌感染，主要累及指（趾）间、手掌、足跖及侧缘，严重时可波及手、足背及腕、踝部。若皮肤癣菌仅感染足背和手背的皮肤，通常称为体癣。

手足癣的致病菌为皮肤癣菌，包括毛癣菌属、小孢子菌属和表皮癣菌属。其中致病菌以毛癣菌属为主，按目前新的分类法，最常见的是红色毛癣菌复合群中的红色毛癣菌和须癣毛癣菌复合群中的指（趾）间毛癣菌。

（二）分类

根据皮损形态手癣和足癣临床上可分为水疱型、间擦糜烂型和鳞屑角化。

（1）水疱鳞屑型　原发损害以小水疱为主，成群或散在分布，疱壁厚，内容物澄清，干燥吸收后出现脱屑，常伴瘙痒。

（2）间擦糜烂型　皮损多累及掌跖，呈弥漫性皮肤粗糙、增厚、脱屑、干燥。自觉症状轻微，冬季易发生皲裂、出血、疼痛。

（3）鳞屑角化型　以 4~5 和 3~4 趾趾间最为常见，多见于足部多汗、经常浸水或长期穿不透气鞋的人，夏季多发。皮损表现为趾间糜烂、浸渍发白，除去浸渍发白的上皮可见其下红色糜烂面，可有少许渗液。患者瘙痒明显，局部容易继发细菌感染，可导致下肢丹毒或蜂窝织炎。

（三）手足癣的治疗管理

1. 局部治疗

（1）咪唑类抗真菌药物　克霉唑、益康唑、咪康唑、酮康唑、联苯苄唑、异康唑、舍他康唑、奥昔康唑及卢立康唑等。根据不同的药物，可外用每日 1~2 次，一般疗程需要 4 周。卢立康唑由于体外对皮肤癣菌的抗菌活性较强，显示出很好的临床疗效，每日 1 次外用，对于非鳞屑角化型足癣疗程可缩短至 2 周。

（2）丙烯胺类抗真菌药物 包括萘替芬、特比萘芬和布替萘芬。该类药物在体外对皮肤癣菌的抗菌活性较强，每日1~2次外用，一般疗程2~4周。

（3）其他抗真菌药物 阿莫罗芬、环吡酮胺、利拉萘酯等，外用每日1~2次，一般疗程需要4周。

（4）角质剥脱剂 水杨酸等，可联合抗真菌药物主要用于鳞屑角化型手足癣患者。

2. 系统治疗

适用于局部治疗疗效欠佳、反复发作、鳞屑角化型、受累面积较大、不愿意接受局部治疗及伴有某些系统性疾病（如糖尿病、艾滋病等）导致免疫功能低下的患者。目前手足癣治疗常用的系统抗真菌药包括特比萘芬和伊曲康唑。伊曲康唑一般建议成人200mg/d，水疱鳞屑型和间擦糜烂型1~2周，鳞屑角化型2~3周；特比萘芬250mg/d，疗程同伊曲康唑。

3. 联合治疗

对于单独外用治疗疗效不佳的鳞屑角化型手足癣及皮损泛发的患者，可以考虑给予口服加外用抗真菌药物联合治疗。常用的方法是一种外用药物联合一种口服药物。联合治疗在保证疗效的同时还可以缩短疗程、降低费用、提高患者的依从性。但安全性方面需要注意口服抗真菌药物的禁忌证和药物相互作用。两种外用药物的联合可选用抗真菌作用机制不同的药物，如咪唑类联合丙烯胺类药物等。

4. 并发症的处理

伴有癣菌疹时，在积极治疗手足癣的同时，对于癣菌疹应遵循皮炎湿疹类疾病的处理原则进行抗过敏治疗。伴发细菌感染时，如足癣部位继发细菌感染，局部应首先抗细菌治疗，待细菌感染控制后再行抗真菌治疗。对于下肢丹毒或蜂窝织炎应采用系统抗菌药物治疗，足癣部位积极抗真菌治疗，以避免丹毒复发。

伴发非皮肤癣菌感染时，如合并念珠菌或非皮肤癣菌性霉菌，在选择抗真菌药物时，建议选用具有广谱抗菌活性的抗真菌药物。

九、银屑病药物处方审核要点

（一）定义

银屑病是免疫介导的多基因遗传性皮肤病，多种环境因素如外伤、感染及药物等均可诱导易感患者发病。银屑病的典型临床表现为鳞屑性红斑或斑块，局限或广泛分布。

（二）病因

银屑病的确切病因尚未清楚，目前认为银屑病是在遗传因素与环境因素相互作用下，最终导致疾病的发生或加重。

（三）银屑病的分类

1. 寻常性银屑病

初起皮损为红色丘疹或斑丘疹，逐渐扩展成为境界清楚的红色斑块，可呈现多种形态，上覆厚层银白色鳞屑，若刮除最上层的银白色鳞屑，可观察到鳞屑成层状的特点，刮去银白色鳞屑，可见淡红色发亮的半透明薄膜，剥去薄膜可见点状出血。皮损可发生于全身各处，但是以四肢伸侧和骶尾部最为常见，常呈对称性。患者多自觉不同程度瘙痒。

2. 关节病性银屑病

除皮损外可出现关节病变，后者与皮损可同时或先后出现，任何关节均可受累，包括肘膝的大关节，指、趾小关节，脊椎及骶髂关节。可表现为关节肿胀和疼痛，活动受限，严重时出现关节畸形，呈进行性发展，但类风湿因子常阴性。X线示软骨消失、骨质疏松、关节腔狭窄伴不同程度的关节侵蚀和软组织肿胀。

3. 红皮病性银屑病

表现为全身皮肤弥漫性潮红、浸润肿胀并伴有大量糠状鳞屑，其间可有片状正常皮肤，可伴有全身症状如发热、表浅淋巴结肿大等。病程长，易复发。

4. 脓包性银屑病

（1）泛发性脓包性银屑病　常发病急，在寻常银屑病皮损或无皮损的正常皮肤上迅速出现针尖至粟粒大小、淡黄色或黄白色的潜在无菌性小脓疱，常密集分布，可融合形成片状脓湖，皮损可迅速发展至全身，伴有肿胀和疼痛感。常伴全身症状，出现寒战和高热，呈弛张热型。患者可有钩状舌，指、趾甲可肥厚浑浊。一般1～2周后脓疱干燥结痂，病情自然缓解。但可反复呈周期性发作；患者也可因继发感染、全身器官衰竭而死亡。

（2）掌趾脓包病　皮损局限于手掌及足跖，对称分布。皮损为成批发生在红斑基础上的小脓疱，1～2周后脓疱破裂、结痂、脱屑，新脓疱又可在鳞屑下出现，时轻时重，经久不愈。甲常受累，可出现点状凹陷、横沟、纵嵴、甲浑浊、甲剥离及甲下积脓等。

（3）连续性肢端皮炎　临床可见银屑病发生在指端，有时可发生在脚趾。脓疱消退之后可见鳞屑和痂，甲床也可有脓疱，而且甲板可能会脱落。

（四）银屑病的治疗管理

1. 外用药物治疗

（1）润肤剂　凡士林、甘油、矿物油、尿素等。

（2）角质促成剂　2%～5%煤焦油或糠馏油、5%～10%黑豆馏油、3%水杨酸、3%～5%硫黄、0.1%～0.5%地蒽酚、0.001%卡泊三醇软膏、5%鱼石脂。

（3）角质松解剂　5%～10%水杨酸、10%间苯二酚、10%硫黄、20%尿素、5%～10%乳酸、0.1%维A酸、10%～30%鱼石脂。

（4）糖皮质激素　低效，0.5%～2.5%醋酸氢化可的松、0.25%～1%甲泼尼龙；中效，0.1%丁酸氢化可的松、0.1%地塞米松、0.1%曲安奈德、0.03%特戊酸地塞米松、0.1%糠酸莫米松；强效，0.5%氟轻松、0.1%戊酸倍他米松、0.1%哈西奈德；特强效，0.05%丙酸氯倍他索、0.05%卤米松、0.05%二氟拉松。

（5）维A酸类　0.025%～0.1%全反式维A酸、0.05%异维A酸、0.1%阿达帕林凝胶、0.01%、0.05%及0.1%他扎罗汀等。

（6）维生素D_3衍生物　卡泊三醇、他卡西醇、骨化三醇。

（7）地蒽酚　0.1%～0.5%地蒽酚软膏、乳膏、糊剂及复方制剂。

（8）焦油类　5%煤焦油、1%～5%煤焦油、5%～10%黑豆馏油、5%糠馏油。

（9）细胞毒性药物　0.05%盐酸氮芥水溶液或乙醇溶液。

（10）其他　0.01%～0.025%辣椒素软膏，10%～15%喜树碱等。他扎罗汀、中效与强效的糖皮质激素、卡泊三醇可作为局部治疗的一线药物。

2. 系统药物治疗

（1）抗感染药物　主要应用于伴有上呼吸道感染的点滴状银屑病、寻常性银屑病和一些红皮病性、脓疱性银屑病，可选用相应的对溶血性链球菌有效的抗生素或抗菌药物，如青霉素、红霉素、头孢菌素等。

（2）甲氨蝶呤　主要用于红皮病性银屑病、关节病性银屑病、急性泛发性脓疱性银屑病、严重影响功能的银屑病，如手掌和足跖、广泛性斑块性银屑病。

（3）维A酸类　阿维A治疗斑块状、脓疱性、掌跖型、滴状、红皮病性银屑病是有效的。12周时观察，银屑病皮疹和严重度下降57%。严重的患者中，70%经过1年的治疗后有明显改善。长期使用是安全的。无时间限制，因此持续治疗是有效的。虽然出现骨质变化的症状很少见，但对于部分出现韧带和腱钙化的患者，应限制其长期使用。首选治疗：泛发性脓疱性银屑病、红皮病性银屑病。与其他治疗联合应用：掌跖脓疱病、泛发性斑块状银屑病。单独疗法或辅助治疗：关节病性银屑病。

（4）环孢素　严格遵照皮肤科的应用剂量 $<5mg/(kg \cdot d)$ 是相对安全的。肾毒性是其主要的不良反应。因此要认真监测，必要时可咨询肾病学家。严重的银屑病在环孢素停止治疗后2个月可能复发。对各种类型的银屑病有效，但应当用于严重的和各种疗法治疗失败的银屑病患者。

（5）糖皮质激素　应用糖皮质激素可能导致红皮病性或泛发性脓疱性银屑

病。因此只有皮肤科医生认为绝对需要时才可应用。适应证：难以控制的红皮病性银屑病；其他药物无效或禁忌的泛发性脓疱性银屑病；急性多发性关节病性银屑病，可造成严重关节损害者。

（6）其他药物　柳氮磺胺吡啶、他克莫司、氨苯砜、甲砜霉素、左旋咪唑、转移因子、秋水仙碱、维生素、生物制剂等。

十、案例分析

案例 1

（1）患者信息：男，33 岁。

（2）临床诊断：荨麻疹。

（3）处方用药

枸地氯雷他定胶囊	8.8mg	qd	po
甘草酸二钠	1g×4 盒	tid	po
富马酸酮替芬分散片	1mg	bid	po
加替沙星分散片	0.1g	bid	po

（4）分析如下

①诊断没有明确荨麻疹急性还是慢性。②荨麻疹没有使用抗菌药物加替沙星的适应证，用药不对症。③枸地氯雷他定属于第三代抗组胺药物，通过代谢为氯雷他定的活性代谢物，可通过选择性地拮抗外周 H_1 受体，缓解荨麻疹的相关症状。富马酸酮替芬兼有组胺 H_1 受体拮抗作用和抑制过敏反应介质释放作用，对抗敏作用强，且药效时间持续较长。根据《中国荨麻疹诊疗指南》（2018 年版）首选常规剂量二代 H_1 抗组胺药；常规剂量 1~2 周后不能有效控制症状可选择：更换组胺药品种，或联合其他第二代抗组胺药，以提高抗炎作用，或联合第一代抗组胺药，可以睡前服用，以延长患者睡眠时间；或获得患者知情同意情况下增加 2~4 倍剂量。④甘草酸二钠有抗炎、增强免疫力的作用可作为荨麻疹的辅助治疗。

案例 2

（1）患者信息：女，22 岁。

（2）临床诊断：痤疮。

（3）处方用药

咪唑斯汀缓释片	10mg	口服	每晚 1 次
司帕沙星片	0.3mg	口服	每晚 1 次
克痤隐酮凝胶	适量	外用	每日 2 次

（4）分析如下

①诊断应注明几度几级痤疮。②根据《国际痤疮共识》（2018 年版）维 A 酸类是痤疮的基本治疗，对于多数炎症型和（或）粉刺型患者，外用维 A 酸类一线治疗。处方选用克痤隐酮凝胶用于黑头、白头粉刺及脓疱型痤疮有一定的疗效。③指南推荐重度痤疮口服抗生素首选四环素类，其次是大环内酯类药物，喹诺酮类药物易产生光敏反应，且根据《卫生部办公厅关于抗菌药物临床应用管理有关问题的通知》卫办医政发（〔2009〕38 号）严格控制氟喹诺酮类药物临床应用：氟喹诺酮类药物的经验性治疗可用于肠道感染、社区获得性呼吸道感染和社区获得性泌尿系统感染，其他感染性疾病治疗要在病情和条件许可的情况下，逐步实现参照致病菌药敏试验结果或本地区细菌耐药监测结果选用该类药物。故司帕沙星不推荐使用。④没有使用咪唑斯汀的指征。

案例 3

（1）患者信息：男，76 岁。

（2）临床诊断：湿疹。

（3）处方用药

咪唑斯汀缓释片	10mg	qd	po
司帕沙星片	0.3g	qd	po
西咪替丁胶囊	0.3g	tid	po
吲哚美辛肠溶片	25mg	tid	po

（4）分析如下

①喹诺酮类药物易产生光敏反应，且根据《卫生部办公厅关于抗菌药物临床应用管理有关问题的通知》卫办医政发（〔2009〕38 号）严格控制氟喹诺酮类药物临床应用：氟喹诺酮类药物的经验性治疗可用于肠道感染、社区获得性呼吸道感染和社区获得性泌尿系统感染，其他感染性疾病治疗要在病情和条件许可的情况下，逐步实现参照致病菌药敏试验结果或本地区细菌耐药监测结果选用该类药物。故司帕沙星不推荐使用。喹诺酮类药物易产生光敏反应，诊断为湿疹没有使用司帕沙星的指征。②咪唑斯汀主要通过葡萄糖醛酸化代谢与肝药酶抑制剂西咪替丁合用时，咪唑斯汀血药浓度增高，应适当调整剂量。③吲哚美辛肠溶片适应证：用于关节炎，可缓解疼痛和肿胀；软组织损伤和炎症；解热；治疗偏头痛、痛经、手术后痛、创伤后痛等。该处方没有使用吲哚美辛的适应证。

案例 4

（1）患者信息：男，72 岁。

（2）临床诊断：单纯疱疹。

（3）处方用药

罗红霉素分散片	0.15g	口服	每日1次
西咪替丁胶囊	0.2g	口服	每日3次

（4）分析如下

①无使用罗红霉素的指征。诊断为单纯疱疹，并无细菌感染，不需要使用抗菌药物。目前认为核苷类药物是抗 HSV 最有效的药物，一线常用阿昔洛韦、盐酸伐昔洛韦、泛昔洛韦等抗病毒药物。②无使用西咪替丁胶囊的临床诊断。西咪替丁胶囊属于 H_2 受体阻滞剂用于缓解胃酸过多引起的胃痛、胃灼热（烧心）、反酸，用药不对症。

案例5

（1）患者信息：女，2岁。

（2）临床诊断：单纯疱疹。

（3）处方用药

泛昔洛韦分散片	0.63mg	口服	每日3次

（4）分析如下

泛昔洛韦分散片单次用量过大，说明书用法：成人每次0.25g，每日3次，连用7天。患者为2岁幼儿，应根据患儿体重，按照指南推荐剂量20mg/kg计算单次剂量，直接给予成人的剂量过大。

案例6

（1）患者信息：女，66岁。

（2）临床诊断：带状疱疹。

（3）处方用药

泛昔洛韦分散片	0.75g	口服	每日3次

（4）分析如下

根据《带状疱疹中国专家共识》（2018 年版）带状疱疹抗病毒原则：早期、足量抗病毒治疗，以迅速达到并维持有效浓度。一线用药阿昔洛韦、伐昔洛韦、泛昔洛韦、溴夫定、膦甲酸钠等。指南推荐泛昔洛韦用量：泛昔洛韦口服250～500mg/次，3次/d，服用7d。该处方中0.75g/次，单次剂量过大，容易引起毒副作用。

案例7

（1）患者信息：女，7岁。

（2）临床诊断：头皮蜂窝组织炎；头皮真菌感染。

（3）处方用药

盐酸头孢他美酯胶囊	180mg	口服	每日 1 次
阿奇霉素肠溶胶囊	0.25g	口服	每日 1 次

（4）分析如下

①诊断不清晰，未标明深部感染还是浅部感染。②头皮蜂窝炎常见病原菌为金黄色葡萄球菌，应针对金黄色葡萄球菌选用抗菌药物，首选青霉素或第一、二代头孢菌素，选用第三代头孢他美酯不适宜，同时无指征无需联合使用两种以上抗生素。

案例 8

（1）患者信息：女，70 岁。

（2）临床诊断：足癣。

（3）处方用药

莫匹罗星软膏	适量	外用	tid

（4）分析如下

①足癣系真菌感染引起的足部皮肤病，可以先用 10% 水杨酸软膏或复方苯甲酸软膏等使角质软化，再用联苯苄唑乳膏等抗真菌霜/膏剂治疗。②如合并细菌感染，应在诊断上写明，可局部给予抗细菌感染治疗。

案例 9

（1）患者信息：女，61 岁。

（2）临床诊断：手足癣。

（3）处方用药

曲安奈德益康唑乳膏	适量	外用	每日 2 次
克霉唑涂膜	适量	外用	每日 1 次
地氯雷他定分散片	5mg	口服	每日 1 次

（4）分析如下

①手足癣是由致病性真菌引起的足部皮肤病，根据《手癣和足癣诊疗指南》（2017 年修订版）推荐局部治疗临床常用的外用抗真菌药物咪唑类抗真菌药物、丙烯胺类抗真菌药物、其他抗真菌药物。②曲安奈德益康唑乳复方制剂，每克含硝酸益康唑 10mg、曲安奈德 1.0mg，真菌感染没有应用糖皮质激素的必要性。③诊断中无使用抗组胺药物地氯雷他定的适应证。

案例 10

(1) 患者信息：女，28。

(2) 临床诊断：寻常性银屑病。

(3) 处方用药

咪唑斯汀缓释片	10mg	qd	po
司帕沙星片	0.3g	qd	po
复方参芪维 E 胶囊	1.52g	tid	po
维生素 AD 丸	2 粒	tid	po
老鹳草软膏	适量	外用	qd

(4) 分析如下

①寻常性银屑病给予免疫增强剂复方参芪维 E 胶囊，增强免疫力。②如急性点滴状银屑病伴有急性扁桃体炎或上呼吸道感染时，可选用青霉素、头孢菌素类等抗菌药物。但是不首选氟喹诺酮类抗菌药物。③诊断中无使用咪唑斯汀缓释片、维生素 AD 丸的适应证。

十一、练习题

(一) 选择题

1. 维生素用于治疗急性荨麻疹的作用在于（ 　　）。
   A. 稳定肥大细胞 　　　　　　　　　　B. 降低毛细血管通透性
   C. 竞争性结合组胺受体 　　　　　　　D. 减少腺体分泌

2. 西咪替丁和华法林合用，华法林的作用（ 　　）。
   A. 增强 　　　　　　B. 减弱 　　　　　　C. 无变化
   D. 两者无相互作用 　　E. 以上都不对

3. 异丙嗪抗过敏作用机制（ 　　）。
   A. 阻断白三烯受体 　　　　　　　　　B. 抑制前列腺素的合成
   C. 阻断组胺受体 　　　　　　　　　　D. 抑制 NO 的

4. 无中枢抑制作用的药物是（ 　　）。
   A. 苯海拉明 　　　　B. 异丙嗪 　　　　C. 苯茚胺
   D. 曲吡那敏 　　　　E. 氯苯那敏

5. 组胺收缩支气管平滑肌作用于（ 　　）。
   A. H_1 受体 　　　　B. H_2 受体 　　　　C. H_3 受体
   D. 阻断 H_1 受体 　　E. 阻断 H_2 受体

6. 维 A 酸联合过氧苯甲酰治疗寻常痤疮的正确用法是（ 　　）。

A. 将两药的凝胶或乳膏充分混合后应用

B. 两药的凝胶或乳膏间隔2h交替使用

C. 睡前应用维A酸凝胶或乳膏，晨起洗漱后应用过氧苯甲酰凝胶

D. 晨起洗漱后应用维A酸凝胶或乳膏，睡前应用过氧苯甲酰凝胶

E. 前额、颜面部应用维A酸凝胶或乳膏，胸背上部应用过氧苯甲酰凝胶

7. 维A酸类药物不能与下列哪些药物合用（　　　）。

　　A. 红霉素　　　　B. 四环素　　　　C. 雷公藤多苷　　　　D. 皮质类

8. 接触性皮炎急性期渗出明显时使用（　　　）。

　　A. 高锰酸钾溶液　　　　　　　　　　　B. 炉甘石洗剂

　　C. 氧化锌油　　　　　　　　　　　　　D. 硼酸溶液

9. 下述关于过氧苯甲酰的描述中，不正确的是（　　　）。

　　A. 为强还原剂，极易分解

　　B. 可分解出新生态氧而发挥作用

　　C. 可杀灭痤疮丙酸杆菌

　　D. 可导致皮肤干燥、脱屑

　　E. 具有杀灭除臭作用

10. 以下关于痤疮治疗药物的描述中，正确的是（　　　）。

　　A. 维A酸可用于大面积严重痤疮

　　B. 过氧苯甲酰对严重的结节状痤疮有高效

　　C. 使用非抗生素类抗菌药可增加痤疮丙酸杆菌耐药性

　　D. 皮肤有破损者禁用维A酸

　　E. 对痤疮伴细菌感染显著者可加用红霉素

11. 有关痤疮治疗用药注意事项，描述不正确的是（　　　）。

　　A. 过氧苯甲酰凝胶合用维A酸乳膏可加强疗效

　　B. 对林可霉素磷酸酯凝胶过敏者禁用

　　C. 维A酸的用药部位要避免强烈的日光照射，宜在晚间睡前应用

　　D. 维A酸与过氧苯甲酰联合应用在同一时间、同一部位有物理性配伍禁忌

　　E. 痤疮伴感染显著者应服用抗菌药物联合治疗

12. 以下具有杀灭痤疮丙酸杆菌和溶解粉刺作用的外用药物是（　　　）。

　　A. 0.1%维A酸软膏　　　　　　　B. 5%过氧化苯甲酰

　　C. 2.5%硫化硒洗剂　　　　　　　D. 2%水杨酸酊

13. 以下不是维A酸具有的药理作用（　　　）。

　　A. 减少皮脂分泌　　　　　　B. 控制异常角化

C. 抑制炎症发生　　　　　　　　D. 杀菌

14. 引起黄癣病原微生物为（　　）。

　　A. 犬子孢子菌　　　　　　　　B. 石膏样小孢子菌

　　C. 紫色毛癣菌　　　　　　　　D. 许兰毛癣菌

15. 头癣的首选治疗是（　　）。

　　A. 剪发　　　　　　　　　　　B. 外用抗真菌药物

　　C. 口服灰黄霉素　　　　　　　D. 抗真菌药物洗发

16. 以下脓癣的治疗措施中错误的是（　　）。

　　A. 急性期短期使用小剂量糖皮质激素

　　B. 脓肿形成后及时切开排放

　　C. 口服抗真菌药物

　　D. 外用抗真菌制剂

17. 引起手癣最主要的真菌菌种为（　　）。

　　A. 石膏样毛癣菌　　　　　　　B. 红色毛癣菌

　　C. 须癣毛癣菌　　　　　　　　D. 絮状表皮癣菌

18. 浸渍糜烂性足癣合并细菌感染时，治疗首先用（　　）。

　　A. 克霉唑霜　　　　　　　　　B. 治疗继发细菌感染

　　C. 口服抗真菌药　　　　　　　D. 复方雷锁辛

19. 系统性应用糖皮质激素可用于以下哪种疾病的治疗（　　）。

　　A. 雀斑　　　　　　　　　　　B. 白癜风

　　C. 黄褐斑　　　　　　　　　　D. 黑变病

（二）简答题

1. 请根据痤疮的不同分级简述相应治疗方案？

2. 请简述慢性荨麻疹的一线治疗和二线治疗药物分别有哪些？

3. 请简述湿疹的局部治疗以及系统治疗方案，以及相应用药注意事项？

4. 请简述带状疱疹后神经痛的一线药物治疗？

5. 请简述使用特比萘芬治疗小儿头癣的使用剂量以及注意事项？

参 考 答 案

（一）选择题

1. B　2. A　3. C　4. C　5. A　6. C　7. B　8. D　9. A　10. E

11. A　12. B　13. D　14. D　15. C　16. B　17. B　18. B　19. B

（黄久遂　张韫琪）

第三章　特殊人群药物处方审核要点

第一节　妊娠期及哺乳期处方审核要点

一、妊娠期用药的临床特点

（一）妊娠期生理特点

妊娠是胚胎和胎儿在母体内发育成长的过程。成熟卵受精是妊娠的开始，胎儿及其附属物自母体排出是妊娠的终止。

1. 妊娠期母体的变化

（1）生殖系统的变化　妊娠期间母体生殖系统的变化，主要包括子宫、卵巢、输卵管、阴道及外阴的变化。

①子宫：妊娠期变化最大的器官是子宫，主要表现为体积增大、血流量增加和子宫下段形成，以利于容受妊娠物并为分娩做准备。妊娠后宫体增大、变软，足月子宫重约1100g（未妊娠成年女性子宫重50～70g），容量可达5000ml（未妊娠为5ml）。妊娠达12周时，增大的子宫超出盆腔，可出现不规律、无痛性的生理性收缩；受雌激素、孕激素影响，子宫内膜腺体增大，血管充血，子宫内膜变成蜕膜。宫体与宫颈之间的子宫峡部未妊娠时长约1cm，临产后可伸展至7～10cm，形成子宫下段，成为产道的一部分；同时，子宫颈于妊娠期变软，宫颈管内腺体肥大，分泌黏稠的黏液堵塞宫颈管，可防止细菌侵入宫腔。宫颈鳞柱上皮交界处外移，外观如糜烂面，称假性糜烂。应和宫颈病变区别，必要时做宫颈涂片，行新柏膜式超薄细胞检测（TCT）检查。

②其他器官：妊娠后排卵及卵泡发育停止，卵巢略增大，因受绒毛膜促性腺激素刺激成为妊娠黄体，妊娠黄体于妊娠10周前产生雌激素、孕激素，以维持妊娠（黄体功能在妊娠10周后由胎盘取代）；输卵管伸长，但肌层并不增厚，黏膜上皮细胞变平，有时可见蜕膜细胞；阴道黏膜变软，阴道壁皱襞增多；阴道pH降低，为3.6～6.0，保持酸性环境可抑制致病菌生长；外阴部充血，伸展性

增加，因子宫压迫，部分妊娠妇女出现外阴或下肢静脉曲张。

（2）乳房的变化　妊娠期间胎盘分泌大量雌激素刺激乳腺腺管发育，分泌大量孕激素，刺激乳腺腺泡发育。乳腺发育完善还需垂体催乳素、人胎盘生乳素以及胰岛素、皮质醇等的参与。乳房的变化明显表现为乳房增大，乳头增大变黑，且易勃起。乳晕着色，出现"蒙氏结节"，即其上较多皮脂腺肥大形成散在的结节状突起。孕晚期乳头可有少许淡黄色稀薄液体流出。过度刺激乳头可致子宫收缩，临床上用以部分取代催产素激惹试验（OCT），但对大多数妊娠应避免。

（3）循环系统的变化

①心脏：妊娠后期因膈肌升高，心脏向左、向上、向前移位。此外，正常孕妇可有少量的心包渗出液而使心脏增大。这些使得经 X 线检查很难与真正的心脏肥大相鉴别。由于心脏移位，大血管扭转，在心尖部可听到收缩期杂音。心脏容量从妊娠早期至妊娠末期约增加 10%，心率每分钟增加 10~15 次，以适应妊娠的需要。

②心搏量：心搏量增加对维持胎儿生长发育极为重要。正常妊娠期和产褥期，心脏和血循环都有显著变化。心脏功能最重要的变化是妊娠期前 8 周，在妊娠第 5 周，心输出量增加，主要是全身血管阻力减小和心率增加的功能表现。在妊娠 10~20 周之间，血容量显著增加可导致心脏前负荷增加，至妊娠 32~34 周达高峰。妊娠期心室功能受全身血管阻力降低和动脉搏动流量变化的影响。临产后，特别在第二产程期间，心排血量出现显著增加。

③血压：在妊娠早期及中期血压偏低，在妊娠晚期血压轻度升高。一般收缩压无变化，舒张压轻度降低，使脉压稍增大。孕妇的体位会影响动脉血压，坐位、侧卧位、仰卧位不同，动脉血压随之有所改变，坐位高于仰卧位。通常，接近妊娠中期时动脉压降低到最低点，以后再升高。孕晚期仰卧时，增大的子宫相对固定的压迫静脉系统，使来自下半身的回心血流减少，心脏充血量减少，导致心输出量降低。部分孕妇因此产生仰卧位低血压。

④静脉压：妊娠对上肢肘前静脉压无影响。由于下肢、外阴及直肠静脉压增高，加之妊娠期静脉壁扩张，孕妇容易发生下肢、外阴静脉曲张和痔。妊娠 20 周后逐渐增大的子宫压迫下腔静脉，使血液回流受阻，而左侧卧位能减轻子宫的压迫，对静脉回流有所改善。

（4）血液的变化

①血容量：妊娠期血容量自妊娠 6~8 周逐渐增加，至 32~34 周时达到高峰（增幅可达 30%~45%），总容量可较孕前增加 1200~1800ml，在此期间血浆增幅大于红细胞的增幅，故在正常妊娠时血液呈稀释状态，血黏度下降、血细胞比容降低。孕晚期血容量维持稳定状态，维持此水平直至分娩。分娩后，胎儿胎盘

循环终止，组织间隙水分回至血循环，血容量再次增加（产后 2～5 天可暂时性增高）。随着产妇大量出汗和排尿，产后 2～5 周血容量恢复至正常。

怀孕期间血容量增加，血液相对稀释，这种状态有利于女性适应妊娠过程：减轻心脏泵血所耗能量，减少心排血量增加造成的心脏负担；肾血流增加有利于体内代谢废物排出；增加氢离子的缓冲系统，加强孕妇对酸中毒的代偿功能；防止妊娠期由于静脉回流受阻所产生的不良反应；有利于散发因基础代谢率升高而产生的过多热量；加强产妇在分娩期失血过多时的代偿功能。

②血液成分

红细胞：妊娠期间，骨髓不断产生红细胞，网织红细胞轻度增多。但由于血浆容量增加明显，孕妇自妊娠第 6～20 周起，红细胞计数、血红蛋白浓度及血细胞比容均相对下降，红细胞比容降低至 0.31～0.34。怀孕 20 周以后，红细胞容量增长趋势逐渐加快，开始赶超血容量，至 37 周达到峰值，较健康妇女增加1/3。产后逐渐下降，至产后 6 周产褥期结束时基本恢复到正常。相对红细胞计数、血红蛋白浓度及血细胞比容更有临床指导意义。为适应红细胞增加和胎儿生长及孕妇各器官生理变化的需要，孕妇容易缺铁，因此妊娠中、晚期时应开始补充铁剂，以避免血红蛋白值过分降低。

白细胞：主要为中性粒细胞增多，淋巴细胞略增加，单核细胞和嗜酸性粒细胞几乎无改变。妊娠期白细胞数量较健康妇女升高，此为一种正常现象。白细胞一般从妊娠 7～8 周开始增加，至妊娠 30 周达高峰，临产及产褥期显著增加，并可持续至产后 2 周。非孕期的白细胞约为 $5 \times 10^9/L$，而孕期可上升为 $12 \times 10^9/L$，临产及产后白细胞再次增加，平均为（14 ～ 16）$\times 10^9/L$，偶尔可增加至 $25 \times 10^9/L$。外周血涂片中可见少量中幼及晚幼粒细胞，中性粒细胞碱性磷酸酶积分亦有增加。若孕妇白细胞升高，必须结合临床病史、体征和体格检查综合分析，区分是否属于生理现象、感染或合并其他并发症，以免误判和耽误治疗。

血小板：健康孕妇血小板计数仍在正常范围内，也可以轻度降低。妊娠期血液容量不断增加，血液高凝，血小板消耗逐渐增多，尤其是中、晚期，血小板水平随孕期增加有逐渐减少趋势，但是稀释性相对不变的原因，导致孕期各阶段变化不大。对妊娠合并血小板减少症的产妇，临床上要注意动态监测血象及凝血功能，若出现皮肤瘀点瘀斑、鼻出血等临产症状或体征，应警惕是否具有神经系统及消化道等重要脏器出血的风险。假若血小板数量严重降低或者短时间内快速减少，应及时警惕是否有妊娠期高血压疾病、HELLP、特发性血小板减少性紫癜等血管微血栓疾病的发生。

与血小板计数相比，血小板平均体积测定更具意义。血小板平均体积是血小板活化的标志，是巨核细胞增生、代谢及血小板的骨髓增生状态的参数，同时也标志着血小板的年龄。体积大的血小板为成熟性低的血小板。由于血浆容量增多的原因，血小板平均体积在整个孕期变化不大，可直接参考非孕人群正常范围。

凝血因子：妊娠期凝血功能处于活跃状态，除凝血因子XI和XIII外，其余凝血因子均增加。纤维蛋白原从非孕期3g/L增至孕晚期4.5g/L，因此孕妇血液处于高凝状态。另外，纤维蛋白原的增加还可改变红细胞表面负电荷，使红细胞出现钱串样叠连，故红细胞沉降率加快，为正常的4~5倍。

血浆蛋白：是指血液中的血红蛋白以外的蛋白质，包括白蛋白、球蛋白、清蛋白等。血浆蛋白质的含量及组成可用来反映人体内蛋白质的代谢状况，检测指标主要为总蛋白、白蛋白及其他组分。

妊娠早期，胎儿对蛋白需求不大，母体内血清蛋白与健康妇女基本无异。随着孕期增加，为适应胎儿生长发育，中、晚期孕妇体内大量蛋白输给胎儿、胎盘、子宫等组织，蛋白质代谢处于正氮平衡，每日可储存2~3g氮，其中将近一半供于胎儿、胎盘的发育生长，其余供给子宫、乳腺及母体其他组织增生。同时，又因为妊娠期血液稀释，肾小球滤过率增加，使白蛋白排出增加等原因，可使血浆蛋白水平逐步降低，妊娠晚期血浆蛋白达到最低水平，血浆总蛋白减少10%，白蛋白减少20%，血浆胶体渗透压降低，形成孕妇组织水肿。

（5）泌尿系统的变化　妊娠期肾脏轻度增大，肾盂及输尿管均有扩张，尤其以右侧输尿管扩张明显。由于孕妇及胎儿代谢产物增多，肾脏负担加重。肾血浆流量（RPF）及肾小球滤过率（GFR）在整个妊娠期间维持高水平，肾小球滤过率（GFR）从孕早期即开始增加，孕中期增加50%，并持续至孕足月。仰卧位时尿量增加，故夜尿量增多。孕中期尿素、尿酸、肌酸、肌酐等代谢产物的排泄增多，由于肾小管对葡萄糖再吸收能力不能相应增加，约50%孕妇饭后可能出现生理性糖尿，应注意与真性糖尿病相鉴别。高孕激素水平使平滑肌张力降低，肾盂及输尿管扩张，易引起肾盂积水甚至急性肾盂肾炎。因子宫或胎头压迫膀胱，可致尿频甚至尿失禁。

（6）呼吸系统的变化　妊娠期肺功能会发生许多适应性变化，主要体现在肺容量、肺通气功能、肺顺应性及气道阻力及动脉血气的改变。

①肺容量：妊娠28周以前，肺容量与非妊娠妇女无明显差别。但妊娠28周后，可能因为胸腔代偿扩张不足的原因，肺容量有所下降。与非妊娠期相比，潮气量增加了30%~50%，胸壁顺应性降低35%~40%，表现为功能残气量下降10%~25%。妊娠期功能残气量（即残气量与补呼气量之和，可缓冲呼吸过程中肺泡气氧和二氧化碳分压）的下降可受孕周和体位改变影响，妊娠时功能残气量降低和补呼气量下降于妊娠第10~16周开始，孕妇从坐位转为仰卧位时，功能残气量减少更明显。

②肺通气功能：每分钟通气量的增加为妊娠期肺功能最显著的改变。妊娠期每分钟通气量增加的原因与孕激素水平的增高、机体代谢率的增加以及呼吸动力学的改变有关。

③肺顺应性及气道阻力：正常妊娠期，气道阻力和总肺阻力均降低，气道阻力降低是导致肺总阻力下降的主要因素。气道阻力的降低主要原因是孕期激素水平升高，作用于气道平滑肌，导致平滑肌松弛。

④动脉血气：由于妊娠期呼吸有所增强，每分钟通气量及肺泡通气量增加，动脉血氧分压 PaO_2 可轻微上升。氧分压的增高有利于子宫胎盘血氧循环。妊娠期二氧化碳分压 $PaCO_2$ 下降，与肺泡过度通气有关，有利于胎儿血中的 CO_2 向母体血扩散。

（7）消化系统的变化

①胃肠道：妊娠期受增大的子宫的影响，胃向左上方移位并右旋，盲肠和阑尾亦向外上方移位。因而上述器官发生疾患时，一些体征会有变异，给临床诊断带来困难。孕期常见胃灼热感，饱胀感，易出现便秘，是由于孕激素的影响，胃肠道的蠕动减弱、胃排空时间及肠道运输时间均延长的结果。妊娠期痔疮也很常见，多数是由于便秘及增大的子宫压迫静脉，下肢静脉和盆腔静脉血液回流受阻所致。

②肝和胆囊：妊娠期肝脏比起未妊娠期并无明显增大。肝功能基本正常，部分有血浆碱性磷酸酶增加，白蛋白减少，球蛋白轻度增加以及白蛋白与球蛋白比值下降。胆囊的功能有明显改变，胆道平滑肌松弛，收缩功能减弱，胆囊排空时间延长，有较多的残余量，使胆汁淤积、黏稠、易形成胆石。

2. 胎儿附属物的特点及其功能

胎儿附属物是指胎儿以外的组织，包括胎盘、胎膜、脐带和羊水，它们对维持胎儿宫内的生命及生长发育起重要作用。

（1）胎盘 由胎儿部分的羊膜、叶状绒毛膜及母体部分的底蜕膜构成。

羊膜为附着在胎盘胎儿面的半透明薄膜，羊膜光滑，无血管、神经及淋巴。羊膜的上皮细胞表面有微绒毛，使羊水与羊膜间进行交换。

叶状绒毛膜是胎盘的主要部分，内层为细胞滋养细胞，是分裂生长的细胞；外层为合体滋养细胞，是执行功能的细胞，由细胞滋养细胞分化而来。在妊娠晚期，母体子宫血液以每分钟约 500ml 流量进入绒毛间隙，胎儿血液同样以每分钟约 500ml 流量流经胎盘；且妊娠足月胎盘的绒毛表面积达 $12 \sim 14 m^2$，相当于成人肠道总面积，因此，母儿之间有一个巨大的交换面积。胎儿体内含氧量低、代谢废物浓度高的血液经脐动脉流至绒毛毛细血管，与绒毛间隙中的母血进行物质交换后，脐静脉将含氧量高、营养物质丰富的血液带回胎儿体内，以保证胎儿宫内生长发育。胎儿血和母血不直接相通，之间隔有绒毛毛细血管壁、绒毛间质及绒毛滋养细胞层，构成母胎界面，有胎盘屏障作用。

底蜕膜来自胎盘附着部位的子宫内膜，占胎盘很小部分。底蜕膜表面覆盖来自固定绒毛的滋养层细胞共同形成绒毛间隙的底，称蜕膜板。从此板向绒毛膜伸出蜕膜间隔，不超过胎盘厚度的2/3，可将胎盘母体面分成肉眼可见20个母体叶。

胎盘主要包括物质交换、防御、合成及免疫四个方面的功能。

①胎盘的物质交换功能：物质交换及转运方式包括简单扩散（如 O_2、CO_2、水、钠钾电解质等）、易化扩散（如葡萄糖的转运）、主动转运（如氨基酸、水溶性维生素、铁、钙等）及其他方式（通过细胞质膜裂隙或细胞内陷吞噬方式，如大分子蛋白质、免疫球蛋白等）。物质交换功能包括气体交换、营养物质供应和排出胎儿代谢产物。

气体交换：母儿间 O_2 和 CO_2 在胎盘中以简单扩散方式交换，可相当于胎儿呼吸系统。营养物质供应：葡萄糖以易化扩散方式交换；氨基酸以主动运输方式交换；脂肪酸以简单扩散方式交换；电解质及维生素以主动运输通过胎盘；同时，胎盘能将复杂化合物分解为简单物质，也能将简单物质合成后供给胎儿。排除胎儿代谢产物：可将尿素、肌酐等经胎盘及母体排出体外。

②胎盘的防御功能：胎盘的屏障作用有限，分子量小、对胚胎及胎儿有害药物、病毒等难以防御完全，会导致胎儿致畸甚至死亡；细菌、弓形虫、衣原体、螺旋体需在胎盘部位先形成病灶，破坏绒毛结构后进入胎体；母血免疫抗体（IgG）能通过胎盘使胎儿在生后短时间内获得被动免疫力。

③胎盘的合成功能：主要合成激素和酶。胎盘可合成的激素包括蛋白多肽类激素和甾体激素两类。

蛋白多肽类激素包括绒毛膜促性腺激素（HCG）、血清人胎盘泌乳素（HPL）等。HCG为合体滋养细胞合成的糖蛋白激素，于受精后第6日开始分泌微量HCG，着床后10日在母血中检测出HCG，成为诊断早孕的最敏感方法。HCG的作用包括维持月经黄体寿命，成为妊娠黄体增加甾体激素分泌以维持妊娠；促进雄激素芳香化转化为雌激素，刺激孕酮的形成；抑制植物凝集素对淋巴细胞刺激作用，HCG能吸附于滋养细胞表面以免胚胎滋养层被母体淋巴细胞攻击；刺激胎儿睾丸分泌睾酮，促进男性性分化等。血清人胎盘泌乳素HPL为合体滋养细胞合成的不含糖分子单链多肽激素。妊娠5~6周使用放免法可于母血中测出HPL，随着胎盘逐渐增大，分泌量持续增加，至妊娠34~36周达高峰，直至分娩，产后迅速下降，产后7h不能测出。HPL的功能包括可促进腺泡发育，为产后泌乳作准备；通过脂解作用，使多余的葡萄糖转运给胎儿；可促进胰岛素生成，使得母血胰岛素值增高；可抑制母体对胎儿排斥作用；是通过母体促进胎儿发育的"代谢调节因子"。

胎盘合成的甾体激素包括雌激素、孕激素等。雌激素于妊娠期间明显增多，主要是来自于胎盘及卵巢，妊娠早期由卵巢黄体产生，妊娠 10 周后主要由胎儿 - 胎盘单位合成，至妊娠末期，雌三醇值为非孕时 1000 倍，雌二醇及雌酮值为非孕时的 100 倍。而孕激素主要于妊娠早期由卵巢妊娠黄体产生，妊娠 8 ~ 10 周后胎盘合体滋养细胞是产生孕激素的主要来源。

胎盘合成的酶包括缩宫素酶、耐热性碱性磷酸酶等。缩宫素酶为合体滋养细胞产生的糖蛋白，分子量约为 30 万，至妊娠末期达到高值，主要使缩宫素分子灭活，维持妊娠状态。胎盘功能不良时，血缩宫素酶处于低值，常见于死胎、子痫前期、胎儿生长受限等。耐热性碱性磷酸酶由合体滋养细胞分泌，于妊娠16 ~ 20周母血清可测出，随妊娠进展分泌增多，至胎盘娩出后下降，产后 3 ~ 6日内消失。

胎盘除激素及酶以外，还能合成前列腺素、多种神经递质和多种细胞因子与生长因子。包括表皮生长因子、神经生长因子、胰岛素样生长因子、转化生长因子 - β、肿瘤坏死因子 - α、粒细胞 - 巨噬细胞克隆刺激因子、白细胞介素 - 1、2、6、8 等，对胚胎及胎儿营养及免疫保护起一定作用。

④胎盘的免疫功能：胎儿是同种半异体移植物。正常妊娠母体能容受、不排斥胎儿，其具体机制目前尚不清楚，可能与早期胚胎组织无抗原性、母胎界面的免疫耐受及妊娠期母体免疫力低下有关。

（2）胎膜　由外层的绒毛膜和内层的羊膜组成。胎膜的外层为平滑绒毛膜，胚囊表面非着床部位的绒毛膜在发育过程缺乏营养退化萎缩成为平滑绒毛膜。胎膜的内层为羊膜。胎膜含有甾体激素代谢所需要的多种酶活性，故和甾体激素代谢有关。胎膜能转运溶质和水，参与羊水平衡的维持；能合成血管活性肽。生长因子和细胞因子，参与血管张力的调节。胎膜的重要作用是维持羊膜腔的完整性，对胎儿起到保护作用。胎膜含有大量花生四烯酸，在分娩发动上可能有一定作用。

（3）脐带　是连于胎儿脐部与母体胎盘之间的条索状结构。一端连于胎儿腹壁脐轮，另端附着于胎盘胎儿面，内有一条脐静脉，两条脐动脉。胚胎及胎儿借助脐带悬浮于羊水中，胎儿可通过脐带血循环与母体进行气体、营养物质和代谢物质的交换。脐带受压使血流受阻时，可致胎儿缺氧，甚至危及胎儿生命。

（4）羊水　是羊膜腔内的液体。妊娠早期的羊水，主要是母体血清经胎膜进入羊膜腔的透析液。妊娠中期以后，胎儿尿液成为羊水的重要来源，羊水的渗透压逐渐降低。妊娠晚期胎肺参与羊水的生成。羊膜、脐带华通胶及胎儿皮肤渗出液体，但量少。羊水的吸收大部分由胎膜完成，妊娠 11～14 周时，胎儿肾脏即有排泄功能，妊娠 14 周胎儿通过吞咽羊水使羊水量趋于平衡（每日可吞咽羊水 500～700ml）。

为保持羊水量的相对稳定，羊水在羊膜腔内不断进行液体交换。母儿间的液体交换主要通过胎盘，每小时可达到 3600ml。母体与羊水的交换主要通过胎膜，每小时约 400ml。羊水与胎儿间物质交换主要通过胎儿的消化管、呼吸道、泌尿道及角化前皮肤。

羊水的功能包括保护胎儿以及保护母体两个方面：①保护胎儿。胎儿在羊水内自由活动，防止胎体畸形及胎肢粘连；保持子宫腔内温度恒定；适量羊水可避免子宫肌壁或胎儿对脐带的直接压迫所致的胎儿窒迫；有利于胎儿体液平衡；如胎儿体内水分过多可以通过胎尿方式排至羊水中；临产宫缩时，尤其在第一产程初期，羊水直接缓冲宫缩压力能使压力均匀分布，避免胎儿局部受压。②保护母体。减少胎动所致的不适感；临产后，前羊水囊扩张子宫颈口及阴道；破膜后羊水冲洗阴道减少感染。

（二）妊娠期药动学特点

1. 药物在胎盘中的转运与代谢特点

（1）药物的转运　任何存在于母体或胎儿血液中的物质都能对胎盘有一定程度的透过，除非这些物质在迁移过程中遭到破坏或转化。但在膜渗透性很低时，物质的透过率很慢，致使药物未能表现出生理活性，其药理作用亦不能发现。

母-胎间的物质交换均是通过胎盘屏障进行（包括药物在内）。胎盘屏障是指血管合体膜（vasculosyncytial membrane，VSM），由合体细胞、合体细胞基底膜、绒毛间质、毛细血管基底膜和毛细血管内皮细胞所组成，是母体与胎儿进行物质交换的通道。在妊娠的早期，VSM 的厚度约为 $25\mu m$，随妊娠进展逐渐变薄，妊娠晚期的 VSM 厚度仅为 $2\mu m$。

药物通过胎盘转运的方式有以下几种，可通过被动转运（包括单纯扩散、易化扩散）、主动转运、特殊转运（包括在转运前经胎盘代谢，转变成能较快转运的物质）、胞吞、依赖胎盘屏障的物理性破损等方式通过胎盘进入胎儿体内。

①扩散作用：包括单纯扩散及易化扩散。扩散作用是分子从高浓度处移向低浓度处的运动过程，直到膜的两侧的分子浓度相等。分子从高浓度处移向低浓度处的运动过程的推动力是分子的热运动，属于被动转运。

单纯扩散：单纯扩散是药物通过胎盘的主要方式，这是一种被动的转移。扩散的速度主要受物理、化学因素所支配，循 Fick 法则进行，符合公式：

$$扩散率 = K \times A\ (C_m - C_t)\ \div X$$

（K = 扩散系数；A = 膜交换面积；C_m = 药物在母体血药中的浓度；C_t = 药物在胎儿血液中的浓度；X = 膜厚度）

扩散系数 K 与药物的分子量、空间结构、电离度、脂溶性等因素均有关，一般分子量 <500、脂溶性高、非极性、血浆蛋白结合率低的药物易通过胎盘，分子量 >1000 或离子化程度高的药物不易通过。

大多数药物的分子量介于 200～500 之间，较易通过胎盘。药物通过胎盘屏障主要是采取非电离的形式，离子化程度很高的药物则较难通过。离子化程度的高低受 pH 值的影响。高脂溶性药物对膜的透过较迅速（但药物即使离子化程度较低，若属非脂溶性，仍然很难通过）。胎盘是脂性屏障，因此离子化程度高和低脂溶性的药物其透过性很低，如 α–南美防己碱及琥珀胆碱。戊硫巴比妥和安替比林是脂溶性的，当 pH 处于生理范围时，这两种药物大多为非电离型的，能瞬间通过胎盘，并在短时间内取得平衡。

胎盘有多种内源性、外源性受体表达，包括：β–肾上腺素、糖皮质激素、表皮生长因子、叶酸、胰岛素、维 A 酸类等多种受体。受体的存在增加了胎盘转运量。胎盘的生物转化作用使某些药物的中间产物或终产物获得致畸活性，如苯妥英、利福平、己烯雌酚等。

易化扩散：易化扩散的扩散方向取决于膜两侧的浓度差。某些物质，如葡萄糖，可通过与细胞膜上的特殊载体结合后透过细胞膜，从而加速了扩散的速度。上述这种现象就是易化扩散。易化扩散还可细分为通道介导及载体介导两种扩散方式。

②主动转运：主动转运过程需要酶的参与，并消耗生物能量（如 ATP）。在主动转运过程中还常出现由低浓度向高浓度一侧做逆向转运的现象，比如水溶性维生素（B_1、B_2、B_{12}、C 及叶酸等），胎儿血中的氨基酸，磷酸盐及铁、锌、碘、钙等矿物质。离子泵是介导以上过程的膜蛋白。由于离子泵可水解 ATP，故也称为 ATP 酶。钠泵是人类和其他哺乳动物细胞膜上普遍存在的离子泵，也称 Na^+–K^+ ATP 酶。除钠泵外，离子泵还包括钙泵（Ca^{2+}–Mg^{2+} ATP 酶）、氢泵（H^+–K^+ ATP 酶）等。

③胞吞作用：指的是母体的血浆小滴可被合体细胞吞食的现象。一些大分子物质如病毒、抗体和蛋白质可能通过胞吞作用被转运。根据入胞物质的物理性状不同，胞吞作用还可分为吞噬（进入细胞的物质是固体的）和吞饮（进入细胞的物质是液态的）两种不同类型。

④特殊转运：某些物质转运前需要经过胎盘代谢，转变成能较快转运的物质。如核黄素须经胎盘转变为腺嘌呤核黄素二核苷酸，再裂解为游离的核黄素，

方可由母体血循环进入胎儿血循环，释放到胎儿血液中去。

⑤胎盘屏障的物理性破损：胎盘屏障存在只能容许分子量低于100的物质通过的膜孔。因为胎盘屏障存在缺陷，母体血循环中可出现胎儿红细胞。因此与红细胞大小相似的物质亦可能通过胎盘屏障的缺陷处，于母－胎间转运。若孕妇患感染性疾病，感染、缺氧常能破坏胎盘屏障，使正常不易透过胎盘的药物变得容易通过。

（2）药物的代谢　胎盘含有多种参与代谢的酶系统，具有氧化、还原、水解及结合等作用，对哌替啶、氨苯甲酸等药物具有一定的代谢能力。对比胎盘同肝脏的生物转化能力，胎盘对有机物进行生物转化的能力和容量较肝脏小，原因可能为胎盘中的酶的质量及数量都不及肝脏，但胎盘对药物的代谢和解毒功能也能起一定作用，可弥补胎儿肝脏功能的低下。

2. 药物在妊娠母体内的药动学特点

药物动力学是研究药物及其代谢物在体内吸收、分布、转化与代谢、排泄过程的一门科学。妊娠期母体发生一系列生理变化，将会对药物动力学的各个过程产生很大影响。

（1）药物的吸收　包括药物吸收程度和吸收速率，是指药物自给药部位或体外经过细胞组成的屏障膜进入血液循环的过程。

①妊娠期胃肠道功能改变可影响药物的吸收：受大量雌激素、孕激素影响，妊娠期胃酸和胃蛋白酶分泌量减少，且胃肠蠕动减慢，使弱酸类药物（如水杨酸钠）吸收减少。药物通过小肠的时间较长，吸收也更完善，故孕妇对一些弱碱类药物如镇痛、安眠类药物的吸收较非孕妇女增多。但某些药物在肠壁进行代谢（如氯丙嗪），故药物在小肠停留时间越长，进入体循环的药量就越少，其生物活性亦降低。孕妇临产后，其胃排空时间更为延长，故临产的孕妇不宜经胃肠道用药。

②妊娠期肺功能改变可影响药物的吸收：气化状态的物质、水溶液或气体存在于呼吸道时，均能通过单纯扩散经肺泡吸收。肺泡中单纯扩散的扩散率主要取决于肺血流量及肺泡换气的程度。妊娠晚期生理性过度换气，使肺潮气量和肺泡交换量增加，导致吸入性药物吸收加快、增多，如吸入性麻醉气体氟烷、异氟烷和甲氧氟烷等。

③皮肤和黏膜可影响药物的吸收：孕妇的皮肤血流显著增加，尤其是手、足处。皮肤科用药较易经皮吸收，如控释贴片、油膏及洗液等。孕期的鼻黏膜易充血，局部开放毛细血管及血流增加，滴鼻药较易吸收，怀孕后阴道黏膜中的血流量亦增多，故从理论上讲，孕妇应用阴道栓或霜剂，药物的吸收也可加快、增多。但目前尚未见关于这方面的研究报道。

④硬膜外腔可影响药物的吸收：有研究证明，将哌替啶注入孕妇的硬膜外腔

后其吸收较非孕妇女快，其血药浓度较将药物直接经静脉注入相差无几。孕妇与非孕妇女之所以存在以上差异原因在于妊娠期硬膜外腔有更多血管形成所致，故对孕妇经硬膜外腔注入其他药物，亦能加速吸收。

除上述外，孕妇在站立时股静脉压力随孕期增加而不断增高，通过下肢的血流速度变缓慢，如在股静脉回流区肌内注射药物可阻碍药物的吸收，但影响甚微，无特殊意义。

（2）药物的分布　影响药物在体内分布的因素有血流量、体液的 pH 值、药物与血浆蛋白的结合以及药物与组织的结合等。

妊娠期妇女血容量开始增加，至妊娠晚期增加 40%～45%，体液总量平均增加 8000ml，细胞外液增加约 1500ml，脂肪约增加 25%，体重平均增长 10～20kg，使药物的分布容积明显增大。

此外，药物还会经胎盘向胎儿分布。因此，一般而言，孕妇血药浓度低于非孕妇。妊娠期较多蛋白结合部位被内分泌激素等物质所占据，所以妊娠期药物与蛋白结合率降低，游离型药物增多，药效和不良反应增强。体外试验证明，地西泮、苯妥英钠、苯巴比妥、利多卡因、哌替啶、地塞米松、普萘洛尔、水杨酸和磺胺异噁唑等常用药物在妊娠期非结合型增加。正常情况下，孕妇通过进食，孕期增加脂肪 3～4kg，大部分沉积于皮下。若妇女在妊娠晚期的体重较怀孕前增加 20kg 时，据估算大约积贮脂肪 10kg，能使脂溶性药物分布容积明显增大。

妊娠期药物分布的另一个重要场所是胎盘及胎儿。几乎所有药物都能通过胎盘屏障进入胎儿循环。

（3）药物的代谢　药物代谢的主要器官是肝脏。药物的代谢进程可分为两步，第一步为氧化、还原和水解，第二步为结合。肝脏微粒体的细胞色素 P450 酶系统是促进药物生物转化的主要酶系统。P450 被视为肝脏对药物代谢能力的一种标志。妊娠期肝脏酶系统功能的变化，使肝脏生物转化功能有所下降，容易产生药物蓄积中毒，故孕妇应用具肝毒性药物时应格外谨慎。

（4）药物的排泄　妊娠期肾血流量增加 25%～50%，肾小球滤过率增加 50%，使多种药物的消除率相应加快，尤其是主要经肾排出的药物，如注射用硫酸镁、地高辛、碳酸锂等消除加快，血药浓度降低。妊娠期在应用氨苄西林、苯唑西林、红霉素、庆大霉素、卡那霉素、阿米卡星及呋喃妥因等抗菌药物时，为维持有效的抗菌浓度，必须适当增加用量。但在妊娠高血压时，孕妇肾功能受影响而药物排泄减少。妊娠晚期仰卧位时肾血流减少，造成肾排泄药物减慢，使药物容易在体内蓄积，半衰期延长，所以孕妇应采用侧卧位以促进药物的排泄。

3. 药物在胎儿体内的动力学特点

胎儿各器官及功能处于发育阶段，其药物体内过程与成人有所不同，具有自身特点。

（1）药物的吸收　妊娠期用药，药物需要通过胎盘屏障才能到达胎儿，胎盘屏障可以阻止有害物质（包括药物）进入胎儿。然而胎盘屏障易受到多种因素的影响，胎盘成熟程度不同，其生物功能差别亦较大，会很大程度影响药物转运。

药物可通过两种途径进入胎儿体内：①胎盘转运（主要途径）；②羊膜转运进入羊水，而羊水内的蛋白含量仅为母体血浆蛋白浓度的 $1/20 \sim 1/10$，故药物以游离型形式存在为主。妊娠 12 周后，胎儿通过吞饮羊水，使羊水中少量药物经胃肠道而被吸收，而经胎儿尿排入羊水的药物和代谢产物，也可随胎儿吞饮羊水又重吸收，形成羊水肠道循环。此外，胎儿皮肤也可从羊水中吸收药物。

（2）药物的分布　药物在胎儿体内的分布，具有以下特点：①胎儿肝脏血流较多，药物进入脐静脉后 60% ~ 80% 的血流进入肝脏，故药物在肝脏分布较高；②因血脑屏障发育仍不健全，药物易进入中枢神经系统；③胎儿血浆蛋白含量较母体低，游离型药物较多；④妊娠中期，胎儿有 1/3 ~ 2/3 脐静脉血可绕过肝脏经静脉导管分流，未经肝脏处理直接到达心脏和中枢神经系统的药物增加。

（3）药物的代谢　肝脏是胎儿药物代谢的主要器官，由于肝脏功能不完善，胎儿对药物的解毒能力较成人低，对药物的代谢能力有限，如当母体应用乙醚、镁盐、巴比妥、B 族维生素和维生素 C 后，胎儿体内的药物浓度可为母体的数倍。

胎儿的肝脏早在妊娠第 7 ~ 8 周即可对药物进行代谢，其他组织如胎盘、肾上腺、肾和肺也含代谢药物的酶。胎龄 14 ~ 25 周的胎儿，每克肝组织中即含有与成人含量相当的细胞色素 P450，但肝药酶活性相对缺乏，一般仅为成人肝药酶活性的 30% ~ 60%，尤其是缺乏催化药物结合反应的酶，特别是葡萄糖醛酸转移酶，故对某些药物的解毒能力差。如巴比妥、氨苯磺胺、水杨酸类和激素等，易在胎儿体内达到毒性浓度，特别是妊娠前半期，由于胎儿的血脑屏障不完善，巴比妥类药物可在脑中及肝脏中蓄积，应予注意。

多数药物在胎儿体内代谢后活性下降，但有些药物在胎儿体内代谢后可变为有生物活性的物质，如可的松变为氢化可的松等。有些药物代谢后其降解产物具有毒性，如苯妥英钠在胎儿肝脏经微粒体酶代谢，生成对羟苯妥英，而后者可干扰叶酸代谢，竞争核酸合成酶，具有致畸作用，尤其在与苯巴比妥合用时，肝药酶被诱导，苯妥英钠转化量增加，其致畸作用加强。芳香族化合物羟化时形成环氧化物，可同细胞内大分子物质结合，而影响正常器官发育。在胎龄 6 ~ 7 周时，胎儿肝脏即有羟化芳香族化合物的能力，虽然此时羟化能力较低，但当胎儿体内药酶受母体应用的药物或食品添加剂的诱导作用增强时，易使胎儿体内一些芳香烃类化学物质转化为活性代谢物，引起对胎儿的毒性或致畸反应。

（4）药物的排泄　胎儿的肾小球滤过率甚低，肾排泄药物功能极差。许多药物在胎儿体内排泄缓慢，容易造成蓄积，如氯霉素、四环素等药物在胎儿体内排泄速度较母体明显减慢。胎儿进行药物消除的主要方式是将药物或其代谢物经胎盘返运回母体，由母体消除。药物在胎儿体内的代谢规律是将极性小、脂溶性高的药物代谢为极性大、亲水性大的物质，药物经代谢，脂溶性降低后，返回母体血中的速度降低，易在胎儿体内蓄积。

（三）FDA 分级与分类

1. FDA 妊娠期药物危害分级系统

为了妊娠期的合理用药，许多国家和地区都根据药物对胎儿危害的大小将药物进行了分类，实行了妊娠期用药分级制度。最权威的是美国食品药品监督管理局（FDA）制定的五级分类，对于各类药物，FDA 定时地根据药物的临床使用情况进行及时调整并公布，这一分类法对我国妊娠患者用药具有十分重要的参考价值。

FDA 根据药物对妊娠期间胎儿的危害水平，将药物分为 A、B、C、D 和 X 五级，部分药物有两个不同的危险等级，一个是常用剂量等级，另一个是超常剂量等级。

（1）A 级　在设对照组的药物研究中，在妊娠首 3 个月的妇女未见到药物对胎儿产生危害的迹象（并且也没有在其后 6 个月具有危害性的证据），该类药物对胎儿的影响甚微。

分类 A 等级的药物极少，维生素属于此类药物，如各种维生素 B、C 等，但是在正常范围量的维生素 A 是 A 类药物，而大剂量的维生素 A，每日剂量 2 万 IU，即可致畸，而成为 X 类药物。

（2）B 级　在动物繁殖研究中（并未进行孕妇的对照研究），未见到药物对胎儿的不良影响。或在动物繁殖性研究中发现药物有副作用，但这些副作用并未在设对照的、妊娠首 3 个月的妇女中得到证实（也没有在其后 6 个月具有危害性的证据）。

分类 B 等级的药物亦不很多，可喜的是日常用的抗生素均属此类。如所有的青霉素族及绝大多数的头孢菌素类药物都是 B 类药物，常用的氨苄西林、头孢拉定、头孢曲松和重症感染时抢救用的头孢他啶等都是 B 类药。另外，林可霉素、红霉素、呋喃妥因也是 B 类药。

众所周知甲硝唑是一种治疗滴虫病的药物，但它又是一种优良的治疗厌氧菌感染疾病的药物。虽然在动物实验中，它对啮齿类动物可以致畸，不过对人类，长时间积累的大量临床资料中证实在早期妊娠时应用，甲硝唑并未增加胎儿的致畸率。所以在 FDA 妊娠期药物分类中甲硝唑属于 B 类。

（3）C 级　动物研究证明药物对胎儿有危害性（致畸或胚胎死亡等），或尚无设对照的妊娠妇女研究，或尚未对妊娠妇女及动物进行研究。本类药物只有在权衡对孕妇的益处大于对胎儿的危害之后，方可使用。

分类 C 等级的药物较多。这一类药物或者问世时间不够长或者较少在孕妇中应用，主要在早期妊娠对胎儿是否会造成损害尚无报道，故难以有比较确切的结论。以抗生素类的喹诺酮类药物为例，该类药物在动物实验中发现氧氟沙星对骨软骨有损害，在人类中曾有报道 600 余例早期妊娠服用该药者，分娩后儿童生长期中 6 例有腿部等疼痛，但不久后症状消失，无一留下后遗症。虽然该资料的论点证明本药是安全的，但临床仍要等待有更多的报道以证实。

对 C 类药物的使用要谨慎，如果有可以替代的药物则选用替代药物，否则在权衡利弊后，向患者或患者家属说明选用该药的理由。以结核病为例：由于常用抗结核病药物中仅乙胺丁醇一种 B 类药，而抗结核治疗往往数药联合治疗，故需考虑应用对氨基水杨酸钠、异烟肼等 C 类药，若患者处于早期妊娠又合并肺结核，就应向患者说明情况。

抗病毒药，大多属于 C 类，如阿昔洛韦，即阿昔洛韦及治疗 AIDs 病的齐多夫定。部分抗癫痫药和镇静剂如乙琥胺、非氨脂、巴比妥、戊巴比妥等。在自主神经系统药物中，拟胆碱药、抗胆碱药均属 C 类；至于拟肾上腺素药中部分属 C 类，如肾上腺素、麻黄素、多巴胺等。降压药中甲基多巴、哌唑嗪及所有常用的血管扩张药，如酚妥拉明、妥拉唑林、戊四硝酯均属 C 类药，利尿剂中呋塞米、甘露醇均为 C 类药。在肾上腺皮质激素类药物中，倍他米松及地塞米松均属 C 类药。

（4）D 级　有明确证据显示，药物对人类胎儿有危害性，但尽管如此，孕妇用药后绝对有益（例如用该药物来挽救孕妇的生命，或治疗用其他较安全的药物无效的严重疾病）。

由于已有实验和临床上的证据，对分类属于 D 的药物在妊娠期特别是在早期妊娠阶段尽可能不用。妊娠期使用四环素或土霉素，破坏胎儿齿釉质，致成人时牙齿发黄。氨基糖苷类药物例如链霉素等，可能损伤第八对颅神经而发生听力丧失。

抗肿瘤药几乎都是 D 类药，以甲氨蝶呤（MTX）为例，在 20 世纪 40 年代末期，人们就认识到在白血病合并妊娠应用 MTX 可以发生绒毛坏死而导致流产，所以在 50 年代初 Hertz 等萌发了用 MTX 治疗绒毛膜癌的想法而获得成功，时至今日 MTX 已广泛用于治疗与滋养细胞有关的疾病，如异位妊娠、胎盘植入等；

其他抗肿瘤药物如顺铂、5-氟尿嘧啶等亦纷纷加入这个行列。所以抗肿瘤药在妊娠期禁用。

在中枢神经系统药物中的镇痛药，小剂量使用 B 类药，大剂量使用则为 D 类药，特别是长期应用对胎儿有害，主要表现是胎儿生长发育不良以及分娩后对药物的成瘾性，烦躁不安、啼哭等。抗癫痫药中不少是 D 类药，例如扑痫酮、三甲双酮等都有致畸作用，要注意的是癫痫病患者妊娠后本身的胎儿的畸形率就比一般人群为高，联用抗癫痫药可以增加畸变率，特别是当几种抗癫痫药物同时应用于难以控制的癫痫发作则更增加胎儿的畸变率。

在镇静和催眠药中地西泮、氯氮䓬、甲丙氨酯及奥沙西泮都是 D 类药。

在利尿剂中氢氯噻嗪、依他尼酸、苄噻嗪均属 D 类药，不宜在妊娠期使用。至于解热镇痛药中双水杨酸、水杨酸钠在小剂量使用时为 C 类药，但长期大剂量服用时，则对胎儿不利而成为 D 类药。

（5）X 级　对动物和人类的药物研究或人类用药的经验表明，药物对胎儿有危害，而且孕妇应用这类药物无益，因此禁用于妊娠或可能怀孕的患者。

在常用药物中此类药物并不多，但因致畸率高，或对胎儿危害很大，孕前期及孕期禁用。过去常用的性激素己烯雌酚，20 世纪 50 年代初曾被用以治疗先兆流产，结果发现子代的女性在 6~26 岁间可以发生阴道腺病或阴道透明细胞癌，后果严重，故属 X 类药。

维生素 A 大剂量口服也可致畸也是 X 类药物，维生素 A 的衍化物维 A 酸是一种治疗皮肤疾病的药物，也是 X 类药物。乙醇在 FDA 分类中饮酒量少属 D 类，量多即归入 X 类。此外，镇静药中氟西泮、氟硝西泮均属 X 类药物。

已知对胎儿危害等级为 X 级的常见药物，见表 3-1-1。在妊娠前 3 个月，以不用 C、D 和 X 级药物为宜，出现紧急情况必须用药时，也应尽量选用确经临床多年验证无致畸作用的 A 和 B 级药物。

表 3-1-1　常见对胎儿危害等级为 X 级的药物

药品类别	药品名称
雄激素及同化激素类	达那唑、羟甲烯龙、司坦唑醇、氟甲睾酮、睾酮、甲睾酮、氧雄龙、比卡鲁胺、诺龙等
雌激素类	雌二醇、雌酮、琥珀雌三醇、己二烯雌酚、己烯雌酚、炔雌醇、氯烯雌醚、美雌醇、硫酸哌嗪雌酮、氯米芬等
孕激素类	异炔诺酮、甲地孕酮、甲羟孕酮、炔诺孕酮、雷洛昔芬、炔诺酮、左炔诺孕酮等
促性腺激素类	促卵泡素 α、促卵泡素 β、尿促卵泡素、尿促性素、曲普瑞林、绒促性素、那法瑞林、戈舍瑞林、亮丙瑞林、加尼瑞克、西曲瑞克等

续表

药品类别	药品名称
他汀类降脂药	阿托伐他汀、氟伐他汀、洛伐他汀、普伐他汀、瑞舒伐他汀、西立伐他汀钠、辛伐他汀等
镇定催眠药	三唑仑、艾司唑仑、替马西泮、氟西泮等
抗肿瘤药	氟尿嘧啶、甲氨蝶呤、雌莫司汀等
皮肤科用药	异维 A 酸、阿维 A、阿维 A 酯、他扎罗汀等
妇科用药	缩宫素、麦角新碱、米索前列醇、米非司酮等
其他	乙醇或含乙醇的制剂、碘化钠（如作为祛痰药使用为 D 级）、碘甘油、波生坦、利巴韦林、香豆素、华法林、前列地尔、鹅脱氧胆酸、美格司他、沙利度胺、来氟米特、度他雄胺、非那雄胺、麦角胺、双氢麦角碱等

2. FDA 妊娠期用药新规

FDA 根据药物对胎儿的危害性五级分类，看似非常简单易行，但由于该分类系统过于简单，并不能反映出有效的可用信息，未能有效地传递妊娠期、哺乳期及潜在备孕男女的用药风险，常令医疗决策者感到困惑，且会导致错误的用药处方。根据现有的调查和统计结果显示：①绝大多数女性在妊娠期服用过至少一种药物；②服用过 4 种或 4 种以上药物的妊娠期妇女比过去 30 年增加了 2 倍以上；③很多妊娠期妇女合并有慢性疾病，如哮喘、高血压、抑郁症和糖尿病，这导致她们在怀孕前仍在服用相关药物；④女性在妊娠期可能会出现新发疾病或原有疾病加重，需要接受药物治疗；⑤妊娠期机体各项功能会随之改变，可能会改变所需药物的剂量。

基于以上事实，FDA 希望妊娠/哺乳期女性及相关医务人员能够更加及时、有效地获取最新的药品信息，以指导妊娠期处方决策。为实现这一目的，FDA 制定了新的妊娠/哺乳期用药规则。这一新规于 2015 年 6 月 30 日正式生效。

新规则要求：药品生产商需在其药品说明书中提供妊娠期、哺乳期妇女药物风险及获益的详细相关信息。新修订的说明书将删除妊娠期用药"五字母分级系统"，针对孕妇、胎儿及哺乳期婴儿提供更多的有效信息，包括药物是否泌入乳汁、是否影响婴儿等。同时，新说明书还将加入"备孕的男性与女性"条目，就药物对妊娠测试、避孕及生育的影响注明相关信息。

新修订后的说明书将包括以下信息：①妊娠期（包括分娩）：孕期暴露登记、风险摘要、临床考虑、数据。②哺乳期：风险摘要、临床考虑、数据。③备孕男女：验孕、避孕、生育。

除此之外，新说明书还将包括孕期药物暴露、药物疗效信息收集与上报登记系统，鼓励正在服用药物或生物制品的孕妇将相关信息上报参与研究。

修订后的说明书将会改变原有的诊疗状况，医生能获得及时更新、归纳总结过的妊娠期、哺乳期相关药物信息。但新规则并不覆盖非处方药物（OTC），OTC 的妊娠/哺乳期用药指导暂不会改变。

由于 FDA 要求所有制药公司在说明书中删除妊娠期字母分类，并根据更新信息及时修订说明书，这项浩大的工程可能会持续数年之久。但数千种药物根据最新的科学信息修订说明书，将有更加完善的描述信息，患者将是最大的受益者，也让医务人员及患者对治疗用药更有信心。

（四）妊娠期不同阶段的用药影响

1. 药物对孕体发育毒性的表现

卵子受精后 24h 左右开始有丝分裂，很快形成最早的孕体（conceptus）。有些药物对人类的孕体具有发育毒性，主要有以下各种表现：①发育生物体死亡：包括受精卵未发育即死亡，或胚泡未着床就死亡，这就是所谓的早早孕丢失或着床前丢失。若着床后发育到某一阶段死亡，则早期死亡可被吸收或自然流产，晚期死亡则成为死胎。②结构异常：指胎儿解剖形态、结构异常，即通常所称的畸形。③生长改变：一般指生长迟缓（或称生长受限）而言。④功能缺陷：包括生理、生化、免疫、行为、智力等方面的异常。功能缺陷往往要在出生后经过长期观察，仔细检查才能发现，如听力、视力障碍，生殖功能障碍。⑤出生缺陷：是指婴儿出生前即已形成的发育障碍，包括畸形和功能缺陷。

很多关于妊娠期用药的临床病例对照研究中，常以最后的妊娠结局进行比较、分析，其内容涵盖所有的不良结果，如流产、死胎、死产、宫内生长迟缓、畸形、新生儿患病和死亡等。

2. 不同发育阶段药物对胚胎的影响情况

人类孕体的发育可分为胚胎早期、胚胎期、胎儿期三个阶段，药物对胎儿的损害情况，与用药时的胎龄密切相关，不同发展阶段的胎儿对药物的敏感性差别较大。

（1）胚胎早期（着床前期）　受精后两周内，即末次月经的 14～28 天。

妊娠第一周，胚胎处于卵裂和原肠形成过程。这一阶段的胚胎如受到某些药物如抗代谢药、麦角生物碱、己烯雌酚等的影响，可致妊娠终止。受精后两周内，受精卵分裂，胚泡植入完成且形成二胚层。

药物对孕体的发育毒性呈现"全或无"的影响。"全"是指有害药物全部或部分破坏胚胎细胞致胚胎早期死亡，妊娠中止、流产或被母体吸收。"无"是指有害药物未损害胚胎或损害较少量细胞，由于此时期的细胞在功能上具有潜在的多向性，可以补偿或修复被损伤的细胞，因此不出现异常妊娠继续，此期为药物不易感期。

（2）胚胎期（胚胎器官形成期）　受精后14～56天，即停经后28～70天。

在胚胎期，细胞分化迅速，发生一系列的形态变化，胚胎各器官处于发育、形成阶段，细胞开始定向发育，受有害物质作用后，不易通过细胞分化的代偿来修复，极易发生形态上的异常，导致畸形发生，是致畸高度敏感期。此期若受到某些药物如乙醇、锂、苯妥英、异维酸、沙利度胺等的作用，可出现严重的结构畸形。

不同系统和器官的形成和发育不完全同步，器官对药物致畸作用的敏感期亦有所差异，大多数器官对致畸作用有特殊的敏感期，即所谓的"靶窗"（target windows）。引起畸形的类型与各器官的发育形成阶段有关，如中枢神经系统于受孕15～25天，心脏于受孕20～40天，四肢于受孕24～46天易受药物影响。由于有些器官是同时在发育，故一种具发育毒性的药物可引起多器官的畸形。多种具发育毒性的药物也可引起同一器官的畸形。

（3）胎儿期　对于人类而言，器官形成结束（以硬腭闭合为标志）后即进入胎儿期。系指妊娠56～58天开始，直至分娩。

妊娠3个月后，大部分器官已形成，致畸物对多数器官影响较弱，造成畸形的可能性相对较小，但此时胎儿仍在继续生长发育，对于某些需经较长时间分化、发育完善的器官（如生殖器官、中枢神经系统等），仍能产生影响，导致耳聋、失明、智力低下，甚至死胎。某些药物对中枢神经系统的影响可贯穿整个孕期甚至出生后。近年来，关于药物对胎儿中枢神经系统的损害有所重视。但就神经行为的研究来说，尚处基础试验阶段，有些学者将神经行为发育障碍称为行为致畸。

产前用药，若分娩时胎儿体内药物未完全清除，胎儿娩出后可继续受到药物作用，引起危险。如女性胎儿受己烯雌酚的影响到青春期后可能发生阴道腺病及阴道透明细胞癌。

（五）妊娠患者用药原则

妊娠期应根据妊娠患者病情需要，权衡利益与风险，必要的时候在医师指导下应用药物。用药时应注意以下问题：①避免忽略用药。②必须有明确指征，权衡利弊，避免不必要的用药。③必须在医生指导下用药，不要擅自使用药物。④能用一种药物，就避免联合用药。⑤选择经长期考验疗效较肯定有安全记录的药物，避免使用尚难确定对胎儿有无不良影响的新药。⑥能用小剂量药物，就避免用大剂量药物。⑦严格掌握适应证、药物剂量和用药持续时间，注意及时停药。

⑧根据孕周大小即胎儿发育时期考虑用药。妊娠早期若病情允许，尽量推迟到妊娠中晚期再用药。

二、哺乳期用药的临床特点

母乳喂养在免疫和营养方面的价值已无可置疑，其对于新生儿来说是最佳的营养来源，又是抵御感染的外源性免疫球蛋白的唯一来源。婴儿出生后第一周内，母乳含有免疫球蛋白（IgG，IgA，IgM）、干扰素和其他抗菌物质，可使新生儿胃肠道植入益生菌群。母乳含有的各种生长因子、细胞因子和胃激素促进了胃肠道保护屏障的发育，激活对妊娠时出现的胎粪的清除。但药物的使用是哺乳期妇女终止母乳喂养最大的原因，关于哺乳期各种药物的应用成为儿科医师及药师面临的最常见的问题，不幸的是，大多数药品说明书在没有全面研究透彻之前就建议母亲停止母乳喂养，实际上终止母乳喂养常常是错误的决定，下面主要从乳房的药物代谢特点、哺乳期用药的分级以及哺乳期常见疾病的用药来阐述哺乳期的常见用药问题。

（一）哺乳期生理特点

哺乳期是指产后妇女用自己的乳汁喂养婴儿，从开始哺乳到停止哺乳的时期，一般为 10~20 个月。

1. 哺乳期乳腺解剖生理特点

哺乳期乳腺结构和妊娠期相似，但腺体发育更好以及腺泡腔增大。腺泡处于不同的分泌时期，部分腺泡呈分泌前期，腺细胞呈高柱状；部分腺泡处于分泌后期，细胞呈立方形或扁平形。腺腔充满乳汁，腺细胞内富含线粒体和粗面内质网等，另外，呈分泌状态的腺细胞内存在大量分泌颗粒和脂滴。

2. 乳汁分泌过程

分娩后，脑垂体前叶分泌的催乳素等运送到乳房，刺激已发育的乳腺，从而引起乳汁分泌。

乳腺组织的分泌细胞，以血液中的各种营养物质为原料，在细胞中生成乳汁后，分泌到腺泡腔中；通过乳腺组织的管道系统，腺胞腔中的乳汁逐级汇集起来，最后经乳腺导管和乳头管流出。

（二）哺乳期的药动学特点

1. 药物在母体乳汁内的药动学特点

所有药物均可不同程度的转运分布至乳房并通过乳汁排泄，但大多数药物经乳汁排泄的量都极少，不到母体摄入的 1%，只有很少的药物转运至母乳的量可达到婴儿的临床剂量。

（1）药物进入乳汁的机制　药物从母体血液进入乳腺细胞的机制是通过毛细血管内皮进入细胞外液与细胞膜。根据药物的理化性质分为以下几种：血浆游离型的低分子量高脂溶性药物以被动扩散方式转运进入乳汁；离子化水溶性的药物，则通过细胞膜小裂孔进入乳汁；另一种机制为与蛋白结合后通过主动转运方式进入乳汁。

但药物进入乳汁的方式主要是扩散，推动力源自母亲血浆房室和乳汁房室之间的差异。来自母体血浆的药物通过毛细血管壁进入小泡细胞内，药物必须通过小泡细胞的双层脂质膜才能进入乳汁。然而在早期（产后72h内），药物可能经小泡细胞间进入，这是由于在产后前3天，小泡细胞间存在较大的间隙，这些间隙使多数药物更容易进入乳汁。直至第一周末，小泡细胞受催乳素的影响逐渐水肿，随之细胞间隙关闭，通过细胞间进入乳汁的药物、蛋白等均减少。

（2）药物进入乳汁的影响因素

①血浆药物浓度：大多数情况下，药物进入乳汁最重要的因素是母亲的血浆药物水平。总体上，当母亲血浆药物水平上升时，乳汁中的含量也增加。药物进出乳汁反映母亲血浆药物水平。一旦母亲血浆药物浓度下降，为了平衡，乳汁中的药物重新转运至母体血浆得以清除。

②脂溶性：总体上，脂溶性高的药物在乳汁中的浓度亦高。具有中枢神经系统活性的药物尤为引起关注，这类药物均具备进入乳汁的特征。因此，当一种药物在 CNS 具有活性，可以预测其在乳汁中的水平也会很高。

③蛋白结合率：在母体血浆中循环的药物，部分结合于蛋白，另一部分游离于血浆中。药物游离的部分转运至乳汁，而结合的部分仍留在母体循环中。母体蛋白结合率高的药物由于其被乳汁房室排除在外，因此乳汁的药物浓度降低。

④药物 pKa 值：乳汁呈弱酸性。解离常数大的药物容易进入乳汁，但由于离子捕获作用，不易返回母体血浆中，因此应选解离常数小的药物。此外碱性药物如红霉素易分布到乳汁中，而酸性药物如青霉素 G、磺胺类则不易进入乳汁中。

⑤分子量：小分子药物（<200D）的药物能穿过乳腺上皮细胞的细胞壁小孔，较易进入乳汁内，因此分子量越大越难进入乳汁。

⑥达峰时间：在药物达峰浓度时进入乳汁的量也较多，不宜哺乳；为能尽快哺乳，宜选用达峰时间短的药物。

⑦半衰期：应选用半衰期短的药物，半衰期短的药物从母体消除时间短。

2. 小儿药动学特点

（1）药物的吸收

①口服给药：药物口服后的生物利用度与胃肠道 pH、吸收面积、胃排空时间和肠蠕动速度等有关。

新生儿和婴幼儿胃酸分泌较少，刚出生的新生儿胃液呈中性，出生后24h后胃液 pH 迅速降低至 1~3，约 10 天又逐渐回升至中性。随后由于胃酸分泌渐增，胃液 pH 值渐降，至 2~3 岁达成人水平。

新生儿及婴幼儿胃酸缺乏，会影响药物的溶解和解离。对青霉素 G、氨苄西林、萘夫西林等因胃酸减少使其破坏减少，吸收增加且较快。苯妥英钠、苯巴比妥、利福平及维生素 B_2 在 pH 值相对偏碱时，解离型增加，生物利用度降低。新生儿胆汁分泌较少，脂肪消化能力不足，脂溶性维生素吸收较差。胃排空时间延长可使药物的吸收减少，而肠蠕动减慢又可使一些药物的吸收增加。另外，由于新生儿肠管相对长度较成人长，故相对吸收面积增大，也可增加吸收。

②胃肠道外给药：新生儿皮下脂肪少，因吸收不良，不适用皮下注射给药。

婴幼儿肌肉未充分发育，疾病时末梢循环欠佳会影响药物的吸收，故病情较重时应以静脉给药途径为首选。

新生儿及婴幼儿皮肤黏膜给药，因其皮肤角质层薄，药物较易经皮肤吸收。滴鼻给药也是儿科一种常用的给药途径。直肠给药时，由于药物在直肠的存留时间及直肠血流量存在个体差异，造成药物的吸收程度有较大差异，故应注意。

（2）药物的分布　是指药物吸收后随血液循环到各组织中的过程。药物在体内的分布范围取决于药物的脂溶性、血浆蛋白结合率以及组织器官的血流量、生理屏障等因素。

①机体构成变化影响分布：新生儿及婴幼儿体液含量大，如足月新生儿体液总量达 77%，1 岁时减至 58%。由于新生儿体液含量大，使水溶性药物分布容积增大，峰浓度降低，消除变慢，作用时间延长。同时，由于新生儿细胞内液较少，药物在细胞内浓度较成人高，使水溶性药物能较快输送至靶细胞。另外，新生儿脂肪含量少也影响药物分布，使脂溶性药物分布容积降低，血浆中药物浓度升高，这是新生儿易致药物中毒的原因之一。

②血浆蛋白结合率低：药物吸收后与血浆蛋白可逆性结合，使药物暂时失去药理活性，只有游离型药物才有药理活性。新生儿血浆蛋白结合率较成人低，有以下几个原因：血浆蛋白浓度低；蛋白与药物的亲和力低；血 pH 较低；血浆中存在竞争抑制物，如胆红素等。

药物血浆蛋白结合率降低，使其分布容积增大。同时，也使血浆及组织中游离型药物浓度升高，作用增强。新生儿对阿司匹林、地西泮等较敏感的原因可能与脑组织中游离药物浓度增加有关。因此，即使某些药物有效血药浓度与成人相同，也较易引起药效增强或中毒，尤其是血浆蛋白结合率高的药物更是如此，如阿司匹林、苯妥英钠、苯巴比妥等。另一方面，药物与胆红素竞争血浆蛋白结合位点可使游离胆红素浓度增高，而引发黄疸，故 1 周内新生儿禁用磺胺类药物、阿司匹林和维生素 K 等。

③血脑屏障发育未全：新生儿尤其是早产儿血脑屏障发育不完善，使多种药物如镇静催眠药、吗啡等镇痛药、全身麻醉药、四环素类抗生素等易穿过血脑屏障，作用增强。但因哌替啶的脑转运低于吗啡，与成人无明显差异。另外，小儿在酸中毒、缺氧、低血糖和脑膜炎等病理状况，亦可影响血脑屏障功能，使药物较易进入脑组织。

（3）药物的代谢　药物代谢的主要器官是肝脏，代谢速度取决于肝细胞色素 P450 混合功能氧化酶以及肝药物结合酶的代谢和结合能力。新生儿代谢能力最低，随着年龄增加，代谢酶系迅速发育，约在 6 个月时已与成人相当，随后代谢能力继续增加，并超过成人水平。

新生儿肝 CYP450 发育不足，药物氧化过程障碍，需经氧化代谢的药物如苯巴比妥、地西泮、苯妥英钠、利多卡因等，在新生儿体内清除率均降低，半衰期延长，若不调整剂量，可造成药物蓄积中毒。另外，新生儿葡萄糖醛酸转移酶发育未全，对需与葡萄糖醛酸结合代谢的药物如氯霉素、吲哚美辛、水杨酸盐等体内转化受阻，如初生 1~2 周的新生儿，尤其是早产儿，使用氯霉素剂量过大（每日 100mg/kg），可导致体内游离氯霉素浓度过高，发生致死的灰婴综合征。葡萄糖醛酸转移酶不足是磺胺药引起核黄疸的原因之一，磺胺药与生理性溶血产生的大量胆红素与葡萄糖醛酸竞争结合，以致结合胆红素形成受阻而诱发核黄疸。若孕妇在分娩前 1 周开始应用苯巴比妥，则可诱导新生儿的肝微粒体酶，促进葡萄糖醛酸结合酶增生，可防止发生高胆红素血症。

需注意，尽管新生儿药物代谢酶活性低使药物代谢减慢，但由于同时存在的低蛋白结合率使血浆游离药物浓度升高，趋向于加速其代谢。如新生儿每日注射苯妥英钠 10mg/kg 所达的血浆浓度比成人应用 5mg/kg 要低得多。显然，影响小儿药物代谢因素较多，应多方面考虑，综合分析。

（4）药物的排泄　肾脏是大多数药物排泄的主要器官，胆汁、肺、汗腺、唾液等也可排泄药物。新生儿肾功能发育未全，消除药物能力较差，尿 pH 较低，弱酸性药物排泄尤其慢。新生儿肾小球滤过率为成人的 20%~40%，到 2.5~5 个月后达成人水平；新生儿肾小管分泌和重吸收的作用也较成人低，约在 7 个月时达成人的能力。因此，经肾小球滤过排泄的药物如地高辛、庆大霉素等，和经肾小球分泌的药物如青霉素等，在新生儿半衰期明显延长，此时应特别注意休克或肾功能不全的新生儿有引发药物中毒的危险。出生 1 个月后肾功能发育迅速，1 岁后甚至超过成人，这是某些药物的小儿用量相对较大的一个原因。婴幼儿不同时期肾功能差异较大，血药浓度很难预测，对有些药物最好能进行治疗药物检测。

3. 小儿对从乳汁中获得药物的处理

当药物通过母乳被婴儿摄取，药物吸收前必须通过婴儿的胃肠道。由于蛋白水解酶和胃酸的影响，有些药物在胃肠环境中不稳定，包括奥美拉唑、氨基糖苷类和大分子肽类药物（肝素和胰岛素）。这些药物在婴儿胃肠道很少吸收，几乎不会进入血循环。口服生物利用度是评估药物在婴儿体内吸收程度的有效指标。同时，许多药物在首次经过肝脏时大部分被代谢（首过效应），只有极小部分到达血浆房室从而无法发挥药效。另外，我们必须要意识到药物在胃肠道中的作用很复杂，可能导致腹泻、便秘及偶发的综合征（假膜性结肠炎）

（三）哺乳期危险性等级分级

哺乳用药"L"分级中的"L"为 lactation（授乳，哺乳）的首字母大写，"L"分级是美国儿科学教授 Thomas W. Hale 提出的哺乳期药物危险分级系统。Hale 教授通过总结所有有临床应用数据的药物，包括其理化性质、代谢动力学参数，并利用理论婴儿剂量（TID）、相对婴儿剂量（RID）和药物乳汁/血浆比值（M/P）等参数归纳了数千种药物在哺乳期使用的危险分级。Hale 教授将哺乳期用药按其危险性分为 L1 ~ L5 五个等级，认为 L1 级药物最安全（safest）、L2 级药物较安全（safer）、L3 级药物中等安全（moderately safe）、L4 级药物为可能危险（possibly hazardous）、L5 级药物为禁忌（contraindicated）。

表 3 - 1 - 2 为哺乳期用药危险等级具体含义。

表 3 - 1 - 2　Hale 教授哺乳期用药危险等级

等　级	特　点
L1 级（最安全）	许多哺乳母亲服药后没有观察到对婴儿的副作用会增加。在哺乳妇女的对照研究中没有证实对婴儿有危险，可能对喂哺婴儿的危害甚微，或者该药物婴儿不能口服吸收利用
L2 级（较安全）	在有限数量的哺乳母亲用药研究中没有证据显示副作用增加，或哺乳母亲使用该种药物有危险性的证据很少
L3 级（中等安全）	没有在哺乳妇女进行对照研究，但喂哺婴儿出现不良反应的危害性可能存在；或对照研究仅显示有很轻微的非致命性副作用。本类药物只有在权衡对婴幼儿的利大于弊后方可应用。没有发表相关数据的新药自动划分至该级别，无论其安全与否
L4 级（可能危险）	对喂哺婴儿或母乳制品的危害性有明确的证据。但哺乳母亲用药后益处大于对婴儿的伤害。例如母亲处于危及生命的疾病情况下，而其他较安全的药物不能使用或无效
L5 级（禁忌）	对哺乳母亲的研究已证实对婴儿有明显的危害或该类药物对婴儿产生明显损害的风险性高。哺乳妇女应用这类药物显然是无益的。该类药物禁用于哺乳期妇女

（四）哺乳期用药对新生儿的影响

药物的潜在影响与新生儿的肾脏和肝脏发育有关，年月龄越小，药物潜在影响越大。新生儿的神经系统仍在发育阶段，且血脑屏障发育尚未成熟，药物易透过血脑屏障并直接作用于较脆弱的中枢神经系统产生不良反应。此外，新生儿肝功能还未健全，肾小球滤过率低，消除药物的能力低下，故易导致经母乳吸收的药物在新生儿体内蓄积，新生儿易发生毒性反应；另外，新生儿胃酸的分泌可能破坏许多药物，因而这些药物在血浆中不易被检出，从而增加了哺乳期用药对新生儿的潜在危害。吸吮次数频繁、持续时间长的婴儿相对于吸吮次数少持续时间短的婴儿更容易受母体经常用药的影响。

哺乳期患者使用不同系统药物时可对乳儿造成不同性质的危害，如乳母使用喹诺酮类药物，可影响乳儿软骨发育，导致骨骺过早闭合；吗啡类镇痛药物，对呼吸中枢极为敏感，可引起乳儿呼吸抑制；阿托品、山莨菪碱等，不仅会减少乳母的乳汁分泌，而且会使乳儿出现高热、口干、皮肤干热、潮红、瞳孔散大、躁动不安等症状，甚至引发惊厥。

哺乳期患者禁用药物种类：卡那霉素、四环素、氯霉素、磺胺类药物、甲丙氨酯、苯二氮䓬类药物、细胞抑制剂和免疫抑制剂、金属（砷、锑、汞）、甲氨蝶呤、锂盐、溴隐亭、环磷酰胺、麦角胺、硫脲嘧啶、甲巯咪唑、造影剂、碘及碘化合物、放射活性碘等。

（五）哺乳期用药影响因素

1. 药物的选择

首先应考虑哺乳期妇女用药的必要性。若目前尚无证据表明用药的利益大于风险，则应尽量避免用药；在症状可耐受时采用对因治疗，避免对症用药；能局部给药，则应避免全身给药。如果必须用药，则应选择相对分子质量大，脂溶性低，半衰期短，乳药/血药比低，pKa 值低的药物。如对哺乳期妇女感染的治疗，可选择半衰期短的 β-内酰胺类抗菌药物，避免使用半衰期长的大环内酯类。对于循证医学证据结论较少的药物，临床应尽量避免选择。

2. 服药时间

对必须接受药物治疗的哺乳期妇女，因乳汁中药物浓度随血药浓度波动较大，因此服药时间的选择对哺乳期安全用药非常重要。若其于哺乳后立即用药，则可保证下次哺乳时血药浓度已降至最低。

3. 用药疗程

哺乳是一个长期过程，用药疗程对哺乳期安全用药也至关重要。如果哺乳期妇女须长期用药，而药物对婴儿有较高风险，则应考虑暂停哺乳。如果仅为短期用药（呼吸道感染等），则应尽可能考虑缩短用药疗程，一旦病因消除，应立即停药。

4. 恢复哺乳时间

根据药物代谢动力学的理论，药物在最后一次给药达峰值的 5 个半衰期后，血药浓度可降至峰值的 3% 左右，此时血浆中仅有微量药物残留，乳药浓度也极其微量。如果哺乳期妇女用药期间停止哺乳，则可在停药 5 个半衰期后恢复哺乳。

（六）哺乳期用药的原则

哺乳期用药的基本原则是尽可能减少药物对子代的不良影响。几乎能通过胎盘屏障的药物，均能通过乳腺进入乳汁，因此孕期不适宜用的药物，哺乳期及新生儿期也不宜使用。哺乳期用药时，为减少乳汁中的药物浓度，哺乳时间应避免血药浓度高峰期。由于人乳是持续地产生并且在体内不蓄积，因此，哺乳期可服用较安全的药物，并等到过了药物一个血浆半衰期后再喂奶，如果母亲所用药物对孩子影响较大，则应暂停哺乳。

哺乳期用药原则：

1. 为了婴儿的健康，哺乳期最好不要用药，特别是哺乳期禁忌和慎用的药物。

2. 平衡利弊后，如需要用药，必须确定用药指征并选择疗效好且对婴幼而影响小的药物。

3. 用药途径口服或局部最好，半衰期需短，避免持续释放，从而减少婴儿的药物吸收量。

4. 要注意掌握服药的时间。血中药物浓度降低时乳汁中药物有可能渗透回血浆，最好在哺乳后再服药或服药后立即哺乳，并尽可能推迟下次哺乳时间，最好间隔 4h 以上，以避免或减少婴儿通过乳汁获取药物。

5. 在应用剂量大或疗效长的药物时，应同时检测婴儿血药浓度。

6. 若乳母有疾病必须用药，又不能证实该药对婴儿是否安全，可暂停哺乳，改用泵吸奶，使之停药后可继续哺乳。

7. 注意婴幼儿个体差异，不可完全凭经验处理。

8. 若母亲正在接受抗凝血剂治疗，而婴儿因某种原因须接受手术治疗，必须在手术前测定婴儿凝血酶原时间。

9. 严格掌握适应证，控制用药剂量，限制用药时间。

（七）权威机构和数据库

1. WHO

2002 年，世界卫生组织（WHO）发布了哺乳期妇女用药目录。目录顺序按药物治疗的疾病排列，按照其对哺乳的危险等级，所有收录的药物被分为适用、适用（监测不良反应）、尽量避免（监测不良反应）、尽量避免（影响乳汁）和避免使用五大类。另外，该目录所收录药物只有推荐建议，无其他关于药物在哺乳期应用的数据。

2. AAP

关于哺乳期妇女用药问题，美国儿科学学会（AAP）药物委员会发布了多份声明。2001 年版的 AAP 声明中详细列出了几类哺乳期妇女常用药物的应用情况，包括有细胞毒药物、易滥用药物、放射性药物、食品添加剂/环境物质和常规药物；常规药物分为对乳儿影响不明、有确切影响和哺乳期适用三类。2013 年 AAP 的最新声明中，不再一一列出常规药物的具体信息，但更新了精神病类药物、易滥用药物、催乳药物、植物制品、放射性药物和疫苗在哺乳期的使用建议。对于哺乳期其他常规使用的药物，AAP 建议通过 LactMed 数据库查询。

3. LactMed

LactMed 是美国国家医学图书馆（U. S. NLM）旗下数据库 TOXNET 的子库之一，全称是药物与哺乳数据库。

LactMed 收录了药物和一些可能有母乳暴露风险的化学物质的相关信息，主要包括药物的使用总结、药物的水平（包括乳母乳汁和乳儿血清或尿中的浓度）、对乳儿的影响、对哺乳的影响、替代药物和其他基础信息。LactMed 的所有数据均从研究文献综述中得来，同时也列出了全部参考文献供进一步查证。LactMed 数据库每月更新一次，并且每个药物的信息都有提供更新时间。

4. e – lactancia

e – lactancia 是一个在线的免费数据库，可查询影响母乳喂养各种因素的相关数据，包括药物、医疗操作以及乳母和乳儿疾病等。

e – lactancia 将影响哺乳的危险因素分为四个级别，依次为 very low risk、low risk、high risk 和 very high risk。每种特定药物还给出了相应的药代和药动学参数，包括乳汁/血浆比值（M/P）、理论剂量（相当于 Hale 教授的 TID）、相对剂量（相当于 Hale 教授的 RID）和相对乳儿剂量（从乳汁获得剂量与婴儿剂量的比值）。此外，对于安全性较低的药物，e – lactancia 提供了替代药物。

对于数据库收录的条目，e – lactancia 列出了所引文献，但并未作细节上的描述；e – lactancia 数据库的更新主要参考 pubmed、LactMed、《Medications and Mothers′Milk》等，同样也给出了条目的更新时间。

5. LactMed 和 e – lactancia

作为免费的工具，两个数据库都为我们提供极大地便利，但两者之间有所区别。

LactMed 主要是综述文献内容，主要条目都是描述具体文献的研究内容，查询较麻烦；而 e‑lactancia 直接给出药物的相关参数以及其危险等级，其中相对剂量和相对乳儿剂量具有较大的参考价值。LactMed 只提供药物和一些化学物质对于哺乳影响的资料；而 e‑lactancia 不仅收录了药物的信息，还包括一些化妆品、顺势疗法产品、疾病和医疗操作对于哺乳的影响，内容比较全面。LactMed 是 U.S. NLM 旗下的数据库，权威且可信度高，应用广泛；而 e‑lactancia 由公益组织维护，属民间机构，权威性稍弱，不过也是多个儿科学会和学术机构推荐使用的数据库。另一方面，e‑lactancia 引用文献数量比 LactMed 多。

总之，LactMed 和 e‑lactancia 各有优势，在查询数据的时候可取长补短。

三、妊娠期临床常见疾病治疗

（一）妊娠期高血压疾病

1. 疾病分类

妊娠期高血压疾病为多因素发病，可存在各种母体基础病理状况，也受妊娠期环境因素的影响。妊娠期间病情缓急不同，可呈现进展性变化并可迅速恶化。

（1）妊娠期高血压（gestational hypertension）　以妊娠期 20 周后首次出现以高血压、蛋白尿、水肿为特征，收缩压≥140mmHg 和（或）舒张压≥90mmHg 并伴有全身多脏器的损害，于产后 12 周内恢复正常；尿蛋白检测阴性。产后方可确诊。

收缩压≥160mmHg 和（或）舒张压≥110mmHg 为重度妊娠期高血压。

（2）子痫前期－子痫（preeclampsia－eclampsia）

①子痫前期（preeclampsia）：妊娠 20 周后出现收缩压≥140mmHg 和（或）舒张压≥90mmHg，且伴有下列任一项：尿蛋白≥0.3g/24h，或尿蛋白/肌酐比值≥0.3，或随机尿蛋白≥（＋）（无法进行尿蛋白定量时的检查方法）；无蛋白尿但伴有以下任何一种器官或系统受累：心、肺、肝、肾等重要器官，或血液系统、消化系统、神经系统的异常改变，胎盘－胎儿受到累及等。血压和（或）尿蛋白水平持续升高，发生母体器官功能受损或胎盘－胎儿并发症是子痫前期病情向重度发展的表现。

子痫前期孕妇出现下述任一表现可诊断为重度子痫前期（severe preeclampsia）：血压持续升高 [收缩压≥160mmHg 和（或）舒张压≥110mmHg]；持续性头痛、视觉障碍或其他中枢神经系统异常表现；持续性上腹部疼痛及肝包膜下血肿或肝破裂表现；肝酶异常：血丙氨酸转氨酶（ALT）或天冬氨酸转氨酶

（AST）水平升高；肾功能受损：尿蛋白 > 2.0g/24h；少尿（24h 尿量 < 400ml、或每小时尿量 < 17ml），或血肌酐 > 106μmol/L；低蛋白血症伴腹水、胸水或心包积液；血液系统异常：血小板计数呈持续性下降并低于 $100 \times 10^9/L$；微血管内溶血［表现有贫血、黄疸或血乳酸脱氢酶（LDH）水平升高］心功能衰竭；肺水肿；胎儿生长受限或羊水过少、胎死宫内、胎盘早剥等。

②子痫（eclamgsia）：子痫前期基础上发生不能用其他原因解释的抽搐。

（3）妊娠合并慢性高血压　既往存在的高血压或在妊娠 20 周前发现收缩压 ≥140mmHg 和（或）舒张压≥90mmHg，妊娠期无明显加重；或妊娠 20 周后首次诊断高血压并持续到产后 12 周以后。

（4）慢性高血压并发子痫前期（chronic hypertension with superimposed preeclampsia）　慢性高血压孕妇，孕 20 周前无蛋白尿，孕 20 周后出现尿蛋白 ≥0.3g/24h 或随机尿蛋白≥（+）；或孕 20 周前有蛋白尿，孕 20 周后尿蛋白定量明显增加；或出现血压进一步升高等上述重度子痫前期的任何一项表现。

2. 治疗原则

妊娠期高血压疾病的治疗目的是预防重度子痫前期和子痫的发生，降低母儿围产期病率和死亡率，改善围产结局。治疗基本原则是休息、镇静、预防抽搐、有指征地降压和利尿、密切监测母儿情况，适时终止妊娠。应根据病情的轻重缓急和分类进行个体化治疗。

（1）妊娠期高血压　休息、镇静、监测母胎情况，酌情降压治疗。

（2）子痫前期　预防抽搐，有指征地降压、利尿、镇静，密切监测母胎情况，预防和治疗严重并发症，适时终止妊娠。

（3）子痫　控制抽搐，病情稳定后终止妊娠，预防并发症。

（4）妊娠合并慢性高血压　以降压治疗为主，注意预防子痫前期的发生。

（5）慢性高血压并发子痫前期　兼顾慢性高血压和子痫前期的治疗。

3. 临床治疗

（1）一般治疗　妊娠期高血压应注意休息，以侧卧位为宜；保证摄入足量的蛋白质和热量；适度限制食盐摄入。应保证充足睡眠，必要时可睡前口服地西泮 2.5 ~ 5.0mg。

（2）降压治疗　降压治疗的目的是预防心脑血管意外和胎盘早剥等严重母胎并发症。收缩压≥160mmHg 和（或）舒张压≥110mmHg 的高血压孕妇应进行降压治疗；收缩压≥140mmHg 和（或）舒张压≥90mmHg 的高血压患者也可应用降压药。

目标血压：孕妇未并发器官功能损伤，收缩压应控制在 130 ~ 155mmHg 为宜，舒张压应控制在 80 ~ 105mmHg；孕妇并发器官功能损伤，则收缩压应控制在 130～139mmHg，舒张压应控制在 80～89mmHg。降压过程力求血压下降平稳，不可波动过大，且血压不可低于 130/80mmHg，以保证子宫－胎盘血流灌注。在出现严重高血压，或发生器官损害如急性左心室功能衰竭时，需要紧急降压到目标血压范围，注意降压幅度不能太大，以平均动脉压（MAP）的 10%～25% 为宜，24～48h 达到稳定。

常用降压药物有肾上腺素能受体阻滞剂、钙离子通道阻滞剂及中枢性肾上腺素能神经阻滞剂等药物。妊娠期常用口服降压药物有拉贝洛尔、硝苯地平或硝苯地平缓释片及甲基多巴等；如口服药物血压控制不理想，可使用静脉用药，常用有：拉贝洛尔、酚妥拉明及尼卡地平等；孕期一般不使用利尿剂降压，以防血液浓缩、有效循环血量减少和高凝倾向。不推荐使用阿替洛尔和哌唑嗪。硫酸镁不作为降压药使用。妊娠中晚期禁止使用血管紧张素转换酶抑制剂（ACEI）和血管紧张素 II 受体拮抗剂（ARB）。上述单药治疗后血压控制仍不满意时，需考虑联合应用降压药物，一般可选用硝苯地平联合拉贝洛尔。以下为常用药物：

①拉贝洛尔：为 α、β 肾上腺素能受体阻滞剂，用于妊娠期高血压的治疗。用法：50～150mg 口服，3～4 次/d。静脉注射：初始剂量 20mg，10min 后如未有效降压则剂量加倍，最大单次剂量 80mg，直至血压被控制，每日最大总剂量 220mg。静脉滴注：50～100mg 加入 5% 葡萄糖溶液 250～500ml，根据血压调整滴速，血压稳定后改口服。

②硝苯地平：为二氢吡啶类钙离子通道阻滞剂。在妊娠中晚期用于治疗严重高血压。用法：5～10mg 口服，3～4 次/d，24h 总量不超过 60mg。紧急时舌下含服 10mg，起效快，但不推荐常规使用。硝苯地平缓释片 20mg 口服，1～2 次/d。

③甲基多巴：可兴奋血管中运动中枢的 α 受体，抑制外周交感神经而降低血压，妊娠期使用效果较好。用法：250mg 口服，3 次/d，根据病情酌情增减，最高不超过 2g/d。其副作用为嗜睡、便秘、口干、心动过缓。

④尼莫地平：为二氢吡啶类钙离子通道阻滞剂，可选择性扩张脑血管。用法：20～60mg 口服，2～3 次/d。静脉滴注：20～40mg 加入 5% 葡萄糖溶液 250ml，每日总量不超过 360mg。

⑤尼卡地平：为二氢吡啶类钙离子通道阻滞剂，用于治疗心绞痛和高血压。早产时，也用作宫缩抑制剂。用法：口服初始剂量 20～40mg，3 次/d。静脉滴注：1mg/h 为起始剂量，根据血压变化每 10min 调整用量。

⑥酚妥拉明：为 α 肾上腺素能受体阻滞剂。用法：10～20mg 溶于 5% 葡萄糖溶液 100～200ml，以 10μg/min 的速度开始静脉滴注，应根据降压效果调整滴注剂量。

⑦硝酸甘油：作用于氧化亚氮合酶，可同时扩张静脉和动脉，降低心脏前、

后负荷，主要用于合并急性心功能衰竭和急性冠状动脉综合征时的高血压急症的降压治疗。用法：起始剂量 5 ~ 10μg/min 静脉滴注，每 5 ~ 10min 增加滴速至维持剂量 20 ~ 50μg/min。

⑧硝普钠：为强效血管扩张剂。用法：50mg 加入 5% 葡萄糖溶液 500ml 按 0.5 ~ 0.8μg/（kg·min）缓慢静脉滴注。由于药物能迅速通过胎盘进入胎儿体内，并保持高浓度，其代谢产物对胎儿有毒性作用，不宜在妊娠期使用。妊娠期仅适用于其他降压药物无效的高血压危象孕妇。产前应用时间不宜超过 4h，用药期间应严密监测血压及心率。

（3）硫酸镁防治子痫　硫酸镁是子痫治疗的一线药物，也是重度子痫前期预防子痫发作的预防用药。硫酸镁控制子痫再次发作的效果优于地西泮、苯巴比妥和冬眠合剂等镇静药物。除非存在硫酸镁应用禁忌证或者硫酸镁治疗效果不佳，否则不推荐使用苯巴比妥和苯二氮䓬类药物（如地西泮）用于子痫的预防或治疗。对于非重度子痫前期的患者也可酌情考虑应用硫酸镁，其用法如下。

①控制子痫抽搐：静脉用药负荷剂量为 4 ~ 6g，溶于 10% 葡萄糖溶液 20ml 静脉推注（15 ~ 20min），或 5% 葡萄糖溶液 100ml 快速静脉滴注，继而 1 ~ 2g/h 静脉滴注维持。或者夜间睡眠前停用静脉给药，改用肌内注射，用法为 25% 硫酸镁 20ml + 2% 利多卡因 2ml 臀部肌内注射。24h 硫酸镁总量 25 ~ 30g。

②预防子痫发作：适用于重度子痫前期和子痫发作后，负荷剂量 2.5 ~ 5.0g，维持剂量与控制子痫抽搐相同。用药时间长短根据病情需要调整，一般每日静脉滴注 6 ~ 12h，24h 总量不超过 25g；用药期间每日评估病情变化，决定是否继续用药；引产和产时可以持续使用硫酸镁，若剖宫产术中应用要注意产妇心脏功能；产后继续使用 24 ~ 48h。

③若为产后新发现高血压合并头痛或视物模糊，建议启用硫酸镁治疗。

④硫酸镁用于重度子痫前期预防子痫发作以及重度子痫前期的期待治疗时，为避免长期应用对胎儿（婴儿）钙水平和骨质的影响，建议及时评估病情，病情稳定者在使用 5 ~ 7d 后停用硫酸镁；在重度子痫前期期待治疗中，必要时间歇性应用。

注意事项：血清镁离子有效治疗浓度为 1.8 ~ 3.0mmol/L，超过 3.5mmol/L 即可出现中毒症状。使用硫酸镁的必备条件：膝腱反射存在；呼吸 ≥ 16 次/min；尿量 ≥ 25ml/h（即 ≥ 600ml/d）；备有 10% 葡萄糖酸钙。镁离子中毒时停用硫酸镁并缓慢（5 ~ 10min）静脉推注 10% 葡萄糖酸钙 10ml。

如孕妇同时合并肾功能不全、心肌病、重症肌无力等，或体质量较轻者，则硫酸镁应慎用或减量使用。若条件许可，用药期间可监测血清镁离子浓度。

（4）扩容疗法　子痫前期孕妇需要限制补液量以避免肺水肿。除非有严重的液体丢失（如呕吐、腹泻、分娩失血）使血液明显浓缩，血容量相对不足或高凝状态者，通常不推荐扩容治疗。扩容疗法可增加血管外液体量，导致一些严重并发症的发生，如心功能衰竭、肺水肿等。子痫前期孕妇出现少尿如无肌酐水平升高不建议常规补液，持续性少尿不推荐应用多巴胺或呋塞米。

（5）镇静药物的应用　应用镇静药物的目的是缓解孕产妇的精神紧张、焦虑症状、改善睡眠、预防并控制子痫。

①地西泮：为苯二氮䓬类镇静催眠药。用法：2.5 ~ 5.0mg 口服，2 ~ 3 次/d，或者睡前服用；必要时地西泮 10mg 肌内注射或静脉注射（＞2min）。

②苯巴比妥：为巴比妥类镇静催眠药。用法：镇静时口服剂量为 30mg，3 次/d。控制子痫时肌内注射 0.1g。

③冬眠合剂：由氯丙嗪（50mg）、哌替啶（100mg）和异丙嗪（50mg）三种药物组成，由于氯丙嗪可使血压急剧下降，导致肾及胎盘血流量降低，而且对孕妇及胎儿肝脏有一定损害，也可抑制胎儿呼吸，故仅应用于硫酸镁控制抽搐效果不佳者。用法：通常以 1/3 ~ 1/2 量肌内注射，或以半量加入 5% 葡萄糖溶液250ml 静脉滴注。

（6）利尿剂的应用　子痫前期孕妇不主张常规应用利尿剂，仅当孕妇出现全身性水肿、肺水肿、脑水肿、肾功能不全、急性心功能衰竭时，可酌情使用呋塞米等快速利尿剂。甘露醇主要用于脑水肿，甘油果糖适用于肾功能有损害的孕妇。

（7）纠正低蛋白血症　严重低蛋白血症伴腹水、胸水或心包积液者，应补充白蛋白或血浆，同时注意配合应用利尿剂及严密监测病情变化。

（8）促胎肺成熟　妊娠 28 ~ 34 周并预计在 1 周内分娩的子痫前期孕妇，均应接受糖皮质激素促胎肺成熟治疗。

用法：地塞米松 6mg，肌内注射，每 12h 1 次，连续 4 次；或倍他米松12mg，肌内注射，每日 1 次，连续 2d。

目前，尚无足够证据证明地塞米松、倍他米松以及不同给药方式促胎肺成熟治疗的优劣。不推荐反复、多疗程产前给药。如果在较早期初次促胎肺成熟后又经过一段时间（2 周左右）保守治疗，但终止孕周仍＜34 周时，可以考虑再次给予同样剂量的促胎肺成熟治疗。不建议常规使用双疗程或多疗程的糖皮质激素。

4. 慢性高血压拟妊娠的建议

（1）妊娠前评估　慢性高血压患者拟妊娠前需要进行全面评估，包括血压水平、靶器官损害情况、正在应用降压药物与疗效等。

（2）妊娠前准备　指导患者积极改善生活方式，如限盐，通过饮食控制与运动将体重控制在理想范围（体重指数 $18.5 \sim 24.9 kg/m^2$）。积极查找引起血压升高的原因并予以纠正。

（3）调整降压药物　经上述生活方式干预措施血压仍不能降至正常者需要药物治疗。建议在拟妊娠前 6 个月开始改用硝苯地平和（或）拉贝洛尔控制血压。经过这两种药物治疗后血压仍不能降至 150/100mmHg 以下或轻度高血压但伴有蛋白尿者建议暂缓妊娠。

（二）妊娠期糖尿病

妊娠合并糖尿病包括孕前糖尿病（pre – gestational diabetes mellitus，PGDM）和妊娠期糖尿病（gestational diabetes mellitus，GDM），孕前糖尿病可能在孕前已确诊或在妊娠期首次被诊断。随着糖尿病发病率日益升高，以及妊娠期糖尿病筛查诊断受到广泛重视，妊娠合并糖尿病患者不断增多。

在妊娠早中期，随孕周增加，胎儿对营养物质需求量增加，通过胎盘从母体获取葡萄糖是胎儿能量的主要来源，孕妇血浆葡萄糖水平随妊娠进展而降低，空腹血糖约降低 10%。其原因有：①胎儿从母体获取葡萄糖增加；②妊娠期肾血浆流量及肾小球滤过率均增加，但肾小管对糖的再吸收率不能相应增加，导致部分孕妇自尿中排糖量增加；③雌激素和孕激素增加母体对葡萄糖的利用。因此，空腹时孕妇清除葡萄糖能力较非妊娠期增强。孕妇空腹血糖较非孕妇低，这也是孕妇长时间空腹易发生低血糖及酮症的病理基础。

到妊娠中晚期，孕妇体内拮抗胰岛素样物质增加，如肿瘤坏死因子、瘦素、胎盘生乳素、雌激素、孕酮、皮质醇和胎盘胰岛素酶等使孕妇对胰岛素的敏感性随孕周增加而下降，为维持正常糖代谢水平，胰岛素需求量必须相应增加。对于胰岛素分泌受限的孕妇，妊娠期不能代偿这一生理变化而使血糖升高，使原有糖尿病加重或出现妊娠期糖尿病。

1. 疾病分类

（1）孕前糖尿病（PGDM）　符合以下 2 项中任意一项者，可确诊为 PGDM：一是妊娠前已确诊为糖尿病的患者。二是妊娠前未进行过血糖检查的孕妇，尤其存在糖尿病高危因素者，首次产前检查时需明确是否存在糖尿病，妊娠期血糖升高达到以下任何一项标准应诊断为 PGDM。

①空腹血浆葡萄糖（fastingplasma glucose，FPG）$\geqslant 7.0mmol/L$（126mg/dl）。

②75g 口服葡萄糖耐量试验（oral glucose tolerance test，OGTT），服糖后 2h 血糖$\geqslant 11.1mmol/L$（200mg/dl）。

③伴有典型的高血糖症状或高血糖危象，同时随机血糖 $> 11.1mmol/L$

（200mg/dl）。

④糖化血红蛋白（glycohemoglobin，HbA1c）≥6.5%，但不推荐妊娠期常规用 HbA1c 进行糖尿病筛查。

GDM 高危因素包括肥胖（尤其是重度肥胖）、一级亲属患 2 型糖尿病（type 2 diabetes mellitus，T2DM）、GDM 史或巨大儿分娩史、多囊卵巢综合征、妊娠早期空腹尿糖反复阳性等。

（2）妊娠期糖尿病（GDM）　指妊娠期发生的糖代谢异常，妊娠期首次发现且血糖升高已经达到糖尿病标准，应将其诊断为 PGDM 而非 GDM。GDM 诊断方法和标准如下：

①推荐医疗机构对所有尚未被诊断为 PGDM 或 GDM 的孕妇，在妊娠 24～28 周以及 28 周后首次就诊时行 OGTT。

75g OGTT 方法：OGTF 前禁食至少 8h，试验前连续 3d 正常饮食，即每日进食碳水化合物不少于 150g，检查期间静坐、禁烟。检查时，5min 内口服含 75g 葡萄糖的液体 300ml，分别抽取孕妇服糖前及服糖后 1h、2h 的静脉血（从开始饮用葡萄糖水计算时间），放入含有氟化钠的试管中，采用葡萄糖氧化酶法测定血糖水平。

75g OGTT 的诊断标准：服糖前及服糖后 1h、2h，3 项血糖值应分别低于 5.1、10.0、8.5mmol/L（92、180、153mg/dl）。任何一项血糖值达到或超过上述标准即诊断为 GDM。

②孕妇具有 GDM 高危因素或者医疗资源缺乏地区，建议妊娠 24～28 周首先检查 FPG。

FPG≥5.1mmol/L，可以直接诊断 GDM，不必行 OGTT；FPG＜4.4mmol/L（80mg/dl），发生 GDM 可能性极小，可以暂时不行 OGTT；FPG≥4.4mmol/L 且 ＜5.1mmol/L 时，应尽早行 OGTT。

③孕妇具有 GDM 高危因素，首次 OGTT 结果正常，必要时可在妊娠晚期重复 OGTT。

④妊娠早、中期随孕周增加 FPG 水平逐渐下降，尤以妊娠早期下降明显，因而，妊娠早期 FPG 水平不能作为 GDM 的诊断依据。

⑤未定期检查者，如果首次就诊时间在妊娠 28 周以后，建议首次就诊时或就诊后尽早行 OGTT 或 FPG 检查。

2. 治疗原则

（1）糖尿病患者于妊娠前应确定糖尿病严重程度。未经治疗的严重糖尿病患者一旦妊娠，对母儿危险均较大，应避孕，不宜妊娠。

（2）器质性病变较轻、血糖控制较好者，可在积极治疗、密切监护下继续妊娠。

（3）从妊娠前开始，在内科医师协助下严格控制血糖值。确保受孕前、妊娠期及分娩期血糖在正常范围。

妊娠期血糖控制标准见表3-1-3。凡血糖高于上限时，应用胰岛素或增加胰岛素用量。胰岛素调整后，复查血糖。血糖调整到正常后，每周监测血糖变化，血糖异常者，重新调整胰岛素用量。

表3-1-3 妊娠期血糖控制标准［mmol/L（mg/ml)］

类别	PGDM 血糖	GDM 血糖
空腹	3.3～5.6（60～100）	3.3～5.3（60～99）
餐后2h	4.4～6.7（80～120）	4.4～6.7（80～120）
夜间	4.4～6.7（80～120）	3.3～5.8（60～105）
餐前30min	3.3～5.6（60～105）	—

3. 临床治疗

（1）医学营养治疗 医学营养治疗的目的是使糖尿病孕妇的血糖控制在正常范围，保证孕妇和胎儿的合理营养摄入，减少母儿并发症的发生。一旦确诊GDM，应立即对患者进行医学营养治疗和运动指导，并进行如何监测血糖的教育等。医学营养治疗和运动指导后，FPG及餐后2h血糖仍异常者，推荐及时应用胰岛素。

（2）营养摄入量推荐

①每日摄入总能量：应根据不同妊娠前体质量和妊娠期的体质量增长速度而定。虽然需要控制糖尿病孕妇每日摄入的总能量，但应避免能量限制过度，妊娠早期应保证不低于1500kcal/d（1kcal = 4.184kJ），妊娠晚期不低于1800kcal/d。

碳水化合物摄入不足可能导致酮症的发生，对孕妇和胎儿都会产生不利影响。

②碳水化合物：推荐饮食碳水化合物摄入量占总能量的50%～60%为宜，每日碳水化合物不低于150g对维持妊娠期血糖正常更为合适。应尽量避免食用蔗糖等精制糖，等量碳水化合物食物选择时可优先选择低血糖指数食物。无论采用碳水化合物计算法、食品交换份法或经验估算法，监测碳水化合物的摄入量是血糖控制达标的关键策略。当仅考虑碳水化合物总量时，血糖指数和血糖负荷可能更有助于血糖控制。

③蛋白质：推荐饮食蛋白质摄入量占总能量的15%～20%为宜，以满足孕妇妊娠期生理调节及胎儿生长发育之需。

④脂肪：推荐饮食脂肪摄入量占总能量的25%～30%为宜。但应适当限制饱和

脂肪酸含量高的食物，如动物油脂、红肉类、椰奶、全脂奶制品等，糖尿病孕妇饱和脂肪酸摄入量不应超过总摄入能量的7%；而单不饱和脂肪酸如橄榄油、山茶油等，应占脂肪供能的1/3以上。减少反式脂肪酸摄入量可降低低密度脂蛋白胆固醇、增加高密度脂蛋白胆固醇的水平，故糖尿病孕妇应减少反式脂肪酸的摄入量。

⑤膳食纤维：是不产生能量的多糖。水果中的果胶、海带、紫菜中的藻胶、某些豆类中的胍胶和魔芋粉等具有控制餐后血糖上升程度、改善葡萄糖耐量和降低血胆固醇的作用。推荐每日摄入量25～30g。饮食中可多选用富含膳食纤维的燕麦片、荞麦面等粗杂粮，以及新鲜蔬菜、水果、藻类食物等。

⑥维生素及矿物质：妊娠期铁、叶酸和维生素 D 的需要量增加了 1 倍，钙、磷、硫胺素、维生素 B_6 的需要量增加了33%～50%，锌、核黄素的需要量增加了20%～25%，维生素 A、B_3、B_{12}、C、硒、钾、生物素和每日总能量的需要量增加了18% 左右。因此，建议妊娠期有计划地增加富含维生素 B_6、钙、钾、铁、锌、铜的食物，如瘦肉、家禽、鱼、虾、奶制品、新鲜水果和蔬菜等。

（3）GDM 的运动疗法

①运动治疗的作用：运动疗法可降低妊娠期基础胰岛素抵抗，是 GDM 的综合治疗措施之一，每餐 30min 后进行中等强度的运动对母儿无不良影响。

②运动治疗的方法：选择一种低至中等强度的有氧运动（又称耐力运动），主要指由机体大肌肉群参加的持续性运动。步行是常用的简单有氧运动。

③运动的时间：可自 10min 开始，逐步延长至30min，其中可穿插必要的间歇，建议餐后运动。

④运动的频率：适宜的频率为 3～4 次/周。

⑤运动治疗的注意事项：a. 运动前行心电图检查以排除心脏疾患，并需确认是否存在大血管和微血管的并发症。b. GDM 运动疗法的禁忌证：1 型糖尿病合并妊娠、心脏病、视网膜病变、多胎妊娠、宫颈功能不全、先兆早产或流产、胎儿生长受限、前置胎盘、妊娠期高血压疾病等。c. 防止低血糖反应和延迟性低血糖：进食 30min 后再运动，每次运动时间控制在 30～40min，运动后休息30min。血糖水平 <3.3mmol/L 或 >13.9mmol/L 者停止运动。运动时应随身携带饼干或糖果，有低血糖征兆时可及时食用。d. 运动期间出现以下情况应及时就医：腹痛、阴道流血或流水、憋气、头晕眼花、严重头痛、胸痛、肌无力等。e. 避免清晨空腹未注射胰岛素之前进行运动。

（4）胰岛素治疗

①常用的胰岛素制剂及其特点

a. 超短效人胰岛素类似物：门冬胰岛素已被批准可用于妊娠期。其特点是起效迅速，药效维持时间短。具有最强或最佳的降低餐后血糖的作用，不易发生低血糖，用于控制餐后血糖水平。

b. 短效胰岛素：其特点是起效快，剂量易于调整，可皮下、肌内和静脉注射使用。静脉注射胰岛素后能使血糖迅速下降，半衰期 $5 \sim 6min$，故可用于抢救 DKA。

c. 中效胰岛素：是含有鱼精蛋白、短效胰岛素和锌离子的混悬液，只能皮下注射而不能静脉使用。注射后必须在组织中蛋白酶的分解作用下，将胰岛素与鱼精蛋白分离，释放出胰岛素再发挥生物学效应。其特点是起效慢，药效持续时间长，其降低血糖的强度弱于短效胰岛素。

d. 长效胰岛素类似物：地特胰岛素也已经被批准应用于妊娠期，可用于控制夜间血糖和餐前血糖。妊娠期各种常用的胰岛素制剂及其作用特点见表3-1-4。

表3-1-4　妊娠期常用的胰岛素制剂及其作用特点

胰岛素制剂	起效时间	作用达峰值时间	有效作用时间	最长持续时间
超短效人胰岛素类似物	$10 \sim 20min$	$30 \sim 90min$	$3 \sim 4h$	$3 \sim 5h$
短效胰岛素	$30 \sim 60min$	$2 \sim 3h$	$3 \sim 6h$	$7 \sim 8h$
中效胰岛素	$2 \sim 4h$	$6 \sim 10h$	$10 \sim 16h$	$14 \sim 18h$

②胰岛素应用时机：糖尿病孕妇经饮食治疗 $3 \sim 5d$ 后，测定24h的末梢血糖（血糖轮廓试验），包括夜间血糖、三餐前30min及三餐后2h血糖及尿酮体。如果空腹或餐前血糖 $\geq 5.3mmol/L$（95mg/dl），或餐后 2h 血糖 $\geq 6.7mmol/L$（120mg/dl），或调整饮食后出现饥饿性酮症，增加热量摄入后血糖又超过妊娠期标准者，应及时加用胰岛素治疗。

③胰岛素治疗方案：最符合生理要求的胰岛素治疗方案为基础胰岛素联合餐前超短效或短效胰岛素。基础胰岛素的替代作用可持续 $12 \sim 24h$，而餐前胰岛素起效快，持续时间短，有利于控制餐后血糖。应根据血糖监测结果，选择个体化的胰岛素治疗方案。

a. 基础胰岛素治疗：选择中效胰岛素睡前皮下注射，适用于空腹血糖高的孕妇；睡前注射中效胰岛素后空腹血糖已经达标但晚餐前血糖控制不佳者，可选择早餐前和睡前2次注射，或者睡前注射长效胰岛素。

b. 餐前超短效或短效胰岛素治疗：餐后血糖升高的孕妇，进餐时或餐前30min注射超短效或短效人胰岛素。

c. 胰岛素联合治疗：中效胰岛素和超短效或短效胰岛素联合，是目前应用最普遍的一种方法，即三餐前注射短效胰岛素，睡前注射中效胰岛素。由于妊娠期餐后血糖升高显著，一般不推荐常规应用预混胰岛素。

④妊娠期胰岛素应用的注意事项

a. 胰岛素初始使用应从小剂量开始，0.3~0.8U/（kg·d）。每日计划应用的胰岛素总量应分配到三餐前使用，分配原则是早餐前最多，中餐前最少，晚餐前用量居中。每次调整后观察 2~3d 判断疗效，每次以增减 2~4U 或不超过胰岛素每日用量的 20% 为宜，直至达到血糖控制目标。

b. 胰岛素治疗期间清晨或空腹高血糖的处理：夜间胰岛素作用不足、黎明现象和 Somogyi 现象均可导致高血糖的发生。前 2 种情况必须在睡前增加中效胰岛素用量，而出现 Somogyi 现象时应减少睡前中效胰岛素的用量。

c. 妊娠过程中机体对胰岛素需求的变化：妊娠中、晚期对胰岛素需要量有不同程度的增加；妊娠 32~36 周胰岛素需要量达高峰，妊娠 36 周后稍下降，应根据个体血糖监测结果，不断调整胰岛素用量。

（5）口服降糖药在 GDM 孕妇中的应用　大多数 GDM 孕妇通过生活方式的干预即可使血糖达标，不能达标的 GDM 孕妇应首先推荐应用胰岛素控制血糖。目前，口服降糖药物二甲双胍和格列本脲在 GDM 孕妇中应用的安全性和有效性不断被证实，但我国尚缺乏相关研究，且这 2 种口服降糖药均未纳入我国妊娠期治疗糖尿病的注册适应证。但考虑对于胰岛素用量较大或拒绝应用胰岛素的孕妇，应用上述口服降糖药物的潜在风险远远小于未控制的妊娠期高血糖本身对胎儿的危害。因此，在知情同意的基础上，部分 GDM 孕妇可慎用。几种口服降糖药的分类及其特点见表 3-1-5。

表 3-1-5　口服降糖药的分类及其特点

药物名称	作用部位	胎盘通透性	乳汁分泌
格列苯脲	胰腺	极少	未知
二甲双胍	肝、肌细胞、脂肪细胞	是	动物实验
阿卡波糖	小肠	未知	未知

①格列本脲：是临床应用最广泛的治疗 GDM 的口服降糖药，作用靶器官为胰腺，99% 以蛋白结合形式存在，极少通过胎盘屏障。目前临床研究显示，妊娠中、晚期 GDM 孕妇应用格列本脲与胰岛素治疗相比，疗效一致，但前者使用方便，且价格便宜。但用药后发生子痫前期和新生儿黄疸需光疗的风险升高，少部分孕妇有恶心、头痛及低血糖反应。

②二甲双胍：可增加胰岛素的敏感性，目前的资料显示，妊娠早期应用对胎儿无致畸性，在多囊卵巢综合征的治疗过程中对早期妊娠的维持有重要作用。由于该药可以透过胎盘屏障，妊娠中晚期应用对胎儿的远期安全性尚有待证实。

（三）妊娠期甲状腺疾病

1. 疾病分类

（1）妊娠期甲状腺功能亢进（简称妊娠期甲亢）　我国 2012 年《妊娠和产后甲状腺疾病诊治指南》（后简称为《指南》）推荐甲状腺功能亢进诊断标准为：血清 TSH ＜0.1mIU/L，FT_4 ＞妊娠特异值参考上限，排除妊娠期甲状腺功能亢进综合征后即可诊断。

妊娠期甲状腺功能亢进综合征发生在孕早期，与妊娠反应（如妊娠剧吐）相关。呈一过性，与 HCG 产生增多，类似 TSH 过度刺激甲状腺使 T_4 产生增加有关。临床特点为孕妇通常 8～10 周发病，伴有心悸、焦虑、多汗等高代谢症状，血清 FT_4 和总 T_4 升高，血清 TSH 降低或不能测及，但甲状腺自身抗体阴性，且过去无甲状腺自身免疫性疾病的病史。

有调查显示，0.2% 的孕妇存在甲状腺功能亢进，其中约 95% 为毒性弥漫性甲状腺肿（Graves 病）。妊娠期甲状腺功能亢进如未得到有效治疗，会增加妊娠妇女重度子痫、心脏衰竭等疾病的发生风险；同时会显著提高胎儿早产、出生低体重、流产等不良结果的风险。

（2）亚临床甲状腺功能亢进　妊娠妇女亚临床甲状腺功能亢进的发生率约为 1.7%，其特征为 TSH 浓度低于正常下限，FT_4 水平正常，与不良妊娠结果无明显关系。由于抗甲状腺药物（ATD）会通过胎盘，可能对胎儿或新生儿产生不良影响，故无需对亚临床甲状腺功能亢进的妊娠妇女进行治疗。建议对此类妊娠妇女，应密切监测其甲状腺功能。

（3）临床甲状腺功能减退（简称妊娠期甲减）　《指南》妊娠期临床甲状腺功能减退诊断标准是：TSH ＞妊娠期参考值上限，且 FT_4 ＜妊娠期参考值下限。如果血清 TSH ＞10mIU/L，无论 FT_4 是否降低，均按照临床甲状腺功能减退处理。

孕妇妊娠期显性甲状腺功能减退发生率为 0.2%～1%。显性甲状腺功能减退可能损害婴儿神经系统认知功能的发育，还可能增加子痫前期、早产、低出生体重和流产等风险。因此，该疾病对妊娠结局的危害是肯定的，需要对该类患者进行积极的管理与治疗。

（4）亚临床甲状腺功能减退　亚临床甲状腺功能减退是指 TSH 水平升高＞妊娠期参考值上限，血清 FT_4 在妊娠期参考值范围之内。亚临床甲状腺功能减退在妊娠妇女中的发生率为 2%～5%。可能会导致早产、流产、新生儿需要特别护理及妊娠期糖尿病等不良妊娠结局，以及增加幼儿神经智力发育损害的风险。对于孕期出现亚临床甲状腺功能减退的健康妇女，以后进展为甲状腺功能减退的可能性不大。

《指南》并未给出妊娠期 TSH 和 FT_4 的具体参考范围，而是推荐单位或地区建立各自的妊娠期特异血清甲状腺功能指标参考值。有研究发现，TSH 在中国妊娠早期妇女中的上限为 $4 \sim 5$ mIU/L，该项指标在妊娠中晚期还有一定的升高。但因为 TSH 和 FT_4 不同检测药盒的检测结果变异性较大，目前未能提供绝对唯一的参考标准。即使如此，可以明确的是中国人妊娠期正常人 TSH 水平比西方人高，因此不能将 TSH $2.5 \sim 3$ mIU/L 作为正常上限值切点。

表 3 - 1 - 6　正常妊娠与患有甲状腺疾病的孕妇甲状腺功能检测结果的区别

产妇状态	TSH	FT_4
正常妊娠	妊娠早期变化不一 ①	无变化
甲状腺功能亢进	减少	增加
亚临床甲状腺功能亢进	减少	无变化
显性甲状腺功能减退	增加	减少
亚临床甲状腺功能减退	增加	无变化

注：①表示妊娠早期 TSH 水平下降，妊娠 3 个月恢复到基线值。

2. 治疗原则

妊娠期甲状腺功能亢进治疗以支持疗法为主，纠正脱水和电解质紊乱。ATD 治疗仍然是妊娠期甲状腺功能亢进的首选治疗方式。如果母亲孕期口服抗甲状腺药物，新生儿发生甲状腺功能减退的可能性较大，而甲状腺功能减退对新生儿大脑及骨骼发育的影响是很大的，所以该病的治疗原则是早期诊断，足量治疗。

由于碘可自由通过胎盘，放射性碘治疗会损伤胎儿的甲状腺，应绝对禁用。

3. 临床用药

（1）妊娠期甲状腺功能亢进的药物治疗

①抗甲状腺药物（ATD）的选择：妊娠期甲状腺功能亢进的治疗药物为甲巯咪唑（MMI）和丙硫氧嘧啶（PTU），妊娠早期首选丙硫氧嘧啶，因甲巯咪唑可能会导致胎儿皮肤发育不全及"甲巯咪唑致胚胎病"（包括鼻后孔和食管的闭锁、颜面畸形）等先天性畸形；妊娠中晚期推荐首选甲巯咪唑，因 PTU 存在严重肝损伤的风险，包括肝衰竭和死亡。

《指南》推荐的初始剂量为：丙硫氧嘧啶 $50 \sim 300$ mg/d，甲巯咪唑 $5 \sim 15$ mg/d，两者均需每日分次服用（注：非妊娠患 MMI 一般应为每日 1 次服用）。

MMI 和 PTU 均可以通过胎盘，从而影响胎儿的甲状腺功能。当母体甲状腺功能正常时，胎儿有可能已经出现过度治疗而导致胎儿甲状腺功能减退。因此在治疗妊娠期甲状腺功能亢进时，尽量保证抗甲状腺药物的最低有效剂量，并且每隔 4 周监测 FT_4/TT_4 以及 TSH 值以保证血清 FT_4/TT_4 仅轻微高于参考值范围。

在使用抗甲状腺药物（ATD）治疗前应当检查肝功及血常规以及用药后常规监测药物的不良反应。在控制严重甲状腺功能亢进高代谢症状时，可以选用 β 肾上腺素受体阻断剂，普萘洛尔 20 ~ 30mg/d，每 6 ~ 8h 服用。β 肾上腺素受体阻断剂长期使用，与胎儿生长受限、胎儿心动过缓和新生儿低血糖症相关，因此使用时应权衡利弊，且避免长期使用。而对于妊娠期甲状腺功能亢进综合征患者，由于没有明显证据表明与不良妊娠结局相关，因此不主张使用 ATD 治疗，以对症支持治疗为主，可考虑用 β 肾上腺素受体阻断剂。当妊娠期甲状腺功能亢进综合征与 Graves 病鉴别困难时，可以在充分知情同意并密切监测的情况下，短期试用 ATD 治疗。

②是否联用左甲状腺素（L – T_4）：不推荐 ATD 与 L – T_4 联合用药，因为该治疗方案会增加 ATD 的治疗剂量，可能导致胎儿出现甲状腺功能减退。

③外科治疗妊娠期甲状腺功能亢进：部分妊娠甲状腺功能亢进需要手术治疗。术前计划妊娠的甲状腺功能亢进患者需要服用丙硫氧嘧啶、普萘洛尔和碘合剂。外科手术虽是控制甲状腺功能亢进的有效方法，但仅适用于 ATD 治疗效果不佳、对 ADT 过敏，或者甲状腺肿大明显，需要大剂量 ATD 才能控制甲状腺功能亢进时。手术时机一般选择在妊娠 4 ~ 6 个月。妊娠早期和晚期手术容易引起流产和早产。术后要保持甲状腺功能正常。甲状腺次全切除术后提倡测促甲状腺激素受体抗体（TRAb）的滴度，高滴度预示胎儿发生甲状腺功能亢进，如果胎儿甲状腺功能亢进诊断成立，给母亲的 ATD 将有效控制胎儿心动过速，使其生长正常化。如果确实需要，甲状腺切除术手术选择的最佳时期是妊娠中期的后半期（妊娠 22 ~ 28 周）；β 肾上腺素受体阻断剂可用于甲状腺切除术的术前准备。

（2）亚临床甲状腺功能亢进的药物治疗　由于抗甲状腺药物（ATD）会通过胎盘，可能对胎儿或新生儿产生不良影响，故无需对亚临床甲状腺功能亢进的妊娠妇女进行治疗。建议对此类妊娠妇女，应密切监测其甲状腺功能。

（3）临床甲状腺功能减退症的药物治疗

①正常生理情况下，母体对 T_4 需要量的增加发生在妊娠 4 ~ 6 周，以后逐渐升高，直至妊娠 20 周达到稳定状态，持续保持至分娩。妊娠期显性甲状腺功能减退患者首选左甲状腺素（L – T_4）治疗，不建议给予三碘甲状腺原氨酸（T_3）或者甲状腺片治疗。L – T_4 的起始剂量为 50 ~ 100μg/d。

建议治疗 TSH 目标值为：妊娠早期 0.1 ~ 2.5mIU/L；妊娠中期 0.2 ~ 3.0mIU/L；妊娠晚期 0.3 ~ 3.0mIU/L。一旦确定妊娠期显性甲状腺功能减退，立即开始治疗，尽快达到上述治疗目标。

对于妊娠前患有甲状腺功能减退以及行甲状腺切除术、^{131}I 治疗后的患者，妊娠后需增加更多 $L-T_4$ 剂量。对于严重显性甲状腺功能减退的患者，在开始治疗的数天内给予两倍替代剂量，使甲状腺激素尽快恢复正常。对于合并心脏疾病的患者需要缓慢增加剂量。

②TSH > 10.0mIU/L 的处理：如果 TSH 水平在 10.0mIU/L 或以上，则无论 FT_4 水平是否低于正常，都要按照显性甲状腺功能减退来处理。

（4）亚临床甲状腺功能减退的药物治疗　妊娠期亚临床甲状腺功能减退伴 TPOAb 阳性者应当接受 $L-T_4$ 治疗。亚临床甲状腺功能减退 TPOAb 阴性者可以不予治疗。

亚临床甲状腺功能减退的治疗药物、治疗目标和监测频度与临床甲状腺功能减退相同。$L-T_4$ 的起始剂量可以根据 TSH 升高程度选择。TSH > 妊娠特异参考值上限且 ≤ 8.0mIU/L，$L-T_4$ 的起始剂量 50μg/d；TSH > 8.0mIU/L 且 ≤ 10.0mIU/L，$L-T_4$ 的起始剂量 75μg/d；TSH > 10mIU/L，$L-T_4$ 的起始剂量 100μg/d。根据 TSH 的治疗目标调整 $L-T_4$ 的剂量。

（四）妊娠期乙型肝炎病毒感染

乙型肝炎病毒（hepatitis B virus，HBV）感染的主要诊断依据是乙型肝炎表面抗原（hepatitis B surface antigen，HBsAg）阳性。乙型肝炎病毒主要传播途径为：经血和血制品传播、母婴传播、经破损皮肤和黏膜传播及性接触传播。在我国，母婴传播是乙型肝炎最主要的传播途径，30%～50% HBV 感染者来自母婴传播，全球 20 亿人曾感染过 HBV，其中 3.5 亿 HBV 感染者中，每年约有 100 万人死于肝功能衰竭、肝硬化及原发性肝癌，女性感染者为 1.5 亿~1.7 亿，5% 妊娠女性为慢性 HBV 感染者，其中 50% 以上为 HBeAg（＋）。

HBV 感染对妊娠可能通过以下方面产生影响：骨髓造血微环境的改变以及脾功能亢进可导致血小板减少而增加产后出血风险；低白蛋白血症、贫血发生率高，导致胎儿营养供应不足；糖耐量下降，妊娠糖尿病发生风险增加；白细胞减少和免疫功能缺陷，使孕妇免疫功能下降，容易发生各种感染；肝功能异常，导致许多激素及血管活性物质灭活减少，妊娠高血压发生风险增加。

另外，妊娠期肝病加重与以下两个因素有关：母体发生一系列生理变化，而致肝脏负担加重；母体内分泌发生变化，肾上腺皮质激素水平升高，可能导致 HBV 高复制，促使乙型肝炎活动。

目前认为孕妇高 HBV 载量是发生母婴传播的主要危险因素，降低病毒载量可减少母婴传播。孕妇 HBsAg 阳性但 HBeAg 阴性时，其新生儿经正规免疫接种，保护率已达 98% ~ 100%；HBeAg 阳性孕妇的新生儿经正规免疫接种后，仍有 5% ~ 15% 发生慢性感染。

1. 疾病分类

HBV 母婴传播可为宫内感染、产时感染、产后感染。

宫内感染是指胎儿在母体内生长发育过程中受到母体内 HBV 感染；产时感染是指围分娩期新生儿在分娩时吞咽了含有 HBV 的母血、羊水、阴道分泌物，或在分娩过程中，因子宫收缩使胎盘绒毛血管破裂，致使少量母血渗漏入胎儿血循环引起婴儿感染 HBV；产后感染属于 HBV 感染母亲和婴儿间的水平传播，主要为生活中密切接触传播。

2. 治疗原则

建议所有 HBV 感染育龄女性到专业医疗机构进行孕前检查。

（1）HBV 携带者，建议进行血常规、肝功能、HBV DNA、AFP、肝胆脾彩色多普勒超声等检查，必要时先行肝组织活检，充分评估妊娠及母婴传播风险后，可以妊娠。

（2）年轻的慢性乙型肝炎患者有抗病毒治疗适应证，建议在专科医生指导下首选用干扰素 α 治疗，也可选用核苷（酸）类似物，用药期间采取可靠避孕措施，治疗结束后 6 个月复查未发生病毒反弹可妊娠。若未达到停药标准，可根据情况换用拉米夫定（LAM）、替比夫定（LDT）或替诺福韦酯（TDF）口服，换药 6 个月后、肝功能正常情况下可妊娠。

（3）年龄较大有迫切生育要求且有治疗指征者，如既往未行抗病毒治疗，建议选用固定疗程的干扰素 α 治疗结束后 6 个月妊娠，或选用 LAM、LDT 抗病毒治疗，肝功能正常后可在服药期间妊娠。如既往使用恩替卡韦（ETV）、阿德福韦酯（ADV）等药物初治者，可在妊娠前换用 LAM、LDT 或 TDF 治疗 6 个月后妊娠，如有 LAM、LDT 耐药史者，建议直接换用 TDF 后妊娠。

（4）代偿期肝硬化患者有强烈生育要求或已经妊娠者，建议转至有经验的专科医院进行血常规、HBV 血清学标志物、HBV DNA、肝功能、凝血功能、胃镜、超声、AFP、肝组织活检、肝纤维化指标等全面检查，并建议先选用 LAM、LDT 或 TDF 进行抗病毒治疗。原则上无论代偿期和失代偿期肝硬化者均不建议妊娠。

3. 临床治疗

（1）孕期管理

①定期产检，严密监测：HBV 感染女性孕期除常规产前检查外，建议每月监测肝功能，以早期发现妊娠期肝病活动。首次产前检查还应包括 HBV 血清学标志物、HBV DNA、肝脏超声等检查，以全面评估妊娠及母婴传播风险。孕 26 ~ 28 周

建议复查 HBV DNA，以决定母婴阻断策略；服用抗病毒药物期间每 4~8 周及临产前复查 HBV DNA 以观察疗效、防止耐药发生。HBV 高复制孕妇在知情同意后于孕晚期服用 LAM、LDT、TDF 等药物可有效抑制 HBV 复制，提高母婴阻断成功率。

②HBV 母婴传播阻断：目前认为宫内感染机制有两个学说：一是血源性途径（胎盘渗漏学说）：可引起胎盘微血管破裂的因素导致胎盘屏障减弱或破坏，致使母体血液中 HBV 进入子宫而使胎儿发生感染；二是细胞源性途径（胎盘感染学说）：胎盘内可能存在 HBV 自母侧向胎儿侧的"细胞转移"过程。80% 以上宫内感染发生在妊娠晚期，可能由于妊娠中晚期，胎膜、滋养层逐渐变薄，绒毛毛细血管膜通透性增高，胎盘屏障减弱，HBV 更易逐层"细胞转移"，突破胎盘屏障，从而导致宫内感染。

妊娠晚期服用 LAM 可有效降低母体血清 HBV DNA 水平，提高 HBV 母婴阻断成功率，妊娠晚期使用 LAM 安全有效，可以显著降低 HBV 母婴传播的风险。有研究证实 LDT 母婴阻断成功率可高达 98.3%~100%，未发现对母亲和胎儿不利的影响。高病毒载量 HBV 感染母亲在妊娠晚期使用 LAM、TDF 或 LDT 抗病毒治疗可作为预防 HBV 母婴传播的有效措施。

对 HBV DNA < 10^6 拷贝/ml 的妊娠妇女可不予干预；对 HBV DNA ≥ 10^6 拷贝/ml 的妊娠妇女可在充分告知风险、权衡利弊、签署知情同意书的情况下，从妊娠 28 周开始口服 LAM、TDF 或 LDT 抗病毒治疗以降低 HBV 母婴传播的风险。

推荐孕期母婴阻断方案：无论孕期使用何种母婴阻断方案，用药期间常规密切监测肝功能及 HBV DNA。LAM：100mg/d，孕 28 周开始服用；LDT：600mg/d，孕 28 周开始服用，还需定期监测肌酐及肌酸激酶等；TDF：300mg/d，孕 28 周开始，还需定期监测肾功能和血磷。

③妊娠期特殊情况的处理

a. 口服抗病毒药物治疗过中意外妊娠问题：我国育龄女性中约 8% 为慢性 HBV 感染者，其中 1/3 已经进入 HBV 免疫清除期，成为慢性乙型肝炎患者。因此，对正在接受治疗和需治疗的 HBV 感染女性的用药选择和药物对母亲及胎儿的安全性也值得关注。

有研究显示全孕期服用 LAM、LDT 未增加孕妇及新生儿不良事件的发生率，但一般不推荐全孕期服用抗病毒药物。服用抗病毒药物期间意外妊娠，若应用的是 LAM 或妊娠 B 级药物（LDT 或 TDF），在充分告知风险、权衡利弊、签署知情同意书的情况下，可继续妊娠。若在干扰素 α 治疗过程中意外怀孕，建议终止妊娠，若应用 ADV、ETV 等妊娠 C 级药物时应充分告知风险、权衡利弊、患者签署知情同意书的情况下换用 LAM 或其他妊娠 B 级药物（LDT 或 TDF）。

b. HBV 感染女性孕期行羊水穿刺问题：唐氏筛查高危孕妇孕期行羊水穿刺检查能否增加 HBV 宫内传播，目前仍存争议。我国《慢性乙型肝炎防治指南》指出 HBsAg 阳性孕妇应避免羊膜腔穿刺并应缩短分娩时间，以保证胎盘完整性，减少新生儿暴露于母血的概率。但也有文献报道证实 HBV 感染的妊娠女性行羊膜腔穿刺检查并未增加 HBV 母婴传播的风险。

建议 HBV 感染孕妇应谨慎行羊膜腔穿刺，HBV DNA 低复制或检测不出，在知情同意后可考虑行羊膜腔穿刺；HBV DNA 高复制者除非特殊原因，一般不建议行羊膜腔穿刺。

c. 妊娠期肝病的处理：HBV 感染孕妇在妊娠期间出现肝功能异常，应排除其他原因所致肝病，及时进行治疗，以免病情加重。

ALT < 2 × ULN 者：可观察，也可给予对胎儿影响小的口服保肝类药物，如水飞蓟素类、护肝片、澳泰乐、S - 腺苷蛋氨酸等，均需密切监测肝功能。

ALT ≥ 2 × ULN 且 HBV DNA ≥ 10^5 拷贝/ml 或 ALT < 2 × ULN 但肝活检显示肝炎病变者 [≥ G2 和（或）≥ S2]：可在充分告知风险、权衡利弊、患者签署知情同意书的情况下，使用 LAM、TDF 或 LDT 抗病毒治疗及保肝药物对症治疗。

出现黄疸且呈上升趋势、凝血功能异常的患者应警惕重症肝炎的发生，建议尽早使用抗病毒药物。对于重型肝炎、肝硬化合并妊娠的患者应尽早转至经验丰富的专科医院进行治疗。

使用 LAM、LDT 等抗病毒药物治疗的 HBV 感染孕妇如在妊娠期间发生耐药，应继续治疗，不可随意停药；如 ALT 正常，仅 HBV DNA 反弹，可继续使用原有药物治疗，或换用其他妊娠期 B 级药物（如 TDF）；如果 ALT 和 HBV DNA 均反弹，应立即换用其他妊娠期 B 级药物（如 TDF）进行治疗，必要时加用保肝药物。

（2）产后管理

①母乳喂养：《慢性乙型肝炎防治指南》建议：新生儿在出生 12h 内注射 HBIG 和乙肝疫苗后，可接受 HBsAg 阳性母亲的哺乳。

母亲 HBeAg 阳性，且 HBV DNA ≥ 10^6 拷贝/ml，应告知母乳喂养可能存在一定风险，如患者选择母乳喂养建议定期监测抗 - HBs 水平；母亲正在服用对婴儿安全性不能确定的治疗药物，不推荐母乳喂养；

以下情况建议暂停母乳喂养：母亲乳头皲裂渗血；母亲肝功能异常者；新生儿口腔溃疡、黏膜损伤者。

②HBV 感染女性产后复查：孕期未使用抗病毒药物但肝功能异常者，应密切监测肝功能；肝功能正常者应于产后 1 ~ 3 个月复查肝功能、HBV DNA 及 HBV 血清学标志物等，出现异常应建议其立即于肝病科就诊。

孕晚期服用 LAM、LDT 或 TDF 实施母婴阻断的产妇，产后 42 天至 3 个月复查肝功能及 HBV DNA，建议肝病科就诊，在肝病专科医生指导下决定是否继续进行有效的抗病毒治疗，并加强产妇及新生儿的定期监测。

全孕期服用抗病毒药物产妇，产后仍需继续抗病毒治疗，以免慢性乙型肝炎复发。停药标准参照《慢性乙型肝炎防治指南》。可根据病毒对药物应答情况继续原有治疗或改用有效、耐药基因屏障较高的其他药物进行治疗。

（五）妊娠期恶心、呕吐

妊娠期恶心、呕吐是一种影响孕妇及其胎儿健康的常见疾病。现对于妊娠期恶心、呕吐，尚缺乏一个公认的定义，其诊断是基于典型临床表现却无法由其他疾病解释的排除性临床诊断。"妊娠剧吐"是妊娠期恶心、呕吐病情发展到极其严重时的状况。

最常用的"妊娠剧吐"的诊断标准：与其他原因无关的持续性呕吐，急性饥饿指标呈阳性（通常为酮尿），体重下降超过孕前体重的 5%。可能伴有电解质、甲状腺和肝脏功能等的异常。对那些严重或持续性患者，实验室评估有助于鉴别诊断以及评估疾病的严重程度。例如超声、转氨酶（通常 <300U/L）、血清胆红素（<68.4μmol/L）、血清淀粉酶或脂肪酶浓度（可高于正常水平的 5 倍）、血尿素氮、尿比重、尿酮体、电解质等。

1. 疾病分类

早孕期轻度的恶心、呕吐是一种生理性反应；中度或（和）重度或病情迁延或（和）加重的妊娠期恶心、呕吐，会严重影响孕妇的生活质量，乃至危及母胎生命安全，需及时诊治。

2. 治疗原则

妊娠期恶心、呕吐的治疗应从预防开始。若出现妊娠期恶心、呕吐症状，建议早期治疗妊娠期恶心、呕吐，以防止病情进展为妊娠剧吐。一旦妊娠期恶心、呕吐病情迁延加重，控制病情将变得更加困难。

3. 临床用药

（1）非药物治疗妊娠期恶心呕吐 ①女性孕前 3 个月服用维生素、微量元素及叶酸制剂能够降低妊娠期恶心、呕吐的发病率和严重程度。②姜用于治疗妊娠期恶心、呕吐，能有效减轻恶心症状，可考虑作为非药物治疗的选择。③对于在腕部内侧的 P6 位点（或内关穴）行按压、针灸或电神经刺激（经皮电刺激）以治疗妊娠期恶心、呕吐的有效性研究结果不一致，尚缺乏有效的循证医学依据。④轻度妊娠期恶心呕吐可通过下列措施缓解症状：a. 休息和避免会引起症状的感官刺激，例如气味、高温、潮湿、噪音、闪光灯等；b. 推荐少食多餐，每 1 ~

2h 进餐，避免饱腹感；c. 避免辛辣和油腻食物、停用含铁药片、晨起前服用清淡的高蛋白点心或咸饼干等可能有效的饮食调节措施。

（2）药物治疗妊娠期恶心、呕吐　①单用维生素 B_6 或维生素 B_6 加多西拉敏联合治疗妊娠期恶心、呕吐的方案是安全有效的，应当作为一线的药物治疗方案。②用甲基泼尼松龙治疗难治性、严重的妊娠期恶心、呕吐可能有效。然而，鉴于甲基泼尼松龙的潜在风险，建议其应作为治疗的最后选择。③对于妊娠期恶心呕吐而言，5－羟色胺受体 3 抑制剂（昂丹司琼）的安全性或有效性的证据是有限的，但由于其对化疗诱导呕吐的有效性，故越来越多地用于治疗妊娠期呕吐，需谨慎其母体并发症和胎儿的致畸性，并根据病情做好孕妇电解质和心电图的监测。④研究提示抗组胺药 H_1 受体拮抗剂（例如：多西拉敏）安全性好，吩噻嗪类药物的安全性较好。⑤抗胆碱能药物和甲氧氯普胺安全性尚可，但缺乏关于功效的结论性证据。

（3）心理治疗的有效性　目前尚缺乏证据证明传统心理学和行为治疗能纠正妊娠期恶心、呕吐，但有研究提示催眠疗法通过诱导深度放松以降低交感神经系统兴奋，以及对"症状消除"的催眠暗示产生反应来发挥作用。

（六）妊娠期肝内胆汁淤积症

妊娠期肝内胆汁淤积症（intrahepatic cholestasis of pregnancy，ICP）是一种重要的妊娠期并发症，主要可导致围产儿死亡率增加。具有 ICP 高危因素的人群其发病率明显升高，加强识别 ICP 高危因素对提高该病的诊断具有临床价值，其高危因素主要包括：有慢性肝胆基础疾病，如丙型肝炎、非酒精性肝硬化、胆结石或胆囊炎、非酒精性胰腺炎，有口服避孕药诱导的肝内胆汁淤积症病史者；有 ICP 家族史者；前次妊娠有 ICP 病史，再次妊娠其 ICP 复发率在 40%～70%。双胎妊娠孕妇 ICP 发病率较单胎妊娠显著升高，而 ICP 发病与多胎妊娠的关系仍需进一步研究并积累资料；人工授精妊娠的孕妇，ICP 发病危险度相对增加。

妊娠期肝内胆汁淤积症可表现为以下临床症状：①皮肤瘙痒：为主要的首发症状，初起为手掌、脚掌或脐周瘙痒，可逐渐加剧而延及四肢、躯干、颜面部；瘙痒程度各有不同，夜间加重，严重者甚至引起失眠。70% 以上发生在妊娠晚期，平均发病孕周为 30 周，也有少数在孕中期出现瘙痒的病例。瘙痒大多在分娩后 24～48h 缓解，少数在 48h 以上。②黄疸：出现瘙痒后 2～4 周内部分患者可出现黄疸，黄疸发生率较低，多数仅出现轻度黄疸，于分娩后 1～2 周内消退。③皮肤抓痕：ICP 不存在原发皮损，但因瘙痒抓挠皮肤可出现条状抓痕，皮肤组织活检无异常发现。

1. 疾病分类

ICP 严重程度的判断有助于临床监护和管理，常用的指标包括瘙痒程度和起病时间、血清总胆汁酸、肝酶、胆红素水平，比较一致的观点认为，总胆汁酸水平与围产结局密切相关。

（1）轻度 血清总胆汁酸≥10～40μmol/L。临床症状以皮肤瘙痒为主，无明显其他症状。

（2）重度 血清总胆汁酸≥40μmol/L。临床症状：瘙痒严重；伴有其他情况，如多胎妊娠、妊娠期高血压疾病、复发性ICP、曾因ICP致围产儿死亡者；早发型ICP：国际上尚无基于发病时间的ICP分度，但早期发病者其围产儿结局更差，也应该归入重度ICP中。

2. 治疗原则

妊娠期肝内胆汁淤积症的治疗目标为缓解瘙痒症状，降低血胆汁酸水平，改善肝功能；延长孕周，改善妊娠结局。应尽可能遵循安全、有效、经济和简便的原则。至今尚无一种药物能治愈ICP，故临床以合理延长孕周为目的。无论选用何种治疗方案，治疗前必须检查胆汁酸指标系列、肝功能、胆红素及凝血功能，治疗中及治疗后需及时监测治疗效果、观察药物不良反应，及时调整用药。

3. 临床用药

（1）降胆酸的基本药物

①熊去氧胆酸

疗效评价：推荐作为ICP治疗的一线药物。与其他药物对照治疗相比，熊去氧胆酸在缓解皮肤瘙痒、降低血清学指标、延长孕周、改善母儿预后方面具有优势。但停药后可出现反跳情况。

剂量：建议按照15mg/（kg·d）的剂量分3～4次口服，常规剂量疗效不佳，而又未出现明显副反应时，可加大剂量为每日1.5～2.0g。

胎儿安全性：动物试验证明，熊去氧胆酸在羊水和脐血中的蓄积量很低，对胚胎和出生的幼仔无直接损害，也未发现熊去氧胆酸对人类胎儿的毒副作用和造成围产儿远期不良影响的报道，妊娠中晚期使用安全性良好。

②S-腺苷蛋氨酸

疗效评价：国内就其治疗ICP疗效的荟萃分析显示，该药可以改善某些妊娠结局，如降低剖宫产率、延长孕周等，停药后存在反跳。建议作为ICP临床二线用药或联合治疗。

剂量：静脉滴注每日1g，疗程12～14d；口服500mg每日2次。

胎儿安全性：尚未发现S-腺苷蛋氨酸存在对胎儿的毒副作用和对新生儿远期的不良影响。

③降胆酸药物的联合治疗：目前已有的文献报道的样本量小或组合复杂，疗效难于评价。比较集中的联合方案是：熊去氧胆酸250mg每日3次口服，联合S

腺苷蛋氨酸 500mg 每日 2 次静脉滴注。建议对于重度、进展性、难治性 ICP 患者可考虑两者联合治疗。

（2）辅助治疗　支持产前使用维生素 K 减少出血风险，肝酶水平升高者可加用护肝药物，其余辅助治疗如血浆置换等可能有效，但无证据支持。

四、哺乳期临床常见疾病治疗

（一）哺乳期的高血压疾病

高血压是临床常见的心血管疾病之一，哺乳期妇女也常出现，危害母亲健康。母乳喂养在免疫和营养方面的价值已被大众广泛接受。哺乳期高血压的药物治疗要充分考虑药物的有效性和安全性。

临床上常用的抗高血压药物主要有以下 5 种：钙离子拮抗剂（CCB）、血管紧张素转化酶抑制剂（ACEI）、血管紧张素 Ⅱ 受体阻滞剂（ARB）、利尿剂、β 受体阻滞剂。其他类别的抗高血压药物如 α 受体拮抗剂、周围血管扩张剂等。

1. 钙离子拮抗剂

钙离子拮抗剂按结构可分为二氢吡啶类和非二氢吡啶类拮抗剂。

常用的二氢吡啶类钙离子拮抗剂有硝苯地平、氨氯地平、非洛地平，它们在哺乳期的危险分级分别是 L2、L3、L3。硝苯地平在母乳中浓度较低，婴儿吸收较少，无不良反应，美国儿科学会（American Academy of Pediatrics，AAP）建议其可作为高血压患者哺乳期用药。对于氨氯地平、非洛地平，美国儿科学会建议选择其他药物。

非二氢吡啶类钙离子拮抗剂主要有维拉帕米和地尔硫䓬，它们哺乳期的危险分级分别为 L2、L3。WHO 及 AAP 均将维拉帕米列入适用于哺乳母亲的药物。地尔硫䓬可在乳汁中检测到，WHO 及 AAP 尚未确定其安全性。

2. 血管紧张素转化酶抑制剂（ACEI）

ACEI 类药物通过次磷酸基团与血管紧张素转化酶的活性部位锌离子结合，抑制血管紧张素 Ⅰ 向血管紧张素 Ⅱ 转化，起到降血压的作用。按结构可以分为两类：含有巯基的卡托普利和不含有巯基的前体药物（如福辛普利、培哚普利、贝那普利等）。这些药物在哺乳期的药物分级均为 L2。前体药物对血管紧张素转化酶有较弱的直接抑制作用，口服后转变成有活性的二酸代谢产物——普利拉类药物。虽然有少量普利拉类药物可在母乳中发现，但口服很难被吸收，且乳汁中药物浓度很低，因此可以被用于哺乳期患者降压用药，但是慎用于早产儿和新生儿。在乳汁中未发现卡托普利或者它的代谢物，该药物使用等级为 L2，可以在哺乳期使用。

3. 血管紧张素 Ⅱ 受体拮抗剂

血管紧张素 Ⅱ 受体可分为两种，即 AT1 和 AT2 受体。血管紧张素 Ⅱ 受体阻断剂主要为 AT1 受体阻断剂。此类药物降压作用较好，且没有血管紧张素转化酶抑制剂类药物的血管神经性水肿、咳嗽等不良反应，临床上使用广泛。但是由于此类有较好的药物脂溶性，可进入中枢神经系统，且此类药物可进入啮齿类动物乳汁中，故在哺乳期的药物分级中为 L3、L4，需谨慎使用，建议使用其他药物替代。

4. 利尿剂

氢氯噻嗪是临床上最常用的利尿剂之一。它在哺乳期的药物分级为 L2 级。在哺乳期间每日服用 50mg 氢氯噻嗪是比较安全的。但是需要注意利尿剂会通过减少母亲血容量从而使得泌乳减少。另外服用氢氯噻嗪时有必要对血钾及血糖进行监测。

5. β 受体阻滞剂

β 受体阻滞剂类药物临床上广泛应用于各种类型的高血压，不同的 β 受体阻滞剂在脂溶性、蛋白结合率和对 β_1 受体的选择性上存在差异。β 受体阻滞剂在乳汁中的药物浓度受蛋白结合率影响较大，低蛋白结合率的药物乳汁中含量高。目前临床上常用的 β 受体阻滞剂主要有普萘洛尔、美托洛尔、比索洛尔、拉贝洛尔和卡维地洛。它们在哺乳期的药物分级分别为 L2、L3、L3、L2 和 L3。普萘洛尔为非选择性 β 受体阻滞剂，蛋白结合率为 87%，适用于哺乳期妇女，但是禁用于患有反应性气道病（如哮喘）的婴儿的母亲。美托洛尔是选择性 β_1 受体阻滞剂，因为蛋白结合率仅为 10%，乳汁中药物含量高，故不建议使用。拉贝洛尔为中度脂溶性的选择性 β 受体阻滞剂，其蛋白结合率为 50%，乳汁中含量少，可以在哺乳期使用。比索洛尔和卡维地洛均具有较高的脂溶性，乳汁含量多，不建议使用。

6. 其他类

α 受体阻滞剂是以同时扩张阻力血管和容量血管而降低血压。其主要不良反应为体位性低血压。临床上常用的 α 受体阻断剂为哌唑嗪、多沙唑嗪和特拉唑嗪。这三个药物在哺乳期的药物分级均为 L4，均可在乳汁富集，含量较高，故禁用于哺乳期妇女。

总而言之，对于处在哺乳期的高血压患者，需要充分考虑哺乳期药物使用的风险和效益。在进行哺乳期用药时必须充分考虑母亲用药的剂量、药物在母乳中分泌的量，以及婴儿吸收量，还要了解该药物对婴儿短期和长期作用的确切信息，考虑药物对母亲和婴儿的影响。并且要避免在乳汁中药物浓度高峰期间哺乳，建议母亲用药前哺乳，用药期间密切观察婴儿的反应。

（二）哺乳期糖尿病

糖尿病（diabetes mellitus，DM）是一组由多病因引起以慢性高血糖为特征的代谢性疾病，是由于胰岛素分泌和（或）利用缺陷所引起。随着糖尿病的发病率在年轻人中不断升高，妊娠合并糖尿病的妇女也越来越多。分娩后，有必要进行有效的血糖控制。常见的糖尿病药物治疗有注射胰岛素与口服降糖药。

1. 注射胰岛素

胰岛素是一种蛋白类激素，不能分布到乳汁，也不能被肠道吸收，对婴儿不会产生任何副作用，其对于哺乳危险性等级为 L1 级，哺乳期间可以使用。

2. 口服降糖药

（1）磺脲类降糖药　是治疗 2 型糖尿病的常用药物，现临床上常用第二代磺脲类药物（如格列苯脲、格列吡嗪、格列美脲、格列齐特）。第二代磺脲类口服降糖药格列苯脲未在乳汁中发现，对婴儿不会造成影响。哺乳期使用磺脲类降糖药要谨慎，应该密切监测被哺乳的婴儿是否有低血糖发生。

（2）双胍类降糖药　二甲双胍为胰岛素增敏剂，可增强胰岛素的作用，提高机体对胰岛素的敏感性，降低肝糖原的合成和肠道对葡萄糖的吸收。临床上用于治疗胰岛素抵抗 2 型糖尿病患者、饮食和锻炼不能控制血糖的糖尿病患者。二甲双胍是 2 型糖尿病治疗的一线药物，同时在国外也被推荐为妊娠合并 2 型糖尿病患者的可用药物。虽然二甲双胍在血浆中存在峰值血药浓度，但其在乳汁中的浓度是平稳的，这就意味着母亲可以在服药期间随时哺乳。尽管如此，仍建议母亲在服二甲双胍前哺乳，在服药后 2～3h 内不要哺乳，以尽量减少婴儿摄入二甲双胍的量；任意时间哺乳的做法仍有待严格的临床研究证实。

此外，尚未有服用二甲双胍对于婴儿长期影响的文献报道，其长期安全性还需进一步研究。

3. 其他类降糖药

糖苷酶抑制剂在小肠黏膜刷状缘通过竞争性抑制葡萄糖淀粉酶、蔗糖酶和异麦芽糖酶，延缓葡萄糖和果糖等的吸收，可降低餐后血糖，还可避免餐后高胰岛素血症，在 2 型糖尿病患者中使用较为广泛。常用的有阿卡波糖和伏格列波糖。对于糖苷酶抑制剂在哺乳期的使用，只有相关的动物研究，尚缺乏在人类哺乳期使用糖苷酶抑制剂的研究报道，故不建议使用。

噻唑烷二酮类降糖药可增强胰岛素在外周组织的敏感性，减轻胰岛素抵抗，为胰岛素增敏剂。目前尚缺乏足够的证据支持在人类哺乳期使用噻唑烷二酮类药物。

格列奈类降糖药属新一代快速作用的非磺脲类胰岛素促分泌剂，主要用于控制餐后高血糖。格列奈类药物在哺乳期的使用只有动物研究，尚无此类药物在人类哺乳期应用的研究报道。

总之，部分口服降糖药在权衡利弊及知情同意的情况下可用于哺乳期妇女，但仍需更多的循证医学证据。

（三）哺乳期甲状腺功能亢进症

甲状腺功能亢进症（hyperthyroidism，简称甲状腺功能亢进）是指甲状腺腺体本身产生甲状腺激素过多而引起的甲状腺毒症。哺乳期合并甲状腺功能亢进症是临床常见的疾病。临床上常用抗甲状腺药物（ATD）、放射碘和手术治疗。抗甲状腺药物的作用机制是抑制甲状腺合成激素，放射碘和手术则是通过破坏甲状腺组织，减少甲状腺激素的产生。抗甲状腺药物主要是硫代酰胺类化合物，包括硫脲类和咪唑类两类，硫脲类包括丙硫氧嘧啶（PTU）等，咪唑类包括甲巯咪唑（MMI）等。

分娩后由于妊娠期免疫抑制的解除，原来甲状腺功能亢进已控制者，病情可能复发或加重，需重新行抗甲状腺药物治疗。PTU 和 MMI 都能在乳汁中发现，有研究表明，服用 PTU 或 MMI 的甲状腺功能亢进妇女哺乳，对其下一代的甲状腺功能无不良影响，智商与同龄儿童也无差异。MMI 的乳汁排泌量是 PTU 的 7 倍，所以哺乳期治疗甲状腺功能亢进，PTU 应当作为首选药物。母亲应该在哺乳完毕后服用抗甲状腺药物，之后要间隔 3~4h 再进行下一次哺乳。哺乳期应用抗甲状腺药物，一般认为使用 PTU 150mg/d 或 MMI 20~30mg/d，对婴儿脑发育和智力没有明显影响。

（四）哺乳期支气管哮喘

支气管哮喘（简称哮喘）是临床上常见的慢性呼吸道疾病之一。对于哺乳期妇女来说，也是哺乳期的常见疾病之一，严重影响母亲及婴儿的健康。由于哺乳期的特殊性，治疗要兼顾母亲及婴儿的安全，因此要充分考虑用药的有效性和安全性。

目前临床常用的治疗哮喘的药物，主要分为以下几类。

1. 糖皮质激素

糖皮质激素类是最有效的控制气道炎症的药物，是哮喘治疗的最主要用药。给药途径包括吸入、口服和静脉等。吸入激素是哮喘长期控制的首选用药，常用的吸入激素包括布地奈德、丙酸倍氯米松、丙酸氟替卡松等。这三种药物的哺乳期的药物分级分别为 L2、L3、L3，因而哺乳期哮喘在选择吸入激素时可考虑选择布地奈德。在哮喘急性发作时往往需要口服或静脉应用激素来控制气道炎症，泼尼松、泼尼松龙、甲泼尼龙是哮喘急性发作期常用的激素，三者在哺乳期的药物分级均为 L2 级，哺乳期建议首选泼尼松、泼尼松龙或甲泼尼龙。地塞米松是一种长效的糖皮质激素，由于其对垂体 - 肾上腺的抑制作用较大，不推荐长期使用。其在哺乳期的药物分级为 L3 级，在有可替代应用的糖皮质激素时，不建议应用于哺乳期哮喘。由于大多数皮质类固醇可经乳汁小量分泌，虽其安全性相对安全，但哺乳期还应当慎重，即使小剂量应用，母亲用药后，最好等到至少 4h 后再哺乳，以减少婴儿的摄入量，大剂量应用时，特别是长期应用时，则很可能对孩子的生长发育有影响。

2. β₂ 受体激动剂

β₂ 受体激动剂是治疗哮喘最常用的支气管扩张剂，此类药物较多，根据药效维持时间上可分为短效和长效 β₂ 受体激动剂。从起效时间上又可分为速效和慢效 2 种。沙丁胺醇、特布他林的吸入制剂均为速效短效的 β₂ 受体激动剂，用于迅速缓解气道痉挛，是哮喘急性发作期常用的药物，两者在哺乳期的药物分级分别为 L1、L2 级，因此，沙丁胺醇气雾剂较特布他林气雾剂更适用于哺乳期哮喘患者。沙丁胺醇、特布他林的口服制剂为慢效短效的 β₂ 受体激动剂，由于其起效慢且维持疗效时间较短，且其容易引起骨骼肌震颤、心悸等不良反应，故一般不广泛应用，哺乳期哮喘患者更不被推荐。福莫特罗吸入制剂是长效速效的 β₂ 受体激动剂，可作为哮喘的长期控制用药，也可作为哮喘的缓解用药，其在哺乳期的药物分级为 L3 级，沙美特罗吸入制剂是长效慢效的 β₂ 受体激动剂，常作为哮喘的长期控制用药，其在哺乳期的药物分级为 L2 级，使用较安全。

3. 抗胆碱能药物

抗胆碱能药物是临床上治疗哮喘常用的药物，通过阻断节后迷走神经传出支，降低迷走神经张力而舒张支气管。其舒张支气管的作用比 β₂ 受体激动剂弱，起效也较慢，多经吸入给药，常用的药物是异丙托溴铵，其在哺乳期的药物分级为 L2 级，使用较安全。

4. 茶碱类药物

茶碱类制剂是甲基黄嘌呤类支气管扩张剂，除具有扩张支气管作用外，还具有强心、利尿、扩张冠状动脉、兴奋呼吸中枢和呼吸肌等作用，在哮喘治疗过程中起到重要作用。常用的药物有氨茶碱、多索茶碱和二羟丙茶碱，给药途径为口服或静脉用药。氨茶碱、二羟丙茶碱在哺乳期的药物分级均为 L3 级，多索茶碱在哺乳期的药物分级未提及，说明书中关于哺乳期用药的建议为"避免使用"。AAP 认为茶碱类药物可以从母乳中分泌，可引起婴儿不适，建议谨慎使用该药物。

5. 白三烯受体拮抗剂

除吸入激素外，此类药物是唯一可单独应用的哮喘长效控制药，可作为轻度哮喘的替代治疗药物和中重度哮喘的联合治疗用药。目前在国内应用的主要是孟鲁司特和扎鲁司特，两者在哺乳期的药物分级均为 L3 级，孟鲁司特和扎鲁司特均可以通过血液循环进入乳汁，故应谨慎使用。

6. 抗组胺药

抗组胺药在哮喘治疗中的作用较弱，一般可用于伴有变应性鼻炎哮喘患者的治疗。临床上常用的多为第二代、第三代抗组胺药，常用的药物主要为氯雷他定、西替利嗪等，两者在哺乳期的药物分级均为 L2，故选择使用时可选择。

总之，对哺乳期需要治疗的哮喘患者，应充分考虑疾病的情况和药物对母亲和婴儿的风险与效益，选择最安全有效的药物，制定合适的方案。在积极治疗的前提下，最大限度地降低药物对母亲和婴儿的不良影响。

（五）哺乳期风湿性疾病

风湿性疾病（rheumatic diseases）是一组累及骨与关节及其周围软组织（如肌肉、肌腱、滑膜、滑囊、韧带和软骨等）及其他相关组织和器官的慢性疾病。医生和（或）患者常由于担心药物对婴儿的影响，不适当停药以致原发病复发或用药期间不敢哺乳。临床上常用的药物有以下几种。

1. 糖皮质激素

糖皮质激素是治疗风湿免疫病最常用的药物，常用的激素包括不含氟的泼尼松、甲基泼尼松龙和泼尼松龙等，国内常用前两种。甲基泼尼松龙和泼尼松龙均可用于哺乳期。泼尼松龙 80mg/d 治疗的母亲哺乳，其婴儿接受的药物量仅为 $10\mu g/kg$。对妊娠及哺乳期暴露于激素的婴儿随访 12 个月，未发现免疫功能异常。若有担心，母乳喂养时若服用泼尼松剂量超过 20mg/d 或相当剂量者应弃去服药后 4h 内的乳汁，在服药 4h 后再进行哺乳。

2. 羟氯喹（hydrochloroquine，HCQ）

羟氯喹主要用于治疗疟疾、盘状红斑狼疮、系统性红斑狼疮和风湿性关节炎。该药可适用于哺乳期。

3. 改善病情抗风湿药及免疫抑制剂治疗

这类药物用于控制风湿病的病情活动，防止激素减量过程中病情复发。风湿病患者在哺乳期治疗的重要原则是控制母亲的疾病活动性，并使婴儿"零危害"暴露。

（1）甲氨蝶呤（MTX） 是一种叶酸对抗物。甲氨蝶呤可以进入乳汁，但乳汁中含量很低。由于该药能在新生儿组织中蓄积，所以禁止哺乳。美国儿科协会将甲氨蝶呤列为细胞毒性药物，它可能会干扰新生儿的细胞代谢。

（2）柳氮磺胺吡啶（SSZ） 对于健康足月婴儿，母亲哺乳期可使用。对于早产儿、高胆红素血症或 G6PD 缺乏症患儿的母亲，哺乳期若使用 SSZ 应避免哺乳。

（3）硫唑嘌呤（azathioprine，AZA）　主要作为免疫抑制剂应用于器官移植或炎症性肠病的患者。哺乳期可使用 AZA。

（4）环孢素（cyclosporine，CSA）和他克莫司　有研究显示乳汁中 CSA 和他克莫司浓度很低，接受哺乳的婴儿血液中未检出 CSA 浓度，母乳喂养与牛奶喂养的婴儿他克莫司的血药浓度无差异。因此，不应阻止使用 CSA 或他克莫司的母亲哺乳。

（5）环磷酰胺（cyclophosphamide，CYC）　能分泌到乳汁中，美国儿科学会将环磷酰胺归类为能够干扰母乳喂养婴儿细胞代谢的药物。因为有过粒细胞减少和血小板减少的病例报道，以及有免疫抑制、生长障碍和致癌作用，不推荐哺乳期使用环磷酰胺。

（6）吗替麦考酚酯（mycophenolate mofetil，MMF）　是嘌呤合成抑制剂，药物口服使用后，迅速降解并且完全水化为其活性成分霉酚酸。尚无有关 MMF 排泌进入乳汁的数据，且存在对授乳婴儿潜在性严重的副作用，因此不建议哺乳期使用。

4. 生物制剂

国内已上市的治疗风湿病的生物制剂包括肿瘤坏死因子 α 抑制剂（tumor necrosis factor－α inhibitor，TNF－α）、托珠单抗（tocilizumab，TCZ）、利妥昔单抗（rituximab，RTX）、阿那白滞素、阿巴西普及贝利木单抗等。TNF－α 包括英夫利昔单抗（infliximab，IFX）、依那西普（etanercept，ETA）及其生物类似物（国内商品名益赛普、安佰诺、强克）、阿达木单抗（adalimumab，ADA）。

（1）TNF－α　哺乳期使用 TNF－α，母乳中可检测到 IFX、ETA 或 ADA，但未发现母乳喂养的婴儿有不良反应。母乳中单抗类药物的分子量较大，可在婴儿消化道被分解，因此婴儿经母乳吸收的药物极少。不应阻止使用 TNF－α 的母亲哺乳，但建议十分谨慎，直到获得进一步的信息。

（2）TCZ　尚无推荐哺乳期使用的数据。

（3）RTX　尚无推荐哺乳期使用的数据。

（六）哺乳期乳腺炎

哺乳期乳腺炎是发生于乳房组织的急性化脓性感染，常见于初产妇产后 3～4 周，常见原因为乳汁淤积和细菌感染，临床表现为红肿、热、痛和体温升高，如治疗延误易发展成乳腺脓肿，发生率为 3%～20%，从而影响正常的哺乳过程。

治疗原则是消除感染，排空乳汁。

早期应用抗生素可以获得较好的效果。因主要病原菌为金黄色葡萄球菌，可应用青霉素治疗，或用耐青霉素酶的苯唑西林钠，或头孢一代抗生素如头孢拉啶。对青霉素过敏者，则应用红霉素。部分抗菌药通过乳汁而影响婴儿的健康，如四环素、氨基糖苷类、喹诺酮类、磺胺药和甲硝唑等药物应避免使用。

一般不建议停止哺乳，因停止哺乳不仅影响婴儿喂养，且提供了乳汁淤积的机会。但病侧乳房应停止哺乳，并以吸乳器吸尽乳汁，促使乳汁通畅排出。

（七）其他症状

哺乳期间，母亲有时也会出现由其他病因导致的高热，为了母亲的安全，有必要采取药物解热的方法。临床上常用的退烧药物有对乙酰氨基酚和布洛芬。

1. 对乙酰氨基酚

对乙酰氨基酚分泌到乳汁的浓度很低，以650mg的剂量给药后，乳汁中测到的最大药物浓度是15mg/L。母乳喂养后没有不良反应的报道。美国儿科学会将对乙酰氨基酚归类为哺乳期可使用的药物。

2. 布洛芬

布洛芬是一种非甾体抗炎药，可用于缓解发热和轻中度疼痛。布洛芬可以在乳汁中发现，但含量很低。美国儿科学会将布洛芬定为哺乳适用。

（八）外用药的使用

妇女在哺乳期间可能会出现皮肤瘙痒、皮疹等改变，患者常常怕使用外用药会对婴儿造成不利影响而不使用药物，实际上有些药物用于哺乳期是没有禁忌的，对母亲和婴儿都是安全的。

1. 抗组胺药（H_1受体阻断剂）

抗组胺类药物常用来治疗变态反应性疾病，氯雷他定和西替利嗪是哺乳期首选的抗变态反应药物。无论哪种抗组胺药物，长期使用时，都应考虑其兴奋和轻度镇静的副作用，但无需因此而限制治疗或停止哺乳。如出现不良反应，应及时停药。

2. 抗生素

红霉素、地红霉素、阿奇霉素、克拉霉素、头孢菌素，可小心使用。四环素（D级）系统使用有争议，不能常规使用，WHO指出用7～10天对婴儿的危险性较低。AAP（美国儿童协会）指出可以短期使用四环素。磺胺类（C级）、喹诺酮类（C级）禁用。可外用红霉素、硫磺制剂。

3. 抗真菌药

哺乳期应用局部抗真菌药可选择制霉菌素、克霉唑和咪康唑。临床上有确切的证据表明，这三种药物优于上述其他局部抗真菌药。如对于其他适应证需应用其他药物，只要是临时应用或应用面积小，则母亲可以继续哺乳，不会对婴儿造成影响。

4. 抗病毒药

外用或全身应用阿昔洛韦或伐昔洛韦抗病毒时，可继续哺乳。在应用其他抗病毒药物时，是否可以继续哺乳应视母亲和婴儿的情况而定。

5. 糖皮质激素

泼尼松龙、泼尼松及甲泼尼龙可作为哺乳期的系统性治疗药物，需用药 3 ～ 4h 之后再哺乳。

6. 抗疥疮药

含扑灭司林（5%）的药物是哺乳期治疗疥疮的首选药，但用药后应在 8 ～ 14h 后沐浴冲洗，以防婴儿接触。此药不能用于 2 个月以下的婴儿。苯甲酸苄酯和丙烯除虫菊酯是合成的拟除虫菊酯，也很有效，且不会经皮吸收，可作为哺乳期除虫的次选用药。

7. 其他药物

外用维 A 酸类药无不良反应。

（九）抗菌药物的使用

1. 哺乳期抗生素的使用原则

哺乳期应用抗生素必须有明确的指征，避免滥用抗生素。严格按照卫生部的《抗菌药物临床应用指导原则》使用抗菌药物，确保安全用药。明确感染疾病的诊断，合理选择抗生素药物。明确何种病原体。各种抗菌药物均有一定的抗菌谱，因此，最好用药前分离出病原微生物，鉴定出病原菌。临床医师要熟悉抗生素对婴儿毒性反应，按照药品说明书、药品的作用特点及体内药物作用过程选择用药。严格掌握哺乳期用药的剂量和持续时间，一旦发现有不良反应，应立即停止使用。

2. 临床上常见的抗菌药物有以下几类

（1）青霉素类　青霉素 V 钾、阿莫西林等，毒性较小，乳汁中含量中等，此类药物不经肝脏代谢而以原型由尿排出，对乳儿基本无影响，可以使用，但要排除过敏体质，也有少量引起婴儿腹泻及过敏的报道。

（2）头孢类　头孢羟氨苄、头孢呋辛、头孢克洛也可少量进入乳汁，对乳儿的作用未知，应慎用。

（3）四环素类　四环素、土霉素、米诺环素等脂溶性高，易向乳汁转运，可沉积于乳儿牙齿和骨骼中，使牙齿永久性着色，牙釉质发育不良并抑制其骨髓生长，应禁用。

（4）氯霉素　易通过血乳屏障，乳汁中含量高，由于新生儿肝内缺少葡萄糖 – 6 – 磷酸脱氢酶（G – 6 – PD），故影响药物与葡萄糖醛酸结合，从而在婴儿体内蓄积，易引起灰婴综合征，另外其可造成骨髓抑制，应禁用。

（5）大环内酯类　红霉素在人乳中的浓度高于母体血浆的浓度，当静脉给药时，其在乳汁中的浓度更高，应禁用。罗红霉素、琥乙红霉素、阿奇霉素等在乳汁中浓度高，有肝、肾毒性，可引起恶心、呕吐、腹泻等不良反应，应慎用。

（6）磺胺类　磺胺类药物可与胆红素竞争白蛋白，一般不用于新生儿期。磺胺类药物也不应用于有 G – 6 – PD 缺陷或高胆红素血症婴儿的哺乳期母亲。如果必须应用磺胺类药物，磺胺异噁唑是分泌到乳汁中最低的磺胺类药物。

（7）氟喹诺酮类　环丙沙星在乳汁中的量相对其他喹诺酮类低，但也有应用环丙沙星的母乳喂养儿发生光毒性、牙齿变色和假膜性结肠炎的个例报道。氧氟沙星、诺氟沙星或左氧氟沙星不应当作为哺乳期妇女的第一线治疗药物，其可能与新生动物的骨关节病变相关。

（8）氨基糖苷类　以低浓度分泌到乳汁中，口服吸收差，未见哺乳期用药的母乳喂养儿不良反应的报道。

（9）其他类　克林霉素易溶于水、分子量小，60% ~ 90% 与血浆蛋白结合，这些特性限制了其在乳汁中的分布。哺乳期妇女应用克林霉素可以继续母乳喂养。克林霉素最大的不良反应是导致假膜性结肠炎的发生，如果婴儿发生腹泻，特别是大便中含有黏液和血液时要及时就医。

异烟肼可大量转运到乳汁，造成婴儿肝毒性，应禁用。

乙胺丁醇、吡嗪酰胺、利福平等进入乳儿体内的药量虽微乎其微，但其代谢物对乳儿有肝和神经毒性，可引起贫血、便秘及恶心等不良反应，应慎用。

五、案例分析

案例1　妊娠期妇女中利巴韦林的使用

（1）患者信息：女，24 岁。

（2）临床诊断：正常妊娠监督，孕 12W + ；上呼吸道感染。

（3）处方用药

| 利巴韦林 | 50mg×30 片 | 150mg | po | 每日 3 次 |
| 新康泰克 | 10 片 | 1 片 | po | 每日 3 次 |

（4）分析如下

案例 1 中，妊娠患者（孕 12W +）患有上呼吸道感染，门诊处方开具利巴韦林以及新康泰克。

国内说明书适应证中，利巴韦林用于呼吸道合胞病毒引起的病毒性肺炎与支气管炎，皮肤疱疹病毒感染。在美国仅两种剂型，雾化剂型 FDA 只批准它用于治疗呼吸道合胞病毒引起的重度下呼吸道感染，尤其是早产儿、有肺部基础疾病的住院患者的感染；口服剂型 FDA 只批准它与干扰素联合使用治疗慢性丙型肝炎。

FDA 严重的黑框警告，第一条就是：对胎儿有致畸性！现有研究证明，暴露于利巴韦林的所有动物种类，均导致显著致畸和（或）胚胎死亡后果。即使接触低至 1% 的治疗剂量也会产生明显的致使胎儿畸形的可能性。利巴韦林多剂量用药具有 12 天的消除半衰期，但可能在非血浆隔室中残留持续长达 6 个月。育龄女性及其性伴侣应该在使用这个药的 6 个月内避免怀孕，怀孕中的医务人员也应避免为患者操作利巴韦林的雾化吸入。

案例2　妊娠期妇女合并痤疮

（1）患者信息：女，21 岁。

（2）临床诊断：孕 21W＋；痤疮。

（3）处方用药

异维 A 酸	10g：5mg	30g	外用	每日 2 次
维生素 B₆	100 片	10mg	po	每日 3 次

（4）分析如下

案例 2 中，妊娠患者（孕 21W＋）患有痤疮，门诊处方开具异维 A 酸凝胶及维生素 B₆。

异维 A 酸是维生素 A 的异构体，属于皮肤科用药，早孕期使用胎儿流产高，存活者畸形率增加 26 倍（与沙利度胺相当）。典型受累器官包括颜面（腭裂、颅面骨发育不全等，通常为双侧不对称）、心脏（主动脉主干畸形、流出道异常）、中枢神经系统（脑积水）及甲状腺等。育龄妇女或其配偶使用异维 A 酸期间及使用前后 3 个月内应严格避孕，且用药期间及停药后 3 个月不得献血。

以下为包括异维 A 酸在内的怀疑或已证实对人类有致畸作用的药物，妊娠期使用时应密切注意：①金刚烷胺、利巴韦林、阿卡波糖、罗格列酮、那格列奈、华法林、麦角胺、锂剂、酮洛酸、睾酮、己烯雌酚、异维 A 酸、维 A 酸、阿达帕林、鬼臼毒素。②所有用于放疗、化疗的抗肿瘤药，以及麻疹、风疹、腮腺炎减毒活疫苗（这些减毒活疫苗对健康的幼儿和成人不会有影响，只是对孕妇孕育的胚胎可能产生致畸作用）。

案例3 妊娠期妇女合并甲状腺功能亢进

(1) 患者信息：女，31岁。

(2) 临床诊断：孕5W+；甲状腺功能亢进、呕吐。

(3) 处方用药

甲巯咪唑	5mg×30片	10mg	po	每日3次
维生素B_6	100片	10mg	po	每日3次

(4) 分析如下

案例3中，妊娠患者（孕5W+）患有甲状腺功能亢进，且伴妊娠呕吐，门诊处方开具甲巯咪唑及维生素B_6。

选择药物治疗的妊娠期甲状腺功能亢进患者，甲巯咪唑（MMI）和丙硫氧嘧啶（PTU）对母亲和胎儿都存在风险；因甲巯咪唑致胎儿畸形的风险更高，可能会导致胎儿皮肤发育不全及"甲巯咪唑致胚胎病"（包括鼻后孔和食管的闭锁，颜面畸形）等先天性畸形，妊娠早期优先选用小剂量丙硫氧嘧啶，所以建议甲状腺功能亢进患者计划妊娠前停用甲巯咪唑（前3个月尽可能停止服药），改换丙硫氧嘧啶，并密切观察，妊娠中晚期推荐首选甲巯咪唑，因PTU存在严重肝损伤的风险，包括肝衰竭和死亡。

推荐的初始计剂量为：丙硫氧嘧啶（PTU）50～300mg/d，甲巯咪唑（MMI）5～15mg/d，两者均需每日分次服用。

妊娠期间监测甲状腺功能亢进的控制指标首选血清FT_4。控制的目标是使血清FT_4接近或者轻度高于参考值的上限。MMI和PTU均可以通过胎盘，从而影响胎儿的甲状腺功能。当母体甲状腺功能正常时，胎儿有可能已经出现过度治疗而导致胎儿甲状腺功能减退。因此在治疗妊娠期甲状腺功能亢进时，尽量保证抗甲状腺药物的最低有效剂量，并且每隔4周监测FT_4/TT_4以及TSH值以保证血清FT_4/TT_4仅轻微高于参考值范围。

案例4 妊娠期妇女合并妊娠呕吐

(1) 患者信息：女，25岁。

(2) 临床诊断：孕11W+；剧烈孕吐。

(3) 处方用药

昂丹司琼	8mg×7片	8mg	po	每日2次
维生素B_6	100片	10mg	po	每日3次

(4) 分析如下

案例4中，妊娠患者（孕11W+）伴妊娠剧吐，门诊处方开具昂丹司琼及

维生素 B_6。

早孕期轻度的恶心、呕吐是一种生理性反应；中度（和）或重度或病情迁延（和）或加重的妊娠期恶心、呕吐，会严重影响孕妇的生活质量，乃至危及母胎生命安全，需及时诊治。

轻度妊娠期恶心呕吐可通过下列措施缓解症状：①休息和避免会引起症状的感官刺激，例如气味、高温、潮湿、噪音、闪光灯等；②推荐少食多餐，每 1～2h 进餐，避免饱腹感；③避免辛辣和油腻食物、停用含铁药片、晨起前服用清淡的高蛋白点心或咸饼干等可能有效的饮食调节措施。

若以上措施无法缓解妊娠期恶心、呕吐，则可考虑药物治疗。有研究证明单用维生素 B_6 或维生素 B_6 加多西拉敏联合治疗妊娠期恶心、呕吐的方案安全、有效，可作为一线的药物治疗方案。

用甲基泼尼松龙治疗难治性、严重的妊娠期恶心、呕吐可能有效。然而，鉴于甲基泼尼松龙的潜在风险，建议其应作为治疗的最后选择。对于妊娠期恶心呕吐而言，昂丹司琼的安全性、有效性的证据有限，但由于其对化疗诱导呕吐的有效性，故越来越多地用于治疗妊娠期呕吐，需谨慎母体并发症和胎儿的致畸性，并根据病情做好孕妇电解质和心电图的监测。研究提示抗组胺药 H_1 受体拮抗剂（如多西拉敏）安全性好，吩噻嗪类药物的安全性较好。抗胆碱能药物和甲氧氯普胺安全性尚可，但缺乏关于功效安全性的结论性证据。

妊娠剧吐孕妇常用止吐药的选用可参考表 3－1－3。

表 3－1－3　妊娠剧吐孕妇常用止吐药

类别	药物	安全性	不良反应	备注
维生素	维生素 B_6	孕期安全		一线用药
抗组胺药	多西拉敏	孕期安全	镇静	—
	苯海拉明	孕期安全，轻腭裂风险，分娩前用对早产儿毒性	镇静	—
	茶苯海明	分娩前用对早产儿视网膜毒性	镇静	
	异丙嗪	可能对胚胎影响，证据不充分	镇静锥体外系症状	
多巴胺拮抗剂	甲氧氯普胺	孕期可使用	锥体外系症状	—
5－HT_3 拮抗剂	昂丹司琼	证据有限，对孕妇严重心律失常风险	镇静、头痛	单次不要超过 16mg
糖皮质激素	糖皮质激素	胎儿唇裂风险	—	常规治疗无效才用，尽可能避免孕 10 周前用

案例5　妊娠期妇女伴抗磷脂综合征

（1）患者信息：女，29岁。

（2）临床诊断：孕18W＋；抗磷脂综合征。

（3）处方用药

　　阿司匹林　　0.1g×30片　　0.10g　　po　　每日1次

　　羟氯喹　　　10片　　　　　0.10g　　po　　每日1次

（4）分析如下

案例5中，妊娠患者（孕18W＋）患有抗磷脂综合征，门诊处方开具阿司匹林及羟氯喹。

抗磷脂综合征（APS）是一种非炎症性自身免疫性疾病，临床上以动脉、静脉血栓形成，病态妊娠（妊娠早期流产和中晚期死胎）和血小板减少等症状为表现，血清中存在抗磷脂抗体（APA），上述症状可以单独或多个共同存在。对原发性APS的治疗主要是对症处理、防止血栓和流产再发生。抗凝治疗主要应用于aPL阳性伴有血栓患者，或抗体阳性又有反复流产史的孕妇。

推荐使用抗血小板药物：抗血小板药物能抑制血小板的黏附、聚集和释放，防止和抑制血栓形成。可以选用阿司匹林抑制血栓素的产生，用法为50～300mg/d。

推荐使用抗免疫药物：可以选用羟氯喹，减少aPL的生成，有抗血小板聚集作用。其不良反应包括头晕、肝功能损害、心脏传导系统抑制、眼底药物沉着等，不良反应比氯喹轻，发生率低。推荐用法为0.2～0.4g/d。

案例6　妊娠期妇女伴子痫前期

（1）患者信息：女，31岁。

（2）临床诊断：孕13W＋；既往子痫前期病史。

（3）处方用药

　　阿司匹林　　0.1g×30片　　0.10g　　po　　每日1次

（4）分析如下

案例6中，妊娠患者年龄31岁（孕13W＋），有既往子痫前期病史，门诊处方开具阿司匹林。

子痫前期高危因素包括：①年龄≥40岁、体质指数（BMI）≥28kg/m²、子痫前期家族史（母亲或姐妹）、既往子痫前期病史，以及存在的内科病史或隐匿存在（潜在）的疾病（包括高血压病、肾脏疾病、糖尿病和自身免疫性疾病如系统性红斑狼疮、抗磷脂综合征等）；②初次妊娠、妊娠间隔时间≥10年、此次妊娠收缩压≥130mmHg 或舒张压≥80mmHg（孕早期或首次产前检查时）、孕早期24h 尿蛋白定量≥ 0.3g 或尿蛋白持续存在（随机尿蛋白≥＋＋，1 次及以上）、多胎妊娠等也是子痫前期发生的风险因素。

对于钙摄入低的人群（<600mg/d），推荐口服钙补充量至少为 1 g/d 以预防子痫前期。

推荐对存在子痫前期复发风险如存在子痫前期史（尤其是较早发生子痫前期史或重度子痫前期史），有胎盘疾病史如胎儿生长受限、胎盘早剥病史，存在肾脏疾病及高凝状况等子痫前期高危因素者，可以在妊娠早中期（妊娠 12 ~ 16周）开始服用小剂量阿司匹林（50 ~ 100mg），可维持到孕 28 周。但是，仍需注意对孕妇的基础疾病和前次子痫前期发病因素进行排查；对于存在基础疾病如自身免疫性疾病等的孕妇，不能仅给予小剂量阿司匹林，建议孕前在专科行病情评估，以便能获得针对性药物的及早治疗和子痫前期预防的双重目的。

案例 7　妊娠期妇女的叶酸补充

（1）患者信息：女，28 岁。

（2）临床诊断：孕 7W ＋；有神经管缺陷生育史。

（3）处方用药

　　　叶酸　　5mg×30 片　　　5mg　　　po　　每日 1 次

（4）分析如下

案例 7 中，妊娠患者（孕 7W ＋）存在神经管缺陷生育史，门诊处方开具叶酸 5mg。

神经管缺陷（neural tube defects，NTDs），又称神经管畸形，是由于胚胎发育早期神经管闭合不全所引起的一类先天缺陷，主要临床类型包括无脑、脊柱裂和脑膨出。正常情况下，人类的胚胎神经管在受孕后第 21 天（相当于末次月经后第 35 天）开始闭合，至第 28 天（相当于末次月经后第 42 天）完成闭合口。如果在此期间母亲体内叶酸水平不足，胎儿神经管闭合就可能会出现障碍，从而导致 NTDs。

针对低风险或一般风险妇女，推荐的叶酸增补剂量为每日 0.4mg 或 0.8mg，开始增补时点从孕前 4 周 ~ 孕前 3 个月不等；增补结束时点为妊娠 8 ~ 12 周不等。

对于高风险妇女，建议每日增补 4mg 叶酸（每日增补 5mg 叶酸的主要考虑是，包括中国在内的很多国家没有 4mg 叶酸剂型，而有 5mg 剂型）。高危妇女服用叶酸的结束时间为妊娠满 12 周或 3 个月。有神经管缺陷生育史的妇女：建议从可能怀孕或孕前至少 1 个月开始，每日增补 4mg 叶酸，直至妊娠满 3 个月。夫妻一方患神经管缺陷或既往有神经管缺陷生育史的妇女：建议从可能怀孕或孕前至少1个月开始，每日增补4mg叶酸，直至妊娠满3个月。

而患先天性脑积水、先天性心脏病、唇腭裂、肢体缺陷、泌尿系统缺陷，或有上述缺陷家族史，或一、二级直系亲属中有神经管缺陷生育史的妇女；患糖尿病、肥胖或癫痫的妇女；正在服用增加胎儿神经管缺陷风险药物的妇女，如正在服用卡马西平、丙戊酸、苯妥英钠、扑米酮、苯巴比妥、二甲双胍、甲氨蝶呤、柳氮磺胺吡啶、甲氧苄啶、氨苯蝶啶、考来烯胺等药物的妇女；患胃肠道吸收不良性疾病的妇女：建议从可能怀孕或孕前至少3个月开始，每日增补0.8~1.0mg叶酸，直至妊娠满3个月。

案例8 哺乳期妇女的药物治疗

(1) 患者信息：女，23岁。

(2) 临床诊断：急性扁桃体炎；哺乳期。

(3) 处方用药

    复方磺胺甲噁唑片　　28片　　5mg　　po　　每次2片，每日2次

(4) 分析如下

案例8中，哺乳期患者患急性扁桃体炎，门诊处方开具复方磺胺甲噁唑片。

磺胺药可自乳汁分泌，乳汁中浓度可达母体需要浓度的50%~100%。磺胺类可与胆红素竞争在白蛋白上的结合部位，而新生儿葡萄糖醛酸转换系统未发育完善，从乳汁中摄入磺胺类药物可使游离胆红素浓度升高，有引起黄疸、胆红素脑病的危险。在G6PD缺乏的新生儿中，还有引起溶血的危险。故哺乳期妇女不宜应用磺胺类药品。患者急性扁桃体炎，又恰逢哺乳期，建议选择青霉素或头孢类抗菌药。

案例9 哺乳期妇女的药物治疗

(1) 患者信息：女，25岁。

(2) 临床诊断：上呼吸道感染；哺乳期。

(3) 处方用药

    氨酚伪麻美芬片　　12片　　5mg　　po　　每次2片，每日3次

(4) 分析如下

案例9中，哺乳期患者患上呼吸道感染，门诊处方开具氨酚伪麻美芬片。

氨酚伪麻美芬片为复方制剂，内含对乙酰氨基酚、氢溴酸右美沙芬、盐酸伪麻黄碱和马来酸氯苯那敏，这些成分会影响乳汁分泌且会经过乳汁被乳儿吸收，有引起乳儿肝损害、嗜睡、呼吸抑制等风险。建议患者用药期间停止哺乳，或单

用对乙酰氨基酚。

案例 10　哺乳期妇女的药物治疗

（1）患者信息：女，26 岁。

（2）临床诊断：急性乳腺炎；哺乳期。

（3）处方用药

　　阿莫西林胶囊　　12 粒　　0.5g　　po　　每次 2 片，每日 4 次

（4）分析如下

案例九中，哺乳期患者患急性乳腺炎，门诊处方开具阿莫西林胶囊。

根据阿莫西林药代动力学，口服吸收后，血药浓度可于 1h 左右达到峰值，生物半衰期为 45～90min；该药不经肝脏代谢而以原型随尿液排出，对乳儿几乎无影响，哺乳期妇女可以使用；注意青霉素过敏情况，使用时应排除过敏体质，密切关注乳儿过敏情况；此外，有少数引起乳儿腹泻的相关报道。

建议患者可先哺乳，后服药；服药过程中应密切关注乳儿过敏及消化道反应。

（陈　杰　梅峥嵘　许　静）

第二节　儿科常用药物处方审核要点

一、儿童用药面临的问题

儿童由于自身的器官功能和生理功能动态成长过程特点，儿童生长发育的特殊性，不能把他们看成"成人的缩版"。儿童用药安全问题值得全社会高度重视。近年的儿童药品不良反应分析报告指出，静脉滴注给药导致的儿童药品不良反应占主要比例，ADR 排名前三位的药物类别分别为抗感染药物、中成药和电解质，累及器官组织最常见的为皮肤及其附件损害，其次为胃肠系统损害。全身性损害居第 3 位。

（一）儿童易发生不良反应与儿童的年龄和发育阶段有关

儿童正处于生长发育的关键时刻，各个器官都尚未发育成熟，对药物的吸收、分布、代谢、排泄和成人都有一定的区别。新生儿、婴幼儿时期，药物经皮肤吸收，有可能产生全身作用。例如：新生儿的血脑屏障不全，有些药物可以通过此屏障进入大脑损害儿童的神经中枢。儿童肝脏的代谢转化系统尚不成熟，药物的转化吸收不完全，可能造成肝脏的损害。再加上儿童年龄越小肾脏发育越不成熟，导致肾脏的排泄能力不足，使药物消除减慢。一系列生理特点，使得小儿

比成人更易发生药物不良反应。另外用药受家族遗传因素的影响。儿童时期用药最易发生药物过敏。使用不适合儿童的药物剂型，造成分剂量的不准确及给药方法错误，也可能引起药物不良反应。

我国 SFDA 数据：成人 6.9%；儿童 12.9%；新生儿 24.4%。涉及药品：抗微生物药物居首，其次为中药和生物制品。临床表现以全身性损害最多见，过敏样反应居多。涉及主要脏器：肝脏、肾脏、听觉神经等。其中 101 份死亡病例，死亡原因过敏性休克为主。

（二）我国儿童专属的用药适宜品种少，适宜的剂型和规格缺乏

根据全国工商联药业商会 2016 年的调查显示：全国 6000 多家药厂中，专门生产儿童药的仅有 10 余家，有儿童药品生产部门的企业仅 30 多家。目前，我国国产药品批文共有 176652 条，其中专用于儿童的药品批文 3517 条。中成药占比为 68.5%，化学药占比为 31.5%。我国国产药品总体批文中，儿童药批文数量占比仅 2.0%；从化学药品批文来看，儿童药批文数量占比 1.0%；从中成药品批文来看，儿童药批文数量占比 3.9%。专供儿童使用的药物剂型少。如：颗粒剂、口服溶液剂、混悬液、干混悬剂等剂型。专供儿童使用的药物规格少。如：新生儿用输液。造成很多儿科用药都是使用了成人的品规和剂型。

（三）专用于儿童的新药研发比例小

儿童药物临床试验数量少，体内药动学参数少。儿童人群难以获得临床试验数据。2003 年始我国开始认定药物临床试验儿科专业，药物临床试验机构有 49 家，134 个专业科室（2013 年数据）。儿童纳入药物临床试验研究对象难。

（四）药品说明书缺少儿童用药的安全性及有效性方面的资料

药品说明书在儿童用药方面信息不全。安全性未确立、尚不明确、不推荐、不宜使用等。儿童超说明书用药普遍存在。临床资料显示，高达 79% 的药物没有使用许可超药品的适应证，改变给药途径，增加或减少给药剂量或次数，超儿童年龄段使用，超禁忌证。特别是中成药说明书关于用法用量项下还不完善。

（五）家长们缺乏基本的儿童用药常识

缺乏用药教育及科普知识。

二、儿童各期发育主要生理特点

儿童作为一个特殊的群体，根据生长发育快慢的不同，临床将儿科年龄划分

为六个时期。

1. 新生儿期

指自出生起到出生后 28 天。胎儿从母体娩出后，为了适应外界生存环境，新生儿生理功能需要进行有利于生存的一系列重大调整，约需一个月功能才渐趋完善。新生儿的生理与代谢功能变化迅速。初生婴儿体内含水量占体重的 70% ~ 80%，脂肪含量低，尤其是早产儿，仅占体重的 1% ~ 3%，足月儿占 12% ~ 15%，且与初生体重及日龄有关。由于体液占体重比重较大，水盐代谢转换率快，调节能力差，易导致水盐代谢障碍或中毒。皮肤黏膜薄嫩，易损伤。胃酸分泌少，杀菌能力差。除淀粉酶外，消化道已能分泌足够的消化酶。肝内尿苷二磷酸葡萄糖醛酸基转移酶的量及活力不足，是生理性黄疸的主要原因，对药物的处置能力低下，易发生药物中毒。新生儿出生时肾小球和肾小管功能都是较低的。按体表面积计算，新生儿肾血流量只有成人 20% ~ 40%，肾小球滤过率仅为成人的 30% ~ 40%，早产儿则更低。

2. 婴儿期

从出生 28 天后到满 1 周岁以前为婴儿期，这段时期生长迅速。体重比出生时增加 3 倍，身长增加 50%，对营养素和能量的需求量相对较高。消化酶活性差，吸收功能弱，胆汁分泌少，对脂肪的消化吸收功能差。肠管相对比成人长，肠黏膜肌层发育差，肠壁薄，通透性高，屏蔽功能差。婴幼儿期肾小球滤过率和肾血流量迅速增加，肾小管排泌功能在 1 岁时可接近成人水平。对某些药物的消除速率快于成人，其 $t_{1/2}$ 短于新生儿和年长儿，也短于成人。消化紊乱和营养紊乱性疾病多见。自身免疫功能尚未成熟，抗感染能力较弱，易发生各种感染和传染性疾病。

3. 幼儿期

1 周岁以后到满 3 周岁之前称为幼儿期。消化系统功能仍不完善，胃酸分泌水平接近成人，适宜的喂养仍然是保持正常生长发育的重要时期。肾脏排泄功能接近成人。此期儿童的体格生长速度相对减慢，智能发育迅速，语言、行动和表达能力增强，接触外界环境机会增多，感染的机会较婴儿期多。但是，对各种危险的识别能力不足，应注意防止意外创伤和中毒。

4. 学龄前期

3 周岁后到 6 ~ 7 岁入小学前为学龄前期。体格生长发育速度已经减慢，处于稳步增长状态，而智力发育更加迅速。幼儿园的学前教育，增加了儿童间的交流，也增加了互相交叉感染的机会。

5. 学龄期

从 6 ~ 7 岁入小学起到 12 ~ 13 岁进入青春期为止，称为学龄期。此期各器官外形和功能逐渐发育（除生殖器官外）接近成人，智能发育更加成熟，是学习的重要时期。

6. 青春期

从 12 ~ 18 周岁，第二性征出现到生殖功能基本发育成熟，身高停止增长的时期称为青春期。青春期的进入和结束年龄存在较大的个体差异，可相差 2 ~ 4 岁。此期儿童的体格生长发育再次加速，同时生殖系统的发育也加速并日趋成熟。

三、各个不同阶段儿童药代动力学特点

儿童生长发育是一个动态的变化过程，各个系统的成熟程度不同步，尤其是肝药酶体系发育不成熟。肾脏的功能与成人也有差异。对于药物的吸收、分布、代谢和排泄，在不同的生长发育期各有特点，使药物疗效更加难以预测，且易导致药物不良反应的发生。

（一）吸收

1. 口服给药

婴幼儿胃酸缺乏或过低，酸不稳定的药物吸收增强，如青霉素类口服时吸收增强；弱酸性药物如苯巴比妥、苯妥英钠、利福平等吸收减少。婴儿胃蠕动差，口服药物吸收的量难以预料，因此大多数婴幼儿患者宜采用胃肠道外给药。尤其是新生儿应尽量避免口服给药，由于消化道吸收个体差异大，可能达不到可靠的血药浓度。

2. 注射给药

（1）肌内注射　由于小儿（学龄前儿童）臀部肌肉不发达、肌内纤维弱，油脂类药物难以吸收，易造成局部非化脓性炎症，故肌内注射后药物吸收不佳。新生儿需尽量避免肌内注射。

（2）皮下注射　由于小儿皮下脂肪少，注射容量有限，且易发生感染，皮下注射亦不适宜。

（3）静脉注射　新生儿中最能保证有效治疗的给药途径。

3. 透皮给药

婴幼儿的皮肤、黏膜面积相对较成人大，且皮肤角化层薄，某些药物可通过口腔、直肠、鼻、眼等黏膜和皮肤吸收。由于吸收速率快，作用强，可能引起一些药物（如硼酸、水杨酸、糖皮质激素等）发生不良反应，甚至中毒。灼伤及敷有敷料的部位，药物的吸收可能会进一步增强。

4. 直肠给药

脂溶性的药物在直肠易吸收，适用剂型为栓剂和部分灌肠剂。由于直肠静脉

回流的个体差异相当大，导致药物的吸收程度存在差异，可引起治疗剂量不足或治疗剂量超过药物中毒剂量。对于呕吐婴儿和不愿口服用药的幼儿适用直肠给药，但不是所有药物都适用，地西泮推荐直肠给药，治疗癫痫；对乙酰氨基酚可以直肠给药，但是吸收可能不稳定，疗效也得不到保证。

（二）分布

药物的分布取决于局部组织或器官的血流量、体液的 pH 值、体液和组织的组成、药物的理化特征（脂溶性、分子量和离子化程度），以及药物与血浆蛋白的结合程度。与成人比较，影响儿童药物分布的主要因素有体液量、组分、血浆蛋白。

1. 体液分布

从出生到成年，人的全身水分和脂肪成分会发生明显改变。水溶性药物在细胞外液较易被稀释而浓度降低，需要较大的初始药物剂量。首剂之后，给药间隔需延长。脂溶性药物，如地高辛血中游离药物浓度升高，容易出现药物中毒。

2. 药物与血浆蛋白结合率

血浆蛋白结合率是影响药物分布的重要因素。新生儿游离脂肪酸、胆红素浓度增高，血液 pH 值降低，均可降低白蛋白与药物结合率。某些药物在常规的血药浓度治疗范围内，新生儿由于游离药物量增加，药物半衰期缩短，而使药物作用强度增加，对于早产儿则可能产生中毒。例如茶碱、华法林和磺胺类药物等。携带有机阴离子的药物与胆红素竞争白蛋白结合点，而使游离胆红素增多造成核黄疸。因此，蛋白结合率高的药物如苯妥英钠、磺胺类、水杨酸盐和地西泮应慎用于高胆红素血症患儿。

3. 血脑屏障

药物的脂溶性是决定通过血脑屏障难易和快慢的重要因素。新生儿血脑屏障不完善，一些药物向脑组织的透过增加。例如，因为对吗啡特别敏感，导致呼吸抑制；氨茶碱易致过度兴奋。一些药物在正常情况下难以透过血脑屏障，但是在脑膜炎症状态下，透过率大大增加，脑脊液中可达到足够的药物浓度。这类药物包括青霉素类、头孢菌素类、利福平、万古霉素、氯霉素和复方磺胺甲噁唑。

（三）代谢

儿童（尤其是小婴儿）肝药酶发育尚未成熟，酶的活性较低，对多数药物的代谢能力较成人弱。尤其是新生儿，某些药物代谢酶量少、活性低甚至缺如，对一些主要经肝脏代谢的药物，应谨慎使用。因此新生儿对茶碱、咖啡因、苯妥英、苯巴比妥和其他经肝脏代谢的药物清除率低，半衰期延长。

（四）排泄

以肾脏排泄为主要消除途径的药物，其药物半衰期（$t_{1/2}$）延长，血药浓度升高，有效作用时间延长，甚至可能引起蓄积中毒。故新生儿尤其是早产儿用药必须注意剂量宜少，间隔时间延长。如地高辛、毒毛花苷 K、磺胺类、氨基糖苷类、林可霉素类等。

四、儿童期常用药物注意事项介绍

（一）抗感染药物

表 3 - 2 - 1　常用的抗感染药物及其注意事项

种类	代表药物	注意事项
氨基糖苷类	庆大霉素、阿米卡星	耳毒性和肾毒性，新生儿避免，小儿应用，应监测浓度
糖肽类	万古霉素、去甲万古霉素	耳毒性和肾毒性，应该在有明确指征下方可选用
喹诺酮类	左氧氟沙星、环丙沙星	应避免用于 18 岁以下患儿
四环素类	四环素、多西环素	不可用于 8 岁以下患儿。可引起牙齿着色、牙釉质发育不良
林可酰胺类	克林霉素、林可霉素	4 岁以下慎用，新生儿禁用
磺胺类	磺胺甲噁唑、磺胺嘧啶	其可能引起肝肾损害、高铁血红蛋白血症等，磺胺类在婴幼儿慎用，2 个月龄以下禁用
利福霉素类	利福平、利福霉素	有一定的肝功能损害，儿科限用于结核病、麻风病和 MRSA 感染时联合用药

（二）精神与神经疾病用药

此类药物作用于中枢神经系统。使用过量，对智力、听力等某些中枢神经系统功能造成不可逆损害。例如：抗组胺药氯苯那敏，解热镇痛药尼美舒利，平喘药氨茶碱，抗癫痫药等。

表 3 - 2 - 2　常见镇静药物的药理作用比较

项目	作用机制	镇静催眠	循环	呼吸	肌松作用	解救
咪达唑仑	抗焦虑、镇静、催眠、抗惊厥、肌肉松弛、出现意识消失	$t_{1/2}=2.5h$，镇静、催眠作用快	心排血量变化不明显，心肌耗氧降低	对呼吸有一定抑制作用，但低于等效剂量苯巴比妥钠	有	氟马西尼

续表

项目	作用机制	镇静催眠	循环	呼吸	肌松作用	解救
苯巴比妥	抗焦虑、镇静、催眠、抗惊厥、意识消失、呼吸抑制	$t_{1/2}=80\sim120h$，起效较慢	注速快或低血量，BP可严重下降，心肌收缩抑制，心肌耗氧量增加	与剂量相关的呼吸抑制作用，呼吸频率及潮气量降低	无	支持呼吸、循环、加快排泄
地西泮	抗焦虑、镇静、催眠、抗惊厥、抗癫痫、抗惊厥、中枢性肌肉松弛	$t_{1/2}=30\sim56h$，起效快	可出现低血压、心动过缓甚至心跳停止	偶有呼吸抑制、呼吸困难、过度换气	有	氟马西尼

（三）调节水盐代谢平衡药物

婴幼儿对泻药和利尿药敏感，易致失水，酸中毒，引起休克。

表3-2-3　调节水盐代谢平衡药物及其注意事项

种类	代表药物	注意事项
水、电解质补充药	葡萄糖注射液、氯化钠注射液	长期和（或）单次大剂量输注，可以出现电解质紊乱（低钾、低钠及低磷血症），或致脑水肿
酸碱平衡药	碳酸氢钠、乳酸钠	大剂量注射，存在肾功能不全或长期使用可出现心律失常、肌肉痉挛、疼痛、恶心、呕吐等

（四）影响内分泌的药物

临床上随意使用糖皮质激素类作为退烧，如地塞米松。

表3-2-4　调节内分泌药物及其注意事项

种类	代表药物	注意事项
甲状腺亢进治疗药物	甲巯咪唑	儿童用药剂量应个体化，及时调整剂量；症状控制后，及时减量，用药过程中应加用甲状腺素，避免甲状腺功能减退
	丙硫氧嘧啶	用药剂量应个体化；用药过程中出现甲状腺功能减退表现，应减量或停药，辅用甲状腺素；出现肝炎体征，应停止用药
甲状腺减退治疗药物	左甲状腺素	剂量个体化；空腹服用；过量使用可出现甲状腺功能亢进症状
	甲状腺素	长期过量可引起甲状腺功能亢进表现；避免与其他药物合用，可能干扰甲状腺激素作用；伴有心血管疾病者，防止用药过快或过量

续表

种类	代表药物	注意事项
肾上腺皮质类激素	氢化可的松	长期应用可发生低钾、低钙、负氮平衡和垂体－肾上腺皮质功能抑制，应采取保护肾上腺功能的措施
	地塞米松	因盐皮质激素活性很弱，不适用于原发性肾上腺功能不全症的替代治疗
	泼尼松/泼尼松龙	长期超生理剂量使用，可出现儿童生长抑制、诱发精神症状等
	曲安奈德	长期应用可导致肾上腺萎缩和功能减退及诱发感染等，但一般不会引起水肿、高血压、满月脸等症状

表3－2－5 常见糖皮质激素药物的药理作用比较

项目	氢化可的松	甲泼尼龙	地塞米松
抗炎作用（强度和作用时间）	—	抗炎作用增强，作用时间延长	抗炎作用大大增强
生物半衰期	8~12h	18~36h	36~54h
根据生物半衰期分类	短效（$t_{1/2} < 12h$）	中效（$t_{1/2} = 12~36h$）	长效（$t_{1/2} > 36h$）
糖皮质激素活性	1	5	20~30
盐皮质激素活性	1	0.5	0
等效剂量（mg）	20	4	0.75

（五）维生素类、微量元素制剂

表3－2－6 维生素、微量元素制剂及其注意事项

种类	代表药物	注意事项
脂溶性维生素	脂溶性维生素注射液Ⅰ、脂溶性维生素注射液Ⅱ	使用过程注意避光，不宜与香豆素类抗凝血药合用
水溶性维生素	注射用水溶性维生素、复合维生素B	大量使用可出现烦躁、疲倦、食欲缺乏等；水溶性维生素使用过程中注意避光
矿物质及其他	多种微量元素注射液、甘油磷酸钠注射液	长期用药可导致血磷、血钙升高，过量使用可出现中毒现象；多种微量元素注射液，非特殊情况，不建议婴儿使用

（六）呼吸系统用药

表3-2-7 呼吸系统药物及其注意事项

种类	代表药物	注意事项
黏痰溶解药	氨溴索、羧甲司坦、乙酰半胱氨酸	避免与中枢镇咳药（如右美沙芬）同时使用，以免稀化的痰液堵塞气道
镇咳药	右美沙芬	哮喘、痰多者慎用；过量可引起神志不清、呼吸抑制
支气管扩张药	沙丁胺醇、特布他林	对肾上腺素受体激动药过敏者禁用；长期使用可产生耐受性
	福莫特罗、沙美特罗	不适用于缓解急性哮喘发作；不可突然中断治疗

（七）解热、镇痛药

表3-2-8 常见非甾体抗炎药比较

药物	适应证	注意事项
阿司匹林	风湿热及川崎病的首选，可迅速缓解急性发热及关节疼痛	3个月以下婴儿禁用；10岁左右儿童，患流感或水痘后忌用；哮喘患者、G6PD缺乏患者、血小板减少者慎用
布洛芬	缓解各种慢性关节炎的关节肿痛症状；婴幼儿用于普通感冒或流行性感冒引起的发热，也用于缓解轻-中度疼痛	消化性溃疡、阿司匹林过敏者、服用后易诱发哮喘、鼻炎者禁用；抗风湿治疗时，适用于>6个月婴儿
对乙酰氨基酚	解热作用类似阿司匹林，镇痛作用较弱，对血小板及凝血机制无影响	3岁以下儿童因肝肾功能不全，慎用；长期使用可引起造血系统和肝功能损害
双氯芬酸	用于各种急慢性关节炎和软组织风湿所致的疼痛；对儿童发热有解热作用	活动性消化性溃疡者、中重度心血管病变者禁用

（八）消化系统用药

表 3-2-9　临床常见的益生菌药物比较

种类	代表药物	菌种和菌株	注意事项
原籍菌制剂	双歧杆菌三联活菌	长双歧杆菌、嗜酸乳杆菌、粪链球菌	使用时，用温水冲服，不宜与抗菌药物共用
	双歧杆菌四联活菌	婴儿双气杆菌、嗜酸乳杆菌、粪链球菌、蜡状芽孢杆菌	
	双歧杆菌乳杆菌三联活菌	长双歧杆菌、保加利亚乳杆菌、嗜热乳杆菌	
	酪酸梭菌二联活菌	酪酸梭状芽孢杆菌 C/M-CC0313.1、婴儿型双歧杆菌	
共生菌制剂	枯草杆菌肠球菌二联活菌	枯草芽孢杆菌、屎肠球菌	使用时，用温水冲服，不宜与抗菌药物共用
真菌制剂	布拉酵母菌	布拉酵母菌	抗菌药物不影响疗效；有潜在真菌感染危险

注：微生态制剂儿科应用专家共识（2010 年 10 月）。

（九）免疫功能调节药

表 3-2-10　免疫功能调节药物及其注意事项

种类	代表药物	注意事项
免疫抑制剂	环孢素	1 岁以下婴儿禁用；用药期间宜监测血常规、肝肾功能和血药浓度；1/3 用药者有肾毒性
	吗替麦考酚酯	宜空腹给药；肾功能损害、骨髓抑制剂严重感染患者慎用
免疫增强剂	匹多莫德	高敏体质者慎用；在两餐之间服用
	胸腺肽	正在接受免疫抑制治疗的患者（器官移植者）禁用；定期检查肝功能；过敏体质者，在治疗前后，应做皮试
	免疫球蛋白	有抗 IgA 抗体的选择性 IgA 缺乏症禁用；在输注过程中全程观察患者的一般情况和生命体征，必要时减慢或暂停输注；严重者可引起过敏性休克

（十）皮肤外用药

表 3 - 2 - 11 常用的外用糖皮质激素比较

强度	代表药物	注意事项
弱效	醋酸氢化可的松	长期用于面部，可发生毛细血管扩张、口周炎等
中效	醋酸地塞米松	不应长期、大面积使用；长期用于面部，可发生毛细
	丁酸氢化可的松	血管扩张等
	醋酸曲安奈德	
强效	糠酸莫米松	使用时间不应超过 2 周，每日外用 1 次即可
超强效	丙酸氯倍他索	用药部位可出现皮肤变薄和毛细血管扩张

五、儿科处方审方要点

1. 适应证

了解获取患者临床基本信息：既往病史、现病史、病因病情，病理、影像、实验室检查、检验结果等辅助检查结果。依据临床诊断，判断用药的适应证是否相符合。

过敏史：儿童期初次使用药物最常出现的药物不良反应或用药风险，就是发生过敏。最常见的反应是皮肤过敏。家族遗传病史对用药的影响比较突出。因此，必须对患儿的以往用药史、现用药史充分了解，包括具体的药物通用名或食物名称过敏史。排除可能发生过敏的药物。重视皮试药物结果，查当次需要皮试的药物结果，如青霉素，破伤风。注意同类别药物之间的区别。查看以往的记录，对照处方药是否有不可以使用的药物。

禁忌证：家族遗传性疾病对用药的影响。多在小儿期间首次用药时才发现，如 G6PG 缺乏症，使用磺胺药（复方磺胺甲噁唑）、硝基呋喃类（呋喃唑酮）、抗菌药、对乙酰氨基酚（感冒药成分之一）等可出现溶血反应。

肝肾功能不全的记录，儿童年龄段用药是否有禁忌，食物及药物过敏史禁忌证，疾病史禁忌证，诊断禁忌证。

不建议以单纯退热、镇痛及预防输液、输血反应为目的使用糖皮质激素。

2. 药品的选择

关注年龄的限制使用、慎用和禁用；高危药品重点审核（硫酸镁注射液、氯化钾注射液 、浓氯化钠、氨茶碱注射液、水合氯醛溶液、地高辛、麻醉药等）；尽量选择对儿童相对安全的品种。

3. 剂型问题

不同年龄段选择适宜的剂型规格和给药途径；开具适合儿童剂型，增加依从性！选择适宜的口服剂型时，应该对学龄前儿童吞咽功能评估。

开具适合儿童的剂型。了解所有适合儿童剂型的正确使用方法。

4. 给药途径的选择

新生儿口服药物吸收差异较大，不可靠，难以预料。肌内或皮下注射吸收不恒定；静脉注射吸收最快，药效最可靠。慎用外涂药。不能长时间、大面积使用外用皮质激素软膏，会引起全身副作用，如各种治疗湿疹的药膏。婴幼儿注意外涂制剂的慎用！避免局部过度增大用药量。关于给药途径不适宜问题。例如：雾化途径治疗上呼吸道疾病中被广泛使用。但是临床医生往往对雾化液和注射剂认识不足。比如地塞米松注射液雾化吸入，地塞米松为水溶性糖皮质激素，结构上无亲脂基，药物本身理化性质决定其水溶性大，在肺内沉积率低，气道停留时间短，达不到效果。因此，临床用药不能随意改变用药途径！将注射剂雾化吸入，尚没有证据对其安全性和有效性评价。这种擅自改变用药途径的做法，多数没有循证医学依据，相关指南也没有推荐。

5. 用法、用量、疗程

儿童用药剂量计算方法：年龄、体重、体表面积。

有些口服药可以直接使用，有些口服药使用前配置，如注射用 β - 内酰胺类药物，需要现配现用，不宜久置。

注意用药部位如头部、肚脐、肛门、五官等其他局部。

注意缓控释制剂用法，如缓控释、长效制剂一天多次给药；丙戊酸镁缓释片一日给药 1~2 次即可。还有些由于需要分剂量，破坏了药物的剂型；从而影响疗效的药，不适合用于儿童。

泡腾片需要使用一定量的温水溶解后服用，混悬剂在使用前需要摇匀后再使用。

6. 配伍禁忌及注射溶媒选择与滴速

配伍禁忌是指两种或两种以上药物联合使用时发生的可见或不可见的物理或化学变化。由于耐受性差，很容易发生输液反应。

儿童输液的原则：尽量告知家长注意观察患儿的表现，及时救助。

尽量选择一种药物与一种输液配伍。合理安排输液顺序（冲管）。滴注速度不宜太快也不易太慢。应注明滴速。

溶媒的酸碱度影响药物溶解后的稳定性。例如：医嘱开具注射用泮托拉唑钠 80mg 加入 5% 葡萄糖注射液 100ml 静脉滴注。泮托拉唑钠其溶液的稳定性较差，偏酸、偏碱的条件下容易发生变色，其 pH 应维持在 9.5~11.0。

医嘱开具阿奇霉素针剂 0.5g 加入 0.9% 氯化钠注射液 100ml，静脉滴注。阿奇霉素注射液的不良反应主要有静脉炎，要求进行溶解、稀释和输注。为避免输注局部疼痛，减少静脉炎应配置为 0.1g/ml，再加入溶媒中输注。输注时间不小于 1h。

医嘱开具呋塞米注射液与盐酸多巴胺注射液联合应用。文献报道，盐酸多巴胺与呋塞米配伍 10~30min 后，不论浓度高低，混合容器中均出现结晶。两药出现化学反应，不能合用。

医嘱开具 10% 葡萄糖注射液 250ml 加葡萄糖酸钙注射液 20ml、硫酸镁注射液 10ml，静脉滴注。硫酸镁与葡萄糖酸钙属于生理拮抗。另外由于两者在溶液中易形成微溶于水的硫酸钙沉淀。因此不宜配伍使用。

7. 不良药物相互作用

包括药物的吸收、分布、代谢和排泄等因素，导致的药效减弱或毒副作用增强。好处：增效或减少毒副作用；弊端：拮抗作用、减弱药物治疗、加重药物不良反应

例如：①含铁的抗贫血药、无机盐抗酸药不与钙剂同时服用，降低吸收！②美洛培南与丙戊酸钠合同时，美罗培南可使丙戊酸钠血药浓度降低，诱发患者癫痫发作，加重中枢刺激症状。碳青霉烯类药品和丙戊酸之间存在不良相互作用。③导致低钾血症的药物，如两性霉素 B、呋塞米合用洋地黄可造成心律失常。沙丁胺醇联用氨茶碱易导致患儿烦躁及心动过速。④患者服用华法林期间，若给予甲硝唑同服。甲硝唑为肝药酶抑制剂，可抑制华法林在肝内的代谢，导致其血药浓度升高诱发出血倾向。

8. 重复给药

是指同类药物，相同作用机制的药物合用现象。还有一种可能是家长想改善症状自行重复给药。儿童最为常见的疾病是发热。对乙酰氨基酚、布洛芬共同作用的结果引起出汗过多而发生虚脱等。

六、案例分析

（一）无适应证用药

案例1

（1）患者信息：5 岁零 1 个月，13kg。

（2）临床诊断：急性上呼吸道感染。

（3）处方用药

复方福尔可定口服溶液	5ml	tid	po
桔贝合剂	10ml	bid	po
蛇胆陈皮口服液	10ml	bid	po

（4）分析如下

适应证矛盾用药。三种均为复方制剂，分别含有多种镇咳或祛痰成分的药品，其中蛇胆陈皮液用于风寒咳嗽、桔贝合剂用于肺热咳嗽，相互矛盾。

案例2

（1）患者信息：2 岁零 3 个月，12kg。

（2）临床诊断：发热、扁桃体腺样体肥大、支气管炎、急性鼻窦炎等。

（3）处方用药

　　匹多莫德口服液　　　1瓶　　　bid　　　po

（4）分析如下

匹多莫德为免疫增强剂。适应证：细胞免疫功能受抑制的患者反复发作的上、下呼吸道感染、中耳炎、泌尿系统感染和妇科感染。

案例3

（1）患者信息：5岁，20kg。

（2）临床诊断：发热。

（3）处方用药

　　注射用头孢唑林钠　　　0.9g　　　qd　　　ivd

　　小牛脾提取物注射液　　2ml　　　qd　　　ivd

（4）分析如下

小牛脾提取物注射液的适应证为用于提高机体免疫力。适应证：在治疗再生障碍性贫血、原发性血小板减少症、放射线引起的白细胞减少症、各种恶性肿瘤、改善肿瘤患者恶病质时配合使用。

案例4

（1）患者信息：5岁零9个月，11.5kg

（2）临床诊断：腹泻。

（3）处方用药

　　羧甲司坦口服液　　　5ml　　　tid　　　po

　　蒙脱石散剂　　　　　3g　　　　tid　　　po

　　马来酸氯苯那敏片　　1.5mg　　tid　　　po

　　施保利通片　　　　　600mg　　tid　　　po

（4）分析如下

施保利通用于病毒或细菌引起的呼吸道感染；单纯性唇疱疹；细菌性皮肤感染；因放射或细胞抑制剂治疗而引起的白细胞减少症；辅助抗生素治疗严重的细菌感染。羧甲司坦口服液为化痰药，与诊断不符。

案例5

（1）患者信息：10岁，40kg。

（2）临床诊断：锌缺乏。

（3）处方用药

复方锌铁钙颗粒	5g	qd	po
龙牡壮骨颗粒	3g	tid	po
健胃消食口服液	10ml	bid	po
金水宝胶囊	0.33g	bid	po

（4）分析如下

龙牡壮骨颗粒、健胃消食口服液、金水宝胶囊与诊断不符。

案例6

（1）患者信息：5岁，18kg。

（2）临床诊断：变应性结膜炎。

（3）处方用药

双氯芬酸钠滴眼液	1滴	qid	滴眼
奥洛他定滴眼液	1滴	bid	滴眼
复方嗜酸乳杆菌片	0.5g	tid	po
健胃消食口服液	10ml	bid	po

（4）分析如下

开具嗜酸乳杆菌片、健胃消食口服液与诊断不符。

案例7

（1）患者信息：2岁零6个月，13kg。

（2）临床诊断：急性支气管炎。

（3）处方用药

氨酚伪麻那敏口服液	4ml	tid	po
氢溴酸右美沙芬糖浆	4.5ml	tid	po
孟鲁斯特钠咀嚼片	4mg	qd	po
小儿化食口服液	7.5ml	tid	po
酪酸梭菌肠球菌三联活菌	200mg	tid	po

（4）分析如下

酪酸梭菌肠球菌三联活菌、小儿化食口服液无适应。

（二）禁忌证

案例

（1）患者信息：11岁，43kg。

（2）临床诊断：月经不规则。

（3）处方用药

    戊酸雌二醇片　　　1mg　　　tid　　　po

    金水宝胶囊　　　0.99g　　　tid　　　po

（4）分析如下

戊酸雌二醇片 儿童18岁以下禁用。

（三）剂量过大

案例1

（1）患者信息：7岁，32kg。

（2）临床诊断：癫痫。

（3）处方用药

    丙戊酸钠缓释片　　　0.5g　　　bid　　　po

（4）分析如下

丙戊酸用量超范围：年龄在18岁以下，单日每千克推荐用量为10mg。可以推荐口服液。

案例2

（1）患者信息：7岁零1个月，30kg。

（2）临床诊断：急性化脓性扁桃体炎。

（3）处方用药

    注射用无水头孢唑林　　　1.5g　　　qd　　　ivd

    克感利咽颗粒剂　　　10g　　　bid　　　po

（4）分析如下

头孢菌素类药物一天的量，一次打完。

（四）剂量过小

案例

（1）患者信息：1岁零2个月，9kg。

（2）临床诊断：急性上呼吸道感染。

（3）处方用药

磷酸奥司他韦颗粒	15mg	bid	po
小儿豉翘清热颗粒	2g	tid	po
小儿氨酚黄那敏颗粒	6g	tid	po

（4）分析如下

磷酸奥司他韦用量过小；体重在15kg以下区间，单次推荐用量：30mg。

（五）重复用药

案例1

（1）患者信息：2岁零6个月，11kg。

（2）临床诊断：急性鼻咽炎。

（3）处方用药

百咳宁颗粒	1.2g	tid	po
小儿愈美那敏溶液	4ml	tid	po
孟鲁司特钠咀嚼片	4mg	qd	po
盐酸西替利嗪滴剂	0.45ml	qd	po
阿奇霉素干混悬剂	0.15g	qd	po

（4）分析如下

小儿愈美那敏溶液含氯苯那敏，与西替利嗪抗过敏药，作用相似。

案例2

（1）患者信息：1岁零8个月，11kg。

（2）临床诊断：急性上呼吸道感染。

（3）处方用药

布洛芬混悬滴剂	1.25ml	tid	po
对乙酰氨基酚混悬滴剂	2ml	tid	po
小儿柴桂退热颗粒	2.5g	tid	po
复方毛冬青颗粒	5g（半包）	tid	po
小儿氨酚黄那敏颗粒	3g	tid	po

（4）分析如下

布洛芬、对乙酰氨基酚均为退烧药，重复用药。小儿氨酚黄那敏颗粒，含有对乙酰氨基酚成分，成分重复，剂量增大。

案例3

（1）患者信息：8岁零8个月，35kg。

（2）临床诊断：支气管炎。

（3）处方用药

小儿肺热咳喘口服液	2支	tid	po
小儿葫芦散	3g	tid	po
盐酸丙卡特罗口服液	5ml	qn	po
多索茶碱片	0.1g	bid	po
妥洛特罗贴剂	1贴	qn	外用

（4）分析如下

盐酸丙卡特罗口服液、妥洛特罗贴剂同为 β_2 受体激动剂，重复用药。

七、儿科处方审核参考书籍

《中华人民共和国药典临床用药须知（2015）》

《新编药物学》（第十七版）

《国家基本药物》

《中国国家处方集（儿童版）》

《实用新生儿学》（第四版）

《英国国家儿童处方集》

《临床药物治疗学儿科疾病》

《儿科学》（第八版）

《常见病儿童疾病用药专家共识》

《中国儿童腹泻病诊断治疗原则的专家共识》

《儿童幽门螺杆菌感染诊治专家共识》

《中国儿童急性感染性腹泻病临床实践指南》

《儿童社区获得性肺炎管理指南》（修订）（上）

《儿童社区获得性肺炎管理指南》（修订）（下）

《中国儿童慢性咳嗽诊断与治疗指南》（2013年修订）

《流行性感冒抗病毒药物治疗与预防应用中国专家共识》

《儿童反复上呼吸道感染临床诊治管理专家共识》

《儿童急性扁桃体炎诊疗—临床实践指南》（2016年制定）

《儿童急性感染性鼻–鼻窦炎诊疗—临床实践指南》（2014年制订）

《儿童普通感冒与变应性鼻炎早期识别和诊治专家共识》

《糖皮质激素雾化吸入疗法在儿科应用的专家共识》（2018 年修订版）

《新生儿细菌性脑膜炎病因、诊断与治疗》（共识）

《中国儿童普通感冒规范诊治专家共识》（2013 年版）

《重组人干扰素 – α1b 在儿科的临床应用专家共识》

《中国儿科超说明书用药专家共识》

《泌尿道感染诊治循证指南》（2016 年版）

《儿童感染性心内膜炎的诊断标准建议》

《儿童脓毒性休克（感染性休克）诊治专家共识》（2015 年版）

《儿童重症监护治疗病房镇痛和镇静治疗专家共识》（2013 年版）

《糖皮质激素在儿童风湿病中应用专家共识》（上）

《小儿术后镇痛专家共识》（2014 年版）

《中国儿童特应性皮炎诊疗共识》（2017 年版）

《氟喹诺酮类抗菌药物在儿童应用中的专家共识》（2017 年指南）

八、小结

在整个生长发育过程中，各脏器和身体功能不断成熟和完善。不同年龄段儿童的身高、体重、体表面积、组织器官、内脏功能等差别很大，对药物的吸收、分布、代谢、排泄的影响，以及所患疾病与成人不尽相间，而且不同种族、民族和居住环境间也存在差异。因此不能把儿童看作"成人的缩小版"，在治疗疾病用药时不能仅仅将成人剂量进行简单的缩减。应根据疾病特点、生理特点、个体特点选择适宜的药物和剂量，保证治疗药物的安全和有效。

（何艳玲　祁俊华）

第三节　老年慢性病药物处方审核要点

一、老年人慢性病药物治疗概况和特点

（一）老年人慢性病药物治疗概况

1. 定义

根据世界卫生组织（WHO）对老年人的年龄分界标准，发展中国家将老年人界定为 60 周岁及以上的群体，而发达国家则将 ≥65 岁作为分界点。我国《老年人权益保障法》第 2 条规定，老年人的年龄起点标准是 60 周岁。

慢性病又称慢病，全称为慢性非传染性疾病，根据中国疾病预防控制中心对慢性非传染性疾病的定义，即指病情持续时间长、发展缓慢的疾病。其中 4 类主要疾病为：心脑血管疾病（如各类心脏病和脑卒中）、恶性肿瘤、慢性呼吸道疾病（如慢性阻塞性肺疾病和哮喘）以及糖尿病。

2. 治疗概况

中国人口老龄化的程度正在快速增长。根据 WHO 预计，至 2050 年中国将有 35% 的人口超过 60 岁，可能是世界上老龄化最严重的国家。根据 2010 年一项中国城乡老年人追踪调查数据表明，中国 60 岁以上老年人慢性病患病率达 74.45%。2011 年调查数据显示，我国因慢性病所致的死亡人数已占到总死亡人数的 85%，造成的疾病负担占总疾病负担的 70%。根据《2012 年 WHO 全球疾病负担评估》报告表明，导致我国老年疾病经济负担排前几位的主要慢性病有：脑卒中、恶性肿瘤、缺血性心脏病、呼吸系统疾病、糖尿病、高血压、老年人抑郁、老年痴呆症等。

（二）老年人慢性病药物治疗特点

1. 老年人用药相关生理特点

（1）胃肠运动减慢、胃酸分泌下降、胃内 pH 值升高　一般，60 岁以上老年人，约 50% 会出现胃黏膜萎缩性变化，黏膜变薄、肌纤维萎缩，胃排空时间延长；另外，老年人消化腺腺体萎缩，消化液分泌减少，如唾液分泌能力下降、稀薄、淀粉酶含量减少，胃液分泌能力和胃酸度降低，胃蛋白酶不足等，导致老年人整体消化能力降低。

（2）总体液量减少，人体内脂肪比例升高　老年人伴随着增龄，机体组成成分会逐渐发生变化。如脂肪组织在体重中所占的比例增加，而非脂肪组织如肌肉、体液等所占的比例相对减少。研究表明，与 20 岁时相比，65 岁时体脂增加部分可达体重的 10%~20%；而 25 岁与 75 岁的男性，其脂肪组织所占比例分别为 14% 与 30%，水分分别为 61% 与 53%。这些改变均会影响许多药物在体内的吸收和分布。

（3）肝血流量和功能性肝细胞减少、肝药酶活性下降、血浆白蛋白减少随着年龄的增长，心排血量会逐渐减少，肝脏血流量也会下降。肝血流从 25 岁起每增加 1 岁要减少 0.5%~1.5%，依此推测，65 岁的老年人肝血流量仅为 25 岁时的 40%~45%。另外，伴随着增龄，老年人的肝脏逐渐缩小，肝细胞数目下降、纤维组织增加，导致解毒能力和合成蛋白的能力降低，血浆白蛋白减少，而球蛋白相对增加。肝微粒体代谢酶活性下降，对某些药物的代谢能力减弱，易致药品不良反应（ADR）。因此，对于血浆蛋白结合率高的药物，如华法林、口服降糖药等老年人应从小剂量开始用药；需经肝脏代谢成活化的前体药物，对老年人产生的药效或毒性可能下降；而对肝脏代谢率高和首关效应明显的药物，如硝酸甘油、利多卡因等则生物利用度提高，存在安全隐患。

（4）肾血流量下降、肾小球滤过率降低　肾脏是重要的排泄器官，伴随衰老，肾脏会萎缩变小，肾血流量会减少，肾小球滤过率及肾小管重吸收能力降低，老年人的肾脏功能可能仅是年轻人的1/2。而且部分慢性病也会影响到老年人的肾脏血流灌注，致使肾血流量下降，所以，对于经肾脏排泄的药物，老年人即使给予常规治疗量时，也可能会因排泄减慢而引起蓄积中毒。尤其是地高辛、头孢菌素类、氨基糖苷类、普萘洛尔等更应严格控制用药剂量，必要时根据肌酐清除率调整用药。

2. 老年人用药遵循的主要原则

（1）明确用药指征，简化用药品种　老年人常患有多种疾病，导致同时使用的药品品种繁杂，过多使用药物不仅加重了经济负担，影响用药依从性，而且还增加药物相互作用和不良反应发生率。据报道，同时用药2～5种，ADR发生率约为4%；6～10种达到7%～10%；11～15种上升至24%～28%。因此为减少老年人ADR的发生，根据患者同时使用的药品数量与ADR发生率的关系，目前国内外提出5种药物应用原则，即同时用药建议不超过5种。而当病情需要使用超过5种药物时，应评估是否所有药物都是必需的；是否有多重治疗作用的药物替代；是否可以停用疗效不明显、耐受性差或本身未按医嘱服用的药物。

（2）选择适当剂型　老年慢病患者需要长期用药时，应尽可能口服给药。对有吞咽困难的老年人，可选用颗粒剂、口服液或喷雾制剂。尽可能首选控释制剂，该剂型单位时间释放固定量的药物，不受胃肠道动力和pH的影响，且每日服药次数较少，有利于提高用药依从性。尽可能不选用缓释制剂，因老年人胃肠运动能力下降，会使药物吸收增加而产生不良反应。

（3）小剂量、个体化用药剂量原则　除维生素、微量元素和消化酶等这些相对较安全的药物，老年人可按成年人剂量用药外，其他药物原则上应按成年人剂量酌情减量，尤其是地高辛、华法林、茶碱等治疗窗比较窄、属ADR高危的药物。一般应根据患者年龄、健康状态、体重、肝肾功能、病情严重程度和药物治疗指数等，以成人用量的1/2、2/3、3/4顺序用药，然后根据临床反应调整，缓慢增量，直至获得满意疗效的治疗剂量。而对于使用负荷剂量的药物，首次用药可予成年人剂量的下限，小剂量用药主要表现在维持量上。但即使采用此法，也会因老年人个体差异较大造成治疗效果不同。因此适宜的给药方法是结合药物的药代药动学特点、血药浓度监测和老年人肝肾功能情况适当调整用药剂量，严格遵从剂量个体化的原则。特别对于主要通过肾脏原型排泄，或活性代谢物由肾脏排泄，而治疗窗又比较窄的药物更为重要。一般针对药物或活性代谢产物主要由肾脏排泄的，可参照药品说明书，根据以下公式计算肌酐清除率调整用药剂量：

男性 $Ccr = （140 - 年龄）×体重（kg）/ [72×血肌酐（mg/dl）]$

女性 $Ccr×0.85$

注：内生肌酐清除率（Ccr）是指肾单位时间（min）内，能把多少毫升内生肌酐完全清除出去。（计算公式：Cockcroft - Gault 公式）

3. 老年人慢性病药物治疗常见的问题

（1）药物选择不适宜 老年慢性病药物选择不适宜主要包括：选用老年人禁忌或慎用的药物或未按循证的临床指征用药等。国外对 1270 例老年患者用药进行的一项调查结果表明，同时开具 6 种及以上药物的占 29.4%，开具一种或多种潜在不适当药物的占 15.7%，而同时具有以上 2 种情况的占 9.3%。

（2）用药品种多，易发生药物相互作用 有调查显示，老年人平均患有 6 种疾病，多的达 25 种，常常多药合用，平均 9.1 种，最多的达到 36 种。而据报道，同时使用 2 种药物，潜在药物相互作用发生率为 6%、5 种药达到 50%、8 种药上升至 100%，提示药物相互作用发生的概率随着用药品种的增多而升高。虽然并不是所有药物相互作用都会造成 ADR，但很明显这种潜在的风险是增加的。

（3）剂量不适宜 老年慢性病用药剂量不适宜主要体现在起始用药剂量偏大、未根据患者肝肾功能情况调整用药剂量或未根据病情变化及时调整剂量等多方面。老年人的身体动能随着年龄的增长会逐渐衰退，当患有某些慢性疾病时，更会由于长期的药物治疗导致生理功能较常人具有较大的差异，因此临床用药时更需注意药物的使用剂量。

（4）重复用药 老年慢性病重复用药主要包括相同有效成分的药品重复用药、药理作用或功效类似的药品重复用药等。据统计，老年人平均同时患有 4~6 种疾病或更多，这就导致老年患者常至多个不同的专科就诊。此外，老年人常会盲目地自我药疗，这也会间接导致患者服用药物种类越来越多，往往就存在重复用药的现象。这种重复用药不仅加重患者的经济负担，而且会引起 ADR 发生率增加，严重的可能导致肝肾功能受损。

4. 老年人慢性病药物治疗常见的不良反应及特点

大部分老年人的药物不良反应是非特异性的，通常既是药物本身作用的延伸，又是衰老过程中各种病理生理特点综合影响的结果。有资料表明，成年人ADR 发生率为 3%～12%，60～69 岁组是 15.4%，70～79 岁组上升至 21.3%，≥80 岁组 ADR 发生率则明显增加，达到 25%，说明年龄增长与 ADR 发生率上升相关，但年龄本身并不是一个独立的危险因素，还与老年人的病情严重程度和多药联用有关。老年人 ADR 症状具有一定的特点，一般症状除表现为皮疹、恶心及呕吐外，更普遍的可能是体现为老年病的五联症，如精神症状、跌倒、大小便失禁、不想活动和生活能力丧失，因此容易导致临床误诊、漏诊。另一方面，老年人 ADR 一般比成年人严重。据国家药品监督管理局不良反应监测中心推算，中国每年最少有 250 万人因 ADR 导致住院，其中约 19.2 万人死亡。而住院死亡人数的 25% 属于药源性，其中老年患者的不良反应较为突出，平均为 22.2%。老年人发生不良反应的主要原因与长期用药、每日用药种类多、剂量大等有关。由于老年人 ADR 发生率、病死率高和危害大，所以老年使用药物必须权衡利弊、遵从受益原则。

二、老年人慢性病处方审核依据及标准

（一）老年人潜在不适当用药 Beers 标准

美国老年医学专家 Beers 联合医学、药学、护理学及精神药理学专家在 1991 年首次制定了老年不适当用药的标准，被称为 Beers 标准（以下简称 Beers）。1997 年，对 Beers 标准进行了一次修订，并更名为老年人潜在不适当用药判断标准。其中潜在不适当用药（potentially inappropriate medication, PIM）指药物有效性尚未确立和（或）药物不良事件风险超过预期的临床获益，同时缺少较安全的可替代药物。此版标准将适用人群扩大为年龄≥65 岁的老年人。之后标准经历 2003 年、2012 年、2015 年三次更新。2015 年版 Beers 标准针对老年人潜在不适当用药、由于药物与疾病或药物与症状相互作用可能加重疾病或症状的老年潜在不适当用药、老年人应谨慎使用的药物、老年人应避免的非抗感染药物间相互作用和老年人依据肾功能应避免使用或减少剂量使用的非抗感染药物给出 5 个列表，并对每项内容的证据等级和推荐强度进行了标注，且给出了相应的使用建议。至今加拿大、法国、韩国和中国等多个国家在制定当地老年人潜在不适当用药标准时均有将该标准作为参照，以利于更好地指导老年患者合理用药。

（二）老年人不适当处方筛查工具

2008 年，老年人不适当处方筛查工具（screening tool of older persons' prescriptions，以下简称 STOPP）由爱尔兰科克大学组织老年医学、临床药学

等专家共同制定，用于筛查老年人潜在不适当用药。该标准自发布以来，在全球 20 多个国家评价老年人不合理用药的临床研究和实践中都发挥了重要作用。2014 年 STOPP 标准进行了更新，在第 1 版的基础上，新版 STOPP 标准结合最新的老年人合理用药研究结果和临床证据，对原标准内容进行了增改和删减，最后纳入 13 大类、共 81 条潜在不适当用药的新标准，内容包括特定疾病状态下使用哪类药物是不适当的，并涵盖了部分药物的相互作用。从内容比较来看，STOPP 标准较 Beers 标准，能发现更多潜在不适当用药，且与药品不良反应的发生有更紧密的联系。但不足的是，大多只提及药物类别，没有注明具体药物，并且未给出明确的使用建议，容易造成使用上的困难和歧义。

（三）中国老年人潜在不适当用药目录

中国老年人潜在不适当用药目录（以下简称目录）是 2015 年由王育琴等参考国外老年人潜在不适当用药判断标准和目录，并结合我国多个药品不良反应监测中心所收集的老年人 ADR 及所涉及的药物情况，制定并发表的适用于我国第一个"中国老年人潜在不适当用药目录"。目录中包括 13 大类 72 种（类）药物，内容包括：警示级别、用药风险点、风险强度、使用建议和部分用药替代方案。为干预和评估我国老年人潜在不适当用药提供参考。

（四）中国老年人疾病状态下潜在不适当用药初级判断标准

中国老年人疾病状态下 PIM 初级判断标准（以下简称标准）同样由王育琴等人研制，通过参考美国、加拿大、泰国、韩国和我国台湾地区 5 个老年疾病状态下 PIM 判断标准，并将其所收录的药物及标准进行汇总、删重和整合，设计成调查表，通过多次征询专家意见，最后根据用药频率按 A 级（用药频率≥3000）、B 级（用药频率＜3000）判断标准，对筛选出的药物进行分类。其中 A 级判断标准包括 35 种（类）药物在 25 种疾病状态下的 62 个用药风险点，B 级判断标准包括 9 种（类）药物在 9 种疾病状态下的 12 个用药风险点。

三、老年人慢性病常用药物处方审核重点品种目录

通过对上述 Beers 标准、STOPP 标准、中国老年人潜在不适当用药目录和中国老年人疾病状态下潜在不适当用药初级判断标准中所收录的药物进行汇总、分析，将出现频率较高和较常使用的药物整理成老年人慢性病常用药物处方审核重

点品种目录，具体内容见表 3 – 3 – 1。

表 3 – 3 – 1 老年人慢性病常用药物处方审核重点品种目录

分　类	药物名称或种类
心血管系统用药	地高辛、胺碘酮、特拉唑嗪、多沙唑嗪、哌唑嗪、利血平、胍那苄、胍法辛、甲基多巴、维拉帕米、地尔硫䓬、决奈达隆、β受体阻滞剂、血管紧张素转化酶抑制剂（ACEI）、血管紧张素Ⅱ受体拮抗剂（ARB）、双氢吡啶类钙通道阻滞剂、长效硝酸酯类
神经系统和精神药物	阿普唑仑、艾司唑仑、劳拉西泮、奥沙西泮、替马西泮、三唑仑、佐匹克隆、唑吡坦、扎来普隆、氯硝西泮、地西泮、氯氮䓬、氟西泮、夸西泮、帕罗西汀、阿米替林、多塞平、地昔帕明、去甲替林、普罗替林、曲米帕明、氟哌啶醇、氟伏沙明、舒必利、奥氮平、加巴喷丁、左乙拉西坦、普瑞巴林、度洛西汀、喹硫平、氯氮平
消化系统用药	甲氧氯普胺、质子泵抑制剂（PPI）、H_2受体拮抗剂、含铝抗酸剂
泌尿系统用药	螺内酯、阿米洛利、氨苯蝶啶、袢利尿剂、噻嗪类利尿剂
呼吸系统用药	异丙托溴铵、噻托溴铵、茶碱、氨茶碱
抗胆碱药物	氯苯那敏、赛庚啶、苯海索
血液系统用药	华法林、口服短效双嘧达莫、噻氯匹定、氯吡格雷、阿哌沙班、达比加群、磺达肝癸钠、依度沙班、普拉格雷、西洛他唑、利伐沙班、依诺肝素
止痛药物	阿司匹林、双氯芬酸、二氟尼柳、依托度酸、非诺洛芬、布洛芬、酮洛芬、甲氯芬那酸、甲芬那酸、美洛昔康、萘丁美酮、萘普生、奥沙普秦、吡罗昔康、依托考昔、吲哚美辛、曲马多
内分泌系统用药	胰岛素、氯磺丙脲、格列本脲、吡格列酮、罗格列酮、二甲双胍

四、老年人慢性病药物处方审核要点

（一）药物选择不适宜处方审核要点

"药物选择不适宜"是指患者具有使用某类药物的指征，但选用的药物相对于老年人，尤其是处于肝、肾功能不全的状态，或某种特定疾病时，存在潜在的不良反应风险或其他安全隐患。以下是根据上述四项老年慢性病处方审核依据及标准对常见的老年慢性病选择药物不适宜的处方审核要点进行的总结，具体内容见表3－3－2。

表3－3－2 药物选择不适宜处方审核要点

药物分类和名称	审核要点	审核依据
心血管类药物		
地高辛	避免用作心房颤动一线药物，其中β受体阻滞剂可作为控制心率的首选药物	Beers：心房颤动治疗：不用作一线药物，可能与死亡率上升相关，有其他更有效的替代药物
	用于心房颤动或心力衰竭治疗剂量不超过0.125mg/d	Beers：肾脏清除率下降可增加地高辛的毒性作用，4期或5期慢性肾脏疾病患者需减量
	避免用作心力衰竭一线药物，但可适用于慢性心衰已应用利尿剂、ACEI（或ARB），β受体阻滞剂和醛固酮受体拮抗剂，LVEF≤45%，仍持续有症状的患者，伴有快速心室率的房颤患者尤为适合	Beers：心力衰竭治疗：可能增加患者住院的风险，可能与死亡率上升相关；高剂量不增加疗效，但可能增加不良反应风险
胺碘酮	避免用作心房颤动一线药物，其中β受体阻滞剂可作为控制心率的首选药物；除非患者合并心力衰竭或明显左心室肥大	Beers：胺碘酮能有效维持窦性节律，但在心房颤动的治疗中其毒性作用强于其他抗心律失常药物
	具有甲状腺疾病、肺间质纤维化或Q－T间期延长病史的患者避免使用	老年人慎用药物指南：与多种毒性相关，包括甲状腺疾病、肺部疾病和Q－T间期延长
硝苯地平常释剂型	避免将硝苯地平常释剂型作为一线降压药，可选择缓、控释制剂	Beers：潜在低血压风险；诱发心肌缺血的风险
外周α₁受体阻滞剂：特拉唑嗪、多沙唑嗪、哌唑嗪	避免用作高血压的常规治疗	Beers：体位性低血压风险高；替代药物的效益－风险比更为理想
中枢α受体激动剂：利血平（＞0.1mg/d）、胍那苄、胍法辛、甲基多巴	避免用作高血压的常规治疗	Beers：中枢神经系统不良反应风险高；可导致心动过缓和体位性低血压

药物分类和名称	审核要点	审核依据
β受体阻滞剂	心动过缓（<50次/min）、二度房室传导阻滞或完全性房室传导阻滞避免使用	STOPP：存在完全性房室传导阻滞和心搏停止的风险
	频繁发生低血糖事件的糖尿病者避免使用	STOPP：掩盖低血糖症状
非选择性β受体阻滞剂	避免用于哮喘（史）或慢性阻塞性肺疾病（史）者，可换用钙通道受体阻滞剂	标准：加剧或引起呼吸抑制
非二氢吡啶类CCBs（钙通道阻滞剂）：地尔硫草、维拉帕米	避免用于合并射血分数下降的心力衰竭	Beers：可能促进体液潴留并加重心力衰竭
ACEI或ARB	高钾血症者避免使用	STOPP：易加重高钾血症
血管舒张剂（α₁受体阻断剂、钙通道阻断剂、长效硝酸酯类、血管紧张素转化酶抑制剂、血管紧张素Ⅱ受体拮抗剂）	体位性低血压者（如反复出现收缩压下降≥20mmHg）慎用	STOPP：可致晕厥、跌倒
阿司匹林用于心血管事件的一线预防	年龄>80岁老年人慎用；确需使用可适当减量，如75mg，每日1次，不能耐受阿司匹林者可用氯吡格雷替代	Beers：年龄>80岁老年人群中，缺乏证据证实获益大于风险
利血平	避免用于有抑郁病史者	标准：加重抑郁
内分泌系统药物		
胰岛素	不建议在没有基础或长效胰岛素的情况下仅使用短效或速效胰岛素改善或避免高血糖	Beers：在有基础胰岛素滴定或既定胰岛素治疗方案的基础上加用短效或速效胰岛素不在讨论范围（例如：胰岛素矫正）
长效磺脲类降糖药：氯磺丙脲、格列本脲	避免作为老年人的一线降糖药物，磺脲类老年可选的有：格列齐特缓释制剂或格列吡嗪控释制剂	Beers：氯磺丙脲：用于老年人半衰期延长，可导致持续性低血糖和抗利尿激素异常分泌综合征；格列本脲：持续性低血糖风险高

续表

药物分类和名称	审核要点	审核依据
二甲双胍	肾小球滤过率 < 30ml（min·1.73m²）时避免使用	STOPP：可致乳酸酸中毒
吡格列酮、罗格列酮	避免用于心力衰竭者，可给予格列奈类、α-糖苷酶抑制剂等	Beers：可能促进体液潴留并加重心力衰竭
血液系统药物		
口服短效双嘧达莫（不包括含阿司匹林的复方缓释制剂）	避免使用，有更有效的替代药物如阿司匹林、氯吡格雷等	Beers：可导致体位性低血压
噻氯匹定	避免在任何情形下使用噻氯匹定（氯吡格雷和普拉格雷疗效与之相似，但证据更强，不良反应更小）	STOPP：具有更安全有效的替代药物
氯吡格雷	稳定性冠心病非血运重建患者小剂量阿司匹林是首选用药，氯吡格雷仅作为不耐受阿司匹林的替代治疗	目录：血液系统不良反应（血小板减少、中性粒细胞减少、胃肠道出血、紫癜、鼻出血、眼部出血、血尿、颅内出血）；神经系统不良反应（头痛、头晕、意识混乱、幻觉）
西洛他唑	避免用于心力衰竭者，可根据疾病种类选用阿司匹林或氯吡格雷	Beers：可能促进体液潴留并加重心力衰竭
达比加群	年龄 >75 岁老年人或肌酐清除率 < 30ml/min 患者慎用	Beers：年龄 >75 岁老年患者的消化道出血风险高于华法林，也高于其他靶向口服抗凝药的消化道出血上报率；肌酐清除率 < 30ml/min 患者使用此药的有效性与安全性证据不足
阿哌沙班	肌酐清除率 < 25ml/min 避免使用	Beers：增加出血风险
磺达肝癸钠	肌酐清除率 < 30ml/min 避免使用	Beers：增加出血风险
普拉格雷	年龄 >75 岁老年人慎用；但在高危人群（合并心肌梗死或糖尿病病史）中获益可能超过风险	Beers：老年患者出血风险增加
阿司匹林、双嘧达莫、维生素 K 抑制剂、直接凝血酶抑制剂或 Xa 因子抑制剂	存在控制不佳的重度高血压、出血倾向或近期较重的自发性出血者慎用	STOPP：存在较高出血风险

药物分类和名称	审核要点	审核依据
消化系统药物		
甲氧氯普胺	避免使用，尤其是帕金森病者；除非用于胃轻瘫	Beers：可导致锥体外系反应，包括迟发型运动障碍，体弱老年人风险更高
质子泵抑制剂	避免用药超过 8 周；除非用于高危人群（如：口服糖皮质激素或长期使用非甾体抗炎药、腐蚀性食管炎、Barrett 食管炎、病理性胃酸分泌过多）；或有证据表明需要持续治疗（如：药物终止试验失败或 H_2 受体阻滞剂治疗失败）	Beers：艰难梭状芽孢杆菌感染、骨质流失和骨折风险
西咪替丁	慎用，确需使用 H_2 受体阻滞剂，可选用相对安全的法莫替丁、雷尼替丁	目录：神经系统不良反应（意识障碍、谵妄）；比其他 H_2 受体阻滞剂更多的相互作用
H_2 受体拮抗剂	避免用于痴呆或认知功能受损者	Beers：因其中枢神经系统不良反应
含铝抗酸剂	有替代药物如 PPI、H_2 受体阻滞剂的情况下，避免使用	STOPP：加重便秘
神经系统药物和精神药物		
苯二氮䓬类（短效和中效）：阿普唑仑、艾司唑仑、劳拉西泮、奥沙西泮、替马西泮、三唑仑	避免用于治疗失眠、激动或谵妄，尤其是痴呆或认知功能受损者。病情确需使用时应避免应用超过 4 周	Beers：老年人对苯二氮䓬类药物敏感性增高，对长效制剂的代谢减慢；增加老年人认知功能受损、谵妄、跌倒、骨折和交通事故的风险 STOPP：更长疗程无指征；有造成长时间镇静、意识障碍、损害平衡能力、跌倒、发生交通事故的风险
苯二氮䓬类（长效）：氯硝西泮、地西泮、氯氮䓬、氟西泮、夸西泮	可能适用于以下情况：癫痫、快动眼睡眠障碍、苯二氮䓬类药物戒断综合征、酒精戒断综合征、严重广泛性焦虑障碍、围手术期麻醉；其他情况避免使用	Beers
非苯二氮䓬-苯二氮䓬受体激动剂：右旋佐匹克隆、唑吡坦、扎来普隆	右佐匹克隆、唑吡坦可用于老年失眠患者，但避免长期使用（＞90 天）	Beers：不良反应类似于苯二氮䓬类药物（谵妄、跌倒、骨折）；增加急诊就诊率和住院率；交通事故；催眠及延长睡眠时间的效果差

续表

药物分类和名称	审核要点	审核依据
单独或联合使用抗抑郁药：帕罗西汀、阿米替林、多塞平（>6mg/d）、地昔帕明、去甲替林、普罗替林、曲米帕明氟西汀	避免使用，选择性5-羟色胺再摄取抑制剂（SSRIs）如舍曲林、西酞普兰、艾司西酞普兰可作为老年抑郁障碍患者一线治疗药物，文拉法辛、度洛西汀可作为SSRIs的替代治疗，氟伏沙明亦可选择但应警惕抗胆碱能等不良反应	Beers：抗胆碱能作用强，导致镇静及体位性低血压
度洛西汀	肌酐清除率<30ml/min避免使用	Beers：增加胃肠道不良反应（恶心、腹泻）
奥氮平	慎用，SSRIs如舍曲林、西酞普兰、艾司西酞普兰可作为老年抑郁障碍患者一线治疗药物，文拉法辛、度洛西汀可作为SSRIs的替代治疗，氟伏沙明亦可选择但应警惕抗胆碱能等不良反应	目录：神经系统不良反应（镇静时间延长、认知功能障碍）；锥体外系和抗胆碱能不良反应（帕金森病、肌张力减退）；跌倒；增加精神病患者的病死率
三环类抗抑郁药	避免将三环类抗抑郁药作为抗抑郁一线治疗药物，SSRIs或选择性去甲肾上腺素重摄取抑制剂比三环类抗抑郁药相对更安全；有跌倒或骨折史、体位性低血压、青光眼或慢性便秘者避免使用	标准、STOPP
5-羟色胺重摄取抑制剂	避免用于目前或近期有低钠血症（血清Na⁺<130mmol/L）者	STOPP：存在加重或诱发低钠血症的风险
抗精神病药（长期或临时使用）	避免使用抗精神药物治疗痴呆所致行为异常及谵妄，除非药物治疗（如行为干预）无效或不可行，并且老年患者对自己或他人造成威胁	Beers：因其中枢神经系统不良反应而避免使用；抗精神病药可增加痴呆患者脑血管意外（卒中）及死亡风险
所有抗精神病药（除阿立哌唑、喹硫平、氯氮平之外）	避免用于帕金森病；但喹硫平、阿立哌唑、氯氮平加重帕金森病的可能性小，可选用	Beers：多巴胺受体拮抗剂可能加重帕金森病症状

药物分类和名称	审核要点	审核依据
止痛药物		
口服非 COX 选择性非甾体抗炎药：阿司匹林（>325mg/d）、双氯芬酸、依托度酸、非诺洛芬、布洛芬、酮洛芬、甲氯芬那酸、甲芬那酸、美洛昔康、萘丁美酮、萘普生、奥沙普秦、吡罗昔康	高风险人群应避免使用，除非替代药物无效并且患者可以服用胃黏膜保护剂	Beers：在以下高风险人群中消化道出血或消化道溃疡风险增高：年龄 >75 岁、口服或肠外给予糖皮质激素、抗凝药物或抗血小板药物；非甾体抗炎药治疗 3～6 个月和 1 年可分别导致 1% 及 2%～4% 的患者出现上消化道溃疡、出血或穿孔，这一比例随疗程的延长而增加
吲哚美辛	避免使用（在所有非甾体抗炎药中，吲哚美辛的不良反应最多）	Beers：吲哚美辛比其他非甾体抗炎药更易引发中枢神经系统不良反应
≥2 种非甾体抗炎药合用	避免使用两种非甾体抗炎药用于抗炎止痛	目录：未见疗效提高，但发生不良反应的风险增加
非甾体抗炎药	避免用于心力衰竭者	Beers：可能促进体液潴留并加重心力衰竭
	避免用于慢性肾病 4 期及以下（肌酐清除率 <30ml/min）者	Beers：可增加急性肾损伤的风险并进一步降低肾功能
	避免用于高血压者；或换用对乙酰氨基酚或阿司匹林	Beers：水钠潴留，导致高血压
	避免用于凝血障碍或接受抗凝治疗者，可换用对乙酰氨基酚，与胃黏膜保护剂联合使用	标准：延长凝血时间或抑制血小板聚集；增加潜在出血风险
泌尿系统药物		
螺内酯（>25mg/d）	避免用于心衰或肌酐清除率 <30ml/min 的患者，此类患者可选的有袢利尿剂	目录：在心力衰竭老年人中，高钾血症的风险更高，尤其是服用 >25mg/d 或同时服用非甾体抗炎药，血管紧张素转换酶抑制剂，血管紧张素受体阻滞剂或钾补充剂
噻嗪类利尿剂	显著低血钾（血清 K^+ <3.0mmol/L）、低血钠（血清 Na^+ <130mmol/L）、高血钙（校正血清钙 >2.65mmol/L）或有痛风史者慎用	STOPP：可加重低血钾、低血钠、高血钙和痛风

续表

药物分类和名称	审核要点	审核依据
祥利尿剂	避免作为高血压的一线用药，其中噻嗪类利尿剂可作为老年高血压首选	STOPP：有更安全、有效的药物可供选择
	无心力衰竭、肝功能衰竭、肾病综合征或肾衰竭临床症状、生化或影像学证据的伴随性踝部水肿避免使用	STOPP：抬高患肢或使用弹力袜通常更适合
	高血压伴尿失禁者避免使用	STOPP：可能加重尿失禁
阿米洛利	肌酐清除率 <30ml/min 避免使用	Beers：升高血钾，降低血钠
氨苯蝶啶	肌酐清除率 <30ml/min 避免使用	Beers：升高血钾，降低血钠
呼吸系统药物		
糖皮质激素	中、重度慢性阻塞性肺疾病患者维持治疗在吸入糖皮质激素有效时，应避免全身使用糖皮质激素	STOPP
抗毒蕈碱类支气管扩张剂（如异丙托溴铵、噻托溴铵）	闭角型青光眼或膀胱流出道梗阻史者避免使用	STOPP：加重青光眼或可能造成尿潴留
抗胆碱药物		
第一代抗组胺药：氯苯那敏、赛庚啶	避免使用，确需使用抗组胺药时可选用相对安全的氯雷他定、西替利嗪、非索非那定等	Beers：抗胆碱能作用强；清除率随年龄增长而下降；用作安眠药时耐受性增强；有意识混乱的风险，口干、便秘等抗胆碱类不良反应
抗帕金森病药物：苯海索	避免使用，已有其他更有效的抗帕金森病药物如复方左旋多巴、罗匹尼罗等	Beers：不推荐用于抗精神病药物引起的锥体外系反应

（二）药物不良相互作用处方审核要点

药物不良相互作用指两种或两种以上药物同时或在一定时间内先后使用时，在机体因素如药物代谢酶、药物转运蛋白、药物结合蛋白、药物基因多态性等的影响下，药物因相互作用而发生的药动学或（和）药效学的变化，临床表现为药效减弱或毒副作用加重。

药物在体内的生物转化涉及专一性酶和非专一性酶两类催化酶。前者指选择性高、活性强的酶，如胆碱酯酶、单胺氧化酶等。非专一性酶主要指混合功能氧化酶系统，以细胞色素 P450（cytochrome P450，简称 CYP450）为主。P450 酶系由许多结构和功能类似的同工酶组成一个庞大的体系，参与许多药物在体内的代谢，如果由于遗传或药物因素造成个体 P450 酶活性产生差异，会影响底物药物的代谢，导致浓度升高而中毒或浓度降低而治疗无效。其中 CYP450 被抑制或被诱导是产生代谢性药物相互作用的重要原因。

　　影响 CYP450 酶系的老年慢性病常用药物，属心血管系统类的药物如华法林、阿司匹林、氯吡格雷、胺碘酮、硝苯地平、氨氯地平、地尔硫䓬、依那普利等；消化系统类的药物如奥美拉唑、兰索拉唑、西咪替丁、西沙必利等；内分泌系统类的药物如非那雄胺、格列本脲、格列吡嗪、格列美脲、甲苯磺丁脲；呼吸系统类的药物如茶碱、可待因等。其中老年慢性病应注意的常见药物间相互作用参照 Beers 标准、STOPP 标准以及由刘治军等编写的《药物相互作用基础与临床》（以下简称基础与临床）总结如下，具体内容见表 3 – 3 – 3。

表 3 – 3 – 3　老年慢性病应注意的常见药物间相互作用

药物和种类	相互作用的药物	审核要点	审核依据
心血管类药物			
ACEIs	阿米洛利、氨苯蝶啶	避免阿米洛利或氨苯蝶啶的常规使用；服用 ACEIs 时伴有低钾血症的患者可使用阿米洛利或氨苯蝶啶	Beers：增加高钾血症的风险
外周 α_1 受体拮抗剂	袢利尿剂	避免用于老年女性，除非疾病状况需要同时使用 2 种药物	Beers：增加老年女性尿失禁的风险
地高辛	阿卡波糖、胺碘酮、克拉霉素、奥美拉唑等	谨慎合用，用药期间监测地高辛血药浓度，及时调整地高辛的用量；其中大环内酯类红霉素可与地高辛合用；质子泵抑制剂泮托拉唑可与地高辛合用	基础与临床：使用阿卡波糖的患者引起的肠道症状可能影响地高辛的吸收；胺碘酮可能影响地高辛在组织和血浆中的再分布过程；克拉霉素可能抑制肠道 P – gp，而提高地高辛的生物利用度；奥美拉唑可能增加了地高辛的吸收程度
赖诺普利	阿托伐他汀	谨慎合用或换用洛伐他汀	基础与临床：有报道阿托伐他汀合用赖诺普利引起胰腺炎
	奥氮平	避免合用，换用其他出现胰腺炎风险较小的药物，如氟伏沙明或度洛西汀等	基础与临床：赖诺普利和奥氮平单独应用都可以引起急性胰腺炎，合用增加急性胰腺炎的发生率

药物和种类	相互作用的药物	审核要点	审核依据
美托洛尔	胺碘酮	避免长期联用，短期使用时根据临床表现或血药浓度调整美托洛尔的剂量	基础与临床：去乙基胺碘酮通过抑制 CYP2D6 而减慢了美托洛尔的代谢
	帕罗西汀	谨慎合用，确须联用时，应在开始上述药物治疗时减低美托洛尔的剂量	基础与临床：帕罗西汀是 CYP2D6 抑制剂，可以减慢美托洛尔经 CYP2D6 的代谢而导致严重的房室传导阻滞
	胰岛素	谨慎合用，确须合用应密切监测血糖	基础与临床：可能是美托洛尔掩盖胰岛素引起的低血糖症状，也可能是两者合用会导致血栓
阿托伐他汀	克拉霉素	避免合用，可换用阿奇霉素	基础与临床：克拉霉素通过抑制肝脏和肠道 CYP3A4 显著减慢阿托伐他汀的代谢，也增加了阿托伐他汀的生物利用度
普伐他汀	克拉霉素	谨慎合用，可换用安全性相对较好的阿奇霉素	基础与临床：合用克拉霉素使普伐他汀的 AUC 增加约 2 倍
	帕罗西汀	谨慎合用，尤其是糖尿病患者应避免使用	基础与临床：有报道发现两药合用对血糖有协同的升高作用
氟伐他汀	奥美拉唑	谨慎合用或换用相互作用较少的泮托拉唑	基础与临床：氟伐他汀与奥美拉唑存在底物水平的竞争 CYP2C19 代谢
辛伐他汀	胺碘酮	避免合用或辛伐他汀的日剂量不能超过 20mg	基础与临床：胺碘酮是 CYP3A4、CYP2C9 和 CYP2D6 的抑制剂，胺碘酮干扰辛伐他汀经 CYP3A4 的代谢，导致出现肌肉毒性
瑞舒伐他汀	胺碘酮	谨慎合用，联用时监测血清转氨酶	基础与临床：有报道两药合用导致血清转氨酶异常

药物和种类	相互作用的药物	审核要点	审核依据
血液系统药物			
华法林	胺碘酮、非甾体抗炎药、丙戊酸、红霉素、克拉霉素、莫西沙星、左氧氟沙星、头孢曲松、辛伐他汀、格列本脲等	谨慎合用，并监测国际标准化比值（INR），及时根据INR调整华法林剂量；对确需联用大环内酯类的可选用罗红霉素或阿奇霉素（合用初期注意监测INR）；头孢菌素中头孢他啶等对华法林影响相对较小；降糖药中瑞格列奈等对华法林影响相对较小	Beers、基础与临床
氯吡格雷	奥美拉唑、兰索拉唑、雷贝拉唑、右兰索拉唑	避免合用，确需联合PPI时建议选用泮托拉唑	基础与临床：四种PPI均抑制CYP2C19而影响了氯吡格雷的代谢活化过程，影响其抗血小板聚集作用
	氟西汀	避免合用，可换用相互作用较小的抗血小板药物如阿司匹林	基础与临床：推测氟西汀通过抑制CYP2C19，氟西汀代谢物去甲氟西汀通过抑制CYP3A4而影响氯吡格雷的活化
	磺脲类降血糖药	谨慎合用，可换用相互作用较小的抗血小板药物如阿司匹林	基础与临床：机制不明，可能与磺脲类药物和氯吡格雷存在CYP竞争代谢有关
阿司匹林	质子泵抑制剂、SSRIs、雷尼替丁、布洛芬	谨慎合用；确需联合PPI时相对安全的有兰索拉唑、埃索美拉唑；H_2受体拮抗剂中联合法莫替丁相对安全；确需联合NSAID，建议选用对乙酰氨基酚	基础与临床
	氯吡格雷	避免作为脑卒中的二级预防，以下情况除外：患者在之前的12个月内植入过冠状动脉支架，或并发急性冠状动脉综合征，或有重度的症状性颈动脉狭窄	STOPP：尚无证据显示优于氯吡格雷单一疗法
	VitK抑制剂、直接凝血酶抑制剂或Xa因子抑制剂	避免联合用于慢性房颤。比起单用阿司匹林不增加获益	STOPP

药物和种类	相互作用的药物	审核要点	审核依据
VitK 抑制剂、直接凝血酶抑制剂或 Xa 因子抑制剂	非甾体抗炎药	避免使用，确需联用时应选用选择性 COX-2 抑制剂，必要时做好护胃处理	STOPP：存在胃肠道大出血的风险 美国胃肠病学院《NSAID 溃疡并发症预防指南》（2009 年）
	抗血小板药物	有稳定的冠状动脉、脑血管或外周动脉疾病者避免合用	STOPP：两药联合不增加获益
内分泌系统药物			
瑞格列奈	克拉霉素	谨慎合用，可换用相互作用较小的阿奇霉素	基础与临床：克拉霉素和瑞格列奈联用时存在相互作用，对于老年 2 型糖尿病患者应该谨慎合用，必须合用时应根据血糖情况及时调整瑞格列奈的剂量，防止出现低血糖导致严重后果
维格列汀	血管紧张素转换酶抑制剂	谨慎合用，可根据血管紧张素转换酶抑制剂种类选用其他无药物相互作用的降糖药	基础与临床：可能与维格列汀抑制 P 物质降解有关
二甲双胍	造影剂	避免合用；确需使用造影剂的患者，应在检查前暂时停服二甲双胍	基础与临床：造影剂已经被证实可以导致严重的肾毒性，特别是在老年患者群体，因此可导致二甲双胍蓄积而诱发乳酸酸中毒
呼吸系统药物			
布地奈德	克拉霉素	谨慎合用，可换用相互作用较小的阿奇霉素	基础与临床：推测克拉霉素抑制 CYP3A4 而显著减慢布地奈德的代谢，从而诱导库欣综合征

药物和种类	相互作用的药物	审核要点	审核依据
沙美特罗	沙丁胺醇	谨慎合用，根据患者治疗情况调整沙丁胺醇的剂量	基础与临床：沙美特罗预处理能降低支气管对沙丁胺醇的敏感性，临床在用短效速效肾上腺素 β_2 受体激动剂沙丁胺醇治疗哮喘急性发作时，如果此前使用了沙美特罗治疗，可能需要加大沙丁胺醇的剂量以获良好的急救效果
茶碱	西咪替丁	避免使用，可换用法莫替丁	Beers：增加茶碱中毒的风险
	阿奇霉素	谨慎合用，可换用克拉霉素	基础与临床：有报道使用阿奇霉素使茶碱血药浓度升高
	左氧氟沙星	谨慎合用，可根据病情换用莫西沙星或环丙沙星	基础与临床：左氧氟沙星可能降低茶碱的清除率
氨茶碱	卡马西平	谨慎合用，联用时监测卡马西平血药浓度	基础与临床：氨茶碱显著降低卡马西平的血药浓度

神经系统药物和精神药物

药物和种类	相互作用的药物	审核要点	审核依据
氟伏沙明	奥美拉唑	避免合用，可换用雷贝拉唑或泮托拉唑	基础与临床：氟伏沙明显抑制 CYP2C19 而减慢奥美拉唑的代谢，特别是在快代谢型受试者中更明显
	兰索拉唑	谨慎合用，可换用雷贝拉唑或泮托拉唑	基础与临床：氟伏沙明通过抑制 CYP2C19 而影响兰索拉唑的代谢，CYP2C19 对 S – 兰索拉唑的代谢作用强于 R – 兰索拉唑，而且对快代谢型患者的影响更大

续表

药物和种类	相互作用的药物	审核要点	审核依据
阿片受体激动剂类镇痛药	联合≥2种其他中枢神经系统活性物	避免同时使用≥3种中枢神经系统活性药；减少中枢神经系统活性药物的种数	Beers：增加跌倒的风险
抗抑郁药（如三环类抗抑郁药、选择性5-色胺再摄取抑制剂）			Beers：增加跌倒的风险
苯二氮䓬类药物及非苯二氮䓬-苯二氮䓬受体激动剂			Beers：增加跌倒和骨折的风险

注：中枢神经系统活性药物包括抗精神病药、苯二氮䓬类药物、非苯二氮䓬-苯二氮䓬受体激动剂、三环类抗抑郁药、选择性5-色胺再摄取抑制剂、阿片类药物。

（三）用药剂量不适宜处方审核要点

老年慢性病用药剂量不适宜，主要指使用药物的剂量未根据老年患者的年龄、体质或肝、肾功能等情况调整用药剂量。其中肾脏作为主要的排泄器官，大部分药物或其代谢产物都通过肾脏进行排泄，因此根据肾清除率调整药物的使用剂量至关重要。以下是Beers标准中对老年人依据肾功能应减少剂量使用的非抗感染药物推荐，具体内容见表3-3-4。

表3-3-4　老年人依据肾功能应减少剂量使用的非抗感染药物

药物	肌酐清除率（ml/min）	审核要点	审核依据
依诺肝素	<30	减少剂量	Beers：增加出血风险，避免使用
依度沙班	30~50	减少剂量	Beers：增加出血风险
加巴喷丁	<60	减少剂量	Beers：中枢神经系统不良反应
普瑞巴林	<60	减少剂量	Beers：中枢神经系统不良反应
曲马多	<30	速释制剂：减少剂量	Beers：中枢神经系统不良反应
西咪替丁	<50	减少剂量	Beers：精神状态异常
法莫替丁	<50	减少剂量	Beers：精神状态异常
尼扎替丁	<50	减少剂量	Beers：精神状态异常
雷尼替丁	<50	减少剂量	Beers：精神状态异常

五、案例分析

案例1(药物选择不适宜)

(1) 患者信息：女，80 岁。

(2) 临床诊断：2 型糖尿病；慢性心力衰竭；高血压3 级。

(3) 处方用药

盐酸吡格列酮胶囊	30mg	qd	po	共7 天
培哚普利叔丁胺片	4mg	qd	po	共7 天
非洛地平缓释片（Ⅱ）	5mg	qd	po	共7 天
富马酸比索洛尔片	2.5mg	qd	po	共7 天
螺内酯片	20mg	qd	po	共7 天

(4) 分析如下

①依据 Beers 标准，格列酮类可能促进体液潴留并加重心力衰竭，因此心力衰竭者避免使用吡格列酮。②依据 Beers 标准，螺内酯在老年心力衰竭者中，高钾血症的风险更高，尤其是与血管紧张素转换酶抑制剂联用时。

案例2(药物选择不适宜)

(1) 患者信息：男，65 岁。

(2) 临床诊断：2 型糖尿病。

(3) 处方用药

阿卡波糖片	100mg	tid	po	共7 天
格列本脲片	5mg	tid	po	共7 天
盐酸二甲双胍肠溶片	0.5g	tid	po	共7 天

(4) 分析如下

依据 Beers 标准，格列本脲引起持续性低血糖的风险高，因此老年人应避免使用。

案例3(药物选择不适宜)

(1) 患者信息：女，76 岁。

(2) 临床诊断：心律失常，房颤。

(3) 处方用药

华法林钠片	2.25mg	qn	po	共7 天
地高辛片	0.25mg	qd	po	共7 天

(4) 分析如下

依据 Beers 标准，由于使用地高辛与病死率升高相关，因此地高辛不作为老年心房颤动一线药物。

案例 4（药物选择不适宜）

（1）患者信息：女，82 岁。

（2）临床诊断：高血压病 1 级；颈椎病。

（3）处方用药

苯磺酸氨氯地平片	5mg	qd	po	共 7 天
布洛芬胶囊	0.3g	bid	po	共 7 天

（4）分析如下

依据 Beers 标准，非甾体抗炎药用药后易导致水钠潴留，不利于血压控制，因此老年高血压患者应尽量避免使用。

案例 5（存在药物不良相互作用）

（1）患者信息：男，65 岁。

（2）临床诊断：慢性阻塞性肺疾病急性加重期。

（3）处方用药

茶碱缓释胶囊	0.2g	bid	po	共 7 天
盐酸左氧氟沙星注射液	0.4g	qd	vd	共 7 天

（4）分析如下

茶碱与左氧氟沙星合用时，可使茶碱清除率降低，血药浓度上升，甚至出现毒性反应，一般不建议联合使用。

案例 6（存在药物不良相互作用、药物选择不适宜）

（1）患者信息：女，68 岁。

（2）临床诊断：扩张型心肌病；心律失常；继发性甲状腺功能减退。

（3）处方用药

酒石酸美托洛尔控释片	25mg	qd	po	共 7 天
呋塞米片	20mg	qd	po	共 7 天
螺内酯片	20mg	qd	po	共 7 天
盐酸胺碘酮片	0.2g	qd	po	共 7 天
左甲状腺素钠片（进口）	25μg	qd	po	共 7 天

（4）分析如下

①胺碘酮与美托洛尔合用，可加重对窦房结、房室结和心肌收缩力的抑制，可能会出现严重的低血压、心动过缓和心脏停搏，一般不推荐联用。②依据

Beers 标准，胺碘酮用药后由于可能导致甲状腺功能亢进或低下，所以建议患有甲状腺疾病的老年人应避免使用。

案例 7（类似药理作用的中西药联合用药不适宜）

（1）患者信息：女，79 岁。

（2）临床诊断：冠心病；高血压病 2 级；高危。

（3）处方用药

（塑）0.9% 氯化钠注射液	250ml			
注射用丹参多酚酸盐	200mg	qd	vd	共 12 天
阿司匹林肠溶片	100mg	qd	po	共 12 天
苯磺酸氨氯地平片	5mg	qd	po	共 12 天
盐酸贝那普利片	10mg	qd	po	共 12 天

（4）分析如下

①丹参多酚酸盐属于中药丹参的水溶性提取物，具有活血、化瘀、通脉的功效，现代药理研究认为该药具有抗血小板聚集的作用。这一特点与阿司匹林的作用机制重叠，发生消化道出血的概率增加。②不建议患者在病情稳定的情况下给予两种类似药理作用的中、西药联用，尤其是老年、长期用药者更应避免联用。

案例 8（存在药物不良相互作用、药物选择不适宜）

（1）患者信息：女，80 岁。

（2）临床诊断：2 型糖尿病；右侧颈总动脉窦部斑块形成；慢性非萎缩性胃炎。

（3）处方用药

沙格列汀片	5mg	qd	po	共 7 天
硫酸氢氯吡格雷片	75mg	qd	po	共 7 天
奥美拉唑肠溶片	20mg	qd	po	共 7 天

（4）分析如下

奥美拉唑抑制 CYP2C19 而影响了氯吡格雷的代谢活化过程，影响其抗血小板聚集作用，联合用药增加心血管事件发生率。

案例 9（药物剂量不适宜）

（1）患者信息：男，80 岁。

（2）临床诊断：高血压病 2 级；头晕。

（3）处方用药

苯磺酸氨氯地平片	5mg	qd	po	共 7 天

| 氯沙坦钾片 | 50mg | qd | po | 共7天 |
| 盐酸氟桂利嗪胶囊 | 10mg | qn | po | 共7天 |

（4）分析如下

盐酸氟桂利嗪胶囊对于 65 岁以上患者适宜剂量为 5mg。

案例 10（药物剂量不适宜）

（1）患者信息：男，68 岁。

（2）临床诊断：十二指肠球部多发溃疡（A1 期）。

（3）处方用药

| 盐酸伊托必利分散片 | 50mg | tid | po | 共7天 |
| 雷贝拉唑钠肠溶胶囊 | 20mg | bid | po | 共7天 |

（4）分析如下

依据 2017 年《第五次全国幽门螺杆菌感染处理共识报告》雷贝拉唑钠肠溶胶囊用于抗幽门螺杆菌（HP）治疗时可短期给予每日 40mg 的大剂量用药。但是对于非抗 HP 治疗，通常成人根据病情每日口服 1 次 10mg 或 20mg 即可。并且针对老年患者过度使用制酸药物会影响钙等营养物质的吸收，以及增加骨折、肠道和肺部感染的风险，尤其对于长时间使用制酸药物的患者危害更大。

六、练习题

（一）选择题

1. 下列哪些是老年人慢性病用药应关注的问题（　　）。

　　A. 尽量选用控释制剂

　　B. 应根据患者个体情况和药物治疗指数等，以成人用量的 1/2、2/3、3/4 顺序用药，然后根据临床反应调整

　　C. 病情允许的情况下，同时用药不建议超过 5 种

　　D. 以上都是

2. 老年人使用地高辛时，下列说法不正确的是（　　）。

　　A. 避免用作心房颤动一线药物，其中 β 受体阻滞剂可作为控制心率的首选药物

　　B. 用于心房颤动或心力衰竭治疗剂量不超过 0.125mg/d

　　C. 避免用作心力衰竭一线药物，但可适用于慢性心衰已应用利尿剂、ACEI（或 ARB），β 受体阻滞剂和醛固酮受体拮抗剂，LVEF≤45%，仍持续有症状的患者，伴有快速心室率的房颤患者尤为适合

　　D. 地高辛与阿卡波糖、胺碘酮、克拉霉素、奥拉美唑合用时，不需监测

地高辛血药浓度

3. 下列哪一类利尿剂可作为老年高血压的首选（　　　）。

    A. 螺内酯　　　　B. 噻嗪类利尿剂　　　　C. 袢利尿剂　　　　D. 氨苯蝶啶

4. 阿司匹林用于心血管事件的一线预防，下列说法不正确的是（　　　）。

    A. 年龄 >80 岁老年人群中，缺乏证据证实获益大于风险

    B. 年龄 >80 岁老年人慎用

    C. 年龄 >60 岁老年人，使用时可适当减量，如 75mg，每日 1 次

    D. 不能耐受阿司匹林者可用氯吡格雷替代

5. 老年患者使用 ACEI 或 ARB，说法不正确的是（　　　）。

    A. 高钾血症者避免使用

    B. 体位性低血压者（如反复出现收缩压下降≥20mmHg）慎用

    C. 与螺内酯合用时，要注意低钾血症

    D. 禁用于双侧重度肾动脉狭窄

6. 老年糖尿病患者，肾小球滤过率 <30ml/（min·1.73m^2）时，避免选用下列哪种药物治疗（　　　）。

    A. 氯磺丙脲　　　　　　　　　　B. 格列本脲

    C. 格列齐特缓释片　　　　　　　D. 二甲双胍

7. 老年糖尿病患者使用下列哪种降糖药，持续性低血糖风险最大（　　　）。

    A. 格列吡嗪控释片　　　　　　　B. 格列本脲片

    C. 格列齐特缓释片　　　　　　　D. 格列美脲片

8. 依据 STOPP 标准，下列哪些情况时老年患者避免使用三环类抗抑郁药（　　　）。

    A. 有跌倒或骨折史　　　　　　　B. 体位性低血压

    C. 青光眼　　　　　　　　　　　D. 以上都是

9. 依据 Beers 标准，下列哪些情况老年患者应避免使用非甾体抗炎药（　　　）。

    A. 心力衰竭者

    B. 慢性肾病 4 期及以下（肌酐清除率 <30ml/min）者

    C. 凝血障碍或接受抗凝治疗者

    D. 以上都是

10. 克拉霉素与下面哪种药物合用药物相互作用较小（　　　）。

    A. 阿托伐他汀　　　B. 普伐他汀　　　C. 辛伐他汀　　　D. 瑞舒伐他汀

11. 美托洛尔避免与胺碘酮长期联用，因为（　　　）。

    A. 胺碘酮的代谢产物去乙基胺碘酮通过抑制 CYP2C19 而减慢了美托洛

尔的代谢

    B. 胺碘酮的代谢产物去乙基胺碘酮通过抑制 CYP3A4 而减慢了美托洛尔的代谢

    C. 胺碘酮的代谢产物去乙基胺碘酮通过抑制 CYP2C9 而减慢了美托洛尔的代谢

    D. 胺碘酮的代谢产物去乙基胺碘酮通过抑制 CYP2D6 而减慢了美托洛尔的代谢

12. 以下哪种情况应避免选用 β 受体阻滞剂（　　　）。

    A. 心动过缓（＜50 次/min）

    B. 频繁发生低血糖事件的糖尿病者避免使用

    C. 二度房室传导阻滞或完全性房室传导阻滞避免使用

    D. 以上都是

13. 下面哪种药物与华法林联用，相互作用较小（　　　）。

    A. 左氧氟沙星　　　B. 克拉霉素　　　C. 阿奇霉素　　　D. 头孢曲松

14. PPI 与氯吡格雷联用时，建议首选下面哪一种药物（　　　）。

    A. 奥美拉唑　　　B. 兰索拉唑　　　C. 埃索美拉唑　　D. 泮托拉唑

15. 奥美拉唑避免与氯吡格雷联用，因奥美拉唑抑制了（　　　）酶，从而影响氯吡格雷的代谢活化过程，影响其抗血小板聚集作用

    A. CYP3A4　　　　B. CYP2C9　　　C. CYP2C19　　　D. CYP2D6

16. 以下哪些不属于胺碘酮与他汀类联用的注意事项（　　　）。

    A. 避免与辛伐他汀合用

    B. 与辛伐他汀合用时日剂量不超过 20mg

    C. 避免与普伐他汀合用

    D. 与瑞舒伐他汀谨慎合用

17. 依据 Beers 标准，口服非 COX 选择性非甾体抗炎药，以下哪些人群消化道出血或消化道溃疡风险增高（　　　）。

    A. 年龄 >75 岁

    B. 口服抗凝药或抗血小板药物

    C. 口服或肠外给予糖皮质激素

    D. 以上都是

18. 以下非甾体抗炎药哪种更易引发中枢神经系统不良反应（　　　）。

    A. 布洛芬　　　　B. 吲哚美辛　　　C. 阿司匹林　　　D. 双氯芬酸

19. 以下对水钠潴留影响相对较小的非甾体抗炎药是（　　　）。

    A. 双氯芬酸　　　B. 布洛芬　　　　C. 尼美舒利　　　D. 对乙酰氨基酚

20. 螺内酯与下列哪些药物合用，不会增加高钾血症的风险（   ）。

    A. 血管紧张素受体阻滞剂或血管紧张素转换酶抑制剂

    B. 氯化钾缓释片

    C. 非甾体抗炎药

    D. 氢氯噻嗪

（二）简答题

1. 老年人合理用药应注意哪些问题？

2. 老年人应用治疗指数低、安全范围小的药物有哪些注意事项？

3. 简述老年人慢性病处方审核依据及标准有哪些？

4. 如何提高老年患者用药依从性？

参 考 答 案

（一）选择题

1. D　2. D　3. B　4. C　5. C　6. D　7. B　8. D　9. D　10. D

11. D　12. D　13. C　14. D　15. C　16. C　17. D　18. B　19. D　20. D

（吴晓玲　周敏华）

第四章

特殊情况药物处方审核要点

第一节　静脉用药物及处方审核要点

一、静脉用药物与静脉药物治疗概念和特点

(一) 注射剂的定义

注射剂 (injections) 系指药物与适宜的溶剂或分散介质制成的供注入人体内的溶液、乳状液或混悬液及供临用前配制或稀释成溶液或混悬液的粉末或浓溶液的无菌制剂。它是临床应用最广泛、最重要的剂型之一，是一种不可替代的临床给药剂型，在危重患者抢救时尤为重要。

输液 (infusions) 是指由静脉滴注输入体内的大剂量注射液，一次给药在100ml 以上。它是注射剂的一个分支，通常包装在玻璃瓶或塑料瓶或袋中，不含防腐剂或抑菌剂。使用时通过输液器调整滴速，持续而稳定地进入静脉。

静脉药物治疗是将有治疗和营养支持作用的药物，如电解质、抗菌药物、营养药物、含药输液等通过静脉注射方式或加入于载体输液中静脉滴注，达到疾病救治目的。

静脉药物治疗按照给药途径分为静脉推注和静脉滴注两种主要的方式。静脉推注是将药物通过注射器给予，静脉滴注是将一种或几种药物溶解稀释于适当体积载体输液中给予；两种方式在药物的起效时间和药物的持续时间上不同，可根据患者疾病的治疗需要进行选择。

静脉药物治疗按照药物的种类分为普通输液治疗、抗菌药物治疗、全静脉营养治疗、细胞毒药物治疗、中药注射剂治疗和其他药物治疗等。

(二) 静脉药物治疗的特点

1. 药效迅速、作用可靠。静脉用药物临床应用时均以液体状态直接注射进入人体血管，直接进入血液循环，故吸收快，作用迅速，可迅速补充身体所丧失的液体或血液，调节酸碱平衡，适于抢救危重患者之用。且静脉用药物由于不经

过胃肠道，不受消化液及食物的影响，故剂量准确、作用可靠，易于控制。

2. 适用于不宜口服的药物。某些药物不易被胃肠道吸收，或具有刺激性，或易被消化液破坏，这些种类的药物可制成注射剂。

3. 适合于不能口服的患者。术后禁食、昏迷等状态的患者，或患消化系统疾病的患者均不能口服给药，宜采用注射或静脉给药。

4. 静脉药物治疗如未按规范操作，可能产生输液反应、热原反应及全身性的感染。

5. 药物过量或滴注过快，易产生不良反应，甚至危及生命。

6. 持续性的过量输注，易造成循环负荷过重，或电解质失衡。

7. 错误的静脉用药易产生严重的医疗/药物不良事件。

（三）静脉用药的不良反应、特点和预防

1. 定义

药物不良反应（adverse drug reactions，ADR）系指正常剂量的药物用于预防、诊断、治疗疾病或调节生理功能时出现的有害的、与用药目的无关的反应。在正常剂量和用法的药物静脉治疗中出现的有害的、与用药目的无关的反应，称为静脉用药的不良反应。

2. 静脉用药常见的不良反应及特点和预防

静脉用药常见的不良反应有发热反应、过敏反应、血栓性静脉炎、急性肺水肿、空气栓塞、疼痛等。主要临床表现有过敏反应、过敏性休克、消化道反应、神经反应、头晕、胸闷、听神经损害、腹泻、腹痛、局部组织渗漏、发红、恶心、呕吐、水疱、坏死等。以过敏反应尤其皮疹多见，其次是各种药疹，主要为变态反应所致，而常用药物本身为全抗原和半抗原，进入人体后易引起变态反应。

静脉用药物直接进入血液，缺少消化道和防御系统屏障作用，同时加上内毒素、微粒、药物的 pH 值、渗透压等影响，使其发生不良反应和对机体组织造成伤害的风险增加。因此，同种药物不同的给药途径，静脉给药的安全性小于口服、肌内、皮下等给药方式，在临床发生不良反应的概率较口服等制剂大而严重。

抗感染药物注射剂在临床静脉药物治疗中具有显效快、剂量准确、作用可靠的特点，适于急症抢救，使用率较高，但也极易发生药物不良反应。有报道显示，药物引起的 ADR 中抗感染药物的不良反应发生率占 72%，居首位，其中青霉素类药物过敏反应发生率最高。因此，需要加强对抗感染药物不良反应的监测及使用的监管。

中药注射剂发生不良反应程度通常比较严重。静脉用中药注射剂是以中药材为原料，经提取、分离、精制等步骤制成的静脉用制剂。具有药效发挥快、剂量较准确的特点。但中药注射剂成分复杂，其中有些是容易引起过敏的成分，某些中药注射剂的毒理作用、不良反应、配伍禁忌和药物相互作用尚未清楚，临床应用安全性资料不全，内在质量不稳定等，也存在临床应用证候不适宜，药物配伍不当，患者个体差异等因素影响，导致疗效不稳定，不良反应发生概率高且较严重。因此，中药注射剂用于静脉药物治疗发生严重不良反应或事件较多见，是临床静脉用药不良反应高发的药物制剂，应重点关注。预防静脉用药不良反应主要有以下几个方面：

（1）选择合理的给药途径　临床应根据患者病情选择适当的药物制剂和给药途径。能口服治疗的就不用注射给药，能肌内注射给药就不用静脉注射给药。可减少或减轻不良反应的发生。

（2）正确选用药物和用法用量　正确选用静脉用药物和溶媒，掌握静脉给药配伍禁忌，按说明书用药。如需超说明书用药，应有国内外权威的循证医学和药学的依据。

（3）抗菌药物的合理使用　合理使用抗菌药物是指在明确治疗指征下，遵循抗菌药物临床应用指导原则，选用适当的抗菌药物、适宜的剂量和疗程，达到杀灭致病菌、控制感染目的，同时防止或减少不良反应发生。药师应认真审核处方和医嘱，实施药学监护，发现非预期、严重的不良反应及时提出预警，并采取有效防控措施。

（4）中药注射剂的合理使用　静脉用中药注射剂应辨证施治，严格控制剂量和疗程。用药前了解患者用药史和药物过敏史，特殊人群如老年人、儿童、孕产妇及有肝肾疾病的患者等应慎用。药师应严格处方审核，审核剂量、疗程，调配要求、给药浓度、速度，给药方案的合理性，避免超说明书规定用药；同时做好用药监护，建立不良反应监控制度，协助处理药物非预期和严重不良反应。

（四）实施静脉药物治疗的原则和注意的问题

1. 正确选择给药途径

临床药物治疗应根据药物和制剂的特点，结合患者的身体及疾病等情况，选择合理的给药途径。原则是口服给药能达到治疗目的的，就不用注射给药；能用肌内注射给药的，就不用静脉注射给药。

2. 静脉用药应重视安全保障

静脉用药是临床常用的给药方法，尤其用在抢救危重患者。但是由于用药后药物作用速度快且难以逆转，给药不当可能给患者带来较大风险，不良反应发生率也较高，因此静脉用药应监测和保障安全。

影响静脉用药安全的主要因素：患者身体和疾病情况、脏器功能、药物特点、药物相互作用、药物配伍禁忌等，应根据患者情况和药物特点，选择适宜的药物，确定用药剂量、给药方案，正确地给药，给药后注意监测，根据情况调整给药方案。

静脉用药过程如果发生用药错误往往产生严重的医疗/药物不良事件。用药错误是指药物在临床使用及管理全过程中出现的任何可以防范的用药疏失，这些疏失可导致患者发生潜在的或直接的损害。

在静脉药物治疗中常见的用药错误有：药物配伍禁忌、溶媒和溶媒量选择错误、药物浓度和剂量错误、给药时间间隔错误和其他给药错误等。要保障静脉用药的安全有效，必须加强药物使用全过程管理。药师应审核患者全部用药医嘱的合理性、用药配伍的相容性和稳定性，对不合理用药应当与医师沟通，提出调整建议。对于存在用药错误或不能保证成品输液质量的处方或医嘱，药师有权拒绝调配。同时加强用药过程监测，保障静脉用药安全。

二、静脉药物的配伍变化和配伍稳定性

（一）药物相互作用的定义

药物相互作用是同时或一定时间内使用两种或两种以上药物即联合用药，一种药物受到其他药物或化学物质的影响，使该药的疗效发生变化或产生药物不良反应。药物相互作用主要是指药物和药物之间的相互作用，也包括药物与烟、酒和食物之间的相互作用。药物相互作用有多种表现，但主要有三种：在药动学方面的相互作用、在药效学方面的相互作用和在体外的理化相互作用。

联合用药（drug combination）是指为了达到治疗目的而采用的两种或两种以上药物同时或先后应用。用药品种多，使药物相互作用的概率增加，可能增强或降低药物疗效，甚至产生不良反应。联合用药在临床上的应用相当普遍，如喹诺酮类药物与磷霉素配伍联合使用时，由于磷霉素能够破坏细菌的细胞壁，从而增强了喹诺酮类药物治疗耐药伤寒等疾病的功效。但当喹诺酮类药物与黄嘌呤类药物联合使用时，由于喹诺酮类能够抑制肝药酶，导致黄嘌呤类药物体内代谢降低，从而产生胃肠道及神经系统严重的不良反应。这就要求医药工作者既要清楚各类疾病的病理机制，又要充分了解各个药物的基本属性，做到联合用药的合理性、科学性，尽量降低和避免不良反应，提高药物疗效。

联合用药所引起的药物相互作用可能使药物效应改变，这种改变既可是效应强度的变化，也可能是作用性质的改变，从而对药物的有效性和安全性产生影

响。药物联合使用所引起的结果包括：使原有的效应增强，即协同作用；使原有的效果减弱，即拮抗作用；产生毒性等不良反应，即毒副作用。

药物体外的理化相互作用也即配伍变化，指在药物进入机体前，药物相互间发生的物理或化学性相互作用，使药物性状发生变化的现象。此现象主要在以下两种情况下出现：①向静脉输液内加入一种或多种药物，输液中出现的理化变化，常称药物配伍反应；②固体制剂成分中赋形剂对药物性质或生物利用度的影响，或者复方制剂中药物之间理化性质以及药效学的相互影响。药物溶于静脉输液后输注或滴注是药物治疗的一种常用给药途径，静脉药物的相互作用除了药物与静脉输液产生相互作用，静脉输液中加入的两种或多种药物之间发生化学或物理的相互作用，使药物理化性状产生变化，造成药物配伍禁忌以及静脉药物的稳定性问题。这是静脉药物配伍特别需要考虑和重视的。

（二）药物配伍禁忌

药物配伍（compatibility of drugs）是药剂制备或临床用药过程中，将两种或两种以上药物混合在一起，包括一种药物与溶媒的混合。在配伍时，产生的不利于应用或治疗的合用药物之间的配伍变化称为配伍禁忌。在药物制剂中，恰当的药物配伍能改善主药的作用，增强疗效，如头孢哌酮与舒巴坦钠配伍等。配伍禁忌分为物理性、化学性和药理性3类。物理性配伍禁忌是指药物配伍后发生了物理性状变化，如某些药物配伍后增加了制剂的吸湿性，不利于储存。化学性配伍禁忌是指配伍过程中发生了化学变化，如发生沉淀、中和反应、氧化还原反应、变色反应、水解、聚合等，使药物变性失效或毒性增加，如铵盐及乌洛托品与碱类药物混合可产气体。药理学配伍变化又称为疗效学的配伍变化，是指药物受到联合用药或者先后应用的其他药物、附加剂、内源物质等影响，从而使其药理作用性质、强度或其疗效、毒性等发生改变的疗效学方面的配伍变化。药理学配伍禁忌系指使药物的疗效降低或者消失，或产生毒副反应，甚至危及生命的药理学配伍变化。

（三）配伍禁忌的预防

避免药物之间不良的相互作用或配伍禁忌，一般可采取下列方法。

（1）避免理化性配伍禁忌 主要需注意酸碱性药物的配伍问题，如生物碱盐（如盐酸吗啡）溶液，遇碱性药物可使生物碱析出；酸性的维生素 C 溶液与碱性的苯巴比妥钠配伍，能使苯巴比妥析出，同时维生素 C 部分分解；四环素族与青霉素钠（钾）配伍，可使后者分解，生成青霉素酸析出；青霉素与普鲁卡因、异丙嗪、氯丙嗪等配伍，可产生沉淀等。其次是避免出现沉淀或浑浊的配伍，如头孢曲松钠与葡萄糖酸钙配伍，出现浑浊，配伍使用出现致命的毒性；环丙沙星与氨茶碱配伍，出现沉淀。再次是避免配伍后变色，如阿昔洛韦与低分子右旋糖酐配伍会变色。

（2）避免药理性配伍禁忌　即配伍药物的疗效互相抵消或降低，或毒性增强。药理作用互相对抗的药物不能配伍，如中枢兴奋药与中枢抑制药、升血压药与降血压药、扩瞳药与缩瞳药、泻药与止泻药、止血药与抗凝血药等。毒性增强的例子如阿米卡星与呋塞米配伍，使耳毒性增强。另外，还需注意可能遇到的一些其他药理性配伍禁忌，如中药注射剂因成分复杂，原则上只能用适宜的溶媒配伍单独使用，不得与其他药物相混。

（四）药物配伍合理性审核

由于药物种类多、病情复杂，常需联合用药。输液中加有 2～3 种甚至 4～5 种药物的现象屡见不鲜，多种药物间的配伍问题是药师审方经常遇到也是较为棘手的问题。在许多情况下肉眼观察不到并不表示配伍没有问题，微粒倍增现象随着添加药物的增多或 pH 值的改变而出现，输液反应的发生与此有关。因此应该尽量做到一种溶媒中只加一种药物，确保配伍安全。由于联合用药使机体对药物的吸收、药效及安全性具有相当重要的影响，所以在临床用药中更应该对药物相互作用给予高度重视，避免不良反应的发生，这也是药师进行医嘱审核的意义所在。

三、常用静脉药物种类及审方要点

（一）静脉药物处方审核依据和审核操作规程

1. 静脉药物处方审核依据

①国家药品管理相关法律法规和规范性文件；②临床诊疗规范、指南，临床路径；③《中华人民共和国药典临床用药须知》、国家处方集；④药品说明书；⑤研究文献。

除以上审核依据外，各医疗机构可以结合实际，由药事管理与药物治疗学委员会充分考虑患者用药安全性、有效性、经济性、依从性等综合因素，参考专业学（协）会及临床专家认可的临床规范、指南等，制订适合本机构的临床用药规范、指南，为处方审核提供依据。

2. 静脉药物处方审核操作规程

负责处方或用药医嘱审核的药师逐一审核患者静脉药物处方或医嘱，确认其正确性、合理性与完整性。主要审核内容和操作规程如下。

①形式审查：处方或用药医嘱内容应当符合《处方管理办法》《病例书写基本规范》的有关规定，书写正确、完整、清晰，无遗漏信息；②分析鉴别临床诊断与所选用药品的相符性；③确认所选药品品种、规格、给药途径、用法、用量的正确性与适宜性，防止重复给药；④确认静脉药物配伍的适宜性，分析药物的

相容性与稳定性；⑤确认选用溶媒的适宜性；⑥确认静脉用药与包装材料的适宜性；⑦了解患者的药物过敏史，确认药物皮试结果和药物严重或者特殊不良反应等重要信息；⑧需与医师进一步核实的任何疑点或未确定的内容。

对处方或用药医嘱存在错误的，应当及时与处方医师沟通，请其调整并签名。因病情需要的超剂量等特殊用药，医师应当再次签名确认。对用药错误或者不能保证成品输液质量的处方或医嘱应当拒绝调配。

（二）常用静脉药物种类及审方要点

1. 输液类药物

（1）分类　通常来说，输液按容量大小可以分为大容量输液和含药小容量输液。大容量输液是指超过100ml、经静脉滴注输入体内的灭菌注射剂。在临床上主要用于调整体内水和电解质以及酸碱平衡，提供人体必需的碳水化合物、脂肪、氨基酸以及维生素等营养成分，维持循环血容量以及降低颅内压等；同时也是静脉药物治疗的载体，供加入各种药物进行静脉输液治疗。含药小容量输液，又称为治疗型小输液，是指容积在100ml以下的输液剂，由治疗药物、附加剂、溶媒及容器所组成的并采用避免污染和杀灭细菌等工艺制备的一种制剂。含药小容量输液相对于普通输液来说，由于其不需要调配，无需添加其他溶媒，剂量准确，可有效避免二次污染，使用方便快捷。常用输液种类及作用见表4-1-1。

表4-1-1　常用输液种类、作用和举例

输液种类	作用	常用药物
电解质类输液	补充水和电解质	氯化钠、复方氯化钠、乳酸钠林格液等
酸碱平衡类输液	维持酸碱平衡	碳酸氢钠、乳酸钠、醋酸钠等
营养类输液	补充营养，供给热能	葡萄糖、氨基酸、脂肪乳等
血容量扩张剂类输液	增加循环血量，维持血压，改善微循环	右旋糖酐、羟乙基淀粉等
含药小容量输液	治疗各类疾病	抗感染药、心血管治疗药、抗肿瘤药、中药注射剂等

对于大容量输液，一般用作含药小容量输液的溶媒或是直接予以输注。我们需要关注的是输液的成分以及pH值等。最常见的溶媒选择是氯化钠注射液和葡萄糖注射液。

氯化钠注射液，《中华人民共和国药典》（2015年版，以下简称药典）指出pH值4.5~7.0，近中性。为电解质补充药物，可用于各种原因所致的失水和失钠。钠和氯是机体重要的电解质，主要存在于细胞外液，对维持正常的血液和细胞外液的容量和渗透压起着非常重要的作用。正常血清钠浓度为 135~145mmol/L，占血浆阳离子的 92%，总渗透压的 90%，故血浆钠量对渗透压起着决定性作用。正常血清氯浓度为 98~106mmol/L，人体中钠、氯离子主要通过下丘脑、垂体后叶和肾脏进行调节，维持体液容量和渗透压的稳定。作为药物溶剂和稀释剂时，最广泛使用的是 0.9% 氯化钠注射液，为等渗溶液。

葡萄糖注射液，药典中 pH 值范围为 3.2~6.5，偏酸性。为营养类输液，可用于补充能量和体液。葡萄糖是人体主要的热量来源之一，每 1g 葡萄糖可产生 4 大卡（16.7kJ）热能，故被用来补充热量，治疗低糖血症。规格有 5%、10%、50% 等浓度，其中作为药物溶剂和稀释剂时，最广泛使用的是 5% 葡萄糖注射液。

除了以上两种含有单一成分的输液，还有复方氯化钠注射液，混合糖电解质注射液等含多种成分的输液，在病情无特需的情况下，并不建议将其用作常规的药品稀释剂。

（2）输液治疗应遵循的原则　静脉给药是临床药物治疗工作的重要内容之一，无吸收过程而直接将药物送入血液循环系统，快速发挥作用，能迅速地对重症患者给予抢救、预防和纠正内环境紊乱，提供必要的营养等。然而与此同时，也应看到带来的问题。静脉给药是一种有创性的给药途径，如使用刺激性药物时可能会引起注射部位局部疼痛或是药液渗漏到血管外而引起静脉炎。此外，输液本身或是药物配伍产生的微粒，可能产生热原反应。因此，进行静脉药物治疗必须遵循以下原则：

①严格掌握适应证，原则上能口服不注射，能肌内注射不静脉注射。②尽量采用序贯疗法。需要快速控制病情时可使用静脉给药，情况稳定后换用口服药物序贯治疗。③应当进行全用药医嘱审核，防止存在静脉输液以外的其他剂型同类药物重复用药，或是潜在的药物相互作用和配伍禁忌。④加强无菌观念，规范操作规程。⑤合理控制滴速，保证疗效和防止各种药物不良反应发生。⑥加强输液监护，做好发生输液反应的应急救治准备。

（3）输液治疗滴速的临床意义　临床治疗不仅对静脉输液的种类和输液量，而且对输注速度都提出了新的要求。合理的输注速度是保障输液治疗效果和安全的重要措施。如果输注速度过快，可使循环血量突然增加，加重心脏负担，引发心衰和肺水肿；此外，药物的血药浓度升高过快，超出安全治疗范围，可产生毒性作用，特别是一些治疗指数窄、毒性作用大的药物。如果输注速度过慢，可能使血药浓度低于治疗浓度，从而达不到抢救和治疗的效果。

影响输液滴速的因素包括药物因素和患者因素。

①药物种类：不同药物，其输注速度也有不同的要求。例如氯化钾属于须注

意滴速的药物。除了易引刺激性疼痛外，静脉过量或滴注速度过快均可引起高钾血症。患者表现为四肢无力、手脚口唇发麻、呼吸乏力及呼吸困难、心率减慢、心律失常，严重者可出现心脏停搏，甚至死亡等严重后果。氯化钾静脉给药时，用于补钾浓度一般不超过 0.3%，速度不超过 0.75g/h（10mmol/h），否则不仅可引起局部刺激症状，还有导致心脏停搏的风险。在体内缺钾引起严重快速室性异位心律失常时，如尖端扭转型心室性心动过速、短阵、反复发作多行性室性心动过速、心室扑动等威胁生命的严重心律失常时，钾盐浓度要高（0.5%，甚至1%），滴速要快，1.5g/h（20mmol/h），补钾量可达每日 10g 或 10g 以上。但需严密动态观察血钾及心电图等，防止高钾血症发生。

②药液的渗透压：人体血浆渗透压约为 313mOsm/kg H_2O。低渗性溶液过快输入，可能导致肺水肿或充血性心衰；高渗溶液过快输入可引起渗透性利尿造成脱水，导致静脉炎等。

氨基酸和脂肪乳常常应用于肠外营养，此类药物的渗透压也超过了人体正常的渗透压。因此，这些药物若滴速过快，可造成头晕、呕吐、低血压、心动过缓症状。复方氨基酸（18AA）在使用时滴速应缓慢，成人约 100ml/h，滴速太快可导致氨基酸从肾脏大量丢失而出现不良反应。5%1000ml 一般适宜输注时间为 5~7h，每分钟 35~50 滴；8.5% 或 11.4%1000ml 的适宜输注时间至少是 8h，每分钟 30~40 滴。10%、20% 脂肪乳注射液（C14~24）500ml 的滴注时间不少于 5h。

③药液浓度：一般药物浓度越高、比重越大，每毫升的液滴数也越多，滴注速度应相应减慢。

④药物的刺激性：输入对血管刺激性较强的药物如高渗葡萄糖、化疗药物时，应适当减慢滴速，尽量减少药物刺激对血管的损害。

⑤药物的药动学和药效学性质：根据药效学、药动学性质设置合理的输液速度，以维持有效的血药浓度，减少不良反应。

抗菌药物的合理使用应遵循 PK/PD 原则。β-内酰胺类抗生素（繁殖期杀菌剂），宜高浓度快速输入，短时间内达到较高血药浓度，减少药物降解。如青霉素钠静脉输注给药时，宜将一次剂量的药物溶于约 100ml 输液中，于 0.5~1h 内滴完。静脉滴速应 <50 万 U/min，避免发生中枢神经系统反应。如果采用的是青霉素钾，速度则不可太快，注意血钾水平和输液中钾含量，防止过量引发不良反应。氨基糖苷类予每日一次静脉滴注时，由于其对肾脏和听力毒性较大，持续高浓度使用所致的耳毒性反应可致永久性耳聋，因此须注意控制滴速。

抗肿瘤药中的奥沙利铂，具有神经系统反应（急性，剂量累积性，外周感觉神经病变）的不良反应特征，这种速发型感觉异常与注射过程中的药物血浆浓度峰值相关,药动学显示奥沙利铂以 $130mg/m^2$ 连续输注 2h,其血浆浓度达峰值,采用减慢输液速度、延长输注时间到 5~6h 的方式,可避免药物浓度峰值,有效将不良反应降低。

⑥患者年龄:不同年龄能耐受的滴速不一样。新生儿每分钟 4~6 滴,小儿每分钟 2~3 滴/千克,每分钟不超过 40 滴。成年人每分钟 40~60 滴,紧急情况加快至每分钟 80~120 滴。老年人由于心血管系统退行性改变,滴速应适当减慢。

⑦患者病理状态:心、肺、肾功能不全患者每分钟不超过 30 滴,同时监测各器官功能;大出血严重脱水患者应迅速滴入,速度控制在每分钟 90 滴左右。

⑧体位:一般来说,输注速度平卧 > 穿刺同侧卧位、穿刺对侧卧位 > 半坐卧位 > 坐卧位。对医嘱规定时间完成的输液患者和严格控制速度的药物,在巡视中发现患者变换卧位时,应注意调整滴速。

(4)输液输注速度的计算公式

一般 1ml = 20 滴

输注速度(ml/min) = 要求输注剂量(mg/min)/输注药物的浓度(mg/ml)

或输注速度(ml/min) = 输液总量(ml)/预期输注时间(min)

每分钟滴数(滴/min) = 输液总量(ml)×每毫升相当滴数/输注时间(min)

(5)常用输液滴速与每小时输入量,见表 4-1-2、表 4-1-3。

表 4-1-2　常用输液的滴速

种类	药名	输注速度
含钠输液	0.9%氯化钠	补充细胞外液,100~200ml/h(Na^+ 15~30mmol/h)
	10%浓氯化钠	低钠血症,<20ml/h(50mmol/h)
含钾输液	氯化钾	一般补钾,浓度<0.3%,输注速度<0.75g/h
		严重心律失常,浓度可 0.5%~1%,输注速度≤1.5g/h
含钙输液	葡萄糖酸钙	低钙血症,<0.25mmol/min
酸碱平衡类输液	5%碳酸氢钠	一般 <8mmol Na^+/min,心肺复苏时应快速输注
甘露醇	20%甘露醇	降颅内压 300ml 15~30min 内滴注完
		渗透性利尿,10min 内给予 100ml,1h 后根据尿量调整
营养输液	5%葡萄糖	<500ml/h
	氨基酸	10g/h 或 150~160ml/min
	10%脂肪乳	20 滴/分起始,逐渐增加到 60 滴/分

表 4-1-3　说明书对滴速有要求的静脉药物举例

药名	规格	用法和滴速
依达拉奉	30mg	一次 30mg，加入 100ml 0.9% 氯化钠溶液，30min 内滴完
甘露醇	250ml：50g	治疗脑水肿、颅内压等，配制为 15% ~ 25% 浓度于 30 ~ 60min 内静脉滴注
莫西沙星	250ml：0.4g	推荐本品的输液时间应为 90min
痰热清	10ml	成人 30 ~ 60 滴/分 儿童 30 ~ 40 滴/分
丹参川芎嗪	5ml：100mg/2ml	不宜过快
多索茶碱	10ml：0.1g	（<100/45）ml/min（缓慢滴注）

2. 抗感染类药物

（1）抗感染药物的定义　抗感染药物（anti-infective agents）是包括抗生素药物、抗菌药物、抗微生物药物的总称。指治疗各种病原体（细菌、真菌、衣原体、支原体、病毒、立克次体、螺旋体、原虫、蠕虫等）所致的各种感染性疾病的药物。

（2）最低杀菌浓度和最低抑菌浓度　①最低杀菌浓度（MBC）：最初试验活菌数减少 99.9% 或以上所需要的最低抗菌药物的浓度。通常用 MBC_{50} 与 MBC_{90} 来表示，指某种抗菌药物能杀灭 50% 与 90% 受试菌株的最低杀菌浓度。②最低抑菌浓度（MIC）：抑制细菌生长所需药物的最低浓度。通常用 MIC_{50} 与 MIC_{90} 表示，指某种抗菌药物抑制 50% 与 90% 受试菌株的最低抑菌浓度。MIC 数值越小，说明细菌对药物越敏感，药物的抗菌作用越强。

（3）杀菌药与抑菌药　依据抗菌药物按常规剂量治疗后，在血清或组织中的药物浓度对细菌的杀灭或抑制作用，将其分为杀菌药和抑菌药。

①杀菌药系指能杀灭细菌的药物。分为繁殖期杀菌药和静止期杀菌药：繁殖期杀菌药；如 β-内酰胺类、糖肽类、氟喹诺酮类、噁唑酮类、异烟肼类药物等；静止期杀菌药，如氨基糖苷类、多肽类药物等。评价其指标为最低杀菌浓度，用治疗指数（MIC/MBC）衡量，MIC/MBC <8 为杀菌剂。

②抑菌药系指仅有抑制微生物生长繁殖而无杀灭作用的药物。分为快效抑菌药和慢效抑菌药，快效抑菌药，如四环素类、大环内酯类、氯霉素、林可霉素、克林霉素等抗菌药物；慢效抑菌药，如磺胺类抗菌药物。评价其指标为最低抑菌浓度，即能够抑制培养基中细菌生长的最低浓度。用治疗指数（MIC/MBC）衡量，MIC/MBC≥8 为抑菌剂。

（4）时间依赖性抗菌药与浓度依赖性抗菌药的概念与治疗学意义

①时间依赖性抗菌药：抗菌作用与药物和细菌接触时间密切相关，时间越长抗菌活性越强，要求药物维持一定的血药浓度，适宜的给药间隔时间才可保持疗效。

存在时间依赖性且 PAE 较短的抗菌药物：其抗菌作用与药物细菌接触时间密切相关，而与血浆峰浓度关系相对较小，主要评价参数为 T > MIC 和 AUC/MIC。此类药物如多数 β – 内酰胺类、林可霉素类等。

存在时间依赖性且 PAE 较长的抗菌药物：主要 PK/PD 评价指标为 AUC/MIC。此类药物如碳青霉烯类、大环内酯类、糖肽类、唑类抗真菌药等。

②浓度依赖性抗菌药：抗菌活性与药物浓度密切相关，抗菌药浓度越高，抗菌活性越强，抗生素的杀菌作用取决于血浆峰浓度，而与作用时间关系不大，提高血浆峰浓度可提高疗效。因此，可采用减少给药次数，集中给药剂量以提高疗效和减轻药品不良反应。此类药物如氨基糖苷类、氟喹诺酮类、两性霉素 B 等。

（5）抗感染药物的审方原则

①严格掌握抗感染药物适应证、禁忌证。熟悉药物的抗菌谱，选择适宜的初始抗菌药物，根据治疗情况后期再考虑给予调整。

②是否按照《抗菌药物临床应用指导原则》、药物抗病原微生物的药效学和药动学特点选择用药（足够的剂量，合理的给药次数，滴注持续时间等）。

③用法、用量、疗程、给药途径、溶媒是否正确。

④有无皮试、有无药物相互作用或配伍禁忌。

⑤联合用药适宜性和局部应用指征。考虑联合用药的指征为：病原体未明的严重感染；混合感染，感染范围广，判断可能有两种以上细菌感染；单一药物难以控制的感染；机体深部感染或抗感染药物难以渗透的部位感染；防止或延缓耐药菌株的产生；为减少药物毒性反应。

⑥预防应用抗感染药物指征。围手术期预防应用抗菌药物，尤其是清洁手术，是否需用抗菌药物、药物品种选择以及用药维持时间应当严格把控。一般清洁手术（除特殊情况如有植入材料者）部位无污染，通常不需预防应用抗菌药物。根据切口类别选择药物时，有循证医学证据的第一代头孢菌素主要为头孢唑林，第二代头孢菌素主要为头孢呋辛。抗菌药物的有效覆盖时间应包括整个手术过程。手术时间较短（＜2h）的清洁手术术前给药一次即可。如手术时间超过3h 或超过所用药物半衰期的 2 倍以上，或成人出血量超过 1500ml，术中应追加一次。清洁手术的预防用药时间不超过 24h，心脏手术可视情况延长至 48h。清洁 – 污染手术和污染手术的预防用药时间亦为 24h，污染手术必要时延长至 48h。过度延长用药时间并不能进一步提高预防效果，且预防用药时间超过 48h，耐药

菌感染机会增加。

⑦是否执行分级管理制度规定，预备相应的干预措施。

⑧特殊人群选择药物及用量适宜性。

（6）常用抗感染药物的审方要点

①青霉素类：

a. β‑内酰胺类，繁殖期杀菌药，时间依赖性抗菌药，应一天多次使用，不宜每日1次，几乎无抗生素后效应（PAE）。

b. 用药前须做青霉素过敏试验，有青霉素类药物过敏史或青霉素皮肤试验阳性患者禁用。

c. 青霉素钠在水溶液中不稳定，宜现配现用。

d. 在近中性溶液中稳定。

e. 老年人和肾功能严重损害时须调整用药剂量或给药间隔。

f. 大剂量应用可能出现神经‑精神症状；与丙磺舒合用会延长青霉素类药的半衰期；与某些有抗凝、溶栓作用药物合用，可增加出血风险；宜单独使用，输液袋里不应再加入其他药物。

表4‑1‑4　常用青霉素类及其审方要点

常用药物	审方要点
注射用青霉素钠	1. 可肌内注射或静脉滴注给药。肌内注射时，每50万单位青霉素钾溶解于1ml灭菌注射用水，超过50万单位则需加灭菌注射用水2ml，不应以氯化钠注射液为溶剂；静脉滴注时给药速度不能超过每分钟50万单位，以免发生中枢神经系统毒性反应 2. 静脉滴注宜选择100ml 0.9%氯化钠注射液稀释使用
注射用氨苄西林钠	1. 可肌内注射、静脉注射或静脉滴注给药 2. 供肌内注射可分别溶解125mg、500mg和1g氨苄西林钠于0.9~1.2ml、1.2~1.8ml和2.4~7.4ml灭菌注射用水中。静脉滴注溶媒宜选择0.9%氯化钠注射液，终浓度不宜超过30mg/ml
注射用磺苄西林钠	1. 可静脉滴注和静脉注射 2. 成人一日剂量8g；重症感染时剂量需增至一日20g；儿童根据病情每日剂量按体重80~300mg/kg
注射用美洛西林钠	1. 可肌内注射、静脉注射或静脉滴注给药 2. 肌内注射临用前加灭菌注射用水溶解，静脉注射通常加入5%葡萄糖氯化钠注射液或5%~10%葡萄糖注射溶解后使用 3. 成人一日2~6g，严重感染者可增至8~12g，最多15g。儿童按体重一日0.1~0.2g/kg，严重感染者可增至0.3g/kg

②头孢菌素类

a. β‑内酰胺类，繁殖期杀菌药，时间依赖性抗菌药，大部分应一天多次使用，不宜每日 1 次（头孢曲松因半衰期较长，可每日 1 次），几乎无抗生素后效应(PAE)。

b. 大多数对酶稳定，抗菌谱广。

c. 可能发生过敏反应，发生率与青霉素类相比较低，与青霉素类呈现不完全交叉过敏。对青霉素类和头孢菌素类有过敏性休克史者禁用；有青霉素过敏史、严重肝肾功能不全者、有胃肠道疾病史者，特别是肠炎者慎用。参照所用药物的说明书来决定用前是否需做皮试。

d. 对肠道菌群抑制作用强，可致菌群失调；引起维生素 B 族和维生素 K 缺乏。

e. 多数对肝、造血系统毒性、肾有损害，与高效利尿药或氨基糖苷类抗生素合用肾损害显著增强；扰乱凝血机制，具有潜在出血风险。

f. 与乙醇联用产生双硫仑样反应，用药期间和用药后 1 周内避免饮酒、口服含乙醇的药物及饮料或静脉输注含乙醇的药物。双硫仑能抑制乙醛脱氢酶，使饮酒者体内乙醛蓄积产生难受反应，而用于戒酒。头孢菌素含硫甲四氮唑基团，有类似双硫仑的功能，当与乙醇（即使很少量）联合应用时，也可引起体内乙醛蓄积而呈"醉酒状"，心慌、呼吸困难、恶心、呕吐，严重致循环衰竭。某些硝基咪唑类、降糖药、中成药如复方甘草合剂、藿香正气水等与其合用均可引起此反应。

g. 头孢曲松不能与含钙溶液或产品混合或同时使用（48h 内禁用钙）。

h. 部分头孢菌素在注射剂中为提高溶解度，加入碱性附加剂制成弱酸盐，如注射用头孢拉定添加碳酸钠，与乳酸林格氏液等含钙的注射液配伍时，可生成碳酸钙沉淀而使溶液浑浊。

表 4-1-5　常用头孢菌素类药物及其审方要点

常用药物	审方要点
头孢唑林钠	1. 第一代头孢菌素，可静脉缓慢推注、静脉滴注或肌内注射 2. 成人一次 0.5~1g，一日 2~4 次，严重感染可增加至一日 6g，分 2~4 次静脉给予。儿童常用剂量：一日 50~100mg/kg，一日 2~3 次
头孢硫脒	1. 第一代头孢菌素，可肌内注射和静脉注射 2. 用前加灭菌注射用水或氯化钠注射液适量溶解，再用 0.9% 氯化钠注射液或 5% 葡萄糖注射液 250ml 稀释 3. ①肌内注射：成人一次 0.5~1.0g，一日 4 次，小儿按体重一日 50~100mg/kg，分 3~4 次给药。②静脉注射：一次 2g，成人一日 2~4 次，小儿按体重一日 50~100mg/kg，分 2~4 次给药
头孢呋辛	1. 第二代头孢菌素，可肌内注射或静脉注射 2. 成人：一般每日 0.75~1.5g，q8h；儿童：每日 30~100mg/kg，3~4 次给药。严重时可增至每日总剂量为 3~6g

常用药物	审方要点
头孢曲松	1. 第三代头孢菌素，可静脉推注、静脉滴注或肌内注射 2. 成人及12岁以上儿童：通常剂量是1～2g，每日一次。严重情况剂量可增至4g，每日一次。新生儿（14天以下）每日剂量为按体重20～50mg/kg，不超过50mg/kg，婴儿及儿童（15天至12岁）每日剂量按体重20～80mg/kg 3. ①肌内注射：本品0.25g或0.5g溶于1%盐酸利多卡因2ml中，1g溶于3.5ml中用于肌内注射。②静脉注射：本品0.25g或0.5g于5ml灭菌注射用水中，1g溶于10ml中用于静脉注射，注射时间不能少于2～4min。③静脉滴注：静脉滴注时间至少要30min，本品2g溶于400ml以下其中一种无钙静脉注射液中，如氯化钠溶液，0.45%氯化钠＋2.5%葡萄糖注射液，5%葡萄糖，10%葡萄糖，5%葡萄糖中加6%葡聚糖，6%～10%羟乙基淀粉静脉注射液，灭菌注射用水等
头孢他啶	1. 第三代头孢菌素，可静脉推注、静脉滴注或肌内注射 2. 成人剂量一般每日1～6g，q8h或q12h。2个月以上的儿童一般的剂量范围是按体重每日30～100mg/kg，分2～3次给药。新生儿至2个月龄的婴儿一般剂量为每日25～60mg/kg，分2次给药 3. 溶媒：使用0.9%的氯化钠注射液、5%葡萄糖注射液或其他批准使用的稀释液
拉氧头孢	1. 氧头孢烯类，可静脉推注、静脉滴注或肌内注射 2. 成人一日1～2g，分2次；小儿一日40～80mg/kg，分2～4次；严重感染时，成人可增至一日4g，小儿一日150mg/kg，分2～4次给药 3. 静注时，本品0.5g以4ml以上的灭菌注射用水、5%葡萄糖注射液或0.9%氯化钠注射液充分摇匀，使之完全溶解；肌内注射时，以0.5%利多卡因注射液2～3ml充分摇匀，使完全溶解
头孢美唑	1. 头霉素类，可静脉推注和静脉滴注 2. 成人一日1～2g，分2次给药。小儿一日25～100mg/kg体重，分2～4次给药。严重感染可成人增至4g、小儿增至150mg/kg体重，分2～4次给药 3. 静脉注射时，1g溶于注射用水、0.9%的氯化钠注射液或5%葡萄糖注射液10ml中，缓慢注入。静脉滴注时不得用注射用水

③碳青霉烯类和其他 β－内酰胺类

表4－1－6　常用碳青霉烯类和其他 β－内酰胺类及其审方要点

常用药物	药物特点	审方要点
哌拉西林钠/他唑巴坦钠 头孢哌酮钠/舒巴坦钠	针对敏感的产酶细菌引起的感染。抗酶性能强，抗菌谱广。可出现过敏反应，注意事项同青霉素类和头孢菌素类	1. 可缓慢静脉滴注给药（给药时间20～30min以上）和缓慢静脉注射（至少3～5min以上） 2. 舒巴坦每日推荐最大剂量为4g 3. 肾功能不全和血液透析的患者，静脉用剂量和给药间隔时间应根据实际肾功能受损的程度调整

常用药物	药物特点	审方要点
亚胺培南/西司他丁 美罗培南	碳青霉烯类。可产生肝肾、神经系统方面不良反应，与茶碱同用可能发生茶碱中毒等。可出现过敏反应，注意事项同青霉素类和头孢菌素类	1. 静脉滴注给药 2. 亚胺培南/西司他丁：每瓶（含0.5g亚胺培南）用100ml溶媒稀释使用 3. 美罗培南：100ml以上的液体溶解0.25～0.5g，经15～30min静脉点滴给药 4. 肾功能减退者应调整或减量使用

④其他抗菌药物

表4-1-7 常用其他抗菌药物及其审方要点

常用药物	药物特点	审方要点
糖肽类： 万古霉素 替考拉宁	可致耳中毒和肾中毒，与许多药物可产生沉淀反应，静脉滴注药物速度过快或浓度过高易产生不良反应	1. 万古霉素仅静脉滴注给药。替考拉宁可静脉推注或静脉滴注 2. 万古霉素：0.5g（每瓶）加入10ml注射用水溶解，以至少100ml的0.9%氯化钠注射液或5%葡萄糖注射液稀释，每次静脉滴注在60min以上。替考拉宁：调配后注意静置消泡 3. 过敏者、肾功能不全者禁用
氨基糖苷类： 庆大霉素 阿米卡星	有耳毒性、肾毒性及神经－肌肉阻滞作用，与其他氨基糖苷类联用毒性可增加	1. 庆大霉素可肌内注射或静脉滴注或鞘内注射。阿米卡星可肌内注射或静脉滴注 2. 庆大霉素：静脉滴注时将一次剂量加入50～200ml的0.9%氯化钠注射液或5%葡萄糖注射液中，一日1次静脉滴注时加入的液体量应不少于300ml，使药液浓度不超过0.1%，在30～60min内缓慢滴入。阿米卡星：成人一日不超过1.5g 3. 对本品或其他氨基糖苷类过敏者禁用
喹诺酮类： 环丙沙星 左氧氟沙星 莫西沙星	作用于革兰阴性细菌。有胃肠道、中枢、光敏反应，关节损害与跟腱炎，影响软骨发育，产生结晶尿、肝损害、心脏毒性等	1. 莫西沙星0.4g输液时间应为90min 2. 有癫痫病史者慎用，妊娠妇女、未成年人禁用，用药期间避免日照，严禁运动
硝基咪唑类： 甲硝唑 替硝唑 奥硝唑	用于厌氧菌感染。与青霉素类、头孢菌素类、氨基糖苷类、茶碱类、质子泵抑制剂等多种药物有相互作用或配伍禁忌；与乙醇联用产生双硫仑样反应	对咪唑类过敏、活动性中枢神经系统疾病、血液病患者禁用；妊娠期或早期禁用；用药中避免接触含乙醇药物和饮品；肝功能减退者需调整剂量

⑤抗真菌药物

表4－1－8　常用抗真菌药物及其审方要点

常用药物	药物特点	审方要点
氟康唑	广谱的三唑类抗真菌药。少量肝代谢，主要通过肾排泄。肝药酶抑制剂，与多种药物有相互作用，可使某些药物血药浓度升高	1. 仅静脉滴注给药 2. 静脉滴注滴速：不超过 10ml/min 3. 过敏者禁用，肝、肾功能损害者慎用
伏立康唑	广谱的三唑类抗真菌药。主要通过肝代谢。肝药酶抑制剂，与多种药物有相互作用，可使某些药物血药浓度升高	1. 仅静脉滴注给药 2. 须以不高于 5mg/ml 的浓度滴注，滴注时间须 1~2h 3. 过敏者禁用，严重肝功能减退及有潜在心律失常危险患者慎用

⑥抗病毒药物

表4－1－9　常用抗病毒药物及其审方要点

常用药物	药物特点	审方要点
阿昔洛韦	肝代谢，主要通过肾排泄。静脉滴注后2h，尿药浓度最高，此时应给患者充足的水，防止药物沉积于肾小管内。静脉滴注时宜缓慢，否则可发生肾小管内药物结晶沉淀	1. 仅静脉滴注给药 2. 每次滴注时间在 1h 以上 3. 使用 0.9% 氯化钠注射液或 5% 葡萄糖注射液稀释至至少 100ml，最后药物浓度不超过 7g/L 4. 过敏者禁用，急性或慢性肾功能不全者不宜使用本品，因为滴速过快时可引起肾功能衰竭
利巴韦林	肝代谢，主要通过肾排泄。本品有较强的致畸作用，孕妇和哺乳期妇女禁用	1. 仅静脉滴注给药 2. 用 0.9% 氯化钠注射液或 5% 葡萄糖注射液稀释成每 1ml 含 1mg 的溶液 3. 过敏者禁用，有严重贫血、肝功能异常者慎用

3. 肠外营养药物

（1）肠外营养药物的概念及组成　肠外营养药物是指经过肠道以外的途径

（通常是静脉）供给机体所需要的营养要素，包括热量（碳水化合物、脂肪乳）、必需和非必需氨基酸、维生素、电解质及微量元素。

（2）肠外营养药物治疗的意义　多年来的临床实践表明，肠外营养（parenteral nutrition，PN），在提高疾病治愈率，促进患者早日康复和提高生存质量等方面有重要意义。它不仅是一种营养支持疗法，也是某些疾病的主要治疗手段，因此 PN 的应用率也将随之提高。

肠外营养适用于不可经消化道补充营养者；不宜经消化道补充营养者；不易经消化道补充营养者；经消化道补充营养有危险者。

（3）肠外营养药物治疗的适应证与禁忌证　①适应证：胃肠道瘘，短肠综合征，肾衰竭，大面积烧伤，严重创伤、感染、急性胰腺炎患者的营养支持；大手术围手术期，呼吸功能衰竭，长期呼吸机辅助呼吸，重症颅脑损伤，骨髓移植，恶性肿瘤患者的营养支持。②禁忌证：胃肠道功能正常，能获得足量营养者；估计 PN 治疗少于 5 天者；需要急诊手术，术前不宜强求全静脉营养；临终或不可逆昏迷患者。

（4）肠外营养制剂的质量要求　肠外营养制剂成分较多，相互作用复杂，且通过静脉直接进入人体。为保证其使用的安全性，对肠外营养制剂的质量要求较高。其主要质量要求有以下几个方面。

①pH：肠外营养制剂的 pH 应满足两个要求：一方面应调整在人体血液可缓冲的 pH 范围内，另一方面应保证肠外营养制剂本身的稳定性。人血液正常 pH 约为 7.4，肠外营养制剂的 pH 应调整在接近人血液正常 pH 或可缓冲的 pH 范围内。从肠外营养制剂自身稳定性的角度来说，如果 pH 偏低，可导致中性脂肪颗粒凝聚，使脂肪乳丧失稳定性；如果 pH 偏高，可对微量元素注射液中的铜、铁、锌等产生沉降作用，对葡萄糖及氨基酸产生褐变反应，而且维生素 B_1、维生素 B_2、维生素 B_6、维生素 C 等在 pH 偏高时结构不稳定，易被破坏失效，另外维生素 C 易产生草酸盐沉淀，甘油磷酸钠易产生磷酸盐沉淀，因此肠外营养制剂最终 pH 宜控制在 5~6。

②渗透压：血浆渗透压正常范围为 280~320mmol/L。输液的渗透压低于此值时，水分子进入红细胞，严重时可导致细胞膜破裂发生溶血；输液的渗透压高于此值时，细胞内失水导致细胞皱缩。另外，输液的渗透压过高和输注速度过快时，会对血管产生较大刺激，严重时可引起血栓性静脉炎等。而一般情况下，输入与血浆渗透压差异不大的输液时，机体可通过一系列调节机制进行调节，维持机体正常生理功能和代谢活动。因此，肠外营养制剂的渗透压应调整至接近血浆渗透压正常值。当肠外营养制剂渗透压 ≤900mOsm/L 时，可选择外周静脉输注；若渗透压 >900mOsm/L，则应选择中心静脉输注。肠外营养制剂各组分渗透压的

估算如表4-1-10。

表4-1-10 肠外营养制剂各组分渗透压的估算

PN 组分	渗透压/mOsm	PN 组分	渗透压/mOsm
葡萄糖	5/g	电解质	1/mEq
氨基酸	10/g	微量元素	19/支
脂肪	1.3~1.5/g		

③微粒异物：不能超过规定，最大直径应不超过 $10\mu m$。

④无菌：肠外营养制剂因营养丰富，在适宜的环境下十分适合细菌等微生物的生长繁殖。其一旦被污染，会给临床上使用的患者带来极大的危害。因此，调配时应严格执行无菌操作，保证调配好的肠外营养制剂无菌。

⑤无热原：调配好的肠外营养制剂应无热原。

⑥无致过敏物质：肠外营养制剂中富含多种营养物质，调配后不应含有可能引起变态反应的异性蛋白，防止在输注过程中引发过敏反应而危及患者生命安全。

⑦稳定性：肠外营养制剂在调配过程中和调配完成后应保持以下几项稳定性特征：调配过程中和调配完毕后制剂均无沉淀产生；各组分不发生反应，制剂无颜色等变化；脂肪乳剂的颗粒大小和分布不发生改变；各组分应保持其本身的药理活性，不因某些药物相互作用而出现效价降低甚至失效。

⑧剂量准确：调配人员在配置前应认真核对肠外营养药物的规格和数量，仔细确认每种药物应加的剂量，特别要注意非整支或非整瓶用药，保证肠外营养制剂的剂量准确，以使其充分发挥营养支持疗效。

（5）肠外营养制剂稳定性的影响因素 肠外营养制剂包含葡萄糖、氨基酸、脂肪乳、电解质、维生素、微量元素等多种物质，将上述各种营养成分混合于同一输液袋中，不同药物间将可能产生某些相互作用，使得肠外营养制剂在混合、储藏过程中的稳定性受多种因素的影响。

①溶液 pH 值：实验证明，随着 pH 的降低，Zeta 电位逐渐减小，脂肪乳剂将趋于不稳定。当 pH<5 时，脂肪乳的稳定性会受到不同程度的破坏，故应控制肠外营养制剂的 pH 在 5~6。

②电解质浓度：因阳离子可中和脂肪颗粒上磷脂的负电荷，使脂肪颗粒互相靠近，发生聚集和融合。阳离子的浓度越高，脂肪乳越不稳定，而阳离子一般价数越高，对脂肪乳的"破乳"作用越大。控制肠外营养制剂中的一价阳离子浓度 <130~150mmol/L、二价阳离子浓度 <5~8mmol/L 为宜。

③葡萄糖浓度：葡萄糖溶液偏酸性，会降低脂肪乳的 pH 和肠外营养制剂最终的 pH。另外，50% 葡萄糖为高渗液，可使部分颗粒表层受到破坏，脂肪颗粒间的空隙消失，脂肪颗粒产生凝聚。为保证肠外营养制剂的稳定性，宜将葡萄糖的最终浓度控制在 3.3% ~23%。

④氨基酸浓度：在肠外营养制剂中，氨基酸具有缓冲和调节 pH 的理化特性，能抵消低 pH 的葡萄糖溶液对乳剂的破坏作用，从而防止脂肪乳剂颗粒大小分布的变化。因此，应保证肠外营养制剂中氨基酸的终浓度≥2.5%。

⑤钙与磷、维生素 C：肠外营养制剂中通常会加入钙和磷这两种成分，但这两者混合易生成磷酸氢钙沉淀，特别是氯化钙和无机磷酸盐更容易形成沉淀，该沉淀在脂肪乳剂加入后不易被发现，从而导致肺栓塞等严重不良反应。为减少磷酸氢钙沉淀的生成，应控制钙、磷浓度［钙磷离子浓度（mmol/L）乘积 <72］，钙制剂宜选用葡萄糖酸钙，磷制剂宜选用有机磷制剂。

草酸钙沉淀是维生素 C 降解成草酸后与钙离子生成的不溶性微粒，当肠外营养制剂中有一定浓度的钙离子存在时，若需大剂量补充维生素 C，建议单独输注维生素 C，而不加入肠外营养制剂中。

⑥贮存温度和时间：添加了维生素与微量元素的肠外营养制剂应在 24h 内输注完毕；不含维生素与微量元素的肠外营养制剂在室温下可保存 30h，2 ~8℃可保存 7 天。

⑦光照：会使肠外营养制剂中脂肪乳颗粒的分布改变和导致某些氨基酸的变色或变质，也可使某些维生素发生降解，所以在贮存和输注过程中应注意避光。

⑧配置混合顺序：配置肠外营养制剂时，不合理的混合顺序也会影响制剂的稳定性，故应注意各成分正确的混合顺序。例如钙剂和磷酸盐应分别加入不同的溶液内稀释，电解质不能直接加入脂肪乳等。

（6）肠外营养制剂主要成分作用与需求量　PN 配方主要包括葡萄糖、氨基酸、脂肪乳、电解质、微量元素、维生素和水，不同情况的患者对自身所需营养各有所异。因此，PN 配方必须全面考虑患者的年龄、性别、体重、营养状态和疾病情况等。

①葡萄糖：机体最主要的能量底物，提供 50% ~70% 的非蛋白质热量。一般来说，正常成年人每日糖类摄入不应超过 7g/kg，最大输注剂量为 5mg/（kg·min）。

②氨基酸：氨基酸分为必需、条件必需和非必需氨基酸三类，主要提供氮能，维持机体正氮平衡。正常成年人每日氨基酸的基础需要量为 0.8 ~1.0g/kg，占总能量的 15% ~20%。

③脂肪乳：与葡萄糖组成"双能源系统"供能，提供 30% ~50% 的非蛋白质

热量，供给必需脂肪酸并促进脂溶性维生素的吸收等。脂肪乳一般浓度为 10% 和 20%，成人常用剂量为 1.2~1.5g/（kg·d），最大不应超过2.5g/（kg·d）。

④电解质：是体液的主要成分，维持机体内酸碱平衡与渗透压平衡，也是维持机体生命及各脏器生理功能的必备条件。其每日生理需要量见表 4-1-11，实际用量应根据临床情况进行适当的调整，如胃肠道过度丢失时应增加，肾衰竭或本身存在过量时应减少。

表 4-1-11　每日电解质生理需要量

电解质	钠	钾	钙	镁	磷
生理需要量（mmol）	80~100	60~150	2.5~5	8~12	15~30

⑤维生素：在体内作为辅酶或辅基的组成成分参与代谢过程，使机体各有关生化反应能正常进行，分为水溶性维生素和脂溶性维生素两大类。虽然水溶性维生素可经尿排泄，被认为即使大量供给也不致对人体造成损害，但脂溶性维生素的安全剂量范围较窄，如维生素 D 过量不但会引起高钙血症，而且和长期 TPN 时的代谢性骨病有关。通常，脂溶性维生素每日只需补充 1 支，水溶性维生素可酌情用到 4 支。

⑥微量元素：是指占人体总重量万分之一以下或日需求量在 100mg 以下的元素，如锌、铜、铁、硒、铬、锰等。这些元素参与酶的合成、营养物质的代谢、上皮生长、创伤愈合等生理过程。适宜的补充微量元素不会对人体产生损害，但应有时间和剂量限制。微量元素制剂有成人用的多种微量元素注射液（Ⅱ），一般每日 1 支。

⑦水：在体内参与一系列的新陈代谢反应，维持机体内环境的稳定。一般情况下，成人每日液体生理需要量 30~35ml/kg。

（7）肠外营养处方审核要点　肠外营养制剂组方成分较多，药师在审核时要关注是否存在配伍禁忌，以及电解质用量、液体量补给、能量供给、热氮比和糖脂比等是否合理。

①患者的病情是否适合使用肠外营养。

②用药医嘱中各营养元素的选择是否合理：如不同疾病对氨基酸的需求是不同的，创伤状态下谷氨酰胺的需要量明显增加，肝病则应增加支链氨基酸，肾功能不良则以提供必需氨基酸为主等。

③各营养组分用量及比例是否合理。

a. 液体总量：成人每日液体生理需要量 30~35ml/kg，可根据个体生理需要量、累积需要量和继续损失量情况调整。如患有肾、肺或心功能代偿失调时不能耐受这一液体量，应酌情减少；对伴有腹痛、腹泻，体重减轻的吸收不良、炎性肠道疾病患者，需补给较高的液体量以纠正体液和电解质失衡。

b. 电解质：从肠外营养制剂的稳定性考虑，应控制一价阳离子浓度 <130～150mmol/L，二价阳离子浓度 <5～8mmol/L。另外从安全性考虑，K^+ 浓度应 <45mmol/L，浓度过高输注时易刺激静脉内膜引起疼痛，甚至发生静脉炎，且易引起其他不良反应。

c. 糖脂比：成人每日能量摄入量为 25～30kcal/kg，主要由葡萄糖和脂肪乳提供。一般糖脂比为（1～2）∶1，脂肪提供人体 30%～50% 非蛋白质热量，也可根据患者的耐受情况调整，但脂肪占比一般不超过 60%。

d. 热氮比即非蛋白热量与氮量的比值（NPC∶N），一般为（100～200）∶1。热氮比过低可能导致蛋白质的浪费，而过高则无法满足患者营养平衡要求，因此应根据患者的生理病理状况来调整热氮比。如对肾衰竭患者热氮比为（300～400）∶1 也是合适的。

e. 氨基酸：在严重分解代谢、明显的蛋白质丢失或重度营养不良时需要较大剂量的氨基酸；相反，肝肾功能不全的患者，则需限制氨基酸的剂量。丙氨酰谷氨酰胺注射液不得作为肠外营养制剂中唯一的氨基酸来源，应与复方氨基酸注射液合用。为保证肠外营养制剂的稳定性，氨基酸的最终浓度应 ≥2.5%。

f. 葡萄糖：肠外营养制剂葡萄糖的终浓度宜控制在 3.3%～23%。

g. 胰岛素：加入全营养混合液（total nutrients administration，TNA）不利于血糖控制，研究表明 TNA 中添加胰岛素与单独输注胰岛素或使用长效胰岛素相比更易引起低血糖事件（$P < 0.001$），因此不推荐在 TNA 中加入胰岛素，推荐使用胰岛素泵单独输注。如需在 TNA 中加入胰岛素，通常糖与胰岛素比例为（5～10）∶1。应注意只有静脉用胰岛素注射液才能加入 TNA 中，而禁止加入预混胰岛素与长效胰岛素。

④配伍是否合理安全：肠外营养制剂中除了必需的某些营养物质外，在已知药物的相容性，保证肠外营养制剂稳定性和药物药理活性的前提下，可将某些治疗性药物加入肠外营养制剂中，如胰岛素。但其他治疗性药物如抗菌药物等在肠外营养制剂中的稳定性和治疗作用尚未得到广泛研究和充分证实，因此，为确保输入 TNA 的安全性和有效性，不推荐在肠外营养制剂中添加其他非营养治疗的药物。另外，TNA 中容易产生沉淀的物质同时出现时，必须注意各成分的体积和浓度，不仅是最终体积和浓度，还要注意在配置过程中各个阶段各组分的浓度，例如钙和磷。

⑤肠外营养输注途径的选择是否合适：渗透压 >900mOsm/L，肠外营养超过

14 天者，通常应行中心静脉置管（CVC）。外周静脉置管（PVC）适用于接受渗透压≤900mOsm/L 的营养制剂的短期治疗。

⑥输液器具的选择是否合适：聚氯乙烯（PVC）输液袋对胰岛素和维生素 A 均有较强的吸附作用，还对脂肪颗粒有一定的破坏作用，推荐使用非 PVC 材质（如 EVA）的三升袋。如果不溶性微粒大于 5～20μm 会堵塞肺毛细血管，导致肺栓塞，因此推荐含脂肪乳的 TNA 使用 1.2～5μm 终端滤器，国内常用 1.2μm 孔径的终端滤器。

（8）肠外营养制剂各成分浓度计算公式

①一价阳离子浓度（mmol/L）＝［Na$^+$含量（mmol）＋K$^+$含量（mmol）］/总液量（L）

②二价阳离子浓度（mmol/L）＝［Ca^{2+}含量（mmol）＋Mg^{2+}含量（mmol）］/总液量（L）

③氨基酸浓度（％）＝［氨基酸总量（g）/总液量（ml）］×100

④葡萄糖浓度（％）＝［葡萄糖总量（g）/总液量（ml）］×100

⑤脂肪乳浓度（％）＝［脂肪乳总量（g）/总液量（ml）］×100

⑥糖脂比＝［葡萄糖总量（g）×4（kcal/g）］∶［脂肪乳总量（g）×9（kcal/g）］（当葡萄糖以无水葡萄糖来计算时）

糖脂比＝［葡萄糖总量（g）×3.4（kcal/g）］∶［脂肪乳总量（g）×9（kcal/g）］（当葡萄糖以一水合葡萄糖来计算时）

⑦非蛋白热量（kcal）＝脂肪乳总量（g）×9（kcal/g）＋葡萄糖总量（g）×4（kcal/g）（当葡萄糖以无水葡萄糖来计算时）

非蛋白热量（kcal）＝脂肪乳总量（g）×9（kcal/g）＋葡萄糖总量（g）×3.4（kcal/g）（当葡萄糖以一水合葡萄糖来计算时）

⑧热氮比（kcal∶g）＝非蛋白热量（kcal）∶［复方氨基酸（g）×16％＋丙氨酰谷氨酰胺（g）×12.89％］

⑨总热量（kcal）＝葡萄糖总量（g）×4（kcal/g）＋脂肪乳总量（g）×9（kcal/g）＋氨基酸总量（g）×4（kcal/g）（当葡萄糖以无水葡萄糖来计算时）

总热量（kcal）＝葡萄糖总量（g）×3.4（kcal/g）＋脂肪乳总量（g）×9（kcal/g）＋氨基酸总量（g）×4（kcal/g）（当葡萄糖以一水合葡萄糖来计算时）

⑩丙氨酰谷氨酰胺用量占比（％）＝［丙氨酰谷氨酰胺用量（g）/氨基酸总量（g）］×100

4. 抗肿瘤药物

（1）静脉用抗肿瘤药物处方审核要点　①适应证，是否有使用抗肿瘤药物的指征；②抗肿瘤药物的选择是否符合疾病诊疗指南和规范；③根据患者的体重、体表面积、年龄、肝肾功能和其他生理信息进行用药量的计算与核对；④审核药物用溶媒的品种、用量是否适宜；⑤审核药物给药途径、浓度、滴速、用药频次和疗程；⑥审核化疗方案是否给予化疗所需的辅助药物，如预处理、水化、膀胱保护等；⑦联合用药时给药顺序是否合理；⑧方案执行时间，长期化疗用药医嘱审核时需要关注医嘱已执行到第几天，防超时间用药；⑨是否存在超说明书用药。

（2）静脉用抗肿瘤药物治疗的特点

①联合用药：在临床上，抗肿瘤治疗的用药方案一般为多药联合，其联合的依据主要是从各类抗肿瘤药物的作用机制考虑，如根据细胞增殖动力学规律、抗瘤谱、药物的毒性等。

②给药方法和途径：抗肿瘤药物主要采用机体能耐受最大剂量间歇用药，根据患者自身的身体状态以及耐受程度决定用药的剂量和时程，用药的个体化尤为重要。

全身化疗的给药途径较多，主要采用静脉给药，同时部分药物也采用腔内注射、鞘内注射、局部注射等方式给药。

③常结合支持治疗：临床上静脉用抗肿瘤药物的不良反应较多，为了减轻药物毒性，常加用其他相关不良反应防治药物进行治疗，如升白细胞药、止吐药、抑制破骨细胞药、营养支持及其他药物；

（3）静脉用抗肿瘤药物常见不良反应、临床表现及处置

①胃肠道毒性：抗肿瘤药物最常见的胃肠道不良反应为恶心、呕吐，并且根据其潜在的致吐风险，分为高、中、低度、轻微四个级别；当选用不同致吐风险药物进行肿瘤治疗时，所采用的预防止吐药物是不同的，当应用高级别致吐风险的抗肿瘤药物时，应预防联合应用 $5-HT_3$ 受体拮抗药＋糖皮质激素类药物＋ NK_1 受体拮抗药；中级别致吐风险的抗肿瘤药物应用 $5-HT_3$ 受体拮抗药＋糖皮质激素类药物；低级别时应用 $5-HT_3$ 受体拮抗药；轻微级别时不需要预防应用止吐药物。

②血液毒性：抗肿瘤药物常见的血液毒性主要包括白细胞、血小板等异常，化疗过程需及时监测血常规变化，选择或调整适当药物剂量和联合用药方案。

③心脏毒性：常见的抗肿瘤药物所致心脏毒性包括心电图改变、心律失常、心衰、心功能不全等，应用时需监测心功能变化，同时联合用维生素 E 和心肌营养药物。

④肝脏毒性：主要多见为肝细胞功能障碍、静脉阻塞性肝病等，需监测肝功

能，并给予抗氧化剂还原型谷胱甘肽等、内源性保护因子辅酶 A、三磷腺苷、肌苷等。

⑤肺毒性：间质性肺炎、肺纤维化是部分抗肿瘤药物特有的不良反应，出现时应给予肺保护剂，如还原型谷胱甘肽、维生素 E 等抗氧化剂；如出现该类严重不良反应，应及时停药，并应用糖皮质激素、抗菌药物等。

⑥泌尿系统毒性：常见的泌尿系统毒性包括膀胱炎、泌尿系统结晶、肾损害等，该类不良反应以预防为主，根据肾功能情况及时调整药物剂量。

⑦神经毒性：当出现肢体麻木、触觉丧失、伴有疼痛性的感觉异常或肠麻痹、尿潴留等症状时，轻度的一般可不停药，如中重度则应对症治疗。

⑧皮肤毒性：抗肿瘤药物外渗，会造成皮肤组织损害，如出现疼痛、静脉炎、水疱、溃疡、皮下组织坏死等症状，输注时谨慎操作，严密观察，出现渗漏及时处理。

（4）常用静脉用抗肿瘤药物举例及审方注意事项

①烷化剂：代表药物为环磷酰胺和异环磷酰胺。对于肝肾功能异常患者应用时，环磷酰胺毒性增加，肝药酶诱导剂对本品有影响，应用时需保证足够水量，剂量超过 120～240mg/kg 时可引起心肌坏死；异环磷酰胺滴速为 30～40 滴/分，为防止减轻尿路系统毒性，需分次给药或补充大量液体，给予尿路保护剂美司钠。

②抗代谢药物：代表药物为甲氨蝶呤和雷替曲塞，其中甲氨蝶呤对于肝、肾、心、肺功能不全、有骨髓抑制者禁用；雷替曲塞需单独给药，避免剂量过量增加毒性。

③抗肿瘤抗生素：表柔比星可单药和联合化疗，肝功能不全者视程度减量。

④抗肿瘤植物药：长春地辛，可缓慢静滴，20～30 滴/分，不可肌内、皮下或鞘内注射。

⑤铂类抗肿瘤药物：顺铂需快速滴注，不低于 100 滴/分，需配合水化利尿。

⑥其他抗肿瘤药物：如门冬酰胺酶，该药物需皮试，用药时大量补液、碱化尿液；榄香烯乳，快速滴注 5～10ml/min，滴注后用 250ml 0.9% 氯化钠冲洗血管。

5. 中药注射剂

（1）中药注射剂概述

①定义：2015 年版《中华人民共和国药典》中对中药注射剂的定义为：系指药材经提取、纯化后制成的供注入体内的溶液、乳状液及供临用前配制成溶液

的粉末或浓溶液的无菌制剂。

②中药注射剂的特点：中药注射剂以中医药理论为指导，具有中药多靶点起效的作用，在使用中药注射剂的过程中应遵循中医理论中辨证施药的治疗原则。

注射剂区别于传统的汤、丸、膏等剂型，可直接进入组织器官，避免首过效应。剂量准确，作用迅速，对于昏迷、急症、重症、不能吞咽或消化系统障碍的患者是有效的给药途径。

现代的制药工艺可对中药的有效成分分离及定量，提高有效成分的含量，减少无效成分，从而减少不良反应，提高疗效。

（2）中药注射剂的合理使用原则　2008年12月，原卫生部、原国家食品药品监督管理总局和国家中医药管理局联合下发了《关于进一步加强中药注射剂生产和临床使用管理的通知》，在临床使用方面要求医护人员按照《中药注射剂临床使用基本原则》规范使用，该基本原则的具体内容如下：

①选用中药注射剂应严格掌握适应证，合理选择给药途径。能口服给药的，不选用注射给药；能肌内注射给药的，不选用静脉注射或滴注给药。必须选用静脉注射或滴注给药的应加强监测。②辨证施药，严格掌握功能主治。临床使用应辨证用药，严格按照药品说明书规定的功能主治使用，禁止超功能主治用药。③严格掌握用法用量及疗程。按照药品说明书推荐剂量、调配要求、给药速度、疗程使用药品。不超剂量、过快滴注和长期连续用药。④严禁混合配伍，谨慎联合用药。中药注射剂应单独使用，禁忌与其他药品混合配伍使用。谨慎联合用药，如确需联合使用其他药品时，应谨慎考虑与中药注射剂的间隔时间以及药物相互作用等问题。⑤用药前应仔细询问过敏史，对过敏体质者应慎用。⑥对老年人、儿童、肝肾功能异常患者等特殊人群和初次使用中药注射剂的患者应慎重使用，加强监测。对长期使用的在每疗程间要有一定的时间间隔。⑦加强用药监护。用药过程中，应密切观察用药反应，特别是开始30min。发现异常，立即停药，采用积极救治措施，救治患者。

（3）中药注射处方审核要点

①是否按适应证给药、合理选择给药途径。中药单方或复方制剂在经过制药工艺提取精制后仍然具有原药寒、热、温、凉的药性。在临床使用过程中，需要辨证施药，很多西医缺乏相应的中医理论知识，只是简单的对说明书上的疾病使用，药证不符属于不合理用药，容易产生药品不良反应。同时要严格遵照说明书标注的给药途径给药，不能随意改变用药途径。例如柴胡注射液说明书中明确说明给药途径为肌内注射，临床上有医生将其进行静脉滴注给药而导致严重不良

反应。

②是否按药品说明书推荐剂量、调配要求、给药浓度、速度和疗程用药，给药方案的合理性，避免超说明书规定的适应证、浓度及疗程。药物的不良反应与剂量、浓度、给药速度等有关，中药注射剂也是如此。受传统的"中药毒副作用小"的思想影响，临床上经常出现超出说明书剂量来使用，容易引发不良事件。某些中药注射液在说明书中明确指出需要控制滴速，应按说明书严格执行。未对给药速度做出明确规定的，一般要适当慢些，成人一般 30~40 滴/分，儿童控制在 15~20 滴/分。中药注射剂用药疗程不宜过长，做到"中病即止"，即经过治疗，症状消失，就要及时停药，长时间用药容易引发毒副作用。

③是否选择适宜溶媒，严禁混合配伍，谨慎联合用药，如有不同组输液，换药时需进行冲管。在配制中药注射剂时，应正确地选择溶媒，严格使用说明书中推荐的溶媒。由于中药注射液的成分相对其他注射液成分更为复杂，其成分的稳定性容易受 pH 值影响，和其他中西药注射剂配伍时也容易发生变色、沉淀、氧化和水解等物理化学反应。合适的溶媒可以确保中药注射剂在溶解和稀释时的稳定性，降低由于不溶性微粒引起的药物不良反应。如临床常用的华蟾素注射液、血塞通注射液等要采用 5%~10% 葡萄糖作溶媒。灯盏细辛注射液、复方苦参注射液等应使用 0.9% 氯化钠注射液为溶媒。在使用中药注射液时宜单独使用，严禁混合配伍。如有需要使用两种以上中药注射剂的，要适当间隔一段时间，防止药物在血液中混合发生不良反应，同时在两组输液间隔要用 0.9% 氯化钠注射液或 5% 葡糖糖注射液冲管。

④对特殊人群、过敏体质和初次使用者应慎重使用，加强监测。中药注射剂的不良反应多为过敏反应，且多发于首次给药的前 30min。过敏体质患者应慎用，同时应备好急救药品和设备。对于特殊人群，如孕妇、儿童、老年患者，肝肾功能不全的患者，给药的前 30min 应密切关注，并且尽量降低滴注速度。若出现过敏反应应立即停药并采取相应的对症措施。

（4）常见中药注射剂的分类及审方要点

①清热类：主要是具有清热解毒作用的中药注射剂，多用于抗细菌和病毒感染。

表 4-1-12 常见清热类中药注射剂的审方要点

药物	审方要点
喜炎平注射液	儿童最高剂量 <250mg/次，滴速 30~40 滴/分；过敏体质、哮喘病者慎用

续表

药物	审方要点
柴胡注射液	肌内注射,一次2~4ml
清开灵注射液	肌内注射,一日2~4ml。重症患者静脉滴注,一日20~40ml,以10%葡萄糖注射液200ml或氯化钠注射液100ml稀释后使用
醒脑静注射液	肌内注射,一次2~4ml,1~2次/日。静脉滴注:一次10~20ml,用5%~10%葡萄糖注射液或0.9%氯化钠注射液250~500ml稀释后使用。不宜与含丁香的药物同时使用
茵栀黄注射液	静脉滴注,一次10~20ml,用10%葡萄糖注射液250~500ml稀释后滴注;症状缓解后改为肌内注射,一日2~4ml。不宜与葡萄糖酸钙注射液、氯化钠注射液、复方氯化钠注射液、葡萄糖氯化钠注射液配伍
痰热清注射液	儿童按体重0.3~0.5ml/kg,最高剂量不超过20ml。以5%葡萄糖注射液或0.9%氯化钠注射液为宜,药液稀释倍数不低于1:10。儿童滴速以30~40滴/分,成年人以30~60滴/分为宜。24个月以下婴儿禁用
舒肝宁注射液	静脉滴注,一次10~20ml,用10%葡萄糖注射液250~500ml稀释后滴注;症状缓解后改为肌内注射,一日2~4ml,每日一次。本品组方成分复杂,宜单独使用
穿心莲注射液	肌内注射液,一次2ml,一日2次。切忌静脉滴注

②补益类:主要用于各类虚证的药物。

表4-1-13 常见补益类中药注射剂的审方要点

药物	审方要点
参麦注射液	不宜与0.9%氯化钠注射液或含氯离子溶液配伍。人参能加强大脑皮质兴奋过程的强度,过量使用会诱发癫痫。人参也有升高血压的作用,高血压的患者应慎用
生脉注射液	宜用5%葡萄糖稀释,250ml的5%葡萄糖注射液中以10~30ml生脉注射液为最佳。本品会导致血压异常等不良反应,大剂量高浓度对心脏有先抑制后兴奋的作用,滴注应缓慢
黄芪注射液	与5%~10%葡萄糖注射液配伍微粒数增加,宜用0.9%氯化钠注射液或葡萄糖氯化钠注射液稀释。如需用5%~10%葡萄糖注射液稀释,应在2h内滴完

续表

药物	审方要点
参芪扶正注射液	一日 1 次，每次 1 瓶（250ml），疗程 21d。无明显气虚且内有郁热证候者不宜使用
肾康注射液	静脉滴注，一次 100ml（5 支），一日一次，使用时用 10% 葡萄糖液 300ml 稀释。每分钟 20～30 滴。过敏性体质者应禁用

③活血类：主要用于脑卒中、心梗、冠心病等心脑血管疾病。

表 4 – 1 – 14　常见活血类中药注射剂的审方要点

药物	审方要点
血塞通注射液（粉针）	人参、三七过敏者禁用。出血性脑血管病急性期禁用。与异丙肾上腺素联用会增加心脏毒性
灯盏花素注射液（粉针）	与氨基糖苷类药物、普鲁卡因注射液、头孢拉定、呋塞米、氨茶碱、丹参川芎嗪存在配伍禁忌。与右旋糖酐 40 合用，可导致急性上消化道大出血。不得用 pH 值低于 4.2 的溶液配制
血栓通注射液（粉针）	人参、三七过敏者禁用。与异丙肾上腺素、乳酸环丙沙星注射液、降纤酶、三七类针剂存在配伍禁忌
舒血宁注射液	与小牛血提取物制剂、盐酸多巴胺、抗凝药、呋塞米、莫西沙星注射液、前列地尔、奥美拉唑钠、碳酸氢钠存在配伍禁忌。溶媒以 5% 葡萄糖注射液为宜。长期应用有出血的风险
疏血通注射液	与川芎嗪粉针剂、头孢哌酮舒巴坦存在配伍禁忌。与溶栓药、抗凝药合并使用时应谨慎
丹红注射液	与喹诺酮类药物存在配伍禁忌。本品宜用葡萄糖注射液稀释，如患者有糖尿病，可用 0.9% 氯化钠注射液配置，但须在 3h 内滴完，3h 后不溶微粒数目明显增加
注射用红花黄色素	与氨茶碱、阿昔洛韦存在配伍禁忌。溶媒宜用 0.9% 氯化钠注射液。有出血倾向者慎用
注射用丹参多酚酸盐	与维生素 C 注射液、川芎嗪注射液、抗生素、喹诺酮类药物、普罗帕酮、桂哌齐特注射液、长春西汀注射液存在配伍禁忌。出血倾向者慎用
灯盏细辛注射液	与喹诺酮类抗生素、甘露醇、头孢拉定、含金属离子的药物、长春西汀、川芎嗪、生脉注射液等多种药物存在配伍禁忌，应单独使用。静脉滴注时，应选择 0.9% 氯化钠注射液稀释，严禁与葡萄糖注射液配伍

④抗肿瘤类：对肿瘤的治疗主要在抑制肿瘤生长和提高机体自身免疫力，作

为放、化疗的辅助用药，起到增效减毒的作用。

表4-1-15　常见抗肿瘤类中药注射剂的审方要点

药物	审方要点
艾迪注射液	应单独使用，不与其他药物混合配伍使用。给药速度开始15滴/分，30min后如无不良反应，滴度控制50滴/分，不宜自行调快滴速
康莱特注射液	本品是静脉乳剂，应单独使用。与其他药物接瓶宜使用5%葡萄糖注射液。开始10min滴速应为20滴/分，30min后可40~60滴/分
华蟾素注射液	不宜与0.9%氯化钠注射液、乳酸钠林格溶液、右旋糖酐40配伍。静脉滴注宜选用5%葡萄糖注射液稀释
复方苦参注射液	应单独使用，静脉滴注的溶媒首选0.9%氯化钠注射液
鸦胆子油乳注射液	本品是静脉乳剂，应单独使用。一次10~30ml，每日1次，必须用0.9%氯化钠注射液250ml稀释后立即使用

⑤祛风类：主要用于风湿性关节炎的治疗。

表4-1-16　常见祛风类中药注射剂的审方要点

药物	审方要点
丁公藤注射液	肌内注射。禁用于儿童肌内注射，孕妇禁用
正清风痛宁注射液	肌内注射。孕妇、月经过多者、支气管患者禁用

⑥其他类：用于治疗其他疾病和中药来源的化学药品注射液等。

表4-1-17　其他中药注射剂的审方要点

药物	审方要点
瓜蒌皮注射液	不宜与抗生素类药物及含有乌头类制剂合用。静脉滴注时宜选5%葡萄糖注射液250~500ml为溶媒。首次使用时滴速控制在20~30滴/分，心功能不全者使用时滴速控制在15~30滴/分
血必净注射液	溶媒宜选用0.9%氯化钠注射液。对红花、丹参过敏者禁用
喘可治注射液	肌内注射，不宜静脉给药
注射用炎琥宁	宜选5%葡萄糖注射用或5%葡萄糖氯化钠注射液为溶媒
丹参酮 IIA 磺酸钠注射液	宜选5%葡萄糖注射液为溶媒。与抑酸药、抗生素、重金属类药物存在配伍禁忌。妊娠3个月内的孕妇禁用
丹参川芎嗪注射液	宜用5%~10%葡萄糖注射液为溶媒。于碱性药物、酶制剂、金属类药物和部分中药注射剂存在配伍禁忌，应单独使用。脑出血及有脑出血倾向的患者禁用

四、案例分析

案例1(溶媒品种不适宜)

（1）处方用药

5%葡萄糖注射液	100ml	ivgtt	bid
注射用兰索拉唑	30mg	ivgtt	bid

（2）分析如下

①选用葡萄糖注射液作为溶媒不适宜。该药对 pH 敏感，水溶液不稳定，选用葡萄糖注射液稀释会变色。②用 100ml 以下溶媒稀释，避免与 0.9%氯化钠注射液以外的液体和其他药物混合。

案例2 (溶媒品种不适宜)

（1）处方用药

0.9%氯化钠注射液	100ml×1 袋	ivgtt	qd
多烯磷脂酰胆碱注射液	5ml×4 支	ivgtt	qd

（2）分析如下

①选用 0.9%氯化钠注射液作为溶媒不适宜。该注射液与电解质溶液、氯化钠溶液、林格液等混合输用，因盐析而产生浑浊。②可用不含电解质的 5%或10%葡萄糖溶液稀释。

案例3(溶媒量不适宜)

（1）处方用药

0.9%氯化钠注射液	500	ivgtt	bid
注射用青霉素钠	160 万 IU×3 支	ivgtt	bid

（2）分析如下

①用 500ml 氯化钠注射液配置不适宜。青霉素水溶液不稳定，用药宜高浓度快速输入，短时间内达到有效血药浓度，同时减少药物降解。②青霉素钠静脉输注给药时，宜将一次剂量的药物溶于约 100ml 输液中，于 0.5～1h 内滴完。

案例4(给药方案不适宜)

（1）患者信息：女，40 岁。

（2）临床诊断：急性化脓性扁桃体炎。

（3）处方用药

0.9%氯化钠注射液	100ml×1 袋	ivgtt	st

注射用五水头孢唑啉钠　　　1g×1瓶　　　　　　ivgtt　　st

（4）分析如下

①头孢唑林钠为时间依赖性抗菌药物，应一日2~3次使用，qd用法疗效不好，且易导致细菌耐药。②确定静脉注射抗菌药物是否必需。静脉滴注要考虑药物浓度、速度和间隔时间，以维持血药浓度在有效治疗窗内。如只用一次静脉用抗菌药物，应增加一次口服（与静脉用抗菌药物同品种或同类），确保足够血药浓度和时间。

案例5（配伍和给药方法不适宜）

（1）处方用药

　　5%葡萄糖注射液　　　　　250ml×1袋　　　ivgtt　　qd
　　异甘草酸镁注射液　　　　　10ml×4支　　　ivgtt　　qd
　　维生素K_1注射液　　　　　1ml×2支　　　ivgtt　　qd

（2）分析如下

①维生素K_1注射液与异甘草酸镁注射液配伍尚无确切资料。②静脉用维生素K_1过敏反应发生率较大，建议优先采用肌内或皮下注射途径。

案例6（配伍不适宜）

（1）患者信息：男，72岁。

（2）临床诊断与治疗：胆囊结石，伴有急性胆囊炎；胆总管结石，胆总管梗阻，咳嗽。行"腹腔镜胆囊切除，胆总管切开取石，胆道镜检，胆道冲洗，T管引流术"。术前、后用"注射用拉氧头孢钠""奥硝唑氯化钠注射液"，静脉滴注；同时因患者咳嗽给予复方甘草合剂10ml/次，一日3次。

（3）处方用药

　　医嘱1：0.9%氯化钠注射液　　100ml×1袋　　ivgtt　　q8h
　　　　　　注射用拉氧头孢钠　　0.5g×2瓶　　ivgtt　　q8h
　　医嘱2：奥硝唑氯化钠注射液　　0.5g　　　　ivgtt　　q12h
　　医嘱3：复方甘草合剂　　　　　10ml　　　　po　　　tid

（4）分析如下

①该患者手术前、后使用拉氧头孢抗感染，加用奥硝唑，二者均可覆盖厌氧菌，因此不需再加奥硝唑。②头孢类和硝基咪唑类抗菌药物（具有与双硫仑相似的化学结构）与复方甘草合剂（含乙醇）合用可引发双硫仑样反应，表现为面部潮红、头晕、恶心、呕吐、血压下降、呼吸困难等。用药期间及用药后一周内避免饮酒或服用含乙醇的药物和食物。③奥硝唑是第三代硝基咪唑类衍生物，奥硝唑氯化钠注射液的说明书指出"本品对乙醛脱氢酶无抑制作用"。但目前奥硝唑有双硫仑样反应个案的文献报道，在尚需更多的研究证实本药与乙醇无相互作

用之前，仍然建议避免与乙醇或含乙醇成分的制剂同时使用。

案例7（肠外营养配方不适宜）

（1）患者信息：男，3天。

（2）处方用药

50%葡萄糖注射液	41ml	ivgtt	qd
小儿复方氨基酸注射液（18AA－Ⅰ）	25ml	ivgtt	qd
浓氯化钠注射液	2ml	ivgtt	qd
氯化钾注射液	2ml	ivgtt	qd
20%脂肪乳针MCT（C6－24）	10ml	ivgtt	qd
脂溶性维生素注射液	1.8ml	ivgtt	qd
注射用水溶性维生素	0.18瓶	ivgtt	qd

（3）分析如下

①葡萄糖终浓度达25%，偏高，应在3.3%~23%为宜。葡萄糖的浓度过高时，可使脂肪乳粒被破坏，脂肪颗粒凝聚，影响全肠外营养液稳定。另外，葡萄糖浓度过高输注时容易导致静脉炎，因此应控制葡萄糖的浓度。②糖脂比4.2，过高，应减少葡萄糖的量。③热氮比439，过高，应葡萄糖减量后再调整氨基酸量。④氨基酸终浓度为2.06%，偏低，应调整至氨基酸终浓度大于2.5%。

案例8（药物浓度不适宜）

（1）处方用药

10%葡萄糖注射液	100ml×1袋	ivgtt	qd
注射用血栓通	150mg×2支	ivgtt	qd

（2）分析如下

①药物浓度过高，中药注射剂静脉滴注浓度过高可致不良反应发生率增高。②药物说明书标示：静脉滴注一次250~500mg，用10%葡萄糖注射液250~500ml稀释。

五、练习题

（一）选择题

1. 输液（infusions）是指由静脉滴注输入人体内的大剂量注射液，一次给药在（ ）以上，通常包装在玻璃瓶或塑料袋中，不含防腐剂或抑菌剂。

    A. 50ml   B. 100ml   C. 150ml   D. 200ml   E. 250ml

2. 1ml约等于（ ）滴。

    A. 10   B. 15   C. 20   D. 25   E. 30

3. 肠外营养制剂处方中糖脂比和热氮比正确的是（　　）。

    A. 糖脂比（1~2）：1；热氮比（150~200）：1（根据疾病情况可调整）

    B. 糖脂比（1~1.5）：1；热氮比（150~200）：1（根据疾病情况可调整）

    C. 糖脂比（1~2）：1；热氮比（100~150）：1（根据疾病情况可调整）

    D. 糖脂比（1~2）：1；热氮比（100~200）：1（根据疾病情况可调整）

    E. 糖脂比（1~1.5）：1；热氮比（100~150）：1（根据疾病情况可调整）

4. 下列关于肠外营养药物配伍及稳定性说法不正确的是（　　）。

    A. 控制肠外营养制剂的 pH 值，一般在 5.5 左右，<5.0 不利于制剂稳定

    B. 阳离子应控制在一定浓度范围内

    C. 钙与磷混合易发生沉淀反应，脂肪乳剂加入后不易发现钙磷沉积，并导致严重不良反应，控制钙、磷浓度，需要量较多时，建议使用有机磷

    D. 肠外营养制剂应避光，防止药物的降解

    E. 可以使用氯化钙代替葡萄糖酸钙制剂

5. 肠外营养制剂需控制钙、磷浓度，钙磷乘积需（　　）。

    A. <70   B. <75   C. <76   D. <78   E. <72

6. 维生素 K 与维生素 C 不可以配伍的原因是（　　）。

    A. 维生素 K 是碱性溶液

    B. 维生素 C 是酸性溶液

    C. 维生素 K 是强氧化剂使维生素 C 氧化

    D. 维生素 C 是强还原剂使维生素 K 还原

    E. 维生素 K 与维生素 C 形成新的结构

7. 正常成人血钾的范围值是（　　）。

    A. 2.5~2.8 mmol/L   B. 2.9~3.4 mmol/L

    C. 3.5~5.5 mmol/L   D. 5.5~6.5 mmol/L

    E. 3.5~6.5 mmol/L

8. 维生素 C 注射用不能加入使用的输液是（　　）。

    A. 碳酸氢钠   B. 5% 葡萄糖

    C. 0.9% 氯化钠注射液   D. 林格氏液

    E. 以上所有输液

9. 下列关于唑来膦酸静脉给药时间的说法，正确的是（　　）。

    A. 滴注时间不得小于 15min

    B. 滴注时间不得小于 2h

    C. 滴注时间不得小于 4h

D. 长期服用甲状旁激素

E. 长期服用雌激素

10. 下列关于药物的用法用量，不适宜的是（　　）。

A. 氢化可的松注射液 100～200mg/次，与 0.9% 氯化钠 100ml 混合均匀后静脉滴注

B. 注射用氢化可的松琥珀酸钠临用时以 5% 葡萄糖稀释后静脉滴注或肌内注射

C. 注射用甲泼尼龙 10～40mg/次，肌内注射

D. 醋酸氢化可的松注射液可摇匀后供关节注射

E. 曲安奈德可肌内注射

11. 静脉滴注地塞米松磷酸钠注射液可 2～6h 重复给药至病情稳定，但大剂量连续给药一般不超过（　　）。

A. 6h　　　　B. 12h　　　C. 24h　　　　D. 36h　　　　E. 72h

12. 氢化可的松注射剂（醇型）中含有 50% 乙醇，静脉滴注需稀释至（　　）。

A. 0.2mg/ml　B. 2mg/ml　　C. 1mg/ml　　D. 0.02mg/ml　E. 20mg/ml

13. 脂溶性维生素注射液（Ⅱ）一般应如何保存（　　）。

A. 冷处（2～10℃）避光保存　　　　　B. 常温下保存

C. 常温下避光保存　　　　　　　　　　D. 冷处（2～10℃）保存

E. 只避光即可

14. 血浆胶体渗透压的形成主要决定于血浆中的（　　）。

A. NaCl　　　B. 白蛋白　　C. 球蛋白　　D. 纤维蛋白原　　E. 葡萄糖

15. 正常血清钠浓度是（　　）。

A. 115～125mmol/L　　　　　B. 135～145mmol/L

C. 155～165mmol/L　　　　　D. 175～185mmol/L

E. 195～205mmol/L

16. 林格注射液主要成分包括（　　）。

A. 氯化钠　　　　B. 氯化钾、氯化钙　　　　C. 氯化钠、氯化钙

D. 氯化钾　　　　E. 氯化钠、氯化钾、氯化钙

17. 关于氯化钾，下列哪项是错误的（　　）。

A. 钾离子是细胞内主要阳离子

B. 参与维持神经传导、肌肉运动及心脏功能的正常活动

C. 用于各种原因引起的低钾血症

D. 可以静脉推注

E. 口服补钾可出现恶心、腹泻等胃肠道症状

18. 葡萄糖的哪种制剂可引起组织刺激，故而不做皮下注射（　　　）。

    A. 高渗制剂　　　　　　　　B. 低渗制剂

    C. 等渗制剂　　　　　　　　D. 高渗及低渗制剂

    E. 低渗及等渗制剂

19. 下列哪些不是代血浆（　　　）。

    A. 右旋糖酐 10　　　　　　　B. 羟乙基淀粉

    C. 缩合葡萄糖　　　　　　　D. 羧甲基淀粉代血浆

    E. 琥珀明胶

20. 下列关于 $\omega-3$ 鱼油脂肪乳注射液的说法，错误的是（　　　）。

    A. 孕妇及哺乳期妇女不推荐使用

    B. 接受抗凝治疗的患者应慎用

    C. 本品不应与其他脂肪乳同时使用

    D. 对鱼蛋白过敏患者禁用

    E. 肝、肾功能异常患者禁用

（二）简答题

1. 输液治疗应遵循的原则有哪些？

2. 肠外营养药物治疗的禁忌证有哪些？

3. 中药注射剂的合理使用原则有哪些？

4. 肠外营养制剂稳定性的影响因素有哪些？

参 考 答 案

（一）选择题

1. B　2. C　3. D　4. E　5. E　6. D　7. C　8. A　9. A　10. A

11. E　12. A　13. A　14. B　15. B　16. E　17. D　18. A　19. A　20. C

（二）简答题

1. 答：①严格掌握适应证，原则上能口服不注射，能肌内注射不静脉注射。②尽量采用序贯疗法。需要快速控制病情时可使用静脉给药，情况稳定后换用口服药物序贯治疗。③应当进行全用药医嘱审核，防止静脉输液以外、其他剂型的同类药品重复用药以及存在或潜在药物相互作用、配伍禁忌。④加强无菌观念，规范操作规程。⑤合理控制滴速，保证疗效和防止各种药物不良反应发生。⑥加强输液监护，做好发生输液反应的应急救治准备。

2. 答：①胃肠道功能正常，能获得足量营养者；②估计 PN 治疗少于 5 天者；③需要急诊手术，术前不宜强求全静脉营养；④临终或不可逆昏迷患者。

3. 答：①选用中药注射剂应严格掌握适应证，合理选择给药途径。②辨证施药，严格掌握功能主治。③严格掌握用法用量及疗程。④严禁混合配伍，谨慎联合用药。⑤用药前应仔细询问过敏史，对过敏体质者应慎用。⑥对老年人、儿童、肝肾功能异常患者等特殊人群和初次使用中药注射剂的患者应慎重使用，加强监测。⑦加强用药监护。

4. 答：①溶液 pH 值；②电解质浓度；③葡萄糖浓度；④氨基酸浓度；⑤钙与磷、维生素 C；⑥贮存温度和时间；⑦光照；⑧配置混合顺序。

（吴晓松　金伟军　王景浩）

第二节　抗菌药物处方审核要点

一、抗菌药物的分类与特点

（一）β 内酰胺类

β 内酰胺类抗生素是指化学结构中含有 β 内酰胺环的一大类抗生素。包括青霉素类、头孢菌素类、非典型 β 内酰胺类和 β 内酰胺酶抑制剂等。该类抗生素临床使用广、抗菌活性强、抗菌谱广、适应证广、疗效高、毒性低、品种多。

1. 青霉素类

青霉素类药物具有活性强、毒性低的特点。其作用机制是通过抑制细胞壁的合成，导致细菌细胞溶胀而死亡，是繁殖期快速杀菌剂。青霉素类适用于敏感细菌所引起的皮肤软组织感染、腹腔感染，呼吸系统、消化系统、泌尿生殖系统、中枢神经系统以及骨关节的感染。此外，对钩端螺旋体病、回归热、鼠咬热、早期梅毒、放线菌病、多杀巴斯德菌以及李斯特菌等不典型病原菌引起的感染也有效。

（1）青霉素类的分类及其抗菌特点

①天然窄谱青霉素类：青霉素 G、青霉素 V 等，主要作用于革兰阳性菌、革兰阴性球菌和某些革兰阴性杆菌如嗜血杆菌属。

②耐青霉素酶的窄谱青霉素类：甲氧西林、苯唑西林、氯唑西林、氟氯西林等，对产 β 内酰胺酶葡萄球菌属亦有良好作用。

③广谱青霉素（氨基青霉素）：氨苄西林、阿莫西林等，用于对青霉素敏感的革兰阳性菌以及部分革兰阴性杆菌如大肠埃希菌、奇异变形杆菌、沙门菌属、志贺菌属和流感嗜血杆菌等。

④抗假单胞菌青霉素类：哌拉西林、替卡西林、阿洛西林、美洛西林等，对革兰阳性菌的作用较天然青霉素或氨基青霉素为差，但对革兰阴性杆菌包括铜绿假单胞菌有抗菌活性。

（2）青霉素类的处方审核注意事项

①青霉素类有严重的过敏性休克反应，致死率高，禁用于过敏患者。根据《中华人民共和国药典临床用药须知》，患者在使用青霉素类抗生素前，均需做青霉素皮肤试验。因此，无论成人或儿童，无论口服、静脉滴注或肌内注射等不同给药途径，应用青霉素类药物前均应进行皮试。停药72h以上，应重新皮试。应当注意：青霉素皮试阳性，提示过敏性休克风险大，但仍有近半数为假阳性，故皮试阳性而无过敏反应的患者，在过敏史中应表述为"曾青霉素皮试阳性"，而不应表述为"青霉素过敏"。

②青霉素脑病与赫氏反应：青霉素脑病：在大剂量静脉滴注或鞘内给药时，脑脊液药物浓度过高，可出现抽搐、肌肉阵挛、昏迷及严重精神症状等，多见于婴儿、老年人和肾功能不全患者。赫氏反应：在治疗梅毒钩端螺旋体时，由于病原体快速死亡，梅毒病灶消失过快，而组织修补相对较慢或病灶部位纤维组织收缩，妨碍器官功能而表现为症状加剧。

③与其他药物的相互作用：a. 与氨基糖苷类药物联合，产生药理协同作用，加强对G^-菌的杀菌效果，但是二者有理化配伍禁忌，不能置同一容器内给药。b. 与大环内酯类联合有药理拮抗作用，一般不建议联合，但是，近年的临床疗效提示，在社区获得性肺炎的治疗上，联合新型大环内酯类药物加强对不典型病原菌的覆盖，有一定的获益，已被指南推荐。c. 氯霉素、四环素类、磺胺类可干扰青霉素的活性，故本品不宜与这些药物合用。但是在球菌性脑膜炎时可与氯霉素联用。d. 丙磺舒、阿司匹林、吲哚美辛、保泰松和磺胺减少青霉素的肾小管分泌而延长本品的血清半衰期。e. 氨苄西林能刺激雌激素代谢或减少其肝肠循环，因而可降低口服避孕药的效果。f. 别嘌醇可使氨苄西林皮疹反应发生率增加，尤其多见于高尿酸血症。g. 哌拉西林与肝素、香豆素、茚满二酮等抗凝血药及非甾体抗炎止痛药合用时可增加出血危险，与溶栓剂合用可发生严重出血。青霉素可增强华法林的抗凝作用。

④青霉素相对稳定，但是水溶液不稳定，应现配现用，长时间放置药效下降同时致敏物质增多。青霉素类药物宜单独滴注，不可与其他药物同瓶滴注。

⑤青霉素一般有钾、钠两种，钾盐水溶性好，可肌内注射，禁止静脉推注，钠盐溶解度相对差，更适合静脉滴注。需要大剂量静脉注射治疗时，要计算钾、钠离子总摄入量，避免高血钾或高血钠带来的治疗风险。

⑥青霉素类药物的药动学/药效学参数符合是时间依赖型模型，药物的抗菌疗效与有效血药浓度维持的时间相关，而大多数的青霉素类药物的半衰期比较短。因此，缩短给药间隔或增加给药次数可以提高药物的疗效。

2. 头孢菌素

头孢菌素与青霉素有相似的 β–内酰胺结构，相同的作用机制，但抗菌作用更强且耐青霉素酶，过敏休克较青霉素少见。抗菌谱广，对革兰阳性菌、革兰阴性菌以及部分厌氧菌都有效，但是对肠球菌天然耐药。虽然各代药物之间抗菌谱有差异，但品种多，并且毒性低。因此，广泛应用于临床的各种感染。

（1）头孢菌素的分类及其抗菌特点　头孢菌素根据抗菌谱、抗菌活性、对 β–内酰胺酶的稳定性以及肾毒性的差异，目前分为以下四代：

①第一代头孢菌素主要作用于需氧革兰阳性球菌，仅对少数革兰阴性杆菌有一定抗菌活性；常用有头孢氨苄、头孢羟氨苄、头孢唑啉、头孢拉定等。

②第二代头孢菌素对革兰阳性球菌的活性与第一代相仿或略差，对部分革兰阴性杆菌亦具有抗菌活性。临床常用的品种有：头孢呋辛、头孢替安、头孢克洛、头孢孟多和头孢丙烯等。

③第三代头孢菌素对肠杆菌科细菌等革兰阴性杆菌具有强大抗菌作用，头孢他啶和头孢哌酮除肠杆菌科细菌外，对铜绿假单胞菌亦具较强抗菌活性；注射品种有头孢噻肟、头孢曲松、头孢他啶、头孢哌酮等，口服品种有头孢克肟和头孢泊肟酯等，口服品种对铜绿假单胞菌均无作用。

④第四代头孢菌素用于临床的是头孢吡肟，对肠杆菌科细菌作用与第三代头孢菌素大致相仿，其中对阴沟肠杆菌、产气肠杆菌、柠檬酸菌属等部分菌株作用优于第三代头孢菌素，对铜绿假单胞菌的作用与头孢他啶相仿，对革兰阳性球菌的作用较第三代头孢菌素略强。

（2）头孢菌素的处方审核注意事项

①头孢菌素由于与青霉素化学结构相似，存在部分交叉过敏反应。有关头孢类药物皮试问题，目前达成的共识是：若药品说明书有皮试要求的，按要求做皮试；若药品说明书上未明确规定的，则根据患者是否为过敏体质、既往药物过敏史、疾病严重程度等综合考虑是否进行皮肤过敏试验。

②头孢菌素的抗菌谱广，作用强，容易诱发生二重感染，特别是第三、四代头孢，对 G^+ 菌、G^- 菌以及厌氧菌都有较好的覆盖，长疗程的治疗可能诱发口腔黏膜白色假丝酵母菌感染，可能诱发艰难梭菌引起的伪膜性肠炎。因此，尽量缩短疗程，减轻类似的抗生素附加损害。

③头孢菌素可影响凝血功能导致出血，头孢孟多、头孢哌酮、拉氧头孢可致凝血酶原减少、血小板减少或血小板功能不全，凝血时间延长，胃肠道出血风险升高。

④多数药物主要经肾脏排泄，中度以上肾功能不全患者，应根据肾功能适当调整剂量。肝肾双通道排泄药物，如头孢曲松、头孢哌酮等，重度以上肝、肾功

能减退时，可能需要调整剂量。肾损害主要表现为血尿、蛋白尿、管型及肾功能减退，一般停药后可逆转。氨基糖苷类和第一代头孢菌素注射剂联合使用，肾毒性加重。

⑤原则上不能与其他药物混合静脉给药。近年来的病例报告显示，头孢曲松钠与含钙剂之间，即使是先后用药也出现了由于产生难溶性的头孢曲松钙，而致婴儿死亡事件。

⑥具有甲硫四氮唑结构的头孢菌素，抑制乙醇代谢，患者在用药期间饮酒，出现双硫仑样反应：轻者脸色及全身皮肤潮红、眩晕、心悸、恶心、呕吐，重者可致急性充血性心力衰竭，呼吸抑制。

⑦在有细菌感染的高危因素的手术和有创操作中，由于头孢菌素具有广谱、高效（杀菌剂而非抑菌剂）、能覆盖外科手术部位感染大多数病原菌，并兼顾安全、价廉等优点。目前《抗菌药物临床应用指导原则》推荐头孢唑林和头孢呋辛作为首选手术预防用药。

⑧与青霉素类药物一样，药动学/药效学参数符合时间依赖型模型。

3. 碳青霉烯类

碳青霉烯是非典型 β－内酰胺类抗生素，活性结构相似，作用机制相同。但对 β－内酰胺酶高度的稳定，具有超广谱和极强的抗菌活性，被誉为革兰阴性菌的"王牌"。

（1）碳青霉烯的分类与抗菌特点　碳青霉烯类抗菌药物分为具抗非发酵菌和不具抗非发酵菌两组，前者包括亚胺培南/西司他汀、美罗培南、帕尼培南/倍他米隆、比阿培南和多尼培南；后者为厄他培南。前者对各种革兰阳性球菌、革兰阴性杆菌（包括铜绿假单胞菌、不动杆菌属）和多数厌氧菌具强大抗菌活性，对多数 β－内酰胺酶高度稳定，但对甲氧西林耐药的金黄色葡萄球菌、屎肠球菌、嗜麦芽窄食假单胞菌等耐药。厄他培南与其他碳青霉烯类抗菌药物有两个重要差异：半衰期较长，一天一次给药；对铜绿假单胞菌、不动杆菌属等非发酵菌抗菌作用差。

（2）碳青霉烯的处方审核注意事项：

①本类药物用于病原菌尚未查明的免疫缺陷患者、重症感染的经验治疗以及敏感的多重耐药菌所致严重感染：血流感染、下呼吸道感染、肾盂肾炎和复杂性尿路感染、腹腔感染、盆腔感染、中枢感染等。美罗培南、帕尼培南/倍他米隆则除上述适应证外，尚可用于 3 个月以上的细菌性脑膜炎患者。此外，厄他培南尚被批准用于结直肠手术的预防用药。

②根据我国抗菌药物分级管理要求，本类药物为"特殊使用"级别，门诊不得使用；临床使用时要经抗感染专家会诊同意，并且实行专档管理；在用药前

应行病原学检查，要求送检率不低于80%；住院医嘱处方权限要求为：高级职称医生。

③亚胺培南/西司他汀和帕尼培南/倍他米隆等复方制剂中，西司他汀和倍他米隆都没有抗菌活性。亚胺培南能被肾脏脱氢肽酶Ⅰ灭活，而西司他丁是肾脏脱氢肽酶Ⅰ抑制剂，抑制亚胺培南被水解，同时还抑制亚胺培南进入肾小管上皮组织，减轻药物的肾毒性；倍他米隆可阻断肾皮质摄入帕尼培南，减少帕尼培南在肾内蓄积产生肾毒性。

④婴儿、妊娠期妇女及哺乳期妇女使用本品应权衡利弊。肝功能不全时可维持原剂量不变，但肾功能不全者及老年患者应根据肾功能减退程度减量用药。

⑤在癫痫以及肾功能减退未减量用药的患者，常有严重中枢神经系统反应。中枢神经系统感染患者不宜应用亚胺培南/西司他汀，有指征可应用美罗培南或帕尼培南/倍他米隆。碳青霉烯类抗菌药物与丙戊酸联合应用，可能导致后者血药浓度低于治疗浓度而诱发癫痫。

4. 其他 β - 内酰胺类

（1）氨曲南　单酰胺环内酰胺抗生素，作用机制同青霉素类，是抗需氧革兰阴性杆菌窄谱抗生素，对阳性菌和厌氧菌无抗菌活性。对革兰阴性杆菌产生的内酰胺酶稳定，对包括铜绿假单胞菌在内的阴性杆菌的作用均与头孢他啶相似。处方审核注意事项如下：

①在国家的抗菌药物分类管理目录上，属于"特殊使用"级别，管理要求同前碳青霉烯类。②氨曲南的免疫原性弱，与青霉素、头孢菌素之间无交叉过敏反应，但对青霉素严重过敏及过敏体质者仍需慎用。③氨曲南能通过胎盘进入胎儿循环，虽然动物实验无毒性和无致畸作用，但缺乏妊娠妇女的临床研究，对妊娠妇女或有妊娠可能性的妇女应权衡利弊后决定。可经乳汁分泌，浓度不及母体血药浓度的1%，哺乳妇女使用时应暂停哺乳。④氨曲南可与氯霉素、庆大霉素、妥布霉素、头孢唑啉钠、氨苄西林钠联合使用，但和萘夫西林、头孢拉定、甲硝唑有配伍禁忌。

（2）头霉素　头霉素类是与头孢菌素类似的抗生素。主要品种有头孢西丁、头孢美唑（先锋美他醇）、头孢替坦、头孢米诺、头孢拉宗等。头霉素类药物对革兰阳性菌的作用显著低于第一代头孢菌素，对革兰阴性菌作用优异。其抗菌谱和抗菌作用与第二代头孢菌素相仿，但对脆弱拟杆菌等厌氧菌抗菌作用较头孢菌素类强。本类药物对 β - 内酰胺酶稳定，优于大多数头孢菌素，对大肠埃希菌、肺炎克雷伯菌等 G^- 菌抗菌活性显著增强，对 ESBLs 稳定性显著增强；对脆弱拟杆菌等厌氧菌有较强抗菌活性。但是，对耐甲氧西林葡萄球菌、肠球菌、铜绿假单胞菌无抗菌作用。临床应用注意事项如下：

①与青霉素类有交叉过敏，有青霉素类过敏史患者确有应用指征时，必须充分权衡利弊后在严密观察下慎用。如以往曾发生青霉素休克的患者，则不宜再选用本品。②严重肾损害者使用头孢美唑，有可能出现血药浓度升高、半衰期延长。③使用头孢美唑、头孢米诺期间，应避免饮酒以免发生戒酒硫样反应。④可用于胃肠道手术、子宫切除或剖宫产等手术的预防用药。⑤头孢西丁可能导致高血压、重症肌无力患者症状加重；头孢美唑可能导致急性肾功能衰竭、间质性肺炎等。

（3）内酰胺酶抑制剂的复方制剂　与细菌 β–内酰胺酶活性部位发生不可逆的化学反应，灭活细菌的耐药酶，而阻断了耐药途径。目前临床使用的 β–内酰胺酶抑制剂有：克拉维酸、舒巴坦、他唑巴坦。他唑巴坦和舒巴坦的抑酶谱比克拉维酸广。对酶的作用强度依次为他唑巴坦＞舒巴坦＞克拉维酸。本类制剂在抑酶的同时也诱导细菌产酶，诱导作用越强越容易产生耐药，其酶诱导作用的强度依次为：克拉维酸＞舒巴坦＞他唑巴坦。

目前临床应用的主要品种有阿莫西林/克拉维酸、氨苄西林/舒巴坦、头孢哌酮/舒巴坦、替卡西林/克拉维酸和哌拉西林/他唑巴坦。

阿莫西林/克拉维酸、氨苄西林/舒巴坦对甲氧西林敏感葡萄球菌，粪肠球菌，流感嗜血杆菌，卡他莫拉菌，淋病奈瑟菌，脑膜炎奈瑟菌，大肠埃希菌、沙门菌属等肠杆菌科细菌，脆弱拟杆菌、梭杆菌属等厌氧菌具良好抗菌作用。

头孢哌酮/舒巴坦、替卡西林/克拉维酸和哌拉西林/他唑巴坦对甲氧西林敏感葡萄球菌，流感嗜血杆菌，大肠埃希菌、克雷伯菌属、肠杆菌属等肠杆菌科细菌，铜绿假单胞菌以及拟杆菌属等厌氧菌具有良好抗菌活性。氨苄西林/舒巴坦、头孢哌酮/舒巴坦对不动杆菌属具有抗菌活性。头孢哌酮/舒巴坦、替卡西林/克拉维酸对嗜麦芽窄食单胞菌亦具抗菌活性。处方审核注意事项如下：

①有关皮试问题，参照所对应的药物说明书要求。青霉素类的制剂参照青霉素的要求，含头孢菌素的参照前面头孢菌素的要求。②舒巴坦对不动杆菌属细菌有一定的抗菌活性，舒巴坦可与其他药物联合治疗多重耐药不动杆菌属所致感染。③肾功能明显降低的患者舒巴坦清除减少，应调整用药方案。④在血液透析患者中，舒巴坦的药物动力学特性有明显改变，因此应在血液透析结束后给药。

（二）大环内酯类

大环内酯类抗生素是由链霉菌产生的一类弱碱性广谱抗生素，具有 14～16 元大内酯环结构，通过阻断 50S 核糖体亚单位中肽酰转移酶的活性来抑制细菌蛋白质合成，属于快速抑菌剂。

1. 大环内酯类的分类及其抗菌特点

大环内酯类按其化学结构可分为，14 元环：红霉素、克拉霉素、罗红霉素等；15 元环：阿奇霉素；16 元环：吉他霉素、麦迪霉素、螺旋霉素、交沙霉素等。其抗菌谱和抗菌活性基本相似，对多数革兰阳性菌、厌氧菌、军团菌属、衣原体属、支原体属等具良好抗菌作用。

2. 处方审核注意事项

（1）以口服为主，血药浓度较低，但分布广泛，肝、肾、肺等组织中的浓度可高出血药浓度数倍；在胸、腹水、脓液、痰、尿、胆汁（可达血药浓度的 10～40 倍）等均可达到有效浓度，但不易透过血脑屏障。

（2）肝功能损害患者应用时，要密切监测肝功能，一旦出现肝功能异常，立即停药。肝病患者和妊娠期患者不宜应用红霉素酯化物。

（3）大环内酯类药物具有较强的酶抑制作用，可抑制卡马西平、苯妥英钠、丙戊酸钠、环孢素、三唑仑等药物的代谢。

（4）大环内酯类药物可抑制茶碱的正常代谢（罗红霉素影响小），使茶碱血药浓度异常升高而致中毒；与华法林合用时可导致凝血酶原时间延长，增加出血的危险性；与氯霉素、林可霉素类药物相互拮抗，应避免联用。

（5）大环内酯类药物静脉快速滴注可发生心律失常、Q－T 间期延长等心脏毒性。红霉素及克拉霉素禁止与特非那定、阿司咪唑、西沙必利合用，以免引起 Q－T 间期延长及严重心律失常。

（三）氨基糖苷类

氨基糖苷类由氨基糖与氨基环醇以糖苷键结合而成的易溶于水的碱性抗生素。氨基糖苷类作用于细菌蛋白质合成的全过程，作用点在细胞 30S 核糖体亚单位，属静止期杀菌药。氨基糖苷类为浓度依赖性抗菌药物，一天一次的给药方案可用于肾功能正常的患者，但不宜用于新生儿、孕妇以及革兰阴性杆菌脑膜炎、骨髓炎、肾功能减退、大面积烧伤及肺囊性纤维化等患者。

1. 氨基糖苷类的分类及其抗菌特点

按照其来源可分为两类：一类是由链霉菌产生的抗生素：链霉素、新霉素、核糖霉素、卡那霉素、妥布霉素以及半合成品阿米卡星（丁胺卡那霉素）。另一类是由小单胞菌产生的抗生素：庆大霉素、小诺米星、西索米星及半合成品奈替米星。该类药物的抗菌谱广，除链霉菌外对葡萄球菌属、需氧革兰阴性杆菌均有良好抗菌作用，多数品种对铜绿假单胞菌亦具抗菌活性；其中链霉素、阿米卡星对结核分枝杆菌和其他分枝杆菌属亦有良好作用。

2. 氨基糖苷类的处方审核注意事项

（1）交叉过敏　对一种氨基糖苷类过敏的患者可能对其他氨基糖苷类也过敏。

（2）肾毒性　临床早期症状有蛋白尿、管型尿，尿中有红细胞、尿量减少，严重的可出现氮质血症和无尿。庆大霉素和阿米卡星的肾毒性相似，妥布霉素次之，链霉素最小。肾功能减退患者用药，需根据其肾功能减退程度减量给药，并应进行血药浓度监测，调整给药方案，实现个体化给药。与头孢菌素类联合应用，可致肾毒性加强。右旋糖酐可加强本类药物的肾毒性。

（3）耳毒性　表现为前庭功能和耳蜗神经的损害，前庭功能失调多见于链霉素、庆大霉素。耳蜗神经损害多见于阿米卡星。与强利尿药（呋塞米、依他尼酸）联用可加强耳毒性。

（4）神经－肌肉阻滞　本类药物具有类似箭毒阻滞乙酰胆碱和络合钙离子的作用，能引起心肌抑制、呼吸衰竭等，以链霉素较多发生，其他品种也不除外。与肌肉松弛药或具有此种作用的药物（如地西泮）联合应用可致神经－肌肉阻滞作用的加强。

（5）新生儿、婴幼儿、老年患者应慎用该类药物，如确有应用指征，有条件亦应进行血药浓度监测。妊娠期、哺乳期患者应避免使用或用药期间停止哺乳。

（6）本类药物不可用于眼内或结膜下给药，可能引起黄斑坏死。

（7）氨基糖苷类一天多次给药时，不论患者肾功能正常与否，首次均应给予负荷剂量，以保证组织和体液中迅速达到有效浓度。

（四）喹诺酮、磺胺及硝咪唑类

喹诺酮、磺胺及硝咪唑类都是人工合成的抗菌药物，广泛用于临床。

1. 喹诺酮类

喹诺酮类抗菌药是吡酮酸类化学合成抗菌药。药物作用的靶点是细菌的DNA 旋转酶及拓扑异构酶，抑制细菌 DNA 合成，起快速杀菌作用。喹诺酮类药物的抗菌谱广，对革兰阴性杆菌活性高，与其他抗生素无交叉耐药。口服吸收好、半衰期长、体内分布广、组织药物浓度高、价格便宜，但是，近年监测结果提示，细菌耐药率在升高，国家也在加强这类药物的临床应用管理。

（1）喹诺酮类的分类与抗菌特点　喹诺酮按发明先后及其抗菌性能的不同，分为一、二、三、四代。

第一代，有萘啶酸和吡咯酸，窄谱，只对大肠埃希菌、痢疾杆菌、克雷伯菌、少部分变形杆菌有效。

第二代，吡哌酸抗菌谱有所扩大，对铜绿假单胞菌、沙雷杆菌也有一定抗菌作用。

第三代，有诺氟沙星、氧氟沙星、左氧氟沙星、环丙沙星、吉米沙星等，是目前临床使用的主要品种。结构中引入了氟，也称为"氟喹诺酮"，抗菌谱进一步扩大，除了革兰阴性杆菌之外，对肺炎链球菌，以及A组溶血性链球菌等革兰阳性球菌、衣原体属、支原体属、军团菌等细胞内病原体的作用强大。

第四代，有莫西沙星、加替沙星、克林沙星等，抗菌谱进一步扩大对大部分厌氧菌有抗菌活性。

（2）喹诺酮类的处方审核注意事项

①左氧氟沙星、莫西沙星、加替沙星、吉米沙星对肺炎链球菌、A组溶血性链球菌等革兰阳性球菌，肺炎衣原体属、肺炎支原体属、军团菌等细胞内病原体及厌氧菌的作用强，称为"呼吸喹诺酮类"。喹诺酮类药物属于浓度依赖性抗菌药物。左氧氟沙星和莫西沙星药物半衰期长，有一定的生物后效应，采用每日剂量一次给药的方式，便于单药用于门诊呼吸道、肺部感染的治疗，而需住院的重症感染患者，常常联合β-内酰胺类药物治疗。

②成人伤寒沙门菌感染可作为首选；志贺菌属、非伤寒沙门菌属、副溶血弧菌等成人肠道感染可作为首选；可用于甲氧西林敏感葡萄球菌属感染；部分品种可与其他药物联合用于治疗耐药结核分枝杆菌和其他分枝杆菌感染的二线用药。

③本类药物在动物实验中可引起幼子关节软骨损害，故禁用于18岁以下人群；可透过胎盘屏障、可分泌至乳汁，禁用于妊娠期、哺乳期妇女；氟喹诺酮类有神经-肌肉阻滞作用，加重重症肌无力患者的肌无力症状，禁用于此类患者。

④药物临床应用广，收集到的药物不良反应较多。可引起血糖的波动，糖尿病患者慎用；有一定的肝肾毒性，肝、肾功能不全者慎用；药物可引起Q-T间期延长综合征，可发展为尖端扭转型室性心动过速；药物偶发关节疼痛、肌肉痛、腱鞘炎、跟腱炎、跟腱断裂，严重时出现横纹肌溶解症。最近还发现氟喹诺酮类增加主动脉夹层的风险。

⑤皮肤过敏反应，少数患者有光敏反应，用药期间应尽量避免阳光日照；中枢神经反应：头痛、头晕，失眠、兴奋，幻觉、谵妄、抽搐等罕见，癫痫患者慎用。

⑥药物相互作用：a. 金属离子螯合如含铝（抗酸药）、镁、钙、铁、锌（多种维生素）的制剂，可减少药物的口服吸收，药效下降；利福平及伊曲康唑、氯霉素均可使本类药物的作用降低，使萘啶酸和诺氟沙星的作用完全消失，使氧氟沙星和环丙沙星的作用部分抵消。b. 氟喹诺酮类特别是依诺沙星、培氟沙星等，与咖啡因、丙磺舒、茶碱类、华法林和环孢素联合用药，可减慢后者的清除，使其血药浓度升高，可能出现相应的毒性反应。c. 氟喹诺酮类与其他多种可能会导致Q-T间期延长的药物（如胺碘酮、西沙必利、红霉素、抗精神病药和三环

类抗抑郁药）同时使用，此效应可能增强，会增加尖端扭转性室性心动过速和猝死的风险。

2. 磺胺类

磺胺类药物是第一个有效防治人类细菌性感染的全身应用的化学合成药物。作用机制为抑制参与细菌四氢叶酸合成的酶系统，抑制细菌的蛋白质合成，从而抑制细菌的生长繁殖，属于抑菌剂。具有抗菌谱广、可以口服、吸收较迅速的特点。在抗生素尚未用于临床的早期，该类药物在感染治疗上发挥重要作用，但目前在临床已被更为高效的其他类药物所代替。

（1）磺胺类药物的分类与抗菌特点　磺胺类药物对革兰阳性菌和革兰阴性菌均具抗菌作用，与甲氧苄啶配伍常用于可增强药效。目前临床仅在一些少见菌感染时使用，如星形奴卡菌、嗜麦芽窄食单胞菌、恶性疟原虫和鼠弓形虫等。局部应用磺胺类药如磺胺嘧啶银，主要用于预防或治疗Ⅱ、Ⅲ度烧伤继发创面细菌感染。

根据药代动力学特点和临床使用情况，可分为三类：①肠道易吸收可全身应用者的磺胺：如磺胺二甲嘧啶（SM2）、磺胺异噁唑（SIZ）、磺胺嘧啶（SD）、磺胺甲噁唑/甲氧苄啶（SMZ/TMP）、磺胺甲氧嘧啶（SMD）、磺胺二甲氧嘧啶（SDM）等，主要用于全身感染，如尿路感染、伤寒、骨髓炎等。②肠道难吸收的磺胺：如酞磺胺噻唑（PST）、柳氮磺吡啶（SASP），能在肠道保持较高的药物浓度，主要用于肠道感染如细菌性痢疾、肠炎等。③局部应用磺胺药：如磺胺醋酰（SA）、磺胺嘧啶银盐（SD－Ag）、磺胺米隆（SML），主要用于烧伤感染、化脓性创面感染、眼科疾病等。

（2）磺胺类的处方审核注意事项

①可致肾损害，用药期间多饮水，以防结晶尿的发生，必要时可服用碳酸氢钠、枸橼酸钾等，碱化尿液的药物以减轻肾毒性。

②可致肝脏损害，引起黄疸、肝功能减退；严重者可发生肝坏死，肝病患者应避免使用本类药物以减轻肝毒性。新生儿、特别是早产儿可致脑核性黄疸，禁用于新生儿及2个月龄以下婴儿。

③可致粒细胞减少、血小板减少及再生障碍性贫血，G6PD缺乏患者易发生溶血性贫血及血红蛋白尿，在新生儿和儿童中较成人多见。

④有交叉过敏反应，禁用于对任何一种磺胺类药物过敏以及对呋塞米、砜类（如氨苯砜、醋氨苯砜等）、噻嗪类利尿药、磺脲类、碳酸酐酶抑制剂过敏的患者。

⑤药物相互作用：与口服抗凝药、降糖药、甲氨蝶呤和苯妥英钠等合用，由于本药可取代这些药物的蛋白结合部位，或抑制其代谢，以致药物作用增强、时

间延长或毒性增加；与酸性药物如维生素 C 合用，可析出结晶；可能干扰青霉素类药物的杀菌作用，因避免同时使用。

3. 硝基咪唑类

硝基咪唑类是一类具有硝基咪唑环结构的药物，具有抗原虫和很强的抗厌氧菌活性。具有抗厌氧菌谱广、杀菌作用强、价格低、疗效好的优点。

（1）硝基咪唑类的分类与抗菌谱特点　硝基咪唑类药物可治疗各种原虫感染及厌氧菌感染，临床常与其他抗菌药物联合应用于临床各个系统的厌氧菌与需氧菌混合感染。目前国内常用的硝基咪唑类药物主要有甲硝唑、奥硝唑、替硝唑等。本类药物临床应用以来，耐药菌少见。

（2）硝基咪唑类的处方审核注意事项

①硝基咪唑类属于浓度依赖型抗菌药，可用于各种厌氧菌的感染，但是抗菌谱窄，治疗混合感染时，通常需与抗需氧菌抗菌药物联合应用。常联合用于盆腔、肠道及腹腔等手术的预防用药。

②口服可用于艰难梭菌所致的假膜性肠炎、幽门螺杆菌所致的胃窦炎、牙周感染及加德纳菌阴道炎等。

③本类药可干扰乙醇的氧化过程，引起体内乙醛蓄积，发生双硫仑样反应，用药期间或停药后 3 天内不可饮酒。

④药物相互作用：减缓华法林的代谢，而加强其作用；西咪替丁等肝药酶诱导剂可使本品加速消除而降效。

（五）多肽类

多肽类抗生素是具有多肽结构特征的一类抗生素。包括糖肽类以及多黏菌素类。

1. 糖肽类

糖肽类抗菌药物有：万古霉素、去甲万古霉素和替考拉宁等。通过药物不可逆地与细菌细胞壁黏肽的侧链终端形成复合物，阻断细胞壁蛋白质的合成，进而使细菌死亡，为时间依赖性杀菌剂。

（1）糖肽类的抗菌特点　糖肽类抗菌药物对革兰阳性菌有活性，包括甲氧西林耐药葡萄球菌属、JK 棒状杆菌、肠球菌属、李斯特菌属、链球菌属、梭状芽孢杆菌等。目前国内肠球菌属对万古霉素等糖肽类的耐药率 <5%，尚无对万古霉素耐药葡萄球菌的报道。去甲万古霉素、替考拉宁的作用机制及抗菌谱与万古霉素相仿。

（2）糖肽类的处方审核注意事项

①耐药革兰阳性菌所致的严重感染，包括甲氧西林耐药的葡萄球菌、氨苄西

林耐药肠球菌属及青霉素耐药肺炎链球菌所致感染；也可用于对 β – 内酰胺类过敏患者的严重革兰阳性菌感染。替考拉宁不用于中枢神经系统感染。万古霉素尚可用于脑膜炎败血黄杆菌感染治疗。口服万古霉素或去甲万古霉素不作为治疗假膜性肠炎的首选药物，可用于甲硝唑治疗无效的艰难梭菌肠炎患者。

②万古霉素或去甲万古霉素通常不用于手术预防用药。但在 MRSA 感染发生率高的医疗单位，有主张（去甲）万古霉素单剂预防用药。

③本类药物具一定肾、耳毒性，有用药指征的肾功能不全者、老年人、新生儿、早产儿或原有肾、耳疾病患者应根据肾功能减退程度调整剂量，同时监测血药浓度，应避免将本类药物与各种肾毒性、耳毒性药物合用。

④妊娠期患者应避免应用，哺乳期患者用药期间应暂停哺乳。

2. 多黏菌素类

多黏菌素类药物由于肾毒性大，很少全身用药，主要是供局部应用，但近年临床也用于泛耐药菌的治疗。临床使用制剂有多黏菌素 B 及多黏菌素 E。

（1）多黏菌素的抗菌特点　碳青霉烯类耐药肠杆菌科细菌、多重耐药铜绿假单胞菌、多重耐药鲍曼不动杆菌等对多黏菌素类药物耐药率低，临床用于这些泛耐药菌的目标治疗。对沙雷菌属、变形杆菌属、伯克霍尔德菌属、奈瑟菌属及脆弱拟杆菌不具抗菌活性。与 SMZ/TMP、利福平联合，对革兰阴性菌具协同作用。

（2）多黏菌素处方审核注意事项

①本品肾毒性高，肾功能不全者不宜选用。应用超过推荐剂量的药物可能引起急性肾小管坏死、少尿和肾功能衰竭，并且腹膜透析不能清除药物，血液透析能清除部分药物。与氨基糖苷类、万古霉素等其他肾毒性药物合用，可加重本品的肾毒性。

②局部应用：多黏菌素类可局部用于创面感染或呼吸道感染气溶吸入；口服用作结肠手术前的肠道准备，或中性粒细胞缺乏患者清除肠道细菌，降低细菌感染发生率；口服不吸收，用于小儿大肠埃希菌的肠炎及其他敏感菌所致肠道感染。

③本品可引起不同程度的精神、神经毒性反应，也可引起可逆性神经 – 肌肉阻滞，不宜与肌肉松弛剂、麻醉剂等合用。

（六）林可酰胺类

林可酰胺类有林可霉素及克林霉素，克林霉素的体外抗菌活性优于林可霉素，临床使用克林霉素多于林可霉素。

1. 林可酰胺类药物的抗菌特点

该类药物对革兰阳性菌及厌氧菌具良好抗菌活性，目前肺炎链球菌等细菌对其耐药性高。克林霉素及林可霉素适用于敏感厌氧菌及需氧菌（肺炎链球菌、A组溶血性链球菌及金黄色葡萄球菌等）所致的下列感染：下呼吸道感染、皮肤及软组织感染、骨髓炎、妇产科感染、腹腔感染，妇产科及腹腔感染需同时与抗需氧革兰阴性菌药物联合应用。

2. 林可酰胺类药物的处方审核注意事项

（1）使用本类药物时，应注意抗生素相关腹泻和假膜性肠炎的发生，如有可疑应及时停药。

（2）肝功能损害者尽量避免使用，确有应用指征时宜减量应用。肾功能损害患者，林可霉素需减量；严重肾功能损害时，克林霉素也需调整剂量。

（3）本类药物有神经－肌肉阻滞作用，应避免与其他神经－肌肉阻滞剂合用。

（4）前列腺增生老年男性患者使用剂量较大时，偶可出现尿潴留。

（七）抗真菌药

1. 两性霉素 B 及其含脂制剂

为多烯类抗真菌药，通过与敏感真菌细胞膜上的甾醇相结合，改变细胞膜的通透性，使胞内重要物质渗漏，而致真菌死亡。抗菌谱广，但是毒性大。其含脂制剂可使与输注相关的不良反应和肾毒性明显减少，在肝、脾、肺等组织中浓度增加，肾组织浓度降低。

（1）分类与抗菌特点

两性霉素 B 现有：两性霉素 B 去氧胆酸盐和 3 种含脂制剂（两性霉素 B 脂质复合体、两性霉素 B 胆固醇复合体和两性霉素 B 脂质体）。

两性霉素 B 去氧胆酸盐用于：隐球菌病、芽生菌病、播散性念珠菌病、球孢子菌病、组织胞质菌病、毛霉病、孢子丝菌病、曲霉病、暗色真菌病等，还可作为美洲利什曼原虫病的替代治疗。

两性霉素 B 含脂制剂适用于肾功能不全患者侵袭性曲霉病、不能耐受有效剂量的两性霉素 B 去氧胆酸盐，以及两性霉素 B 去氧胆酸盐治疗无效的侵袭性真菌病患者。两性霉素 B 脂质体还可用于中性粒细胞缺乏伴发热疑为真菌感染患者的经验治疗。

（2）处方审核注意事项

①两性霉素 B 毒性大，不良反应多且严重，很多患者不耐受，但却是目前一些致命的侵袭性真菌病唯一疗效肯定的治疗药物，因此必要使用时应严格按说明书推荐方法用药，同时加强不良反应的监护。

②两性霉素 B 需自小剂量（1~5mg/d）开始用药，再以 5mg/d 逐渐递增剂

量。需避光缓慢静脉滴注，每次静脉滴注时间为 4～6h 或更长；含脂制剂通常为 2～4h。给药前可给予解热镇痛药或抗组胺药或小剂量地塞米松静脉推注，以减少发热、寒战、头痛等全身反应。

③两性霉素 B 所致肾功能损害常见，少数患者可发生肝毒性、低钾血症、血液系统毒性。应避免联合应用其他肾毒性药物，出现肾功能损害时，根据其损害程度减量给药或暂停用药，治疗过程中出现严重肾功能损害或其他不良反应，不能耐受两性霉素 B（去氧胆酸盐）治疗者，可考虑选用两性霉素 B 含脂制剂。原有严重肝病者不宜选用本类药物。

④与氟胞嘧啶联合产生协同作用，可增强疗效。

2. 三唑类

三唑类和咪唑类同属于吡咯类抗真菌药，咪唑类药物常用者有酮康唑、咪康唑、克霉唑等，主要为局部用药。三唑类具有广谱抗真菌作用，临床使用品种有氟康唑、伊曲康唑、伏立康唑和泊沙康唑，主要用于治疗侵袭性真菌病，是目前临床抗真菌治疗的主要用药。

（1）三唑类的种类与抗菌特点

氟康唑：念珠菌的防治，包括浅表和播散性念珠菌病的治疗，免疫抑制状态下预防念珠菌感染、新型隐球菌病、球孢子菌病、芽生菌病。克柔念珠菌耐药，光滑念珠菌和近平滑念珠菌呈剂量相关。

伊曲康唑：静脉注射适用于中性粒细胞缺乏怀疑真菌感染患者的经验治疗，还适用于治疗肺部及肺外芽生菌病，组织胞浆菌病，以及不能耐受两性霉素 B 或两性霉素 B 治疗无效的曲霉病。口服液可与注射剂序贯用于中性粒细胞缺乏怀疑真菌感染患者的经验治疗，也可用于口咽部和食管念珠菌病的治疗。胶囊剂适用于皮肤真菌所致的甲癣。

伏立康唑：适用于侵袭性曲霉病；念珠菌属播散性皮肤感染、腹部、肾脏、膀胱壁及伤口感染（包括对氟康唑耐药的念珠菌）；赛多孢菌属和镰孢霉属所致的严重感染。

泊沙康唑：严重免疫功能缺陷患者预防侵袭性曲霉病和念珠菌病；口咽部念珠菌病的治疗，包括伊曲康唑或氟康唑治疗无效者；在体外对毛霉属、根霉属等接合菌具良好抗菌活性。

（2）三唑类抗真菌药的处方审核注意事项

①伊曲康唑注射及口服后，尿液和脑脊液中均无原药，故不宜用于尿路感染和中枢神经系统感染的治疗。

②本类药物可致肝毒性，以酮康唑较为多见。表现为一过性肝酶升高，偶可出现严重肝毒性，包括肝衰竭和死亡。肝病患者有明确应用指征时，应权衡利弊

后决定是否用药。

③伊曲康唑不可用于充血性心力衰竭的患者。伊曲康唑和伏立康唑注射剂中的赋形剂主要经肾排泄，因此肌酐清除率＜50ml/min 的患者不宜使用伏立康唑注射剂，肌酐清除率＜30ml/min 的患者不宜使用伊曲康唑。

④本类药物禁止与西沙必利、阿司咪唑、特非那定和三唑仑合用，因可导致严重心律失常。

⑤氟康唑不推荐用于 6 个月以下婴儿；伊曲康唑不推荐用于儿童患者；伏立康唑不推荐用于 2 岁以下儿童患者。

⑥伏立康唑通过细胞色素 P450 同工酶代谢，与华法林、环孢素 A、他克莫司、苯妥英、奥美拉唑、非核苷类逆转录酶抑制剂、苯二氮䓬类、他汀类、双氢吡啶钙通道阻滞剂、磺脲类口服降糖药、长春花碱等药物存在相互作用。

⑦泊沙康唑禁止与麦角生物碱类药物（麦角胺、二氢麦角胺）合用；泊沙康唑可通过抑制 CYP3A4，干扰其他药物代谢，禁止与 CYP3A4 底物，特非那丁、阿司咪唑、西沙必利或奎尼丁合用，因其可增加上述药物的血浓度，导致 Q - T间期延长，但尖端扭转性室性心动过速极少见；泊沙康唑应避免与西咪替丁、利福布汀、苯妥英合用，除非利大于弊。泊沙康唑与环孢素、他克莫司及咪唑达仑合用时，后数者需减量使用，并监测血药浓度。

3. 棘白菌素类

棘白菌素是一类新型的抗真菌药物，能抑制许多丝状真菌和念珠菌细胞壁成分 β -（1，3）- D - 葡聚糖的合成，使真菌细胞溶解。由于药物是直接作用于真菌细胞壁，而人体细胞不含有细胞壁，所以药物对人体的毒性较低。

（1）棘白菌素的种类及抗菌特点　棘白菌素类抗真菌药对烟曲霉、黄曲霉、土曲霉和黑曲霉具良好抗菌活性，对白念珠菌等多数念珠菌属具高度抗真菌活性，但对近平滑念珠菌作用相对较弱。对毛孢子菌、接合菌和镰刀菌感染无效，新型隐球菌对本品天然耐药。目前已上市的有卡泊芬净、米卡芬净和阿尼芬净。

卡泊芬净：念珠菌血流感染以及念珠菌引起的腹腔脓肿、腹膜炎和胸腔感染；食管念珠菌病；难治性或不能耐受其他抗真菌药治疗的侵袭性曲霉病；中性粒细胞缺乏伴发热可疑为真菌感染患者的经验治疗。

米卡芬净：念珠菌属血流感染、急性播散性念珠菌病、念珠菌腹膜炎和腹腔脓肿；食管念珠菌病；造血干细胞移植受者移植前预防念珠菌病；侵袭性曲霉病（临床资料有限）。

阿尼芬净：对曲霉菌属有较强作用，抗念珠菌属活性高于两性霉素 B、氟康唑及伊曲康唑。适用于治疗食管性念珠菌病和所有曲霉菌感染，对唑类和多烯类

耐药的念珠菌属也有很强的抗菌作用

（2）棘白菌素的处方审核注意事项

①卡泊芬净和米卡芬净分子质量比较大，口服生物利用度低，故不能口服给药，采用静脉注射给药；而阿尼芬净可口服和注射。药物分布相似，在肺、肝、脾和肾，皮肤和软组织中浓度相对较低，脑组织内浓度极低，脑脊液中基本检测不到。

②棘白菌素类主要在肝脏代谢，可引起肝功能的异常，几乎不影响肾功能。肝、肾功能不全对阿尼芬净的药动学无明显影响，不需调整剂量。

③由于真菌对棘白菌素类与唑类耐药机制不同，故二者无明显的交叉耐药性，棘白菌素类联合三唑类或多烯类药物可产生协同作用，故临床上常将棘白菌素类与其他药物联合使用治疗侵袭性真菌感染。

④本类药物属妊娠期用药 C 类，孕妇患者确有应用指征时，应充分权衡利弊后决定是否应用。哺乳期患者用药期间应停止哺乳。卡泊芬净不推荐用于 18 岁以下人群。

⑤除非利大于弊卡泊芬净不宜与环孢素合用，因可导致血清转氨酶升高。

二、抗菌药物的临床应用原则与处方的审核

抗菌药物是临床应用最广泛的一类药物，涉及临床各科，而且各科的感染治疗又有其专科特点，因此，需要多学科共同参与实现抗菌药物的合理应用，提高疗效、降低不良反应发生率以及减少或延缓细菌耐药的发生。判断抗菌药物临床应用是否合理，基于以下两个方面：有无抗菌药物应用指征；抗菌药物的选择与给药方案是否适宜。这常常是药师审核处方适应证、适宜性的重要部分。

（一）抗菌药物的应用指征

抗菌药物的临床应用根据用药目的可分为 2 种，预防性应用与治疗性应用，诊断为细菌性感染者方有治疗用药指征，有细菌感染高风险时才有预防用药的指征。一般而言，有临床感染诊断可视为有抗菌药物用药适应证，处方审核的难点在预防用药指征的理解与掌握。

1. 治疗性应用抗菌药物指征

根据患者的症状、体征、实验室检查或放射、超声等影像学结果，诊断为细菌、真菌感染者方有指征应用抗菌药物；由结核分枝杆菌、非结核分枝杆菌、支原体、衣原体、螺旋体、立克次体及部分原虫等病原微生物所致的感染亦有指征应用抗菌药物。缺乏细菌及上述病原微生物感染的临床或实验室证据，诊断不能

成立者，以及病毒性感染者，均无应用抗菌药物指征。

2. 非手术的预防性应用抗菌药物指征

临床上非手术预防用药的目的是预防特定病原菌所致的或特定人群可能发生的感染。试图以药物预防所有病原体的感染是达不到目的的，而漫无目标的预防也是不可行的！为此，预防用药应遵循以下原则：

（1）用于尚无细菌感染征象，但暴露于致病菌感染的高危人群。

（2）预防用药适应证和抗菌药物选择应基于循证医学证据。

（3）应针对一种或两种最可能细菌的感染进行预防用药，不宜盲目地选用广谱抗菌药或多药联合预防多种细菌、多部位感染。

（4）应限于针对某一段特定时间内可能发生的感染，而非任何时间可能发生的感染。

（5）应积极纠正导致感染风险增加的原发疾病或基础状况。可以治愈或纠正者，预防用药价值较大；原发疾病不能治愈或纠正者，药物预防效果有限，应权衡利弊决定是否预防用药。

（6）以下情况原则上不应预防使用抗菌药物：普通感冒、麻疹、水痘等病毒性疾病；昏迷、休克、中毒、心力衰竭、肿瘤、应用肾上腺皮质激素等患者；留置导尿管、留置深静脉导管以及建立人工气道（包括气管插管或气管切口）患者。

3. 手术预防性应用抗菌药物的指征

手术预防用药的目的是预防手术部位感染，包括浅表切口感染、深部切口感染和手术所涉及的器官/腔隙感染，所以应根据手术切口类别、手术创伤程度、可能的污染细菌种类、手术持续时间、感染发生机会和后果严重程度、抗菌药物预防效果的循证医学证据、对细菌耐药性的影响和经济学评估等因素，综合考虑决定是否预防用抗菌药物。但抗菌药物的预防性应用并不能代替严格的消毒、灭菌技术和精细的无菌操作，也不能代替术中保温和血糖控制等其他预防措施。

目前的循证证据表明，清洁-污染手术（Ⅱ类切口）的手术部位存在大量人体寄殖菌群，手术时可能污染手术部位引致感染，故此类手术有指征预防用抗菌药物。污染手术（Ⅲ类切口）是已造成手术部位严重污染的手术，也有指征预防用抗菌药物。而清洁手术（Ⅰ类切口）的手术部位为无菌或可消毒的皮肤组织，局部无炎症、无损伤，手术部位无污染，一般无预防用药指征。但目前认为，在特别情况下预防用药可降低手术感染风险，应使用抗菌药物预防感染：①手术范围大、手术时间长、污染机会增加；②手术涉及重要脏器，一旦发生感染将造成严重后果者，如头颅手术、心脏手术等；③异物植入手术，如人工心瓣膜植入、永久性心脏起搏器放置、人工关节置换等；④有感染高危因素如高龄、糖尿病、免疫功能低下（尤其是接受器官移植者）、营养不良等患者。

4. 侵入性诊疗操作的预防应用

随着医疗技术的发展，放射介入诊治和内镜诊疗等微创技术在临床的广泛应用，感染的风险也在增加。根据现有的循证医学证据、国际有关指南推荐和国内专家的意见，2015 年版的《抗菌药物临床应用指导原则》对部分常见特殊诊疗操作的预防用药提出了建议，见附表 4 - 2 - 1：特殊诊疗操作抗菌药物预防应用的建议。

表 4 - 2 - 1　特殊诊疗操作抗菌药物预防应用的建议

诊疗操作名称	预防用药建议	推荐药物
血管（包括冠状动脉）造影术、成形术、支架植入术及导管内溶栓术	不推荐常规预防用药。对于 7 天内再次行血管介入手术者、需要留置导管或导管鞘超过 24h 者，则应预防用药	第一代头孢菌素
主动脉内支架植入术	高危患者建议使用 1 次	第一代头孢菌素
下腔静脉滤器植入术	不推荐预防用药	
先天性心脏病封堵术	建议使用 1 次	第一代头孢菌素
心脏射频消融术	建议使用 1 次	第一代头孢素
血管畸形、动脉瘤、血管栓塞术	通常不推荐，除非存在皮肤坏死	第一代头孢菌素
脾动脉、肾动脉栓塞术	建议使用，用药时间不超过 24h	第一代头孢菌素
肝动脉化疗栓塞（TACE）	建议使用，用药时间不超过 24h	第一、二代头孢菌素 ± 甲硝唑
肾、肺或其他（除肝外）肿瘤化疗栓塞	不推荐预防用药	
子宫肌瘤 - 子宫动脉栓塞术	不推荐预防用药	
食管静脉曲张感化疗	建议使用，用药时间不超过 24h	第一、二代头孢菌素头孢菌素过敏患者可考虑氟喹诺酮类
经颈静脉肝内门腔静脉分流术（TIPS）	建议使用，用药时间不超过 24h	氨苄西林/舒巴坦或阿莫西林/克拉维酸
肿瘤的物理消融术（包括射频、微波和冷冻等）	不推荐用药	

续表

诊疗操作名称	预防用药建议	推荐药物
经皮椎间盘摘除术及臭氧、激光消融术	建议使用	第一、二代头孢菌素
经内镜逆行胰胆管造影（ER-CP）	建议使用1次	第二代头孢菌素或头孢曲松
经皮肝穿刺胆道引流或支架植入术	建议使用	第一、二代头孢菌素，或头霉素类
内镜黏膜下剥离术（ESD）	一般不推荐预防用药；如为感染高危切除（大面积切除，术中穿孔等）建议用药时间不超过24h	第一、二头孢菌素
经皮内镜胃造瘘置管	建议使用，用药时间不超过24h	第一、二代头孢菌素
输尿管镜和膀胱镜检查，尿动力学检查；震波碎石术	术前尿液检查无菌者，通常不需预防用药。但对于高龄、免疫缺陷状态、存在解剖异常等高危因素者，可予预防用药	氟喹诺酮类，或 SMZ/TMP 或第一、二代头孢菌素，或氨基糖苷类
腹膜透析管植入术	建议使用1次	第一代头孢菌素
隧道式血管导管或药盒置入术	不推荐预防用药	
淋巴管造影术	建议使用1次	第一代头孢菌素

注：1. 操作前半小时静脉给药。

2. 手术部位感染预防用药有循证医学证据的第一代头孢菌素主要为头孢唑林 1～2g，第二代头孢菌素主要为头孢呋辛 1.5g。

3. 我国大肠埃希菌对氟喹诺酮类耐药率高，预防应用应严加限制。

（二）抗菌药物的选择

抗菌药物品种的选用，原则上应根据病原菌种类及病原菌对抗菌药物敏感性而定。因此应在开始抗菌治疗前，及时留取相应合格标本送病原学检测，以尽早明确致病菌和药敏结果，并据此制定或调整抗菌药物治疗方案。

1. 治疗用药的选择

感染性疾病的治疗常常分为经验治疗与目标治疗，在未获知细菌培养结果前，或无法获取培养标本时，对于临床诊断为细菌性感染的患者，先从自身条件考虑，根据病史、感染部位、基础疾病、肝肾功能、发病情况、发病场所、既往抗菌药物用药史及其治疗反应等信息，参照指导原则、各专业的指南指引，推测可能的病原体，结合当地细菌耐药性监测结果，选择抗菌药物经验治疗。

经验治疗的药物选择除了考虑上述的患者因素之外，还要根据抗菌药物的抗菌谱、药效学和药动学不同特点，使用最优选的抗菌药物，因此应掌握各种抗菌药物的抗菌特点。

在获取病原学药敏结果之后，我们先要对经验治疗效果进行评判，如果有效，可以按原方案继续治疗，也可以根据培养结果降阶梯；如果效果不佳，根据培养结果的病原菌种类及药敏试验结果尽可能选择针对性强、窄谱、安全、价格适当的抗菌药物进行目标治疗。

2. 预防用药的选择

非手术的预防用药选择因根据具体用药目的选择，摘录《抗菌药物临床应用指导原则》的附录供参考，详见表4-2-2：抗菌药物在预防非手术患者某些特定感染中的应用。

表4-2-2　抗菌药物在预防非手术患者某些特定感染中的应用[1]

预防感染种类	预防用药对象	抗菌药物选择
风湿热复发	①风湿性心脏病儿童患者 ②经常发生链球菌咽峡炎或风湿热的儿童及成人	苄星青霉素 青霉素V
感染性心内膜炎	心内膜炎高危患者[2]，在接受牙科或口腔操作前	阿莫西林或氨苄西林；青霉素过敏者用克林霉素
流行性脑脊髓膜炎	流脑流行时①托儿所、部队、学校中的密切接触者，②患者家庭中的儿童	利福平（孕妇不用） 环丙沙星（限成人） 头孢曲松
流感嗜血杆菌脑膜炎	①患者家庭中未经免疫接种的≤4岁儿童 ②有发病者的幼托机构≤2岁未经免疫的儿童 ③幼托机构在60天内发生2例以上患者，且入托对象未接种疫苗时，应对入托对象和全部工作人员预防用药	利福平（孕妇不用）
脾切除后/功能无脾者菌血症	①脾切除后儿童	定期接种肺炎链球菌、B型流感嗜血杆菌疫苗和四价脑膜炎奈瑟菌疫苗 5岁以下儿童：每日阿莫西林或青霉素V口服，直到满5岁 5岁以上儿童：每日青霉素口服，至少1年

续表

预防感染种类	预防用药对象	抗菌药物选择
脾切除后/功能无脾者菌血症	②患镰头细胞贫血和地中海贫血的儿童（属于功能无脾）	根据年龄定期接种上述疫苗：5 岁以下儿童：每日青霉素 V 口服，直到满 5 岁 5 岁以上儿童：每日青霉素口服，有人建议至少用药至 18 岁 出现发热时可予阿莫西林/克拉维酸或头孢呋辛 青霉素过敏者可予磺胺甲噁唑/甲氧苄啶（SMZ/TMP）或克拉霉素
新生儿淋病奈瑟菌或衣原体眼炎	每例新生儿	四环素或红霉素眼药水滴眼
肺孢菌病	①艾滋病患者 CD_4 细胞计数 $<200/m^3$ 者 ②造血干细胞移植及实体器官移植受者	SMZ/TMP
百日咳	主要为百日咳患者密切接触的幼儿和年老体弱者	红霉素
新生儿 B 组溶血性链球菌（GBS）感染	①孕妇有 GBS 菌尿症 ②妊娠 35 ~ 37 周阴道和肛拭培养筛查有 GBS 寄殖 ③孕妇有以下情况之一者：<37 周早产；羊膜早破≥18h；围产期发热，体温 38℃以上者；以往出生的新生儿有该菌感染史者	青霉素 G 氨苄西林 青霉素过敏，但发生过敏性休克危险性小者：头孢唑啉 青霉素过敏，有发生过敏性休克危险性者：克林霉素或红霉素
实验室相关感染	实验室工作者不慎暴露于布鲁菌 高危者（接触量多） 低危者（接触量少） 妊娠妇女 实验室工作者暴露于鼠疫耶尔森菌	多西环素 + 利福平 每周 2 次血清试验，转阳时开始用药，方案同上 SMZ/TMP ± 利福平 多西环素或 SMZ/TMP

注：[1] 疟疾、甲型流感、巨细胞病毒感染、对乙型或丙型病毒性肝炎或 HIV 患者血或其他体液组织的职业暴露等寄生虫或病毒感染时亦有预防用药指征，未包括在本表内。

[2] 高危患者：进行任何损伤牙龈组织、牙周区域或口腔黏膜操作伴有以下心脏基础疾病的患者：①人工瓣膜；②既往有感染性心内膜炎病史；③心脏移植后发生的瓣膜病变；④先天性心脏疾病合并以下情况：未纠正的发绀型先心病（包括姑息分流术），通过导管或手术途径植入异物或装置的先心手术后的前 6 个月，先心缺损修补术植入补片后仍有残留缺损及分流。

手术和有创操作的预防用药选择，根据手术切口类别、手术部位可能的污染菌种类及其对抗菌药物敏感性、药物能否在手术部位达到有效浓度等综合考虑。首选针对性强、有充分的循证医学证据、安全、使用便捷及价格适当的品种。预防用药应针对手术路径中可能存在的污染菌，如心血管、头颈、胸腹壁、四肢软组织手术和骨科手术等经皮肤入路的清洁手术，通常选择针对皮肤定植的金黄色葡萄球菌的抗菌药物。结肠、直肠和盆腔手术，应选用针对肠道革兰阴性菌和脆弱拟杆菌等厌氧菌的抗菌药物。尽可能单一抗菌药物预防用药，避免不必要的联合使用。

头孢菌素是快速杀菌剂，抗菌活性强，安全性高、毒性低，经济并易获取，各代药物的抗菌谱各有特点，适合于各类手术的预防用药，是目前临床首选预防用药，特别是一代的头孢唑林、二代的头孢呋辛、三代的头孢曲松。对于下消化道、盆腔等部位的手术和操作，有厌氧菌感染的高风险，还可以考虑使用头霉素取代联合甲硝唑的用药方案。对于头孢菌素过敏的患者，针对革兰阳性菌可用万古霉素、去甲万古霉素、克林霉素；针对革兰阴性杆菌可用氨曲南、磷霉素或氨基糖苷类。下消化道以及妇科盆腔手术，还可以考虑克林霉素＋氨基糖苷类，或氨基糖苷类＋甲硝唑预防感染。

对某些手术部位感染会引起严重后果者，如心脏人工瓣膜置换术、人工关节置换术等，若术前发现有耐甲氧西林金黄色葡萄球菌（MRSA）定植的可能或者该机构 MRSA 发生率高，可选用万古霉素、去甲万古霉素预防感染，但应严格控制用药持续时间。常见围手术期预防用抗菌药物的品种选择，可参考《抗菌药物临床应用指导原则》的附录，详见表 4 – 2 – 3：抗菌药物在围手术期预防应用的品种选择。

表 4 – 2 – 3　抗菌药物在围手术期预防应用的品种选择[1,2]

手术名称	切口类别	可能的污染菌	抗菌药物选择
脑外科手术（清洁，无植入物）	I	金黄色葡萄球菌，凝固酶阴性葡萄球菌	第一、二代头孢菌素[3]，MP-SA 感染高发医疗机构的高危患者可用（去甲）万古霉素
脑外科手术（经鼻窦、鼻腔、口咽部手术）	II	金黄色葡萄球菌，链球菌属，口咽部大度氧菌（如消化链球菌）	第一、二代头孢菌素[3] ±[5] 甲硝唑，或克林霉素＋庆大霉素
脑脊液分流术	I	金黄色葡萄球菌，凝固酶阴性葡萄球菌	第一、二代头孢菌素[3]，MP-SA 感染高发医疗机构的高危患者可用（去甲）万古霉素

续表

手术名称	切口类别	可能的污染菌	抗菌药物选择
脊髓手术	I	金黄色葡萄球菌，凝固酶阴性葡萄球菌	第一、二代头孢菌素[3]
眼科手术（如白内障、青光眼或角膜移植、泪囊手术、眼穿通伤）	I、II	金黄色葡萄球菌，凝固酶阴性葡萄球菌	局部应用妥布霉素或左氧氟沙星等
头颈部手术（恶性肿瘤，不经口咽部黏膜）	I	金黄色葡萄球菌，凝固酶阴性葡萄球菌	第一、二代头孢菌素[3]
头颈部手术（经口咽部黏膜）	II	金黄色葡萄球菌，链球菌属，口咽部厌氧菌（如消化链球菌）	第一、二代头孢菌素[3] ±[5]甲硝唑，或克林霉素＋庆大霉素
颌面外科（下颌骨折切开复位或内固定，面部整形术有移植物手术，正颌手术）	I	金黄色葡萄球菌，凝固酶阴性葡萄球菌	第一、二代头孢菌素[3]
耳鼻喉科（复杂性鼻中隔鼻成形术，包括移植）	II	金黄色葡萄球菌，凝固酶阴性葡萄球性	第一、二代头孢素[3]
乳腺手术（乳腺癌、乳房成形术，有植入物如乳房重建术）	I	金黄色葡萄球菌，凝固酶阴性葡萄球菌，链球菌属	第一、二代头孢菌素[3]
胸外科手术（食管、肺）	II	金黄色葡萄球菌，凝固酶阴性葡萄球菌，肺炎链球菌，革兰阴性杆菌	第一、二头孢菌素[3]
心血管手术（腹主动脉重建、下肢手术切口涉及腹股沟、任何血管手术植入人工假体或异物，心脏手术、安装永久性心脏起搏器）	I	金黄色葡萄球菌，凝固酶阴性葡萄球菌	第一、二代头孢菌素[3]，MRSA感染高发医疗机构的高危患者可用（去甲）万古霉素
肝、胆系统及胰腺手术	II、III	革兰阴性杆菌，厌氧菌（如脆弱拟杆菌）	第一、二代头孢菌素或头孢曲松[3] ±[5]甲硝唑，或头霉素类
胃、十二指肠、小肠手术	II、III	革兰阴性杆菌，链球菌属，口咽部厌氧菌（如消化链球菌）	第一、二头孢菌素[3]，或头霉素类
结肠、直肠、阑尾手术	II、III	革兰阴性菌，厌氧菌（如脆弱拟杆菌）	第一、二代头孢菌素[3] ±[5]甲硝唑，或头霉素类，或头孢曲松 ±[5]甲硝唑

手术名称	切口类别	可能的污染菌	抗菌药物选择
经直肠前列腺活检	II	革兰阴性菌	氟喹诺酮类[4]
泌尿外科手术：进入泌尿道或经阴道的手术（经尿道膀胱肿瘤或前列腺切除术、异体植入及取出，切开造口、支架的植入及取出）及经皮肾手术	II	革兰阴性杆菌	第一、二代头孢菌素[3]，或氟喹诺酮类[4]
泌尿外科手术：涉及肠道的手术	II	革兰阴性杆菌，厌氧菌	第一、二代头孢菌素[3]，或氨基糖苷类+甲硝唑
有假体植物入的泌尿系统手术	II	葡萄球菌属，革兰阴性杆菌	第一、二代头孢菌素[3]+氨基糖苷类，或万古霉素
经阴道或经腹腔子宫切除术	II	革兰阴性杆菌，肠球菌属，B组链球菌，厌氧菌	第一、二代头孢菌素（经阴道手术加用甲硝唑）[3]，或头霉素类
腹腔镜子宫肌瘤剔除术（使用举宫器）	II	革兰阴性杆菌，肠球菌属，B组链球菌，厌氧菌	第一、二代头孢菌素[3]±[5]甲硝唑，或头霉素类
羊膜早破或剖宫产术	II	革兰阴性杆菌，肠球菌属，B组链球菌，厌氧菌	第一、二代头孢菌素[3]±[5]甲硝唑
人工流产-刮宫术引产术	II	革兰阴性杆菌，肠球菌属，链球菌，厌氧菌（如脆弱拟杆菌）	第一、二代头孢菌素[3]±[5]甲硝唑，或多西环素
会阴撕裂修补术	II、III	革兰阴性杆菌，肠球菌属，链球菌属，厌氧菌（如脆弱拟杆菌）	第一、二代头孢菌素[3]±[5]甲硝唑
皮瓣转移术（游离或带蒂）或植皮术	II	金黄色葡萄球菌，凝固酶阴性葡萄球菌，链球菌属，革兰阴性菌	第一、二代头孢菌素[3]
关节置换成形术、截骨、骨内固定术、腔隙植骨术、脊柱术（应用或不用植入物、内固定物）	I	金黄色葡萄球菌，凝固酶阴性葡萄球菌，链球菌属	第一、二代头孢菌素[3]，MR-SA感染高发医疗机构的高危患者可用（去甲）万古霉素
外固定架植入术	II	金黄色葡萄球菌，凝固酶阴性葡萄球菌，链球菌属	第一、二头孢菌素[3]

续表

手术名称	切口类别	可能的污染菌	抗菌药物选择
截肢术	Ⅰ、Ⅱ	金黄色葡萄球菌，凝固酶阴性葡萄球菌，链球菌属，革兰阴性菌，厌氧菌	第一、二代头孢菌素[3] ±[5] 甲硝唑
开放骨折内固定术	Ⅱ	金黄色葡萄球菌，凝固酶阴性葡萄球菌，链球菌属，革兰阴性菌，厌氧菌	第一、二代头孢菌素[3] ±[5] 甲硝唑

注：[1] 所有清洁手术通常不需要预防用药，仅在有前述特定指征使用。

[2] 胃十二指肠手术、肝胆系统手术、结肠和直肠手术、阑尾手术、Ⅱ或Ⅲ类切口的妇产科手术，如果患者对β-内酰胺类抗菌药物过敏，可用克林霉素＋氨基糖苷类，或氨基糖苷类＋甲硝唑。

[3] 有循证医学证据的第一代头孢菌素主要为头孢唑林，第二代头孢菌素主要为头孢呋辛。

[4] 我国大肠埃希菌对氟喹诺酮类耐药率高，预防应用需严加限制。

[5] 表中"±"是指两种及以上药物可联合应用，或可不联合应用。

（三）感染治疗的给药方案

感染防治的给药方案应综合患者病情、病原菌种类及抗菌药物特点三个方面来制订抗菌治疗方案。给药方案除了抗菌药物的选用品种之外，还包括给药剂量、给药次数、给药途径、疗程及联合用药等。

1. 给药剂量

一般按抗菌药物的治疗剂量范围给药，重症感染，如血流感染、感染性心内膜炎等，药物分布低的感染部位，如中枢神经系统感染等，抗菌药物剂量宜大，选择治疗剂量范围的高限；治疗单纯性下尿路感染时，由于一般药物的尿药浓度远高于血药浓度，则可应用治疗剂量范围的低限。

2. 给药途径

对于轻、中度感染的大多数患者，应予口服治疗，选取口服吸收良好的抗菌药物品种，不必采用静脉或肌内注射给药。仅在下列情况下可先予以注射给药：①不能口服或不能耐受口服给药的患者（如吞咽困难者）；②患者存在明显可能影响口服药物吸收的情况（如呕吐、严重腹泻、胃肠道病变或肠道吸收功能障碍等）；③所选药物有合适抗菌谱，但无口服剂型；④需在感染组织或体液中迅速达到高药物浓度以达杀菌作用者（如感染性心内膜炎、化脓性脑膜炎等）；⑤感染严重、病情进展迅速，需给予紧急治疗的情况（如血流感染、重症肺炎患者等）；⑥患者对口服治疗的依从性差。

肌内注射给药时难以使用较大剂量，其吸收也受药动学等众多因素影响，因此只适用于不能口服给药的轻、中度感染者，不宜用于重症感染者。接受注射用药的感染患者经初始注射治疗病情好转并能口服时，应及早转为口服给药。

抗菌药物的局部应用宜尽量避免：皮肤黏膜局部应用抗菌药物后，很少被吸收，在感染部位不能达到有效浓度，反而易导致耐药菌产生，因此治疗全身性感染或脏器感染时应避免局部应用抗菌药物。抗菌药物的局部应用只限于少数情况：①全身给药后在感染部位难以达到有效治疗浓度时加用局部给药作为辅助治疗（如治疗中枢神经系统感染时某些药物可同时鞘内给药，包裹性厚壁脓肿脓腔内注入抗菌药物等）；②眼部及耳部感染的局部用药等；③某些皮肤表层及口腔、阴道等黏膜表面的感染可采用抗菌药物局部应用或外用，但应避免将主要供全身应用的品种作局部用药。局部用药宜采用刺激性小、不易吸收、不易导致耐药性和过敏反应的抗菌药物。青霉素类、头孢菌素类等较易产生过敏反应的药物不可局部应用。氨基糖苷类等耳毒性药不可局部滴耳。

3. 给药频次

为保证药物在体内能发挥最大药效，杀灭感染灶病原菌，应根据药动学和药效学相结合的原则给药。青霉素类、头孢菌素类和其他 β - 内酰胺类、红霉素、克林霉素等时间依赖性抗菌药，应一日多次给药。氟喹诺酮类和氨基糖苷类等浓度依赖性抗菌药可一日给药一次。

4. 抗感染疗程

抗菌药物疗程因感染不同而异，一般宜用至体温正常、症状消退后 72~96h，有局部病灶者需用药至感染灶控制或完全消散。但血流感染、感染性心内膜炎、化脓性脑膜炎、伤寒、布鲁菌病、骨髓炎、B 组链球菌咽炎和扁桃体炎、侵袭性真菌病、结核病等需较长的疗程方能彻底治愈，并减少或防止复发。

5. 抗菌药物的联合应用

单一药物可有效治疗的感染不需联合用药，仅在下列情况时有指征联合用药。

（1）病原菌尚未查明的严重感染，包括免疫缺陷者的严重感染。

（2）单一抗菌药物不能控制的严重感染，需氧菌及厌氧菌混合感染，2 种及 2 种以上复合菌感染，以及多重耐药菌或泛耐药菌感染。

（3）需长疗程治疗，但病原菌易对某些抗菌药物产生耐药性的感染，如某些侵袭性真菌病；或病原菌含有不同生长特点的菌群，需要应用不同抗菌机制的药物联合使用，如结核和非结核分枝杆菌。

（4）毒性较大的抗菌药物，联合用药时剂量可适当减少，但需有临床资料证明其同样有效。如两性霉素 B 与氟胞嘧啶联合治疗隐球菌脑膜炎时，前者的剂量可适当减少，以减少其毒性反应。

联合用药时宜选用具有协同或相加作用的药物联合，如青霉素类、头孢菌素

类或其他 β - 内酰胺类与氨基糖苷类联合。联合用药通常采用 2 种药物联合，3 种及 3 种以上药物联合仅适用于个别情况，如结核病的治疗。此外必须注意联合用药后药物不良反应亦可能增多。

（四）手术预防的给药方案

1. 给药方法

给药途径以静脉输注为主，个别情况口服给药。静脉输注应在皮肤、黏膜切开前 0.5 ~ 1h 内或麻醉开始时给药，在输注完毕后开始手术，保证手术部位暴露时局部组织中抗菌药物已达到足以杀灭手术过程中沾染细菌的药物浓度。万古霉素或氟喹诺酮类等由于需输注较长时间，应在手术前 1 ~ 2h 开始给药。

口服给药适用于下消化道暴露于术野的择期手术，如结直肠手术、盆腔清扫等，口服抗菌药物可以降低肠道细菌载量，术前 1d 给药三次，给药时间点：1pm、2pm、11pm，药物选择口服肠道不吸收的药物：新霉素、红霉素 + 甲硝唑。此外，还有一些有创操作也推荐口服预防，如经直肠前列腺穿刺，膀胱镜检查、活检、电灼等侵入性操作，给予环丙沙星 0.5g，术前 1h 口服一次；人工流产术，给予多西环素术前 1h 口服 0.1g，术后 30min 口服 0.2g 一次；人工关节置换术后 2 年内患者，接受血流感染高风险的操作，如拔牙，给予头孢呋辛酯 0.5g 或者阿莫西林/克拉维酸钾 0.625g 术前 1h 口服。

2. 预防用药维持时间

抗菌药物的有效覆盖时间应包括整个手术过程。手术时间较短（<2h）的清洁手术术前给药一次即可。如手术时间超过 3h 或超过所用药物半衰期的 2 倍以上，或成人出血量超过 1500ml，术中应追加一次。清洁手术的预防用药时间不超过 24h，心脏手术可视情况延长至 48h。清洁 - 污染手术和污染手术的预防用药时间亦为 24h，污染手术必要时延长至 48h。过度延长用药时间并不能进一步提高预防效果，且预防用药时间超过 48h，耐药菌感染机会增加。

（五）药物的药动学/药效学（PK/PD）参数在抗感染治疗中的运用

抗菌药物的药效通常采用最低抑菌浓度（MIC）、最低杀菌浓度（MBC）等静态指标，这些仅能反映药物抗菌活性的高低，不能反映药物作用时程药效的动态变化。机体对抗菌药物的作用可采用药动学模型，描述药物浓度随时间的变化，但未能表达其抗菌活性。为此，20 世纪 70 年代后期药学专家开始进行药物抗菌活性的时程研究，建立了药动学 - 药效学（PK/PD）结合模型，描述药物的抗菌效应随着浓度而变化的动力学过程，反映了药物与机体之间的双向相互作用。

PK/PD 模型的建立，将药物浓度 - 时间曲线下面积（AUC）/MIC、药物峰浓度（C_{max}）/MIC、时间（t）> MIC、PAE 等预测抗菌药物疗效的有意义的参数引入了临床。对评价药物的有效性、推测最佳治疗剂量和用药间隔，使不良反应最小化，以及避免或减少药物耐药性都有指导性的作用，特别是在设计抗菌药物治疗方案中具有重要价值。

根据 PK/PD 的特性，可将抗感染药物分成两大类：时间依赖型和浓度依赖型。

1. 时间依赖型

时间依赖性抗菌药物的杀菌作用，主要取决于药物在血与组织中浓度维持在细菌 MIC 以上的时间（$t > MIC$）。当 $t > MIC$ 占给药间隔时间的比例超过 40% 时，才能达到良好的细菌清除效果。这个比例因病原菌的不同而不同，对于葡萄球菌，$t > MIC$ 达到或超过 40% 时显示最大杀菌疗效；而对肺炎球菌和肠道细菌，则需超过 60% 才显示最大疗效。因此时间依赖性抗菌药物关键在于：优化细菌暴露于药物的时间。药物使用后 40% ~ 60% 时间体内血药浓度或组织药物浓度超过致病菌 MIC，抗菌疗效最佳，临床上常需每日多次给药方可达此目的。对于高 MIC 的病原菌甚至可采用持续静脉输注的给药方法。

2. 浓度依赖型

浓度依赖性药物的抗菌活性随血药浓度升高而增强，但达到最高抗菌浓度之后药物浓度再增高，其抗菌活性不再增强，有时反而下降。此类药物的 PK/PD 参数是 AUC/MIC、C_{max}/MIC。一般喹诺酮类药物的参数更倾向于 AUC/MIC，氨基糖苷类药物的参数偏向于 C_{max}/MIC。

免疫健全的动物在肺炎链球菌感染时，喹诺酮类药物的 AUC/MIC 大于 25，有满意的疗效；而免疫缺陷的动物在肠杆菌感染时，喹诺酮类药物的 AUC/MIC 则需约为 100，才有满意的疗效。氨基糖苷类药物的 PK/PD 参数 C_{max}/MIC 在 8 ~ 10 之间，有效率 90%，高于 10 ~ 12 倍以上能取得理想的疗效。浓度依赖性抗菌药物的合理给药的关键在于：增加 AUC/MIC 和 C_{max}/MIC。国外专家首先建议将氨基糖苷类药物给药方案从每日 2 ~ 3 次改成日剂量单次给药（SDD），这样可提高杀菌力。氨基糖苷类药物的杀菌作用呈浓度依赖性，但其毒性却与血药浓度呈非线性关系。此类药物（如阿米卡星、妥布霉素、奈替米星等）SDD 给药时其药效更好或不变，但肾毒性及对高频音的听力影响反而降低，因此 SDD 对于氨基糖苷类药物不仅可提高抗菌疗效，而且使肾毒性及高频耳毒性减少。

但对于喹诺酮类药物，杀菌作用与毒性作用都呈浓度依赖性，故国内外对于 SDD 应用于这类药物的争议较大。目前，FDA 通过了左氧氟沙星、加替沙星、莫西沙星可采用 SDD；环丙沙星也正在申请批准中。

除了时间依赖性、浓度依赖性抗菌药物以外，还有部分抗菌药物，如阿奇霉素、四环素、糖肽类、克林霉素、利奈唑胺、链阳霉素等，其杀菌效果呈时间依赖性，但杀菌持续时间与 AUC 相关，给药方案的目标在于优化药物的剂量，AUC/MIC 是与药效相关的主要参数。当病原菌对抗菌药物的敏感性降低时，药物便不具有预期的清除细菌所必需的 PK/PD 参数，此时应对常规的用药方案进行调整。

3. 抗生素后效应（PAE）

PAE 是指抗生素或抗菌药物作用于细菌一定时间后，停止用药，对细菌的生长抑制作用仍可持续的时间。PAE 的长短与是否存在，除与药物种类及细菌本身有关外，在一定范围内，还与药物浓度及与药物接触的时间成正比。研究还发现，细菌处在 PAE 期的许多特征发生了改变，故可延长给药间隔，减少用药剂量，降低用药费用，且不良反应减少。PAE 已成为研究抗生素药效学的重要参数之一，结合体内外杀菌作用、亚 PAE 效应、抗生素作用后白细胞增高效应、首次接触效应等 PK/PD 参数一起分析，对于合理用药，制订个体化治疗方案均有重要参考价值。

三、特殊人群抗菌药物的应用

（一）肾功能减退患者抗菌药物的应用

大部分的抗菌药物原型经肾排泄，部分具有肾毒性，肾功能减退的感染患者应用抗菌药物应遵循以下原则：

（1）尽量避免使用肾毒性抗菌药物，确有应用指征时，严密监测肾功能情况。

（2）根据感染的严重程度、病原菌种类及药敏试验结果等选用无肾毒性或肾毒性较低的抗菌药物。

（3）使用主要经肾排泄的药物，须根据患者肾功能减退程度以及抗菌药物在人体内清除途径调整给药剂量及方法。

（4）抗菌药物的选用及给药方案调整　根据抗菌药物体内过程特点及其肾毒性，肾功能减退时抗菌药物的选用有以下几种情况。①主要由肝胆系统排泄，或经肾脏和肝胆系统同时排出的抗菌药物用于肾功能减退者，维持原治疗量或剂量略减。②主要经肾排泄，药物本身并无肾毒性，或仅有轻度肾毒性的抗菌药物，肾功能减退者可应用，可按照肾功能减退程度（以内生肌酐清除率为准）调整给药方案。③肾毒性抗菌药物避免用于肾功能减退者，如确有指征使用该类药物时，宜进行血药浓度监测，据以调整给药方案，达到个体化给药，疗程中需严密监测患者肾功能。④接受肾脏替代治疗患者应根据腹膜透析、血液透析和血液滤过对药物的清除情况调整给药方案。详见表 4 - 2 - 4。

表4－2－4　肾功能减退患者抗菌药物的应用

肾功能减退时的应用	抗菌药物				
按原治疗剂量应用	阿奇霉素 多西环素 米诺环素 克林霉素 氯霉素 萘夫西林	头孢哌酮 头孢曲松 莫西沙星 利奈唑胺 替加环素	利福喷丁 利福布汀 利福昔明	卡泊芬净 米卡芬净 伏立康唑口服制剂 伊曲康唑口服液	替硝唑 乙胺嘧啶 酮康唑
轻、中度肾功能减退时按原治疗剂量，重度肾功能减退时减量应用	红霉素 克拉霉素 苯唑西林 氨苄西林 阿莫西林	美洛西林 哌拉西林	氨苄西林/舒巴坦[1] 阿莫西林/克拉维酸[1] 哌拉西林/他唑巴坦[1] 头孢哌酮/舒巴坦[1]	环丙沙星 甲硝唑 达托霉素[1] 氟康唑[1]	利福平 乙胺丁醇 吡嗪酰胺 氟胞嘧啶[1]
轻、中、重度肾功能减退时均需减量应用	青霉素 羧苄西林 替卡西林 阿洛西林 头孢噻吩 头孢唑林	头孢氨苄 头孢拉定 头孢呋辛 头孢孟多 头孢西丁 头孢他啶	头孢唑肟 头孢噻肟 头孢吡肟 拉氧头孢 替卡西林/克拉维酸 氨曲南	亚胺培南 美罗培南 厄他培南 氧氟沙星 左氧氟沙星 加替沙星	磺胺甲噁唑 甲氧苄啶
避免应用，确有指征应用时需在治疗药物浓度监测下或按内生肌酐清除率调整给药剂量	庆大霉素 妥布霉素 奈替米星 阿米卡星 卡那霉素	链霉素 其他氨基糖苷类	万古霉素 去甲万古霉素 替考拉宁 多黏菌素B 多黏菌素E	两性霉素B去氧胆酸盐[2] 伊曲康唑脉注射液[2,3] 伏立康唑静脉注射液[4]	
不宜应用	四环素	呋喃妥因	萘啶酸		

注：[1] 轻度肾功能减退时按原治疗量，只有严重肾功能减退者需减量。

[2] 该药有明显肾毒性，虽肾功能减退者不需调整剂量，但可加重肾伤害。

[3] 非肾毒性药，因静脉制剂中赋形剂（环糊精）蓄积，当内生肌酐清除率（Ccr）＜30ml/min 时避免应用或改口服。

[4] 非肾毒性药，因静脉制剂中赋形剂（环糊精）蓄积，当内生肌酐清除率（Ccr）＜50ml/min 时避免应用或改口服。

（二）肝功能减退患者抗菌药物的应用

对于肝功能退减的患者，抗菌药物的选用及剂量调整，需要考虑肝功能减退对该类药物体内过程的影响程度，以该类药物及其代谢物发生毒性反应的可能性。由于药物在肝脏代谢过程复杂，不少药物的体内代谢过程尚未完全阐明，根据现有资料，肝功能减退时抗菌药物的应用有以下几种情况详见表4-2-5。

（1）药物主要经肝脏清除或代谢，肝功能减退时清除减少，并可导致毒性反应的发生，肝功能减退患者应避免使用此类药物，如氯霉素、利福平、红霉素酯化物等。

（2）药物主要由肝脏清除，肝功能减退时清除明显减少，但并无明显毒性反应发生，肝病时仍可正常应用，但需谨慎，必要时减量给药，治疗过程中需严密监测肝功能。红霉素等大环内酯类（不包括酯化物）、克林霉素、林可霉素等属于此类。

（3）药物经肝、肾两途径清除，肝功能减退者药物清除减少，血药浓度升高，同时伴有肾功能减退的患者血药浓度升高尤为明显，但药物本身的毒性不大。严重肝病患者，尤其肝、肾功能同时减退的患者在使用此类药物时需减量应用。经肾、肝两途径排出的青霉素类、头孢菌素类等均属此种情况。

（4）药物主要由肾排泄，肝功能减退者不需调整剂量。氨基糖苷类、糖肽类抗菌药物等属此类。

表4-2-5　肝功能减退患者抗菌药物的应用

肝功能减退时的应用	抗菌药物				
按原治疗量应用	青霉素G 头孢唑啉 头孢他啶	庆大霉素 妥布霉素 阿米卡星 其他氨基糖苷类	万古霉素 去甲万古霉素 多黏菌素类 达托霉素[1]	氧氟沙星 左氧氟沙星 诺氟沙星 利奈唑胺[1]	米卡芬净
严重肝病时减量慎用	哌拉西林 阿洛西林 美洛西林 羧苄西林	头孢噻吩 头孢噻肟 头孢曲松 头孢哌酮	替加环素 甲硝唑	环丙沙星 氟罗沙星	伊曲康唑 伏立康唑[1] 卡泊芬净[1]
肝病时减量慎用 肝病时避免应用	红霉素 红霉素酯化物 酮康唑	培氧沙星 两性霉素B 咪康唑	异烟肼[2] 磺胺药 利福平	克林霉素 四环素	林可霉素 氯霉素

注：[1] 在严重肝功能不全者中的应用目前尚无资料。

[2] 活动性肝病时避免应用。

（三）老年患者抗菌药物的应用

由于老年人组织器官呈生理性退行性改变，免疫功能下降，一旦发生感染，在应用抗菌药物时需注意以下事项。

1. 老年人肾功能呈生理性减退，按一般常用量使用主要经肾排泄的抗菌药物时，由于药物自肾排出减少，可导致药物在体内积蓄，血药浓度增高，易发生药物不良反应。因此老年患者，尤其是高龄患者使用主要自肾排出的抗菌药物时，可按轻度肾功能减退减量给药。青霉素类、头孢菌素类和其他 β - 内酰胺类的大多数品种即属此类情况。

2. 老年患者宜选用毒性低并具杀菌作用的抗菌药物，无用药禁忌者可首选青霉素类、头孢菌素类等 β - 内酰胺类抗菌药物。氨基糖苷类具有肾、耳毒性，应尽可能避免应用。万古霉素、去甲万古霉素、替考拉宁等药物应在有明确应用指征时慎用，必要时进行血药浓度监测，并据此调整剂量，使给药方案个体化，以达到用药安全、有效的目的。

（四）新生儿抗菌药物的应用

新生儿期一些重要器官尚未完全发育成熟，在此期间其生长发育随日龄增加而迅速变化，因此新生儿感染使用抗菌药物时需注意以下事项。

1. 新生儿期肝、肾均未发育成熟，肝代谢酶的产生不足或缺乏，肾清除功能较差，因此新生儿感染时应避免应用毒性大的抗菌药物，包括主要经肾排泄的氨基糖苷类、万古霉素、去甲万古霉素等，以及主要经肝代谢的氯霉素等。确有应用指征时，需进行血药浓度监测，据此调整给药方案，个体化给药，以使治疗安全有效。

2. 新生儿期避免应用可能发生严重不良反应的抗菌药物（表 4 - 2 - 6）。可影响新生儿生长发育的四环素类、喹诺酮类应避免应用，可导致脑性核黄疸及溶血性贫血的磺胺类药和呋喃类药应避免应用。

3. 新生儿期由于肾功能尚不完善，主要经肾排出的青霉素类、头孢菌素类等 β - 内酰胺类药物需减量应用，以防止药物在体内蓄积，导致严重中枢神经系统毒性反应的发生。

4. 新生儿的组织器官日益成熟，抗菌药物在新生儿的药动学亦随日龄增长而变化，因此使用抗菌药物时应按日龄调整给药方案。

表 4 - 2 - 6　新生儿应用抗菌药物后可能发生的不良反应

抗菌药物	不良反应	发生机制
氯霉素	灰婴综合征	肝酶不足，氯霉素与其结合减少，肾排泄功能差，使血游离氯霉素浓度升高
磺胺药	脑性核黄疸	磺胺药替代胆红素与蛋白的结合位置

抗菌药物	不良反应	发生机制
喹诺酮类	软骨损害（动物）	不明
四环素类	齿及骨骼发育不良，牙齿黄染	药物与钙络合沉积在牙齿和骨骼中
氨基糖苷类	肾、耳毒性	肾清除能力差，有遗传因素、药物浓度等个体差异大
万古霉素	肾、耳毒性	同氨基糖苷类
磺胺药及呋喃类	溶血性贫血	新生儿红细胞中缺乏葡萄糖 – 6 – 磷酸脱氢酶

（五）小儿患者抗菌药物的应用

小儿患者在应用抗菌药物时应注意以下几点。

（1）氨基糖苷类 该类药物有明显耳、肾毒性，小儿患者应避免应用。临床有明确应用指征且又无其他毒性低的抗菌药物可供选用时，方可选用该类药物，并在治疗过程中严密观察不良反应。有条件者应进行血药浓度监测，根据结果个体化给药。

（2）糖肽类 该类药有一定肾、耳毒性，小儿患者仅在有明确指征时方可选用。在治疗过程中应严密观察不良反应，有条件者应进行血药浓度监测，个体化给药。

（3）四环素类 可导致牙齿黄染及牙釉质发育不良，不可用于 8 岁以下小儿。

（4）喹诺酮类 由于对骨骼发育可能产生不良影响，该类药物避免用于 18 岁以下未成年人。

（六）妊娠期和哺乳期患者抗菌药物的应用

1. 妊娠期患者抗菌药物的应用

妊娠期抗菌药物的应用需考虑药物对母体和胎儿两方面的影响。

（1）对胎儿有致畸或明显毒性作用者，如利巴韦林，妊娠期禁用。

（2）对母体和胎儿均有毒性作用者，如氨基糖苷类、四环素类等，妊娠期避免应用；但在有明确应用指征，经权衡利弊，用药时患者的受益大于可能的风险时，也可在严密观察下慎用。氨基糖苷类等抗菌药物有条件时应进行血药浓度监测。

（3）药物毒性低，对胎儿及母体均无明显影响，也无致畸作用者，妊娠期感染时可选用。如青霉素类、头孢菌素类等 β – 内酰胺类抗菌药物。

2. 哺乳期患者抗菌药物的应用

哺乳期患者接受抗菌药物后，某些药物可自乳汁分泌，通常母乳中药物含量不高，不超过哺乳期患者每日用药量的 1%；少数药物乳汁中分泌量较高，如氟喹诺酮类、四环素类、大环内酯类、氯霉素、复方磺胺甲噁唑、甲硝唑等。青霉素类、头孢菌素类等 β – 内酰胺类和氨基糖苷类等在乳汁中含量低。然而无论乳汁中药物浓度如何，均存在对乳儿潜在的影响，并可能出现不良反应，如氨基糖苷类可导致乳儿听力减退，氯霉素可致乳儿骨髓抑制，磺胺甲噁唑等可致核黄疸和溶血性贫血，四环素类可致乳齿黄染，青霉素类可致过敏反应等。因此治疗哺乳期患者时应避免用氨基糖苷类、喹诺酮类、四环素类、氯霉素、磺胺药等。哺乳期患者应用任何抗菌药物时，均宜暂停哺乳。

四、案例分析

（一）门诊处方

案例1（无适应证用药，皮试问题）

（1）患者信息：男，70岁。

（2）临床诊断：高血压病Ⅲ级，极高危组；急性上呼吸道感染。

（3）处方用药

阿莫西林克拉维酸钾片	S. 375mg	qid	po
左旋氨氯地平片	S. 5mg	qd	po

（4）分析如下

①急性上呼吸道感染以病毒为主，只有在合并细菌感染时才有指征使用阿莫西林克拉维酸钾；②阿莫西林克拉维酸钾是口服青霉素类，应在做青霉素皮试或者有皮试阴性结果方可使用。

案例2（药物相互作用、复方制剂致重复用药）

（1）患者信息：男，62岁。

（2）临床诊断：AECOPD；肺气肿。

（3）处方用药

氧氟沙星胶囊	S. 0.2g	bid	po
复方甲氧那明	S. 2粒	tid	po
氨茶碱缓释片	S. 0.2g	q12h	po

（4）分析如下

①患者为COPD，长期使用氨茶碱缓释片，因为呼吸道感染导致COPD急性发作而使用左氧氟沙星，该药可能导致患者茶碱血药浓度的升高，出现茶碱中毒症状；建议改用头孢类药物抗感染。②复方甲氧那明为复方制剂，每粒含茶碱20mg，与茶碱缓释片的药物成分重复，导致氨茶碱的剂量过大而出现中毒症状。

案例3（药物禁忌证、无指征用药、皮试问题）

（1）患者信息：男，13岁。

（2）临床诊断：左膝处伤（半小时前）、伤口清创换药，青霉素过敏史。

（3）处方用药

破伤风抗毒素注射液	S. 1500 万单位肌内注射
左氧氟沙星胶囊	S. 0.2g bid po
去痛片	S. 0.5g prn po

（4）分析如下

①伤风抗毒素注射液用药前应做皮试，过敏者应行脱敏试验或换为破伤风免疫球蛋白。②新鲜外伤及时清创换药感染风险低，无预防用药指征。③患者小于18 岁，禁用喹诺酮类药物，临床医生若考虑伤口污染严重，有感染高风险时考虑青霉素过敏，建议选用克林霉素。

案例 4（药物相互作用）

（1）患者信息：女，60 岁。

（2）临床诊断：尿路感染。

（3）处方用药

氧氟沙星胶囊	S. 0.2g bid po
碳酸氢钠片	S. 1.0g tid po
银花泌炎灵片	S. 2.0g tid po

（4）分析如下

患者临床诊断为泌尿道感染，有指征使用左氧氟沙星，碳酸氢钠碱化尿液可以减轻患者的尿道刺激征，但是尿碱化剂可降低氧氟沙星在尿中的溶解度，导致结晶尿和肾毒性，要嘱患者多喝水，保持 24h 排尿量在 1200ml 以上，避免结晶尿的发生。

案例 5（抗菌药物联合用药指征与给药方案）

（1）患者信息：女，38 岁。

（2）临床诊断：社区获得性肺炎。

（3）处方用药

注射用头孢呋辛钠	1.5g（加入下溶媒）
0.9%氯化钠注射液	S. 100ml ivgtt qd×3 天
左氧氟沙星胶囊	S. 0.2g bid po
氯化铵合剂	S. 10ml tid po

（4）分析如下

①患者年轻，临床诊断为肺炎，符合 CAP 里的"青壮年、无基础疾病"这

一组，建议单用头孢呋辛或者"呼吸喹诺酮"左氧氟沙星，而不建议联合用药。②头孢呋辛为时间依赖型抗生素，一天1次的给药剂量难以产生良好的杀菌效果，建议一天2次给药，鉴于门诊患者不便于一天多次到医院治疗，可考虑用头孢呋辛酯序贯治疗。③给药途径方面，原则是能口服不注射，头孢呋辛酯的生物利用度高，在轻症肺炎可以考虑用口服替代静脉注射。

（二）住院病历医嘱审核

案例1（无适应证用药）

（1）患者信息与临床情况　女，42岁，60kg。临床诊断：周围神经炎、突发面瘫。给予激素冲击治疗。

（2）用药医嘱

注射用头孢曲松1.0g + 0.9%氯化钠注射液100ml　　ivgtt　　qd

（3）分析如下

①周围神经炎、突发面瘫一般多由病毒或者自身免疫因素所致，没有细菌感染无用药指征。②大剂量激素冲击治疗，有免疫抑制存在感染风险，但没有预防用药的指征。

案例2（选药不适宜）

（1）患者信息与临床情况　女，73岁。临床诊断：社区获得性肺炎，支气管扩张，COPD，消化不良。明确COPD诊断十余年，消化不良，长期使用胃肠动力药。

（2）用药医嘱

莫西沙星注射液	0.4g	ivgtt	qd
氨溴索片	30mg	tid	po
西沙必利片	10mg	tid	po

（3）分析如下

①有支气管扩张病史患者发生肺部感染，有铜绿假单胞菌感染的高风险，而莫西沙星对铜绿假单胞菌无效，故虽然该药推荐于社区获得性肺炎的治疗，但是不适用于合并支气管炎扩张的患者。②莫西沙星与西沙必利联合用药可能会导致Q－T间期延长，而导致室性心律失常以及尖端扭转型室速的发生危险。

案例3（无适应证、选药不适宜）

（1）患者信息与临床情况　男，33岁，31kg/m²。临床诊断：急性单纯性胰腺炎，高脂血症，脂肪肝。患者既往体健，暴饮暴食后2h腹痛难忍，门诊考虑胰腺炎收住院。

（2）用药医嘱

注射用头孢哌酮舒巴坦钠2.0g + 0.9%氯化钠注射液

	100ml	ivgtt	bid
奥曲肽注射液	0.1mg	ih	q8h
奥美拉唑注射液	20mg	iv	bid
阿托伐他汀片	10mg	qd	po

（3）分析如下

①急性单纯性、非胆源性胰腺炎，是胰腺的自发炎症反应，在发病初期一般没有发生细菌感染，无抗菌药物的用药指征，无需使用头孢哌酮舒巴坦钠。在治疗无效，胰腺炎控制不理想，病情进行性加重时，可能继发感染，再启动针对革兰阴性杆菌的经验治疗。②头孢哌酮舒巴坦钠是三代头孢加酶抑制剂，更适用于耐药的G⁻菌的治疗，患者年轻，无基础疾病，药物选择不当。

案例4（药物选择不适宜）

（1）患者信息与临床情况 男，82岁，62kg。临床诊断：下肢静脉闭塞症，高血压，2型糖尿病，足背烫伤一周未愈并感染。近日体温略高：37.7~38.7℃之间，白细胞计数：11.5×10⁹/L，中性粒细胞比例：78%，血肌酐：115μmol/L，其余检验结果接近正常。

（2）用药医嘱

注射用万古霉素1.0 + 0.9%氯化钠注射液250ml		ivgtt	bid
预混胰岛素	30R10u、10u	in	bid（早晚餐前）
阿卡波糖片	50mg	po	tid

（3）分析如下

①万古霉素为窄谱抗生素，对甲氧西林耐药的金黄色葡萄球菌（MRSA）效果好，同时为"特殊使用"级别抗菌药物。患者目前感染病情评估一般，没有病原学检查结果支持，不宜选用。皮肤软组织感染可选择对G⁺球菌高效的一代头孢或者克林霉素等药物治疗。②应在用药之前留取伤口分泌物送病原学检查，为下一步目标治疗准备。③经计算患者的肌酐清除率为38.4ml/min，经肾功能与剂量修正后，建议9.3mg/（kg·d），即约580mg/d，原给药剂量过大，老年人的药物代谢慢，有条件应行血药浓度测定。

案例5（用药时机不当和用药时间过长）

（1）患者信息与临床情况 男，71岁。左腹股沟嵌顿疝2h入院，急诊行疝修补术，术中见嵌顿部分肠管有缺血，松解后血运良好。

（2）术后用药医嘱

注射用头孢呋辛钠 1.5g + 0.9%氯化钠注射液 100ml ivgtt bid×3 天

（3）分析如下

①一般而言，择期的疝修补术为清洁手术，无需用药，即使是有人工植入物的疝修补术，目前的循证证据表明感染风险低，也无需用药。但是该患者年龄大于 70 岁，术前已诊断为嵌顿疝，有感染的高风险，应在术前 30～60min 内给予静脉滴注头孢呋辛，以产生良好的预防效果。②手术预防用药时间应在术后 24h 结束，患者没有特殊情况不应超过 48h。

五、练习题

(一) 选择题

1. 患者梁某，丙肝并肝功能不全，急性呼吸道感染选用下列哪种药物治疗可以不用调整剂量（ ）。

  A. 克林霉素   B. 氯霉素   C. 红霉素

  D. 头孢唑林   E. 以上都可以

2. 陈某，孕 28 周 +3，化脓性扁桃体炎，拟行抗感染治疗，建议选用的药物是（ ）。

  A. 青霉素   B. 左氧氟沙星   C. 阿米卡星

  D. 厄他培南   E. 头孢他啶

3. 患者，女性，39 岁，为尿毒症患者，内生肌酐清除率 <5ml/min，2 天前发热，尿频、尿痛，尿培养大肠埃希菌生长，以下敏感药物选用哪种治疗最合适（ ）。

  A. 庆大霉素   B. 阿米卡星   C. 氨苄西林

  D. 青霉素   E. 复方新诺明

4. 患者陈某，52 岁，既往体健，一天前无明显诱因出现上腹痛并进行性加重、恶心、呕吐胃内容物一次，发热，考虑急性胆囊炎，最常见的致病菌是（ ）。

  A. 铜绿假单胞菌   B. 表皮葡萄球菌   C. 白色假丝酵母菌

  D. 大肠埃希菌   E. 屎肠球菌

5. 冯某男性，78 岁，头孢菌素严重过敏史，诊断为左下肢蜂窝织炎，左足有脚癣，优选的抗感染治疗方案是（ ）。

  A. 青霉素钠 640 万 U bid B. 青霉素钠 320 万 U q6h

  C. 左氧氟沙星 0.2 bid D. 左氧氟沙星 0.4g qd

  E. 阿米卡星 0.4 qd

6. 华某，男性，65 岁，诊断为急性阑尾炎，拟急诊手术，手术预防用药首选哪个（ ）。

A. 青霉素钠 　　B. 头孢呋辛钠 　　C. 阿奇霉素

D. 阿米卡星 　　E. 氧氟沙星

7. 患者，女性，67 岁，胆囊结石、胆管结石、梗阻性黄疸，给予抗感染治疗，以下哪种药优选（ 　　）。

A. 青霉素 　　B. 阿奇霉素 　　C. 克林霉素

D. 哌拉西林舒巴坦 　　E. 头孢哌酮舒巴坦

8. 以下情况哪种有预防使用抗菌药物的指征（ 　　）。

A. 普通感冒 　　B. 麻疹 　　C. 昏迷

D. 心力衰竭 　　E. 风湿热

9. 门诊诊断为急性细菌性中耳炎接受治疗，以下哪项错误（ 　　）。

A. 病原菌以肺炎链球菌、流感嗜血杆菌和卡他莫拉菌最为常见

B. 一般无需做细菌培养及药敏试验

C. 初治可口服阿莫西林

D. 可选药物有第一代或第二代口服头孢菌素

E. 疗程 7～10 天，以减少复发

10. 患者，男性，80 岁，压疮感染高热，考虑败血症，拟行血培养，下列哪项错误（ 　　）。

A. 应在寒战时、高热前采集标本

B. 在应用抗菌药物前采集标本

C. 送检标本越多阳性率越高

D. 成人采血量一般为 2ml

E. 宜多次反复送检

11. 患者，女性，因"急性化脓性扁桃体炎"门诊就诊，抗菌药物使用疗程为（ 　　）。

A. 3 天 　　B. 5 天 　　C. 7 天

D. 9 天 　　E. 10 天

12. 患者在接受四联抗结核治疗期间，合并了肺部真菌感染，在使用下列抗真菌药物治疗时，会导致治疗失败的是（ 　　）。

A. 氟康唑 　　B. 氟胞嘧啶 　　C. 卡泊芬净

D. 米卡芬净 　　E. 两性霉素 B

13. 男性患者，2 岁，高热，呼吸促，双肺散在湿啰音，诊断为支气管肺炎，青霉素试验（＋），宜首选（ 　　）。

A. 氯霉素 　　B. 四环素 　　C. 头孢唑林

D. 磺胺嘧啶 　　E. 红霉素

14. 女性患者，83 岁，脑梗死后长期卧床，有 β - 内酰胺类药物严重过敏史，慢性骨髓炎，给予抗感染治疗，一周后出现十数次水样便，呈黄色蛋花样，伴有腹痛、腹胀，考虑最可能引起以上症状的抗菌药物的是（   ）。

    A. 哌拉西林舒巴坦   B. 左氧氟沙星   C. 阿奇霉素

    D. 头孢呋辛   E. 克林霉素

15. 患者术后并发了颅内感染、癫痫样发作，给予丙戊酸钠控制癫痫以及抗菌药物抗感染治疗。治疗期间，监测丙戊酸钠的血药浓度很低，与下列哪种抗菌药物相关性最大（   ）。

    A. 美罗培南   B. 利奈唑胺   C. 氨曲南

    D. 替考拉宁   E. 万古霉素

16. 患者男性，47 岁，有癫痫史。3 天前因淋雨后，出现发热，体温最高 39.5℃，诊断为右肺炎症。给予抗感染治疗时，应避免使用的药物是（   ）。

    A. 头孢替安   B. 哌拉西林他唑巴坦   C. 头孢哌酮舒巴坦

    D. 莫西沙星   E. 阿奇霉素

17. 患者男性，85 岁，因"重症肺炎"入住 ICU，痰标本培养出对万古霉素具有天然耐药性的细菌是（   ）。

    A. 恶臭肠球菌   B. 鹑鸡肠球菌   C. 坚韧肠球菌

    D. 屎肠球菌   E. 粪肠球菌

18. 长期服用华法林抗凝治疗患者，予抗感染治疗后 INR 较前升高，考虑与下列哪种药物相关（   ）。

    A. 氨苄西林舒巴坦   B. 阿米卡星   C. 头孢呋辛

    D. 头孢哌酮钠舒巴坦钠   E. 青霉素

19. 患者，男性，50 岁，入院诊断"急性胆囊炎、胆囊结石"有乙肝肝硬化病史，肝功能示谷丙转氨酶 251.1IU/L、谷草转氨酶 258.0IU/L。应用哪种抗生素需调整剂量（   ）。

    A. 阿奇霉素   B. 左氧氟沙星   C. 头孢呋辛

    D. 万古霉素   E. 克林霉素

20. 有关联合用药的原则错误的是（   ）。

    A. 免疫缺陷者感染的预防

    B. 单一抗菌药物不能控制的严重感染，需氧菌及厌氧菌混合感染

    C. 2 种及 2 种以上复合菌感染，以及多重耐药菌或泛耐药菌感染

    D. 需长疗程治疗，但病原菌易对某些抗菌药物产生耐药性的感染

    E. 病原菌含有不同生长特点的菌群，需要应用不同抗菌机制的药物联合使用

（二）简答题

1. 抗菌药物治疗性应用原则有哪项？

2. 抗菌药物预防用药基本原则有哪些？

3. 清洁手术（Ⅰ类切口）手术部位无污染和细菌定植，通常不需预防用抗菌药物。在什么情况下要考虑预防用药？

4. 对于肾功能减退的患者应用抗菌药物时如何选择药物？

参 考 答 案

（一）选择题

1. D　2. A　3. C　4. D　5. D　6. B　7. D　8. E　9. B　10. D
11. E　12. A　13. E　14. E　15. A　16. D　17. B　18. D　19. E　20. A

（二）简答题

1. 答：①诊断为细菌、真菌感染者方有指征应用抗菌药物；②抗菌药物品种的选择应根据病原菌种类及细菌药物敏感试验结果确定；③临床诊断为细菌性感染的患者必须在开始抗菌治疗前，送病原学检测，为目标治疗准备；④对于临床诊断为细菌性感染的患者，在未获知细菌培养及药敏结果前，可以先行抗感染经验治疗；⑤按照药物的抗菌作用及其体内过程特点选择用药并制订合适的抗菌治疗方案。

2. 答：①用于尚无细菌感染征象但暴露于致病菌感染的高危人群；②预防用药适应证和抗菌药物选择应基于循证医学证据；③应针对一种或两种最可能细菌的感染进行预防用药，不宜盲目地选用广谱抗菌药或多药联合预防多种细菌多部位感染；④应限于针对某一段特定时间内可能发生的感染，而非任何时间可能发生的感染；⑤应积极纠正导致感染风险增加的原发疾病或基础状况。可以治愈或纠正者，预防用药价值较大；⑥原发疾病不能治愈或纠正者，药物预防效果有限，应权衡利弊决定是否预防用药；⑦以下情况原则上不应预防使用抗菌药物：普通感冒、麻疹、水痘等病毒性疾病；昏迷、休克、中毒、心力衰竭、肿瘤、应用肾上腺皮质激素等患者；留置导尿管、留置深静脉导管以及建立人工气道（包括气管插管或气管切口）患者。

3. 答：下列情况时可考虑预防用药：①手术范围大、手术时间长、污染机会增加；②手术涉及重要脏器，一旦发生感染将造成严重后果者，如头颅手术、心脏手术等；③异物植入手术，如人工心瓣膜植入、永久性心脏起搏器放置、人工关节置换等；④有感染高危因素如高龄、糖尿病、免疫功能低下（尤其是接受器官移植者）、营养不良等患者。

4. 答：肾功能减退时抗菌药物的选用可参照以下几点：①主要由肝胆系统排泄，或经肾脏和肝胆系统同时排出的抗菌药物用于肾功能减退者，维持原治疗量或剂量略减；②主要经肾排泄，药物本身并无肾毒性，或仅有轻度肾毒性的抗菌药物，肾功能减退者可应用，可按照肾功能减退程度（以内生肌酐清除率为准）调整给药方案；③肾毒性抗菌药物避免用于肾功能减退者，如确有指征使用该类药物时，宜进行血药浓度监测，据以调整给药方案，达到个体化给药，疗程中需严密监测患者肾功能；④接受肾脏替代治疗患者应根据腹膜透析、血液透析和血液滤过对药物的清除情况调整给药方案。

（吴红卫）

第三节　高警示药物处方审核要点

一、高警示药品概述

（一）定义

高警示药品（High – Alert Medication）指一旦使用不当发生用药错误，会对患者造成严重伤害，甚至会危及生命的药品。此类药品特点是引起的错误不常见，一旦发生会产生严重后果，造成患者严重伤害甚至死亡。此定义也适用于中药制剂。

（二）定义发展历程

高警示药品的概念最早由美国安全用药协会（Institute for Safe Medication Practices，ISMP）提出。1995—1996 年，由美国 ISMP 组织，161 个医疗机构参与开展了关于何种药品在何种情况下会对患者健康造成伤害的研究。研究结果显示，大多数导致患者死亡或严重伤害的事件是由特定的少数药物引起的。美国 ISMP 由此首次提出高警示药品的概念，将一些如果使用不当会对患者造成严重伤害或导致死亡的药物称为"高警示药品"。

高警示药品在我国曾被称为高危药物、高危药品或高警讯药物。2015 年，中国药学会医院药学专业委员会基于遵从英文原文语义、切合管理文化以及方便对患者进行用药教育、避免歧义等多方面考虑，将" High – Alert Medications"更名为高警示药品。

（三）目录与发展历程

1. 美国

美国高警示药品的目录根据美国 ISMP 国家的用药差错报告提出，由于无法收集完整的用药差错数据，目录的制定通过专家调查的方法生成，并定期更新。2000 年，美国 ISMP 首先提出了 5 类高危药品，包括胰岛素制剂、安眠药及麻醉剂、注射用浓氯化钾或磷酸钾、静脉用抗凝药（肝素）、高浓度氯化钠注射液。

2008 年正式公布高警示药品目录，包括 19 类普通高危和 13 种特殊高危药。2011—2012 年期间，772 名医师对美国 ISMP 的调查做出回应，经过临床医务人员、咨询部成员和安全专家的复审，更新高警示药品目录，包括 22 类药品和 10 种特殊药物，目录详见表 4 – 3 – 1。

表 4 – 3 – 1　美国 ISMP 2012 年高警示药品目录

编号	药　　品	特殊药物
1	静脉用肾上腺素受体激动剂（如肾上腺素、去氧肾上腺素和去甲肾上腺素）	静脉用依前列醇
2	静脉用肾上腺素受体拮抗剂（如普萘洛尔、美托洛尔和拉贝洛尔）	硫酸镁注射液
3	吸入或静脉全身麻醉药（如丙泊酚和氯胺酮）	甲氨蝶呤片（口服，非肿瘤用途）
4	静脉用抗心律失常药（如利多卡因和胺碘酮）	阿片酊
5	抗血栓药物（抗凝药），包括华法林、低分子肝素、注射用普通肝素；Ⅹa 因子抑制剂（如戊聚糖）；直接凝血酶抑制剂（如阿加曲班、比伐卢定、达比加群酯、来匹卢定）；溶栓药物（如阿替普酶、瑞替普酶、替奈普酶）；糖蛋白Ⅱb/Ⅲa 受体抑制剂（如埃替非巴肽）	缩宫素注射液
6	心脏停搏液	硝普钠注射剂
7	胃肠外和口服化疗药	氯化钾注射液
8	高渗葡萄糖注射液（20% 或以上）	磷酸氢二钾注射液
9	腹膜透析液和血液透析液	异丙嗪注射液
10	硬膜外或鞘内注射药	垂体后叶素（静脉用和骨内用）
11	口服降糖药	
12	静脉用改变心肌力药（如地高辛和米力农）	
13	皮下注射用和静脉用胰岛素	
14	脂质体药物（如两性霉素脂质体）和常规相似物（如两性霉素 B 去氧胆酸盐）	
15	静脉用中度镇静药物（如咪达唑仑）	
16	儿童口服用中度镇静药物（如水合氯醛）	
17	静脉、透皮和口服阿片类镇痛药物（口服类包括浓缩液，即刻和持续释放剂型）	
18	神经–肌肉阻滞剂（如琥珀酰胆碱、维库溴铵和罗库溴铵）	
19	静脉用造影剂	
20	肠外营养	
21	100ml 或更大体积的灭菌注射用水（供注射、吸入或冲洗用）	
22	高浓度氯化钠注射液（>0.9%）	

2. 我国

我国的高警示药品目录由中国药学会医院药学专业委员会用药安全专家组组织，中国医药教育协会高警示药品管理专业委员会主要成员以专家组成员身份参与，通过医务人员问卷调查、Delphi 专家共识法等制定并定期更新。2012 年，基于美国 ISMP 2008 年高警示药品目录，制定了《高危药品分级管理策略及推荐目录》，目录中，根据高警示药品临床使用中可能造成的不良后果严重程度，将高警示药品分为 A、B、C 三级。A 级是指一旦发生用药错误可导致患者死亡即风险等级最高的药品，医疗机构必须重点管理和监护；B 级是指一旦发生用药错误，会给患者造成严重伤害，但给患者造成伤害的风险等级较 A 级低的药品；C 级是指一旦发生用药错误，会给患者造成伤害，但给患者造成伤害的风险等级较 B 级低的药品。目录详见表 4 - 3 - 2。2015 年，在美国 ISMP 2012 年高警示药品目录的基础上建立了《中国高警示药品推荐目录》，共有 24 类，14 种药品，增加了 2 类、4 个我国特有的药品品种，并发布于中国药学会医院药学专业委员会网站。目录详见表 4 - 3 - 3。

表 4 - 3 - 2　我国 2012 年版《高危药品分级管理策略及推荐目录》

编号	A 类	B 类	C 类
1	静脉用肾上腺素能受体激动药	抗血栓药（抗凝剂，如华法林）	口服降糖药
2	静脉用肾上腺素能受体拮抗药	硬膜外或鞘内注射药	甲氨蝶呤片（口服，非肿瘤用途）
3	高渗葡萄糖注射液（20% 或以上）	放射性静脉造影剂	阿片类镇痛药，口服
4	胰岛素，皮下或静脉用	全胃肠外营养液（TPN）	脂质体药物
5	硫酸镁注射液	静脉用异丙嗪	肌肉松弛剂（如维库溴铵）
6	浓氯化钾注射液	依前列醇注射液	口服化疗药
7	100ml 以上的灭菌注射用水	秋水仙碱注射液	腹膜和血液透析液
8	硝普钠注射液	心脏停搏液	中药注射剂
9	磷酸钾注射液	注射用化疗药	
10	吸入或静脉麻醉药（丙泊酚等）	静脉用催产素	
11	静脉用强心药（如地高辛）	静脉用中度镇静药（如咪达唑仑）	
12	静脉用抗心律失常药（如胺碘酮）	小儿口服用中度镇静药（如水合氯醛）	
13	浓氯化钠注射液	阿片类镇痛药，注射给药	
14	阿片酊	凝血酶冻干粉	

表 4 - 3 - 3　我国 2015 年版《中国高警示药品推荐目录》

编号	药品种类（未加备注的为美国 ISMP 2012 年高警示药品）	备注
1	100ml 或更大体积的灭菌注射用水（供注射、吸入或冲洗用）	
2	茶碱类药物，静脉途径	新遴选列入
3	肠外营养制剂	
4	非肠道和口服化疗药	
5	腹膜和血液透析液	
6	高渗葡萄糖注射液（20% 或以上）	
7	抗心律失常药，静脉注射（如胺碘酮、利多卡因）	
8	抗血栓药（包括抗凝药物、Xa 因子拮抗剂、直接凝血酶抑制剂和糖蛋白 Ⅱb/Ⅲa 抑制剂）	
9	口服降糖药	
10	氯化钠注射液（高渗，浓度 >0.9%）	
11	麻醉药，普通、吸入或静脉用（如丙泊酚）	
12	强心药，静脉注射（如米力农）	
13	神经 - 肌肉阻断剂（如琥珀酰胆碱，罗库溴铵，维库溴铵）	
14	肾上腺素受体激动药，静脉注射（如肾上腺素）	
15	肾上腺素受体拮抗药，静脉注射（如普萘洛尔）	
16	小儿用口服的中度镇静药（如水合氯醛）	
17	心脏停搏液	
18	胰岛素，皮下或静脉注射	
19	硬膜外或鞘内注射药	
20	对育龄人群有生殖毒性的药品，如阿维 A 胶囊、异维 A 酸片等	新遴选列入
21	造影剂，静脉注射	
22	镇痛药/阿片类药物，静脉注射，经皮及口服（包括液体浓缩物，速释和缓释制剂）	
23	脂质体的药物（如两性霉素 B 脂质体）和传统的同类药物（例如两性霉素 B 去氧胆酸盐）	
24	中度镇静药，静脉注射（如咪达唑仑）	
编号	药品品种（未加备注的为美国 ISMP 2012 年高警示药品）	备注
1	阿片酊	
2	阿托品注射液（规格 5mg/ml）	新遴选列入
3	高锰酸钾外用制剂	新遴选列入
4	加压素，静脉注射或骨内	

编号	药品种类（未加备注的为美国 ISMP 2012 年高警示药品）	备注
5	甲氨蝶呤（口服，非肿瘤用途）	
6	硫酸镁注射液	
7	浓氯化钾注射液	
8	凝血酶冻干粉	新遴选列入
9	肾上腺素，皮下注射	
10	缩宫素，静脉注射	
11	硝普钠注射液	
12	依前列醇，静脉注射	
13	异丙嗪，静脉注射	
14	注射用三氧化二砷	新遴选列入

注：1. 基于遵从英文原文（High – Alert Medications）语义、切合管理文化以及方便对患者进行用药交代、避免歧义等多方面考虑，对于在我国近年沿用的"高危药品"，更名为"高警示药品"。

2. 通过由全国 23 家医疗机构医务人员参与的"高警示药品目录遴选调研项目"，借鉴美国用药安全研究所（ISMP）高警示药品目录，同时结合我国国情，增加了对育龄人群有生殖毒性的药品（如阿维 A 等）、静脉途径给药的茶碱类两类及阿托品注射液（5mg/ml）、高锰酸钾外用制剂、凝血酶冻干粉和注射用三氧化二砷四种药品。

3. 中国药学会医院药学专业委员会用药安全专家组正在研究拟定高警示药品分级管理目录以及管理 SOP，相关结果将会适时发布。

4. 关于中药饮片和中成药的高警示目录，相关学会正在组织研究中。

（四）药品特点与分类

1. 特点

（1）药理作用显著，治疗窗较窄，用药错误易造成严重后果。

（2）药品不良反应发生频率高且严重。

（3）给药方法复杂或特殊途径给药，需要专门监测。

（4）易发生药物相互作用或易与其他药品发生混淆。

（5）其他易发生用药错误或发生用药错误后易导致严重不良后果。

2. 分类

（1）剂量限制类 治疗窗较窄，给药剂量、速度应严格控制，超过剂量或速度过快会发生严重危险。

（2）药物相互作用类 与其他药品联合使用时，易发生药动学、药效学、性状等方面的变化，故而给患者造成严重伤害。

（3）给药途径类 对给药途径有严格限制，给药途径错误会发生严重伤害。

（4）限制适应证和适用人群类 有严格禁忌证、禁忌人群，如肝肾功能用药限制、年龄限制、特殊疾病用药限制等。不同基因型或不同种族药物代谢及药效差异大，适应证或适用人群选择错误易造成严重伤害。

（5）理化性质不稳定类 由于药品理化性质特殊，要求储存和运输的条件较为严格，否则易失效或产生毒性作用。

二、高警示药品用药错误类型与风险因素

1. 高警示药品用药错误即高警示药品在临床使用及管理全过程中出现的、任何可以防范的用药错误。高警示药品的任何一个环节出现错误都可能给患者造成严重损害，《高警示药品用药错误防范技术指导原则》将高警示药品用药错误易发环节和错误类型归纳为2个错误环节和8类错误类型，详见表4-3-4。

表4-3-4 高警示药品用药错误易发环节和错误类型

错误环节	错误类型	内 容
技术环节	处方错误	药物选择不当，剂量、剂型、数量、疗程不当，给药途径、时间、频次、速率不当，溶媒、浓度不当
	调剂错误	药物品种、规格、剂型、剂量、数量等与处方规定不符
	药物配制错误	未能正确配制药物
	给药技术错误	给药时使用的程序或技术不当
	用药依从性错误	患者未按要求进行治疗，用药行为与医嘱不一致
	监测错误	监测缺失、检测方法不适宜、监测数据评估不适宜
	用药指导错误	医师、药师、护士指导患者用药不正确或未指导
管理环节	药品摆放错误	药品摆放不合理导致调配、给药错误

2. 《高警示药品用药错误防范技术指导原则》将高警示药品用药错误风险因素归纳为6类。

（1）管理因素 ①未建立或落实高警示药品相关管理制度；②缺乏针对高警示药品的监管措施；③使用高警示药品时警示机制不充分。

（2）流程因素 ①各环节未做到有效的审查核对；②缺乏针对高警示药品的约束环节；③患者自行使用高警示药品前用药教育不充分。

（3）环境因素 ①工作环境欠佳；②缺乏足够的资源落实防范措施；③未设置或设置的警示标识及提示装置未起到相应作用。

（4）设备因素 ①信息系统对高警示药品未进行风险提醒；②高警示药品出现用药错误信号时系统未能有效拦截；③设备出现误差或故障未能发现。

（5）人员因素 ①疲惫、懈怠，对高警示药品缺乏风险防范意识；②知识

不足，培训力度不够；③人员安排无法满足高警示药品管理措施需要。

（6）药品因素 ①音似、形似药品；②用法用量特殊或复杂，用药依从性差；③特殊的药品装置或剂型，操作不当；④药品贮藏条件特殊。

三、高警示药品危险防范举措

高警示药品涉及的环节包括生产、储存、运输、调剂、配制、发放、用药交代、使用、观察、监测、评价、处置、上报、反馈、培训、考核、问责、总结、质控等。涉及的人员包括研发相关人员、生产相关人员、医疗管理人员、医师、药师、护师、患者、家属及其他相关人员（接触、传递、运输等）。

（一）管理制度

1. 建立高警示药品质量管理组织。成员包括医学、药学、护理学专家及医疗管理人员，履行目录遴选、管理、监督、培训等职责。相关临床科室与药学部成立相应科室的药品管理组织或者小组，具体负责本部门或者本科室的高警示药品管理。

2. 制定高警示药品管理制度。规范高警示药品的调配、使用、储存等环节，根据实际工作情况定期维护高警示药品。

3. 根据《中国高警示药品推荐目录》（2015 年版）制定或修订本医疗机构高警示药品目录，并参照 2012 年《高危药品分级管理策略》进行分级管理。

（二）使用环节

1. 根据高警示药品分级建立专用标识、药品标签及警示语。高警示药品警示语的制定在临床实际工作过程中具有重要的意义，可以起到以下作用：提示临床医师注意药品禁忌证、配伍、用法用量等；提示护士执行医嘱时认真核对，注意药品滴注速度，防范药品使用过程中的不良事件；提示药师认真做好"四查十对"，注意交代高警示药品的特殊注意事项及存储防范等。我国 2012 年版《高危药品分级管理策略及推荐目录》中推荐了高警示药品专用标识，可制成标贴粘贴在高警示药品储存处，也可嵌入电子处方系统、医嘱处理系统和处方调配系统，以提示医务人员正确处置高警示药品，规范医疗机构高警示药品管理。专用标识见图 4 - 3 - 1。

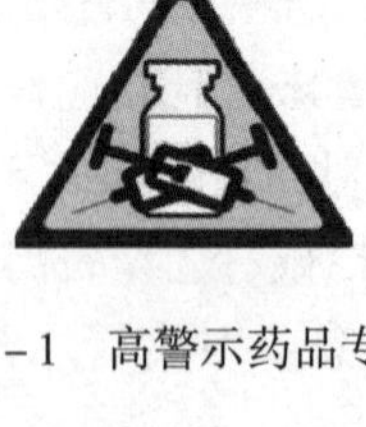

图 4 - 3 - 1 高警示药品专用标识

2. 根据高警示药品分级，药品专区存放，设置专用警示标识，标识醒目，专人管理，制定适合的存储量。例如专柜上标识高警示药品的目录及数量，每个高警示药品标签后粘贴高警示专用标识。有特殊储存要求的保证储存的环境要求，例如需冷藏储存的胰岛素放置在冰箱内，需要阴凉储存的放置在低于20℃。其他的建议按药理作用分类放置。高警示药品分级专用标识见图4-3-2。

红色背景 　　 黄色背景 　　 蓝色背景

图4-3-2 高警示药品分级专用标识

3. 准确执行出入库程序，严格核对品名、剂型、规格、数量、批号、有效期等信息，做到药品流通数据可追溯，保证运输条件符合药品特殊要求。

4. 专人负责账目管理，严格履行清点、交接规程，保证账物相符。

5. 加强易混淆药品管理，防止药品混淆错发错用。易混淆药品包括药品名称相似、包装相似、听似、看似药品、一品多规或多剂型药物等。易混淆的药品存放时应明显区分，存放位置应有"易混淆药品"警示标识，提醒取用人员，确保易混淆药品调剂及使用准确无误。调剂和使用易混淆药品时应认真核对，确保取用药品与所需药品一致。对相关工作人员进行易混淆药品知识的宣传和培训，保证临床安全用药。

6. 医师使用高警示药品之前必须进行充分安全性论证，有确切适应证时才能使用，须严格按照规定的适应证、适用人群及用法用量开具。需注意患者年龄、种族、体重、合并疾病、饮食习惯、营养情况、文化程度及依从性，开具处方使用药品通用名称，不使用不被广泛接受和认同的缩写，注意药物的药代动力学特点、配伍禁忌、相互作用等细节。如病情需要，超说明书用药应按医院超说明书药品备案相关规定执行。

7. 药师审核高警示药品处方时，应严格按照药品说明书执行，调剂高警示药品时，必须严格执行调剂规程和处方管理制度双人复核，确保准确无误。①处方审核。药师应对处方进行审核，对不合理处方进行干预。②调剂与复核。药师调配/配制高警示药品必须认真履行"四查十对"原则，即查处方，对科别、姓名、年龄；查药品，对药名、规格、数量、标签；查配伍禁忌，对药品性状、用法用量；查用药合理性，对临床诊断。③临床药师应关注高警示药品的临床应用，必要时进行药学监护和重点监测。④落实高警示药品的专项处方点评工作，及时反馈不合理使用情况。⑤重视个体化给药，开展治疗药物监测与精准药物治疗，根据药物在不同患者体内的药代动力学、药效动力学特点及不同患者基因特征提出用药建议，协助临床为患者提供最适宜的药物治疗。

8. 护理及静脉药物配置人员严格核对药品和患者信息，执行"三查八对"（操作前、中、后，查对床号、姓名、药名、有效期、剂量、时间、浓度、用法），遵医嘱调配、发放药品，交代用药细节。对于静脉用药应双人核对，注意静脉用药配置时限要求、配伍、溶媒选择、药物浓度、液体澄明度、静脉给药速度、换液冲管、用药间隔时间、患者用药后反应等。

9. 用药教育。医疗、药学、护理多学科合作，为患者提供高警示药品用药教育与咨询服务，让患者及其家属了解用药后可能出现的不良反应和正确的处置方法，以及药品正确的保管储存方法，必要时应书面告知，避免患者滥用、误用而发生意外。

10. 特殊情况的处理。①特殊用药人群，如婴幼儿、老年人、妊娠哺乳期妇女和有肝肾功能障碍、特殊疾病或多种疾病的患者等；②特殊给药途径，如静脉注射、鞘内注射等；③"超说明书用法"使用的品种；④不良事件报道较多或本医疗机构内曾发生用药不良事件的高警示药品。

（三）信息化管理

逐步实现网络信息系统的规范化与数据共享，充分利用信息化管理手段对高警示药品进行提醒标识、风险提示、实时监控、数据分析和信息交流。医院信息系统（Hospital Information System，HIS）内应安装合理用药筛查系统，对处方错误进行实时筛查。若有条件，应进一步建立基于 HIS 的临床决策支持系统。

（四）反馈与持续改进

高警示药品管理相关的专业技术人员与医疗管理人员对于各环节发现的问题由下至上及时收集，并进行分析和反馈，保证安全管理的时效性。定期沟通总结，加强高警示药品的不良反应监测，及时反馈给临床医护人员。新引进的高警示药品要经过药事管理委员会的充分论证，引进后及时将药品的信息告知临床，例如可开设不同形式的药学服务，如定期刊出"药讯"，在医院局域网开设"药物警戒"等。

（五）培训考核

强化培训和继续教育制度，落实高警示药品安全使用和管理考核机制，对相关工作人员进行高警示药品知识的宣传和培训。

（六）监督检查

高警示药品质量管理组织负责高警示药品全面管理的监督工作，定期检查、抽查制度和规程的落实情况，进行绩效考评。各工作单元（如科室、调剂室、静脉药物调配中心等）按机构制度制订自身管理细则，进行监督管理和考评。确保高警示药品使用安全、有效、规范。

（七）高警示药品自我评价

可展开针对高警示药品的一般性测评或针对某种高警示药品的个体测评。可参考美国 ISMP 网站（https：//www. ismp. org/）中建议的测评项目，包括12 大项33 小项：①技术，如电子处方、自动配药柜等。②自动化信息提示，如药品剂量、实验室检查等。③调配，如患者体重、药师发挥的作用等。④装置管理，如购买新装置前风险评估。⑤给药。⑥独立双核对。⑦药物剂量的表达。⑧产品区分度。⑨快速反应团队。⑩员工胜任力和培训。⑪患者教育。⑫学习的文化。

（八）高警示药品用药风险与管理策略研究

对高警示药品在医疗机构使用的各个环节进行纵览方式分析，筛选失效模式和风险点，制定管理策略和标准操作规程，并做出持续的效应分析和策略改进。技术路线见图 4-3-3。

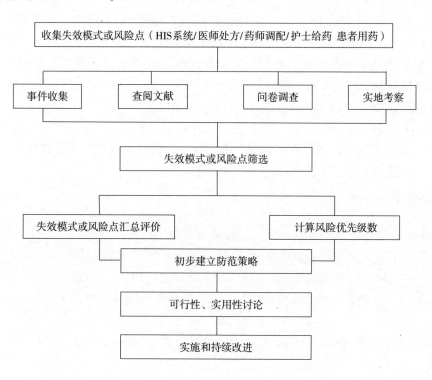

图 4-3-3　高警示药品用药风险与管理策略研究技术路线图

1. 收集失效模式或风险点（HIS 系统/医师处方/药师调配/护士给药/患者用药），方法包括事件收集、查阅文献、问卷调查、实地考察。①事件收集：收集药品用药错误案例、防范措施或管理策略等，从中筛选可能存在的失效模式或风险点。②查阅文献：以药品名称、用药错误、高警示药品、高危药品等作为关键词，检索 Pubmed、Embase、CNKI、万方、维普等数据库。③问卷调查：调查问卷设计，被调查者纳入与排除标准，被调查医疗机构与科室选择。④实地考察：对该药品在医疗机构流通的各个环节进行观察。场所包括诊室、医生办公室、护士工作站、药房、药库等，环节包括 HIS 系统、医师开药、药师审核与调配、护士给药、药品入库、上架、标识等，资料包括医嘱、病历、实验室检查，药师调配差错记录、药品盘点清单等。

2. 失效模式或风险点筛选：进行失效模式和效果分析（failure mode and effect analysis，FMEA）。①将失效模式或风险点汇总后对每一条进行评价。评价严重程度（Severity，S，1~10 分）、发生频率（Frequency of occurrence，O，1~10 分）、发现指数（Likelihood of detection，D，1~10 分）。②计算风险优先级数（Risk Priority Numbers，RPN）进行风险测量评估，$RPN = S \times O \times D$。按照 RPN 值从高到低排序，从 HIS 系统、医师处方、药师调配、护士给药、患者用药等环节分别选取 RPN 值最高 1~2 条失效模式或风险点。

3. 初步建立防范策略、相应标准操作规程、检查条目、医患教育材料：针对筛选结果制定防范策略，划分为强制性（必须做到，检查必查）、条件性（有条件的可以做）、推荐性（建议，持续改进目标）。

4. 可行性、实用性讨论。

5. 实施和持续改进：收集管理策略实施前后的数据对比，例如错误发生率、医疗人员满意率等，反馈意见进行持续改进。

四、练习题

（一）单选题

1.《中国高警示药品推荐目录》（2015 版）中，药品种类多少（　　）。
　　A. 24　　　　B. 22　　　　C. 20　　　　D. 18　　　　E. 14

2.《中国高警示药品推荐目录》（2015 版）中，药品品种多少（　　）。
　　A. 24　　　　B. 22　　　　C. 20　　　　D. 18　　　　E. 14

3. 使用频率较高，一旦用药错误，会给患者造成一定的伤害高警示药品分级为（　　）。
　　A. A 级　　　B. B 级　　　C. C 级　　　D. D 级　　　E. E 级

4. 使用频率高，一旦用药错误患者死亡风险最高，需重点管理和监护的高警示药品分级为（　　）。

  A. A 级 B. B 级 C. C 级 D. D 级 E. E 级

 5. 实现网络信息系统的规范化与数据共享属于高警示药品管理环节中哪一项（　　）。

  A. 信息化管理   B. 硬件设施配置   C. 监督检查

  D. 标识管理   E. 流通管理

 6. 风险程度较高的药品专区存放，专人管理属于高警示药品管理环节中哪一项（　　）。

  A. 标识管理   B. 储存管理   C. 流通管理

  D. 账目管理   E. 监督检查

 7. 医师处方混淆阿糖胞苷、阿糖腺苷，致多例患儿用药后发生不良反应。属于以下哪种高警示药品用药错误易发环节和错误类型（　　）。

  A. 调剂错误   B. 药物配制错误   C. 给药技术错误

  D. 处方错误   E. 用药依从性错误

 8. 药师将 5% 氯化钙错调为 10% 氯化钾，静脉给药后致患儿死亡。属于以下哪种高警示药品用药错误易发环节和错误类型（　　）。

  A. 用药指导错误   B. 调剂错误   C. 给药技术错误

  D. 药物配制错误   E. 药品摆放错误

 9. 医师处方奥沙利铂加入 5% 葡萄糖注射液，配制时错加成 0.9% 氯化钠注射液。属于以下哪种高警示药品用药错误易发环节和错误类型（　　）。

  A. 调剂错误   B. 药物配制错误   C. 给药技术错误

  D. 处方错误   E. 用药依从性错误

 10. 长春新碱误行鞘内注射，造成患者严重神经损害致死。属于以下哪种高警示药品用药错误易发环节和错误类型（　　）。

  A. 用药指导错误   B. 调剂错误   C. 给药技术错误

  D. 药物配制错误   E. 药品摆放错误

 11. 患者自行服药，7d 内服用地高辛 400mg，致心房颤动伴三度房室传导阻滞。属于以下哪种高警示药品用药错误易发环节和错误类型（　　）。

  A. 调剂错误   B. 药物配制错误   C. 给药技术错误

  D. 处方错误   E. 用药依从性错误

 12. 由于换算失误，实验室报告 INR 虚假低数据，医师根据报告加大了华法林用药剂量，致 2 例患者服用过量华法林致死。属于以下哪种高警示药品用药错误易发环节和错误类型（　　）。

  A. 调剂错误   B. 药物配制错误   C. 给药技术错误

D. 监测错误　　　　　　　　E. 药品摆放错误

13. 患者因颈部不适在未详细阅读说明书的情况下误用芬太尼透皮贴剂，致呼吸衰竭。属于以下哪种高警示药品用药错误易发环节和错误类型（　　　）。

A. 用药指导错误　　　　B. 调剂错误　　　　　C. 给药技术错误

D. 药物配制错误　　　　E. 药品摆放错误

14. 由于药品与溶媒摆放不当、标注不明，误输肌松剂致 15 例接种疫苗患儿死亡。属于以下哪种高警示药品用药错误易发环节和错误类型（　　　）。

A. 药物配制错误　　　　B. 调剂错误　　　　　C. 药品摆放错误

D. 监测错误　　　　　　E. 给药技术错误

15. 对于中药注射液，以下说法正确的是（　　　）。

A. 质量控制难度小

B. 临床不合理使用现象较普遍

C. 无个体差异

D. 可与多种药物联用

E. 可快速滴注

（二）多选题

1. 以下属于高警示药品的是（　　　）。

A. 10% 氯化钠注射液　　B. 10% 氯化钾注射液　　C. 10% 葡萄糖注射液

D. 50% 葡萄糖注射液　　E. 10% 葡萄糖酸钙注射液

2. 7R 用药原则包括（　　　）。

A. 正确的患者　　　　　B. 正确的药物　　　　　C. 正确的剂量

D. 正确的药物信息　　　E. 正确的文档记录

3. 以下高警示药品分级中属于 C 级的是（　　　）。

A. 抗血栓药　　　　　　B. 全胃肠外营养液　　　C. 中药注射剂

D. 甲氨蝶呤片　　　　　E. 放射性静脉造影剂

4. 以下高警示药品分级中属于 A 级的是（　　　）。

A. 静脉用异丙嗪　　　　B. 静脉用肾上腺素能受体拮抗药

C. 硝普钠注射液　　　　D. 静脉用抗心律失常药

E. 静脉用催产素

5. 以下高警示药品分级中属于 B 级的是（　　　）。

A. 硬膜外或鞘内注射药　B. 抗血栓药　　　　　　C. 注射用化疗药

D. 阿片酊　　　　　　　E. 小儿口服用中度镇静药

（三）简答题

1. 遴选高警示药品应符合的条件有哪些？

2. 请简述高警示药品的分类。

3. 高警示药品的风险评估主要包括哪几个方面？

4. 简述药师在高警示药品使用过程中的职责。

5. 高警示药品相关不良事件的处理措施有哪些？

参 考 答 案

（一）单选题

1. A　2. E　3. C　4. A　5. A　6. B　7. D　8. B　9. B　10. C

11. E　12. D　13. A　14. C　15. B

（二）多选题

1. ABD　2. ABCDE　3. CD　4. BCD　5. ABCE

（三）简答题

1. 答：①药理作用显著，治疗窗较窄，用药错误易造成严重后果；②药品不良反应发生频率高且严重；③给药方法复杂或特殊途径给药，需要专门监测；④易发生药物相互作用或易与其他药品发生混淆；⑤其他易发生用药错误或发生用药错误后易导致严重不良后果。

2. 答：①剂量限制类：治疗窗较窄，给药剂量、速度应严格控制，超过剂量或速度过快会发生严重危险；②药物相互作用类：与其他药品联合使用时，易发生药动学、药效学、性状等方面的变化，故而给患者造成严重伤害；③给药途径类：对给药途径有严格限制，给药途径错误会发生严重伤害；④限制适应证和适用人群类：有严格禁忌证、禁忌人群，如肝肾功能用药限制、年龄限制、特殊疾病用药限制等。不同基因型或不同种族药物代谢及药效差异大，适应证或适用人群选择错误易造成严重伤害；⑤理化性质不稳定类：由于药品理化性质特殊，要求储存和运输的条件较为严格，否则易失效或产生毒性作用。

3. 答：①主要的风险环节，包括认知缺陷、处方错误、储存与调剂不当、用法错误、辅助措施如软硬件缺陷、缺乏患者教育和随访等。可分别开展从一般情况来考虑的高警示药品管理自我评估，也可针对不同的品种开展。②对高警示药品风险点进行论证，找出具体药品最具危害性的环节，为安全使用提供参考。③选择和建立适宜的风险评估办法和模型。④建立风险评估档案。⑤进行周期性再评估，将风险降至最低。

4. 答：①处方审核。药师应对处方进行审核，对不合理处方进行干预。②调剂与复核。药师调配配制高警示药品必须认真履行"四查十对"原则，即查处方，对科别、姓名、年龄；查药品，对药名、规格、数量、标签；查配伍禁忌，对药品性状、用法用量；查用药合理性，对临床诊断。③临床药师应关注高警示药品的临床应用，必要时进行药学监护和重点监测。④落实高警示药品专项处方点评工作，及时反馈不合理使用情况。⑤重视个体化给药，开展治疗药物监测与精准药物治疗，根据药物在不同患者体内的药代动力学、药效动力学特点及不同患者基因特征提出用药建议，协助临床为患者提供最适宜的药物治疗。

5. 答：①上报。开展高警示药品相关不良事件监测工作，坚持"可疑即报"原则。②处置。第一时间及时处置是减轻不良后果的重要举措。③总结和反馈。对高警示药品相关不良事件进行总结分析，查明原因，制定解决方案，及时向临床反馈，减少药害事件的发生。④防范。建立高警示药品相关不良事件处置技术方案或临床路径，纳入专业培训和考核，通过提升专业技能减少危害的发生。

（杨　晨）

第四节　须皮试药物处方审核要点

一、药品皮试概述

（一）药物过敏与皮试

在临床诊治过程中，有些药物如青霉素可能引起部分患者出现过敏反应，严重者表现出低血压、喉头水肿、支气管痉挛等症状，甚至导致死亡，因此注射上述药物前必须对患者进行过敏试验。过敏试验有多种方法：皮内注射试验、点眼试验、静脉注射试验、口服过敏试验等。皮试是其中重要的方法。

皮试，又称皮肤敏感试验、皮肤过敏试验、皮内试验、皮内过敏试验、皮内敏感试验等，是通过皮内注射少量药品以检测机体是否会发生过敏反应的一种方法。我们推荐《中华人民共和国药典临床用药须知》（2015年版）（以下简称《临床用药须知》）中的"皮肤敏感试验"的名称，以下简称"皮试"。

（二）皮试审方的要求

《处方管理办法》第三十五条对药品皮试的审核规定：药师应当对处方用药适宜性进行审核，审核的内容包括：规定必须做皮试的药品，处方医师是否注明过敏试验及结果的判定。

二、须皮试药品的种类

药品是否需要皮试，需要按照药品说明书的要求并参照《临床用药须知》

等进行。需要进行皮试的药物主要包括：部分抗菌药物、部分生物制剂、其他药物（例如部分麻醉药物、说明书有要求的其他药物等）。

（一）抗菌药物

1. 青霉素皮试

青霉素类抗菌药物需要进行青霉素皮肤敏感试验，简称"青霉素皮试"。

《临床用药须知》中规范了传统的青霉素皮试。皮试液的配制：青霉素钾盐或钠盐以 0.9% 氯化钠注射液配制成为含 20 万 U/ml 青霉素溶液（80 万 U/瓶，注入 4ml 0.9% 氯化钠注射液即成）→取 20 万 U/ml 溶液 0.1ml，加 0.9% 氯化钠注射液至 1ml，成为 2 万 U/ml 溶液→取 2 万 U/ml 溶液 0.1ml，加 0.9% 氯化钠注射液至 1ml，成为 2000U/ml 溶液→取 2000U/ml 溶液 0.25ml，加 0.9% 氯化钠注射液至 1ml，成为 500U/ml 的青霉素皮试液。

传统的青霉素皮试方法：①用 75% 乙醇消毒前臂屈侧腕关节上约 6.6cm 处皮肤；②抽取皮试液 0.1ml（含青霉素 50U），做皮内注射成一小丘（儿童注射 0.02～0.03ml）；③等待 20min 后，如局部出现红肿，直径 >1cm 或局部红晕或伴有小水疱等异常者为阳性；④对可疑阳性者，应在另一前臂用 0.9% 氯化钠注射液做对照试验。

注意事项：①极少数高敏患者可在皮肤敏感试验时发生过敏性休克，常于注射后数秒钟至 5min 内出现，应立即按照过敏性休克抢救方法进行救治。②试验用药含量要准确，配制后在冰箱中保存时间不应超过 24h。③更换同类药品或不同批号，或停药 3 天以上，需重新做皮内试验。

《临床用药须知》中关于儿童青霉素皮试，提出了 2 种与成人略有不同的方式：其一是皮试液浓度为 500U/ml，儿童注射 0.02～0.03ml；其二是皮试液浓度为 50U/ml，实际皮试用量 0.1ml。

目前有快速仪器试验法，使用青霉素过敏快速试验仪器进行无创伤的过敏试验，其皮试液浓度为 1 万 U/ml。

2. 头孢类药物的皮试

按照《临床用药须知》，头孢类药物并不需要皮试，但是在不同的头孢类药物的说明书中，仍然有一些设定了皮试的要求。

一般来讲，头孢类药物皮试必须使用原药配制皮试液，不能用青霉素皮试液代替，也不能用某一种头孢菌素配制成皮试液做所有头孢类抗菌药物的皮肤敏感试验。目前普遍推荐的浓度是 300～500μg/ml，每次皮试用量 0.1ml。

（二）生物制品

白喉抗毒素、破伤风抗毒素等生物制品，尤其是源自于动物血清蛋白的药品，在使用前可能会要求进行皮试。皮试一般使用氯化钠注射液作为溶媒，将抗毒素按照规定稀释、混匀，在前臂掌侧皮内注射 0.05~0.1ml，观察一定时间（多为 30min）注射部位无明显反应，或者皮丘小于 1cm、红晕小于 2cm，同时没有其余不适，即为皮试阴性（具体需要参照该药物的说明书）。

A 群链球菌含有青霉素，故要求做青霉素皮试。

（三）其余药品

还有一些药品也是需要皮试的，如普鲁卡因、细胞色素 C、青霉胺、英夫利昔单抗、门冬酰胺酶等，各药物皮试的浓度、剂量、观察时间均有不同，而且采用何种药物皮试也需仔细核对。

例如：青霉胺与青霉素有交叉过敏情况发生，故要求做青霉素皮试。接受英夫利昔单抗治疗的患者，对各种感染，尤其是分枝杆菌感染较为易感，可导致感染加重，故在使用前，应做结核菌素皮肤试验及胸部 X 线片的筛查试验，有陈旧性结核病复发或新感染的患者应首先抗结核治疗 2~3 个月。碘化油做子宫输卵管造影，应先做口服碘过敏试验（非皮试，但为过敏试验的一种），而瘘管、窦道造影等，碘化油不在体内贮留，可免做过敏试验。

即使是同一通用名的药品，不同厂家的说明书要求也不尽相同：例如维生素 B_1 注射液一些厂家的说明书要求皮试，另一些厂家的说明书不要求皮试。心脉隆注射液、注射用黄芪多糖、注射用糜蛋白酶、复方泛影葡胺注射液等药品，说明书可能要求使用前进行皮试。

三、特殊情况的皮试要求

皮试的目的是为了筛查出可能发生 I 型速发型过敏反应中，严重过敏反应的个体，但是，特殊情况下，皮试是否可以进行？怎样皮试？都是临床可能遇到的实际问题。

（一）青霉素类

青霉素类药物由于应用广泛，故其皮试问题讨论较详细，也形成了一些共识：

（1）皮试禁用于 ①近 4 周内发生过速发型过敏反应者；②过敏性休克高危人群，如哮喘控制不佳，小剂量过敏原导致严重过敏反应病史等；③有皮肤划痕症，皮肤肥大细胞增多症，急、慢性荨麻疹等皮肤疾病。

（2）青霉素皮试前需注意 ①对于部分高敏患者，皮试本身亦可能导致速发型过敏反应，应有抢救设备及药品准备。一旦发生过敏反应，应及时就地救治；②应用抗组胺药物可能影响皮试结果，皮试前应停用全身应用一代抗组胺药（苯海拉明）至少72h，二代抗组胺药（西替利嗪、氯雷他定）至少1周；停用鼻腔喷雾剂至少72h；③雷尼替丁等H_2受体拮抗剂应停用至少48h；④β受体阻滞剂和血管紧张素转化酶抑制剂（ACEI）等药物可能影响对速发型过敏反应救治，皮试前应停用至少24h，尤其在存在发生严重过敏反应可能时。

使用青霉素类的患者，不论是儿童、成人；不论用药途径是静脉、肌肉还是口服，使用前均应进行皮试。但在审方的过程中也要注意，由于抗菌药物用药时间的管理及治疗疗程的不同，有些患者在门诊连续使用青霉素类制剂，已在上一次就诊时进行了青霉素皮试，连续治疗的下一次用药，并不需要皮试。

（二）其他药物

使用其他药物者，也可能有极少数的高敏患者，在皮试的时候就发生严重的过敏反应（如过敏性休克），这时无论患者皮试的皮丘是否已经发生了相对变化，均不应该给予本药物。

抗蛇毒血清的皮试与否，存在一定的争论：有些观点认为皮试并不能非常准确地预测抗蛇毒血清的早期过敏反应，所以没有理由为判断这些试验的结果而耽误20min或者30min的治疗时间，但是本类药物的药品说明书及《临床用药须知》皆有明确的皮试规定，故在审方中，仍应进行皮试的审方。

四、药品皮试规则的制定与存在问题

药品是否需要皮试，与药品本身、患者疾病状态、合并用药等多种情况有关。

各医院制定本院的皮试规范时，需考虑到药物说明书、《临床用药须知》、重要的药学专著、药学进展及本院的实际情况。尤其在一些特殊情况下，更加需要完善医院内部的规范，作为药师审方的依据。

目前在皮试的规范方面存在一些问题：①药品说明书与《临床用药须知》要求不一致：有些药物说明书要求皮试；而《临床用药须知》不要求皮试（例如部分头孢类药物）；有些药物说明书不要求皮试，而《临床用药须知》明确规定要求皮试。②由于药学研究的进展，发现某些皮试要求不合理，但是一些重要的专著及部分高等院校的教材仍沿用旧的标准要求，造成了医院规范上的困扰与矛盾。③某些药物皮试只有要求，未给出具体方法，造成临床实际困难。④由于医院电子系统及权限的设置，造成审方药师不能查看皮试结果，不能追溯上次就诊的皮试医嘱等；都会造成药师在皮试药物审方时，不能及时准确判断。

故在实际审方工作中，应根据目前法规、药品说明书、《临床用药须知》等要求，结合本院实际情况做出本院的皮试规范，将此规范作为医院规范化管理的一部分。药师需要及时核对修订后的药品说明书、跟进法规的动态、学习各种新进展、对皮试审方规范进行更新。

五、案例分析

案例 1

（1）患者信息：男，12 岁。

（2）临床诊断：扁桃体炎。

（3）处方用药

    阿莫西林胶囊   1 粒   tid   po

（4）分析如下

使用阿莫西林胶囊没有进行皮试，不合格。部分医院在口服青霉素类药物的皮试管理中存在一定问题，而且口服青霉素类药物皮试的规定，在实际操作中也存在一定值得商榷之处：更换批号或停药超过 72h 是否强制再皮试？口服青霉素免皮试是值得探索的方向。

案例 2

（1）患者信息：女，73 岁。

（2）临床诊断：急性冠状动脉供血不足、不稳定心绞痛、高血压 2 级、肺部感染。

（3）处方用药

阿司匹林肠溶片	100mg	qd	po
硫酸氢氯吡格雷片	75mg	qd	po
培哚普利叔丁胺片	4mg	qd	po
阿托伐他汀钙片	20mg	qd	po
青霉素过敏试验	ast		
注射用青霉素钠	ast 皮试用		
注射用哌拉西林钠他唑巴坦钠	4.5g	q8h	ivd

（4）分析如下

同时使用 ACEI 类药物，此类药物会影响对速发型过敏反应的救治，皮试前应停用至少 24h，尤其在存在发生严重过敏反应的可能时。

六、练习题

（一）单选题

1. 下列哪些药物需要用青霉素皮试（　　）。
    A. 阿莫西林　　　　　　B. 利多卡因　　　　　　C. 普鲁卡因胺
    D. 门冬氨酸酶　　　　　E. 鲑鱼降钙素

2. 青霉素皮试液的配制中，下列哪项是正确的（　　）。
    A. 所有的皮试液都是 500U/ml
    B. 极少数高敏患者可在皮肤敏感试验时发生过敏性休克，常于注射后数秒钟至 5min 内出现，应立即按照过敏性休克抢救方法进行救治
    C. 试验用药含量要准确，配制后在冰箱中保存时间不应超过 36h
    D. 肝、肾功能下降的患者，皮试液的浓度要降低
    E. 换同类药品或不同批号，或停药 2 天以上，需重新做皮内试验

3. 青霉素皮试液的配制方法正确的是（　　）。
    A. 配制成为含 20 万 U/ml 青霉素溶液→2 万 U/ml 溶液→2000U/ml 溶液→500U/ml 的青霉素皮试液
    B. 配制成为含 20 万 U/ml 青霉素溶液→5 万 U/ml 溶液→5000U/ml 溶液→500U/ml 的青霉素皮试液
    C. 配制成为含 10 万 U/ml 青霉素溶液→1 万 U/ml 溶液→1000U/ml 溶液→500U/ml 的青霉素皮试液
    D. 配制成为含 100 万 U/ml 青霉素溶液→10 万 U/ml 溶液→1000U/ml 溶液→100U/ml 的青霉素皮试液
    E. 配制成为含 30 万 U/ml 青霉素溶液→3 万 U/ml 溶液→3000U/ml 溶液→300U/ml 的青霉素皮试液

4. 配制好的成人头孢菌素皮试液的建议浓度为（　　）。
    A. 300～500μg/ml　　　B. 100～600μg/ml　　　C. 50～60μg/ml
    D. 20～50μg/ml　　　　E. 100～200μg/ml

5. 使用英夫利西（昔）单抗之前，需要做哪种皮试（　　）。
    A. 青霉素皮试　　　　　B. 抗血清皮试
    C. 抗英夫利西（昔）单抗抗体试验
    D. 结核菌素皮肤试验　　E. 降纤酶皮试

6. 药物皮试的部位一般为（　　）。
    A. 前臂掌侧皮内　　　　B. 前臂桡侧皮内　　　　C. 前臂肘关节处

D. 上臂　　　　　　　　　　E. 手背静脉丛

7. 患者，女性，23 岁，因被宠物犬咬伤，需要注射抗狂犬病血清，下列说法错误的是（　　　）。

    A. 用氯化钠注射液将抗血清稀释 10 倍

    B. 取 0.1ml 抗血清，加 0.9ml 氯化钠注射液混匀，在前臂掌侧皮内注射 0.05～0.1ml

    C. 皮内注射后需观察 30min

    D. 注射局部无明显反应或皮丘小于 1cm，红晕小于 2cm，同时无其他不适，即为阴性

    E. 不需皮试

8. 患者，男性，25 岁，诊断为扁桃体炎。药师在审核其处方时发现，患者使用阿莫西林胶囊未做皮试，此时药师应该进行怎样的操作（　　　）。

    A. 通过此条医嘱

    B. 不通过此条医嘱，联系医生询问情况

    C. 自行添加皮试的医嘱

    D. 通过此条医嘱，但将情况上报医教部门

    E. 口服药物不需审核皮试

9. 患者，男性，72 岁，在门诊手术室进行皮肤痣的切除，需要使用普鲁卡因作麻醉。下列说法正确的是（　　　）。

    A. 需要做麻醉药物的皮试　　　　　　B. 门诊手术不需要作皮试

    C. 普鲁卡因不需要做皮试　　　　　　D. 剂量较小时不需要作皮试

    E. 皮肤痣的切除不需要作皮试

10. 皮试结果阴性判断为（　　　）。

    A. 皮丘无改变

    B. 皮丘周围有严重红晕

    C. 皮丘周围有伪足

    D. 患者全身皮肤出现瘙痒及红疹

    E. 皮丘变成较大红斑

11. 关于皮肤敏感实验，下列说法正确的是（　　　）

    A. 皮肤敏感试验是临床常用的检测患者是否会发生变态反应的简便方法

    B. 皮肤敏感试验是临床常用的检测患者是否会发生过敏性休克的唯一方法

    C. 皮肤敏感试验是所有静脉药物使用前均需进行的步骤

D. 皮肤敏感试验是可以做也可以不做的，可以根据医生的经验来判断

E. 皮肤敏感试验的具体做法是需要药师制定的

12. 下列说法正确的是（　　　）

A. 极少数高敏患者可在皮肤敏感试验时发生过敏性休克，常于注射后数秒钟至数分钟内出现，应立即按照过敏性休克抢救方法进行救治

B. 极少数高敏患者在皮肤敏感试验一定会发生皮疹

C. 极少数高敏患者在皮肤敏感试验一定会发生瘙痒

D. 极少数高敏患者在皮肤敏感试验时发生过敏性休克，常于注射后20min 后出现，应立即按照过敏性休克抢救方法进行救治

E. 极少数高敏患者可在皮肤敏感试验时发生过敏性休克，常于注射后15min 后出现，应立即按照过敏性休克抢救方法进行救治

13. 关于抗蛇毒血清皮试的内容，下列正确的是（　　　）

A. 皮肤敏感反应试验一定能预测对抗蛇毒素的早期过敏反应

B. 预先皮下注射低剂量乌拉地尔能减少对抗血清的过敏反应的发生

C. 皮试后，经 50min 判断结果

D. 为了防止阳性结果的出现，一定要事前注射氯苯那敏

E. 使用前应询问马血清制品注射史和过敏史

14. 中药注射剂的不良反应的说法正确的是（　　　）

A．不良反应可表现为过敏性休克、急性喉头水肿、过敏性哮喘、过敏性间质性肺炎等

B. 不良反应不包括过敏性休克、急性喉头水肿、过敏性哮喘、过敏性间质性肺炎

C. 如出现过敏反应可以不需要停药，但是需要做脱敏处理

D. 有药物过敏史者使用前一律进行皮试

E. 中药注射剂相对安全，一律不需要进行皮试

15. 使用下列哪种药物者，可能影响皮试结果（　　　）。

A. 苯海拉明　　　　　B. 阿托伐他汀　　　　　C. 依折麦布

D. 胺碘酮　　　　　　E. 脂肪乳注射液

16. 使用下列哪种药物，可能影响皮试结果（　　　）。

A. 西替利嗪　　　　　B. 左旋咪唑　　　　　C. 吡嗪酰胺

D. 利福布汀　　　　　E. 万古霉素

17. 使用下列哪种药物，可能影响皮试结果（　　　）。

A. 三氧化二砷　　　　B. 雷尼替丁　　　　　C. 依他尼酸

D. 肼屈嗪　　　　　　　　E. 克拉霉素

18. 下列哪种情况可以做皮试（　　）。

A. 近4周内发生过速发型过敏反应者

B. 过敏性休克高危人群

C. 小剂量过敏原即可导致严重过敏反应者

D. 慢性荨麻疹患者

E. 急性胃肠炎患者

19. 下列哪种情况不应该做皮试（　　）。

A. 冠心病患者　　　　　B. 高血压患者　　　　C. 脑卒中患者

D. 皮肤划痕症患者　　　E. 阑尾炎患者

20. 使用下列哪种药物，可能影响皮试结果（　　）。

A. 苯海拉明　　　　　　B. 地高辛　　　　　　C. 氨氯地平

D. 去甲肾上腺素　　　　E. 甲氨蝶呤

（二）简答题

1. 患者出现哪些症状，可以判断为过敏试验阳性？

2. 需要重新作青霉素皮试的常见于哪些情况？

3. 使用英夫利西单抗前，须接受结核杆菌皮试的原因有哪些？

4. 患者，女，20岁，肺部感染，进行青霉素皮试。皮试后3min患者出现胸闷、气急伴濒危感，皮肤瘙痒，面色苍白，出冷汗，心率快，血压下降，烦躁不安，患者可能是以下哪些原因导致？简述原因。

参 考 答 案

（一）选择题

1. A　2. B　3. A　4. A　5. D　6. A　7. E　8. B　9. A　10. A

11. A　12. A　13. E　14. A　15. A　16. A　17. B　18. E　19. D　20. A

（二）简答题

1. 答：①注射局部出现红肿；②皮丘直径 >1cm 或局部红晕；③有小水疱等异常者；④过敏性休克；⑤患者出现呼吸困难、腹痛、头晕等不适。

2. 答：更换同类药物或不同批号，或停药3天以上，需重新做皮试。

3. 答：接受本品的患者对各种感染，尤其是分枝杆菌感染较为易感，已有感染者不宜再用；在使用本品前，做结核菌素皮肤试验及胸部 X 片的筛查试验，有陈旧性结核病复发或新感染的患者应首先抗结核治疗 2~3 个月。

4. 答：可能是青霉素导致的速发型过敏反应。原因：时间关联性；症状；排除原发疾病的原因。

附表 4 – 4 – 1　皮试药品要求及方法

药品	皮试要求	皮试液配制及过敏试验方法
青霉素钠 青霉素钾 青霉素 V 钾 苄星青霉素 苯唑西林钠 氯唑西林钠 氨苄西林钠 阿莫西林 哌拉西林 磺苄西林钠 阿洛西林钠 美洛西林钠 氨苄西林 – 舒巴坦钠 托西酸舒他西林 阿莫西林 – 克拉维酸钾 替卡西林 – 克拉维酸钾 哌拉西林 – 他唑巴坦钠	青霉素皮肤敏感试验	青霉素钾盐或钠盐以 0.9% 氯化钠注射液配制成为 20 万 U/ml 青霉素溶液（80 万 U/瓶，注入 4ml 0.9% 氯化钠注射液即成）→取 20 万 U/ml 溶液 0.1ml，加 0.9% 氯化钠注射液至 1ml，成为 2 万 U/ml 溶液→取 2 万 U/ml 溶液 0.1ml，加 0.9% 氯化钠注射液至 1ml，成为 2000U/ml 溶液→取 2000U/ml 溶液 0.25ml，加 0.9% 氯化钠注射液至 1ml，成为 500U/ml 溶液的青霉素皮试液
普鲁卡因青霉素	青霉素皮肤敏感试验 + 普鲁卡因皮肤敏感试验	①见青霉素皮肤敏感试验配制方法 ②普鲁卡因皮肤敏感试验方法：皮内注射 1% ~ 2% 普鲁卡因溶液 0.1ml，局部出现红疹、发热或肿块者对普鲁卡因过敏，即不宜用本品

药品	皮试要求	皮试液配制及过敏试验方法
盐酸普鲁卡因	普鲁卡因皮肤过敏试验	皮内注射 1%～2% 普鲁卡因溶液 0.1ml，局部出现红疹、发热或肿块者对普鲁卡因过敏，即不宜用本品
青霉胺	青霉素皮肤敏感试验	见青霉素
细胞色素 C	使用本品前，须做皮试。治疗结束后再用本品，需重新皮试	将本品注射液以 0.9% 氯化钠注射液稀释成 0.03mg/ml 浓度，注入皮内 0.03～0.05ml，20min 后仍显阴性者方可用药
英夫利西（昔）单抗	用药前需做结核菌素皮试	接受本品的患者对各种感染，尤其是分枝杆菌感染较为易感，已有感染者不宜应用。在使用本品前，做结核菌素皮肤试验及胸部 X 线片的筛查试验
鱼肝油酸钠	注射前应先进行过敏试验	用 0.1% 溶液 0.1～0.2ml 皮内注射，并用等量氯化钠溶液作对照观察 5～10min，周围红肿者忌用
降纤酶	用药前应做皮试	以本品 0.1ml 用 0.9% 氯化钠注射液稀释至 1ml，皮内注射 0.1ml，皮试阴性者才可用
门冬氨酸酶	凡首次采用本品或已使用过本品但已停药 1 周或 1 周以上的患者，在注射本品前须做皮试	皮试的药液可按下列方法制备：加 5ml 的灭菌注射用水或氯化钠注射液入小瓶内摇动，使小瓶内 10000U 的门冬酰胺酶溶解，抽取 0.1ml（每 1ml 含 2000U），注入另一瓶含 9.9ml 稀释液的小瓶内，从而制成浓度约为每 1ml 含 20U 的皮试药液。用 0.1ml 皮试液（约为 2.0U）做皮试，至少观察 1h，如有红斑或风团即为皮试阳性反应
鲑鱼降钙素	对蛋白质过敏者可能对本品过敏，因此，对这类患者在用药前最好先做皮试	

药品	皮试要求	皮试液配制及过敏试验方法
门冬酰胺酶（左旋门冬酰胺酶）	凡首次采用本品或已使用过本品但已停药1周或1周以上的患者，在注射本品前须做皮试	皮试的药液可按下列方法制备：加5ml的灭菌注射用水或氯化钠注射液入小瓶内摇动，使小瓶内1万IU的门冬酰胺酶溶解，抽取0.1ml（每1ml含2000IU），注入另一含9.9ml稀释液的小瓶内，从而制成浓度约为每1ml含20IU的皮试药液。用0.1ml皮试液（约为2.0IU）做皮试，至少观察1h，如有红斑或风团即为皮试阳性反应
胸腺肽	对于过敏体质者，注射前或治疗终止后再用药，需做皮试，阳性反应者禁用	配成 25μg/ml 的溶液，皮内注射0.1ml
白喉抗毒素	注射前必须先做过敏试验	用氯化钠注射液将抗毒素稀释20倍（取0.1ml抗毒素，加1.9ml氯化钠注射液混匀），在前臂掌侧皮内注射0.05~0.1ml，观察30min，注射局部无明显反应或皮丘小于1cm、红晕小于2cm，同时无其他不适，即为阴性
破伤风抗毒素	注射前必须先做过敏试验	用氯化钠注射液将抗毒素稀释10倍（取0.1ml抗毒素，加0.9ml氯化钠注射液混匀），在前臂掌侧皮内注射0.05~0.1ml，观察30min，注射局部无明显反应或皮丘小于1cm、红晕小于2cm，同时无其他不适，即为阴性
多价气性坏疽抗毒素	注射前必须先做过敏试验	用氯化钠注射液将抗血清稀释10倍（取0.1ml抗血清，加0.9ml氯化钠注射液混匀），在前臂掌侧皮内注射0.05~0.1ml，观察30min，注射局部无明显反应或皮丘小于1cm、红晕小于2cm，同时无其他不适，即为阴性

药品	皮试要求	皮试液配制及过敏试验方法
肉毒抗毒素	注射前必须先做过敏试验	用氯化钠注射液将抗毒素稀释10倍（取0.1ml抗毒素，加0.9ml氯化钠注射液混匀），在前臂掌侧皮内注射0.05ml，观察30min，注射局部无明显反应，即为阴性
抗蛇毒血清 抗蝮蛇毒血清 抗五步蛇毒血清 抗银环蛇毒血清 抗眼镜蛇毒血清	询问马血清制品注射史和过敏史，并做皮试	取本品0.1ml加氯化钠溶液1.9ml，在前臂掌侧皮内注射0.1ml，经20～30min判断结果。可疑阳性者，预先注射氯苯那敏10mg（儿童酌减），15min后再注射本品
抗炭疽血清	注射前必须先做过敏试验	用氯化钠注射液将血清稀释20倍（取0.1ml抗血清，加1.9ml氯化钠注射液混匀），在前臂掌侧皮内注射0.05～0.1ml，观察30min，注射局部无明显反应或皮丘小于1cm、红晕小于2cm，同时无其他不适，即为阴性
抗狂犬病血清	注射前必须先做过敏试验	用氯化钠注射液将抗血清稀释10倍（取0.1ml抗血清，加0.9ml氯化钠注射液混匀），在前臂掌侧皮内注射0.05～0.1ml，观察30min，注射局部无明显反应或皮丘小于1cm、红晕小于2cm，同时无其他不适，即为阴性
金葡素	使用本品前应先进行过敏试验	
A群链球菌	青霉素皮肤敏感试验	见青霉素皮肤敏感试验配制方法

注：本表简化自《中华人民共和国药典临床用药须知》（国家药典委员会，2015年版，北京：中国医药科技出版社，2017.9.）。

（王颖彦　李茹冰）

第五节　中成药处方审核要点

一、中成药概述

(一) 定义

中成药是在中医药理论指导下，以中药饮片为原料，按规定的处方和标准制成具有一定规格的剂型，可直接用于防治疾病的制剂。中成药的处方是根据中医理论，针对某种病证或症状制定的，临床使用中成药时应根据中医理论辨证选药，可将中医辨证与中医辨病相结合、西医辨病与中医辨证相结合，但不能仅根据西医诊断选用中成药。

（二）中成药分类

中成药分类的方法较多，按功效可分为以下 20 类。

（1）解表剂　辛温解表、辛凉解表、扶正解表。

（2）泻下剂　寒下、温下、润下、逐水、攻补兼施。

（3）和解剂　和解少阳、调和肝脾。

（4）清热剂　清热泻火、清营凉血、清热解毒、清脏腑热。

（5）祛暑剂　祛暑清热、祛暑解表、祛暑利湿、清暑益气。

（6）温里剂　温中祛寒、回阳救逆、温经散寒。

（7）表里双解剂　解表攻里、解表清里、解表温里。

（8）补益剂　补气、补血、气血双补、补阴、补阳、阴阳双补。

（9）安神剂　重镇安神、滋养安神。

（10）开窍剂　凉开、温开。

（11）固涩剂　固表止汗、涩肠止泻固脱、涩精止遗、敛肺止血、固崩止带。

（12）理气剂　理气疏肝、疏肝散结、理气和中、理气止痛、降气。

（13）理血剂　活血（活血化瘀、益气活血、温经活血、养血活血、凉血散瘀、化瘀消癥、散瘀止痛、活血通络、接筋续骨）、止血（凉血止血、收涩止血、化瘀止血、温经止血）。

（14）治风剂　疏散外风、平息内风。

（15）治燥剂　清宣润燥、滋阴润燥。

（16）祛湿剂　燥湿和中、清热祛湿、利水渗湿、温化水湿、祛风胜湿、祛湿化浊。

（17）祛痰剂　燥湿化痰、清热化痰、润燥化痰、温化寒痰、化痰息风。

（18）止咳平喘剂　清肺止咳、温肺止咳、补肺止咳、化痰止咳、温肺平喘、清肺平喘、补肺平喘、纳气平喘。

（19）消导化积剂　消食导滞、健脾消食。

（20）杀虫剂　驱虫止痛、杀虫止痒。

（三）常用中成药功能主治特点

1. 解表剂

（1）分类特点　解表剂是用以治疗表证的中成药，分为辛温解表、辛凉解表和扶正解表三大类。临床可用于治疗普通感冒、流行性感冒、上呼吸道感染、扁桃体炎、咽炎、胃肠型感冒等。

辛温解表剂：主要配伍麻黄、桂枝、防风、荆芥、白芷、羌活等发散风寒药物。适用于外感风寒表证。症见恶寒发热、头项强痛、肢体酸痛、口不渴、无汗或汗出而仍发热恶风寒、舌苔薄白、脉浮紧或浮缓等。例如感冒清热颗粒、九味羌活丸（颗粒）、伤风停颗粒。

辛凉解表剂：主要配伍金银花、连翘、桑叶、菊花、牛蒡子、柴胡、葛根、黄芩、石膏等发散风热或清热解毒药物，适用于外感风热证。症见发热、微恶风寒、头痛、口渴、咽痛，或咳嗽、舌尖红、苔薄白或兼微黄、脉浮数等。例如银翘解毒丸（颗粒、胶囊、片）、桑菊感冒片。

扶正解表剂：由解表药与补气药组成，补气药常用人参、党参、黄芪等。适用于正气虚弱复感外邪而致的表证。气虚感冒者症见反复感冒、低热汗出、倦怠、舌质淡有齿痕、苔薄、脉弱等。例如玉屏风颗粒（口服液）、参苏丸（胶囊）。

（2）使用注意　①部分解表药是中西药复方制剂，与其他西药合用时，注意避免重复用药。②使用解表药同时不宜使用滋补类中成药，如以熟地黄、阿胶、制何首乌、淫羊藿为君臣药，或说明书标示"感冒期间不宜使用"的滋补类中成药。

2. 泻下剂

（1）分类特点　泻下剂是用以治疗里实证的中成药，分为寒下、润下、逐水及攻补兼施五类。临床可用于治疗便秘、肠梗阻、急性胰腺炎、急性胆囊炎、幽门梗阻、胸腔积液、腹水等。

寒下剂：主要配伍大黄、芒硝、番泻叶等泻火通便药物，适用于里热与积滞互结之实证。症见大便秘结、腹部或满或胀或痛，甚或潮热、苔黄、脉实等。例如三黄片（胶囊、丸）、当归龙荟丸、复方芦荟胶囊。

润下剂：主要配伍当归、肉苁蓉、制何首乌、火麻仁、郁李仁等润肠通便药物，适用于肠燥津亏便秘，以及年老便秘。症见大便干结、小便短赤、舌苔黄燥、脉滑实等。例如麻仁软胶囊、苁蓉通便口服液。

逐水剂：主要配伍甘遂、大戟、芫花、牵牛子等峻下逐水药物，适用于水饮壅盛于里之实证。症见胸胁引痛或水肿腹胀、二便不利、脉实有力等。例如舟车丸。

攻补兼施剂：主要由补益药和泻下通便药组成，补益药常用白术、党参等健脾药，适用于里实正虚而大便秘结证。症见脘腹胀满、大便秘结兼气血阴津不足表现。例如便通胶囊（片）。

（2）使用注意　①疗程不宜过长，中病即止；②老年体虚、新产血亏、病后津伤，以及亡血家等，应攻补兼施，虚实兼顾。

3. 和解剂

（1）分类特点　和解剂用以治疗伤寒邪在少阳、肝脾不和等证的中成药，分为和解少阳、调和肝脾两类。适用于现代医学的上呼吸道感染、慢性胃炎、慢性肠炎、胃肠功能紊乱、慢性乙型病毒性肝炎、胆囊炎等。

和解少阳剂：主要有柴胡或青蒿与黄芩配伍组方，适用于邪在少阳证。症见往来寒热、胸肋苦满、心烦喜呕、默默不欲饮食，以及口苦、咽干、目眩等。例如小柴胡颗粒、少阳感冒颗粒。

调和肝脾剂：主要有疏肝理气药物柴胡、枳壳、陈皮等，益气健脾药物人参、党参、白术、茯苓等，以及养血柔肝药物白芍组合而成，适用于肝脾不和证。症见脘腹胸胁胀痛、神疲食少、月经不调、腹痛泄泻、手足不温等。例如加味逍遥丸、逍遥丸（颗粒）。

（2）使用注意　①本类方剂以驱邪为主，纯虚不宜用；②临证使用要辨清表里、上下、气血以及寒热虚实的多少选用中成药。

4. 清热剂

（1）分类特点　清热剂用以治疗里热证的中成药，主要分为清热泻火、清营凉血、清热解毒、清脏腑热四类。临床可用于治疗各种感染性与非感染炎症性疾病如流感、流行性乙型脑炎、流行性脑脊髓膜炎、牙龈炎、急性扁桃体炎、流行性腮腺炎、各类肺炎、肝炎、胃肠炎、败血症、流行性出血热等属里热者。

清热泻火剂：主要配伍黄芩、黄连、黄柏、栀子等清热泻火药物，适用于热在气分、热盛津伤之证。症见身热不恶寒、反恶热、大汗、口渴饮冷、舌红苔黄、脉数有力等。例如牛黄上清丸（胶囊、片）、黄连上清丸（颗粒、片、胶囊）。

清营凉血剂：主要配伍水牛角、生地黄、玄参、青黛等清热凉血解毒药，适用于邪热传营，或热入血分证。症见身热夜甚、神烦少寐、时有谵语，或斑疹隐隐、发斑、出血、昏狂、舌绛、脉数等。例如五福化毒丸（片）、新雪丸（颗粒、胶囊、片）。

清热解毒剂：主要配伍黄连、黄芩、金银花、连翘、鱼腥草、蒲公英等清热解毒药物，适用于火热毒邪引起的各类病证。症见口舌生疮、咽喉肿痛、便秘溲赤或大热渴饮、谵语神昏、吐衄发斑、舌绛唇焦；或头面红肿焮痛、痈疡疔疮、舌苔黄燥及外科的热毒痈疡等。例如西黄丸（胶囊）、双黄连合剂（颗粒、胶囊、片）、银黄颗粒（片）、板蓝根颗粒、季德胜蛇药片、连翘败毒丸（膏、片）、如意金黄散。

清脏腑热剂：因热在脏腑不同而有所区别，适用于火热邪毒引起的脏腑火热证。肺热用黄芩、桑白皮、石膏、知母等清泻肺热；胃热用大黄、石膏、黄连等清泻胃热；肝胆火热，用龙胆草、夏枯草等清泻肝胆火热等。例如牛黄清心丸、龙胆泻肝丸、护肝片（颗粒、胶囊）、茵栀黄颗粒（口服液）、复方黄连素片。

（2）使用注意　①疗程不宜过长，中病即止，不宜久服；②辨别热证的部位用药；③如服药呕吐者，可采用凉药热服法。

5. 温里剂

（1）分类特点　温里剂是用以治疗里寒证的中成药。温里剂分为温中祛寒、回阳救逆、温经散寒三大类。临床可用于治疗慢性胃炎、胃及十二指肠溃疡、胃肠痉挛、末梢循环障碍、血栓闭塞性脉管炎、风湿性关节炎等。

温中祛寒剂：主要由人参、黄芪、党参、白术、高良姜、干姜等健脾益气、温中散寒药物组成，适用于中焦虚寒证。症见脘腹疼痛、呕恶下利、不思饮食、肢体倦怠、手足不温、口淡不渴、舌苔白滑、脉沉细或沉迟等。例如附子理中丸（片）、黄芪建中丸。

回阳救逆剂：主要由附子、肉桂、干姜等温热药组方，适用于阳气衰微，阴寒内盛，甚至阴盛格阳或戴阳的危重病证。症见四肢厥逆、恶寒蜷卧、呕吐腹痛、下利清谷、精神萎靡、脉沉细或沉微等。例如参附注射液。

温经散寒剂：主要由制川乌、制草乌、天南星等温经散寒药配伍，适用于寒凝经脉证。症见手足厥寒，或肢体疼痛，或发阴疽等。例如小金丸、代温灸膏。

（2）使用注意　①部分温里剂含有附片、制川乌等毒性饮片，不宜长期使用。②凡实热证、素体阴虚内热、失血伤阴者不宜用。

6. 补益剂

（1）分类特点　补益剂是用以治疗各种虚证的中成药，分为补气、补血、气血双补、补阴、补阳、阴阳双补六种，临床可用于治疗慢性心力衰竭、贫血、休克、衰老、退行性病变、内分泌与代谢性疾病出现气血阴阳虚损表现者。

补气剂：以黄芪、人参、白术、茯苓等健脾益气药物为主组方，适用于脾肺气虚证。症见肢体倦怠乏力、少气懒言、语声低微、动则气促、面色萎黄、食少便溏、舌淡苔白、脉弱或虚大，甚或虚热自汗，或脱肛、子宫脱垂等。例如参苓白术散（丸、颗粒）、补中益气丸（颗粒）。

补血剂：以熟地黄、当归、阿胶、白芍、枸杞子等补血药物为主组成，适用于血虚病证。症见面色无华、头晕、眼花、心悸失眠、唇甲色淡、妇女经水愆期、量少色淡、脉细数或细涩、舌质淡红、苔滑少津等。例如归脾丸（合剂）、当归补血丸。

气血双补剂：由补气和补血药物组成，适用于气血两虚证。症见面色无华、头晕目眩、心悸气短、肢体倦怠、舌质淡、苔薄白、脉虚细等。例如八珍益母丸（胶囊）、乌鸡白凤丸（胶囊、片）、人参养荣丸。

补阴剂：以熟地黄、阿胶、鳖甲、麦冬、沙参、百合、女贞子、石斛等补阴药物配伍组成，适用于阴虚证。症见肢体羸瘦、头晕耳鸣、潮热颧红、五心烦热、口燥咽干、虚烦不眠、大便干燥、小便短黄，甚则骨蒸盗汗、呛咳无痰、梦遗滑精、腰酸背痛、脉沉细数、舌红少苔、少津等。例如六味地黄丸、杞菊地黄丸（胶囊、片）、生脉饮（颗粒、胶囊、注射液）、百合固金丸。

补阳剂：以肉桂、附子、杜仲、续断、巴戟天、淫羊藿等温补肾阳药物为主组成，适用于阳虚证。症见腰膝酸痛、四肢不温、酸软无力、少腹拘急冷痛、小便不利，或小便频数、阳痿早泄、肢体羸瘦、消渴、脉沉细或尺脉沉伏等。例如金匮肾气丸（片）、四神丸（片）。

阴阳双补：由助阳和滋阴药物组成，适用于阴阳两虚证。症见头晕目眩、腰膝酸软、阳痿遗精、畏寒肢冷、午后潮热等。例如补肾益脑片。

（2）使用注意　①实证或虚实夹杂证不宜使用；②服药时间以空腹或饭前为佳。

7. 安神剂

（1）分类特点　安神剂是用以治疗各种神志不安疾患的中成药。安神剂分为重镇安神和滋养安神两类。临床可用于治疗睡眠异常（失眠）、神经官能症、甲状腺功能亢进症、高血压、心律失常等。

重镇安神剂：主要由朱砂、珍珠母、磁石、牡蛎等重镇安神药和龙胆草、栀子、黄芩、黄连等清热药组合而成，适用于肝火亢盛、火热扰心之证，症见烦乱、失眠、惊悸、怔忡等。例如磁朱丸、朱砂安神丸。

滋养安神剂：主要由补益药物和养心安神药配伍组成，适用于阴血不足，心神失养证。症见虚烦少寐、心悸盗汗、梦遗健忘、舌红苔少等。例如天王补心丸（片）、养血安神丸、柏子养心丸（片）。

（2）使用注意　①重镇安神类多由矿物类药物组成，不宜久服，以免有碍脾胃运化，影响消化功能；②朱砂含有硫化汞，含有朱砂的重镇安神类中成药不宜过量或长期服用，肝肾功能不全者慎用；③素体脾胃不健，服用安神剂时可配合补脾和胃的中成药。

8. 开窍剂

（1）分类特点　开窍剂是治疗神昏窍闭（神志障碍）、心痛彻背诸证的中成药，分为凉开（清热开窍）和温开（芳香开窍）两类。临床可用于治疗急性脑血管病、流行性乙型脑炎、流行性脑脊髓膜炎、尿毒症、肝昏迷，癫痫、冠心病心绞痛、心肌梗死等。

凉开（清热开窍）剂：主要应用麝香、冰片、安息香、郁金等芳香开窍药，配伍水牛角、黄连、黄芩、石膏等清热药组成。适用于温邪热毒内陷心包的热闭证，症见高热、神昏谵语，甚或痉厥等。例如安宫牛黄丸、清开灵注射液（胶囊、片、颗粒）、安脑丸、醒脑静注射液。

温开（芳香开窍）剂：主要应用苏合香、安息香、冰片、麝香等芳香开窍药，配伍辛温行气之品如细辛、沉香、檀香、丁香等组方。适用于中风、中寒、痰厥等属于寒闭之证。症见突然昏倒、牙关紧闭、神昏不语、苔白脉迟等。例如苏合香丸、十香返生丸。

（2）使用注意 ①神昏有闭与脱之分，闭证可用本类药物治疗，同时闭症要与祛邪药同用，脱证不宜使用；②开窍剂久服易伤元气，故临床多用于急救，中病即止；③本类药物的丸散剂在使用时宜温开水化服或鼻饲。

9. 理血剂

（1）分类特点 理血剂是用以治疗各类瘀血或出血病证的中成药。理血剂分为活血与止血两类。临床可用于治疗各类骨折、软组织损伤、疼痛、缺血性疾病（冠心病、缺血性脑血管病）、血管性疾病、血液病、风湿病、肿瘤等有瘀血表现及各类出血性疾病如外伤出血、月经过多、血小板减少性紫癜等见上述表现者。

活血剂：可分为活血化瘀、行气活血、益气活血、温经活血、养血活血、化瘀消癥等。适用于蓄血及各种瘀血阻滞跌打损伤病证。症见刺痛有定处、舌紫暗、舌上有青紫斑或紫点、腹中或其他部位有肿块、疼痛拒按、按之坚硬、固定不移等。

①活血化瘀剂：主要配伍丹参、三七、川芎、当归、桃仁、红花等活血化瘀药物，用于瘀血阻滞所致的经闭、痛经、半身不遂、外伤疼痛。如丹参注射液、银杏叶胶囊等。②行气活血剂：主要由活血药与行气药组合而成。常用药物有郁金、木香、乳香、没药、香附、佛手、降香、檀香等，用于气滞血瘀所致疾病。如复方丹参滴丸、麝香保心丸。③益气活血剂：主要由活血药与补气药组合而成。补气药常用人参、党参、黄芪、灵芝、刺五加等，用于诸病气虚血瘀证。如芪参益气滴丸、定坤丹。④温经活血剂：主要由温经药和活血药组成。温经药常用肉桂、小茴香、炮姜、干姜、艾叶等。用于寒凝血滞所致的痛经、闭经、月经先期、月经后期等。如田七痛经胶囊、少腹逐瘀丸（颗粒）。⑤养血活血剂：主要由补血药和活血药组成。补血药常用当归、白芍、鸡血藤等。用于血虚夹瘀所致月经不调、月经过少、月经后期等疾病。如复方鸡血藤膏、妇康宁片。⑥化瘀消癥剂：主要配伍土鳖虫、水蛭、三棱、莪术、阿魏、血竭等破血药物，用于瘀血所致癥瘕、积聚、痞块、腹部肿物、经闭等。如化瘀回生片、肝复乐片等。

止血剂：因成因不同，配伍不同药物，如热证出血常配伍侧柏叶、小蓟、白茅根、槐花等；气虚失摄者，配伍人参、黄芪等；阳虚失摄者，配伍炮姜、艾叶等。适用于血溢脉外的出血证，症见吐血、衄血、咯血、便血、尿血、崩漏等。例如槐角丸、三七胶囊（片）。

（2）使用注意　①妇女经期、月经过多及孕妇均当慎用或禁用活血剂；②逐瘀过猛或久用逐瘀，均易耗血伤正，只能暂用，不能久服，中病即止。

10. 祛湿剂

（1）分类特点　祛湿剂用于治疗水湿病证的中成药。祛湿剂分为化湿和胃、清热祛湿、利水渗湿、温化水湿、祛湿化浊、祛风胜湿五类。临床可用于治疗各类风湿病、各类骨关节炎、骨质增生及急性肾炎、慢性肾炎、肝硬化腹水、泌尿系感染、前列腺炎、前列腺增生、产后小便困难等。

化湿和胃剂：主要由苍术、藿香、厚朴等芳香化湿药物组合而成。适用于湿浊内阻，脾胃失和证。症见脘腹痞满、嗳气吞酸、呕吐泄泻、食少体倦等。例如香砂平胃散（颗粒、丸）、枳术丸。

清热祛湿剂：主要配伍茵陈、栀子、大黄、金钱草、车前子、土茯苓等清利湿热药物组成，适用于湿热外感，或湿热内盛，以及湿热下注证。症见身目发黄、小便短赤，或霍乱吐泻、下利脓血便或大便臭秽、小便浑浊，或关节红肿酸痛等。例如消炎利胆片（颗粒、胶囊）、妇科千金片、八正颗粒。

利水渗湿剂：主要由猪苓、茯苓、薏苡仁等利水渗湿药物组成，适用于水湿壅盛证。症见小便不利、水肿、腹水、泄泻等。例如五苓散（胶囊、片）。

温化水湿剂：主要配伍附子、肉桂、桂枝、白术、苍术、黄芪等温阳化气、利水消肿药物，适用于阳虚不能化水和湿从寒化证。症见痰饮、水肿、小便不利、泻痢不止、形寒肢冷等。例如萆薢分清丸、肾炎康复片。

祛湿化浊剂：主要配伍制何首乌、山楂、茵陈、黄柏等化湿降浊药物，适用于湿浊不化所致的白浊、妇女带下等证，或高脂血症。症见小便浑浊、淋漓涩痛，或带下色白、质稠、状如凝乳或豆腐渣状，气味酸臭；或形体肥胖、胸闷、多困、倦怠、舌苔厚腻、脉滑等。例如白带丸、血脂康胶囊。

祛风胜湿剂：主要以独活、姜黄、木瓜等祛风湿药为主组方，适用于风湿痹阻经络证。症见肢体、肌肉、关节疼痛、酸楚、麻木、沉重以及关节肿大、变形、屈伸不利等。例如独活寄生丸。

（2）使用注意　祛风湿剂多由芳香温燥或甘淡渗利之药组成，多辛燥，易于耗伤阴津，对素体阴虚津亏，病后体弱，以及孕妇等均应慎用。

11. 祛痰剂

（1）分类特点　祛痰剂用以治疗各种痰病的中成药。祛痰剂分为燥湿化痰、清热化痰、润燥化痰、温化寒痰和化痰息风等五类。临床可用于治疗慢性支气管炎、肺气肿、支气管哮喘、神经性呕吐、神经官能症、消化性溃疡、更年期综合征、癫痫、中风、冠心病、肺炎、高血压病、眩晕等。

燥湿化痰剂：主要配伍半夏、天南星、款冬花、白术、茯苓、橘红、陈皮等化痰止咳、健脾祛湿和行气药物，适用于湿痰证。症见咳吐多量稠痰、痰滑易咳、胸脘痞闷、恶心呕吐、眩晕、肢体困重、食少口腻、舌苔白腻或白滑、脉缓或滑等。例如二陈丸、祛痰止咳颗粒。

清热化痰剂：主要配伍瓜蒌、胆南星、川贝母、竹茹、天竺黄、黄芩、桑白皮等清泻肺热、化痰止咳的药物，适用于痰热证。症见咳吐黄痰、咳吐不利、舌红苔黄腻、脉滑数。例如祛痰灵口服液、止咳橘红丸（颗粒、胶囊、片）、黄氏响声丸。

润燥化痰剂：主要配伍川贝母、瓜蒌、百合、天冬、麦冬、玄参、生地黄等润肺化痰、养阴润燥的药物，适用于燥痰证。症见咳嗽甚或呛咳、咳痰不爽，或痰黏成块，或痰中带血、胸闷胸痛、口鼻干燥、舌干少津、苔干、脉涩等。例如养阴清肺丸（膏、糖浆）、蜜炼川贝枇杷膏。

温化寒痰剂：主要配伍法半夏、天南星、干姜、细辛、五味子、白术、陈皮等温肺化痰、健脾除湿的药物，适用于寒痰证。症见咳吐白痰、胸闷脘痞、气喘哮鸣、畏寒肢冷、舌苔白腻、脉弦滑或弦紧。例如通宣理肺丸（颗粒、胶囊、片）。

化痰息风剂：主要由半夏、白术、茯苓等健脾燥湿化痰药配伍天麻、钩藤等平肝息风药组成，适用于内风挟痰证。症见眩晕头痛，或发癫痫，甚则昏厥、不省人事、舌苔白腻、脉弦滑等。例如半夏天麻丸。

（2）使用注意　①表邪未解或痰多者，慎用滋润之品，以防壅滞留邪，病久不愈；②辨明生痰之源，重视循因治本。

二、中成药应用原则

（一）中成药临床应用基本原则

（1）辨证用药　依据中医理论，辨认、分析疾病的证候，针对证候确定具体治法，依据治法，选定适宜的中成药。

（2）辨病辨证结合用药　辨病用药是针对中医的疾病或西医诊断明确的疾病，根据疾病特点选用相应的中成药。临床使用中成药时，可将中医辨证与中医辨病相结合、西医辨病与中医辨证相结合，选用相应的中成药，但不能仅根据西医诊断选用中成药。

（3）剂型的选择　根据患者的体质强弱、病情轻重缓急及各种剂型的特点，选择适宜的剂型。

（4）使用剂量的确定　对于有明确使用剂量的，慎重超剂量使用。有使用剂量范围的中成药，老年人使用剂量应取偏小值。

（5）合理选择给药途径　能口服给药的，不采用注射给药；能肌内注射给药的，不选用静脉注射或滴注给药。

（6）使用中药注射剂　①严格按照药品说明书规定的功能主治使用，辨证施药，禁止超功能主治用药。②严格掌握用法用量及疗程。不超剂量、过快滴注和长期连续用药。③严禁混合配伍，谨慎联合用药。对长期使用的，在每疗程间要有一定的时间间隔。

（二）联合用药原则

1. 中成药的联合使用

（1）当疾病复杂，一个中成药不能满足所有证候时，可以联合应用多种中成药。

（2）多种中成药的联合应用，应遵循药效互补原则及增效减毒原则。功能相同或基本相同的中成药原则上不宜叠加使用。

（3）药性峻烈的或含毒性成分的药物应避免重复使用。

（4）合并用药时，注意中成药的各药味、各成分间的配伍禁忌。

（5）一些病证可采用中成药的内服与外用药联合使用。

2. 中药注射剂联合使用

（1）两种以上中药注射剂联合使用，应遵循主治功效互补及增效减毒原则，符合中医传统配伍理论的要求，无配伍禁忌。

（2）谨慎联合用药，如确需联合使用时，应谨慎考虑中药注射剂的间隔时间以及药物相互作用等问题。

（3）需同时使用两种或两种以上中药注射剂，严禁混合配伍，应分开使用。除有特殊说明，中药注射剂不宜两个或两个以上品种同时共用一条通道。

3. 中成药与西药的联合使用

（1）中成药与西药如无明确禁忌，可以联合应用，给药途径相同的，应分开使用。

（2）应避免副作用相似的中西药联合使用，也应避免有不良相互作用的中西药联合使用。

4. 中西药注射剂联合使用

（1）谨慎联合使用。如果中西药注射剂确需联合用药，应根据中西医诊断和各自的用药原则选药，充分考虑药物之间的相互作用，尽可能减少联用药物的种数和剂量，根据临床情况及时调整用药。

（2）中西注射剂联用，尽可能选择不同的给药途径（如肌内注射、静脉注射）。必须同一途径用药时，应将中西药分开使用，谨慎考虑两种注射剂的使用间隔时间以及药物相互作用，严禁混合配伍。

（三）孕妇使用中成药的原则

（1）妊娠期妇女必须用药时，应选择对胎儿无损害的中成药。

（2）妊娠期妇女使用中成药，尽量采取口服途径给药，应慎重使用中药注射剂；根据中成药治疗效果，应尽量缩短妊娠期妇女用药疗程，及时减量或停药。

（3）可以导致妊娠期妇女流产或对胎儿有致畸作用的中成药，为妊娠禁忌。此类药物多为含有毒性较强或药性猛烈的药物组分，如砒霜、雄黄、轻粉、斑蝥、蟾酥、麝香、马钱子、乌头、附子、土鳖虫、水蛭、虻虫、三棱、莪术、商陆、甘遂、大戟、芫花、牵牛子、巴豆等。

（4）可能会导致妊娠期妇女流产等副作用，属于妊娠慎用药物。这类药物多数含有通经祛瘀类的桃仁、红花、牛膝、蒲黄、五灵脂、穿山甲、王不留行、凌霄花、虎杖、卷柏、三七等，行气破滞类枳实、大黄、芒硝、番泻叶、郁李仁等，辛热燥烈类的干姜、肉桂等，滑利通窍类的冬葵子、瞿麦、木通、漏芦等。

（四）儿童使用中成药的原则

（1）儿童使用中成药应注意生理特殊性，根据不同年龄阶段儿童生理特点，选择恰当的药物和用药方法，儿童中成药用药剂量，必须兼顾有效性和安全性。

（2）宜优先选用儿童专用药，儿童专用中成药一般情况下说明书都列有与儿童年龄或体重相应的用药剂量，应根据推荐剂量选择相应药量。

（3）非儿童专用中成药应结合具体病情，在保证有效性和安全性的前提下，根据儿童年龄与体重选择相应药量。一般情况3岁以内服1/4成人量，3~5岁的可服1/3成人量，5~10岁的可服1/2成人量，10岁以上与成人量相差不大即可。

（4）含有较大的毒副作用成分的中成药，或者含有对小儿有特殊毒副作用成分的中成药，应充分衡量其风险/收益，除没有其他治疗药物或方法而必须使用外，其他情况下不应使用。

（5）儿童患者使用中成药的种类不宜多，应尽量采取口服或外用途径给药，慎重使用中药注射剂。

（6）根据治疗效果，应尽量缩短儿童用药疗程，及时减量或停药。

三、案例分析

案例 1

（1）患者信息：女，36 岁。

（2）临床诊断：上呼吸道感染；月经不调；风热证。

（3）处方用药

连花清瘟颗粒	6g	tid	po×3 天
维 C 银翘片	2 片	tid	po×3 天
乌鸡白凤丸	6g	bid	po×7 天

（4）分析如下

乌鸡白凤丸属滋补类中成药，滋补类中药因其滋腻之性，妨碍脾胃运化，影响解表药药性发散，因此乌鸡白凤丸说明书明确规定"感冒期间不宜服用"。

案例 2

（1）患者信息：女，45 岁。

（2）临床诊断：原发性痛经；脾肾亏虚证。

（3）处方用药

桂枝茯苓丸	6 丸	bid	po×14 天

（4）分析如下

桂枝茯苓丸属于活血消癥剂，用于瘀血阻络所致的妇科疾病，不适用于"脾肾亏虚证"的妇科疾病。

案例 3

（1）患者信息：男，40 岁。

（2）临床诊断：急性膀胱炎；湿热证。

（3）处方用药

尿感宁颗粒	5g	tid	po×7 天
银花泌炎灵片	4g	qid	po×7 天
宁泌泰胶囊	0.38g	tid	po×7 天

（4）分析如下

多种中成药的联合应用，应遵循药效互补原则及增效减毒原则。功能相同或基本相同的中成药原则上不宜叠加使用。尿感宁颗粒、银花泌炎灵片、宁泌泰胶囊均具有清热解毒、利湿通淋功效，功效相似，不适合联合应用。

案例4

(1) 患者信息：男，61岁。

(2) 临床诊断：感冒；寒证。

(3) 处方用药

羚羊感冒胶囊	2 粒	tid	po×3 天
清热消炎宁胶囊	2 粒	tid	po×3 天
牛黄解毒片	3 片	tid	po×3 天

(4) 分析如下

羚羊感冒胶囊属于辛凉解表剂，具有清热解表功效；清热消炎宁胶囊、牛黄解毒片属于清热剂，具有清热解毒功效。三者与证型不符，是"寒证"的禁忌用药。

案例5

(1) 患者信息：女，52岁。

(2) 临床诊断：心悸；气滞血瘀证。

(3) 处方用药

麝香保心丸	6 粒	tid	po×30 天

(4) 分析如下

麝香保心丸说明书【用法用量】：口服，一次1~2丸，一日3次，或症状发作时服用。《急性心肌梗死中西医结合诊疗专家共识》推荐："急性胸痛：2~4粒，舌下含服"。本处方中麝香保心丸用法用量为6粒tid，用量偏大。

案例6

(1) 患者信息：男，45岁。

(2) 临床诊断：高脂血症；高血压；脾虚痰湿证。

(3) 处方用药

阿托伐他汀钙片	20mg	qn	po×14 天
苯磺酸氨氯地平片	5mg	qd	po×14 天
血脂康胶囊	0.6g	bid	po×14 天

(4) 分析如下

血脂康主要成分为红曲，红曲含有13种天然复合他汀，是无晶型结构的洛伐他汀及其同类物，使用血脂康1.2g/天的降低胆固醇效果与中等强度的阿托伐他汀相当。因此处方中血脂康与他汀类药物联用，疗效增加有限，发生毒副作用的风险却增大。

案例 7

（1）患者信息：女，63 岁。

（2）临床诊断：糖尿病酮症；气阴两伤证。

（3）处方用药

生脉注射液 50ml + 生物合成人胰岛素注射液 3U + 5% 葡萄糖注射液 250ml

qd　　vd

（4）分析如下

中药注射剂中有些成分如蛋白质、生物大分子等具有抗原性或半抗原性，在与胰岛素注射剂配伍（因胰岛素注射剂也是大分子蛋白质）后，相互作用后或在它们代谢过程中，极有可能产生抗原性物质，这些物质与机体作用后就可能引起过敏反应，严重者可危及生命，因此中药注射剂应单独使用，禁与其他药品混合配伍使用。

案例 8

（1）患者信息：女，56 岁。

（2）临床诊断：肝脓肿；肝胆湿热证。

（3）处方用药

疏血通注射液 8ml + 5% 葡萄糖注射液 250ml		qd	vd
大株红景天注射液 10ml + 5% 葡萄糖注射液 250ml		qd	vd
血必净注射液 50ml + 0.9% 氯化钠注射液 100ml		bid	vd
注射用尖吻蝮蛇血凝酶 2 单位 + 注射用水 1ml		qd	vd

（4）分析如下

①患者诊断为"肝脓肿；肝胆湿热证"，疏血通注射液、大株红景天注射液、血必净注射液为活血化瘀药，与证型"肝胆湿热证"不符。②疏血通注射液、大株红景天注射液、血必净注射液，均具有活血化瘀的功效，使用注射用尖吻蝮蛇血凝酶止血的同时，联用三种具有活血化瘀功效的中药注射剂不适宜。

案例 9

（1）患者信息：男，6 岁。

（2）临床诊断：哮喘；痰湿证。

（3）处方用药

喘可治注射液 1ml + 0.9% 氯化钠注射液 5ml　　qd　　穴位注射

（4）分析如下

喘可治注射液说明书推荐用法为肌内注射，并无穴位注射用法，目前也无相关循证证据证实该药可以穴位注射。中药注射剂不良反应发生率高，儿童使用中药注射剂，更应严格掌握用法用量，避免不良反应发生。

案例 10

（1）患者信息：女，57 岁。

（2）临床诊断：关节炎；风寒湿痹证。

（3）处方用药

草乌甲素片	0.4g	bid	po×14 天
虎力散胶囊	0.3g	bid	po×14 天
碳酸钙 D_3 片	600mg	qd	po×14 天

（4）处方如下

虎力散胶囊中含有制草乌，制草乌的镇痛成分和毒性成分为双酯型乌头碱类，而草乌甲素是双酯型乌头碱中的一种，因此两者合用，容易引起毒性成分在体内的蓄积。建议改用其他不含乌头类成分的祛风湿止痛类中成药。

四、练习题

（一）选择题

1. 某男，因患慢性心衰，长期服用地高辛，现咽喉红肿疼痛，喑哑失声。下列中成药中，不宜与地高辛同用的中成药是（　　　）。

　　A. 咽立爽口含滴丸　　　　　　　　B. 黄氏响声丸

　　C. 牛黄解毒丸　　　　　　　　　　D. 六神丸

2. 以下哪种中成药属于活血化瘀类中成药（　　　）。

　　A. 生脉胶囊　　　　　　　　　　　B. 裸花紫珠片

　　C. 刺五加片　　　　　　　　　　　D. 疏血通注射液

3. 以下哪种中成药是妊娠禁用药（　　　）。

　　A. 复方芦荟胶囊　　　　　　　　　B. 苁蓉通便口服液

　　C. 麻仁软胶囊　　　　　　　　　　D. 藿香正气液

4. 治疗老人便秘时，属肠燥津亏便秘者，不宜选用哪种中成药（　　　）。

　　A. 麻仁软胶囊　　　　　　　　　　B. 苁蓉通便口服液

　　C. 复方芦荟胶囊　　　　　　　　　D. 通幽润燥丸

5. 审方中发现有中成药不合理配伍，下列各组配伍中，属配伍禁忌的是（　　　）。

A. 二陈丸与平胃丸　　　　　　　　B. 归脾丸与养荣丸

C. 金匮肾气丸与麦味地黄丸　　　　D. 附子理中丸与黄连上清丸

6. 某女，48 岁，平素易外感，昨日受凉后发热，恶寒明显，头痛，鼻塞，身痛，体倦，舌质淡，苔薄白，脉浮无力，应选用的中成药是（　　　）。

A. 参苏丸　　　　　　　　　　　　B. 感冒清热颗粒

C. 连花清瘟胶囊　　　　　　　　　D. 维 C 银翘片

7. 糖尿病患者使用预混胰岛素进行降糖治疗时，应避免联用（　　　）。

A. 参芪降糖颗粒　　　　　　　　　B. 消渴丸

C. 津力达颗粒　　　　　　　　　　D. 生脉胶囊

8. 以下哪种中成药含有双酯型生物碱（　　　）。

A. 风湿马钱子片　　　　　　　　　B. 雷公藤多苷片

C. 小活络丸　　　　　　　　　　　D. 通络开痹片

9. 下列非处方中成药，风寒感冒者不适用的是（　　　）。

A. 感冒清热颗粒　　　　　　　　　B. 正柴胡饮颗粒

C. 感冒退热颗粒　　　　　　　　　D. 桑菊感冒片

10. 下列哪种中成药含有天然他汀（　　　）。

A. 山楂精降脂片　　　　　　　　　B. 脂必妥片

C. 丹田降脂丸　　　　　　　　　　D. 五酯胶囊

11. 非儿童专用中成药应结合具体病情，在保证有效性和安全性的前提下，根据儿童年龄与体重选择相应药量。一般情况 3~5 岁的可服（　　　）成人量。

A. 1/4　　　　　　　　　　　　　B. 1/3

C. 1/2　　　　　　　　　　　　　D. 与成人量相差不大

12. 除（　　　）项以外，其他均是中成药临床应用的基本原则。

A. 辨证用药　　　　　　　　　　　B. 辨病用药

C. 合理选择给药途径　　　　　　　D. 剂型的选择和使用剂量

13. 类风湿关节炎患者，使用雷公藤多苷片的同时，避免与下列哪种中成药合用（　　　）。

A. 昆明山海棠片　　　　　　　　　B. 尪痹颗粒

C. 四妙丸　　　　　　　　　　　　D. 正清风痛宁片

14. 以下哪种中成药可用于穴位注射（　　　）。

A. 复方当归注射液　　　　　　　　B. 川芎嗪注射液

C. 喘可治注射液　　　　　　　　　D. 红花注射液

15. 热毒宁注射液使用方法不正确的是（　　　）。

A. 成人一次 20ml，以 5% 葡萄糖注射液或 0.9% 氯化钠注射液 250ml 稀

释后使用，滴速为每分钟 30～60 滴，一日 1 次

B. 热毒宁注射液与配伍溶媒的配制浓度不高于 1∶4

C. 上呼吸道感染患者疗程为 3 日，急性气管－支气管炎患者疗程为 5 日

D. 孕妇、哺乳期妇女禁用

16. 除（　　）外，其他选项均符合中成药联合使用的基本原则。

A. 多种中成药的联合应用，应遵循药效互补原则及增效减毒原则。功能相同或基本相同的中成药原则上不宜叠加使用

B. 需同时使用两种或两种以上中药注射剂，可以混合配伍使用

C. 药性峻烈的或含毒性成分的药物应避免重复使用

D. 一些病证可采用中成药的内服与外用药联合使用

17. 患者，女，近日感冒后咳嗽，痰多黄稠，苔黄腻，脉弦滑，诊断为"支气管炎；痰热阻肺证"，既往有肾功能不全病史，以下哪种中成药不建议选用（　　）。

A. 急支糖浆　　　　　　　　　　B. 肺力咳合剂

C. 复方蛇胆川贝散　　　　　　　D. 蛇胆川贝枇杷膏

18. 不适用于心气不足型的冠心病的中成药有（　　）。

A. 通心络胶囊　　　　　　　　　B. 芪参益气滴丸

C. 诺迪康胶囊　　　　　　　　　D. 复方丹参滴丸

19. 下列关于复方南星止痛膏的说法，正确的是（　　）。

A. 该药不含毒性药材，可安全使用

B. 最多贴 3 个部位，贴 24h

C. 可以同时贴 3 个以上部位

D. 孕妇可以用

20. 下列哪组配伍中，包含中药配伍禁忌（　　）。

A. 小柴胡颗粒和血府逐瘀颗粒

B. 尪痹颗粒和川贝枇杷露

C. 逍遥丸和芪参益气滴丸

D. 气滞胃痛胶囊和甜梦胶囊

（二）案例分析题

1. 案例 1

（1）患者信息：女，31 岁。

（2）临床诊断：急性上呼吸道感染；风热证。

（3）处方用药

感咳双清胶囊　　　　2 粒　　　tid　　　po

克感利咽口服液	20ml	tid	po
三拗片	2 片	tid	po
复方甲氧那明胶囊	2 粒	tid	po

2. 案例 2

（1）患者信息：男，83 岁。

（2）临床诊断：冠心病；高血压；虚实夹杂证。

（3）处方用药

拜阿司匹林肠溶片	100mg	qd	po×28 天
阿托伐他汀钙片	20mg	qn	po×28 天
麻仁软胶囊	4 粒	tid	po×28 天
硝苯地平控释片	30mg	qd	po×28 天

3. 案例 3

（1）患者信息：女，45 岁。

（2）临床诊断：急性胆管炎；胆道结石；上呼吸道感染；湿热内蕴证。

（3）处方用药

注射头孢哌酮舒巴坦钠(3∶1)3g＋0.9%

氯化钠注射液	100ml	q8h	iv
复方甘草口服溶液	10ml	tid	po
多烯磷脂酰胆碱胶囊	456mg	tid	po

4. 案例 4

（1）患者信息：女，76 岁。

（2）临床诊断：冠状动脉粥样硬化性心脏病；气滞血瘀证。

（3）处方用药

阿司匹林肠溶片	100mg	qd	po×30 天
阿托伐他汀钙片	20mg	qn	po×30 天
速效救心丸	5 粒	tid	含服×30 天
复方丹参滴丸	10 丸	tid	含服×30 天

参 考 答 案

（一）选择题

1. D 2. D 3. A 4. C 5. D 6. A 7. B 8. C 9. D 10. B
11. B 12. B 13. A 14. A 15. B 16. B 17. C 18. D 19. B 20. B

（二）案例分析题

1. 处方分析：三拗片由麻黄、苦杏仁、甘草、生姜组成，用于急性支气管炎证属风寒袭肺，与患者诊断为"风热证"不符。

2. 处方分析：①麻仁软胶囊功能润肠通便，用于肠燥便秘。处方中未有相关诊断，建议补充。②麻仁软胶囊的用法用量为一次 3~4 粒，一日 2 次，处方中麻仁软胶囊为 4 粒，tid，给药频次不适宜。③患者为老年人，使用泻下药疗程不宜过长，避免攻伐太过，损伤正气。

3. 处方分析：头孢哌酮的母核 7 – 氨基头孢烷酸（7 – ACA）环的 3 位上有甲硫四氮唑（硫代甲基四唑）取代基，其与辅酶 I 竞争乙醛脱氢酶的活性中心，可阻止乙醛继续氧化，导致乙醛蓄积，从而引起双硫仑样反应。而复方甘草口服溶液为复方制剂，其中含乙醇（10%~14%），因此两者合用容易引起双硫仑样反应。建议更换为其他化痰止咳药。

4. 处方分析：①速效救心丸和复方丹参滴丸均具有活血化瘀、理气止痛功效，用于气滞血瘀型的胸痹心痛治疗，两者合用属于重复用药。②复方丹参滴丸在心梗或心绞痛发作期时需舌下含服迅速缓解症状，而日常使用可直接口服。

（姚　媛　蔡庆群　唐洪梅）

第六节　超说明书用药处方审核要点

一、超说明书用药概述

（一）超药品说明书用药的概念

美国卫生系统药师协会（American Society of Health System Pharmacists，ASHP）将超药品说明书用药（unlicensed uses，off – label uses，unlabeled uses）定义为临床实际使用药品的适应证、给药方法或剂量不在具有法律效力的说明书之内的用法，包括年龄、给药剂量、适应人群、适应证或给药途径等与药品说明书中的用法不同的情况，又称超范围用药、药品未注册用药或药品说明书之外的用法。

目前我国还没有公认的"超说明书用药"的定义。台湾成功大学科技法律研究所许杏如根据临床应用情况将药品标示外使用（off – label uses）分为狭义和广义两种。狭义的超说明书用药是指：医师在临床治疗中超出 SFDA 批准的药品说明书规定的适应证使用药品，文献报道中也称为"超适应证用药"。广义的超说明书用药指：医师在临床治疗中使用药品的适应证、给药途径、给药剂量、给药时间、适用人群等任意一项或几项不在药品说明书之内，或违反药品说明书规定的禁忌证使用药品。

2010 年 3 月，广东省药学会颁布《药品未注册用法专家共识》（以下简称

《共识》），首次从学会层面对"药品未注册用法"（超药品说明书用药）做出定义。《共识》中提出，"药品未注册用法"是指药品使用的适应证、给药方法或剂量不在药品监督管理部门批准的说明书之内的用法。药品未注册用法的具体含义包括给药剂量、适应人群、适应证或给药途径等与药品说明书不同的用法。

（二）超说明书用药存在的原因

1. 说明书自身的局限性与滞后性

药品说明书是指药品生产企业提供，经国家药品监督管理部门批准，包含药品安全性、有效性等重要科学数据、结论和信息，用以指导安全、合理使用药品的技术性资料。由于药品上市前临床试验研究单一，试验病例数目少，研究时间较短，试验对象的年龄也受到严格控制，因此上市药品的安全性、适应证等信息需要有一个逐步完善的过程。陈冬裕、苏治玉与陈海坤等报道，现行中西药说明书中都存在用法用量不详细，药理毒理、药动学、不良反应等缺乏研究资料的情况。随着临床实践经验的积累、临床试验的深入开展、医疗技术水平的提高，某些药品的适应证、功能主治或使用方法等可能会有所变化，说明书也应及时更新。但由于说明书的调整、修订、申报过程需花费大量时间、人力和物力，致使产生滞后性，一些制药企业甚至不愿意主动更改说明书，因此造成药品说明书涵盖的治疗信息不够全面。

2. 医学与药学发展的必然过程

医学和药学是经验科学，更是探索性科学，它们的进步与发展离不开大胆的探索与实践。医学的发展常常在已有的药物使用过程中发展或发现新的用途，这时超说明书用药应运而生。某种程度上，超说明书用药满足了临床一些未被满足的需求，从而促进了临床药物治疗学的发展，成为临床发展的先行探索。例如：羟基脲治疗原发性血小板增多症，阿司匹林抗血小板凝集适应证的扩展，甲氨蝶呤治疗类风湿关节炎等。

3. 药物品种、剂型、规格的限制

对于老年、儿童、孕妇等特殊人群，通常无法进行临床药物试验验证，造成药物不能明确是否适用，或者缺乏合适的规格和剂型，不能满足患者需要。

例如在儿科的临床应用中，超说明书用药出现比例高。在国内，儿童专用药物剂型或规格非常缺乏，儿童患者不得不接受药品说明书规定年龄以外的用药，或者参照成人用法用量计算剂量。

4. 个别医师执业行为不规范

现实中，一些临床医师用药前仅凭借厂家的宣传资料或自身临床经验用药，未认真仔细研读药品说明书，故容易产生超说明书用药行为。与此同时，即使是一种药品，不同厂家的说明书也是有差别的。例如：阿莫西林克拉维酸钾片（胶囊），对其说明书进行对照发现，其中在注意事项一栏，有些厂家要求使用前需进行皮试，而有些厂家仅注明有青霉素过敏史者禁用或慎用。

另一方面，基层医院医师在上级医院进修学习时，缺乏对上级医师药物治疗方案合理性的探究，回去后盲目效仿，以为带来了新的医学理念，没有结合自身医院治疗条件与实际情况，故容易导致超说明书用药情况的发生。

再者，中成药和中药注射剂是我国特有的药品，得到了广泛应用。但实际情况中，大多西医师没有学习过中医辨证施治理论或一知半解，往往是根据西医治疗理论体系来指导使用中成药和中药注射剂，从而导致中成药和中药注射剂超功能主治用药问题的发生。近年来中药注射剂不良反应频频出现，重要原因之一是未严格按照药品说明书用药。

（三）超说明书用药引发的问题和风险

1. 超说明书用药引发的问题

（1）用药安全问题　临床用药实践中，超说明书用药大量存在，既有合理的又有不合理的。相对来说，不合理的超说明书用药安全性信息较缺乏，药品不良反应发生风险也高。因此，应规范医院内部管理流程，充分通过医学、药学专家进行论证是否允许使用，并加强超说明书用药后的疗效与安全性监测。

（2）监管矛盾　作为卫生行政监管机构，更关注的是医疗执业行为的合法合规与临床治疗的规范性。对于超说明书用药，医疗行业业内的态度是只要符合临床治疗需求，有充足的循证医学证据，在规范管理的前提下，应该允许适当存在。但对于药品监督管理部门，关注的更多是药品使用的合法性与安全性。在其定期公布的药品不良反应公告中，告知未遵照药品说明书使用，容易发生药品不良反应，且属于用药错误行为甚至是医疗事故、违规用药。鉴于卫生行政监管机构与药品监管机构角度不同，关注领域不一样，对超说明书用药的认知和态度也不一致，这也构成了超说明书规范管理与使用监管的障碍。

（3）医疗保险报销问题　一般情况下，国家的医保报销目录对药品的使用适应证、用法用量、使用人群等作出要求，以此作为报销参考。对于超说明书用药，一般是不在医保机构报销范围之内的。因此，超说明书用药虽然有可能对患者的治疗产生积极作用，但医保部门也可能拒绝报销相关费用，从而加重患者的经济负担。

（4）医患矛盾、医师与药师矛盾问题　个别医师因过分追求经济利益，听信有些制药企业的药品超说明书用法宣传，造成了患者医药费用的上涨，导致百姓对医师治疗用药决策的不信任程度加大，加剧了医师与患者的矛盾。

另一方面，在医院内部，药师根据上级有关规定进行处方点评、处方审核等合理用药评价工作，个别药师由于自身水平所限，对于一些合理的超说明书用药缺乏足够认识，将这些超说明书用药认定为不适宜用药，有时甚至在未与医师沟通的情况下拒绝调配，也容易影响医师与药师的合作关系。

2. 超说明书用药风险

（1）患者的风险　药品说明书中的各项指标是科研人员多年研究、经过I~IV期临床试验验证以及临床经验积累得出的科学结论。严格遵守药品说明书用药，在治疗疾病的同时，还能最大限度地避免风险，为患者提供安全保障。例如：由于儿科药物专用剂型或规格缺乏，当医师开出处方后，药师通常会将成人的大规格药品进行分装给药。而这些分装给药通常缺少精确的器具进行操作，因此分装误差较大，造成剂量不准确，且有可能造成污染，不能保证药品质量。另一方面，儿童的组织器官尤其是肝、肾功能尚未发育完全，超说明书用药时，年龄依赖的药动学和药效学变化可能是未知的，有可能会给患儿造成很大的影响。

（2）医务人员的风险　超说明书用药在我国尚未有相关法律法规允许使用。因此，超说明书行为存在一定法律风险隐患，如果发生药品不良反应或医疗纠纷，一旦被患者起诉，医师又难以证明与该行为无关时，这时就属于违反医疗常规，是不受法律保护的，医师难辞其咎。所以超说明书用药即使从诊疗上看是合理的，但风险依然存在。

（3）公共医疗安全风险　药品的不良反应往往不可预知，因此如果这种超说明书用药未经医学委员会严格论证、伦理委员会审核，并制定相关监管规定、流程，容易造成超说明书用药的滥用和误用，从而影响社会医疗公共安全。

（四）国内外超说明书用药现状

1. 国外超说明书用药现状

至今，全球有7个国家对超说明书用药进行了立法，包括美国、新西兰、德国、荷兰、意大利、日本、印度。其中印度明确禁止超说明书用药。

许多国家对超说明书用药行为做了相关规定要求或规范。在美国，其食品药品监督管理局（FDA）"不强迫医生必须完全遵守官方批准的药品说明书用法"，鼓励制药企业研究"药品说明书之外的用法"，使其转化为"说明书之内的用法"。但与此同时，为避免滥用、误用超说明书用药，FDA禁止企业向医生推广说明书之外的用法，临床超说明书用药的依据只能来源于循证医学数据库及有关权威资料。在临床应用中，美国说明书用药顾问委员会、医院药师协会等协会制定了超说明书用药的权威指引，并定期修改和更新。此外，美国医院药师协会还积极与保险机构沟通合作，获得了美国医疗保险协会对超说明书用药的声明支持，并积极解决超说明书用药的报销问题。

在英国，政府部门制定了《NHS 未批准及超标签用药指南》（NHS 即英国医疗服务体系）用来作为药品未获批准用法的参照标准。美国 FDA、美国卫生系统药师协会（ASHP）、英国药物与保健品管理局（HMRA）、德国联邦药品法、荷兰国家药监局（MEB）等均指出：医生超说明书用药时，应当掌握科学、全面的医学证据。对于研究性超说明书用药，意大利 DecreeLaw 规定：有长期严重不良预后、影响生活质量且目前尚无药物治疗的疾病，允许使用试验性药品，但需要获得有效性证据。日本厚生省文件指出：超说明书用药可以国外实例及国外药品说明书或相关政府机构发布的最新药品安全性信息为依据。印度则认为：超说明书用药会导致药品滥用、增加耐药及药物不良事件发生，甚至可造成患者死亡；由于印度患者受教育程度普遍偏低，知情同意难以实施，故禁止超说明书用药。但同时，印度医学会（IMA）和印度产科与妇科医师联盟（FOGSI）则支持允许具有科学依据的超说明书用药。

2. 国内超说明书用药现状

目前我国的法律法规对超说明书用药并没有明确支持，在规范与管理上也未形成一致认识。但在司法实践中，已经发生了很多超说明书用药导致的赔偿案例，药品说明书通常是判断医师用药是否存在过错的重要依据。在行业研究中，国内在此方面进行的严谨的调查性研究不多，但从现行医疗体制、医疗环境、医师处方行为自我约束力以及药师合理用药发挥作用效果看，我国超说明书用药情况不容乐观。因此，如何规范医疗服务中的超说明书用药行为，减少临床治疗中药品的不合理使用，保障患者用药安全，已成为国内行政管理部门和医疗机构面临的重要挑战。

（五）广东省药学会关于超说明书用药的两大共识

广东省药学会在 2010 年 3 月印发的《药品未注册用法专家共识》（以下简称《共识》）是我国第一次由学会组织发布的超说明书用药管理规范，目的是为临床医师和药师涉及超说明书用药的诊疗活动提供指导性的意见。

2014 年 11 月，为提高超说明书用药规范管理的可操作性，广东省药学会再次组织有关医院药学专家，编写了《医疗机构超药品说明书用药管理专家共识》。现对该两大共识进行介绍：

1. 临床应用中，超说明书用药应具备的条件

（1）在影响患者生活质量或危及生命的情况下，无合理的可替代药品使用"药品未注册用法"时，必须充分考虑药品不良反应、禁忌证、注意事项，权衡患者获得的利益大于可能出现的危险，保证该用法是最佳方案。

（2）用药目的不是试验研究，必须仅仅是为了患者的利益。

（3）有合理的医学实践证据　在美国，相关超说明书用药权威资料包括 American Medical Association：Drug Evaluations、US Pharmacopoeia：Drug Information 和 American Hospital Formulary Service：Drug Information。在英国，儿科临床医生广泛参考应用杂志 Medicines for Children。

（4）经医院药事管理与药物治疗学委员会及伦理委员会批准，但紧急抢救情形下不受此条限制。

（5）保护患者的知情权，应告知患者治疗步骤、预后情况及可能出现的危险。是否签署知情同意书取决于该用法的危险程度、偏离标准操作的程度及用药目的等。

2. 超说明书管理流程

（1）超说明书用药申请　申请材料包括超说明书用药申请表，附上超说明书用药方案、风险应急预案及超说明书用药依据。超说明书用药依据通常包括但不仅限于国内外说明书、官方文件、指南、专家共识、相关权威杂志或核心期刊发表临床应用文献如 RCT 的系统评价、Meta 分析文献、其他对照试验、病例观察文献等。

（2）药学部门初审　对申请材料进行真实性、时效性、科学合理性进行循证医学评价，评价内容包括有效性等级、推荐强度和证据等级。评价标准一般参照 Micromedex 的 Thomson 分级系统。

（3）药事会和伦理会审批　药事会审批通过的药品可直接按批准方案使用。当超说明书用药风险较大时，除药事会同意外，还须提交伦理会审批。

（4）经审批通过的超说明书用药品种和目录，统一在医务部和药学部备案。

（5）超说明书用药处方权限及管理　药事会审批通过的超说明书用药，主治医师以上具有处方权，伦理会审批通过的，副主任医师以上具有处方权。未审批备案但在紧急情况下需使用时，由科主任报医务部门同意后可使用，抢救结束后补交申请资料，尽快经药事会和伦理会审批。

（6）原则上所有超说明书用药均须有详细的病程记录，在使用前与患者签署知情同意书，明确告知其使用风险与获益。

（六）超说明书用药及处方审核（处方点评）相关法规条款

1. 医师职责

《中华人民共和国执业医师法》规定了医师职责和权限，对医师执业行为进行了规范和约束。医师的职责是治病救人，在诊疗过程中应"遵守法律、法规和技术操作规范"。原卫生部《处方管理办法》（卫医法〔2005〕436号）规定"医师应当根据医疗、预防、保健需要，按照诊疗规范、药品说明书中的药品适应证、药理作用、用法、用量、禁忌、不良反应和注意事项等开具处方"。同时提出："药品用法用量应当按照药品说明书规定的常规用法用量使用，特殊情况需要超剂量使用时，应当注明原因并再次签名"。《中华人民共和国侵权责任法》第55条规定："医务人员在诊疗活动中应当向患者说明病情和医疗措施。需要实施手术、特殊检查、特殊治疗的，医务人员应当及时向患者说明医疗风险、替代医疗方案等情况，并取得其书面同意"。在临床医疗实践的某些情况下，超说明书用药是实现其治病救人职责的工具和手段。世界医学会《赫尔辛基宣言》称："当无现存有效的预防、诊断和治疗方法治疗患者时，若医生觉得有望挽救生命、重新恢复健康或减轻痛苦的希望，那么在取得患者知情同意的情况下医生应该不受限制地使用尚未经证实的或是新的预防、诊断和治疗措施"。因此，超说明书用药行是否合规、合理，应该根据具体的用药行为分析，判断医师处方行为是否符合《执业医师法》、《侵权责任法》、诊疗规范，是否符合安全、有效、经济的原则。但与此同时，医师仍需做好患者知情同意、病程记录及用药疗效与安全性监测。

2. 药师职责

《处方管理办法》（卫生部令第53号）规定，药师应当对处方用药适宜性进行审核，处方审核后，认为存在用药不适宜时，应当告知处方医师，请其确认或者重新开具处方。

《医疗机构药事管理规定》（卫医政发〔2011〕11号）第十八条规定，医疗机构应当遵循有关药物临床应用指导原则、临床路径、临床诊疗指南和药品说明书等合理使用药物；对医师处方、用药医嘱的适宜性进行审核。

《医院处方点评管理规范（试行）》（卫医管发〔2010〕28号）要求三级以上医院建立专项处方点评制度，制度规定要对包括"超说明书用药"在内的特定处方进行处方点评，以期通过加强管理，减少临床治疗中的不合理用药。

《医疗机构处方审核规范》（国卫办医发〔2018〕14号）指出，处方审核是指药学专业技术人员运用专业知识与实践技能，根据相关法律法规、规章制度与技术规范等，对医师在诊疗活动中为患者开具的处方，进行合法性、规范性和适宜性审核，并作出是否同意调配发药决定的药学技术服务。

（七）基于循证药学的超说明书用药处方审核

1. 循证药学的概念与作用

20世纪90年代末，循证药学作为循证医学的一个分支学科被提出。1998年

Etmisnan 等提出循证药学或循证药物治疗学（evidenc-ebased pharmacotherapy）就是以证据为基础的临床药物治疗学，其核心内容和基本精神就是寻找证据、分析证据和运用证据，以做出科学合理的用药决策。目前，国内外学者认为：循证药学是指临床药师通过系统收集文献，评价药物研究的证据（文献），获得药物疗效、安全性、经济学等方面的研究资料，评估其在制定合理用药方案中的作用并以此做出临床药物治疗决策的临床实践的方法与过程。

循证药学现已广泛运用于药物治疗研究与应用的各个环节，包括新药遴选与准入评估、药物临床试验、临床药物治疗实践依据、药学信息收集与评价等。

2. 超说明书用药处方审核的意义

药师在开展处方审核评价工作中，如果不知晓超说明书用药的定义、了解临床使用思路、学习相关治疗指南与共识、掌握循证评价基本方法，仅仅依靠日常工作经验，墨守成规地把超说明书用药直接评价为不合理用药，容易造成患者对医师的误解，并促发医师对药师的不信任，引起彼此间的矛盾，从而不利于药师今后进一步参与临床药物治疗工作的开展。因此，开展超说明书用药的处方审核，对于保障患者安全、合理用药，缓解医患关系，减少医疗风险，提高医疗服务水平具有重要意义。

3. 循证药学在超说明书用药评价的作用与基本思路

临床实践工作中，医师做治疗决策、使用超说明书用药，药师开展超说明书用药的处方审核，需要有循证药学的指导。目前已有学者运用循证药学评价工具进行超说明书用药指导。胡忠杰等应用循证药学原理对抗菌药物合理使用进行评价，结果显示 β-内酰胺类抗生素按说明书要求需要每日 2 次或每日 3 次给药，通过循证药学评价证实了每日 1 次给药的优越性。

运用循证药学方法对超说明书用药进行处方审核，第一步需要收集说明书信息资料，包括国内外的药品说明书，尤其是原研国、欧美日等发达国家的说明书。区分同一药品我国与国外的不同适应证、用法用量、适用人群。其次，收集临床用药材料依据，掌握临床用药思路。包括收集相关疾病最新指南共识，检索国内外权威文献。再次，对文献进行真实性、严谨性、质量等级评价，包括实验设计是否合理，方法是否严谨，实验数据是否有可疑，差异是否有统计学意义，实验结果与同行过往研究比较是否可靠。然后按照相关文献质量评价方法选择出质量较高的证据材料。最后，结合临床经验及收集的证据材料对超说明书用药评估其风险、获益，作出安全性、合理性结论评价，最终得出该超说明书用药方案是否适用的结论。

4. 循证评价基本方法

以翟所迪教授为首的北京大学第三医院药剂科循证药学团队在超说明书用药

循证评价方法中做了许多研究，现简介如下。

（1）证据来源　在美国，超说明书用药权威资料主要包括：药物要点系统（Drug Points® System），其内容含先后并入的美国药典－药物情报（United States Pharmacopoeia－DrugInformation，USP－DI）、美国医学会－药品评价（American MedicalAssociation－Drug Evaluations，AMA－DE）；美国医院药典服务－药物信息（American Hospital Formulary Service－Drug Information，AHFS－DI）。2008年，美国医疗保障与医疗救助中心（Centers for Medicare and Medicaid Services，CMS）纳入了临床药理（Clinical Pharmacology）、药品咨询系统（DRUGDEX® System）和美国国家综合癌症网络（The National Comprehensive Cancer Network，NCCN）修订的肿瘤药典（NCCN Drugs & Biologics Compendium）作为超说明书用药的权威资料。

其中，Micromedex 临床暨循证医药学数据库（Healthcare Series，HCS）是包括约翰霍普金斯医院、杜克医学中心在内的全美 15 家顶级医院都使用的权威数据库。而 DRUGDEX® System 为 HCS 的主要组成部分，是主要针对药品临床使用信息的独立专论，共收录药物专论超过 2300 个，涵盖了 FDA 批准药、非美国制剂、在研处方药、非处方药，以药品通用名称为线索编撰。其药品信息包括药物的剂量、药物代谢动力学、注意事项、相互作用、疗效比较、标示内和标示外用法以及药物的临床应用等内容。同时，专论药品信息引用了大量的案例、文献来源和药物治疗的比较信息，并经过国际专家进行评审，网络版每周更新 1 次，具有很高的参考价值和权威性。DRUGDEX® System 中的相关资料现已成为超说明书用药研究与应用参考的重要数据库。

但上述数据库有时引用的并非最新或最高质量、最权威的研究文献，收录的药品也不够齐全，因此也建议在时间充裕时通过文献数据库进行补充检索库。英文文献检索常用的数据库有 PubMed、EMbase；中文文献检索常用数据库有 CBM、CNKI、VIP 和 WanFangData。有时为确保资料全面，还可以进行计算机或手工检索数据库、检索相关期刊、会议论文集、向药品生产厂家索取未发表的数据及文献等。

（2）证据分级和推荐强度　检索到相关超说明书用药文献后，这些文献资料信息的质量通常参差不齐，不可能都拿来使用。但药师在实际工作中又无法花费大量时间精力去辨别、评价证据的质量，因此我们需要借助证据分级标准和推荐意见获得可靠的证据材料，从而将注意力集中于高质量的证据。

1998 年以来，Bob Phillips、Chris Ball 、DavidSackett 及 Jeremy Howick 等临床流行病学及循证医学专家先后制定、更新了循证证据分级标准，并在英国牛津循证医学中心（Oxford Centerfor Evidence－based Medicine）的网络上发表。

该标准已成为循证医学教学和循证临床实践中公认的经典标准，也是循证教科书和循证期刊使用最广泛的标准。优点是首次在证据分级的基础上提出了分类概念，涉及治疗、预防、病因、危害、预后、诊断、经济学分析七个方面，更具针对性和适用性，但过于复杂和深奥，初次接触循证医学的医务人员不易理解和掌握。

对于大部分药师来说，DRUGDEX® System 的证据质量标准更易理解和掌握。该证据分级标准将推荐强度分为 4 级（Ⅰ、Ⅱa、Ⅱb、Ⅲ），证据强度分为 3 级（A ~ C）（表 4 - 1 - 6）。药师在数据库中检索到药品标示外使用之后，同时可查阅到相关引用文献的推荐强度和证据强度级别，不需要自行分级即可掌握相关的研究证据，节约了研究时间。

表 4 - 6 - 1　DRUGDEX® System 推荐强度和证据强度

分级	定　义
推荐强度	
Ⅰ级	推荐；已被现有的研究或治疗证明是有益的，应当实施
Ⅱa级	大多数情况下推荐；现有的研究或治疗一般认为是有益的，在绝大多数情况下适用
Ⅱb级	某些情况下推荐；现有的研究或治疗显示可能是有益的，适用于某些情况
Ⅲ级	不推荐；现有的研究或治疗显示无效，并应避免
证据强度	
A类	同质 RCT 的系统评价；多中心、完成良好、大样本的 RCT
B类	结果与程度矛盾的 RCT 的系统评价
	小样本或有显著方法学缺陷的 RCT（如偏倚、失访率、分析缺陷等）
	非随机研究（如：队列研究、病例对照研究、观察性研究）
C类	专家意见或共识，案例报告或病例系列

5. 超说明书用药处方审核要点

根据超说明书用药的定义，结合《医院处方点评管理规范》（试行版）、《医疗机构处方审核规范》、《北京市医疗机构处方专项点评指南》（卫办医管函〔2012〕1179 号）的超说明书用药处方点评方法，超说明书用药处方审核可分别从超适应证用药、超给药剂量、超给药途径、超用药人群四个方面开展。

（1）超适应证用药　适应证即某种药物用于预防、治疗、诊断、缓解或者辅助治疗某种疾病（状态）或者症状的范围，是药物的最基本属性。

超适应证用药即处方用药治疗疾病超出药品所列出的适应证范围。处方审核时通常首先看处方的诊断一项与药品说明书的适应证是否相符，但实际上由于医师经常未将患者的诊断写齐全，或仅从处方无法知晓患者的检查检验结果与临床症状，故容易将合理的超说明书用药判定为不适宜用药。

超适应证用药较为常见，药师需要学会查询国外药品说明书、学习疾病治疗指南或共识，掌握文献检索及文献质量评价基本技能。

（2）超给药剂量用药 药品说明书的"用法用量"一项，内容列出了该药的用药方法、用药剂量、用药频次，有时会根据疾病类型列出用药疗程。对于儿童、老年人或肝肾功能不全的患者，个别药品说明书还会特别列出计量方法，但也有不少药品说明书仅仅简单注明参照医嘱用药。

药物的剂量指用药量。剂量不同，药物的效应即机体对药物的反应程度也不一样。如剂量过小，就难以达到良好的效应。剂量过大则容易产生药品不良反应甚至毒性反应。药物说明书的剂量是经过严格的临床试验验证得出来的适宜用量，因此一般来讲，处方用药应严格遵守药品说明书规定。

超给药剂量用药指处方的用法用量超出药物说明书适应证相应的给药治疗剂量，包括单次剂量、日剂量、给药频次，有时还包括相应的给药疗程。如果是超适应证用药的同时超给药剂量，则参照上述方法查证。如果仅仅为适应证范围内用药的超给药剂量，则需要查证相应疾病最新的指南共识，并与临床医师沟通了解情况，确认是否有无依据超剂量用药。

（3）超给药途径用药 临床常用的给药途径有多种，包括口服、注射、局部外用等。注射给药方法又主要有肌内注射、静脉滴注、静脉注射、皮下注射、鞘内注射等数种，局部用药有涂、擦、湿敷、撒粉、清洗、含漱、喷雾等。

给药途径不同，因为药物的吸收方式、分布与代谢速率不一样，药物的效应也不一样，甚至药物的治疗作用也发生质的改变。例如硫酸镁，肌内注射可产生中枢抑制，而口服则导泻。

在临床实践中，医师有时会根据不同的疾病或病情的轻重缓急，结合药物的特点改变了药物原来的给药途径。但超给药途径用药，不仅需要从药理作用上分析是否能解决疾病治疗问题，还要考虑该药物剂型的特点是否能在作用部位起到良好药效，这是在处方审核时我们药师要比临床医师多考虑的地方。

（4）超适应人群用药 超适应人群用药即超出了药品说明书所列出的用药人群范围。应考虑的适应人群因素包括：性别，看是否属于男性或女性专属用药；孕妇哺乳期妇女用药，应关注药物对妊娠、分娩及哺乳期母婴的影响；儿童用药，应关注儿童由于生长发育特点的不同，从而发生该药与成人在药理、毒理或药代动力学方面的差异；老年用药，由于老年人各种机体功能衰退，同样产生在该药药理、毒理或药代动力学方面与成人的差异。

由于这类人群的身体构造、生理特点的特殊性，无充分依据的超人群用药更易发生不良后果，更易产生医疗纠纷，因此在处方审核时对此类超说明书用药需要提高警惕，及时与医生沟通确认是否确需超人群用药，并向患者做好用药交代。

二、案例分析

（一）超适应证用药

案例 1

（1）患者信息：女，35 岁。

（2）临床诊断：子痫前期复发风险高和子痫前期高危、妊娠 12 周。

（3）处方用药

　　阿司匹林肠溶片　　0.05g　　每日 1 次

（4）分析如下

查看国内阿司匹林的说明书，阿司匹林对血小板聚集的抑制作用，因此阿司匹林肠溶片适用于降低急性心肌梗死疑似患者的发病风险、预防心肌梗死复发、中风的二级预防、降低短暂性脑缺血发作（Transient ischemic attack，TIA）及其继发脑卒中的风险、降低稳定性和不稳定性心绞痛患者的发病风险等。此处方用于治疗妊娠女性子痫前期复发风险高和子痫前期高危，属于超适应证用药。

（5）超说明书用药证据查询

①国外说明书查询结果：FDA 未批准阿司匹林用于子痫前期复发风险高和子痫前期高危的治疗。

②循证医学数据库查询结果：循证医学数据库 Micromedex 中，阿司匹林治疗子痫前期复发风险高和子痫前期高危的有效性等级为 Class Ⅱa，推荐等级为 Class Ⅱa，证据强度为 Category A。

③临床指南与专家共识审核结果。中华医学会妇产科学会《妊娠期高血压疾病诊治指南》（2015 年版）对存在子痫前期复发风险高如何在子痫前期史（尤其较早发生子痫前期史或重度子痫前期史），有胎盘疾病史如胎儿生长受限、胎盘早剥病史，存在肾脏疾病及高凝状况等子痫前期高危因素者，可以在妊娠早中期（妊娠 12~16 周）开始服用小剂量阿司匹林（50~100mg），可维持到孕 28 周。

2013 年美国妇产科医师学会 ACOG《妊娠期高血压诊断和管理指南》推荐有子痫前期病史，而且是反复发作或在孕 34 周之前发作的孕妇，应从妊娠早期结束时开始每日服用低剂量阿司匹林。

2014 年美国预防服务工作组 USPSTF《低剂量阿司匹林预防子痫前期临床指

南》推荐高危子痫前期女性在妊娠 12～28 周开始使用低剂量阿司匹林（60～150mg/d），减少子痫前期、早产和宫内发育迟缓（Intrauterine growth retardation, IUGR）的发生。

④临床试验资料审核结果：查阅了阿司匹林治疗子痫前期复发风险高和子痫前期高危的临床文献。现有的临床证据表明，阿司匹林对于子痫前期复发风险高和子痫前期高危妊娠期妇女患者均有一定的疗效。

表 4.6－2　阿司匹林治疗子痫前期复发风险高和子痫前期高危临床试验

研究	研究类型	纳入研究及人群	结论
Rolnik DL, et al. 2017	RCT	1776 名早产先兆子痫的高风险的单胎妊娠妇女	对于早产儿先兆子痫高风险女性，使用低剂量阿司匹林治疗导致该诊断的发生率低于安慰剂
Roberge S, et al. 2017	Meta	45 项 RCT（20909 名早产先兆子痫的高风险孕妇）	在妊娠早期使用阿司匹林预防先兆子痫和胎儿生长受限与剂量反应效应相关。在妊娠 >16 周时开始的低剂量阿司匹林对先兆子痫，严重的先兆子痫和胎儿生长受限的风险有适度或没有影响。应在妊娠早期确定那些高风险妇女
Xu TT, et al. 2015	Meta	29 项 RCT（21403 名妇女）	阿司匹林可降低先兆子痫的发病率，重度先兆子痫，早产和子宫内生长受限。如果在妊娠 16 周之前使用阿司匹林比在以后使用时更有效地降低先兆子痫的发生率。现有证据表明，阿司匹林可有效预防高危妊娠的先兆子痫，早产和子宫内生长受限，而不会对母亲或胎儿构成严重的安全风险
Jie Gan, et al. 2016	Meta	21 项 RCT（28240 名妇女）	低剂量阿司匹林可有效降低东亚人和非东亚人的先兆子痫风险，并且在子宫内生长受限方面对东亚人和非东亚人有不同的影响

（6）超说明书用药作用机制　小剂量阿司匹林可改善子痫前期发病过程中前列环素（PGI_2）／血栓素 A_2（TXA_2）比例失衡所致的血液高凝状态，从而预防子痫前期的发生。

（7）阿司匹林治疗子痫前期复发风险高和子痫前期高危安全性审核　　FDA说明书中阿司匹林的副作用最常见的是胃肠道反应，如消化不良、胃肠道和腹部疼痛。另外阿司匹林对血小板有抑制作用，可能增加出血风险，如牙龈出血、血肿。

在阿司匹林治疗子痫前期复发风险高和子痫前期高危的临床研究中未见严重不良反应的报道。

（8）阿司匹林治疗子痫前期复发风险高和子痫前期高危处方审核结果　　阿司匹林对于有子痫前期病史，而且是反复发作或在孕34周之前发作的孕妇预防子痫前期的发生有良好的疗效且不良反应较轻。

综上所述，审核意见为：阿司匹林用于子痫前期复发风险高和子痫前期高危患者的治疗处方合理。

案例2

（1）患者信息：女，60岁。

（2）临床诊断：年龄相关性黄斑变性的脉络膜新生血管化。

（3）处方用药

贝伐珠单抗注射液　　玻璃体内注射1.25mg/0.05ml　　qd×1d

（4）分析如下

查看国内贝伐珠单抗注射液的说明书，贝伐珠单抗注射液用于治疗转移性结肠癌、晚期，转移性或复发性非小细胞肺癌。此处方用于年龄相关性黄斑变性的脉络膜新生血管化治疗，属于超适应证用药。

（5）超说明书用药证据查询

①国外说明书查询结果：FDA未批准贝伐珠单抗注射液用于年龄相关性黄斑变性的脉络膜新生血管化的治疗。

②循证医学数据库查询结果：循证医学数据库Micromedex中，贝伐珠单抗注射液治疗年龄相关性黄斑变性的脉络膜新生血管化的有效性等级为Class Ⅱa，推荐等级为Class Ⅱb，证据强度为Category B。

③临床指南与专家共识审核结果：《2015美国眼科学会临床指南：年龄相关性黄斑变性》（更新版）提及使用玻璃体内注射贝伐珠单抗治疗年龄相关性黄斑变性的脉络膜新生血管化有良好的效果。

④临床试验资料审核结果：查阅了贝伐珠单抗注射液治疗年龄相关性黄斑变性的脉络膜新生血管化的临床文献。现有的临床证据表明，贝伐珠单抗注射液对于年龄相关性黄斑变性的脉络膜新生血管化（AMD）的患者均有一定的疗效。但缺少样本量大的RCT及Meta分析。

表4-6-3　贝伐珠单抗注射液治疗 AMD 临床试验

研究	研究类型	纳入研究及人群	结论
Maberley DAL, et al. 2018	回顾性队列研究	随访了 450 名患有 nAMD（5174 只眼）年龄 50 岁及以上的患者，根据需要用贝伐珠单抗治疗，然后在完成随访治疗后进行评估	玻璃体内贝伐珠单抗治疗 nAMD 是有效的，特别是对于基线 VA 较差的眼睛
Maguire MG, et al. 2016	队列研究	914 名参加年龄相关性黄斑变性的脉络膜新生血管化（AMD）治疗试验比较的患者	证实抗血管内皮生长因子治疗是新生血管性 AMD 的主要长期治疗进展

（6）超说明书用药作用机制　血管生成因子与 AMD 的形成相关，使用抗血管生成药物可以治疗该疾病。

（7）贝伐珠单抗注射液治疗年龄相关性黄斑变性的脉络膜新生血管化安全性审核　FDA 说明书中贝伐珠单抗注射液的副作用最常见的是胃肠道反应，如腹胀、恶心、呕吐及腹泻、高血压、外周感觉神经病变、发热性中性粒细胞减少、白细胞减少等。大多数不良反应通过对症处理均可得到缓解。

在贝伐珠单抗注射液治疗年龄相关性黄斑变性的脉络膜新生血管化的临床研究中曾报道一例注射药品后患者视力丧失的病例。建议医生在使用伐珠单抗注射液治疗年龄相关性黄斑变性的脉络膜新生血管化后密切关注患者视力情况，如患者视力开始恶化时应及时考虑黄斑裂孔发展，及时进行相关治疗。

在超适应证用于眼部新生血管疾病时的不良反应包括角膜擦伤、晶状体损伤、眼内炎、眼压升高、视网膜脱落和葡萄膜炎等。临床医师在选择贝伐珠单抗治疗相关疾病时应排除使用该药可能发生严重的不良反应的高危人群，并对其常见的不良反应进行合理监测，选择合适的剂量和疗程，发生不良反应时要及时正确处理。

（8）贝伐珠单抗注射液治疗年龄相关性黄斑变性的脉络膜新生血管化处方审核结果　贝伐珠单抗注射液对于年龄相关性黄斑变性的脉络膜新生血管化治疗临床效果良好，但需要密切关注患者的临床变化，做好不良反应的合理监测。

综上所述，审核意见为：贝伐珠单抗注射液用于年龄相关性黄斑变性的脉络膜新生血管化治疗处方合理。

（二）超剂量用药

案例1

（1）患者信息：男，74 岁

（2）临床诊断：肺癌，行肺叶切除术。

（3）处方用药

　　盐酸氨溴索注射液　　500mg　　ivgtt　　bid

（4）分析如下

查看国内氨溴索注射液（沐舒坦）的说明书，氨溴索注射液用于成人及12岁以上儿童时，每日2～3次，每次1安瓿（15mg），慢速静脉输注。此处方用于胸外科手术预防用药的剂量为1000mg，远大于说明书规定用量，属于超剂量用药。

（2）超说明书用药证据查询

①国外说明书查询结果：德国版氨溴索（沐舒坦）的说明书已批准氨溴索用于成人手术后肺部并发症的预防性治疗，并指出用于重症患者的预防时剂量可达1g/d（5d）。FDA未批准氨溴索用于成人手术后肺部并发症的预防性治疗。

②循证医学数据库查询结果：循证医学数据库Micromedex中，氨溴索用于胸外科手术的预防用药的有效性等级为Class Ⅱb，推荐等级为Class Ⅲ，证据强度为Category B。

③临床指南与专家共识审核结果：2009年中国医师协会胸外科医师分会《胸外科围手术期肺部并发症防治专家共识》，该专家共识推荐胸外科手术术前预防性应用氨溴索（沐舒坦），推荐剂量为1g/d。

④临床试验资料审核结果：查阅了氨溴索在胸外科手术预防用药采用1000mg/d剂量的临床文献。现有的临床证据表明，剂量为1000mg/d氨溴索在胸外科手术的预防应用中，可以较快改善临床症状，缩短疗程。

表4-6-4　大剂量氨溴索（1000mg/d）预防应用于胸外科手术临床试验

研究	研究类型	纳入研究及人群	结论
Majed Refai，et al.	RCT	140例行肺叶切除术的患者（70例前3天持续1000mg/d氨溴索静脉输注）	在行肺叶切除术后的患者中短期使用大剂量的氨溴索能缩短这些患者术后住院时间，减少术后并发症和花费
Xin Wang，et al.	RCT	56例肺癌患者行开胸肺叶切除术（28例于围手术期给予1000mg/d氨溴索静脉注射）	术前给予大剂量的氨溴索能稀释患者痰液，并帮助咳出，同时也缩短了患者使用抗生素的时间

（6）超说明书用药作用机制：大剂量（1000mg/d）应用氨溴索的作用机制仍在探索中，可能与氨溴索的排痰机制和促进肺泡表面活性物质有关：通过稀化痰液、加强纤毛运动促进排痰；通过刺激肺表面活性物质的合成和分泌，减少肺不张，改善

通气/血流比值，进而保护肺功能，缩短肺部抗感染时间及减少其他并发症。

（7）大剂量氨溴索（1000mg/d）预防应用于胸外科手术的安全性审核 我国说明书中氨溴索的常见不良反应较少，一般为胃肠道反应，如口干、便秘、流涎、咽干；呼吸系统反应，如流涕、呼吸困难（超敏反应症状之一）。需要注意的是，氨溴索在上市后安全性监测中有严重过敏性休克的报告，故对特殊人群、有过敏史和高敏状态（如支气管哮喘的等气道高反应）的患者应慎用。在大剂量氨溴索（1000mg/d）预防应用于胸外科手术的临床研究中未见严重不良反应的报道。

（8）大剂量氨溴索（1000mg/d）预防应用于胸外科手术的处方审核结果 大剂量氨溴索（1000mg/d）预防应用于胸外科手术能有效改善患者术后症状，减少术后并发症，缩短抗菌药物使用时间，且不良反应较轻。

综上所述，审核意见为：大剂量氨溴索（1000mg/d）预防应用于胸外科手术的治疗处方合理。

案例 2

（1）患者信息：男，40 岁。

（2）临床诊断：医院获得性肺炎。

（3）处方用药

　　注射用替加环素　　100mg　　ivgtt　　q12h

（4）分析如下

查看国内注射用替加环素（泰阁）的说明书，注射用替加环素推荐的给药方案为首剂 100mg，然后，50mg/12h。替加环素的静脉滴注时间应该每 12h 给药一次，每次 30~60min。此处方用于治疗 HAP，剂量为 100mg q12h，远大于说明书规定用量，属于超剂量用药。

（5）超说明书用药证据查询

①国外说明书查询结果：美国 FDA 未批准注射用替加环素（泰阁）给药剂量 100mg q12h。

②循证医学数据库查询结果：循证医学数据库 Micromedex 中，未记载注射用替加环素给药剂量可达 100mg q12h。

③临床指南与专家共识审核结果：2015 年中国医药教育协会感染疾病专业委员会、中华结核和呼吸杂志编辑委员会、中国药学会药物临床评价研究专业委员会《抗菌药物超说明书用法专家共识》，该专家共识提及替加环素超剂量用药中，替加环素 100mg/次，1 次/12h，较中剂量组（75mg/次，1 次/12h）和对照药（亚胺培南/西司他丁 1g/次，1 次/8h），疗程 7~14d，疗效明显高于此两组，未观察到不良反应随剂量增加而上升（证据等级：B 级）。

④临床试验资料审核结果：查阅了大剂量（100mg q12h）替加环素应用于

HAP 治疗的临床文献。现有的临床证据表明，剂量为 100mg q12h 替加环素在 HAP 治疗中，可能增强疗效，且不良反应较轻，死亡率较低。

表 4-6-5　大剂量替加环素（100mg q12h）应用于 HAP 临床试验

研究	研究类型	纳入研究及人群	结论
Julio Ramirez, et al.	RCT Ⅱ期临床试验	75 个研究中心 114 例 HAP 或 VAP 患者	替加环素高剂量组（100mg q12h）的疗效明显高于中剂量组（75mg q12h）和对照组（亚胺培南/西司他丁 1g q8h），未观察到不良反应随剂量增加而上升
Matthew E. Falagas, et al.	Meta	8 项 RCT（263 例感染者，其中 58% 为严重感染）	替加环素 100mg q12h 有更高的疗效，但恶心、呕吐、腹泻等不良反应发生率均较低剂量组（75mg q12h）高，死亡率较低剂量组低
Li Xu, et. al	Meta	4 项 RCT（1234 例 HAP 患者）	替加环素高剂量组（100mg q12h）较标准剂量组（50mg q12h）有更好的疗效，但相关不良反应事件发生更多。

（6）超说明书用药作用机制：大剂量（100mg q12h）应用替加环素的作用机制仍在探索中。大剂量能够提高 AUC／MIC，对于重症感染、复杂感染和多重耐药菌感染的患者，升高 AUC／MIC 可能可以提高疗效。

（7）大剂量替加环素（100mg q12h）应用于 HAP 的安全性审核　我国说明书中替加环素的最常见不良反应为恶心、呕吐，通常发生于治疗的第 1～2 天。未有临床研究表明，对于应用 100mg q12h 剂量的患者会出现严重的不良反应。

（8）大剂量应用替加环素（100mg q12h）应用于 HAP 的处方审核结果　大剂量应用替加环素（100mg q12h）应用于 HAP 可以增强疗效，但相关不良反应事件发生率较高。

综上所述，审核意见为：大剂量替加环素（100mg q12h）应用于 HAP 的治疗处方合理，但需注意不良反应事件。

（三）超用药人群

案例 1

（1）患者信息：女，30 岁。

（2）临床诊断：妊娠期高血压。

（3）处方用药

硝苯地平控释片　　　30mg　　　qd

（4）分析如下

查看国内硝苯地平的说明书，硝苯地平用于高血压、冠心病、慢性稳定型心绞痛，且说明书中显示怀孕 20 周以内的孕妇禁用。此处方用于治疗妊娠期高血压，属于超人群用药。

（5）超说明书用药证据查询

①国外说明书查询结果：FDA 未批准硝苯地平控释片、硝苯地平缓释片用于妊娠期高血压的治疗。

②循证医学数据库查询结果：循证医学数据库 Micromedex 中，硝苯地平治疗妊娠期高血压的有效性等级为 Class Ⅱa，推荐等级为 Class Ⅱb，证据强度为 Category B。

③临床指南与专家共识审核结果：根据美国妇产科医师学会（ACOG）2013 年发布的《美国妇产科医师学会工作小组关于妊娠期高血压的报告》和 2019 年 1 月最新发布的《2019 ACOG 实践简报：妊娠期高血压和先兆子痫（NO.202）》，指南推荐硝苯地平用于患长期高血压妊娠期妇女的前期降压和维持治疗（中等质量证据强度）。发生妊娠期高血压危象时，推荐硝苯地平为选择用药之一且推荐硝苯地平作为妊娠期高血压维持治疗的一线选择用药。

④临床试验资料审核结果：查阅了硝苯地平治疗妊娠期高血压的临床文献。现有的临床证据表明，硝苯地平对于妊娠期高血压患者有一定的疗效。

表 4－6－6　硝苯地平治疗妊娠期高血压临床试验

研究	研究类型	纳入研究及人群	结论
Shekhar, et al.	Meta	7 项 RCT（363 例妊娠期高血压危象妇女）	当硝苯地平用于治疗妊娠期高血压危象时，硝苯地平与拉贝洛尔一样有效和安全，并且在低资源环境下可能是有利的
Sridharan, et al.	Meta	32 项 RCT（3236 例妊娠期高血压患者）	硝苯地平，肼屈嗪和拉贝洛尔用于治疗妊娠期高血压危象具有相似疗效，其也可用于治疗先兆子痫严重高血压
Firoz T, et al.	SR	15 项 RCT（915 例妊娠期高血压患者）	硝苯地平是治疗妊娠期或产后严重高血压的适宜选择药物之一

（6）超说明书用药作用机制：硝苯地平为钙离子通道阻滞剂，可抑制钙离子内流，松弛血管平滑肌，解除外周血管痉挛，使全身血管扩张，血压下降。

（7）硝苯地平治疗妊娠期高血压安全性审核：硝苯地平说明书中介绍其副作用最常见的是头痛、水肿、血管扩张、便秘等。根据 ACOG 指南，在妊娠期高血压维持治疗时，最常用的是钙离子通道拮抗剂，其不增加不良围产期结果，且对子宫和脐血流不产生明显不良影响。在硝苯地平治疗妊娠期高血压的临床研究中未见严重不良反应的报道。

（8）硝苯地平治疗妊娠期高血压处方审核结果：根据现有证据，硝苯地平对于妊娠期高血压治疗有效，且不增加不良围产期结果。

综上所述，审核意见为：硝苯地平用于治疗妊娠期高血压处方合理。

案例 2

（1）患者信息：男，15 岁。

（2）临床诊断：重度抑郁症。

（3）处方用药

艾司西酞普兰片　　10mg　　　qd

（4）分析如下

查看国内艾司西酞普兰的说明书，艾司西酞普兰用于治疗抑郁障碍，治疗伴有或不伴有广场恐惧症的惊恐障碍，且说明书中显示本品不适用于儿童和 18 岁以下的青少年。此处方中患者年龄仅 15 岁，属于超人群用药。

（5）超说明书用药证据查询

①国外说明书查询结果：美国 FDA 已批准艾司西酞普兰用于 12～17 岁青少年重度抑郁症的治疗。

②循证医学数据库查询结果：循证医学数据库 Micromedex 中，艾司西酞普兰治疗青少年重度抑郁症的有效性等级为 Class Ⅱb，推荐等级为 Class Ⅱb，证据强度为 Category B。

③临床指南与专家共识审核结果：根据美国儿科学会（AAP）2018 年发布的《2018AAP 指南：基层医疗中青少年抑郁症的管理》，该指南指出艾司西酞普兰可用于 12～17 岁青少年重度抑郁症的治疗。

④临床试验资料审核结果：查阅了艾司西酞普兰片治疗 12～17 岁青少年重度抑郁症的临床文献。现有的临床资料有限，但目前证据显示艾司西酞普兰片对青少年重度抑郁症有一定的疗效。

表 4.6－7　艾司西酞普兰治疗青少年重度抑郁症临床试验

研究	研究类型	纳入研究及人群	结论
Emslie GJ，et al.	RCT	随机双盲试验（312 例 12～17 岁重度抑郁症患者）	艾司西酞普兰片对青少年重度抑郁症有一定的疗效和耐受性
Wagner KD，et al.	RCT	随机双盲安慰剂试验（264 例 6～17 岁重度抑郁症患者）	艾司西酞普兰片治疗青少年重度抑郁症可能具有有益疗效且具有耐受性

（6）超说明书用药作用机制：艾司西酞普兰片是二环氢化酞类衍生物消旋西酞普兰的单一右旋光学异构体，是一种高选择性5－HT再摄取抑制剂（SS-RI），其抗抑郁病作用机制可能与其抑制中枢神经系统神经元对5－HT的再摄取，从而增强中枢5－羟色胺能神经的功能有关。

（7）艾司西酞普兰治疗青少年重度抑郁症安全性审核：艾司西酞普兰说明书中介绍其不良反应多发生在开始治疗的第1～2周，持续治疗后不良反应的严重程度和发生率都会降低。对抑郁症和其他精神障碍的短期临床试验结果显示，与安慰剂相比，增加了儿童、青少年患者自杀想法和实施自杀行为的风险。

（8）艾司西酞普兰治疗青少年重度抑郁症处方审核结果：FDA已批准艾司西酞普兰用于12～17岁青少年重度抑郁症的治疗，且现有临床证据显示使用艾司西酞普兰治疗有一定疗效，由于其可增加青少年实施自杀行为的风险，应在权衡利弊后使用。

综上所述，审核意见为：艾司西酞普兰用于治疗该15岁少年重度抑郁症治疗处方合理。

（四）超用药途径

案例1

（1）患者信息：女，48岁。

（2）临床诊断：多发性骨髓瘤（MM）。

（3）处方用药

硼替佐米3.5mg＋0.9%氯化钠1.4ml 取0.78ml　　ih　　qd

（4）分析如下

查看国内硼替佐米（BTZ）的说明书，硼替佐米给药方法须用3.5ml 0.9%氯化钠溶液完全溶解后在3～5s内通过导管静脉注射，随后使用注射用0.9%氯化钠溶液冲洗。此处为皮下注射，属于超途径用药。

（5）超说明书用药证据查询

①国外说明书查询结果：美国FDA已批准硼替佐米皮下注射用于多发性骨髓瘤。

②循证医学数据库查询结果：循证医学数据库Micromedex中，硼替佐米皮下注射用于多发性骨髓瘤等级为Class Ⅰ，推荐等级为Class Ⅱa，证据强度为Category B。

③临床指南与专家共识审核结果：NCCN临床实践指南：多发性骨髓瘤2018.v4明确指出用硼替佐米治疗多发性骨髓瘤的给药方式修改为首选皮下注射。这是基于MMY－3021试验的结果得出。

《多发性骨髓瘤周围神经病变诊疗中国专家共识（2015 年）》：明确指出硼替佐米治疗多发性骨髓瘤给药方式由静脉改为皮下注射，可显著降低周围神经病变（PN）的发生率及严重程度。

④临床试验资料审核结果：查阅了硼替佐米皮下注射用于多发性骨髓瘤综合征的临床文献。现有的临床证据表明，硼替佐米皮下注射与静脉注射治疗多发性骨髓瘤的缓解率无明显差异，但可以降低周围神经病变的发生率。

（6）超说明书用药作用机制：硼替佐米通过降低 NF – KB 活性，减少骨髓瘤细胞生长因子的分泌，抑制黏附因子的表达，诱导肿瘤细胞的凋亡，同时增强肿瘤细胞对相关药物的敏感性。此外，硼替佐米还可结合于细胞周期调节蛋白等多种靶蛋白，停止细胞周期，诱导凋亡。另一方面硼替佐米能够通过抑制 NF – KB 降低破骨细胞的活性，抑制骨髓瘤细胞的生长，从而减少骨破坏。

（7）硼替佐米皮下注射用于多发性骨髓瘤安全性审核：硼替佐米最常见的不良反应为外周神经毒性（PN），硼替佐米诱导的 PN 发生机制尚不清楚，尽管 PN 的发生与年龄、以往化疗方案或累积剂量的关系仍然存在争论，但考虑硼替佐米的剂量强度与 PN 发生有关。停药后 3 ~ 6 个月将近 70% 的患者 PN 症状改善或稳定。其次胃肠道反应也比较常见。

（8）硼替佐米皮下注射用于多发性骨髓瘤综合征处方审核结果：硼替佐米皮下注射与静脉注射治疗多发性骨髓瘤的缓解率无明显差异，但可以降低周围神经病变的发生率。

综上所述，审核意见为：硼替佐米皮下注射用于多发性骨髓瘤治疗处方合理。

表 4 – 6 – 8　硼替佐米皮下注射用于多发性骨髓瘤综合征临床试验

研究	研究类型	纳入研究及人群	结论
Moreau P, et al.	Meta	年龄≥18 岁或≤75 岁且之前治疗后有症状复发或难治性 MM 患者的皮下和静脉注射硼替佐米的第三阶段 MMY – 3021 研究和第一阶段 CAN – 1004 研究的药效学、药动学的数据进行分析	皮下注射与静脉注射硼替佐米相比，MMY – 3021 中所述复发或难治性 MM 的非劣效性，以及通过本研究报告的皮下和静脉注射途径的等效全身暴露和类似的药效学，支持通过皮下注射硼替佐米的使用。在临床使用环境中，已经确定静脉注射硼替佐米的安全性和有效性

研究	研究类型	纳入研究及人群	结论
Yan Xu, et al.	Meta	回顾性分析了307例新诊断的多发性骨髓瘤患者，这些患者来自一个中心，接受了以BTZ为基础的方案，这些方案要么是通过皮下注射（sc组 n =167），要么是静脉（iv组 n =140）。比较了sc和静脉滴注BTZ的疗效和安全性	硼替佐米皮下注射具有较好的耐受性，但MM患者中静脉给药效果更快，不良反应也更加明显
Minarik J, et al.	Meta	回顾性分析2012年1月至2013年12月使用硼替佐米治疗的446名MM患者。所有患者年龄在18岁以上	硼替佐米的皮下应用与静脉内应用具有相似的治疗效果和毒性特征。在我们的研究中，PN的发生率没有差异

（邱凯锋　郑志华　何志超　罗慕华）

附录

附录一

《医疗机构处方审核规范》

第一章 总 则

第一条 为规范医疗机构处方审核工作，促进合理用药，保障患者用药安全，根据《中华人民共和国药品管理法》《医疗机构药事管理规定》《处方管理办法》《医院处方点评管理规范（试行）》等有关法律法规、规章制度，制定本规范。

第二条 处方审核是指药学专业技术人员运用专业知识与实践技能，根据相关法律法规、规章制度与技术规范等，对医师在诊疗活动中为患者开具的处方，进行合法性、规范性和适宜性审核，并作出是否同意调配发药决定的药学技术服务。

审核的处方包括纸质处方、电子处方和医疗机构病区用药医嘱单。

第三条 二级以上医院、妇幼保健院和专科疾病防治机构应当按照本规范执行，其他医疗机构参照执行。

第二章 基 本 要 求

第四条 所有处方均应当经审核通过后方可进入划价收费和调配环节，未经审核通过的处方不得收费和调配。

第五条 从事处方审核的药学专业技术人员（以下简称药师）应当满足以下条件：

（一）取得药师及以上药学专业技术职务任职资格。

（二）具有 3 年及以上门急诊或病区处方调剂工作经验，接受过处方审核相应岗位的专业知识培训并考核合格。

第六条 药师是处方审核工作的第一责任人。药师应当对处方各项内容进行逐一审核。医疗机构可以通过相关信息系统辅助药师开展处方审核。对信息系统筛选出的不合理处方及信息系统不能审核的部分，应当由药师进行人工审核。

第七条 经药师审核后，认为存在用药不适宜时，应当告知处方医师，建议其修改或者重新开具处方；药师发现不合理用药，处方医师不同意修改时，药师应当作好记录并纳入处方点评；药师发现严重不合理用药或者用药错误时，应当拒绝调配，及时告知处方医师并记录，按照有关规定报告。

第八条 医疗机构应当积极推进处方审核信息化，通过信息系统为处方审核提供必要的信息，如电子处方，以及医学相关检查、检验学资料、现病史、既往史、用药史、过敏史等电子病历信息。信息系统内置审方规则应当由医疗机构制定或经医疗机构审核确认，并有明确的临床用药依据来源。

第九条 医疗机构应当制定信息系统相关的安全保密制度，防止药品、患者用药等信息泄露，做好相应的信息系统故障应急预案。

第三章 审核依据和流程

第十条 处方审核常用临床用药依据：国家药品管理相关法律法规和规范性文件，临床诊疗规范、指南，临床路径，药品说明书，国家处方集等。

第十一条 医疗机构可以结合实际，由药事管理与药物治疗学委员会充分考虑患者用药安全性、有效性、经济性、依从性等综合因素，参考专业学（协）会及临床专家认可的临床规范、指南等，制订适合本机构的临床用药规范、指南，为处方审核提供依据。

第十二条 处方审核流程：

（一）药师接收待审核处方，对处方进行合法性、规范性、适宜性审核。

（二）若经审核判定为合理处方，药师在纸质处方上手写签名（或加盖专用印章）、在电子处方上进行电子签名，处方经药师签名后进入收费和调配环节。

（三）若经审核判定为不合理处方，由药师负责联系处方医师，请其确认或重新开具处方，并再次进入处方审核流程。

第四章 审核内容

第十三条 合法性审核。

（一）处方开具人是否根据《执业医师法》取得医师资格，并执业注册。

（二）处方开具时，处方医师是否根据《处方管理办法》在执业地点取得处方权。

（三）麻醉药品、第一类精神药品、医疗用毒性药品、放射性药品、抗菌药物等药品处方，是否由具有相应处方权的医师开具。

第十四条 规范性审核。

（一）处方是否符合规定的标准和格式，处方医师签名或加盖的专用签章有无备案，电子处方是否有处方医师的电子签名。

（二）处方前记、正文和后记是否符合《处方管理办法》等有关规定，文字是否正确、清晰、完整。

（三）条目是否规范。

1. 年龄应当为实足年龄，新生儿、婴幼儿应当写日龄、月龄，必要时要注明体重。

2. 中药饮片、中药注射剂要单独开具处方。

3. 开具西药、中成药处方，每一种药品应当另起一行，每张处方不得超过5种药品。

4. 药品名称应当使用经药品监督管理部门批准并公布的药品通用名称、新活性化合物的专利药品名称和复方制剂药品名称，或使用由原卫生部公布的药品习惯名称；医院制剂应当使用药品监督管理部门正式批准的名称。

5. 药品剂量、规格、用法、用量准确清楚，符合《处方管理办法》规定，不得使用"遵医嘱""自用"等含糊不清字句。

6. 普通药品处方量及处方效期符合《处方管理办法》的规定，抗菌药物、麻醉药品、精神药品、医疗用毒性药品、放射药品、易制毒化学品等的使用符合相关管理规定。

7. 中药饮片、中成药的处方书写应当符合《中药处方格式及书写规范》。

第十五条　适宜性审核。

（一）西药及中成药处方，应当审核以下项目：

1. 处方用药与诊断是否相符。

2. 规定必须做皮试的药品，是否注明过敏试验及结果的判定。

3. 处方剂量、用法是否正确，单次处方总量是否符合规定。

4. 选用剂型与给药途径是否适宜。

5. 是否有重复给药和相互作用情况，包括西药、中成药、中成药与西药、中成药与中药饮片之间是否存在重复给药和有临床意义的相互作用。

6. 是否存在配伍禁忌。

7. 是否有用药禁忌：儿童、老年人、孕妇及哺乳期妇女、脏器功能不全患者用药是否有禁忌使用的药物，患者用药是否有食物及药物过敏史禁忌证、诊断禁忌证、疾病史禁忌证与性别禁忌证。

8. 溶媒的选择、用法用量是否适宜，静脉输注的药品给药速度是否适宜。

9. 是否存在其他用药不适宜情况。

（二）中药饮片处方，应当审核以下项目：

1. 中药饮片处方用药与中医诊断（病名和证型）是否相符。

2. 饮片的名称、炮制品选用是否正确，煎法、用法、脚注等是否完整、准确。

3. 毒麻贵细饮片是否按规定开方。

4. 特殊人群如儿童、老年人、孕妇及哺乳期妇女、脏器功能不全患者用药是否有禁忌使用的药物。

5. 是否存在其他用药不适宜情况。

第五章　审核质量管理

第十六条　处方审核质量管理以自我监测评价为主，以行政部门干预评价为辅。

医疗机构应当在医院药事管理与药物治疗学委员会（组）和医疗质量管理委员会领导下设立处方审核质量管理小组或指定专（兼）职人员，定期对机构内处方审核质量开展监测与评价，包括对信息系统审核的处方进行抽查，发现问题及时改进。

县级以上卫生健康行政部门（含中医药主管部门）可以组织或委托第三方对其核发《医疗机构执业许可证》的医疗机构处方审核质量进行检查评价。

第十七条　开展处方审核应当满足以下必备条件：

（一）配备适宜的处方审核人员。

（二）处方审核人员符合本规范第五条要求。

（三）具备处方审核场所。

（四）配备相应的处方审核工具，鼓励医疗机构建立处方审核信息系统。

（五）制订本机构的处方审核规范与制度。

第十八条　建立并实施处方审核全过程质量管理机制。

（一）审核过程追溯机制：医疗机构应当保证处方审核的全过程可以追溯，特别是针对关键流程的处理应当保存相应的记录。

（二）审核反馈机制：建立不合理处方的反馈机制，并有相应的记录。

（三）审核质量改进机制：针对处方审核，建立质量改进机制，并有相应的措施与记录。

第十九条　建立处方审核质量监测指标体系，对处方审核的数量、质量、效率和效果等进行评价。至少包括处方审核率、处方干预率、处方合理率等。

第六章　培　　训

第二十条　医疗机构应当组织对从事处方审核的药师进行定期培训和考核。培训内容应当包括：

（一）相关法律、法规、政策，职业道德，工作制度和岗位职责，本岗位的特殊要求及操作规程等。

（二）药学基本理论、基本知识和基本技能；从事中药处方审核的药师，还应当培训中医药基本理论、基本知识和基本技能。

（三）其他培训，如参与临床药物治疗、查房、会诊、疑难危重病例、死亡病例讨论以及临床疾病诊疗知识培训，参加院内、外举办的相关会议、学术论坛及培训班等。

第二十一条　负责处方审核的药师应当接受继续教育，不断更新、补充、拓展知识和能力，提高处方审核水平。

第七章　附　　则

第二十二条　不合理处方包括不规范处方、用药不适宜处方及超常处方。

第二十三条　本规范自印发之日起施行。

附录二

广东省药师处方审核能力培训标准

(广东省药学会 2018 年 11 月 14 日发布)

一、政策依据

《医疗机构处方审核规范》（国卫办医发〔2018〕14 号）、《关于加强药事管理转变药学服务模式的通知》（国卫办医发〔2017〕26 号）、《处方管理办法》《中华人民共和国药品管理法》等。

二、培训目的

有效提高药师处方审核能力、医院合理用药水平，使药师成为审方责任人，满足目前医疗行业对药师技术提升转型的需求；通过项目培训，使药房调剂药师掌握处方审核的重要要素，提高审方能力，发现存在或潜在的用药问题；搭建药师学习交流平台，分享药师在审方过程中的经验及常见问题，补充药师审方所必须掌握的临床知识、临床思维，提升药师的药学服务水平和临床实践能力；培养更多的药师参与到合理用药监控队伍中，发挥药师专业化技术服务作用，保障患者的用药安全。

由于医药学知识更新快速，各学员应在培训的基础上，及时关注国内外有关的最新指南、共识、文献，结合所在医院的临床实际，不断提高工作能力。

三、学员资格

1. 具有药师（含）以上资格，热爱药学事业，熟悉医院药学岗位流程，具有良好的职业道德和业务素质。

2. 从事调剂工作满 3 年的一线（包括门诊药房、住院药房、静脉配置中心等审方岗位）医院药学工作者。

3. 高等医药院校药学全日制本科毕业及以上学历者优先。

四、师资资格

1. 参加审方培训师资原则上必须为大学本科（含）以上学历并具有处方审核相关工作管理经验的高级职称人员，如在相关领域无合适高级职称师资，可选择优秀的硕士学历以上中级职称相关人员，研究生导师或具备临床药师带教资格者优先。

2. 授课师资应为国家或本省行业内认可、在相关领域有代表性的专家，须选择本专业擅长的课程实施授课活动，须具有国家或省级学术会议、国家或省级继续教育项目中经常性的授课经验。

3. 授课师资应能够对自己所授科目问题进行详尽的解答并能够对相关案例进行分析，以使学员在学习过程中能够得到专业的指导。

4. 授课师资具有按"处方审核能力培训班"组织方的要求独立编写考核题目的能力，并能够对学员的考核结果进行准确性判断及解析。

5. 两次以上不能完成本节第3、4条款者，将取消培训班师资资格。

五、授课要求

1. 授课内容应覆盖病种相关常见药品基本信息（由广东省药学会医院用药信息网提供），包括适应证、用法用量、常见不良反应、主要配伍禁忌、相互作用、特殊人群用药注意事项。

2. 处方医嘱常见案例。

3. 按专家组课件审核意见对课件进行修改。

4. 规定工作日内及时批复学员作业。

5. 授课后能够及时准确的解答学员提出的与授课内容相关的问题。

6. 为学员提供课后参考书籍、相关权威指南等。

六、理论课程设置

1. 处方审核相关法规文件

2. 处方审核基本要素

3. 高警示药物处方审核要点

4. 超说明书药物处方审核要点

5. 需皮试药物处方审核要点

6. 审方中的药剂学问题

7. 妊娠哺乳期药物处方审核要点

8. 儿科常用药物处方审核要点

9. 老年慢性病药物处方审核要点

10. 高血压药物处方审核要点

11. 冠心病药物处方审核要点

12. 心律失常药物处方审核要点

13. COPD 药物处方审核要点

14. 内分泌系统药物处方审核要点

15. 脑血管系统药物处方审核要点

16. 消化系统药物处方审核要点

17. 抗菌药物处方审核要点

18. 抗肿瘤药物处方审核要点

19. 糖皮质激素类药物处方审核要点

20. 精神科药物处方审核要点

21. 静脉输液药物处方审核要点

22. 中药（中成药）处方审核要点

23. 文献检索工具及应用

七、处方审核培训标准流程

1. 发布招生简章

2. 根据学员资格遴选学员

3. 发送录取通知

4. 课件审核修改

5. 收集考核题目

6. 培训

7. 考核（含案例点评）

8. 结业

八、评估考核

1. 考核人员

全体学员在结业时必须达到培训班的考核要求，60 分以上（含）方可认为合格。

2. 考核内容

出勤率、理论考试、案例分析、团队协作。

3. 考核方式

（1）出勤率根据二维码打卡，课程结束后统计。

（2）考试成绩后台汇总。

（3）案例由授课老师负责评分：①所提交 5 个案例是否为本门课程相关的问题处方；②审核分析是否专业合理；③5 个案例满分 100 分。

4. 鼓励团队协作分析案例，团队协作项按每小组全体成员完成作业时间及作业成绩排序评分。

5. 考核成绩

总成绩为百分制：案例 25%，考试 65%，组内表现 2.5%，团队协作 7.5%，担任组长者加 5 分。